MANUEL

D'ANALYSE DES URINES

ET DE

SÉMÉIOLOGIE URINAIRE

P. YVON et Ch. MICHEL

MANUEL

D'ANALYSE DES URINES

ET DE

SÉMÉIOLOGIE URINAIRE

HUITIÈME ÉDITION

ENTIÈREMENT REFONDUE ET TRÈS AUGMENTÉE

Par Ch. MICHEL

Ancien Préparateur à l'École de Pharmacie de Paris,
Membre de la Société de Pharmacie.

AVEC 57 FIGURES DANS LE TEXTE

Et neuf planches, dont une en couleurs, hors texte.

PARIS

LIBRAIRIE OCTAVE DOIN

GASTON DOIN, ÉDITEUR

8, PLACE DE L'ODÉON, 8

1920

PRÉFACE DE LA SEPTIÈME ÉDITION

Cette édition a été conçue dans un esprit assez différent de celui qui avait présidé au plan des précédentes.

Notre manuel s'adressant non seulement au pharmacien ou au chimiste, mais encore au médecin, nous avons jugé indispensable d'y introduire les données nécessaires à l'interprétation médicale des résultats fournis par l'analyse. Nous avons donc réservé à la physiologie et à la séméiologie urinaires une place au moins égale à celle occupée par la technique analytique chimique. Nous avons, comme conséquence, dû modifier le titre de cet ouvrage et le dénommer « MANUEL D'ANALYSES D'URINES ET DE SÉMÉIOLOGIE URINAIRE ».

Les renseignements relatifs à chacun des constituants urinaires sont groupés en divers paragraphes disposés dans l'ordre suivant : *Données chimiques, Méthodes de recherche et de dosage, Origine, Physiologie, Moyennes de l'élimination journalière, Variations physiologiques* (influence de l'âge, du régime alimentaire, des agents physiques, des médicaments, de la grossesse, etc.) et *Variations pathologiques*. En étudiant les variations des différentes excrétions au cours de l'âge, nous avons rassemblé la plupart des données (malheureusement trop rares) relatives à l'enfance, et même à la première enfance. Dans le cas particulier du nourrisson, nous avons séparé, autant que les documents nous le permettaient, les résultats propres à chacun des deux modes d'allaitement.

La partie chimique a été entièrement modifiée par l'introduction des méthodes d'analyse les plus récentes ; l'ouvrage comporte en outre plusieurs chapitres nouveaux.

Dès le début de la première partie, nous avons jugé utile de rappeler sommairement les notions les plus importantes concernant la structure anatomique du rein, dans le but de faciliter la compréhension des diverses théories relatives à la physiologie de la formation de l'urine et l'étude des modes d'exploration des fonctions rénales. Aux épreuves fondées sur la *cryoscopie*, l'*élimination du bleu de méthylène*, la *toxicité urinaire*, nous avons ajouté les méthodes basées sur la chlorurie *provoquée* et la chlorurie *alimentaire*.

Les chapitres consacrés aux pigments urinaires, notamment à l'*indoxyle* (autrefois indican), à l'*urobiline*, et à cette question encore si obscure de l'*acidité urinaire* ont été complètement remaniés conformément aux données les plus récentes et aux théories actuellement reçues.

Aux procédés de dosage de l'*urée* par l'hypobromite de soude, suffisamment exacts pour les recherches cliniques, nous avons ajouté dès méthodes de laboratoire plus précises, appropriées à la *détermination exacte du rapport azoturique*.

Le chapitre relatif à l'*acide urique* et aux autres corps *puriques* a été considérablement augmenté par là description de nouvelles méthodes de dosage et par l'exposé des théories relatives à la physiologie et à l'élimination des *purines*.

Nous avons encore revisé tout ce qui concerne l'élimination des *chlorures*, des *phosphates*, des *sulfates*, de l'*ammoniaque* et de l'*azote total* et la séméiologie de ces diverses excrétions.

L'étude des constituants anormaux, *albumines* et *albumoses*, *sucres*, *acétone* et *produits connexes*, *pigments biliaires*, a été l'objet d'un soin tout particulier, en raison de l'intérêt qu'elle présente pour le médecin. Nous avons, notamment, cru nécessaire d'exposer avec quelques détails l'origine, le mécanisme et la signification des *albuminuries*, des *glycosuries* et de l'*acétonurie*.

La bactériologie urinaire (*bacille de Koch, bacilles acido-résistants, gonocoque*) ainsi que le chapitre consacré à l'élimination des médicaments ont été également revisés et enrichis des acquisitions urologiques les plus récentes.

P. Yvon et Ch. Michel.

Juin 1908.

- - -

PRÉFACE DE LA HUITIÈME ÉDITION

- - -

La brusque disparition (en 1913) de Paul Yvon, le fondateur de ce *Traité des Urines*, et la grande guerre survenant peu de temps après, ont beaucoup retardé l'apparition de la présente édition.

J'ai pensé rendre hommage à la mémoire du regretté Maître qui m'avait fait l'honneur de me désigner comme collaborateur en continuant la publication de cet ouvrage et cela, suivant le plan que nous avions adopté lors de la précédente édition (v. Préface ci-dessus).

Les nombreuses publications d'urologie de ces douze dernières années m'ont obligé à remanier profondément la plupart des chapitres de ce livre et surtout à les augmenter de documents relatifs aux méthodes de recherche ou de dosage et à la séméiologie des résultats. Voici, sommairement indiquées, quelques-unes des modifications ou additions les plus importantes :

Dans les préliminaires consacrés à la physiologie de la sécrétion urinaire, un nouveau chapitre sur « *le rein organe de concentration* », les *seuils* d'excrétion, les *constantes sécrétoires*;

Parmi les méthodes d'exploration fonctionnelle du rein et après un aperçu de la *classification actuelle des néphrites*, l'examen de la *fonction chloruro-sécrétoire* et le *pronostic des néphrites hydropigènes* basé sur les épreuves à la théobromine et aux chlorures; l'étude de la *fonction uréo-sécrétoire* et de ses altérations, le *pronostic du mal de Bright azotémique* d'après la grandeur de l'*azotémie*; la détermination et la signification de la *constante uréo-sécrétoire d'Ambard*; etc.

Aux chapitres *acidité urinaire*, *urée*, *acide urique*, *ammoniaque*, *soufre*, *glucose* et autres *sucres*, *acétone* et *acide β-oxybutyrique*, *bile*, *urobiline*, *acides aminés*, etc., de nouveaux procédés de recherche ou de dosage et l'exposé sommaire des théories actuelles relatives à l'*uréogénèse*, aux *glycosuries* avec ou sans *hyperglycémie*, à l'*acétonurie*, l'*urobilinurie*, etc.;

Dans la partie réservée à la *bactériologie urinaire*, des méthodes plus simples et plus sûres que les anciennes concernant le *bacille de Koch* et sa différenciation des *bacilles paratuberculeux*, la recherche du *gonocoque*, et un paragraphe nouveau sur le *spirochète ictérigène*;

Enfin, parmi les médicaments à rechercher dans l'urine, l'*arsénobenzol*, l'*acide picrique* (diagnostic du faux ictère), le *sulfonal*, le *véronal*, etc.

Ch. Michel.

Mars 1920.

RENSEIGNEMENTS DIVERS

MATÉRIEL NÉCESSAIRE POUR L'ANALYSE DES URINES

Instruments.

Balance de précision.
Becs Bunsen.
Étuves à eau bouillante et à air chaud.
Étuve de Roux.
Bain-marie.
Capsules de platine à fond plat.
Lame de platine.
Cloche à dessiccation.
Fourneaux à gaz.
Densimètres.
Dessiccateurs.
Uréomètres.
Burettes graduées en dixièmes de centimètre cube.
Pipettes graduées de 1, 5, 10, 25, 50 centimètres cubes.
Tubes gradués de 1 à 5 centimètres cubes.
Saccharimètre ou diabétomètre à pénombre ou glycosimètre.
Spectroscope.
Colorimètre.
Verrerie et porcelaine.
Microscope et accessoires.
Pinces métalliques.
Pinces en bois.
Appareils d'Aubin ou de Delattre.

Réactifs.

Phtaléine du phénol.
Tournesol : liquide et papier.
Acide azotique pur.
— azotique fumant ou nitreux.
— chlorhydrique.
— sulfureux.
— sulfurique.
— acétique.

Acide citrique.
— osmique.
— oxalique.
— picrique.
— tannique (tanin).
— tartrique.
— trichloracétique.
— phosphotungstique.
Formol commercial.
Naphto-résorcine.
Paradiméthylaminobenzaldéhyde
Aldéhyde salicylique.

Bases.

Ammoniaque.
Benzidine.
Eau de baryte.
Eau de chaux,
Potasse caustique en pastilles.
Soude caustique.
Lessive de soude.
Oxyde jaune de mercure.
Phénylhydrazine.

Corps simples.

Brome.
Iode.
Mercure.
Lames d'étain.
— de cuivre.
— de fer.
— d'or.
— de platine.
— de zinc.
Grenaille de zinc.

Corps neutres.

Eau distillée.
Alcool à 95°.
Alcool absolu.

Benzoline ou éther de pétrole.
Chloroforme.
Glycérine.
Ether.
Sulfure de Carbone.

Sels.

Acétate de plomb (neutre).
   — de plomb (basique extrait
      de Saturne).
   — de soude.
   — de zinc.
Azotate d'ammoniaque.
   — d'argent.
   — de baryte.
   — de bismuth (sous-).
   — de mercure (protonitrate).
   — d'urane.
Borate de soude.
Carbonate de lithine.
   — de chaux.
   — de soude.
Chromate de potasse jaune.
   — de potasse rouge.
Chlorure d'ammonium.
   — de baryum.
   — de calcium fondu.
   — ferrique.
   — mercureux (calomel).
   — mercurique (sublimé).
   — d'or.
   — de platine.
   — de sodium cristallisé.
   — de sodium fondu.
   — de zinc.
Cyanure jaune de potassium.
   — rouge de potassium.
Hypochlorite de soude.
   — de chaux.
Iodure de potassium.
Molybdate d'ammoniaque.
Oxalate d'ammoniaque.
Oxyde de plomb.
Phosphotungstate de soude.
Phosphate d'ammoniaque.
   — de soude.
Sulfate d'ammoniaque.
   — de cuivre.
   — de fer (proto-).

Sulfate de magnésie.
   — de soude.
Sulfite de soude.
Sulfocyanure de potassium.
Sulfure d'ammonium.
Tartrate de soude et de potasse.
Urée.

Liqueurs diverses.

Réactif de Millon.
   — de Tanret.
   — de Mayer.
   — de Fosse au xanthydrol.
Solution de molybdate d'ammoniaque.
   — d'amidon.
   — de sulfate de magnésie ammonicale.
   — d'hypobromite de soude.
Solutions normales et décinormales :
   — d'acide sulfurique.
   — d'acide oxalique
   — d'acide chlorhydrique.
   — de soude ou de potasse.
   — d'hyposulfite de soude.
   — d'iode.
   — de permanganate de potasse.
   — de nitrate d'argent.
Solution de ferrocyanure de potassium 1/20°.
   — de chlorure de baryum 1/10°.
Liqueur de Fehling.
Solution de sulfate mercurique (Denigès).
   — d'azotate mercurique (Patein et Dufau).
   — d'acétate neutre de plomb (Courtonne).
   — de tanin acétique.
   — d'urée titrée.

Matières colorantes.

Picro-carmin.
Fuchsine.
Bleu de méthylène.
Rouge Congo.
Violet de gentiane.
Thionine.

COEFFICIENTS ANALYTIQUES

Le poids de :	Multiplié par :	Donne celui de :
Albumine	0,16	*Azote.*
Ammoniac	1,765	*Urée.*
Azote	6,25	*Albumine.*
Azote	2,14	*Urée.*
Carbonate de chaux	0,56	*Chaux caustique* CaO.
Carbonate de baryte	0,22312	*Acide carbonique.*
Chlorure double de platine et de potassium	0,3057	*Chlorure de potassium.*
Chlorozincate de créatinine	0,6244	*Créatinine.*
Chlorure de potassium	0,6319	*Potasse anhydre,* K_2O.
	0,75167	*Potasse,* KOH.
	0,5246	*Potassium,* K.
Chlorure de sodium	0,6068	*Chlore.*
	0,6239	*Acide chlorhydrique.*
	0,53066	*Soude anhydre,* Na_2O.
	0,68376	*Soude.* NaOH
	0,3939	*Sodium,* Na
Pyrophosphate de magnésie	0,63964	*Acide phosphorique,* P_2O_5.
	0,36036	*Magnésie.*
Sulfate de baryte	0,34326	*Anhydride sulfurique,* SO_3.
	0,42043	*Acide sulfurique.* SO_4H_2.
	0,7476	*Sulfate de potasse.*
	0,6085	*Sulfate de soude sec.*
	0,1375	*Soufre.*
Sulfate de chaux	0,41154	*Chaux caustique.*
Sulfate de potasse	0,64367	*Potasse,* KOH.
Sulfate de soude	0,56337	*Soude* NaOH.
Urée	0,466	*Azote uréique.*

MANUEL
D'ANALYSE DES URINES
ET DE SÉMÉIOLOGIE URINAIRE

PREMIÈRE PARTIE

LE REIN. — LES FONCTIONS RÉNALES ET LES MÉTHODES CLINIQUES PROPRES A LEUR EXPLORATION

CHAPITRE PREMIER

NOTIONS SOMMAIRES SUR LA STRUCTURE ANATOMIQUE DU REIN. — THÉORIES RELATIVES A LA FORMATION DE L'URINE. — SÉCRÉTION INTERNE DU REIN

§ 1. — LE REIN RÉDUIT A SES PARTIES ESSENTIELLES

Sur une section médiane allant du bord convexe vers le hile du rein, on distingue deux substances diversement réparties : l'une, la *substance corticale*, légèrement granuleuse, occupe toute la périphérie du rein et envoie vers le centre des diverticules dits *colonnes de Bertin* ; l'autre, la *substance médullaire* ou *tubuleuse*, est formée des tubes collecteurs de l'urine réunis en faisceaux pyramidaux appelés *pyramides* de Malpighi ; le sommet de ces pyramides correspond à une papille faisant saillie dans un diverticule du bassinet, le *calice*. Par leur base, les pyramides de Malpighi envoient dans la substance corticale des prolongements assez fins que l'on nomme *pyramides* de Ferrein.

Glomérule de Malpighi. — La substance corticale doit son aspect granuleux à de petites masses sphériques de 200 à 300 μ de diamètre, les *glomérules de Malpighi*.

Le glomérule (fig. 1) est un peloton vasculaire formé de capillaires à l'état embryonnaire, c'est-à-dire pourvus d'un épithélium qui est nucléé mais non différencié en cellules distinctes.

Les anses capillaires du glomérule sont réunies entre elles par du tissu conjonctif.

L'artère afférente d'où naissent ces capillaires et la veine

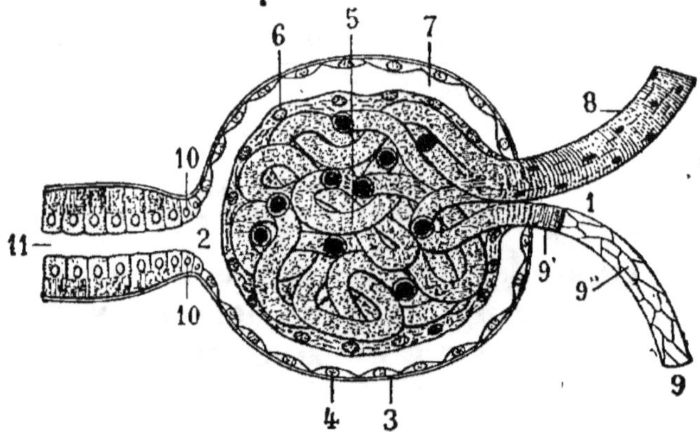

Fig. 1. — Coupe méridienne d'un corpuscule de Malpighi
schématique (d'après L. Testut).

1, pôle vasculaire. — 2, pôle urinaire. — 3, capsule de Bowmann avec 4, son revêtement épithélial. — 5, paquet glomérulaire avec 6, ses noyaux périphériques. — 7, cavité de la capsule. — 8, vaisseau afférent, avec sa tunique musculaire continue. — 9, vaisseau efférent avec 9' ses fibres musculaires localisées sur sa portion initiale et formant sphincter ; 9" son endothélium. — 10, col avec son épithélium de transition. — 11, tube urinifère avec sa membrane propre et son épithélium à bâtonnets.

efférente (*8* et *9*, fig. 1), dans laquelle ils se résolvent, émergent accolées à l'un des pôles du glomérule, le *pôle vasculaire*.

Capsule de Bowman. — Le peloton vasculaire formant le glomérule est enveloppé par une membrane appelée capsule de Bowman qui n'est autre que l'extrémité — renflée, aplatie et étalée sur le glomérule, où elle se moule et se replie en bonnet de coton à la façon d'une séreuse — du tube urinifère à son origine (*7*, *2* et *11* fig. 1).

C'est dans la cavité circonscrite par les deux feuillets de la capsule (*7*, fig. 1), que s'amasse le liquide qui transsude du peloton vasculaire. Cette cavité est tapissée d'une seule assise de cellules plates, polyédriques à noyau lenticulaire, qui se continue avec l'assise épithéliale du tube urinifère au niveau d'un étranglement appelé *collet*, situé à peu près à l'opposite du pôle vasculaire du glomérule (à son *pôle urinaire*).

Tube urinifère. — La cavité de la capsule de Bowman se continue avec la portion du tube urinifère qui porte le nom de *tube contourné.* C'est un canal flexueux, enroulé plusieurs fois sur lui-même, (3, fig. 2) relativement long et d'un diamètre de 40 à 60 μ. La membrane propre qui constitue sa paroi porte un épithélium formé d'une seule assise de cellules prismatiques, minces granuleuses et à gros noyau sphérique. Ces cellules sont striées dans leur portion externe ou basale par des bâtonnets perpendiculaires à la paroi du canalicule, c'est-à-dire parallèles à l'axe de la cellule ; de plus, du côté de la lumière du tube qui est assez étroite, elles sont bordées de cils agglutinés.

Au tube contourné fait suite l'*anse de Henle* dont la forme est celle d'un U (4, fig. 2). La *branche descendante*, qui continue le tube contourné, est relativement étroite et revêtue d'un endothélium mince, de sorte que la lumière du tube — malgré le faible diamètre de ce dernier — est, à cet endroit, plus grande que dans le tube contourné.

La *branche ascendante*, plus grosse que la descendante, a sensiblement

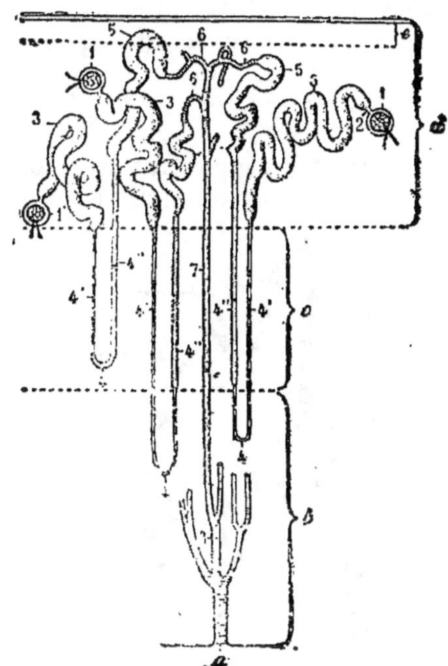

Fig. 2. — Schéma du tube urinifère
(L. Testut).

a, papille. — *b*, zone papillaire. — *c*, zone limitante. — *d*, zone corticale. — *e*, couche sous-capsulaire. — *f*, capsule fibreuse du rein. — 1, glomérule de Malpighi. — 2, col du tube urinifère. — 3, tube contourné. — 4, anse de Henle. — 4', branche descendante. — 4", branche ascendante de l'anse. — 5, pièce intermédiaire. — 6, canal d'union. — 7, tube collecteur de premier ordre. — 8, tube collecteur de second ordre.

le même diamètre que le tube contourné. Comme lui, elle est revêtue d'un épithélium formé de cellules prismatiques, granuleuses et striées ; toutefois, l'axe de ces cellules n'est plus perpendiculaire à celui du tube, mais il est incliné dans le sens du courant urinaire.

A la suite de la branche ascendante, le canalicule urinifère devient légèrement sinueux (*canal intermédiaire*) et un peu plus gros, mais son épithélium reste sensiblement le même que dans la portion précédente.

Le canal intermédiaire, après s'être rétréci, s'ouvre dans un *tube collecteur* (ou de Bellini). Celui-ci se dirige vers le bassinet en s'unissant à d'autres collecteurs pour former des canaux de 200 à 300 μ de diamètre (*canaux papillaires*) qui s'ouvrent au sommet des papilles (*a* fig. 2) dans les calices. Les tubes collecteurs portent un épithélium formé d'une seule assise de cellules claires.

Le trajet du sang dans le rein. — L'artère rénale, issue de l'aorte abdominale, après avoir abordé le hile du rein, se divise en plusieurs branches qui pénètrent dans les colonnes de Bertin et vont se ramifier entre la substance médullaire et la substance corticale. Ces ramifications produisent un réseau à grandes mailles, appelé *voûte artérielle* du rein. De cette voûte se détachent des branches, dites *interlobulaires*, qui se rendent dans la substance corticale pour donner naissance aux artérioles *afférentes* des glomérules (2, fig. 3). Ces artérioles se subdivisent en capillaires qui vont former le peloton vasculaire constituant le glomérule proprement dit. En se réunissant ensuite, ces capillaires forment le vaisseau *efférent* du glomérule (*3*, fig. 3). Le vaisseau efférent se divise de nouveau en capillaires qui vont entourer de leurs mailles les diverses parties du tube urinifère et notamment les tubes contournés; enfin ces capillaires se réunissent en veines qui sont l'origine de la veine rénale (*8* fig. 3).

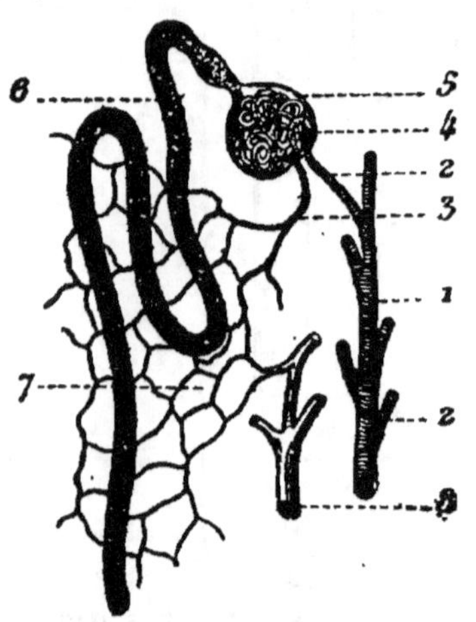

Fig. 3. — Schéma de la circulation du tube urinifère (d'après HÉDON).

1, artère glomérulaire. — 2, vaisseau afférent du glomérule. — 3, vaisseau efférent. — 4, glomérule. — 5, capsule de Bowman. — 6, tube contourné. — 7, capillaires généraux. — 8, veine.

Il résulte de ces dispositions anatomiques un fait capital dont nous allons saisir toute l'importance en étudiant la formation de l'urine :

C'est que la *pression sanguine doit être notablement plus forte au niveau du glomérule qu'au niveau du tube contourné.*

§ 2. — Physiologie de la formation de l'urine

L'expérience montre que le rein ne fabrique pas les divers matériaux que l'on trouve dans l'urine ; il les choisit dans le sang où ils existent tout formés.

Le passage de ces matériaux du sang dans l'urine est-il le résultat d'une simple filtration ? Certains faits parleraient en faveur de cette hypothèse :

Si l'on considère que la paroi formée par l'épithélium des capillaires glomérulaires et l'endothélium du feuillet viscéral de la capsule de Bowman est très mince et que la pression sanguine est plus élevée dans ces capillaires que dans ceux des tubes contournés, on pensera que la filtration, si filtration il y a, doit s'effectuer surtout au niveau de la capsule glomérulaire. Et comme, dans une filtration, la quantité de liquide filtré croît avec la différence des pressions exercées sur les deux faces du filtre, toute cause qui modifiera la pression sanguine devra modifier parallèlement le débit urinaire. Or on constate une diminution de l'excrétion urinaire dans certaines circonstances où la tension artérielle se trouve diminuée : il en est ainsi, après excitation électrique du nerf vague, après une hémorrhagie abondante, après une élévation de température entraînant une vaso-dilatation cutanée et, par suite, un abaissement de la pression sanguine générale. Inversement, on observe une augmentation du débit urinaire quand la pression sanguine augmente, par exemple : sous l'influence du froid amenant une vaso-constriction cutanée ; expérimentalement, chez l'animal, quand on réduit l'appareil circulatoire par la ligature des carotides primitives, ou des artères vertébrale et crurale.

Il convient d'observer cependant, ainsi que l'expérience l'a démontré, que l'augmentation du débit urinaire n'est pas toujours proportionnelle à l'augmentation de la pression sanguine.

D'autre part, si l'on admettait l'hypothèse d'une filtration rénale, on ne saurait assimiler cette opération à celle que réalise un simple filtre en papier, attendu que toutes les substances, et notamment l'albumine du plasma sanguin, ne passent pas dans l'urine.

Mais, dira-t-on, l'albumine est une substance non dialysable et si le glomérule et la capsule de Bowman ne la laissent pas passer, c'est qu'ils agissent à la façon d'une membrane de dialyseur. Contre cette nouvelle hypothèse on a avancé que le glucose, substance pourtant dialysable et contenue dans le sang normal à la dose de 1ᵍʳ,50 pour 1000, ne se retrouve pas dans l'urine des sujets normaux. Mais convient-il de s'arrêter à cette objection alors que nombre d'auteurs admettent, dans l'urine normale, la présence de glucose à l'état de traces non décelables par les méthodes ordinaires de recherche (liqueur de Fehling) ? Le passage du glucose dans l'urine devient d'ailleurs évident lorsque l'hyperglycémie se chiffre à 3 et 4 grammes seulement de sucre pour 1000 de sang. La seule objection grave, que l'on pourrait formuler contre l'hypothèse d'une simple filtration ou d'une dialyse, consiste dans la disproportion qui existe entre les teneurs respectives en urée ou glucose (en cas de diabète) du sang et de l'urine. Le sang contient, en effet, 0^{gr},30 d'urée pour 1000, en moyenne, alors que l'urine en renferme à peu près 20 grammes pour 1000, soit 60 fois plus. Semblablement, pour le glucose chez un diabétique, on pourra trouver 4 grammes de sucre dans un litre de sang alors que l'urine en contiendra 50 grammes par litre.

Si le rein agissait comme un filtre, la concentration de l'urine en urée ou en glucose devrait-elle être à ce point éloignée de celle du sang ?

Pour concilier l'hypothèse d'une filtration glomérulaire avec ces faits, on a dû supposer que le liquide filtré au niveau de la capsule de Bowman avait la même teneur en urée que le sang, mais qu'il se concentrait par résorption d'eau, pendant son parcours à travers les canalicules urinifères.

C'est cette nouvelle hypothèse que nous trouvons à la base d'une théorie déjà ancienne de Ludwig, théorie qui fut presque délaissée quand on adopta les idées de Bowman, mais que les travaux de Koranyi tendent de nos jours à remettre en honneur.

Théorie de Ludwig. — Pour Ludwig, il se ferait, au niveau du glomérule, une diffusion du plasma sanguin moins l'albumine et le sucre ; puis, en passant dans les tubes contournés, le liquide diffusé subirait une concentration et une modification de composition, par suite de la résorption d'une partie de l'eau et des substances qu'elle tient en solution.

En faveur de cette *théorie de la diffusion-réabsorption*, on a fait valoir les différences de pression sanguine existant au niveau du glomérule et du tube contourné : la pression de l'urine primitive formée dans le glomérule, à l'origine du tube urinifère, étant plus forte que celle qui existe dans les capillaires des tubes contournés, une partie de cette urine doit, en effet, pouvoir retourner dans le sang.

Pour expliquer ce fait que les différents constituants urinaires ne présentent pas entre eux, quantitativement, les mêmes rapports dans l'urine que dans le sang dont ils sont issus, on a admis que la paroi des tubes contournés présentait une perméabilité variable vis-à-vis des différentes substances contenues dans l'urine primitive venue du glomérule.

Contre la théorie de Ludwig, outre les objections signalées précédemment et relatives aux teneurs comparées du sang et de l'urine en urée et glucose, on a fait valoir les observations suivantes :

1° Le plasma sanguin est alcalin alors que l'urine, chez l'homme, est acide ; cette acidité est due au phosphate monosodique. Pourquoi ce sel, qui existe vraisemblablement dans le sang à côté du phosphate disodique dont la réaction est alcaline (au tournesol), est-il passé dans l'urine en quantité plus grande que le phosphate disodique ? On a avancé que la diffusion du phosphate mono-sodique était, comme l'expérience directe l'a d'ailleurs établi, plus rapide que celle du phosphate disodique. Mais Dreser ayant démontré que le liquide passant à travers le glomérule était alcalin, il faut admettre que le phosphate acide apparaît dans l'urine suivant une autre voie.

2° La théorie de Ludwig suppose une filtration sanguine vraiment énorme ! En effet, si l'on estime à 28 grammes environ la quantité d'urée qu'un adulte normal peut éliminer par vingt-quatre heures, il faut, d'après cette théorie, admettre que les glomérules ont dû filtrer au moins 56 litres de sang environ dans les vingt-quatre heures, puisque ce sang contenait au plus 0^{gr},50 d'urée par litre ; et comme la quantité d'urine produite s'élève environ à 1 500 centimètres cubes, les tubes contournés ont dû résorber pendant le même temps 54, 5 litres du liquide filtré par les glomérules.

Ces considérations et d'autres encore, dont la relation ne saurait trouver place ici, expliquent pourquoi la théorie de Ludwig dût céder le pas à celle de Bowman-Heidenhain, d'après laquelle la formation de l'urine est regardée comme résultant surtout d'actions glandulaires, les actions physiques (filtration) n'étant qu'accessoires.

Théorie de Bowman. — Bowman admet que l'eau et les sels du sang traversent le glomérule et que la solution saline ainsi filtrée reçoit, pendant son passage à travers les tubes contournés, les matériaux spécifiques de l'urine (urée, urates, etc.) que *sécrètent les cellules épithéliales de ces tubes.*

À l'appui de cette théorie *de la diffusion-sécrétion*, diverses expériences mettent en évidence le rôle sécréteur de l'épithélium des tubes contournés :

1º Le rein des oiseaux, surtout après ligature des uretères, contient des dépôts d'urates exclusivement localisés dans la partie contournée des tubes urinifères ; on n'en trouve pas au niveau de la capsule glomérulaire. Même constatation peut être faite chez les mammifères après injection intra-veineuse d'une solution saturée d'urate de soude (Heidenhain).

2º Le rôle sécréteur des tubuli est encore nettement démontré par la célèbre expérience de Heidenhain : la moelle cervicale d'un lapin étant sectionnée, dans le but d'abaisser la pression sanguine et par suite de supprimer la formation de l'urine, on injecte dans les veines 5 centimètres cubes d'une solution saturée à froid de sulfo-indigotate de soude. De dix minutes à une heure après l'injection, l'animal étant sacrifié, on extirpe les reins dont on injecte les vaisseaux (par l'artère) avec de l'alcool ou une solution saturée de chlorure de calcium, de manière à précipiter et à fixer la couleur bleue là où elle se trouve. Sur une coupe longitudinale, on observe alors que l'épithélium des tubes contournés et de la branche ascendante de Henle est coloré en bleu et que tout le reste du rein est incolore. Si l'animal a été sacrifié dix minutes après l'injection, seule la portion basale des cellules à bâtonnets est colorée ; la portion de ces mêmes cellules qui avoisine la lumière du tube urinifère est incolore. Mais, si le sacrifice et l'examen sont faits une heure après l'injection, seule la lumière des tubes urinifères est bleue, l'épithélium de ces tubes et toutes les autres parties du rein sont incolores. L'indigo a donc été puisé dans le sang par les cellules épithéliales des tubes urinifères pour être déversé à l'intérieur de ces tubes.

Achard et Lœper ont montré que le ferrocyanure de potassium s'éliminait comme l'indigo au niveau des tubes contournés.

Contre la signification physiologique de ces expériences, on pourrait objecter que l'indigo et le ferrocyanure sont des substances étrangères à l'organisme, mais le rôle électif des cellules tubulaires, le pouvoir qu'elles possèdent d'accumuler (v. ci-après : le rein organe de *concentration*) certaines substances contenues dans le sang, n'en resterait pas moins démontré.

3º Comme on ne connaît pas de procédés permettant de fixer l'urée dans le rein, ainsi qu'on peut le faire avec les urates, l'indigo ou le ferrocyanure, on n'a pu jusqu'ici démontrer, chez l'homme et les mammifères, que cette substance est également sécrétée par l'épithélium des tubuli : mais cette démonstration a pu être faite chez la grenouille, grâce aux dispositions spéciales que présente l'appareil circulatoire rénal de cet animal.

Théorie de Koranyi. — La théorie de Bowman prévaut encore actuellement; toutefois, l'étude de la concentration moléculaire des liquides de l'organisme rendue possible par la cryoscopie, a provoqué un retour partiel vers l'idée de Ludwig. C'est ainsi que Koranyi a proposé une théorie mixte où les idées de Ludwig et de Bowman se trouvent réunies, mais complétées et corrigées suivant des considérations relatives aux échanges moléculaires qui s'opèrent entre les chlorures et les déchets de la nutrition contenus dans le sang.

Koranyi admet que le glomérule sépare du sang, par dialyse, une solution aqueuse de NaCl. Cette solution, en passant lentement dans le tube urinifère, subirait deux sortes de modifications :

1° Elle se concentrerait du fait de la résorption d'une partie de son eau (théorie de Ludwig) par l'épithélium des tubes contournés, ou par celui de la branche ascendante de Henle.

2° Au niveau de ces épithéliums, il y aurait *échange équimoléculaire* entre le NaCl de la solution contenue dans la lumière du tube urinifère et les substances spécifiques urinaires (urée, acide urique, etc.), venues du sang et accumulées dans les cellules épithéliales des tubuli. Chaque molécule de NaCl ainsi échangée contre une molécule d'une des substances urinaires serait ensuite rendue par la cellule rénale au courant circulatoire.

En résumé, d'après ces théories, la formation de l'urine résulterait de deux fonctions rénales : une *fonction glomérulaire* dont le but est d'éliminer l'eau et une partie des sels du sang par filtration ou dialyse; et une *fonction tubulaire* destinée à séparer du sang les substances caractéristiques de l'urine, telles que l'urée, les urates, etc...

L'existence de ces deux fonctions est, aujourd'hui encore, admise par la plupart des auteurs. Cependant, les récentes recherches de Lamy, Mayer et Rathery tendent à établir que rien, pas même l'eau et les chlorures, ne filtre par le glomérule et que tous les matériaux urinaires passent par les cellules hautes des tubes contournés.

§ 3. — Le rôle chimique du rein. — Sécrétion interne

Depuis longtemps déjà on a reconnu que le rein possédait la curieuse propriété d'effectuer, par voie de dédoublement ou de synthèse, certaines réactions chimiques dont la cause, encore mal établie, paraît, dans certains cas du moins, devoir être rattachée à la présence de ferments solubles sécrétés par les tissus rénaux.

Ainsi, Bunge et Schmiedeberg (1876) ont vu que l'acide benzoïque et le glycocolle s'unissaient pour former de l'acide hippurique pendant leur passage à travers le rein; Berninzoni démontrait ensuite que cette synthèse était due à une diastase contenue dans le parenchyme rénal.

E. Gérard, Abelous ont depuis signalé d'autres actions diastasiques rénales produisant le dédoublement de l'acétanilide, du gayacol, etc.

En 1891, Liebermann a entrepris l'étude chimique du parenchyme rénal, dans le but d'expliquer certaines de ses propriétés qui le rapprochent de la muqueuse stomacale : ainsi, l'acidité du rein ne diminue pas par un lavage à l'eau; un fragment de rein lavé à l'eau, puis soumis à l'action d'un courant d'acide carbonique et lavé de nouveau, est encore plus acide qu'auparavant; plongé dans la soude, puis lavé jusqu'à ce que l'eau de lavage ne renferme plus la moindre trace d'alcali, il bleuit encore le tournesol rouge ; mais soumis à un courant d'acide carbonique, il reprend sa réaction acide. La muqueuse gastrique fournit des réactions semblables.

En digérant le tissu rénal dans un suc gastrique artificiel, Liebermann a isolé du rein une *lécithine-albumine* semblable aux nucléines, et c'est à cette substance qu'il attribue les curieuses propriétés que nous venons de signaler. Cette substance décompose le phosphate disodique; lorsque l'on filtre sur elle une solution de ce sel, même fortement alcalinisé, on obtient un filtratum dont la réaction est acide ; elle donne semblablement un filtrat acide avec une solution d'urate de soude contenant un léger excès d'alcali. Dans les deux cas, le résidu qui est sur le filtre garde une réaction fortement alcaline. Ces propriétés de la lécithine-albumine permettraient, d'après Liebermann, d'expliquer comment le passage, à travers le rein, du sang dont la réaction est alcaline au tournesol, peut donner lieu à la production d'une urine dont la réaction est acide.

Ces faits, notamment ceux qui concernent l'existence de diastases rénales, tendraient à montrer que le rein possède un rôle chimique spécial : celui d'élaborer par synthèse ou de dédoubler certaines substances contenues dans le sang. Peut-être cette propriété est-elle profitable à l'organisme, si quelques-uns des déchets nocifs que le sang amène dans le rein doivent y subir une élaboration diasasique sans laquelle ils ne pourraient être éliminés ?

Si ce rôle chimique du rein est assez vraisemblable, son rôle d'organe à sécrétion interne est tout à fait douteux.

Claude Bernard ayant démontré (1855) que la plupart des glandes avaient, indépendamment de leur sécrétion externe, la curieuse propriété de sécréter des substances qui, recueillies par le sang, devaient servir à la neutralisation de certains déchets toxiques élaborés par la cellule vivante, on était autorisé à supposer que le rein en tant qu'organe essentiellement glandulaire, était, comme les autres glandes, pourvu d'une sécrétion interne. Aussi chercha-t-on les indices de cette sécrétion dans les tissus rénaux. Meyer, Brown-Sequard, d'Arsonval et Vitzou en vinrent ainsi à montrer que des animaux totalement néphrectomisés, auxquels on injectait un suc rénal provenant d'animaux sains, présentaient une survie beaucoup plus longue que les animaux témoins également néphrectomisés mais non injectés.

Mais, en 1905, de Lévis observait que l'injection d'un sérum physiologique possédait, en ce qui concerne la survie des animaux néphrectomisés, la même valeur que l'injection de suc rénal.

L'existence d'une sécrétion interne rénale n'est donc pas démontrée.

CHAPITRE II

LE REIN ORGANE DE CONCENTRATION . — CONCENTRATIONS
MAXIMA. — CONSTANTES SÉCRÉTOIRES D'AMBARD. — SEUILS
RÉNAUX D'EXCRÉTION.

L'un des principaux effets de l'activité rénale est la *concentration*, dans l'urine, de substances qui se trouvaient, dans le sang, à une très grande *dilution*.

Ambard et Papin ont recherché à quel degré le rein pouvait pousser la concentration pour certaines substances ; ils ont ainsi reconnu qu'il existait, pour chaque individu et pour chaque substance, une *concentration maxima* et que celle-ci jouissait d'une grande autonomie :

« Soit par exemple un chien chez lequel nous examinons le pouvoir de concentrer l'urée et chez lequel nous trouvons une concentration maxima de l'urée dans l'urine de 125 p. 1000. L'expérience montre que ce taux de 125 p. 1000, trouvé par une technique convenable, ne pourra être dépassé par aucun autre moyen ; en d'autres termes, ce taux de 125 p. 1000 est vraiment une caractéristique et non une contingence. D'autre part, en instituant des expériences convenables, nous voyons encore que la concentration de l'urée de 125 p. 1000 s'observe aussi bien, si l'animal excrète beaucoup d'urée ou s'il en débite peu, s'il excrète simultanément beaucoup d'autres substances autres que l'urée ou s'il en excrète peu, si le rein est pourvu de son système nerveux ou s'il en est privé, enfin si les reins sont quantitativement intacts ou s'ils sont quantitativement diminués.

« On voit déjà par là que la concentration maxima d'une substance est une caractéristique très importante de la sécrétion rénale. Mais ce qui achève de lui donner un intérêt plus général encore c'est que, pour les principales substances susceptibles d'être éliminées dans l'urine à savoir l'urée, le glucose et NaCl, on est amené à penser que les *concentrations maxima sont isotoniques entre elles* » (Ambard, in *Physiologie normale et pathologique des reins*).

Pour obtenir la *concentration maxima de l'urée* chez l'homme, Legueu, Ambard, et Chabanier ont indiqué la technique suivante : faire ingérer, chaque jour, le coagulum (formé par la présure) de 3 à 4 litres de lait, débarrassé de son sérum et additionné de sucre à raison de 30 à 40 grammes par litre de lait ; le sujet ingère le coagulum sans boire pendant les deux premiers jours ; vers le troisième jour, il peut boire de l'eau, par petites gorgées, à sa soif. Avec ce régime très pauvre en chlorures et en eau, mais ne donnant cependant aucune soif immédiate, la concentration uréique maxima est généralement atteinte vers le troisième jour.

Les *concentrations uréiques maxima* enregistrées par Ambard chez des *sujets normaux*, furent de 54 à 56 p. 1000, soit, en moyenne, 55 grammes d'urée par litre d'urine.

Pour les *chlorures* et le *glucose*, il n'existe pas actuellement de technique permettant de déterminer les concentrations maxima ; celles-ci ne peuvent être évaluées qu'approximativement, d'après les concentrations les plus élevées signalées jusqu'ici : soit, 22 p. 1000 (Ambard) pour le NaCl, et 143 p. 1000 pour le glucose (observation de Bouchardat) ; ces chiffres pourraient sans doute être dépassés et davantage rapprochés des concentrations — 30 p. 1000 pour NaCl en partie ionisé ; 168 p. 1000 pour le glucose — qui seraient isotoniques avec la concentration uréique maxima de 56 p. 1000.

Chutes de concentration. — La concentration maxima de l'urée est indépendante de tout facteur qui n'altère pas la *qualité* du parenchyme rénal.

Lorsqu'elle est abaissée, fût-ce même légèrement, au-dessous de son taux normal, il y a lieu de présumer l'existence d'une lésion rénale. Parallèlement aux chutes de concentration, on observe une augmentation de la constante uréo-sécrétoire (voir ci-après, p. 30) ; c'est-à-dire qu'une *constante élevée* est l'indice d'une mauvaise concentration et, par suite, d'un mauvais fonctionnement rénal ; nous reviendrons sur ce point en étudiant l'utilisation de la « constante » pour l'exploration fonctionnelle du rein.

Constantes sécrétoires. — Ainsi qu'il résulte des recherches d'Ambard, le rein a le pouvoir de débiter des quantités d'autant plus grandes d'une substance donnée que la concentration de celle-ci dans le sang est plus forte. Par exemple pour l'urée, les *débits sont proportionnels aux carrés des concentrations de l'urée dans le sang*, à la condition que la concentration urinaire soit fixe ; ce que l'on peut exprimer par la relation suivante (où D = débit urinaire, et U = concentration de l'urée dans le sang) : $D = K U^2$;

d'où
$$\frac{U}{\sqrt{D}} = K \text{ (constante)}.$$

N. B. — Nous nous bornons ici à ces courtes indications sur la constante uréo-sécrétoire ; en raison de son importance, nous l'étudions plus loin, dans un chapitre spécial (p. 24), avec les détails relatifs à sa détermination et à sa signification. Qu'il nous suffise de mentionner ici, pour la compréhension des généralités ci-après relatives à d'autres constantes de moindre importance pratique, que sa valeur moyenne, chez des sujets normaux, est comprise entre 0,060 et 0,080.

Seuils. — La loi précédente des *débits* n'est applicable qu'aux substances dites « sans seuil ».

D'une manière générale, les substances étrangères au maintien de la vie cellulaire, les substances excrémentitielles telles que l'urée, s'éliminent du sang jusqu'à disparition quasi totale ; le rein ne leur offre aucune barrière, aucun *seuil* : elles sont dites *substances sans seuil*. Au contraire, les substances utiles à la vie cellulaire, telles que le glucose et le NaCl, ne sont éliminées par le rein que lorsque leur taux dans le sang dépasse une certaine limite ; au-dessous de cette limite, qui mesure la *hauteur du seuil* opposé par le rein à leur excrétion, ces substances restent dans le sang.

Pour les *substances à seuil*, la *formule des débits* doit comprendre au numérateur, non plus la concentration totale de la substance dans le sang, mais l'*excès sur le seuil* ; elle prend la forme suivante (Ambard) :

$$\frac{\text{Excès sur le seuil}}{\sqrt{D}} = K.$$

Les hauteurs des seuils des diverses substances utiles à la vie cellulaire sont très différentes : 3 p. 1000 environ pour le glucose, 5,60 à 5,80 p. 1000 environ pour le NaCl.

Les seuils ont pour caractère physiologique d'être mobilisables, c'est-à-dire qu'ils peuvent être surélevés ou abaissés, et cela, indépendamment les uns des autres.

Il est des médicaments qui peuvent abaisser les seuils : ainsi, la *phlorizine* abaisse, jusqu'à l'annuler (voir glycosurie phlorizinique, p. 413), le seuil du glucose, sans toucher à celui des chlorures ; inversement, la *théobromine* abaisse le seuil des chlorures sans influencer celui du glucose.

Certaines expériences tendent à montrer que les variations des seuils sont sous la dépendance du système nerveux : ainsi,

Jungmann et Meyer ont vu, chez des lapins soumis à un régime achloruré, la piqûre du 4° ventricule déterminer une forte hyperchlorurie, laquelle, l'hyperchlorurémie n'étant pas en cause, ne peut guère s'expliquer que par un abaissement du seuil (Ambard).

IDENTITÉ DES CONSTANTES URÉO-GLUCO- ET CHLORO-SÉCRÉTOIRES. — Nous avons vu précédemment que, pour le glucose, l'urée et NaCl, les *concentrations maxima* étaient sensiblement isotoniques. Pour les *constantes*, il semble exister une relation analogue, c'est-à-dire que les *constantes calculées avec des débits isotoniques paraissent être identiques* (Ambard).

Pour la NaCl, il ne semblerait pas de prime abord y avoir identité avec l'urée : ainsi, dans une expérience citée par Ambard, pour K — urée = 0,073, on trouva K — NaCl = 0,111. Mais cette mince différence s'explique si l'on considère que, contrairement à l'urée et au glucose, NaCl est un électrolyte fortement dissocié et que, vraisemblablement, le rein ne travaille pas sur les ions séparés de la même manière que sur les molécules non ionisées.

CALCUL DE LA CONSTANTE CHLORURO-SÉCRÉTOIRE D'APRÈS LA CONSTANTE URÉO-SÉCRÉTOIRE. — L. Ambard et A. Weill ont observé que les différentes constantes, notamment l'uréo- et la chlorurosécrétoires, évoluaient ou se modifiaient parallèlement au cours des états pathologiques.

On pourra donc, dans tous les cas, calculer la K — NaCl d'après la K — urée, celle-ci pouvant être déterminée assez facilement (voir p. 26).

On admettra pour ce calcul que : à K — urée = 0,073 (normale) correspond K — NaCl = 0,111.

Exemple : soit un sujet avec K — urée = 0,150 ; sa K — NaCl sera : $0{,}111 \times \dfrac{0{,}150}{0{,}073} = 0{,}227$.

Calcul ou repérage du seuil d'après la constante chloruro-sécrétoire. — La formule de la constante chloruro-sécrétoire, calquée sur celle de l'urée, étant :

$$\frac{\text{Excès sur le seuil}}{\sqrt{\text{débit chloruré}}} = K - NaCl$$

On a :

$$\text{Excès sur le seuil} = K \times \sqrt{\text{Débit chloruré}}.$$

Pour effectuer ce calcul, il suffit de connaître K — NaCl que l'on déduira comme il est dit ci-dessus de la K — urée, et la $\sqrt{}$ du débit chloruré qui sera fourni directement par l'obvation.

Si, d'autre part, on connaît la chlorurémie (par dosage de NaCl dans le sérum), on aura le *seuil* en déduisant de la chlorurémie son excès sur le seuil.

Exemple : Soit un sujet avec K — urée $= 0,146$, débit chloruré $= 9$ grammes, chlorurémie $= 6^{gr},25$; sa K — NaCl sera :

$$0,111 \times \frac{0,146}{0,073} = 0,222 ;$$ son excès sur le seuil sera : $0,222 \times \sqrt{9} = 0,666$; et son seuil sera : $6,25 - 0,666 = 5,58$ (de NaCl p. 1000 de sérum).

CHAPITRE III

MÉTHODES CLINIQUES D'EXPLORATION
FONCTIONNELLE DU REIN

Rétentions hydro-chlorurée et uréique. — Constante uréo-sécrétoire. — Élimination provoquée. — Cryoscopie. — Toxicité urinaire.

Les nombreuses méthodes que l'on a proposées pour la détermination de l'état fonctionnel du rein peuvent être rangées parmi les trois groupes suivants :

1° Appréciation de l'*élimination globale,* d'après les résultats de la *cryoscopie* ou la détermination de la *toxicité urinaire* ;

2° Mesure de l'*élimination* et, si possible, de la *rétention* des principaux constituants urinaires : *eau, chlorures, urée* ;

3° Etude de l'*élimination provoquée,* c'est-à-dire de la sécrétion de substances non nocives adjointes à l'alimentation ou introduites dans la circulation.

Dissociation des fonctions sécrétoires rénales. — Classification des néphrites. — Choix d'une méthode d'exploration. — Ainsi qu'il résulte des observations du professeur Widal et de ses collaborateurs, les troubles de l'excrétion rénale sont le plus souvent *dissociés.* C'est sur cette dissociation qu'est basée la *classification actuelle des néphrites :*

1° Néphrites avec *chlorurémie,* au *avec œdèmes,* dites encore *hydropigènes* (anciennement : néphrites *épithéliales* et *parenchymateuses*) caractérisées par une réduction de l'excrétion hydrochlorurée, l'excrétion uréique restant sensiblement normale ;

2° Néphrites avec *azotémie,* dites encore *urémigènes, hydruriques* (Castaigne), ou *à forme sèche* c'est-à-dire sans œdèmes (anciennement : néphrites *interstitielles* et *scléreuses*), comportant une réduction de la sécrétion uréique sans diminution de l'excrétion hydro-chlorurée.

Accessoirement, à ces deux principaux types viennent s'ajouter les suivants :

3° *Néphrites mixtes,* c'est-à-dire comportant à la fois des troubles de l'élimination chlorurée et de l'élimination azotée ;

4° *Néphrites albumineuses simples* (Castaigne), avec albuminurie assez abondante, *sans rétentions (ni chlorurée, ni azotée).*

Ces distinctions montrent pourquoi il y a avantage, en général, à étudier les *rétentions chlorurée* ou *azotée* plutôt que l'*élimination globale.* Entre autres résultats importants, les méthodes d'exploration basées sur la mesure des rétentions chlorurée ou azotée permettront bien souvent d'établir le *pronostic du mal de Bright* azotémique ou chlorurémique, et c'est pourquoi elles tendent à prévaloir.

§ 1. — EXPLORATION DE LA FONCTION CHLORURO-SÉCRÉTOIRE PRONOSTIC DES NÉPHRITES AVEC ŒDÈMES

On sait que les *néphrites avec œdèmes* (néphrites *hydropigènes* ; anciennement : *épithéliales*) sont caractérisées surtout par une *rétention chlorurée* entraînant la fixation d'une certaine quantité d'eau nécessaire au maintien de la concentration moyenne des plasmas.

Cette *rétention hydro-chlorurée* peut être évaluée, dans une certaine mesure, en établissant les *bilans* des chlorures et de l'eau du néphritique et en les comparant à ceux du sujet sain : c'est à quoi visent les épreuves ci-après de *chlorurie* et de *polyurie* expérimentales.

a. CHLORURIE ALIMENTAIRE EXPÉRIMENTALE. — TECHNIQUE DE CLAUDE ET MAUTÉ. — Le sujet est mis au régime lacté absolu ; deux jours après l'institution de ce régime (fixe en chlorures), on recueille les urines de quatre périodes de vingt-quatre heures consécutives pour y doser les chlorures. Après ces quatre jours, on donne au malade, pendant quatre autres jours, 10 grammes de NaCl en solution dans 225 grammes d'eau (à prendre en trois fois pendant la journée), soit 40 grammes de NaCl en quatre jours et en supplément de la ration salée déjà contenue dans le lait. Pendant et après cette épreuve, on continue d'effectuer les dosages de NaCl dans les urines émises chaque jour.

Voici ce que l'on observe chez *des sujets sains :*

L'augmentation des chlorures urinaires commence brusquement dès que l'on institue le régime fortement chloruré et cesse aussi brusquement dès qu'on le supprime. On constate en outre que la quantité de chlorures urinaires éliminée pendant les quatre jours de régime hyperchloruré dépasse de 40 grammes environ (soit de la quantité ingérée expérimentalement) celle qui avait été éliminée pendant les quatre jours précédents.

L'étude de la *chlorurie expérimentale chez des brightiques* a conduit Claude et Mauté à distinguer plusieurs variétés de néphrites chroniques :

1° Les résultats de la chlorurie expérimentale sont à peu de chose près ceux que nous avons relatés pour le sujet sain ; la décharge chlorurée commence et cesse en même temps que le régime hyperchloruré; la totalité du NaCl éliminé correspond presque intégralement à la quantité ingérée expérimentalement.

Cette variété comprend les néphrétiques dont les lésions sont peu avancées; la dépuration rénale étant encore assez bonne, le pronostic est bénin et ne commande aucun régime spécial.

2° L'hyperchlorurie, après ingestion d'un excès de NaCl, est retardée; elle commence et finit plusieurs jours après l'institution et la cessation du régime hyperchloruré.

Ces caractères s'observent chez des malades dont les lésions sont déjà avancées : généralement atteints d'œdèmes, ils sont menacés d'accidents urémiques et doivent suivre le régime lacté absolu.

3° L'hyperchloruration expérimentale n'entraîne pas d'hyperchlorurie; le NaCl est retenu dans l'organisme : d'où productions d'œdèmes et danger de l'épreuve. Il s'agit là de malades présentant déjà certains des accidents graves de l'urémie et qui, malgré un régime sévère, sont à la veille d'une terminaison fatale.

b) BILANS CHLORURÉS PROLONGÉS CHEZ LE SUJET SAIN ET LE NÉPHRÉTIQUE AVEC ŒDÈME. — L'épreuve de la chlorurie alimentaire décrite précédemment constitue un procédé commode et rapide d'exploration de la fonction rénale; mais elle nous renseigne insuffisamment sur les différentes phases des échanges chlorurés, parce que la période d'observation pendant laquelle est établi le bilan est trop courte.

Ainsi qu'il résulte des travaux de Widal et Javal, de Mayer, Ambard, Enriquez, Sa, etc., l'étude des *bilans prolongés* est beaucoup plus instructive :

1° Un *sujet sain* maintenu quelque temps à un régime déchloruré, puis soumis à un régime salé, retient 12 à 15 grammes de NaCl et 1 à 1 kilogramme et demi d'eau.

Inversement, il reperd 12 à 15 grammes de sel et 1 à 1 kilogramme et demi d'eau lorsqu'on le remet au régime déchloruré (Widal et Javal).

D'où il résulte qu'un sujet sain, maintenu à un régime salé, équilibre quotidiennement ses bilans chlorurés, *en ayant par devers lui une certaine surcharge hydrochlorurée* (Ambard).

2° Un *sujet atteint de néphrite hydropigène de moyenne gravité*, que l'on fait passer d'un régime déchloruré à un régime salé, retient beaucoup plus d'eau et de chlorures qu'un sujet sain. Il abandonne sa surcharge hydrochlorurée lorsqu'il passe du régime salé au régime déchloruré (Widal, Lemierre et Javal). Au cours d'un régime salé longtemps maintenu, il se constitue ainsi une importante surcharge hydrochlorurée; mais, à partir d'un certain moment, celle-ci n'augmente plus, et alors le malade élimine au jour le jour le sel qu'il ingère (Widal et Weissenbach).

C'est-à-dire que le néphrétique maintenu à un régime salé n'équilibre quotidiennement ses bilans chlorurés] qu'en ayant par devers lui une *surcharge hydrochlorurée plus importante que celle du sujet sain*.

En général, dans ces *néphrites de moyenne intensité*, le malade fait un *œdème proportionné* à la teneur de son régime en sel.

3° Dans les *formes graves de néphrite hydropigène*, il semble que le malade ne puisse plus arriver à réaliser un équilibre chloruré au cours d'un régime salé : les œdèmes augmentent indéfiniment, et des accidents graves peuvent survenir, si l'on n'interrompt pas ce régime.

PRONOSTIC DES NÉPHRITES HYDROPIGÈNES. — ÉPREUVE A LA THÉOBROMINE. — ÉPREUVE AUX CHLORURES DE WIDAL. — D'après L. Ambard (in *Physiologie normale et pathologique des reins*), le pronostic des néphrites hydropigènes est à établir, comme suit, surtout d'après la sécrétion aqueuse.

Soit un sujet enflé, albuminurique et oligurique. Après l'avoir pesé et alité, on le soumet au *régime déchloruré strict*. Alors, de deux choses l'une, ou le malade urinera, diminuera de poids et désenflera, ou bien il restera anurique.

Dans ce dernier cas, on essaiera de la diète hydrosucrée, 50 à 100 grammes de lactose ou de saccharose dans un peu d'eau. Mais le régime déchloruré ayant échoué, il y a peu de chances que cette diète réussisse ; il faudra alors user de la *théobromine ;* celle-ci sera donnée d'emblée à la dose de 1^{gr},50 à 2 grammes, l'expérience ayant montré que le fractionnement, par doses de 0^{gr},50 par exemple, provoquait moins facilement la diurèse.

« Le malade étant couché, déchloruré, théobrominé, ou bien il urinera franchement, ou il restera oligurique. Dans ce dernier cas, l'espoir de sauver le malade est bien faible ».

Si le malade est délivré de son oligurie par la théobromine, l'administration de cette dernière sera, par précaution, continuée pendant quelques jours encore, puis supprimée, et alors, deux éventualités sont à envisager : ou bien le sujet privé de théobromine redeviendra oligurique, ou bien il continuera de bien uriner.

« Un sujet qui ne peut uriner qu'avec la théobromine, est un sujet gravement atteint, quoi qu'il soit difficile de fixer le délai de sa survie. Si, au contraire, il peut uriner sans théobromine, le cas est beaucoup plus favorable.

« Il importe alors de *l'éprouver aux chlorures selon la technique de Widal* :

« On introduira d'abord dans son alimentation 2 grammes de

sel pendant une quinzaine de jours pendant lesquels on pèsera le malade ; si le poids n'augmente que de 1 à |2 kilogrammes au plus, on donnera 4, puis 6, puis 8 grammes de sel ; et ainsi de suite jusqu'à 10 et 12 grammes, toujours en contrôlant la tolérance du sel par la balance.

« Si le malade tolère 15 grammes de sel, on peut le considérer comme très amélioré. Pour une dose de tolérance inférieure, l'amélioration est naturellement proportionnelle à la dose de NaCl tolérée. On a ainsi, comme le montre Widal, un moyen d'étalonner le degré de la néphrite hydropigène, et de mesurer le degré de sa guérison relative ».

Polyurie expérimentale. — Epreuve indiquée par Albarran pour explorer la fonction rénale au point de vue de la sécrétion aqueuse. On la réalise comme suit :

Faire uriner le sujet et lui donner 600 centimètres cube d'eau ; recueillir les urines au bout de une, puis de deux et trois demi-heures. Voici ce que l'on observe chez le sujet sain : les quantités d'urine recueillies sont environ de 150 centimètres cubes pour la première demi-heure, de 325 pour la seconde et de 125 pour la troisième. L'élimination de l'eau ingérée est ainsi complète en une heure et demie à deux heures.

Chez des *néphrétiques hydropigènes*, cette élimination dure six heures, douze heures et plus, alors que la sécrétion uréique reste sensiblement normale. Chez des *néphrétiques azotémiques* on constate, au contraire, que l'élimination aqueuse reste normale, alors que la sécrétion uréique est troublée.

La fonction rénale appréciée d'après les variations de la densité urinaire sous l'influence des repas. — Voici le principe de cette méthode, dite en Amérique « *test meal for renal function* » : Les urines émises *pendant les deux heures qui suivent le repas*, chez un sujet normal, ont une densité faible, voisine de 1.009 ; celles qui sont émises pendant *la nuit* et dont il ne faut *commencer la récolte que trois heures après le repas du soir*, ont une densité beaucoup plus élevée, soit 1.018 en moyenne, pour un *volume moyen de 400 centimètres cubes en dix heures*. C'est-à-dire que dans les cas normaux, les urines de la nuit présentent une densité qui est de 9° (du densimètre) supérieure à celle des urines du repas.

Or. pour peu que le fonctionnement rénal soit troublé, on observe que le taux de l'urine nocturne s'élève (plus de 400 centimètres cubes en dix heures) et que sa densité diminue ; par contre, l'urine du repas est moins abondante que normalement et sa densité tend à se rapprocher de celle de l'urine nocturne. Plus le trouble est profond, moins l'écart entre les deux urines est marqué : au lieu de 9°, on trouve des différences de 8 à 6° dans les cas légers et de 4 à 3° dans les cas graves.

§ 2. — EXPLORATION DE LA FONCTION URÉO-SÉCRÉTOIRE. — INSUFFI-
SANCE DU DOSAGE DE L'URÉE DANS L'URINE. — COMPARAISON DES
ÉLIMINATIONS URÉIQUES DE CHAQUE REIN. — RÉTENTION SANGUINE ET
PRONOSTIC DES NÉPHRITES AZOTÉMIQUES. — CONSTANTE URÉO-SÉCRÉ-
TOIRE.

Les résultats du dosage de l'urée dans l'urine, comparés aux
moyennes relatives à des sujets normaux, ne peuvent nous
renseigner que d'une manière très vague, insuffisante et souvent erronée, sur le fonctionnement rénal. L'excrétion uréique
varie surtout avec la ration azotée ; et, que le rein soit ou non
fonctionnellement altéré, le dosage dans l'urine seulement
n'indiquera rien de plus que des quantités d'urée *faibles,
moyennes, ou fortes,* suivant que le régime alimentaire aura
comporté plus ou moins d'albuminoïdes. On pourrait songer à
établir, comme on le fait pour les chlorures, un *bilan* d'après
la mesure des *ingesta* et des *excreta* azotés, et voir s'il se traduit
ou non par une rétention uréique. Mais ce qui est aisé avec le
NaCl, qui s'élimine *en nature*, ne l'est plus avec les albuminoïdes ;
ceux-ci, en effet, ne sont éliminés qu'après diverses *transformations* et, seulement *en partie*, sous forme d'urée ; on ne saurait
d'ailleurs définir les apports respectifs de l'aliment et des tissus
dans le taux de l'excrétion uréique. C'est donc *directement dans
le sang* qu'il faut rechercher la *rétention uréique* comme base
d'appréciation du fonctionnement rénal ; voir ci-après : *azotémie.*

**Séparation des urines et mesure de l'élimination uréique de
chaque rein.** — « Si le dosage de l'urée dans l'urine ne permet
pas à lui seul d'apprécier la valeur du fonctionnement rénal
uréique, il rend des services considérables lorsqu'on l'applique
séparément à chacun des reins, par le moyen d'une division des
urines, car il permet alors de connaître la valeur comparative
de la fonction uréique de chaque rein » (Chevassu). Les deux
reins se trouvant placés, vis-à-vis du milieu sanguin, dans des
conditions analogues doivent théoriquement, chez des sujets
normaux, faire des excrétions sensiblement identiques. Et, si
l'un des reins excrète, en deux heures, beaucoup moins d'urée
que l'autre, sa valeur fonctionnelle est moindre, et il y a lieu
de supposer que ce rein est malade. Par contre, on ne saurait
affirmer que le rein qui excrète le mieux l'urée soit sain ; il se
peut qu'il soit seulement moins malade que son congénère.
D'après Albarran, on peut considérer comme satisfaisante
l'élimination de l'urée lorsqu'elle atteint chez l'homme adulte,

pour un seul rein, le chiffre de 1ᵍʳ,20 à 1ᵍʳ,80 pendant les deux heures de l'épreuve ; il semble que l'élimination doive être considérée comme médiocre, si elle est comprise entre 1 gramme et 0ᵍʳ,75, et comme mauvaise, si elle tombe au-dessous de ce dernier chiffre.

En cas d'affections chirurgicales unilatérales, beaucoup de chirurgiens estiment que la néphrectomie est permise lorsque le rein à conserver fournit plus de 0ᵍʳ,75 d'urée en deux heures, et qu'elle est dangereuse au-dessous de ce chiffre. Cependant, il y a lieu d'observer (Chevassu) que l'opération pourrait être profitable à certains sujets, faibles ou insuffisamment alimentés en protéiques et qui, de ce fait, élimineraient moins de 0ᵍʳ,75 d'urée par le rein sain ; inversement, dans certains cas (pyonéphroses), l'intervention pourrait être fatale, alors que le rein supposé sain élimine plus de 1 gramme d'urée. C'est pourquoi il sera toujours prudent d'associer, pour les contrôler ou les corriger, les résultats de l'examen séparé des urines, à ceux que fournissent les autres méthodes d'exploration fonctionnelle du rein, notamment l'étude de la *constante uréo-sécrétoire*.

La fonction uréique rénale appréciée par le dosage de l'urée dans le sang. — Au cours des néphrites chroniques, la perméabilité rénale peut être plus ou moins diminuée à la fois pour les chlorures et pour l'urée (néphrites *mixtes*).

Mais, le plus souvent, elle est *dissociée* : c'est à dire que, conservée pour les chlorures, elle est diminuée pour l'urée (néphrites avec *azotémie* ou *urémigènes* ; ou inversement, conservée pour l'urée, elle est diminuée pour les chlorures (néphrites avec *chlorurémie* ou *hydropigènes*).

On pourra se renseigner assez exactement sur la perméabiité rénale à l'égard du NaCl par le dosage de ce sel dans l'urine, suivant les épreuves connues de la chlorurie alimentaire ou provoquée (p. 17). Mais en ce qui concerne l'urée, nous avons dit pourquoi le dosage de cette substance dans l'urine seule était insuffisant ; alors c'est au *dosage de l'urée dans le sang* qu'il convient de recourir : il donnera à la fois la preuve et la mesure de la *rétention uréique*.

L'azotémie. — **Sa valeur pronostique dans les néphrites azotémiques.** — A l'état normal, le sérum sanguin humain contient de 0ᵍʳ,15 à 0ᵍʳ,50 d'urée par litre.

Lorsque la teneur uréique du sérum dépasse 0ᵍʳ,50, il y a « *rétention azotée* » (Widal) désignée aussi sous le nom d'hyperazotémie ou, simplement, d'*azotémie*.

L'intérêt qui s'attache à la mesure de l'azotémie dépasse de beaucoup celui que présentent les autres épreuves — cryoscopie, toxicité urinaire, élimination provoquée — autrefois appliquées à l'étude de la perméabilité rénale : « Dans la question, si difficile à résoudre, du pronostic de l'insuffisance rénale, c'est le dosage de l'urée dans le sang qui peut fournir le seul élément de certitude que nous possédions à l'heure actuelle » (professeur Widal).

Au cours des états liés à des causes *transitoires* (infectieuses, toxiques, mécaniques), la constatation d'une forte azotémie, pouvant rétrocéder aussitôt que la cause disparaît, n'entraîne pas nécessairement un pronostic fatal. Il en est tout autrement au cours du mal de Bright azotémique, dont le pronostic, ainsi qu'il résulte de nombreuses observations, peut être établi d'après les règles suivantes (Widal, Javal, Weill et Pasteur-Vallery-Radot) :

a) Lorsque le taux de l'urée oscille entre 1 et 2 grammes (par litre de sérum), la survie dépasse rarement une année.

Une azotémie de 2 à 3 grammes indique une évolution plus rapide encore : c'est alors une question de mois et de semaines en général.

Enfin, les chiffres supérieurs à 3 grammes ne s'observent qu'aux périodes ultimes de la maladie et leur constatation doit faire craindre la mort dans un délai très court.

Les chiffres les plus élevés que l'on observe sont, en général, de 4 à 5 grammes ; exceptionnellement, ils peuvent atteindre et dépasser 8 grammes.

b) Quand le taux de l'urée sanguine oscille entre $0^{gr},50$ et 1 gramme, il faut se *garder de formuler un pronostic d'après le résultat d'un seul examen*. Dans ces cas, il est indispensable, pour juger de la maladie, de renouveler, à des intervalles plus ou moins éloignés, les dosages de l'urée dans le sang ; et alors, trois éventualités sont à distinguer :

1º Le chiffre de l'urée, qui dépassait $0^{gr},50$ par litre, tombe progressivement à la normale ;

2º Il se maintient pendant des mois, ou même des années, à ce taux légèrement surélevé ;

3º Il s'élève progressivement à 1 gramme pour dépasser ensuite ce chiffre.

Dans les deux premiers cas, le pronostic est bénin, car il peut s'agir de simples poussées de rétention susceptibles de disparaître ; mais dans le troisième, c'est-à-dire *lorsque l'on a constaté une azotémie progressive*, et dès que le taux de l'urée arrive à dépasser 1 gramme, on peut, presque à coup sûr, porter un *pronostic redoutable*.

En dehors du mal de Bright, diverses *affections chirurgicales des voies urinaires* — tuberculose rénale, pyonéphrose, hypertrophie de la prostate, etc. — s'accompagnent quelquefois d'une azotémie dont le degré peut contre-indiquer une intervention.

Azotémie post-opératoire. — Une *crise d'azotémie aiguë* peut compliquer les suites d'une intervention chirurgicale alors même que celle-ci n'intéresse pas directement l'appareil urinaire. Elle résulte quelquefois d'une poussée aiguë de néphrite toxique ; mais, le plus souvent, elle est en rapport avec une chute brusque et importante de la sécrétion aqueuse (oligurie). Évoluant en quelques jours, elle atteint rapidement les taux mortels de 2 grammes et plus. Elle peut cependant guérir : si elle ne s'est pas élevée au-dessus de 2 grammes et si, surtout, la sécrétion aqueuse peut être rapidement ramenée à la normale (Legueu).

Azotémie des rétentionnistes urinaires. — Une azotémie chronique — avec des chiffres supérieurs à 1 et même 2 grammes qui, chez un brightique, comporteraient un pronostic fatal à brève échéance — peut, chez un « *urinaire* », être notée, améliorée et quelquefois guérie, par le seul traitement de la rétention vésicale (Legueu).

La rétention incomplète avec distension est, entre toutes, celle qui expose le plus à de hautes azotémies.

Dans certains cas, sur lesquels nous aurons à insister dans la suite (néphrites, affections chirurgicales de l'appareil urinaire), les altérations de la fonction uréique rénale peuvent n'être point décelées par la seule mesure de l'azotémie, celle-ci étant trouvée normale c'est-à-dire inférieure à 0^{gr},50 par litre. C'est alors que la détermination de la *constante d'Ambard* — voir ci-après — pourra fournir d'utiles indications : bien souvent, elle permettra, non seulement de reconnaître ces altérations fonctionnelles, mais encore d'en préciser le degré.

Constante d'excrétion uréique d'Ambard, ou Constante uréo-sécrétoire. — A la suite de recherches ayant pour but de déterminer la mesure suivant laquelle le *débit uréique rénal* se trouve réglé par la *teneur uréique du sang*, Ambard a pu formuler les lois suivantes :

Première loi. — *Si la* **concentration uréique urinaire** (C = quantité d'urée contenue dans 1 litre d'urine) *est maintenue* **constante,** *le débit uréique* (D = quantité d'urée excrétée en vingt-quatre heures) *varie proportionnellement au carré de la concentration uréique sanguine* (U = quantité d'urée contenue dans 1 litre de sang).

C'est-à-dire que, pour des débits uréiques D et D′ correspondant à des teneurs uréiques sanguines U et U′, on a :

$$\frac{D}{D'} = \frac{U^2}{U'^2}$$

d'où :

$$\frac{U^2}{D} = \frac{U'^2}{D'}.$$

Ce qui montre que le rapport $\dfrac{U^2}{D}$ et, par suite, la $\sqrt{\ }$ de ce rapport a une valeur constante, soit K :

$$(1) \qquad \frac{U}{\sqrt{D}} = K.$$

N. B. — Cette loi n'est vérifiée que pour le cas — réalisable expérimentalement — où la *concentration uréique urinaire* C est *constante.*

Deuxième loi. — *Si la* **concentration uréique du sang** (U) *est maintenue* **constante**, *le débit uréique* (D) *est inversement proportionnel à la racine carrée de la concentration uréique urinaire* (C).

C'est-à-dire que :

$$\frac{D}{D'} = \frac{\sqrt{C'}}{\sqrt{C}}.$$

La loi exprimée par cette égalité nous permet de calculer la valeur *théorique* D_{25} que prendrait un débit *observé* quelconque D, si, au lieu de la concentration *observée* C, l'urine présentait une concentration C′ = 25 grammes d'urée par litre (concentration moyenne que l'on peut, pour la pratique, adopter comme étalon) ; on aurait :

$$\frac{D}{D_{25}} = \frac{\sqrt{25}}{\sqrt{C}}$$

d'où

$$D_{25} = \frac{D\sqrt{C}}{5}$$

Cette valeur du débit théorique est relative à une *concentration uréique constante;* elle satisfait donc aux conditions de la première loi et peut être portée dans l'égalité (1) qui devient alors :

$$K = \frac{U}{\sqrt{D_{25}}} = \frac{U}{\sqrt{\dfrac{D\sqrt{C}}{5}}}.$$

Telle est la formule de la *constante d'Ambard*. Nous indiquons ci-après comment il faut procéder pour obtenir les valeurs de U et D nécessaires au calcul numérique de K.

En tirant de cette formule la valeur de D on a :

$$D = \frac{5U^2}{K^2 \sqrt{C}}$$

ce qui est l'expression mathématique d'une *troisième loi* d'Ambard, qui est la synthèse des deux autres :

Lorsque les concentrations uréiques varient dans le sang et dans l'urine, le débit uréique (D) varie en proportion directe du carré de la concentration uréique sanguine (U) et en proportion inverse de la racine carrée de la concentration uréique urinaire.

Technique de la détermination de la constante uréo-sécrétoire d'Ambard. — Pour obtenir les facteurs D (quantité d'urée débitée par les reins en vingt-quatre heures), C (teneur de l'urine en urée par litre), U (teneur uréique du sang par litre) nécessaires au calcul des formules de la constante uréo-sécrétoire

$$K = \frac{U}{\sqrt{D_{25}}}$$

ou

$$K = \frac{U}{\sqrt{\dfrac{D\sqrt{C}}{5}}}$$

on effectue les prélèvements et dosages indiqués ci-après.

Le jour de l'épreuve, conseiller au sujet de ne prendre à son petit déjeûner qu'un repas peu substantiel, par exemple, qu'une petite tasse de café, ou de café au lait, ou de thé avec une petite tranche de pain. Puis, entre 9 heures et midi, période qui paraît le plus favorable à l'épreuve, pratiquer les opérations suivantes :

1° Vider la vessie par sondage ou, plus simplement, en faisant uriner le sujet *à fond* ; noter exactement l'heure de la fin de la miction, qui marquera le *début* de l'expérience ;

2° Une heure plus tard environ, prélever, par ventouses scarifiées, ou mieux, par ponction veineuse, de 30 à 40 centimètres cubes de sang ; le dosage de l'urée dans le sérum séparé du coagulum (voir la technique de ce dosage au chapitre urée, p. 120) donnera U ;

3° Deux heures à deux heures et demie (une heure à une heure et demie seulement si l'on emploie la sonde) après le *début* de l'expérience, vider de nouveau la vessie en faisant uriner *à fond*, et noter le volume V de l'urine ainsi recueillie ; le dosage de l'urée (voir p. 103) dans cette urine, exprimé en grammes par litre, donnera C.

En multipliant V, *exprimé en litres*, par 12 (pour une sécrétion ayant duré deux heures), puis par C, on aura D, c'est-à-dire la quantité d'urée *théoriquement* débitée par les reins en vingt-quatre heures (« théoriquement » parce que l'on suppose — ce qui n'est pas absolument vrai — que le rythme de l'excrétion au cours des vingt-quatre heures reste le même que pendant les deux heures de l'expérience).

Exemple de calcul. — Durée de l'expérience, deux heures ; trouvé :

1° Urée du sérum : $U = 0^{gr},23$ par litre ;

2° Volume de l'urine de deux heures : $V = 0,082$ litre ;

3° Urée de l'urine : $C = 14^{gr},06$ par litre. D'où l'on déduit :

4° Débit uréique des vingt-quatre heures : $D = V \times C \times 12 = 13^{gr},83$;

5° Débit uréique *théorique* rapporté à la concentration étalon de 25 grammes par litre : $D_{25} = \dfrac{D\sqrt{C}}{5} = \dfrac{13,83 \times 3,75}{5} = 10,37$.

En portant ces valeurs dans la formule d'Ambard, on a :

$$K = \frac{U}{\sqrt{D_{25}}} = \frac{0,23}{\sqrt{10,37}} = \frac{0,23}{3,22} = 0,071.$$

Correction relative au poids corporel. — Les débits étant, pour une même teneur uréique du sang, proportionnels à la quantité du parenchyme rénal, c'est-à-dire sensiblement proportionnels au poids du rein et, par suite, au poids du corps, il serait illégitime, ainsi que le fait observer Ambard, de comparer le débit d'un enfant de 20 kilogrammes à celui d'un sujet de 100 kilogrammes par exemple.

C'est pourquoi il y a lieu, lorsque le poids s'écarte notablement de 70 kilogrammes, de corriger le débit en le ramenant à la valeur qu'il prendrait pour ce poids de 70 kilogrammes (pris comme étalon conventionnel). L'exemple suivant montre comment on effectue cette correction : soit un enfant pesant 20 kilogrammes et débitant 12 grammes d'urée sous une teneur uréique sanguine de $0^{gr},30$; son débit uréique à 70 kilogrammes serait :

$$\frac{12 \times 70}{20} = 42$$

D'où la formule générale suivante, dans laquelle P exprime le poids du sujet en kgr. :

$$K = \frac{U}{\sqrt{D\,\dfrac{70}{P} \times \dfrac{\sqrt{C}}{5}}}$$

Comme on peut s'en rendre compte par des exemples numériques, cette correction est négligeable lorsque le poids corporel ne s'écarte pas beaucoup de 70 kilogrammes; elle est surtout indiquée pour les poids faibles.

Valeur normale de la constante uréo-sécrétoire. — Chez les *sujets normaux*, la valeur moyenne de la constante uréo-sécrétoire est de 0,070; les chiffres de 0,063 à 0,080 peuvent être considérés comme normaux.

Chez de jeunes *enfants* du poids de 15 à 20 kilogrammes, la correction relative au poids (indiquée plus haut) étant effectuée, elle est également voisine de 0,070 (Gautruche).

Chez les *vieillards* indemnes de toute affection rénale, elle est un peu plus élevée que dans l'âge moyen, soit 0,100 et plus au-dessus de soixante-cinq ans (Weill).

Chez les individus normaux, elle n'est modifiée ni par les *diurétiques* (théobromine), ni par les *oliguriques* (*anesthésie chloroformique*).

Signification pathologique de l'élévation de la constante. — L'élévation de K au-dessus de sa valeur normale est généralement l'indice d'une *insuffisance de la fonction uréique rénale*.

Dans les *affections rénales*, la *constante* nous renseigne plus exactement, en général (il y a des exceptions [1]), que la *seule azotémie* sur l'état fonctionnel des reins.

Elle présente sur l'azotémie (voisine de 0,35 chez l'homme normal, dans les conditions ordinaires d'alimentation, mais pouvant atteindre le chiffre assez élevé de 0,60 après un repas riche en protéiques) ce premier avantage de n'être pas influencée par le régime alimentaire; « elle dépend seulement de deux facteurs : la *quantité* et la *qualité* du parenchyme rénal » (Legueu et Chabanier). C'est ainsi que l'on observe une augmentation de la constante : d'une part, après néphrectomies totales ou partielles; d'autre part, et alors que le parenchyme rénal n'est pas quantitativement diminué mais seulement pathologiquement altéré, au cours des néphrites du type dit interstitiel, néphrites azotémiques de Widal.

Évaluation numérique de la déficience rénale, d'après la constante. — Un autre avantage de la constante est de nous donner de

---

1. Bien que l'étude de la constante d'Ambard constitue une méthode très sensible, permettant de déceler le moindre trouble de la fonction uréo-sécrétoire, sa valeur pronostique en ce qui concerne les *néphrites chroniques* est parfois inférieure à celle qu'il convient d'attacher à la mesure de la seule azotémie (voir p. 22). Il arrive en effet que l'on enregistre, au cours du mal de Bright, des constantes assez élevées sans augmentations correspondantes de la teneur uréique du sang, celle-ci restant normale ou voisine de 0gr,50; dans la circonstance, ces élévations n'intéressent en rien le pronostic (Widal, Weill et Pasteur Vallery-Radot) : elles peuvent ne révéler que des lésions dont l'organisme s'accommode parfaitement sans que, pour cela, l'urée s'accumule *progressivement* dans les humeurs.

l'activité fonctionnelle du rein une notion si précise qu'elle peut être traduite numériquement ; autrement dit, la constante nous permet de calculer la valeur fonctionnelle du rein pathologique par rapport à celle du rein normal. Voici un exemple de ce calcul (emprunté à Legueu et Chabanier) :

Soit un malade ayant une K de 0,100 pour une azotémie U et un débit D, c'est-à-dire chez lequel $\dfrac{U}{\sqrt{D}} = 0,100$. Pour cette même azotémie $U = 0,100 \sqrt{D}$, un sujet normal, de $K = 0,070$, aurait un débit x conforme à la relation suivante :

$$\frac{0,100 \sqrt{D}}{\sqrt{x}} = 0,070 ;$$

d'où l'on tire :

$$\sqrt{x} = \frac{0,100 \sqrt{D}}{0,070} \, ,$$

et
$$x = \left(\frac{0,100}{0,070}\right)^2 D = \text{sensiblement 2D.}$$

Ce qui montre que, pour une même azotémie (même « pression uréique »), les reins du sujet malade, dont $K = 0,100$, fournissent un débit uréique qui est seulement la moitié de celui du sujet sain (dont $K = 0,070$), c'est-à-dire que leur activité fonctionnelle est diminuée de moitié.

On calculerait de même qu'une K de 0,140 (double de la normale) indique une activité fonctionnelle réduite au 1/4 de la normale, c'est-à-dire une déficience fonctionnelle des 3/4 (tout se passe alors comme si 1/4 seulement du parenchyme rénal fonctionnait).

Limites de validité de la constante. — Ainsi que nous le montrons plus loin, au paragraphe *Azotémie et constante dans les oliguries*, la constante n'existe plus, ou du moins sa signification est illusoire, chez les *oliguriques* : asystoliques, œdémateux, fébricitants, etc.

La constante peut compléter ou corriger les renseignements fournis par l'azotémie. — Chez des sujets présentant d'une façon permanente une azotémie supérieure à 1 gramme, la détermination de K est ordinairement sans intérêt pratique, celle de l'azotémie suffit (voir plus haut : sa valeur pronostique d'après Widal et ses collaborateurs). Il n'en est plus de même pour les azotémies inférieures à 1 gramme ; d'après de nombreuses observations, ces azotémies peuvent correspondre à des diminutions de la fonction rénale variant de 0 à 90 p. 100, diminutions dont il peut être utile de préciser le degré : c'est ce que permettra l'étude de la constante.

D'après Ambard, Legueu et Chabanier, même dans le cas d'azotémies inférieures à 0^{gr},50, il importerait de déterminer K, les azotémies inférieures à cette limite, dites à tort « normales » pouvant s'observer chez des sujets porteurs de reins très déficients.

La constante renseigne indirectement sur la concentration maxima. — *La concentration uréique maxima* (voir p. 12), qui est de 50 à 56 p. 1000 chez l'homme normal, s'abaisse quand le parenchyme rénal s'altère ; elle peut ainsi, chez les grands néphrétiques, descendre à des taux très bas, 8 ou 10 p. 1000 par exemple (Legueu). Il s'ensuit que toute oligurie (déterminée par une affection intercurrente : grippe, bronchite, embarras gastrique, crise d'hyposystolie avec œdèmes ; intoxication, après anesthésie générale, par exemple, etc.) peut, chez ces néphritiques, provoquer une rétention uréique sanguine d'autant plus élevée que la diurèse et la concentration maxima seront plus abaissées. L'azotémie, si l'oligurie ne s'amende pas, peut ainsi s'élever jusqu'à 4 et 5 grammes, chiffres aux environs desquels la mort survient habituellement. De sorte que « *le pronostic vital des néphritiques apparaît comme d'autant plus sérieux que leur concentration maxima est plus basse* » (Legueu). Mais la détermination de la concentration maxima (voir p. 12) est longue et délicate ; or, d'après Legueu et Chabanier, elle peut, dans la pratique, être évitée et remplacée par la recherche de la constante uréo-sécrétoire, cette dernière s'altérant de façon sensiblement parallèle à la concentration maxima chez les néphritiques. C'est-à-dire que la constante peut être prise directement comme base du pronostic au lieu et place de la concentration : *mauvaise constante, c'est-à-dire constante élevée = mauvaise concentration = pronostic sérieux.*

L'azotémie et la constante uréo-sécrétoire dans quelques affections chirurgicales de l'appareil urinaire. — Dans la *tuberculose rénale unilatérale*, la fonction uréique globale est peu altérée, le rein sain compensant l'insuffisance du rein malade ; on trouve alors pour K et pour U (teneur uréique sanguine) des valeurs sensiblement normales. Mais en cas de *tuberculose bilatérale* — et il y a peut être là un moyen de diagnostic — on peut trouver des valeurs très élevées, soit, pour une observation de Chevassu : K = 0,224 et U = 0^{gr},730.

Des résultats ou des différences analogues peuvent être observés dans les divers cas de *pyonéphrose* non tuberculeuse, suivant que les altérations rénales sont uni ou bilatérales.

Dans la *lithiase rénale*, le *cancer du rein*, la *pyélonéphrite gravi-*

dique, les *contusions rénales anciennes*, K et U ne s'écartent pas sensiblement des normales (Chevassu).

L'hypertrophie de la prostate s'accompagne souvent d'altérations considérables de la fonction rénale, qui se traduisent par des élévations notables de K et U.

Dans les *affections de la vessie* ou, en général, des voies génito-urinaires, l'étude de l'urée sanguine U et de la constante K permettra souvent de suivre le retentissement progressif de la maladie sur la fonction rénale (Chevassu).

La connaissance de K et de U pourra *indiquer*, ou *contre-indiquer* suivant les cas, certaines *interventions chirurgicales* ; elle permettra notamment de prévoir certains accidents graves post-opératoires (oliguries entraînant des crises d'azotémie aiguë) ; elle pourra aussi, en cas d'intervention, contre-indiquer l'anesthésie générale et surtout l'emploi du chloroforme qui tendrait à diminuer la diurèse.

L'azotémie et la constante uréo-sécrétoire dans les oliguries, notamment chez les cardiaques. — Pour éviter de graves erreurs d'interprétation, il importe de retenir qu'une azotémie souvent intense accompagne d'ordinaire les *oliguries*, notamment celles des cardiaques à la période d'*asystolie*.

Ces azotémies par oligurie s'expliquent quand on considère que le pouvoir de concentration du rein normal à l'égard de l'urée est *limité* à 55 grammes par litre environ (*concentration maxima* de l'urée d'après Ambard). Or, si la quantité d'urée à éliminer du sang dans les vingt-quatre heures est en moyenne de 28 grammes, on voit qu'il faut une élimination d'au moins 500 grammes d'eau pour entraîner ces 28 grammes d'urée. Il s'ensuit que dans les affections avec *oligurie*, et principalement dans l'asystolie où, par suite de la défaillance du muscle cardiaque, la quantité d'eau éliminée par le rein tombe fréquemment au-dessous de 500 centimètres cubes (dans certains cas, 200 centimètres cubes seulement par vingt-quatre heures), une portion de l'urée ne sera plus éliminée ; et l'azotémie, ainsi réalisée, sera d'autant plus accentuée que l'oligurie sera plus marquée.

Achard, Paisseau, Josué et d'autres observateurs ont constaté de ces azotémies parfois considérables (jusqu'à 1^{gr},50 et plus d'urée par litre de sérum) chez des *asystoliques* ; ces azotémies disparaissaient dès que, sous l'influence de la *digitale*, la *polyurie* remplaçait l'oligurie.

La *persistance de l'azotémie* au moment de la polyurie s'observe, comme il était à prévoir, chez les cardio-rénaux (Josué).

La *constante uréo-sécrétoire*, qui mesure en quelque sorte la capacité fonctionnelle uréique du rein, ne saurait avoir de signification tant que dure l'oligurie, l'insuffisance de l'excrétion uréique étant alors le fait d'un défaut de l'excrétion aqueuse et non du fonctionnement rénal. Dès que survient la polyurie, la constante, comme la teneur uréique sanguine, revient à la normale, à moins qu'il n'y ait coexistence d'une lésion rénale, auquel cas elle serait supérieure à la normale.

L'*oligurie sans azotémie* peut s'observer chez les *cardio-hépatiques* asystoliques, par suite d'une diminution notable de la fonction uréogénétique du foie (Josué).

§ 3. — LA PERMÉABILITÉ RÉNALE ÉPROUVÉE
PAR L'ÉLIMINATION PROVOQUÉE

L'épreuve clinique de l'élimination provoquée consiste à introduire dans l'organisme une dose déterminée d'une substance convenablement choisie pour étudier ensuite comment elle s'élimine.

L'idée en a été suggérée par certaines constatations déjà anciennes relatives à l'élimination défectueuse de quelques substances odorantes ou médicamenteuses chez des néphrétiques.

Ainsi Hahn avait remarqué (1820) que la térébenthine ingérée par un goutteux ne communiquait pas aux urines cette odeur de violette que l'on observe chez les sujets sains.

De même Rayer avait signalé en 1837 les modifications que présente l'odeur des urines de brightiques ayant mangé des asperges.

C'est à la suite de ces observations que l'on en vint à étudier méthodiquement, chez des sujets sains et chez des brightiques, l'élimination de matières colorantes ou de substances chimiques faciles à rechercher et à doser dans l'urine : le bleu de méthylène, la fuchsine, l'iodure de potassium, le salicylate de soude, la phénolsulfonaphtaléine, etc.

Seules des raisons de commodité peuvent déterminer le choix de l'une de ces substances, car les réponses que fournit l'épreuve pratiquée avec chacune d'elles sont à peu près identiques. Cette identité s'explique quand on considère que les éliminations de ces substances — *sans seuil* — sont régies par des constantes sécrétoires de même valeur absolue (Ambard, Chabanier) : ainsi, chez un sujet ayant une constante de 0,09 pour l'*urée*, on trouverait également une constante de 0,09 pour l'*iodure*, le *bleu*, le *salicylate*, etc.

On verra d'ailleurs que les indications fournies par les différentes épreuves de l'élimination provoquée (pratiquées avec des substances sans seuil) concordent généralement avec celles de la constante uréosécrétoire.

A. — ÉPREUVE DU BLEU DE MÉTHYLÈNE.

En 1897, Achard et Castaigne ont entrepris l'étude de l'élimination rénale du bleu de méthylène. Cette substance est un chlorhydrate de tétraméthylthionine ; en l'employant comme médicament antiseptique et analgésique, on s'était aperçu que les brightiques l'éliminaient d'une façon anormale.

Le *principe* de la méthode d'exploration par le bleu est le suivant : chez un sujet ne présentant pas de lésions rénales, l'élimination du bleu commence une demi-heure après l'injection, puis elle s'accroît jusqu'à un maximum pour décroître ensuite et cesser en général au bout de trente-six à quarante heures.

La *technique* de Achard et Castaigne est la suivante : on prépare avec un bleu de méthylène chimiquement pur (exempt d'arsenic et présentant en solution deux bandes d'absorption entre B et C, dans la portion rouge du spectre) une solution stérilisée à 1/20 ; on injecte 1 centimètre cube (0,05 de bleu) de cette solution dans le tissu cellulaire sous-cutané de la région deltoïdienne ou dans la profondeur des muscles fessiers. La voie hypodermique est préférable à la voie sto- macale : on évite ainsi le passage du bleu à travers le foie et les retards d'absorption que pourrait entraîner un défaut de motilité gastrique.

Au moment de l'injection, on fait uriner le malade pour vider complè- tement la vessie et marquer ainsi le début de l'expérience. On recueille ensuite l'urine émise une demi heure après l'injection, dans un premier verre ; puis, dans d'autres verres, les urines émises 1, 2, 3, 4, 5 et 6 heures après l'injection ; après la sixième heure, on ne recueille plus d'urine que toutes les deux heures et enfin, de trois en trois heures jusqu'à la disparition de la coloration bleue.

Le bleu s'élimine généralement en nature, mais parfois il passe dans l'urine sous forme de leuco-dérivé ou de chromogène incolore. Ce dérivé incolore proviendrait d'une réduction du bleu dans l'organisme, et c'est sous cette forme incolore que le bleu circulerait dans le sang ; au niveau du rein le leuco-dérivé repasserait à l'état de bleu, soit par oxydation, soit par changement de réaction du milieu (acidité urinaire).

Quoi qu'il en soit, dans chaque échantillon d'urine, on recherchera le bleu et son chromogène. La présence du bleu est accusée par une coloration bleuâtre ou verdâtre (si l'urine est riche en pigments de cou- leur jaunâtre). On peut d'ailleurs l'extraire en agitant l'urine avec du chloroforme dans lequel il passe en solution. Pour déceler le chromo- gène, on porte à l'ébullition, après les avoir acidulées par l'acide acé- tique, les urines dont on a extrait le bleu par le choroforme.

Dosage. — Si l'on veut évaluer les différences relatives à l'élimina- tion du bleu chez divers sujets, il faut le doser dans l'urine. Achard et Clerc ont indiqué un procédé colorimétrique assez simple que voici : Dans un premier bocal on verse 25 centimètres cubes de l'urine bleue préalablement bouillie avec de l'acide acétique (transformation du chromogène) et l'on ajoute de l'eau (2 à 3 litres) jusqu'à obtention d'une teinte bleue ou verte très pâle. Dans un deuxième bocal, on verse 25 centimètres cubes de l'urine non colorée des vingt-quatre heures qui ont précédé l'épreuve, et l'on ajoute exactement la même quantité d'eau que dans le premier bocal. Puis, dans cette urine diluée (et non colorée en bleu = 2° bocal), on verse, à l'aide d'une burette graduée, une solution titrée de bleu à 1 p. 10.000 ; on s'arrête lorsqu'il y a égalité de teinte dans les deux bocaux. La quantité de bleu titré que l'on a alors employée équivaut précisément à celle qui se trouve dans les 25 centimètres cubes de l'urine à analyser (1er bocal). Si l'on connaît le volume des urines émises, on pourra facilement calculer la quantité de bleu éliminée en vingt-quatre heures.

Élimination normale du bleu. — Chez des sujets dont le rein est indemne, le bleu apparaît entre la dixième et la trentième minutes qui suivent l'injection. L'élimination augmente ensuite et arrive à son maximum entre la deuxième et la quatrième heure ; puis elle décroît assez rapidement jusque vers la huitième heure ; plus tard, cette décroissance continue, mais elle est moins accentuée. La durée totale de l'élimination est de 36 à 60 heures. Le graphique suivant représente l'élimination normale du bleu avec sa marche continue monocyclique (un seul maximum).

Variations pathologiques. — Chez les néphrétiques, la marche et la durée de l'élimination du bleu sont souvent autres que chez les sujets normaux :

Dans les *néphrites azotémiques* (néphrites interstitielle, scléreuse) le *début est généralement retardé*, et l'élimination, sauf de rares excep-

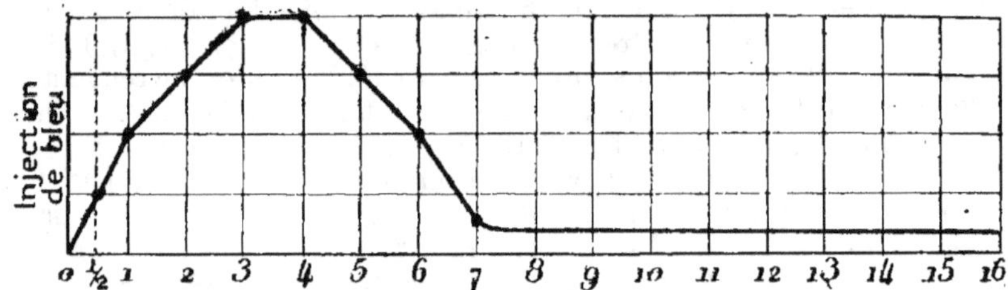

Fig. 4. — Observation d'épreuve du bleu chez un sujet normal
(COLLET et NICOLAS).

tions, est *prolongée*, au point que le bleu peut être décelé dans l'urine longtemps encore — quelquefois quinze jours — après l'injection.

Au contraire, dans les *néphrites hydropigènes* (néphrites épithéliales) et dans les *hypertrophies rénales compensatrices*, le *début est ordinairement précoce*, et la *durée de l'élimination abrégée* (Bard ; Bernard et Albarran).

Dans les cas de néphrite hydropigène, l'élimination du bleu est souvent même plus parfaite que chez des sujets normaux (Bard et Bonnet ; L. Bernard).

Enfin, le *rythme* de l'élimination peut être lui-même modifié dans quelques affections. Ainsi, dans certains cas d'*insuffisance hépatique* avec retentissement rénal (Chauffard) l'élimination s'interrompt pour reprendre ensuite : elle est *discontinue* et *polycyclique* (élimination intermittente ou dissociée, ou cyanurie intermittente de Chauffard).

L'élimination du bleu, substance sans seuil, étant régie comme celle de l'urée, les indications fournies par l'épreuve du bleu concordent généralement (il y a des exceptions) avec celles de l'azotémie et de la constante uréo-sécrétoire (voir p. 28).

ÉPREUVE DE LA PHÉNOLSULFONAPHTALÉINE. — Ce produit non toxique, d'élimination rapide, facilement décelable dans l'urine, même à l'état de traces, a été préconisé par Geraghty et Rowntree. C'est une poudre cristalline rouge clair, peu soluble dans l'eau, mais très soluble dans les alcalis dilués, qu'elle colore en rouge intense.

On l'emploie comme suit :

Faire absorber au malade 300 à 400 centimètres cubes d'eau, de manière à provoquer une légère diurèse ; de vingt minutes à une demi-heure après cette ingestion d'eau ; vider la vessie au moyen de la sonde, puis injecter, dans les muscles du bras, ou mieux, dans la masse sacro-lombaire, 6 milligrammes de phénolsulfonaphtaléine dissous dans 1 centimètre cube d'eau stérilisée.

Faire uriner le malade à inervalles réguliers ; recueillir séparément les urines ainsi émises, les alcaliniser fortement par la soude ; noter le temps qui s'est écoulé entre le moment de l'injection et celui de l'apparition d'une urine rougissant par la soude. Doser colorimétriquement (par comparaison avec une solution type, contenant 6 grammes par litre de phénolsulfonaphtaléine alcalinisée) les quantités de colorant éliminées.

Chez les *sujets normaux*, la quantité éliminée est de 40 à 60 p. 100 au bout d'une heure, et de 60 à 85 p. 100 au bout de deux heures ; ensuite, on n'en décèle plus que des traces.

Dans les *néphrites urémigènes*, l'élimination est *ralentie*.

§ 4. — ÉPREUVE DE LA GLYCOSURIE PHLORIZIQUE

La phlorizine, glucoside contenu dans la racine de pommier, administrée par les voies stomacale ou sous-cutanée, provoque de la glycosurie (von Mering).

Cette glycosurie est d'un caractère tout particulier en ce sens qu'elle apparaît sans qu'il y ait hyperglycémie c'est-à-dire sans que la teneur normale du sang en glucose soit augmentée ; bien plus, elle s'accompagne généralement d'une notable *hypoglycémie* (moins de 1 gramme de glucose par litre de sang).

Parmi les théories (voir le chapitre *Glycosuries*) que l'on a proposées pour expliquer cette glycosurie, la plus ancienne et la plus généralement admise est celle de von Mering, qui l'attribue à une *augmentation de la perméabilité du rein pour le glucose*. C'est la même théorie que l'on exprime aujourd'hui en disant que la phlorizine *abaisse le seuil* rénal du glucose.

D'après les expériences de Chabanier et Sa. *avec une dose suffisante de phlorizine*, l'abaissement du seuil pourrait même aller jusqu'à son *annulation* ; alors, l'élimination du glucose sanguin se ferait comme celle des substances sans seuil et serait réglée par une constante sécrétoire identique à celle de l'urée.

MM. Achard et Delamare ont étudié la glycosurie phlorizique chez des sujets sains et chez des malades ; voici la technique suivie et les résultats observés.

Technique. — Dans le tissu sous-cutané ou dans les muscles des régions deltoïdienne ou fessière, on injecte 0gr,005 de phlorizine, mais *pas davantage*, en solution (légèrement chaude, la substance étant peu soluble à froid) dans un centimètre cube d'eau. On fait aussitôt uriner le malade pour jeter le produit de cette émission. Puis, dans différents verres, on recueille les urines émises une demi-heure, une, deux, trois, quatre et cinq heures après l'injection ; enfin après la cinquième heure, on ne recueille plus d'urine que toutes les deux heures.

Dans chacune des émissions ainsi séparées, on recherche et on dose le glucose suivant les procédés habituels.

Résultats normaux. — Chez les sujets sains, l'*apparition* du glucose dans les urines se produit dès la première demi-heure ; l'élimination, d'abord peu marquée, augmente rapidement, passe par un maximum vers la fin de la première heure, puis diminue progressivement pour cesser vers la quatrième heure.

La *durée* de la glycosurie est ainsi de trois ou quatre heures.

La *quantité* de glucose éliminée varie de 1 à 3 grammes.

Variations pathologiques. — Chez les brightiques, la glycosurie phlorizique est généralement diminuée, souvent même elle est nulle.

C'est ce que l'on observe surtout chez les *néphrétiques hydropigènes*, malades dont les seuils — celui du glucose, comme celui des chlorures — s'abaissent difficilement. Il faudrait, pour provoquer la glycosurie chez ces hydropigènes, injecter des doses de phlorizine bien supérieures à 5 milligrammes, parce qu'ils réagissent mal à cette substance.

Chez les *néphrétiques azotémiques*, malades dont les seuils restent assez mobilisables, la glycosurie phlorizique se produit plus facilement (Pugnat et Revilliod). Toutefois, malgré l'abaissement du seuil, la glycurie est chez eux, moindre que chez le sujet sain, et ceci, en raison de leur mauvaise constante sécrétoire.

De sorte que, d'une manière générale, on peut dire que toutes les variations — par rapport à la normale — de la glycosurie phlorizique indiquent un mauvais fonctionnement rénal.

§ 5. — Cryoscopie

Le nom de *cryoscopie* a été donné par Raoult à une méthode physique de détermination des poids moléculaires des composés chimiques basée sur l'évaluation du point de congélation de leurs solutés.

Dès 1788, Blagden formulait la loi suivante : *l'abaissement du point de congélation d'une solution saline aqueuse est proportionnel au poids du sel dissous.*

En 1878, Raoult établissait la loi qui porte son nom et que l'on peut énoncer ainsi :

L'abaissement du point de congélation d'une solution étendue est proportionnel au nombre des molécules dissoutes dans un gramme de dissolvant, quelles que soient la grandeur et la nature de ces molécules.

C'est-à-dire qu'une molécule d'urée, pesant 60, produirait le même abaissement du point de congélation qu'une molécule d'acide urique pesant 168, ou qu'une molécule de glucose pesant 180, ces molécules étant dissoutes dans le même poids d'eau.

La loi de Raoult permet de calculer le poids moléculaire d'une substance dissoute d'après l'abaissement du point de congélation du dissolvant. Soit, en effet, P le poids, en grammes, de la substance qui est en solution dans 100 grammes d'eau et Δ l'abaissement du point de congélation de cette solution ; d'après la loi de Blagden, l'abaissement que produirait 1 gramme de cette même substance dissoute dans 100 grammes d'eau serait $\dfrac{\Delta}{P}$.

Cet abaissement est appelé par Raoult *coefficient d'abaissement du corps en dissolution*. L'abaissement correspondant à 1 gramme de substance étant $\dfrac{\Delta}{P}$, celui qui correspondrait à un poids M, *représentant le poids moléculaire de cette même substance*, également dissous dans 100 grammes d'eau, serait :

$$\frac{\Delta}{P} \times M.$$

Ce produit que Raoult appelle l'*abaissement de congélation moléculaire* a, pour un même solvant, une valeur constante, quelle que soit la nature du corps dissous ; nous pouvons donc écrire :

$$\frac{\Delta}{P} \times M = K \text{ (constante)}.$$

D'où :

$$M = \frac{KP}{\Delta} .$$

C'est-à-dire que nous pouvons calculer le poids moléculaire de la substance dissoute, d'après Δ l'abaissement observé et K la constante propre au dissolvant employé. Cette *constante d'abaissement moléculaire* n'est pas la même pour tous les solvants : ainsi elle est de 39 pour l'acide acétique et de 25 pour la benzine. Pour l'eau qui, dans le sang, les urines, etc., est le dissolvant des substances chimiques de l'organisme, elle est de 18,5.

Remarque. — Il importe d'observer que la loi de Raoult présente quelques exceptions ; voici la plus importante : si la solution contient des *électrolytes* (acides, bases, sels minéraux) la valeur de Δ observée peut être double, triple... de la valeur que ferait prévoir l'application de la loi de Raoult, c'est-à-dire qu'on peut trouver un abaissement du point de congélation qui correspondrait à un nombre de molécules double, triple... de celui que la solution renferme réellement. Pour expliquer cette anamolie on a émis l'hypothèse suivante : les électrolytes, le NaCl par exemple, se dissocient au sein de leur dissolution en *ions* Na et Cl ; la dissociation de ces ions est d'autant plus marquée que la solution est plus étendue ; si la dissociation était complète, le nombre de molécules contenues dans la solution serait double du nombre de molécules de NaCl et l'abaissement Δ serait double de celui qui correspondrait à NaCl non dissocié. Mais, dans une dissolution de NaCl ou autre, cette dissociation électrolytique n'est jamais complète et le Δ observé est la résultante des abaissements dûs à la fois aux molécules-ions Na et Cl et aux molécules NaCl non dissociées. Comme on ne peut connaître la proportion de sel qui a été dissociée, il faut établir empiriquement, par l'expérience, les Δ qui correspondent à des solutions salines de diverses concentrations.

Nous indiquons en note, à la page 43, les abaissements du point de congélation qui correspondent ainsi, d'après Pickering, à des solutions de NaCl diversement concentrées.

Le poids moyen de la molécule urinaire. — Cette méthode de détermination des poids moléculaires est journellement appliquée aux recherches de chimie pure. Divers expérimentateurs l'ont transportée dans le domaine de la chimie médicale, soit pour évaluer la concentration moléculaire des liquides de l'organisme (Koranyi), soit pour déterminer la grandeur moyenne de la molécule urinaire (Bouchard). Cette dernière détermination offre un certain intérêt parce qu'elle nous renseigne sur le degré de perfection de la nutrition générale, en nous montrant à quel point la destruction de l'albumine s'est achevée dans l'organisme :

« L'effet de la perfection des combustions et de la sécrétion biliaire, comme aussi d'autres actions internes du foie, écrit Ch. Bouchard, est de jeter dans le poumon à l'état d'acide carbonique, ou dans l'intestin à l'état de cholestérine, de graisse, de savons, mais surtout d'acides biliaires et de pigments biliaires, le plus possible du carbone de l'albumine en destruction et de décharger d'autant les molécules qui doivent s'échapper par le rein. Ces molécules filtrent d'autant mieux qu'elles sont plus petites. De tous les corps en solution dans le plasma, l'*urée* est celui dont la dialyse s'effectue avec la plus grande rapidité et c'est celui qui possède la plus petite molécule. Plus la nutrition est parfaite, plus la destruction de l'albumine est complète ; plus l'azote urinaire se trouve à l'état d'urée ; plus aussi l'élimination sera rapide et complète. En d'autres termes, les petites molécules seront d'autant plus nombreuses dans l'urine que la nutrition sera plus parfaite ; dans le cas contraire, les grosses molécules seront plus abondantes. Ces faits sont encore vrais pour les matières minérales. Le *soufre* et le *phosphore*, en effet, avant d'être éliminés par l'urine à l'état de sulfates ou de phosphates dont les poids moléculaires sont compris entre 120 et 272, faisant partie l'un et l'autre des grosses molécules d'albumine, de nucléo-albumine et de lécithine, dont les poids moléculaires varient de 543 à 6 000 et plus. Sauf le *chlorure de sodium* qui sort de l'organisme *sans avoir subi aucune transformation*, tout le reste des matériaux solides, en dissolution dans l'urine, peut être considéré comme *matière élaborée ;* il y a donc grand intérêt à pouvoir déterminer *le poids moyen des molécules élaborées.* »

Ch. Bouchard a utilisé la *cryoscopie* pour effectuer cette détermination.

Pour obtenir tous les termes qui entrent dans la formule de Raoult et les différents facteurs que Ch. Bouchard fait intervenir dans l'application de cette formule au calcul du poids moyen des molécules urinaires, il faut :

1° Évaluer le poids des matériaux dissous dans 100 centimètres cubes d'urine ;

2° Doser le chlorure de sodium.

La différence entre les deux nombres indiquera la proportion des *matières élaborées.*

3° Déterminer la température de congélation de l'urine en la diluant, si cela est nécessaire, avec une quantité d'eau suffisante pour empêcher la précipitation des sels. Du nombre qui indique cette température en fractions de degrés (centièmes) on retranchera ensuite l'abaissement imputable au chlorure de sodium ; la différence indiquera l'abaissement du point de congélation *dû aux seules matières élaborées.*

Voici comment on procède pour effectuer ces diverses mesures.

A. Matières dissoutes. — On détermine le poids des matières solides en suivant la marche qui sera indiquée ultérieurement (p. 77 et suivantes). On se sert avec avantage de l'appareil à évaporation qui permet de combiner l'action simultanée de la chaleur, du vide et de l'acide sulfurique.

B. Dosage du chlorure de sodium. — Employer le procédé volumétrique de Mohr, ou mieux, celui de Volhard (voir p. 214).

C. Détermination du point de congélation de l'urine. — Elle peut se faire au moyen de l'appareil de Claude et Balthazard, représenté par la figure ci-contre.

Dans ce cryoscope, le refroidissement est obtenu par l'évaporation d'éther

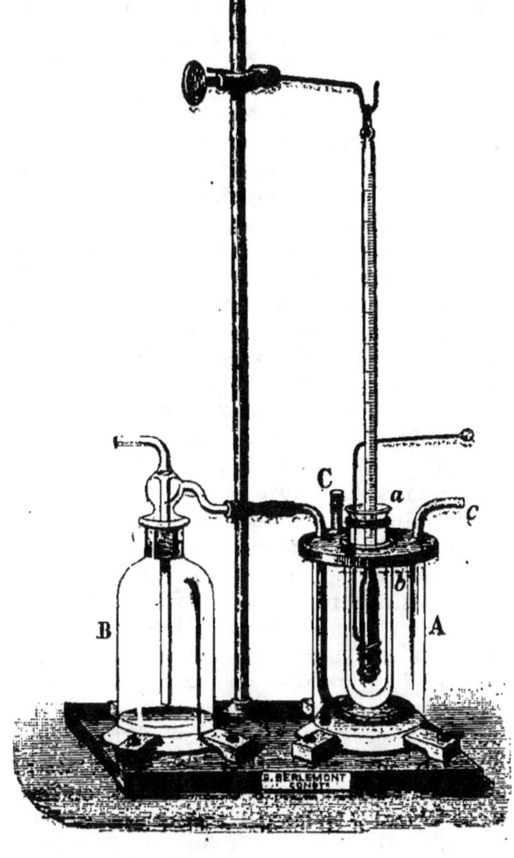

Fig. 5.
Cryoscope de Claude et Balthazard.

ou de sulfure de carbone dans lequel on fait barboter de l'air préalablement desséché. Le liquide volatil est introduit par le tube C et doit remplir environ les trois quarts du récipient A. Le tube c est relié à une trompe à eau ; l'air aspiré se dessèche dans un barboteur B contenant de l'acide sulfurique.

On verse dans le manchon *b* du cryoscope une petite quantité d'alcool qui sert de conducteur entre le vase réfrigérant et le liquide que l'on veut congeler ; puis on introduit dans ce manchon le tube *a*, dans lequel on a préalablement versé l'urine dont on veut déterminer le point de solidification ; le niveau de ce liquide doit dépasser légèrement celui de l'alcool contenu dans le manchon *b*. On descend alors dans le tube *a* le thermomètre (thermomètre très sensible, gradué de — 3° + 3° en cinquantièmes de degré) dont le réservoir doit être entièrement immergé dans le liquide, ainsi que la petite spirale qui sert d'agitateur. On fait alors fonctionner la trompe et, pendant toute la durée de l'opération, ou tout au moins à partir du moment où le thermomètre est descendu à 0°, on agite le liquide pour que le refroidissement s'effectue d'une manière uniforme. Le point Δ cherché étant atteint, la congélation n'a cependant pas lieu parce que le liquide reste en surfusion : le mercure du thermomètre peut descendre jusqu'à — 3 et même davantage — 5, puis brusquement la congélation se produit et le thermomètre indique une élévation de température ; on continue à agiter et l'on note avec soin le *point maximum auquel s'élèvera le mercure dans le thermomètre avant de descendre à nouveau* [1]. *La température Δ observée à ce moment indique l'abaissement du point de congélation cherché.*

On peut abréger la durée de l'opération comme suit : lorsqu'on est certain d'avoir dépassé le point de congélation du liquide, on fait cesser la surfusion en projetant dans ce liquide un petit cristal de glace. (On prend ce cristal sur le pourtour du réfrigérant, où il se forme toujours du givre.)

Il faut toujours avoir soin de vérifier le zéro du thermomètre, en déterminant, dans le cryoscope même, le point de congélation de l'eau distillée. Soit par exemple un thermomètre marquant + 0°,05 au lieu de 0° dans l'eau pure, et — 1°,16 dans l'urine examinée ; le point de congélation vrai de cette urine sera — (1,16 + 0,05) = — 1,21

L'emploi d'un appareil spécial, le cryoscope, n'est pas indispensable pour déterminer le point de congélation d'un liquide :

On peut plonger l'ensemble des deux tubes (tube laboratoire et tube régulateur) dans un mélange réfrigérant formé de couches de sel marin alternant avec des couches de glace pilée.

Calcul du poids moyen des molécules élaborées. — Pour des recherches de laboratoire, les déterminations doivent être faites avec beaucoup de précision. Mais en clinique, on peut, d'après Bouchard, se contenter des approximations suivantes : au lieu de peser le *résidu solide de l'urine* après dessication, on le calculera en multipliant par le coefficient 2,26 les deux derniers chiffres du nombre qui exprime la densité. De même, au lieu de déterminer directement l'influence du chlorure de sodium dans l'abaissement du point de congélation, on l'évaluera approximativement, en retranchant du nombre qui exprime le point de congélation de l'urine le coefficient constant 0,61 correspondant, en centièmes de degrés, au point de congélation d'une solution aqueuse de chlorure de sodium à 10 p. 1 000 [2]. Dans ces conditions les résultats n'étant pas obtenus avec une grande rigueur, Bouchard n'attache d'importance qu'à ceux qui *diffèrent très notablement* des moyennes normales.

---

1. Au moment où la surfusion est détruite, la température remonte brusquement et reste stationnaire un temps suffisamment long pour permettre de la noter exactement ; puis, la trompe fonctionnant toujours, le liquide continue à se refroidir et la température s'abaisse de nouveau.

2. Nous indiquons plus loin (p. 43) comment on peut calculer exactement l'abaissement imputable au NaCl.

En opérant ainsi, on ne tient pas compte du volume de l'urine émise en vingt-quatre heures.

Le poids moléculaire M de la matière élaborée est obtenu d'après la formule :

$$M = \frac{KP}{\delta} .$$

K est le coefficient constant 18,5.

P est le poids des *matières élaborées* contenues dans 100 centimètres cubes d'urine ; on l'obtient en retranchant du résidu fixe le poids du chlorure de sodium.

δ exprime en degrés l'abaissement du point de congélation dû aux matières élaborées ; il est obtenu en retranchant la quantité constante $0^o,61$ du nombre de degrés indiquant le point de congélation de l'urine.

Prenons un exemple :

Une urine renferme $3^{gr},85$ de matières solides p. 100, dont $0^{gr},91$ de chlorure de sodium ; le poids P des matières élaborées sera : $3^{gr},85 - 0^{gr},91 = 2^{gr},94$ p. 100.

Le point de congélation Δ de cette urine étant de $- 1^o,39$, l'abaissement δ dû *seulement aux matières élaborées* sera :

$$- (1,39 - 0,61) = - 0,78$$

d'où :

$$M = \frac{18,5 \times 2,94}{0,78} = 69,7.$$

Le Δ moyen des urines normales est, d'après Ch. Bouchard, égal à $- 1^o,35$ avec $- 0^o,59$ et $- 2^o,24$ comme limites extrêmes.

Le poids moléculaire moyen de la matières élaborée, nécessairement supérieur à 60, chiffre qui exprime le poids de la molécule d'urée, oscille, dans les cas normaux, autour de 76,2. Dans certains états pathologiques, il pourrait atteindre 112.

Sa détermination doit être considérée comme nulle lorsqu'on le trouve notablement inférieur à 60.

Application de la cryoscopie à l'exploration des fonctions rénales. — Koranyi s'est adressé à la cryoscopie, pour déterminer, non plus le *poids moyen de la molécule urinaire*, mais la *concentration moléculaire* de l'urine, afin de la comparer à la teneur de ce liquide en chlorures. Cette comparaison devait permettre d'évaluer l'intensité des échanges moléculaires qui, suivant la théorie de Koranyi, s'effectuent entre le NaCl venu du glomérule et les matières élaborées, spécifiques de l'urine, que l'épithélium des tubes contournés enlève au sang.

Signification du rapport $\dfrac{\Delta}{NaCl\ p.\ 100}$. — Vraisemblablement, ces échanges moléculaires doivent être d'autant plus intenses que l'urine reste plus longtemps au contact du sang par l'intermédiaire de l'épithélium canaliculaire. Toute augmentation de la vitesse de l'urine dans les canalicules et, par conséquent, toute accélération de la vitesse de la circulation rénale (la vitesse de l'urine étant proportionnelle à celle du sang, du moins lorsque le rein est sain, ainsi qu'il résulte des expériences de Heindenhain), tendra à diminuer la durée de ce contact; par suite, la quantité de NaCl échangée diminuera également et, l'urine se trouvant ainsi plus concentrée en chlorures, le rapport $\dfrac{\Delta}{NaCl\ p.\ 100}$ s'abaissera. Inversement, quand la vitesse de la circulation rénale diminuera, le rapport $\dfrac{\Delta}{NaCl\ p.\ 100}$ augmentera.

Chez l'individu sain, la valeur de ce rapport est comprise entre 1,23 et 1,69 pour les valeurs de Δ allant de $-1°,26$ à $-2°,35$ et des teneurs en NaCl comprises entre 0,85 et 1,54 p. 100. Chez l'asystolique, par suite de stase rénale, elle peut dépasser 2.

Outre les indications qu'elles nous fournissent sur la vitesse de la circulation rénale, les variations de $\dfrac{\Delta}{NaCl}$ pourraient nous renseigner sur l'activité fonctionnelle du rein. Si nous trouvions par exemple un rapport $\dfrac{\Delta}{NaCl}$ très élevé, c'est-à-dire Δ très grand relativement à NaCl, nous pourrions conclure qu'un grand nombre de molécules chlorurées venues du glomérule ont été échangées contre un nombre égal de molécules élaborées enlevées au sang. Toutefois, ces conclusions, tirées de l'étude des variations du seul rapport de Koranyi, seraient assez vagues. L'interprétation des formules établies par Claude et Balthazard nous renseignera d'une façon plus précise.

Formules de Claude et Balthazard. — Ces auteurs, admettant la théorie des échanges équi-moléculaires de Koranyi, évaluent la *diurèse moléculaire totale* et la *diurèse des molécules élaborées* d'après les considérations suivantes.

a) L'abaissement Δ du point de congélation d'une solution aqueuse étant proportionnel à la constante d'abaissement moléculaire de l'eau, égale à 18.5, et au nombre n de molécules en dissolution (quelle que soit leur nature) dans 100 centimètres cubes d'eau, on peut écrire :

$$\Delta = 18,5 \times n.$$

d'où

$$n = \frac{\Delta}{18,5}.$$

Cette expression nous donne le nombre de molécules en dissolution dans 100 centimètres cubes d'eau ; le nombre de molécules contenues dans un centimètre cube d'eau serait : $\dfrac{\Delta}{1850}$; ou bien, en multipliant Δ par 100, ce qui revient à l'exprimer en centièmes de degré, le nombre de molécules dissoutes dans un centimètre cube d'eau serait : $\dfrac{100\ \Delta}{1850 \times 100}$, expression qui peut s'écrire : $100\ \Delta \times \dfrac{1}{185000}$. Comme le facteur $\dfrac{1}{185000}$ est constant et qu'il disparaîtrait d'ailleurs dans le calcul du rapport des deux diurèses (moléculaire totale et moléculaire élaborée) que nous étudierons plus loin, on peut admettre, avec Claude et Balthazard, que *le nombre de molécules contenues dans un centimètre cube d'une solution aqueuse complexe telle que l'urine est égal à la valeur 100 Δ qui exprime, en centièmes de degrés, l'abaissement du point de congélation.*

Comme on vient de le voir, cette convention exprime la réalité à une constante près ; elle nous permet d'écrire, par exemple, qu'une urine dont le $\Delta = -1°,32$ renferme 132 molécules par centimètre cube. Ceci admis, si V est le volume des urines émises en vingt-quatre heures et P le poids du sujet en kilogrammes, le nombre de molécules éliminées par vingt-quatre heures et par kilogramme corporel sera :

$$\frac{100\ \Delta\ V}{P}.$$

La formule $\dfrac{100\ \Delta\ V}{P}$ représente ce que Claude et Balthazard appellent la *diurèse moléculaire totale* : elle représente aussi le nombre des molécules de NaCl qui ont traversé le glomérule, puisque, d'après la théorie de Koranyi, les échanges entre ce sel et les substances élaborées spécifiques de l'urine sont équi-moléculaires.

b) Le NaCl n'étant pas un produit de désassimilation, il faut tenir compte du nombre de molécules qu'il représente dans l'urine, si l'on veut déterminer seulement le nombre des molécules élaborées. Or, dans une urine renfermant p p. 100 de chlorure de sodium, ce sel intervient pour $p \times 0,61$ dans l'abaissement du point de congélation (0,61 étant, comme nous l'avons dit, le point de congélation d'une solution à 1 p. 100 de chlorure de sodium) ; il faut donc retrancher de Δ le produit $p \times 0,61$[1], si l'on veut connaître l'abaissement δ imputable aux seules molécules *achlorées* ou *élaborées* :

$$\delta = \Delta - 0,61\ p.$$

La valeur 100 δ représente, d'après la convention indiquée précédemment, le nombre des molécules achlorées contenues dans 1 centimètre cube d'urine ; il s'ensuit que l'expression

$$\frac{100\ \delta V}{P}$$

---

1. Cette manière de calculer n'est pas rigoureusement exacte, l'abaissement du point de congélation des solutions de chlorure ou autres électrolytes n'étant pas proportionnel à la quantité de sel dissoute, comme le voudrait la loi de Raoult. Pour NaCl, Pickering a trouvé les valeurs suivantes, qu'il faudrait substituer à $0,61 \times p$, suivant la teneur p. 100 de l'urine en NaCl :

Chlorure de sodium p. 100.	Abaissement du point de congélation.
0,7152	— 0°,4280
0,8203	— 0°,4910
0,9167	— 0°,5479
1,0163	— 0°,6071
1,2158	— 0°,7265
1,4124	— 0°,8438

qui, pour Claude et Balthazard, représente la *diurèse des molécules élaborées*, nous donne le nombre de molécules achlorées éliminées par vingt-quatre et par kilogramme corporel.

L'exemple suivant montrera comment on calcule la *diurèse moléculaire totale* et la *diurèse des molécules élaborées* : un homme pesant 48 kilos émet en vingt-quatre heures 2.700 centimètres cubes d'urine dont le $\Delta = -0°,78$ et la teneur en NaCl $= 0.592$ p. 100.

La *diurèse moléculaire totale sera* :

$$\frac{100\ \Delta V}{P} = \frac{78 \times 2700}{48} = 4380,$$

soit 4.380 molécules globales par vingt-quatre heures et par kilogramme de poids vif.

$$\delta = \Delta - p \times 0,64 = 0,78 - 0,592 \times 0,64 = -0°,42.$$

La *diurèse des molécules élaborées sera donc* :

$$\frac{100\ \delta V}{P} = \frac{42 \times 2700}{48} = 2360$$

soit 2.360 molécules élaborées par vingt-quatre heures et par kilogramme de poids vif.

c) *Taux des échanges.* — Le calcul de $\dfrac{100\ \delta V}{P}$ nous donne le nombre des molécules élaborées qui ont été excrétées par les cellules des tubuli et échangées contre un nombre égal de molécules de NaCl, mais il ne nous fournit aucune indication sur la qualité de ces échanges. Pour nous renseigner à cet égard nous devons examiner, dans chaque cas, quelle est la valeur de la diurèse moléculaire totale par rapport à la diurèse des molécules élaborées, c'est-à-dire établir le rapport $\left(\dfrac{100\ \Delta V}{P} : \dfrac{100\ \delta V}{P} = \dfrac{\Delta}{\delta} \right)$ de ces deux diurèses. Pour Claude et Balthazard, ce rapport $\dfrac{\Delta}{\delta}$ représente le *taux des échanges*.

Pour une valeur déterminée de $\dfrac{100\ \Delta V}{P}$, on conçoit en effet que les échanges auront été d'autant plus intenses que l'on aura trouvé $\dfrac{100\ \delta V}{P}$ plus élevé, c'est-à-dire $\dfrac{\Delta}{\delta}$ plus faible. C'est pourquoi Claude et Balthazard ont établi les valeurs maxima de $\dfrac{\Delta}{\delta}$ correspondant aux différentes valeurs possibles de $\dfrac{100\ \Delta V}{P}$: ces maxima seront indiqués plus loin lorsque nous étudierons les variations de $\dfrac{\Delta}{\delta}$.

Variations physiologiques de $\dfrac{100\ \Delta V}{P}$, **de** $\dfrac{100\ \delta V}{P}$, **et de** $\dfrac{\Delta}{\delta}$. —

a). La *diurèse moléculaire totale* $\dfrac{100\,\Delta\,V}{P}$ varie chez l'adulte normal entre 2.500 et 4.000.

Chez l'enfant sain, la valeur de cette même diurèse serait comprise entre 5.000 et 8.000 ; chez le nourrisson, elle varierait de 5.400 et 6.500 (chiffres cités d'après Collet et Nicolas).

Outre ces variations dues à l'âge du sujet, il en est d'autres qui sont sous la dépendance de son alimentation et notamment de la quantité de NaCl qu'il ingère. Si cette dernière est élevée, les valeurs de $\dfrac{100\,\Delta\,V}{P}$ peuvent dépasser notablement les moyennes précédemment indiquées. Aussi-convient-il de mettre à un régime moyennement riche en sel les sujets dont on veut étudier la diurèse moléculaire.

b) La *diurèse des molécules élaborées* $\dfrac{100\,\delta\,V}{P}$ varie chez les adultes normaux entre 1.600 et 2.500, chez les enfants sains entre 2.600 et 6.800, et chez les nourrissons entre 2.000 et 3.500 (Baraillé). Ses variations normales sont sensiblement parallèles à celle de $\dfrac{100\,\Delta\,V}{P}$.

c) Le *taux des échanges* $\dfrac{\Delta}{\delta}$ doit, comme nous l'avons montré précédemment, présenter une valeur maxima pour chacune des valeurs de la diurèse moléculaire totale. Ces valeurs maxima de $\dfrac{\Delta}{\delta}$ sont inscrites dans le tableau suivant (établi par Claude et Balthazard) en regard des diurèses moléculaires $\dfrac{100\,\Delta\,V}{P}$ correspondantes :

TABLEAU DES VARIATIONS DU TAUX DES ÉCHANGES

(Claude et Balthazard. *Journal de physiologie*, 15 janvier 1904).

Pour $\dfrac{100\,\Delta\,V}{P}$ = 6 000, $\dfrac{\Delta}{\delta}$ ne doit pas dépasser la valeur de 2,20

—	—	= 5 500. —	2,10
—	—	= 5 000, —	2
—	—	= 4 500, —	1,90
—	—	= 4 000, —	1,80
—	—	= 3 500, —	1,70
—	—	= 3 000, —	1,60
—	—	= 2 500, —	1,50
—	—	= 2 000, —	1,40
—	—	= 1 500, —	1,30
—	—	= 1 000, —	1,20
—	—	= 500, —	1,10

Si, pour une valeur déterminée de $\dfrac{100\,\Delta\,V}{P}$, $\dfrac{\Delta}{\delta}$ excède le maximum correspondant, il y a insuffisance rénale ; si, au contraire, le $\dfrac{\Delta}{\delta}$ est inférieur à ce maximum, on doit penser que la dépuration du sang par le rein est suffisante.

Variations pathologiques de $\dfrac{100\,\Delta\,V}{P}$, $\dfrac{100\,\delta\,V}{P}$ **et** $\dfrac{\Delta}{\delta}$. —

a) Variations de $\dfrac{100\,\Delta\,V}{P}$. — Comme nous l'avons vu plus haut, $\dfrac{100\,\Delta\,V}{P}$ nous indique le nombre de molécules de NaCl filtrées en vingt-quatre heures au niveau du glomérule.

L'*élévation* de cette diurèse moléculaire totale, par rapport à la normale, doit donc être l'indice d'une hyperactivité glomérulaire, elle-même sous la dépendance d'une hypertension artérielle ou d'un accroissement de la vitesse du sang ; $\dfrac{100\,\Delta\,V}{P}$ peut alors s'élever à 6.000.

L'*abaissement* de $\dfrac{100\,\Delta\,V}{P}$ indique une diminution de la filtration glomérulaire, diminution qui est due soit à des altérations anatomo-physiologiques du glomérule (néphrites chroniques, imperméabilité du rein au NaCl avec œdèmes), soit à un affaiblissement de la tension artérielle entraînant une stase sanguine dans le rein (cardiopathies avec hyposystolie).

Mais, dans les *affections rénales*, la diminution de $\dfrac{100\,\Delta\,V}{P}$ s'accompagne souvent d'une insuffisance rénale exprimée par l'élévation de $\dfrac{\Delta}{\delta}$; tandis que, dans les *cardiopathies*, cette diminution de $\dfrac{100\,\Delta\,V}{P}$ n'est généralement accompagnée d'aucune variation dans le taux des échanges, ce taux $\left(\dfrac{\Delta}{\delta}\right)$ conservant les faibles valeurs qu'il présente lorsque la perméabilité rénale est suffisante.

Ces conclusions sont résumées dans la proposition suivante de Claude et Balthazard : « Une faible valeur de $\dfrac{100\,V\Delta}{P}$, accompagnée d'une très faible valeur de $\dfrac{\Delta}{\delta}$ traduisant l'intégrité du rein, permet d'affirmer l'insuffisance myocardique ».

b) Variations de $\dfrac{100\,\delta\,V}{P}$. — Ce terme nous indique le nombre des molécules élaborées qui ont été enlevées au sang par les cellules épithéliales des tubuli : il nous renseigne donc sur la perfection ou l'insuffisance de la dépuration urinaire. Claude et Balthazard lui accordent une valeur pronostique capitale ; on voit en effet ce rapport, qui normalement est compris entre 2.000 et 2.500, tomber à 1.000 et même descendre jusqu'à 300 dans les néphrites avec urémie ; quand il reste plusieurs jours au-dessous de 500, le pronostic est ordinairement fatal.

c) Variations du taux des échanges $\dfrac{\Delta}{\delta}$. — Le rapport $\dfrac{\Delta}{\delta}$ mesure l'activité des échanges moléculaires qui se produisent au niveau de l'épithélium des tubes contournés entre le NaCl et les substances élaborées. Toute lésion de cet épithélium crée un obstacle à ces échanges; aussi doit-on constater une diminution de $\dfrac{100\,\delta\,V}{P}$ par rapport à $\dfrac{100\,\Delta\,V}{P}$, c'est-à-dire une augmentation de $\dfrac{\Delta}{\delta}$, dans toutes les néphrites à lésions étendues et profondes.

D'une manière générale, nous dirons que l'accroissement de $\dfrac{\Delta}{\delta}$ au-dessus du maximum admis comme normal pour la valeur de $\dfrac{100\,\Delta\,V}{P}$ considérée, indique une insuffisance rénale par imperméabilité des épithéliums tubulaires.

Lorsque le rein est sain, les variations de $\dfrac{\Delta}{\delta}$ peuvent, comme celles de $\dfrac{100\,\Delta\,V}{P}$ auxquelles elles sont parallèles, nous renseigner sur l'état de la circulation rénale. Il résulte, en effet, d'un grand nombre d'observations de Claude et Balthazard que, chez des sujets normaux, $\dfrac{\Delta}{\delta}$ varie de 1,40 à 1,70, pendant que $\dfrac{100\,\Delta\,V}{P}$ passe de 2.500 à 4.000. Ce parallélisme entre $\dfrac{\Delta}{\delta}$ et $\dfrac{100\,\Delta\,V}{P}$ existe encore chez les cardiaques jeunes dont le rein est indemne. La diminution de $\dfrac{\Delta}{\delta}$ *chez un sujet dont le rein est sain*, doit donc, comme celle de $\dfrac{100\,\Delta\,V}{P}$, indiquer un ralentissement de la circulation rénale et inversement.

Les variations de $\dfrac{\Delta}{\delta}$ comparées à celles du rapport de Koranyi. — Les variations de $\dfrac{\Delta}{\delta}$ correspondent à celles $\dfrac{\Delta}{NaCl}$ mais en sens inverse : « Quand $\dfrac{\Delta}{NaCl}$ croît, la circulation est ralentie, auquel cas beaucoup de molécules de NaCl sont résorbées, beaucoup de molécules élaborées sont par suite échangées avec elles, δ augmente par rapport à Δ et $\dfrac{\Delta}{\delta}$ se rapproche de l'unité. On peut donc dire que, si le rein est sain, les faibles valeurs de $\dfrac{\Delta}{\delta}$ traduisent le ralentissement de la circulation rénale ».

Résumé de l'interprétation clinique des formules
de Claude et Balthazard.

I

$$\frac{100\,\Delta\,V}{P} = \textit{Diurèse moléculaire totale.}$$

Valeurs normales : = de 2 500 à 4 000.

Augmentée = Augmentation de la filtration glomérulaire due à un accroissement de la pression ou de la vitesse du sang.

Diminuée = *a*) Altérations du glomérule entravant la filtration du NaCl (mal de Bright, œdèmes, urémie) ; *b* (Diminution de la vitesse du sang ou de la tension artérielle (cardiopathies avec hypo- ou asystolie).

Dans les affections rénales, la diminution de $\dfrac{100\,\Delta\,V}{P}$ s'accompagne d'une augmentation de $\dfrac{\Delta}{\delta}$ indiquant une insuffisance rénale. Dans les affections cardiaques, $\dfrac{\Delta}{\delta}$ conserve sa valeur normale faible avec $\dfrac{100\,\Delta\,V}{P}$ diminué.

II

$$\frac{100\,\delta\,V}{P} = \textit{diurèse des molécules élaborées.}$$

Valeurs normales : de 1 600 à 2 500.

Augmentée = Dépuration rénale intense.

Diminuée = Dépuration rénale insuffisante ; au-dessous de 500 = pronostic fatal (urémie).

III

$$\frac{\Delta}{\delta} = \frac{\text{Diurèse moléculaire totale}}{\text{Diurèse des molécules élaborées}} = \textit{Taux des échanges.}$$

Si $\dfrac{\Delta}{\delta}$ dépasse le maximum normal (inscrit dans le tableau de la page 45) établi pour la valeur de $\dfrac{100\,\Delta\,V}{P}$ correspondante, la perméabilité des épithéliums tubulaires est diminuée (insuffisance rénale).

§ 6. — TOXICITÉ DES URINES

Ch. Bouchard a démontré par un grand nombre d'expériences la toxicité des urines normales et pathologiques.

Les accidents observés, chez le lapin, avec l'urine *normale*, en injections intra-veineuses, sont les suivants : *Myosis, Accélération de*

*la respiration, Difficulté dans les mouvements, Somnolence, Hypother-
mie, Polyurie, Disparition des réflexes cornéens, Convulsions.* Ces accidents ne peuvent être attribués à la *masse* d'urine injectée, car, avec
l'eau pure, il faut aller jusqu'à 122 centimètres cubes par kilogramme
pour tuer un lapin ; avec l'urine *normale,* il suffit en moyenne de
45 centimètres cubes.

La toxicité réside dans l'ensemble des éléments en dissolution dans
l'urine. Bouchard a pu s'en assurer en injectant séparément des solutions d'urée, d'acide urique et de divers autres éléments.

Pour tuer un lapin, il faut lui injecter 0gr,43 d'urée ou 0gr,64 d'acide
urique par kilogramme. Les sels minéraux, ceux d'ammoniaque et
surtout ceux de potasse, sont très toxiques ; ils sont convulsivants.

Les urines décolorées par le charbon perdent une grande partie de
eur toxicité.

La toxicité de l'urine n'est pas due à des produits volatils, car elle
persiste après ébullition. En épuisant de l'extrait d'urine successivement par l'alcool et par l'eau, Bouchard a reconnu que les matières
solubles dans l'eau sont un peu moins toxiques que celles qui sont
solubles dans l'alcool. Ces dernières produisent le *coma,* la *diurèse,*
une *salivation abondante* ; les éléments solubles dans l'eau provoquent
des *convulsions* et du *myosis.*

Des différents faits qu'il a observés, Bouchard conclut qu'il existe
dans les urines normales sept ordres de matières toxiques que l'analyse chimique devra préciser.

Il y a lieu de penser que les produits excrémentitiels de la cellule
vivante, les leucomaïnes de A. Gautier, figurent parmi ces toxines
indéterminées.

L'étude de la toxicité urinaire permet d'apprécier physiologiquement,
non pas la quantité de substances toxiques qui traversent l'organisme,
mais le degré de toxicité de celles qui ont échappé à l'action destructive des oxydations ou à l'action neutralisante du foie. Pour cette étude,
Bouchard a dû adopter une unité qu'il désigne sous le nom d'*urotoxie :*
c'est la quantité d'urine normale des vingt-quatre heures de l'homme
qu'il faut injecter pour tuer un kilogramme de lapin ; elle est en
moyenne égale à 45 centimètres cubes.

Cette unité a permis d'établir le *coefficient urotoxique* de l'homme,
c'est-à-dire la quantité d'urotoxies que l'unité de poids fabrique et
élimine en vingt-quatre heures. L'homme adulte, en bonne santé, élimine en vingt-quatre heures et par chaque kilogramme de son poids,
une quantité de poison urinaire suffisante pour tuer 465 grammes de
matière vivante ; son coefficient urotoxique est donc de 0,465. Par le
calcul, on arrive facilement à établir que l'homme met en moyenne
deux jours et quatre heures pour fabriquer une quantité de poison
urinaire capable de l'intoxiquer lui-même. Ce coefficient varie durant
la maladie, pendant la veille et pendant le sommeil.

Les urines de la veille sont plus toxiques que celles du sommeil. Ces
dernières sont convulsivantes ; celles de la veille ne le sont que peu
ou pas ; elles sont plutôt narcotiques. Le sommeil serait-il la conséquence d'une intoxication produite par les poisons que l'organisme
fabrique pendant la période d'activité ; et le réveil l'effet de ceux qui
prennent naissance pendant le sommeil ?

Les valeurs de la toxicité urinaires pendant les trois périodes du sommeil, de la veille matinale et de la veille vespérale, sont entre elles comme les chiffres suivants : 3, 7, 5.

L'abstinence élève la toxicité urinaire ; le travail musculaire la diminue d'un peu plus d'un quart.

Valeur sémiologique de la toxicité urinaire. — *a)* Dans toutes les maladies infectieuses il y a exagération de la toxicité urinaire, *si le rein fonctionne bien ;* dans la circonstance, cette exagération est due surtout aux poisons que fabrique l'agent pathogène infectieux.

b) La toxicité urinaire est diminuée chez les malades présentant une diminution de la perméabilité rénale pour les toxines. Il s'ensuit que toutes les fois que l'on constate une diminution de la toxicité urinaire au cours d'une affection rénale, on peut conclure à une rétention de produits toxiques dans l'organisme.

Aussi, devra-t-on redouter les complications urémiques lorsque l'on verra diminuer le coefficient urotoxique chez un brightique, car, d'après Bouchard, l'urémie serait un empoisonnement causé par l'accumulation et la rétention des poisons *normalement* introduits ou *physiologiquement* formés dans l'organisme.

Technique de la détermination de la toxicité urinaire. — Dans une burette graduée de 100 centimètres cubes reliée par un tube de caoutchouc (de 30 centimètres environ) à une aiguille hypodermique en platine, on verse de l'urine filtrée et prélevée sur le mélange des émissions de vingt-quatre heures. Au moyen de la pince que l'on a disposée sur le tube de caoutchouc, on chasse l'excès d'urine et l'air que peut contenir le tube en amenant le niveau de l'urine au trait 100. On introduit alors l'aiguille dans la veine marginale de l'oreille d'un lapin, que l'on a préalablement pesé, et on l'y maintient à l'aide d'une pince spéciale ; puis, on laisse couler l'urine à la vitesse de 2 ou 3 centimètres cubes par minute jusqu'à ce que mort s'ensuive. La mort est précédée des accidents mentionnés plus haut ; myosis, respiration accélérée, etc... Le calcul des résultats est indiqué par l'exemple suivant :

V = Volume des urines de 24 heures = 1 500 centimètres cubes.

p = Poids du lapin = 2 500 grammes.

N = Nombre de centimètres cubes d'urine employés pour tuer l'animal = 165.

P = Poids du malade = 70 kilos.

Pour tuer 1 kilo d'animal, il aurait fallu employer $\frac{165}{2,5}$ = 66 centimètres cubes d'urine ; ces 66 centimètres cubes représentent donc une urotoxie : la totalité des urines de 24 heures représente $\frac{1500}{66}$ = 22,72 urotoxies produites par les 70 kilogrammes de matière vivante du sujet. La quantité d'urotoxies produite par 1 kilogramme du sujet, c'est-à-dire son coefficient urotoxique, est donc : $\frac{22,72}{70}$ = 0,324 urotoxie.

On arrive plus vite à ce résultat en appliquant la formule suivante :

coefficient urotoxique : (C. U.) $= \dfrac{V \times p}{N \times P}$.

Corrections nécessitées par les différences de concentration moléculaire existant entre l'urine et le sérum sanguin du lapin. On a avancé contre la technique précédemment indiquée, que ses résultats devaient être inexacts toutes les fois que l'urine injectée n'était pas isotonique avec le sérum sanguin. Voici comment Ch. Bouchard répond à cette objection :

« La toxicité vraie est moins grande que celle que semble indiquer l'injection intra-veineuse de l'urine en nature parce que l'urine en nature tue non seulement par sa toxicité, mais aussi par sa concentration. L'urine est comme les autres solutions qui, injectées dans le sang nuisent si elles sont trop ou trop peu concentrées. Elle a comme elles un point de dilution intermédiaire qui est *optimum*, où l'action physique s'éteint, où l'action chimique se produit seule. Ce point optimum où le liquide est physiquement indifférent, c'est l'état isotonique. »

On trouvera, ci-dessous, les résultats d'une expérience montrant comment la toxicité varie avec la dilution et la concentration moléculaire indiquée par l'abaissement Δ du point de congélation.

« Le point de congélation du sang de lapin, l'animal chez lequel se fait l'injection intra-veineuse des urines, est — 0°56. Le degré optimum, de dilution de l'urine sera donc vraisemblablement celui qui aura pour point de congélation — 0°56. Il sera donc intermédiaire à la dilution 2 qui a, dans ce cas, — 0°65 pour point de congélation, et la dilution 3 qui a pour point de congélation — 0°43. Ce degré *optimum* sera obtenu en divisant le point de congélation de l'urine pure par le point de congélation du sang du lapin, $\dfrac{1,30}{0.56} = 2,32$. C'est en ajoutant à 1 d'urine, 1,32 d'eau distillée qu'on aura dans ce cas la dilution isotonique.

Degré de la dilution.	Δ	Dose toxique en centimètres cubes.	Quantité d'urine pure contenue dans la dose toxique en centimètres. cubes.
1	— 1°,30	40	40
1,5	— 0°,87	69	46
2	— 0°,65	104	52
3	— 0°,43	153	51
4	— 0°,32	153	38
10	— 0°,13	153	15

« C'est là la principale correction qu'il convient d'apporter à la méthode d'exploration de la toxicité des urines telles que je l'ai autrefois formulée (Bouchard). ».

L'expérience seule déterminera la dose toxique de l'urine ainsi diluée, c'est-à-dire le nombre de centimètres cubes qu'il faut injecter, par kilogramme, pour tuer le lapin. En divisant ce nombre par le degré de la dilution, on aura le nombre de centimètres cubes d'urine pure qui représentent une urotoxie.

Dans le cas où le Δ de l'urine serait inférieure à — 0°56, il faudrait l'amener à ce degré par addition de chlorure de sodium. Si par exemple Δ était égal à — 0°45, la quantité de NaCl nécessaire pour abaisser encore le point de congélation de $(0,56 — 0,45) = 0°11$ serait $\frac{11}{60} = 0^{gr},18$, puisque 1 gramme de NaCl en solution dans 100 d'eau produit un abaissement approximativement égal à — 0°60.

DEUXIÈME PARTIE

CARACTÈRES GÉNÉRAUX DE L'URINE
SES CONSTITUANTS NORMAUX :
LEURS VARIATIONS PHYSIOLOGIQUES
ET PATHOLOGIQUES

PRÉLIMINAIRES

DIFFÉRENTS TYPES D'URINE. RÉCOLTE ET CONSERVATION
DES URINES DE VINGT-QUATRE HEURES

Différents types d'urines. — Chez les mammifères, l'urine peut présenter trois types bien distincts par leurs caractères physiques et chimiques, mais tous trois dépendant du mode de nutrition.

1º Le premier type est représenté par l'urine des *carnivores* (chat, lion, tigre). Elle est *limpide, transparente, assez colorée,* offre une réaction *très franchement acide* et renferme une *assez forte* proportion d'*acide urique.*

2º Le deuxième type est constitué par l'urine des *herbivores* (cheval, bœuf). On la qualifie de *jumenteuse :* elle est *trouble,* de *couleur foncée,* forme d'abondants sédiments par le repos ; sa réaction est *alcaline ;* elle renferme une forte proportion d'*acide hippurique,* peu ou pas d'*acide urique.*

3º Enfin, l'urine du troisième type tient le milieu entre les deux précédentes. Elle est *limpide, légèrement acide,* de couleur jaune ambré ; elle renferme de l'*acide urique* et peu d'*acide hippurique.*

Ces trois groupes sont tout à fait naturels ; et il suffit d'un examen superficiel pour rattacher une urine à l'un d'entre eux. Les différences dans la composition de l'urine ne proviennent point d'un mode spécial d'excrétion, mais tout simplement de l'alimentation. On peut à volonté rendre l'urine d'un carnassier semblable à celle d'un herbivore : il suffit de le soumettre à une alimentation exclusivement végétale, et, au bout de quelques jours, son urine deviendra semblable à celle du cheval. L'expérience inverse est encore plus facile à réaliser. Privons un herbivore de toute nourriture : il jeûne, il fait de l'autophagie, devient par conséquent *carnivore*, et bientôt son urine sera *claire* et *acide*. Cette expérience n'est-elle pas réalisée tous les jours par l'homme que la fièvre consume ? L'urine *fébrile* n'est-elle pas une urine sortie du type *omnivore* pour passer au *type carnivore?* Pendant l'accès le malade a consommé ses propres tissus ; la grande quantité de matériaux azotés que renferme son urine est là pour en témoigner.

L'urine de l'homme bien portant appartient au dernier type, celui des *omnivores*. Au moment de l'émission, c'est un liquide *limpide*, d'une couleur *jaune citrin* ou *ambré*, *rougissant* franchement le papier de tournesol ; d'une odeur spéciale et d'une saveur tout à la fois *salée* et *amère*. Ces caractères, sont, avons-nous dit, ceux de l'urine *normale ;* car, suivant les cas pathologiques, l'urine peut être *trouble*, *alcaline*, présenter une odeur et une couleur spéciales.

Récolte et conservation des urines de vingt-quatre heures. — Pour qu'une analyse d'urine puisse donner au médecin toutes les indications utiles, il est nécessaire qu'elle porte sur le mélange de la totalité des émissions de vingt-quatre heures consécutives. Cette règle ne souffre d'exception que dans les cas spéciaux où l'on se propose d'étudier séparément, ou de comparer entre eux, les produits de différentes mictions.

La nécessité d'opérer sur la totalité des urines de vingt-quatre heures s'impose toutes les fois que l'on veut comparer les résultats de l'analyse aux valeurs moyennes de l'excrétion urinaire normale, valeurs qui, pour les raisons que nous allons indiquer, sont toujours rapportées à une période de vingt-quatre heures.

Au cours d'une même journée, l'élimination des divers matériaux urinaires est soumise à de continuelles variations ; aussi l'urine que l'on recueille à un moment quelconque n'a-t-elle pas la même composition que le mélange des émissions de vingt-quatre heures. Or, dans les circonstances normales et chez un même individu, ces différences se montrent presque nulles lorsque l'on compare, non plus deux émissions choisies au hasard, mais les éliminations totales de deux périodes de vingt-quatre heures ; ceci, parce que la période des vingt-quatre heures se reproduit toujours sensiblement la même en « faisant passer l'homme par les mêmes phases de repos et d'activité, de sommeil et de travail, d'alimentation et de jeûne » (Bouchard). C'est cette périodicité, qui a déterminé le choix du *nychthémère* comme unité de temps dans les différentes évaluations relatives à la nutrition, en général, et à la désassimilation que traduit l'excrétion urinaire, en particulier.

La récolte des urines de vingt-quatre heures peut être faite d'après l'exemple suivant :

Au lever, soit à 7 heures du matin, le malade urine, pour vider complètement sa vessie, et jette le produit de cette émission ; à partir de cet instant, il conserve, en les réunissant dans un vase bien propre, toutes les urines émises jusqu'au lendemain matin 7 heures ; il urine une dernière fois à ce moment pour joindre cette émission aux précédentes.

Le mélange de toutes ces émissions étant rendu homogène par agitation, on en détermine le volume soit par mesure directe à l'aide de vase gradués, soit par le calcul d'après le poids P et la densité D ; $V = \dfrac{P}{D}$.

Conservation. — Au sortir de la vessie, l'urine est aseptique, mais, au contact de l'air et des vases qui doivent la contenir, elle est ensemencée par des bactéries qui s'y développent d'autant plus facilement que la température de la chambre du malade est plus élevée. L'urine peut alors subir diverses fermentations : ammoniacale aux dépens de l'urée, alcoolique en présence du glucose, etc. De là des altérations qu'il importe de prévenir lorsque l'on a en vue certains dosages qu'elles pourraient fausser (acidité urinaire, acide phosphorique, albumine, glucose, etc.). Dans ce but on peut employer diverses substances antiseptiques, mais il faut les choisir telles qu'elles ne puissent fausser les résultats des dosages qui doivent être effectués ultérieurement. Nous accordons la préférence au *cyanure de mercure* dont il suffit de mettre 0gr,20 dans le vase où se fait la récolte des urines pour entraver toute fermentation : ce sel ne précipite pas l'albumine comme le feraient d'autres composés du mercure tels que le sublimé ou le biiodure. Le *thymol* en cristaux est un bon antiseptique, mais sa présence rend difficile l'examen microscopique des sédiments ; de plus, elle fausse le dosage de l'acétone ; le *chloroforme* serait assez recommandable s'il ne réduisait la liqueur de Fehling à la façon du glucose.

CHAPITRE PREMIER

LE VOLUME DES URINES DE VINGT-QUATRE HEURES
VARIATIONS PHYSIOLOGIQUES ET PATHOLOGIQUES

Il résulte de nos déterminations que l'*homme adulte*, dans les circonstances normales, élimine, en moyenne, de 1.200 à 1.400 centimètres cubes d'urine par vingt-quatre heures ; la diurèse de la *femme* est un peu moins élevée : soit, de 1.000 à 1.200 centimètres cubes. Si l'on rapporte cette élimination au kilogramme de poids vif, on voit que *l'adulte dont le poids moyen est de 65 kilogrammes élimine 18,5 centimètres cubes d'urine par kilogramme et par vingt-quatre heures.*

Diverses influences physiologiques et pathologiques peuvent, chez l'enfant comme chez l'adulte, modifier le volume total des émissions de vingt-quatre heures. Avant de les examiner, nous étudierons les variations normales de la diurèse au cours de l'âge ; c'est la diurèse aqueuse exclusivement, que nous envisagerons ici, puisque, seules, les variations du volume urinaire nous intéressent et que ce volume est formé de 95 p. 100 d'eau environ.

Variations normales de la diurèse au cours de l'âge. — En ce qui concerne la grandeur de la diurèse de l'enfant, on peut émettre les deux propositions générales suivantes :

1° Rapportée au kilogramme de poids vif, la diurèse aqueuse de l'enfant est plus élevée que celle de l'adulte.

2° Elle est d'autant plus élevée que l'enfant est plus jeune, c'est-à-dire qu'il ingère une quantité plus grande d'aliments liquides.

a) *Cas du nouveau-né.* — Les indications que nous possédons sur l'élimination urinaire pendant les premiers jours de la vie, varient considérablement suivant les auteurs. Ces discordances sont dues surtout à une imperfection de la technique suivie pour la récolte des urines. Comme il est très difficile de faire cette récolte sans la moindre perte chez le nouveau-né et le nourrisson, les chiffres indiqués pour le volume total des émissions de vingt-quatre heures sont souvent trop faibles.

Les résultats que nous rapportons ici proviennent d'observations dans lesquelles toute perte d'urine a été évitée grâce à l'emploi d'appareils spéciaux et notamment de l'urinal de Raudnitz.

Voici les moyennes obtenues par Schiff (d'après l'observation de 27 enfants) pendant les quatorze premiers jours de la vie :

	Urines de 24 heures en c. c.			Urines de 24 heures en c. c.
1er jour	17,1	8e jour		256,8
2e —	43,2	9e —		284,3
3e —	49,7	10e —		277,4
4e —	116,1	11e —		260
5e —	167,9	12e —		244,9
6e —	213,7	13e —		176,1
7e —	232,5	14e —		263

Reusing a fait connaître des chiffres qui ne s'éloignent pas beaucoup de ceux de Schiff. Enfin Berti indique pour les dix premiers jours les quantités d'urine suivantes *par kilogramme corporel et par vingt-quatre heures* :

1er jour	15 c. c.	6e jour		83 c. c.
2e —	30 —	7e —		91 —
3e —	44 —	8e —		81 —
4e —	66 —	9e —		88 —
5e —	71 —	10e —		76 —

A l'inspection de ces résultats on voit que la diurèse est très faible pendant les trois ou quatre premiers jours ; ce fait pourrait être dû à l'insuffisance de la sécrétion lactée, non encore parfaitement établie à cette époque ; mais comme on l'observe également chez le nouveau-né alimenté par une nourrice dont le lait est abondant, il faut l'attribuer avec Reusing, soit à une exagération de l'élimination aqueuse pulmonaire, soit à une insuffisance de la perméabilité rénale, sans doute assez limitée au début de la vie, alors que se produisent les infarctus uratiques rénaux.

b) *Cas du nourrisson après le dixième jour.* — La quantité d'urine éliminée par le nourrisson est — sauf le cas spécial du nouveau-né — proportionnelle à la quantité de lait ingérée. Ce fait établi par Camerer a été contrôlé par les observations de Reusing, de Czerny et Keller et de l'un de nous. Pour 100 grammes de lait ingéré, le nourrisson élimine en moyenne 68 centimètres cubes d'urine par vingt-quatre heures.

Nous pouvons donc facilement calculer, d'après la grandeur de ses rations moyennes en laits de femme ou de vache, les quantités d'urine éliminées par le nourrisson pendant la période qui s'étend de la deuxième semaine au vingtième mois, époque à laquelle l'enfant reçoit déjà une quantité notable d'aliments autres que le lait. Ces calculs sont effectués dans le tableau suivant, d'après la grandeur des rations théoriques établies par Michel et Perret, rations qui ont été calculées d'après le poids et la surface corporels de l'enfant et qui s'éloignent peu des rations pratiques ordinairement données au nourrisson :

LE VOLUME DES URINES DU NOURRISSON APRÈS LE DIXIÈME JOUR

POIDS corporel en grammes.	AGE moyen correspondant au poids.	VOLUME de la ration lactée en c. c.	VOLUME des urines de 24 heures en c. c.	VOLUME des urines par kgr. et par 24 heures.
3 000	10ᵉ jour.	550	373	124
4 000	43ᵉ —	640	435	109
5 000	85ᵉ —	740	503	100
6 000	fin 20ᵉ sem.	830	564	94
7 000	— 28ᵉ —	920	625	89
8 000	— 37ᵉ —	1 000	680	85
9 000	— 52ᵉ —	1 070	727	80
10 000	— 70ᵉ —	1 140	775	77
11 000	— 92ᵉ —	1 220	829	75

A mesure que l'enfant avance en âge, la quantité de lait qu'il ingère, par unité de poids, va en décroissant et le volume des urines diminue parallèlement.

Les volumes d'urine inscrits dans ce tableau ont été calculés d'après les rations de l'enfant au sein, mais ils resteraient sensiblement les mêmes dans les cas où l'allaitement serait artificiel ; car, bien que la ration en lait pur soit différente, la quantité d'eau ingérée reste à peu près la même dans les deux modes d'allaitement, attendu que le lait de vache est ordinairement additionné d'eau pure ou sucrée.

Il importe néanmoins de remarquer tout de suite que si le volume urinaire ne varie guère, suivant que l'on passe d'un mode d'allaitement à l'autre, la concentration des urines change notablement, celles de l'enfant nourri de lait de vache

étant beaucoup plus riches en matériaux dissous que celles
du nourrisson au sein.

c) *Grandeurs moyennes de la diurèse chez l'enfant après la
deuxième année.* — Après la fin de la deuxième année, les quantités d'eau apportées par une alimentation, dont le lait ne fait
qu'accessoirement les frais, deviennent très variables suivant
les sujets et le milieu dans lequel ils sont élevés. Aussi les
grandeurs de la diurèse observée chez plusieurs enfants de
même âge peuvent-elles être très différentes.

Camerer, dont les données méritent le plus grand crédit,
puisqu'elles proviennent d'observations relevées avec beaucoup de soin sur ses propres enfants, a fait connaître des
chiffres à l'aide desquels nous calculons les moyennes suivantes :

AGES	POIDS MOYENS correspondant aux âges. Kgr.	TOTALITÉ des urines de 24 heures.	URINES émises par 24 heures et par kilogramme.
2 à 4 ans . .	13,23	670 c. c.	50 c. c.
5 à 7 — . .	17,83	765 —	43 —
8 à 10 — . .	22,97	960 —	42 —
11 à 14 — . .	33,37	985 —	29,6 —
15 à 18 — . .	51,28	933 —	18,2 —
21 à 24 — . .	66	1 110 —	16,8 —

Chez des enfants de quatre à six ans, Gallo de Tomassi a
trouvé, comme moyenne de 16 observations, 794 centimètres
cubes d'urine en vingt-quatre heures, soit 49 centimètres
cubes par jour et par kilogramme : ces chiffres sont très voisins de ceux que nous venons de calculer à l'aide des données
de Camerer.

Comme on le voit, la diurèse aqueuse s'abaisse notablement
vers la quatorzième année. Camerer attribue ce fait à une
augmentation de la perspiration insensible (élimination
de CO^2 et H^2O par la peau et le poumon) augmentation due à
une plus grande activité des mouvements corporels vers cet
âge. C'est là une hypothèse qui est d'ailleurs justifiée par ce
fait que la diminution de la diurèse vers la quatorzième
année est moins marquée chez les filles que chez les garçons.

Carron de la Carrière et Monfet ont indiqué, pour la diurèse pendant l'enfance, des chiffres qui diffèrent notablement

de ceux de Caremer et que nous inscrivons dans le tableau suivant :

Ages.	Volume des urines par jour et kilogramme.
De 15 mois à 5 ans	29,6 c. c.
De 5 à 10 ans	27,6 —
De 10 à 15 ans	28,7 —
Adultes	21

Les différences que nous constatons ici entre les données de différents auteurs, tiennent sans doute à ce que le régime alimentaire — et notamment sa teneur en eau — n'était pas le même dans les divers cas observés.

En prenant les moyennes des résultats observés par les divers auteurs que nous venons de citer, nous trouvons que les valeurs de la diurèse au cours de l'enfance sont approximativement les suivantes :

Ages.	Volumes en centimètres cubes par 24 heures et par kilogramme.
De 2 à 5 ans	40
De 5 à 8 —	36
De 8 à 11 —	34
De 11 à 15 —	29
De 15 à 18 —	22
Adulte	18,5

Variations physiologiques de la diurèse. — a) *Influence des boissons et des aliments.* — Dans les conditions normales de santé et d'activité physique, l'adulte, comme l'enfant, élimine des quantités d'urine qui sont d'autant plus grandes que la quantité d'eau ingérée avec les boissons et les aliments est plus élevée. Pour un régime alimentaire moyen, la quantité *d'eau totale* éliminée par l'organisme adulte est de 2.500 centimètres cubes environ, dont 1.200 par l'urine, 100 par les fèces, et le reste par les poumons et la peau. Cette eau totale provient pour 5/6 de l'eau contenue dans les boissons et les aliments, et pour 1/6 de l'eau formée dans les combustions intra-organiques.

Les évaluations précédentes supposent un adulte vivant dans des conditions moyennes d'activité physique, car les résultats diffèrent beaucoup suivant que l'on considère le sujet à l'état de repos ou de travail. Les bilans établis d'une façon très précise par Atwater et Benedict nous renseignent exactement à cet égard :

BILANS DE L'EAU — MOYENNES JOURNALIÈRES

	DURÉE de l'observation.	EAU ingérée en grammes.	EAU ÉLIMINÉE EN GRAMMES			
			par fèces.	par urine.	par peau et poumon.	Total des éliminations d'eau.
Repos .	49	2 289	58	1 660	935	2 653
Travail.	66	3 703	130	1 328	2 828	4 306

Ainsi, à l'état de repos, la quantité d'eau éliminée par le rein représente 72 p. 100 de l'eau ingérée, tandis qu'à l'état de travail, cette proportion n'atteint pas 40 p. 100, la perte d'eau, dans ce dernier cas, ayant lieu surtout par les voies pulmonaire et cutanée.

L'influence, sur la diurèse, de l'eau contenue dans la ration peut être évaluée encore très approximativement par l'observation d'adultes soumis au *régime lacté exclusif*. Les résultats que l'on enregistre dans ce cas sont à peu près identiques à ceux que nous avons observés chez le nourrisson, soit environ 68 centimètres cubes d'urine pour 100 centimètres cubes de lait ingéré. Camerer a ainsi trouvé dans un cas, 65, et Rubner, chez un autre adulte, 73 centimètres cubes d'urine pour 100 centimètres cubes de lait ingéré ; on remarquera que ce dernier chiffre est très voisin de celui (72 p. 100) que nous indiquent les bilans d'Atwater et Benedict pour l'adulte à l'état de repos.

Pendant le jeûne absolu, l'organisme continue à éliminer de l'eau — dont la plus grande partie par les urines — mais en quantité réduite. Cette eau provient, en partie de l'eau accumulée dans les tissus et, en partie de la combustion de ces mêmes tissus.

Il résulterait des expériences de Lehman, que l'excrétion urinaire est plus abondante avec une nourriture animale qu'avec une alimentation végétale. Long a confirmé cette observation en notant 874 centimètres cubes d'urine chez un sujet nourri exclusivement de végétaux, et 1.167 centimètres cubes chez un non-végétarien.

Si l'on étudie la grandeur de la diurèse aux différentes périodes de la journée, on voit qu'elle a son maximum trois ou quatre heures après les repas (Yvon, Balthazard) et son minimum vers 3 heures du matin (Wegelin).

Les *mictions répétées* augmenteraient le volume urinaire (d'après Lehmann et Mori), tandis que de longs intervalles entre elles le diminueraient en favorisant la résorption de l'eau dans la vessie.

b) *Influence de l'exhalation pulmonaire et cutanée.* — Sous l'influence d'une élévation de la température ambiante, ou, comme le démontrent les bilans d'Atwater rapportés précédemment, à la suite d'un excès de travail musculaire, la sueur et l'exhalation pulmonaire deviennent plus abondantes ; il en résulte une diminution plus ou moins marquée de la diurèse. Les urines sont alors plus denses et plus colorées que les urines normales par suite de leur plus grande concentration.

Toutes les causes qui augmentent l'excrétion aqueuse pulmonaire (accélération du rythme respiratoire, température élevée, siccité de l'air) diminuent également la quantité d'eau éliminée par les reins.

c) *Influence des variations de température.* — Le froid augmente la diurèse suivant deux mécanismes concomitants : d'une part en diminuant l'élimination aqueuse cutanée, d'autre part en produisant une vaso-constriction des vaisseaux de la peau. Cette vaso-constriction réalise un moyen de défense de l'organisme contre le froid, car en diminuant la température cutanée, elle diminue la quantité de chaleur rayonnée, mais elle a en outre cette autre conséquence d'augmenter la pression sanguine générale et, par suite, la filtration glomérulaire (voir p. 5).

Les élévations de température, agissant suivant les deux mécanismes inverses de ceux que nous venons d'examiner pour le froid, diminuent le volume de l'excrétion urinaire.

Variations pathologiques de la diurèse. — En étudiant la physiologie de la formation de l'urine, nous avons vu que l'eau urinaire filtrait principalement au niveau du glomérule ou des tubes contournés et que l'intensité de cette filtration variait dans le même sens que la pression sanguine. On peut donc dire d'une manière générale, que tout état pathologique qui intéressera soit le filtre rénal, soit la pression sanguine générale (maladies de l'appareil circulatoire ou retentissant sur cet appareil), devra modifier la grandeur de la diurèse aqueuse.

a) *Maladies avec augmentation de la diurèse (polyurie).* — La *polyurie essentielle*, dite aussi *diabète insipide* ou *hydrurique*, affection dans laquelle l'hydrurie est le seul symptôme apparent, s'observe très rarement. Cette hydrurie simple est ordinairement d'origine nerveuse ; elle est passagère et survient après une émotion ; Ambard suppose qu'elle est due à un abaissement (passager et d'origine nerveuse) du *seuil* de l'eau. A part ces hydruries nerveuses, nombre de cas étiquetés polyuries essentielles ou diabètes hydruriques auraient dû être assimilés au *diabète hyperchlorurique* de Teissier et Courmont, affection dans laquelle l'hydurie s'accompagne d'une hyperchlorurie et qui serait souvent le prélude d'une maladie rénale. Le plus souvent, la polyurie est *symptomatique* d'affections au premier rang desquelles il faut citer : le *diabète sucré*, le *diabète azoturique*, le *diabète phosphatique* et les *néphrites chroniques azotémiques* (anciennement : néphrites *interstitielles* ou *scléreuses*).

La polyurie accompagne fréquemment certaines affections du système nerveux : on l'observe, jointe à l'albuminurie, dans dans l'*hémorragie cérébrale*. Elle existe très souvent dans l'*hystérie* dont elle est un des stigmates (Debove et Mathieu).

Dans les cas de *polyurie hystérique*, le volume des urines peut atteindre 15 et même 20 litres en vingt-quatre heures. L'alcoolisme, ou plus exactement l'intoxication chronique par les essences serait, d'après Lancereaux, l'un des facteurs étiologiques de cette hystérie avec polyurie.

Chez les *alcooliques* avérés et chez les dégénérés issus d'alcooliques, Ballet a observé de la polyurie simple (hydrurie) semblable aux polyuries des sujets émotifs ou des hystériques.

La polyurie existe souvent au *début de la tuberculose*, mais elle est peu marquée (polyurie prétuberculeuse).

A la *période terminale*, c'est-à-dire au début de la convalescence de certaines *maladies fébriles* (pneumonie, fièvre typhoïde, scarlatine, ictère catarrhal), une polyurie passagère annonce la défervescence ou coïncide avec elle (Jeanselme).

Une polyurie assez intense, pouvant atteindre, 4, 6 et 8 litres par vingt-quatre heures, survient souvent après les accès de *fièvre intermittente*.

Ainsi que nous l'avons dit déjà, la polyurie est l'un des signes des *néphrites chroniques azotémiques* ou *scléreuses* ; elle peut alors s'élever à 7 ou 8 litres d'urine par vingt-quatre heures et s'accompagner de *pollakiurie*, terme créé par Dieulafoy pour désigner la fréquence des mictions. Au cours de ces néphrites, le *pouvoir de concentration* du rein tend à diminuer ; dès lors, les quantités d'eau excrétées sont d'autant plus élevées que ce pouvoir est plus abaissé et que les quantités d'urée ou de chlorures à éliminer sont plus grandes. L'azotémique devient, comme le sujet sain, polyurique lorsqu'il mange salé, *mais proportionnellement beaucoup plus polyurique pour la même quantité de sel rendu* (Ambard).

Enfin, dans certaines *affections des voies urinaires*, la polyurie peut exister avec ou sans pollakiurie, *pyurie* et *alcalinité des urines*.

b) *Maladies avec diminution de la diurèse (oligurie)*. — L'oligurie, avec augmentation de la coloration des urines, s'observe presque constamment au cours de toutes les *maladies aiguës* (pneumonie, fièvre typhoïde, scarlatine, etc.); ce n'est qu'au moment de la défervescence qu'elle fait place à la polyurie. On l'observe encore à la période aiguë des *intoxications* (mercure, colique de plomb, etc.) et au moment des *accès de goutte*.

L'oligurie est l'un des symptômes de la *néphrite aiguë*. On l'observe fréquemment dans l'*urémie ;* dans l'*éclampsie*, elle peut aller jusqu'à l'anurie au moment des accès.

Un grand nombre d'*affections hépatiques* s'accompagnent d'oligurie : *colique hépatique, cirrhoses atrophiques* ou *hypertrophiques, cancers* et *syphilis du foie, foie cardiaque, hépatite paludéenne aiguë*. Dans l'*ictère catarrhal*, l'oligurie est assez marquée à la période aiguë ; mais vers le dixième jour, dès le début de la convalescence, elle est remplacée par une polyurie critique (2 à 3 litres) après laquelle la diurèse redevient normale (Chauffard).

Enfin, le volume des urines est plus ou moins diminué dans toutes les affections cardiaques à la période d'*asystolie* ou d'*hyposystolie*, et dans tous les cas où il existe des *épanchements pleuraux* ou *péritonéaux* (pleurésies. hydropisies).

c) *Maladies avec suppression de la diurèse (anurie)*. — Il faut distinguer de l'*anurie proprement dite*, qui est le résultat de la suppression de l'élimination urinaire au niveau des tubes urinifères, les anuries apparentes qui sont dues :

Soit à un obstacle au passage de l'urine dans le bassinet ou l'uretère (*ischurie*), comme on en observe dans les cas d'oblitération calculeuse et cancéreuse ou de compression de ces organes par une tumeur ;

Soit à une incapacité de la vessie à expulser son contenu (*rétention d'urine*) causée par des parésies ou des paralysies de cet organe, par une hypertrophie de la prostate, par une obturation fibrino-sanguine ou calculeuse, par une urétrite, etc...

D'après ce que nous savons de la formation de l'urine, nous pouvons concevoir que l'*anurie proprement dite*, d'origine rénale, se produise lorsque la perméabilité des glomérules ou des tubes urinifères est compromise par des lésions, ou lorsque la pression sanguine rénale est insuffisante.

C'est ainsi que l'on observe des anuries dues à des lésions tubulaires dans les *néphrites toxiques* (cantharidienne, mercurielle), dans les néphrites *syphilitiques* et dans celles de la *scar-*

latine. De même dans la *goutte* ou la *colique néphrétique*, l'oblitération en masse des canalicules urinifères par de l'acide urique et des urates peut déterminer de l'anurie (*anurie goutteuse*). Quant aux anuries dues à l'insuffisance de la pression ou de la vitesse du sang, on peut les observer dans l'*asystolie*.

Dans les cas où une quantité plus ou moins grande de l'eau du sang est éliminée avec les selles, il peut y avoir de l'anurie (*choléra* et *péritonite suraiguë*).

Le plus souvent, l'anurie reconnaîtrait une cause *nerveuse*. « L'influence du système nerveux dans le rôle de la sécrétion urinaire est nettement mise en évidence par les crises d'anurie réflexe et transitoire des *coliques néphrétiques* et par celles qui succèdent aux *instillations vésicales* de *nitrate d'argent*. On conçoit que le système nerveux sous l'influence d'un shock plus ou moins intense (*traumatisme, brûlures étendues, intoxication, émotion vive*) puisse présenter un réflexe inhibitoire capable d'entraîner une crise d'anurie passagère » (Collet et Nicolas).

Les diurétiques. — On apprécie la valeur d'un diurétique d'après l'augmentation du volume des urines qu'il détermine. On comprend tout ce que ce mode d'information présente de vicieux lorsque l'on considère que le taux des excreta rénaux dissous dans un même volume d'eau est extrèmement variable.

On peut classer les diurétiques d'après leur mode d'action de la façon suivante :

1° Les diurétiques aqueux agissant par *augmentation de la masse du sang*. Les ingestions abondantes de *boissons aqueuses*, de certaines *eaux minérales*, les *injections* intraveineuses ou sous-cutanées de *sérum artificiel* agissent ainsi ; toutefois elles peuvent, comme les diurétiques des catégories suivantes, devoir une partie de leur efficacité à une élévation passagère de la pression sanguine ou à l'action simultanée qu'elles exercent sur l'épithélium sécréteur rénal.

2° Les diurétiques agissant par *élévation de la pression sanguine* : les toni-cardiaques, la *digitale*, le *convallaria maïalis*, l'*adonis vernalis*, etc. qui élèvent la pression sanguine en renforçant la tonicité cardiaque et en exerçant une action vaso-constrictive sur les artérioles. Parfois cette vaso-constriction, entravant la circulation rénale, peut atténuer l'effet diurétique ; ce fait s'observe avec la caféine chez certains sujets ; en administrant alors, et concurremment avec elle, du chloral ou de la paraldéhyde qui sont vaso-dilatateurs, on voit survenir une abondante diurèse.

La *digitale* est peu diurétique chez les sujets normaux ou chez les hypertendus, mais elle l'est à un très haut degré chez les asystoliques, dont elle relève la pression artérielle. Elle réussit surtout bien chez les cardiaques avec grands œdèmes. C'est un « diurétique indirect dont l'action consiste à faire rentrer dans la circulation, pour les éliminer par les reins, les liquides des hydropisies et des œdèmes » (Potain). Dans ces cas, elle produit une polyurie intense avec forte décharge de chlorures ; il en résulte que les tissus œdématiés évacuent leur sérosité par le rein.

Le *bain froid* agit comme diurétique par vaso-constriction périphérique suivant le mécanisme que nous avons indiqué précédemment (p. 5).

3° Les diurétiques agissant *sur les épithéliums du rein*. Ce sont les plus nombreux : le *lactose*, le *nitrate de potasse*, la *théobromine* et ses dérivés (*diurétine, agurine*), etc. ; ils agissent sans modification appréciable de la tension artérielle ; on les désigne sous le nom de *diurétiques épithéliaux* parce que l'on suppose qu'ils stimulent la fonction sécrétrice de l'épithélium des tubes urinifères[1]. La *caféine* que nous avons rangée dans le groupe des diurétiques agissant sur la circulation, paraît devoir aussi une part de son efficacité à son action sur les épithéliums rénaux (Munk et Senator). C'est probablement parce qu'ils tendent à s'éliminer par l'épithélium des tubes contournés que tous ces diurétiques agissent sur lui.

1. Nous avons indiqué déjà (voir p. 19) que la *théobromine* agissait surtout *en abaissant le seuil des chlorures* (Ambard) et qu'elle était plus efficacement diurétique à dose massive qu'à doses fractionnées.

CHAPITRE II

§ 1. — LA COULEUR DES URINES. LES PIGMENTS URINAIRES NORMAUX

La couleur de l'urine est très variable, surtout dans les cas pathologiques. L'urine peut, en effet, être *incolore* ou assez colorée pour paraître *noire* en passant par toutes les nuances intermédiaires : *jaune, brun, rouge*. A l'état normal, elle offre une teinte ambrée plus ou moins foncée. Cette coloration est due à plusieurs pigments dont l'histoire est encore mal connue.

Outre les pigments préformés qu'elle contient au moment de son émission, l'urine renferme des *chromogènes* incolores qui sous l'action de la lumière solaire, de l'air (chromogène de l'urobiline), ou de certains agents chimiques peuvent se transformer en pigments. Parmi les pigments dont l'existence paraît suffisamment démontrée, nous examinerons l'*urochrome*, l'*uroérythrine*, l'*hématoporphyrine*, l'*urobiline* et l'*indoxyle urinaire*. Ces deux derniers n'existent qu'à l'état de traces dans l'urine normale, mais ils peuvent se rencontrer en quantités notables dans certaines urines pathologiques ; c'est pourquoi nous ne les étudierons que dans la dernière partie de cet ouvrage, avec les éléments anormaux.

Urochrome. — C'est le pigment jaune principal des urines : il a été étudié par Thudichum, Garrod et, récemment, par Dombrowski, Weisz. Les produits décrits par ces différents auteurs ne sont pas identiques ; c'est-à-dire que l'urochrome est une substance encore mal définie.

Il est souvent entraîné dans les sédiments uratiques en même temps que l'uroérythrine.

D'après Dombrowski, ce serait un composé sulfuré et azoté contenant 11, 15 p. 100 d'azote. L'urine normale en contiendrait environ 0^{gr},40 (par vingt-quatre heures) ; son élimination serait notablement accrue dans la pneumonie (0^{gr},80) et surtout dans le typhus (1^{gr},05).

C'est vraisemblablement un *acide oxyprotéique* ; de réaction acide, il est soluble dans l'eau, précipitable par l'acétate de cuivre, l'acétate basique de plomb et l'acétate de mercure.

Il réduit l'acide iodique avec formation de IH et mise en liberté de I; d'où le *procédé de dosage* suivant : à 200 c. c. d'urine ajouter 60 gr. d'AzH⁴Cl pour précipiter l'acide urique (qui fixerait I) ; filtrer ; ajouter au filtrat 5 c. c. d'une solution d'acide iodique à 5 p. 100 ; extraire l'iode libéré au moyen du sulfure de carbone et le titrer à l'hyposulfite ; multiplier par 7,58 pour avoir la quantité correspondante d'urochrome, ou par 0,8452 pour obtenir son Az (0,2049 d'urochrome de Dombrowski, libéreraient 0,02703 d'iode).

D'après Weisz, le « véritable » urochrome serait entraîné par l'acétate de plomb en même temps que le précédent (de Dombrowski) ; il s'en distinguerait en ce que son sel de plomb est soluble dans l'acide acétique ; d'où un moyen de les séparer.

Uroérythrine (Synon. *acide rosacique* de Proust). — Cette substance, considérée par certains auteurs comme un produit d'oxydation de l'urochrome (l'opinion de Mester d'après laquelle ce serait un pigment dérivé du scatol n'est plus admise) n'existe qu'en très petite quantité dans l'urine. Elle imprègne souvent les sédiments urinaires, notamment l'acide urique et les urates qu'elle colore en brun ou en rouge légèrement pourpré.

D'après Borrien, elle n'apparaîtrait pas tout de suite dans l'urine, où elle procéderait peut-être d'un chromogène ; on l'y décélerait plus facilement plusieurs heures ou un jour après l'émission. Elle y serait alors plutôt à l'état colloïdal que sous forme de véritable solution ; hypothèse qui est justifiée par ce fait qu'elle est entraînée facilement, et aussi par le *mode d'extraction* suivant (Borrien) : l'urine est agitée avec du talc, qui se dépose coloré en rouge par le pigment et qui, après lavage à l'eau distillée, le cède facilement à l'alcool acidulé par HCl.

Caractères. — Pigment non ferrugineux, insoluble dans l'eau, l'éther, le chloroforme ; assez soluble dans l'alcool, surtout à chaud, très soluble dans l'alcool acidulé, l'éther acétique, l'alcool amylique.

Sa solution alcoolique concentrée est rouge feu ou orange ; de moindre concentration, elle est rouge ou rosée. La lumière solaire décolore rapidement ses solutions ; toutefois, la solution alcoolique acidulée se décolore moins vite que la solution alcoolique pure.

La solution alcoolique additionnée de 20 à 30 fois son volume d'eau distillée prend un aspect lactescent et rosé dû à la précipitation du pigment (que l'on peut récupérer par agitation avec quelques centimètres cubes d'alcool amylique; Borrien).

Les sels de zinc ne produisent aucune fluorescence avec l'uroérythrine ; l'acétate de zinc précipite le pigment en lui communiquant une teinte rose vif.

Les solutions alcooliques, acidulées ou neutres, fournissent un spectre à deux bandes (vers le bleu et le vert), dont il est difficile de déterminer les limites.

Réactions (Borrien). — La solution alcoolique additionnée de quelques gouttes d'ammoniaque ou de soude très diluée prend une belle coloration bleu vert si le pigment est pur, et vert olive s'il est souillé par d'autres pigments urinaires.

Les acides dilués communiquent une coloration rouge vif (que détruisent les acides concentrés) aux solutions d'uroérythrine. D'où la coloration rose ou rouge que prennent les sédiments dans les urines acides, coloration qui s'atténue alors que se développe la fermentation ammoniacale. L'eau oxygénée décolore la solution alcoolique, lentement à froid, et instantanément à chaud.

Variations. — L'uroérythrine augmenterait : à la suite de fatigue musculaire, de sudation abondante, d'excès de régime alimentaire, d'abus de l'alcool; dans tous les cas où l'acide urique et les urates sont eux-mêmes augmentés (Borrien); dans certaines affections du foie (dans la cirrhose, où elle diminue après ponction de l'ascite, et disparaît quand on institue le régime lacté) ; dans les cardiopathies à la période d'asystolie; dans la grippe, la pneumonie et la pleurésie; et surtout, dans le rhumatisme articulaire aigu, l'attaque de goutte, l'hémorragie cérébrale.

Hématoporphyrine. — C'est un pigment dérivant de l'hémoglobine d'après les réactions suivantes : l'oxyhémoglobine, sous l'action des acides, se dédouble en une matière albuminoïde et en *hématine*; cette dernière, ou mieux, son chlorhydrate, l'*hémine*, est décomposé par les acides forts (acide bromhydrique) qui enlèvent le fer contenu dans sa molécule et laissent un pigment non ferrugineux, isomère de la bilirubine, qui est précisément l'hématoporphyrine.

L'urine normale contiendrait toujours, d'après Garrod, une faible quantité de ce pigment, que l'on peut rechercher de la façon suivante :

A un litre d'urine on ajoute 50 centimètres cubes de solution de soude à 5 p. 100 ; les phosphates sont précipités entraînant avec eux l'hématoporphyrine. Lavé et traité par l'alcool acidulé par de l'acide chlorhydrique, ce précipité donne une solution qui, au spectroscope, laisse voir deux bandes d'absorption : l'une, entre D et E ; l'autre, plus étroite, entre D et C, mais très voisine de D.

La solution est colorée en rouge, ou présente la teinte d'un soluté très dilué de permanganate, suivant qu'elle est plus ou moins riche en hématoporphyrine.

H. Parmentier a proposé d'extraire l'hématoporphyrine de l'urine en agitant ce liquide, à plusieurs reprises, avec de l'éther acétique ; le résidu de l'évaporation de cet extrait est redissous dans l'acide acétique cristallisable ; cette solution évaporée fournit l'hématoporphyrine en petits cristaux, que l'on peut dissoudre dans le chloroforme ou l'éther acétique pour l'examen spectroscopique : le nombre et la situation des bandes varient suivant que la solution examinée est neutre, acide ou alcaline (pour détails, voir original : Thèse de Paris, 1905).

Variations. — L'excrétion de l'hématoporphyrine est augmentée après ingestion de viandes rouges, c'est-à-dire contenant de l'hémoglobine, ou d'aliments riches en chlorophylle (substance dont la composition est analogue à celle de l'hémoglobine) ; pathologiquement, dans diverses affections : pleurésie, syphilis, mal de Bright ; elle l'est surtout au cours des intoxications par le *plomb* ou le *sulfonal* (et analogues : trional) ; les urines peuvent présenter alors une coloration rouge brun.

Remarque. — Les pigments que l'on a décrits sous les noms d'*acide uroérythrique*, d'*urrhodine*, d'*urorubine*, sont vraisemblablement identiques à l'*indirubine*, matière colorante dérivée de l'*indoxyle*, que nous étudierons avec les éléments anormaux de l'urine.

L'*uroroscine* (Nencki) et l'*urohématine* (Harley) qui dérivent du scatol ou méthylindol seront étudiés avec les *couleurs scatoliques*, v. p. 499 : *rouge scatolique*.

Les couleurs aqueuses et les couleurs chloroformiques de l'urine. — L.-C. Maillard distingue deux sortes de matières colorantes urinaires : les « *couleurs aqueuses,* » et les « *couleurs chloroformiques* ». Pour les extraire, on traite l'urine par son volume d'acide chlorhydrique avec additton ménagée d'un oxydant peu énergique, puis on épuise le mélange au moyen du chloroforme. Ce liquide, alors chargé de divers pigments, est agité avec de l'eau distillée qui lui enlève des substances de couleur brune. Le chloroforme, dont on a extrait ces dernières, est ensuite lavé avec une solution de soude au millième qui s'empare des matières colorantes jaunes ou orangées. Ces

épuisements successifs ont enlevé à l'extrait chloroformique
les matières colorantes solubles dans l'eau, en milieu acide ou
alcalin, dont l'ensemble constitue les « *couleurs aqueuses* ».

L'extrait chloroformique dont on a séparé ces dernières ne
contient plus que les « *couleurs chloroformiques* » représentées
essentiellement par deux pigments indoxyliques : l'*indigotine* et
l'*indirubine* (voir p. 489). La première est bleue, la seconde est
rouge ; aussi, suivant leurs proportions réciproques, commu-
niquent-elles au chloroforme une grande variété de teintes
allant du bleu-indigo au rouge-rubis en passant par les
nuances violette, mauve et pourprée.

Si les différentes substances qui composent l'ensemble
désigné sous le nom de « couleurs aqueuses » pouvaient être
séparées et identifiées à des substances chimiques connues,
comme l'ont été les couleurs chloroformiques, la question des
pigments urinaires serait élucidée.

Variation de la couleur des urines. — L'urine est *incolore* ou *à
peine colorée* dans les divers cas de *polyurie*, et fréquemment,
après le repas, même à l'état normal.

On observe très souvent l'émission d'urines incolores à la
suite de crises nerveuses (hystérie, émotions), ou bien encore
après ingestion de certaines boissons alcooliques plus ou
moins diurétiques.

Une exagération de la couleur normale indique en général
une urine riche en éléments solides. Ces urines hautes en couleur et de densité élevée s'observent à la suite d'un repas
copieux, d'un exercice musculaire exagéré provoquant la sudation, et dans les cas de maladies fébriles.

La coloration augmente encore lorsque l'urine séjourne
longtemps dans la vessie et qu'elle s'y concentre : telle l'urine
du matin.

Une couleur foncée indique souvent la présence d'un pigment
anormal. Par exemple, une coloration *jaune orangé*, *jaune rouge*,
jaune vert, *brun verdâtre* révèle la présence des matières colorantes de la bile.

L'*urobiline*, en excès, communique aux urines une couleur
allant du *jaune* au *rouge acajou* assez caractéristique ; le *chromogène* de l'urobiline ne colore pas l'urine.

L'urine peut être *brune*, *rouge*, lorsqu'elle renferme du *sang*,
et même presque *noire* lorsque ce sang s'y est en partie
altéré.

L'urine présente une couleur *blanchâtre*, rappelant celle du
lait plus ou moins étendu d'eau, lorsqu'elle renferme des
matières grasses. Comme on rencontre surtout ces urines dans

les cas pathologiques, leur étude sera faite en même temps que celle des éléments anormaux. Signalons pour terminer la coloration anormale, mais purement artificielle, produite par l'élimination de certains médicaments, *rhubarbe, séné, safran*. Dans ces cas, l'urine est colorée en jaune brun et peut à première vue être prise pour une urine ictérique ; nous indiquerons plus loin les caractères de ces pigments d'origine médicamenteuse.

<h3 style="text-align:center">§ 2. — ODEUR. — CONSISTANCE. — ASPECT.
TEMPÉRATURE. — DENSITÉ</h3>

Odeur. — A l'état normal, l'urine offre une odeur fade, *sui generis*.

Celle que présente l'urine au moment de l'émission s'atténue peu à peu, à mesure que ce liquide se refroidit, et est remplacée par une autre plus fade et désagréable qui persiste tant que l'urine offre une réaction acide. D'après Stœdeler, cette odeur est due à différents composés volatils : *acides phénique, taurilique, damalurique, damolique*. La prédominance de l'un ou de l'autre de ces corps doit causer les modifications observées dans l'odeur. Ils n'existent qu'en très faible quantité dans l'urine.

Si l'on conserve l'urine pendant un temps assez long, elle finit par acquérir une odeur fétide, ammoniacale, par suite de la transformation fermentative de l'urée en carbonate d'ammoniaque.

L'odeur de l'urine peut être modifiée par l'ingestion de certains médicaments ou aliments. Ainsi, l'essence de térébenthine lui communique une odeur très prononcée de violette. La simple inhalation de vapeurs de cette essence suffit même à provoquer ce fait.

Les *asperges* donnent à l'urine une odeur fétide qui, d'après Nencki, serait due à une transformation de l'essence contenue dans les turions, transformation aboutissant à la production de méthyl-mercaptan $CH^3 — S — H$. Le *baume de copahu*, le *safran* communiquent aussi des odeurs spéciales et caractéristiques.

Les transformations grâce auxquelles ces substances modifient l'odeur de l'urine sont mal connues.

Les observations déjà anciennes de Hahn, de Rayer, de Beauvais, ont montré que ce passage de matières odorantes dans l'urine était très diminué chez des néphrétiques.

Dans certains cas pathologiques, l'odeur de l'urine est profondément modifiée ; elle rappelle celle de la souris dans certaines fièvres graves ; elle est fétide dans les affections cancéreuses de la vessie et des reins.

Les urines albumineuses acquièrent, lorsqu'elles sont un peu anciennes, une odeur fade ou aigre, extrêmement désagréable. Les urines provenant d'un malade atteint de coma diabétique possèdent une odeur particulière, due à la présence de l'*acétone*.

Consistance. — Au moment de l'émission, l'urine constitue un liquide assez fluide ; mais elle mousse toujours plus ou moins lorsqu'on l'agite dans un vase. Ce caractère, auquel on attribuait autrefois une grande importance, n'a pas de valeur. La mousse est bien plus persistante lorsque l'urine est chargée d'*albumine* ou de *mucus ;* dans ces conditions, la filtration s'opère quelquefois très lentement.

Les urines qui renferment du *pus* sont visqueuses lorsque la quantité en est assez considérable, et elles le deviennent beaucoup lorsque, étant anciennes, elles renferment de l'ammoniaque (provenant de la décomposition de l'urée), par suite de l'action qu'exerce cet alcali sur le *pus*.

En général, une urine *alcaline* mousse bien plus qu'une urine *acide*. Lorsqu'une urine mousse facilement, on éprouve parfois assez de difficulté à en mesurer exactement un volume déterminé, car il faut attendre assez longtemps pour que la mousse soit tombée et permette de déterminer le niveau exact. On la fait disparaître instantanément en versant à la surface quelques gouttes d'alcool à 90° ou d'éther. Il faut bien se garder d'user de cet artifice lorsqu'on veut plonger un densimètre dans l'urine pour en déterminer la densité ; la présence de l'alcool ou de l'éther à la surface de l'urine modifiant les actions capillaires qui s'exercent sur la tige du densimètre, le résultat obtenu serait inexact.

Aspect et transparence. — Au moment de l'émission, l'urine normale est transparente : très souvent, elle reste telle, ou bien il se forme peu à peu, par refroidissement et à la suite d'un repos prolongé, un léger nuage qui se rassemble en flocons plus ou moins volumineux (*nubecula*). Suivant la densité de l'urine, ces flocons restent en suspension vers la partie inférieure ou bien s'étalent au fond du vase et forment une couche spongieuse ; ils renferment des cellules épithéliales provenant de la vessie, de l'urèthre, du vagin.

Très souvent aussi, et cela sans que l'urine renferme aucun élément anormal, il se forme des dépôts dont la nature peut varier, mais dus à la diminution de leur solubilité, par suite de l'abaissement de température. Il suffit en effet de chauffer l'urine pour la rendre de nouveau limpide : tel est le cas des urines qui laissent déposer de l'urate de soude en se refroidissant. Normalement, l'urine des herbivores est trouble, et il ne peut en être autrement, puisque, étant alcaline, elle ne peut retenir en solution les phosphates et carbonates terreux.

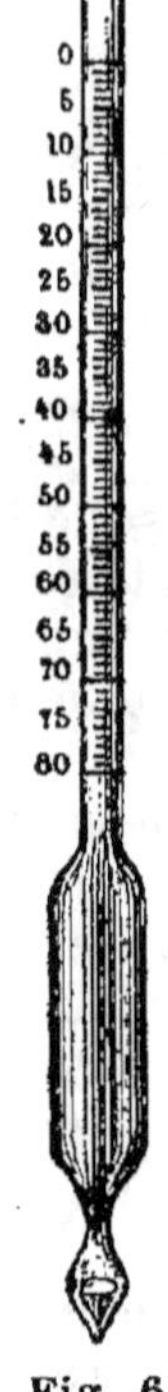

Fig. 6.
Uro-
densimètre.

Assez souvent, dans les cas pathologiques, l'urine de l'homme est trouble au moment de l'émission, mais alors elle renferme ou du *pus* ou des *matières grasses* (urines *chyleuses, laiteuses*) ; ou bien encore c'est une urine devenue *alcaline* dans la vessie, et dont les phosphates terreux ont été précipités ; elle s'éclaircit alors par l'addition d'un acide. Dans ce cas, elle devient rarement très limpide, car une urine ammoniacale, en séjournant dans la vessie, irrite toujours cet organe et amène la production du pus ; dès lors, l'urine reste louche.

Densité. — La densité (à 15°) de l'urine normale des vingt-quatre heures de l'adulte au régime mixte varie de 1010 à 1028 ; elle est, le plus souvent, comprise entre 1018 et 1024. L'ingestion d'une grande quantité d'eau ou autres boissons, peut l'abaisser à 1006 et 1004 ; mais une diminution semblable et *persistante* ne se rencontre que dans la *polyurie essentielle (diabète hydrurique*). Inversement, une augmentation passagère de la densité s'observe normalement à la suite d'une abondante sudation, après ingestion de mets très salés, etc. Mais l'augmentation de la densité n'est *persistante* que dans le diabète sucré : elle peut alors s'élever jusqu'à 1050 et même 1070.

Normalement, la densité subit des variations assez considérables au cours des vingt-quatre heures : elle est généralement faible (voisine de 1010) dans les deux heures qui suivent le repas ; elle s'élève, plus tard, vers 1018-1020 ; on a basé sur ces variations une méthode d'appréciation du fonctionnement rénal (voir : *test meal for renal function*, p. 20).

Chez le *nouveau-né* pendant les deux ou trois premiers jours de la vie, alors que les urines sont encore rares (période des infarctus uratiques), la densité peut dépasser 1010. Plus tard, chez le *nourrisson au sein*, elle est très faible, voisine de 1004. Chez le *nourrisson alimenté avec le lait de vache*, elle atteint 1010 et plus.

TABLE DE BOUCHARDAT

TEMPÉRATURE	URINE NORMALE	URINE SUCRÉE
0	— 0,9	— 1,3
1	— 0,9	— 1,3
2	— 0,9	— 1,3
3	— 0,9	— 1,3
4	— 0,9	— 1,3
5	— 0,9	— 1,3
6	— 0,8	— 1,2
7	— 0,8	— 1,1
8	— 0,7	— 1,0
9	— 0,6	— 0,9
10	— 0,5	— 0,8
11	— 0,4	— 0,7
12	— 0,3	— 0,6
13	— 0,2	— 0,4
14	— 0,1	— 0,2
15	—	—
16	+ 0,1	+ 0,2
17	+ 0,2	+ 0,4
18	+ 0,3	+ 0,6
19	+ 0,5	+ 0,8
20	+ 0,9	+ 1,0
21	+ 0,9	+ 1,2
22	+ 1,1	+ 1,4
23	+ 1,3	+ 1,6
24	+ 1,5	+ 1,9
25	+ 1,7	+ 2,2
26	+ 2	+ 2,5
27	+ 2,3	+ 2,8
28	+ 2,5	+ 3,1
29	+ 2,7	+ 3,4
30	+ 3	+ 3,7
31	+ 3,3	+ 4,0
32	+ 3,6	+ 4,3
33	+ 3,9	+ 4,7
34	+ 4,2	+ 5,1
35	+ 4,6	+ 5,5

Détermination de la densité d'une urine. — On l'effectue au moyen de densimètres spéciaux (*uro-densimètres* ou *pèse-urines*) gradués de 1000 à 1040 et plus.

L'urine étant versée dans une éprouvette et la mousse surnageante étant enlevée s'il y a lieu (en soufflant à la surface de l'urine ; ou à l'aide d'une carte), on y plonge le densimètre, qui doit flotter librement. On lit la graduation coïncidant avec le bord inférieur du ménisque et on note la température de l'urine, le chiffre observé devant être corrigé si cette température n'est pas de 15°, c'est-à-dire celle pour laquelle l'instrument a été gradué.

Pour 5 à 6 degrés en plus ou en moins de 15°, il faudra augmenter ou diminuer de 1 millième la densité trouvée (exemple : l'instrument indiquant 1018 à 20°, la densité corrigée, c. a. d. ramenée à 15°, sera 1019) ; si l'on veut être plus rigoureux encore, on corrigera les résultats fournis par l'instrument au moyen de la table de Bouchardat (p. 75).

Il est indispensable de vérifier le zéro de l'instrument.

Les meilleurs densimètres sont à tige plate, offrant des divisions espacées.

Pour que les indications du densimètre soient exactes, il est nécessaire de laver de temps en temps l'instrument avec de l'éther alcoolisé, puis de l'alcool, de manière à le débarrasser entièrement des traces de matières grasses qu'il a pu fixer. En effet, pour peu que la tige soit grasse, elle n'est pas uniformément mouillée par l'urine et les indications peuvent être faussées ; l'erreur va parfois jusqu'à 2 à 3 degrés.

CHAPITRE III

Détermination de l'eau et des substances dissoutes. — *1° Evaluation approximative des éléments totaux dissous, d'après la densité.* — D'après Haeser, on pourrait évaluer la quantité de matériaux dissous de 1 litre d'urine en multipliant par le coefficient 2,33 les deux derniers chiffres de la densité exprimée en millièmes :

Ainsi, la densité d'une urine étant de 1018, le poids des matériaux dissous (résidu total ou *extrait sec*) serait de $18 \times 2,33 = 41^{gr},94$ par litre.

L'erreur que peut comporter cette évaluation ne dépasserait pas 6 p. 100 (?). D'après les observation récentes de A. Bouchez, le coefficient 2,24 donnerait des résultats plus exacts.

Pour les urines de *nourrissons au sein*, beaucoup plus pauvres que celles de l'adulte en matériaux dissous, il faudrait, d'après Martin et Ruge, employer le coefficient 1,66.

Cette méthode d'évaluation peut rendre des services en clinique ; elle est inapplicable aux recherches exigeant quelque précision.

2° Détermination du résidu sec par évaporation. — Tarer une capsule de platine de 5 à 6 centimètres de diamètre, après l'avoir recouverte d'un verre de montre bien sec. Y verser 10 c. c. d'urine filtrée. Evaporer au bain-marie bouillant. Achever la dessiccation en maintenant deux heures dans une étuve à 100°. Recouvrir la capsule du verre de montre et la laisser refroidir dans un dessiccateur contenant de l'acide sulfurique. Peser. Reporter une heure à l'étuve à 100, puis au dessiccateur pour peser à nouveau après refroidissement. Cette dernière pesée n'accusant pas de variation de poids sur la précédente (autrement, il faudrait prolonger la dessiccation), on aura, par différence avec la tare initiale, la quantité d'extrait sec de 10 centimètres cubes d'urine.

Procédé Blarez. — Mesurer un volume d'urine égal au quotient de 200 c. c. par les deux derniers chiffres de la densité exprimée en millièmes (ainsi, pour une densité de 1020, mesurer 200 : 20 = 10 c. c.). L'évaporer — dans une capsule de platine large de 6 et haute de 1 centimètre — au bain-marie, d'abord jusqu'à résidu pâteux, puis deux heures encore et peser. Pour compenser les pertes (voir ci-après, pertes d'urée), augmenter le poids obtenu du 1/10° de sa valeur.

3° *Détermination exacte du résidu sec.* — Le résultat obtenu suivant le procédé

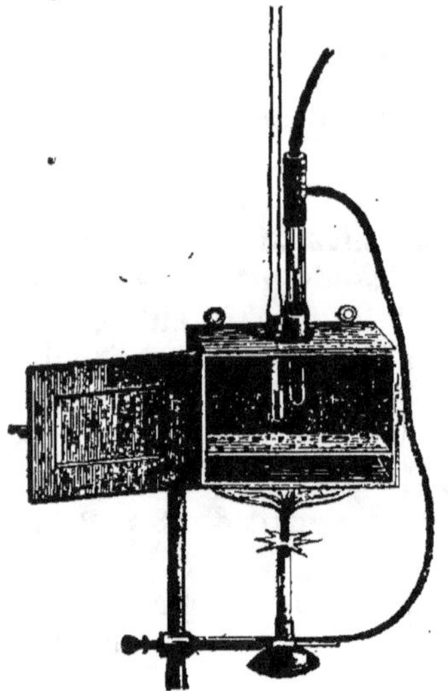

Fig. 7. — Etuve.

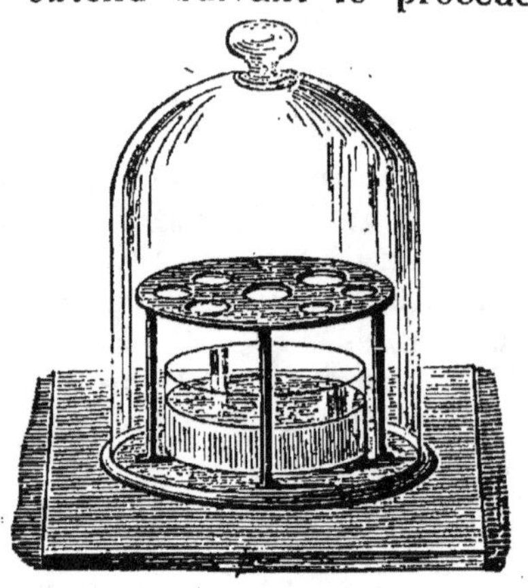

Fig. 8. — Cloche à dessiccation.

par simple évaporation est toujours entaché d'erreur ; cela tient à l'action que le *phosphate acide de soude* exerce sur l'*urée*, lorsque l'urine a atteint un certain degré de concentration : l'*urée* est alors décomposée en *acide carbonique* et *ammoniaque*. Celle-ci est fixée par le *phosphate acide de soude* à l'état de *phosphate double de soude et d'ammoniaque*, qui est lui-même décomposé lorsque la température arrive à 100° ; il reste donc un résidu *acide* et non alcalin, comme il pouvait l'être avant cette décomposition. C'est pourquoi le résidu de l'évaporation d'une urine est toujours acide, quelle qu'ait été la réaction première de cette urine.

On peut corriger l'erreur due à la perte d'une partie de l'urée en opérant de la façon suivante :

On dose l'urée urinaire au moyen de l'hypobromite de soude (voir *Dosage de l'urée*), puis on évapore 10 c. c. pour en peser le résidu sec. Celui-ci est ensuite dissous dans Q. S. d'eau pour refaire 10 c. c. d'une solution dont on dose l'urée. Le chiffre trouvé est inférieur à celui de la première détermination ; la différence indique le poids qui a été décomposé pendant l'évaporation. En ajoutant ce poids d'urée à celui du résidu sec, on obtient la quantité de matériaux dissous avec une approximation très suffisante.

4° *Détermination de l'extrait sec par évaporation dans le vide.* — Magnier de la Source a déterminé la limite des erreurs commises dans l'évaluation du résidu sec des divers liquides de l'organisme et en particulier de l'urine. Il s'est assuré que la

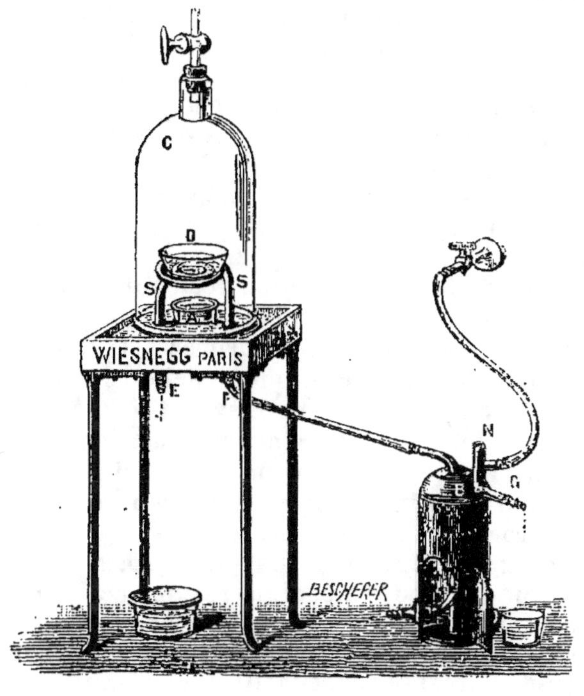

Fig. 9. — Appareil pour évaporer à chaud dans le vide.

meilleure méthode consiste à évaporer l'urine dans le vide, sur une large surface et en présence de l'acide sulfurique. Mais vingt-quatre heures sont nécessaires pour cette opération, en employant 1 à 2 grammes de liquide. Même dans ces conditions, l'erreur est encore de 1 à 2 grammes par litre.

Rabuteau conseille l'emploi du vide et d'une chaleur modérée. L'urine est évaporée au bain-marie dans un petit ballon dont on connaît exactement le poids, et le vide est fait au moyen d'une trompe à eau sur le trajet de laquelle on interpose un vase renfermant de l'acide sulfurique titré, de telle sorte qu'on peut encore tenir compte de la perte provenant de la décomposition de l'urée.

On peut, avec avantage, effectuer l'évaporation de l'urine dans l'appareil représenté (fig. 9) et qui permet de combiner l'action simultanée du *vide* et de la *chaleur*. L'évaporation est alors effectuée à basse température et d'une manière assez rapide (Yvon) :

L'urine est placée dans la capsule de platine D reposant sur un petit serpentin en cuivre S chauffé par la vapeur provenant d'une chaudière B en communication constante avec une prise d'eau dont l'excès s'écoule par le trop-plein G ; l'eau de condensation s'écoule en E. Le serpentin S et la capsule D sont enfermés dans une cloche de verre C qui est en communication avec une trompe à eau, laquelle extrait d'abord l'air, puis la vapeur au fur et à mesure qu'elle se produit.

Détermination des sels fixes. — En principe, on obtient ces sels en incinérant l'extrait sec obtenu par l'une des méthodes précédentes.

Le point délicat de la détermination réside dans la manière de faire l'incinération : si l'on chauffe à une température trop élevée, une certaine quantité de chlorures est volatilisée (se servir d'une lampe à alcool plutôt que d'un bec de gaz, ce dernier donnant une température trop élevée) ; si l'on ne chauffe pas suffisamment, la combustion du charbon, enveloppé par les sels minéraux fusibles, devient pour ainsi dire impossible.

On remédiera à ces inconvénients et causes d'erreur en employant les procédés suivants.

1° *Incinération après séparation des sels solubles.* — Chauffer doucement, sur une lampe à alcool, le résidu sec de manière à le transformer en charbon. Epuiser ce dernier par l'eau distillée chaude ; filtrer la solution sur un petit filtre Berzelius ; évaporer et peser le résidu sec, constitué par les *sels solubles*.

Sécher le filtre et le réunir au charbon pour incinérer le tout, au rouge, jusqu'à obtention de cendres blanches. En ajoutant le poids de ces cendres à celui des sels solubles on obtient le total des sels fixes de l'urine.

2° *Incinération et dosage des chlorures.* — Doser les chlorures dans l'urine par le procédé Charpentier-Volhard (p. 211). D'autre part, incinérer le résidu sec de 10 à 20 c. c. d'urine, au rouge, jusqu'à obtention de cendres blanches. Peser ces dernières et les dissoudre dans de l'eau acidulée par de l'acide nitrique. Doser les chlorures de cette solution. Par différence avec le dosage des chlorures urinaires on aura la valeur de la perte due à l'incinération, valeur que l'on ajoutera au poids des cendres.

3° *Procédé Huguet (obtention de cendres sulfuriques).* — Dans une capsule de platine, évaporer, au bain-marie, 5 c. c. d'urine additionnés de V gouttes (X, si l'urine est sucrée) d'acide sulfurique. Incinérer le résidu sec en ajoutant, si besoin est, quelques gouttes d'acide nitrique et peser les cendres ainsi obtenues. D'autre part, doser les chlorures dans l'urine et retrancher du poids des cendres, par litre, celui du NaCl $\times$ 0,21. (Ceci, parce que 1 gramme de NaCl donne avec SO^4H^2 1^{gr},21 de sulfate de sodium, soit une augmentation de 0^{gr},21 par gramme de NaCl).

Exemple : Urine contenant 8^{gr},20 de chlorures (en NaCl par litre) et donnant 15^{gr},30 de cendres sulfuriques au litre ; le poids exact des sels fixes urinaires sera : 15,30 — (8.20 $\times$ 0,21) = 13 gr. 58.

N. B. — Plus simplement, d'après Chelle, on pourrait obtenir le poids réel des matières minérales totales en multipliant le poids des cendres sulfuriques par le coefficient 0,862.

4° *Procédé Monthulé-Blarez.* — Ce procédé comporte l'emploi d'une solution d'azotate de magnésie obtenue comme suit :

Délayer 10 grammes de magnésie calcinée légère dans un peu d'eau ; ajouter de l'acide nitrique dilué jusqu'à dissolution presque complète ; la solution étant neutre au tournesol, l'étendre à 100 c. c. avec de l'eau distillée et filtrer. Déterminer, une fois pour toutes, et inscrire sur le flacon le poids de magnésie que donnent 5 c. c. de cette solution après évaporation et incinération.

L'extrait sec étant obtenu comme il a été dit plus haut, l'arroser avec 5 c. c. de la solution précédente ; évaporer au bain-marie et porter la capsule sur une très petite flamme d'une brûleur de Bunsen en ne la chauffant que par un bord ; quand toute trace de charbon aura disparu, chauffer au rouge sombre pendant une ou deux minutes, et peser après refroidissement. Du poids obtenu, déduire celui de la magnésie fournie par 5 c. c. de la solution d'azotate.

Quantités moyennes de matériaux solides organiques et minéraux éliminées par vingt-quatre heures. Leurs variations physiologiques et pathologiques. — L'adulte normal élimine, en moyenne, par vingt-quatre heures :

Matériaux totaux dissous.	46 à 56 grammes.
Sels minéraux	16 à 21 —
Matières organiques . . .	30 à 35 —

Si l'on admet que le poids moyen de l'adulte est de 65 kilos, les éliminations rapportées au kilogramme corporel et aux vingt-quatre heures sont très approximativement les suivantes :

$$\begin{array}{ll}\text{Matériaux totaux dissous . .} & 0^{gr},80 \text{ par kg. et 24 h.} \\ \text{Sels minéraux. . . . .} & 0^{gr},28 \qquad \text{—}\end{array}$$

Variations au cours de l'âge. — Les documents relatifs à l'élimination des matériaux solides totaux et des sels urinaires chez l'enfant sont très rares. Voici quelques chiffres observés par l'un de nous (Michel) chez le nouveau-né et le nourrisson :

Moyennes calculées par kilogramme et par vingt-quatre heures d'après sept observations relatives à des nouveau-nés au sein âgés de cinq à quinze jours ;

$$\begin{array}{ll}\text{Matériaux totaux dissous. . . . . . .} & 0^{gr},64 \\ \text{Sels minéraux . . . .} & 0^{gr},23\end{array}$$

Chez le nourrisson alimenté artificiellement, la quantité de matériaux dissous est beaucoup plus élevée que chez l'enfant au sein ; voici les chiffres que nous avons observés chez un enfant de un mois :

$$\begin{array}{ll}\text{Total des matériaux dissous.} & 1^{gr},73 \\ \text{Sels minéraux . . . .} & 0^{gr},44 \text{ par jour et par kg.}\end{array}$$

Cette plus grande excrétion de matériaux dissous, chez l'enfant allaité artificiellement, est due surtout à la quantité relativement énorme d'urée et de sels minéraux qu'il élimine par l'urine.

Pour la période qui s'étend de l'époque du sevrage à l'âge adulte, Carron de la Carrière et Monfet indiquent les chiffres suivants par kilogramme et par vingt-quatre heures :

AGES	TOTAL des matériaux dissous.	SELS minéraux.
De 15 mois à 5 ans	$1^{gr},37$	0,56
De 5 à 10 ans	$1^{gr},42$	0,57
De 10 à 15 ans	$1^{gr},22$	0,54
Adultes.	$0^{gr},85$	0,26

Influence du régime alimentaire. — Nous avons vu combien était variable le volume de l'urine émise pendant vingt-quatre heures ; la quantité de matériaux solides émis dans le même temps est beaucoup plus régulière pour le même individu. La moyenne varie suivant les pays, comme le montrent les chiffres suivants :

Français (Becquerel) . . .   39 à 52 grammes.
Anglais (Harley)   53   —
Allemand (Lehmann) . . .   67 à 82   —

Ces différences s'expliquent par le mode d'alimentation : le Français suit un régime plutôt végétal qu'animal ; l'Anglais, un régime mixte ; l'Allemand prend une nourriture très azotée.

Cette influence de l'alimentation est du reste facile à mettre en évidence, en soumettant successivement un même sujet à divers régimes : la proportion des éléments solides qu'il élimine peut varier de 30 à 80 grammes.

Dans les cas d'inanition, le poids des matériaux solides diminue beaucoup.

La quantité de matériaux solides éliminés dans les vingt-quatre heures ne se répartit pas uniformément entre toutes les heures de la journée : c'est ce que montrent les chiffres suivants empruntés à Harley :

Volume.	Nature de l'urine.	Densité.	Quantité de résidu solide.
1 000 c. c.	Urina *cibi*	1 025	58,35
1 000 —	— *sanguinis*	1 012	32,61
1 000 —	— *potus*	1 009	20,97

Influence de la grossesse. — Le taux des matières éliminées par les reins subit des oscillations assez grandes pendant la grossesse (P. Bar) ; il peut être inférieur, égal ou supérieur à la normale, suivant la nature et l'abondance de l'alimentation. C'est pourquoi les observations faites sur la femme sont fort peu concordantes.

Influence des maladies. — Dans un grand nombre d'affections, le poids des éléments solides éliminés pendant vingt-quatre heures diminue et tombe au-dessous de la normale. Généralement, cette diminution est due au régime alimentaire : les malades atteints d'une affection aiguë mangent à peine ; le plus souvent, ils sont à la diète ; ils n'absorbent que des liquides peu riches en éléments nutritifs et font de l'autophagie.

La quantité des matériaux solides est tout à fait indépendante du volume de l'urine ; cependant, sa détermination offre une très grande importance quand la diurèse s'exagère.

Lorsque l'augmentation du volume de l'urine s'accompagne d'une augmentation des matériaux solides, cette dernière peut porter sur les éléments normaux ou les éléments anormaux :

a. *Augmentation des éléments normaux.* — Dans ce cas, il y a *polyurie* avec *azoturie*, c'est-à-dire augmentation des matériaux azotés, principalement de l'*urée* (*diabète azoturique*).

Cet état est toujours grave, car l'organisme ne peut résister longtemps à une désassimilation qui, dans certains cas, devient considérable; on peut voir, en effet, la quantité des matériaux solides éliminés dans les vingt-quatre heures aller jusqu'à 100 grammes et même au delà. Bouchardat cite un cas dans lequel cette quantité aurait atteint jusqu'à 225 grammes, dont 130 grammes d'urée. Le volume d'urine peut atteindre et même dépasser 20 litres en vingt-quatre heures.

b. *Augmentation due à la présence des éléments anormaux.* — Ce cas est très fréquent, et l'élément anormal est le *sucre* (*diabète sucré*). Le poids du résidu solide est très variable ; il dépend et du volume de l'urine et de la quantité de sucre éliminés dans les vingt-quatre heures (voir *Glycosuries* et *Diabète*).

Influence des médicaments. — Certaines substances diminuent la proportion des éléments solides de l'urine : l'*opium*, la *morphine*, la *ciguë*, le *citrate de fer et de quinine* et le *citrate de fer ammoniacal* ; d'autres l'augmentent : ce sont, eu général, des *diurétiques* ou des *stimulants*.

Matériaux organiques de l'urine. — En parlant du résidu solide de l'urine, nous n'avons point fait la distinction des substances *organiques* et *minérales*. On les dose en bloc, et très rarement on a besoin de faire une séparation. Le poids des substances organiques l'emporte de beaucoup sur celui des sels : il est en moyenne deux fois et demie plus élevé.

CHAPITRE IV

A l'état normal, le mélange des émissions urinaires totales de vingt-quatre heures présente, chez l'homme soumis à un régime alimentaire mixte, c'est-à-dire composé d'aliments d'origines végétale et animale, une réaction acide au tournesol.

Quelles sont les causes de cette acidité et comment le sang, dont la réaction est alcaline au tournesol, peut-il produire une urine acide?

Malgré les nombreux travaux dont elles ont été l'objet, ces questions n'ont pas encore reçu de solutions définitives.

On a attribué l'acidité urinaire à des acides libres (acides urique, hippurique, lactique, carbonique), à des sels acides (phosphates monométalliques, bicarbonates) et aux pigments urinaires.

Or, certaines réactions tendraient à démontrer que l'urine ne contient pas d'acides libres :

a) L'urine ne contiendrait pas d'*acides minéraux libres* parce qu'elle est sans action sur l'hyposulfite de soude, alors que les acides minéraux libres décomposent ce sel avec mise en liberté de soufre.

b) Elle ne contiendrait ni *acide urique*, ni acide *hippurique*, ni *acide carbonique libres*, parce qu'elle ne réagit pas sur le rouge Congo, alors que les acides organiques libres le font virer au bleu, et l'acide carbonique libre au violet.

Mais cette absence de réaction sur le rouge Congo n'a peut-être pas, dans la circonstance, la signification qu'on lui attribue depuis les expériences de Brücke. En effet, Jégou a vu que la teinte rouge Bordeaux que le rouge Congo communique à l'urine normale n'était pas modifiée quand on additionnait ce liquide de son volume d'une solution d'acide hippurique à 1/1000.

D'ailleurs Denigès, en employant la méthode du coefficient de partage, a montré nettement que l'acide hippurique peut se trouver en liberté dans l'urine.

Si l'acide hippurique est quelquefois libre, il en est de même pour l'acide urique dont on observe fréquemment le dépôt à l'état cristallin.

En ce qui concerne l'acide carbonique, les recherches de Berthelot sur les gaz urinaires, ne laissent pas de doute sur la présence de cet acide libre dans l'urine.

Mais, c'est d'une manière indirecte surtout que ces acides urique, hippurique, etc., normalement produits dans l'organisme, contribuent à la production de l'acidité urinaire : en réagissant sur les phosphates alcalins bimétalliques contenus dans le sang, ils fixent une partie de l'alcali de ces phosphates qui sont ainsi partiellement transformés en phosphates monométalliques, dont la réaction est acide au tournesol. Avec l'acide urique, par exemple, on aurait la réaction suivante :

$$PO^4Na^2H + C^5H^4Az^4O^3 = C^5H^3Az^4O^3Na + PO^4NaH^2.$$

Comme nous l'avons vu en étudiant la physiologie de l'excrétion urinaire, ces phosphates acides, dont l'existence dans le sang est assez probable, passeraient plus facilement dans l'urine que les phosphates alcalins (bimétalliques), soit par suite de leur plus grande diffusibilité, soit à cause du pouvoir électif de l'épithélium des tubes urinifères.

Quoi qu'il en soit, l'un des procédés de dosage (Freund et Lieblein), que nous indiquons plus loin, permet de reconnaître que l'urine normale contient environ 60 p. 100 de son acide phosphorique total à l'état de phosphates monométalliques (biacides), le reste (40 p. 100) étant sous la forme de phosphates bimétalliques, alcalins au tournesol et neutres à la phtaléine.

Certains faits démontrent que les pigments urinaires, notamment l'urobiline et l'urochrome, contribuent aussi, pour une part faible il est vrai, à la production de l'acidité urinaire. Capranica a en effet observé que cette acidité diminuait quand on privait l'urine de ses pigments par le noir animal.

En résumé, on peut admettre que l'urine doit sa réaction acide à des phosphates monométalliques surtout puis, accessoirement, à l'acide urique, à l'acide carbonique, aux pigments et, quelquefois, à l'acide hippurique ou à d'autres acides aromatiques.

Principes et critique des méthodes de dosage de l'acidité urinaire. — Le dosage exact de l'acidité urinaire présente certaines difficultés dues surtout à la présence, dans l'urine, de phosphates acides dont la neutralisation nécessite des quantités variables d'alcali, suivant les circonstances dans lesquelles on opère.

D'une manière générale, on détermine cette acidité en versant, dans un volume connu d'urine, une liqueur alcaline titrée jusqu'à virage d'un indicateur de saturation.

Il est à remarquer d'abord que l'addition progressive de liqueur alcaline transforme peu à peu les phosphates monométalliques en phosphates bimétalliques, et que le mélange de ces deux espèces de sels communique à l'urine une réaction amphotère qui ne permet pas de saisir nettement le moment où la neutralisation apparente, vis-à-vis d'un indicateur déterminé, est atteinte.

De plus, cette neutralisation *apparente* (différente de la neutralisation *absolue*, qui serait obtenue par la saturation complète de toutes les valences acides des phosphates) peut être obtenue avec des quantités d'une même liqueur alcaline *qui varient suivant la nature de l'indicateur employé*. On sait en effet que la saturation apparente d'une molécule d'acide phosphorique PO^4H^3 est obtenue avec les quantités suivantes d'alcali, selon que l'on opère en présence de l'*hélianthine*, du *tournesol* ou de la *phtaléine du phénol* :

Avec une molécule d'alcali en présence de l'hélianthine.
Avec une molécule et demie d'alcali en présence du tournesol.
Avec deux molécules d'alcali en présence de la phtaléine.

Ceci nous explique pourquoi les valeurs trouvées pour l'acidité d'une même urine sont plus élevées en présence de la phtaléine qu'en présence du tournesol.

Si les résultats que l'on obtient en présence du tournesol sont trop faibles, ceux que l'on enregistre en se servant de la phtaléine comme indicateur sont, au contraire, trop élevés : la phtaléine s'unit, en effet, à l'ammoniaque normalement contenue dans l'urine pour former une *diimidophtaléine*, dont la solution alcaline est incolore ; il en résulte des teintes indécises et un virage que l'on enregistre alors que la neutralisation est déjà dépassée.

Ainsi qu'il résulte des observations de Cazeneuve, de Denigès, de Lépinois et de Jégou, les *sels de calcium* contenus dans l'urine viennent encore fausser les résultats du dosage de l'acidité ; ils entraînent une erreur *par excès*, probablement par suite d'une réaction telle que la suivante :

$$2PO^4NaH^2 + 3CaCl^2 = (PO^4)^2Ca^3 + 2NaCl + 4HCl$$

réaction montrant, *qu'en présence de la phtaléine*, 2H du PO^4NaH^2 seront comptés comme acides *du fait des sels de calcium*, alors qu'on n'en compterait qu'un seul, si ce phosphate monosodique était seul soumis au titrage, c'est-à-dire s'il n'était pas accompagné de sels calcaires.

On peut supprimer, en grande partie, ces causes d'erreur et rendre constante, quel que soit l'indicateur, la quantité d'alcali nécessaire à la neutralisation d'une urine, en éliminant les phosphates par double décomposition au moyen du chlorure de baryum (procédé Maly) ou des chlorures d'ammonium et de magnésium (procédé Jégou).

Principe de la méthode de Maly. — On ajoute à un volume connu d'urine une quantité également connue de soude normale, puis un excès de chlorure de baryum. Dans ces conditions, les phosphates mono- et bisodique contenus dans l'urine sont transformés en phosphate trisodique ; les phosphates acides de chaux ou de magnésie sont transformés en phosphates basiques insolubles ; puis, le chlorure de baryum change ce phosphate trisodique en phosphate tribarytique insoluble. Il reste en solution : du chlorure de baryum, du chlorure de sodium, des sels neutres, et la quantité de soude demeurée en excès après saturation de toutes les valences acides. Il se produit des réactions semblables avec les oxalates, les bicarbonates et les urates acides, qui forment avec la baryte des composés insolubles. Ces deux derniers sels, acides chimiquement, mais inactifs sur les indicateurs, sont ainsi remplacés par une quantité d'HCl équivalant à leurs valences libres, c'est-à-dire par un acide fort que l'on peut doser en présence des indicateurs. Les carbonates neutres, dont la réaction est alcaline vis-à-vis du tournesol, sont remplacés par des chlorures neutres.

La méthode de Maly rend donc sensibles aux réactifs tous les composés chimiques acides de l'urine, c'est-à-dire tous ceux qui contiennent des atomes d'hydrogène remplaçables par un métal ; elle permet ainsi d'obtenir l'acidité *absolue* de l'urine.

Toutefois, on peut penser avec Jégou que cette notion de l'acidité absolue n'est pas applicable en urologie : « Le procédé Maly accorderait, en effet, une acidité élevée à une urine dans laquelle les phosphates terreux seraient précipités, mais contenant une proportion assez forte de bicarbonates ; utile, en le supposant exact, pour faire connaître l'état des sels dans le sérum ou la bile, il ne peut rendre aucun service à la séméiologie urinaire ».

Or, l'exactitude même du procédé de Maly est contestable ; notamment, la présence fréquente de carbonate dans la liqueur de soude titrée constitue l'une des causes d'erreur qui doivent lui faire préférer le *procédé suivant de Jégou.*

Principe de la méthode de Jégou. — On ajoute à un volume déterminé d'urine de la mixture magnésienne et une *quantité connue d'ammoniaque titrée* ; les H basiques des phosphates sont remplacés par Mg et AzH^4 (précipitation de phosphate ammoniaco-magnésien) en même temps qu'une quantité équivalente d'HCl est libérée, conformément aux équations suivantes :

$$PO^4NaH^2 + MgCl^2 + AzH^4Cl = PO^4MgAzH^4 + NaCl + 2HCl$$
$$PO^4Na^2H + MgCl^2 + AzH^4Cl = PO^4MgAzH^4 + 2NaCl + HCl$$

L'acide ainsi libéré (autant de molécules d'HCl qu'il y a d'H basiques) vient s'ajouter *aux autres composés acides de l'urine* pour saturer une certaine quantité d'ammoniaque, quantité que l'on détermine par différence, après avoir titré l'ammoniaque restée libre, et qui mesure l'acidité absolue.

De cette acidité absolue, Jégou déduit, par le calcul (voir p. 95), ce qu'il appelle l'**acidité réelle** : c'est-à-dire, approximativement celle que l'on obtiendrait suivant le procédé qui donne *l'acidité apparente* (saturation directe par la soude en présence de la phtaléine), si ce procédé ne comportait pas de causes d'erreur.

Principe de la méthode de Grimbert et Morel. — En somme, Jégou ne détermine l'acidité absolue que pour obtenir, avec plus de précision, *l'acidité réelle* qui, seule, est intéressante au point de vue séméiologique.

Or, Grimbert et Morel ont montré que, *moyennant certaines précautions*, l'acidité réelle pouvait être, avec autant de précision et d'une façon beaucoup plus simple (sans séparation préalable des phosphates), déterminée par un titrage direct en présence de la phtaléine.

Ces précautions consistent, en principe, à corriger ou à éliminer les deux principales causes d'erreur signalées précédemment (et conduisant toutes deux à un résultat trop élevé dans la détermination de l'acidité apparente), savoir : l'action des sels ammoniacaux sur la phtaléine et l'influence perturbatrice des sels de chaux.

1° *Correction de l'erreur due à l'action des sels ammoniacaux sur la phtaléine.* — Nous avons vu que les sels ammoniacaux retardaient le virage de la phtaléine (formation d'imidophtaléine incolore). Or, Ronchèse a montré que la quantité d'alcali, dès lors employée *en trop*, est proportionnelle à la teneur en ammoniaque de l'urine. Le dosage de l'ammoniaque permet donc de déterminer la valeur de la correction à effectuer : à cet effet, après le premier titrage, on verse dans la prise d'essai un excès de formol bien neutre et on titre de nouveau l'acidité (engendrée par la réaction des sels ammoniacaux sur la formaldéhyde : voir procédé Ronchèse pour le dosage de l'ammoniaque, p. 172) ; le nombre de centimètres cubes de soude décinormale employés pour ce deuxième titrage, *divisé par 3*, donnera le nombre de *dixièmes* de centimètres cubes qu'il faudra retrancher du titrage primitif.

Exemple emprunté à Grimbert et Morel :

Soit une urine dont 20 c. c. ont demandé $8^{cc},2$ de soude N/10 pour être neutralisés ; on ajoute 40 c. c. de formol au 1/2 préalablement neutralisé, et on recommence le titrage ; soit 19,5 le nombre de centimètres cubes de soude employés ; $\dfrac{19,5}{3} = 6,5$.

Il faudra donc retrancher $0^{cc},65$ de $8^{cc},2$ pour corriger le retard causé par les sels ammoniacaux, soit :

$$8^{cc},2 - 0^{cc},65 = 7^{cc},55.$$

2° *Élimination des sels de chaux.* — Elle se fait simplement au moyen de l'oxalate de potasse. Voir plus loin, la technique du procédé.

Il nous reste maintenant à décrire les techniques des divers procédés dont nous venons d'indiquer les principes.

Le *procédé de choix* nous semble devoir être celui de Grimbert et Morel ; le dosage de l'acidité réelle à la phtaléine effectué avec les corrections indiquées par ces auteurs présente, en effet, assez d'exactitude pour être adopté dans la pratique courante ; de plus, en le faisant suivre d'un dosage de l'acide phosphorique par les méthodes ordinaires, il permet, tout comme les procédés de Maly-Denigès et de Jégou, de déterminer l'acidité *absolue*, l'acidité *phosphatique* et l'acidité *organique* (voir p. 96).

Outre ces procédés, nous croyons devoir décrire la méthode de Freund-Lieblein, peu connue en France, mais très employée à l'étranger, parce qu'elle permet d'exprimer l'acidité urinaire d'après le dosage de ses facteurs principaux, c'est-à-dire, les phosphates monométalliques.

Détermination de l'acidité apparente. — Dans un vase à saturation mettre 10 c. c. d'urine, 50 à 100 c. c. d'eau récemment bouillie (c'est-à-dire privée de CO^2) et V à VI gouttes de solution alcoolique de phtaléine du phénol ; puis, à l'aide d'une burette graduée, verser goutte à goutte de la solution décinormale de soude jusqu'à apparition d'une coloration rose persistante.

Le nombre de centimètres cubes de soude décinormale employés, multiplié par 100 et ensuite par 0^{gr},00365, donne l'acidité, exprimée en acide chlorhydrique, par litre.

C'est, comme nous l'indiquons plus loin, parce qu'elle est surtout sous la dépendance de l'acidité gastrique, que nous croyons devoir exprimer l'acidité urinaire en acide chlorhydrique. Si on veut l'exprimer en acides *sulfurique, phosphorique, chlorhydrique*, ou comme l'a proposé Maillard, en *hydrogène*, on substituera au chiffre 0,00365, l'un des facteurs suivants, qui correspondent également à la saturation de 1 c. c. de soude décinormale :

0^{gr},0001 d'hydrogène acide ;

0^{gr},0049 d'acide sulfurique ;

0^{gr},0063 d'acide oxalique ;

0^{gr},00326 d'acide phosphorique (soit le 1/3 de la quantité 0,0098 qui correspondrait à la saturation théorique des 3H acides de PO^4H^3).

Valeurs moyennes de l'acidité apparente en présence de la phtaléine. — 2^{gr},76 par vingt-quatre heures en acide oxalique, soit 2,14 en SO^4H^2 et 1,60 en HCl. Ces chiffres correspondant à un poids moyen de 65 kilogrammes, l'acidité rapportée à 1 kilogramme corporel et à vingt-quatre heures serait :

En acide oxalique.	0,042
— sulfurique.	0,033
— chlorhydrique	0,0246

L.-C. Maillard a trouvé une valeur légèrement supérieure à la précédente comme acidité moyenne des vingt-quatre heures, chez un adulte de 61^{kgr},300 : en hydrogène, 0^{gr},045, ce qui correspond à 1^{gr},64 d'HCl.

Détermination de l'acidité d'après la teneur de l'urine en phosphates acides (*Méthode de Freund-Lieblein*). — Cette méthode est basée sur ce fait que le chlorure de baryum ajouté à une solution renfermant des phosphates monométalliques (biacides) et des phosphates bimétalliques, précipite ces derniers à l'état de phosphate de baryte et ne réagit pas sur les premiers, si la solution présente une concentration semblable à celle de l'urine.

L'acide phosphorique des phosphates biacides restés en dissolution est dosé volumétriquement au moyen d'une solution titrée d'azotate d'urane. Si l'on a dosé, d'autre part, l'acide phosphorique total, la différence entre les données de ces deux dosages fournit l'acide phosphorique des phosphates bimétalliques (mono-acides) que le chlorure de baryum avait précipités.

Il convient de remarquer toutefois que le chlorure de baryum transforme une partie des phosphates bimétalliques en phosphates trimétalliques qui sont précipités, et en phosphates monométalliques qui restent en solution ; il s'ensuit que le chiffre trouvé pour l'acide phosphorique des phosphates monométalliques est un peu trop élevé. Cette réaction secondaire est indiquée par l'équation suivante :

$$4Na^2HPO^4 + 4BaCl^2 = Ba^3(PO^4)^2 + BaH^4(PO^4)^2 + 8NaCl.$$

Pour une concentration en phosphates semblable à celle que présente l'urine, 3 p. 100 de l'acide phosphorique contenu à l'état de phosphates bimétalliques seraient ainsi transformés en phosphates monométalliques.

Pratique du dosage. — *a*) Dans 50 c. c. d'urine ou dose l'acide phosphorique total au moyen d'une solution titrée d'urane, comme il est indiqué p. 229.

b) A 75 c. c. d'urine on ajoute 15 c. c. d'une solution de chlorure de baryum à 10 p. 100. On agite et on filtre de façon à obtenir un filtratum très limpide (un liquide trouble donnerait pour P^2O^5 des chiffres trop élevés). On prélève 60 c. c. de ce filtrat ; *ils représentent 50 c. c. d'urine* dans lesquels on dose l'acide phosphorique, comme précédemment au moyen de l'urane.

L'exemple suivant indique comment on fera la correction des résultats : si nous trouvions pour l'acide phosphorique total 2,46 et pour l'acide phosphorique des phosphates monométallique 1ᵍʳ,62 par litre, l'acide phosphorique des phosphates bimétalliques serait : 2,46 — 1,62 = 0,84. Ce chiffre étant trop faible de 3 p. 100, sa valeur corrigée est : 0,84 + 0,0252 = 0,865 ; de sorte que l'acide phosphorique des phosphates monométalliques est égal à 2,46 — 0,865 = 1ᵍʳ,595 par litre.

N. B. — Lieblein a montré que l'addition d'un acide même très faible (acide acétique, oxalate acide) à un mélange de phosphates mono et bimétalliques faisait augmenter d'une quantité équivalente l'acidité, c'est-à-dire la proportion de phosphate acide contenu dans le mélange.

Le dosage de l'acide phosphorique des phosphates monométalliques d'une urine, donnerait donc la mesure de l'acidité *réelle*, acidité due non seulement à ces phosphates, mais encore aux autres substances acides de l'urine.

Normales. — Voici, d'après Lieblein et Ott, les proportions sui-

vant lesquelles l'acide phosphorique total de l'urine normale
se trouve réparti entre les deux espèces de phosphates :
42,8 p. 100 à l'état de phosphates bimétalliques et 57,2 p. 100
à l'état de phosphates monométalliques (biacides) avec, pour
ces derniers, des variations de 34,9 à 74,2 p. 100 ; lorsque cette
proportion s'abaisse à 34,9 p. 100, la réaction de l'urine devient
amphotère (l'urine rougit le tournesol bleu et bleuit le tournesol rouge) ; au-dessus de 34,9, la réaction serait toujours
acide au tournesol.

Dosage de l'acidité absolue. Procédé Maly-Denigès. — Dans
une capsule de porcelaine on met 20 c. c. d'urine, 20 c. c. de
soude N/10 ét 10 c. c. d'une solution de chlorure de baryum à
10 p. 100 ; après avoir porté à l'ébullition, on introduit le contenu de la capsule et les eaux de lavage dans un matras
jaugé de 100 c. c. ; après refroidissement, on complète le volume
de 100 c. c., on agite et on filtre.

A 50 c. c. du filtrat (représentant 10 c. c. d'urine et 10 c. c.
de soude N/10), on ajoute 10 c. c. d'une solution décinormale
d'acide chlorhydrique, quelques gouttes de phtaléine et de la
soude décinormale jusqu'à virage.

Si n est le nombre de centimètres cubes de soude décinormale
ainsi employés, l'acidité urinaire totale absolue, exprimée par
litre et en acide oxalique, sera la suivante :

$$\text{Acidité en acide oxalique} = n \times 100 \times 0,0063.$$

N. B. — *Correction indiquée par Ronchèse.* — Le résultat ainsi
obtenu est entaché d'erreur du fait de la réaction des sels
ammoniacaux urinaires sur la phtaléine ; on peut le corriger de
la façon suivante (Ronchèse ; correction déjà indiquée, p. 89).

Après avoir noté le nombre n de centimètres cubes de soude
N/10 employés pour obtenir le virage de la phtaléine, on verse,
dans le liquide même où s'est produit ce virage, 20 c. c. de
formol commercial au demi (préalablement neutralisé) et on
titre à nouveau. Si n' représente le nombre de centimètres
cubes employés pour ce deuxième titrage, le nombre de
dixièmes de centimètres cubes qu'il faudra retrancher de n pour
corriger l'effet des sels ammoniacaux sera $\dfrac{n'}{3}$.

Exemple emprunté à Ronchèse : on a employé pour obtenir
le premier virage $5^{cc},4$ ($= n$), et pour le deuxième, après
addition de formol, 6 c. c. ($= n'$) de soude décinormale ; il faut
donc retrancher $\dfrac{6}{3} = 2$ *dixièmes* de centimètres cubes de $5^{cc},4$;

il reste $5^{cc},2$ comme valeur corrigée, et l'acidité urinaire est la suivante :

$$5,2 \times 100 \times 0,0063 = 3^{gr},27 \text{ en acide oxalique.}$$

ou :

$$5,2 \times 100 \times 0,00326 = 1^{gr},69 \text{ en acide phosphorique.}$$

Détermination de l'acidité réelle de l'urine par le procédé Jégou. — Les solutions nécessaires sont les suivantes :

1° Ammoniaque N/4.

2° Acide chlorhydrique N/4.

3° Solution ma-gnésienne. . . .
- Chlorure de magnésium. . . . . 12 gr.
- — d'ammonium . . . . . 17 —
- Eau distillée. Q. s. pour. . . . . 100 c. c.

A 25 c. c. d'urine on ajoute 10 c. c. de solution magnésienne et 20 c. c. d'ammoniaque N/4, puis on complète le volume de 100 c. c. avec de l'eau distillée. On agite vivement pendant quelques instants et on filtre dès que le liquide surnageant le précipité de phosphate ammoniaco-magnésien s'est clarifié, ce qui demande de cinq à dix minutes. Puis, dans 80 c. c. du filtrat, représentant 20 c. c. d'urine et 16 c. c. d'ammoniaque N/4, on dose l'ammoniaque restée libre, au moyen de l'HCl N/4 en employant la teinture de tournesol comme indicateur.

Si n est le nombre de centimètres cubes de liqueur acide employés pour obtenir la neutralisation, $16 - n$ représentera le nombre de centimètres cubes de liqueur ammoniacale N/4 consommés pour la saturation de l'acidité de 20 c. c. d'urine. L'acidité A, *exprimée en centimètres cubes de liqueur normale alcaline, et par litre*, sera donc la suivante :

$$A \text{ (en c. c. de liqueur N alcaline)} = (16 - n) \times 12,5.$$

N. B. — 1° Si l'on veut, comme le conseillent Grimbert et Morel, exprimer cette *acidité en acide phosphorique* (considéré comme monovalent : 1/3 de $PO^4H^3 = 32,6$), on emploiera la formule suivante :

$$A \text{ (en acide phosphorique)} = (16 - n) \times 0^{gr},4075.$$

2° Remarquer que l'acidité A ainsi déterminée est une *acidité absolue*, puisqu'elle mesure les 2 valences acides des phosphates monométalliques urinaires.

Correction nécessitée par le mode d'expression de l'acidité. — La valeur A comprend les deux valences acides des phosphates monométalliques. Pour se conformer aux usages habituels de l'urologie classique, qui considère les phosphates monométalliques comme des acides monobasiques en ne tenant compte que de la première valence acide de ces phosphates, il faut, d'après Jégou, faire subir à l'acidité A une correction soustractive indiquée par la formule suivante :

$$a = A - P \times 14,1.$$

dans laquelle a désigne l'acidité *réelle* cherchée et P le poids d'acide phosphorique anhydre contenu dans un litre d'urine.

En effet, une molécule de P^2O^5, pesant 142, fournit deux molécules de PO^4H^3 ; or l'acidité absolue de ces deux molécules est saturée par 6 000 c. c. de liqueur alcaline normale ; il s'ensuit que la saturation des trois valences de P grammes de P^2O^5 exigerait $\dfrac{P \times 6\,000}{142}$ de liqueur alcaline normale ; la saturation d'une seule valence de ce même poids P de P^2O^5 exigerait trois fois moins, soit :

$$\frac{P \times 6\,000}{142 \times 3} = P \times 14,1 \text{ de liqueur alcaline normale.}$$

C'est cette quantité $P \times 14,1$ qu'il faut retrancher de A, afin de compter comme monovalents les phosphates acides que cette expression (A) mesurait comme bivalents.

On obtient ainsi l'*acidité réelle* (a) « telle qu'elle serait obtenue par le tournesol en suivant les procédés anciens, si nous n'avions la réaction amphotère et la précipitation des phosphates à l'état trimétallique » (Jégou).

Rapport de l'acidité réelle à l'acidité phosphatique. — L'acidité qui serait due à l'acide phosphorique seul, supposé en combinaisons monométalliques, et qui est représentée par l'expression $P \times 14,1$ est appelée par Jégou « acidité phosphatique ». Le rapport entre l'acidité réelle et l'acidité phosphatique, $\dfrac{a}{P \times 14,1}$, voisin de l'unité chez les sujets normaux, varie de 0,9 à 1,1. Dans certains états pathologiques, alors que l'urine contient des acides libres (diabète), ce rapport peut dépasser 1,3.

La *résazurine* permet de voir immédiatement s'il est supérieur ou inférieur à l'unité : on ajoute IV à V gouttes de résazurine[1] à 25 c. c. d'urine ; il y a virage au rouge si le rapport

---

1. La *résazurine* résulte de l'action de l'acide azotique nitreux sur la résorcine. Elle est employée comme indicateur acidimétrique en solution à 1/5000, obtenue comme suit : on dissout 0gr,10 de résazurine dans 20 c. c. d'eau et 2 c. c. d'ammoniaque, puis on complète le volume de 500 c. c. avec de l'eau distillée. II ou III gouttes de cette solution suffisent pour teinter en bleu de ciel 200 c. c. d'eau. La résazurine vire au rose sous l'influence des acides.

d'acidité est supérieur à l'unité; dans le cas contraire le réactif reste bleu.

Détermination de l'acidité réelle par la méthode de Grimbert et Morel. — 1° A 50 c. c. d'urine on ajoute 0^{gr},50 d'oxalate de potasse pulvérisé; on agite, puis on laisse en contact pendant une demi-heure, et on filtre sur un papier suédois *demi-dur*.

2° Sur 20 c. c. du filtrat, on détermine l'acidité à la phtaléine au moyen de la soude N/10, en ayant soin d'opérer par comparaison avec un égal volume d'urine, placé dans un vase identique, et en s'arrêtant au premier changement de teinte du liquide.

On note le nombre *n* de centimètres cubes versés.

3° On ajoute alors au liquide précédent 40 c. c. de formol du commerce au demi, préalablement neutralisé, et on titre de nouveau. Soit *n'* le nombre de centimètres cubes employés pour ce deuxième titrage; $\dfrac{n'}{3}$ représentera le nombre de *dixièmes* de centimètres cubes qu'il faudra retrancher de *n* pour corriger l'effet des sels ammoniacaux.

Soit N le chiffre ainsi corrigé; l'acidité *réelle*, exprimée en *acide phosphorique* monovalent et *par litre* d'urine, sera :

$$R = N \times 0,163.$$

N. B. — Grimbert et Morel ont observé que leur méthode fournissait des résultats sensiblement identiques à ceux que donne — pour l'acidité réelle — le procédé, plus compliqué, de Jégou.

Calcul de l'acidité organique, de l'acidité absolue, de la teneur en phosphates mono- et disodiques de l'urine (Grimbert et Morel). — Quand on connaît *l'acidité réelle* (déterminée comme il vient d'être dit) et la *teneur de l'urine en acide phosphorique* (indiquée par la méthode ordinaire à l'urane; voir p. 229), on peut, ainsi que l'ont établi Grimbert et Morel, calculer la part qui, dans l'acidité urinaire, revient aux *phosphates*, et celle qui est attribuable aux *acides organiques* (acidité organique); on peut, en outre, calculer la valeur de *l'acidité absolue*, et la teneur de l'urine en *phosphates mono-* et *dimétalliques* (sodiques).

En effet, soit, exprimés en acide phosphorique :

R, *l'acidité réelle*, déterminée comme il est dit ci-dessus;

A, *l'acidité absolue*;

p, *l'acidité phosphatique*, c'est-à-dire, celle que donnerait un titrage, *en présence de la phtaléine*, si, en l'absence d'autres acides, la totalité de l'acide phosphorique urinaire était à l'état de *phosphate monosodique* : acidité phosphatique que l'on calcule en multipliant le chiffre de l'acide phosphorique (par litre ; obtenu par la méthode à l'urane) par le facteur 0,459 [1] ;

a, *l'acidité organique*, due aux petites quantités d'acides organiques qui peuvent accompagner les phosphates monométalliques.

Si tout l'acide phosphorique urinaire était à l'état de phosphate monosodique, on aurait :

$$R = p + a$$
$$a = R - p$$
$$A = 2p + a$$

(les 2 H acides du phosphate monosodique se trouvant comptés dans l'acidité absolue, alors qu'il n'en est compté qu'un seul dans le titrage de l'acidité réelle en présence de la phtaléine).

Or, deux cas peuvent se présenter avec l'urine :

1° L'acidité phosphatique est *inférieure* à l'acidité réelle ($p < R$). Dans ce cas, il ne peut y avoir de phosphate disodique ; tout l'acide phosphorique est à l'état de phosphate monosodique, qui peut être accompagné d'acides organiques : et alors on a :

Acidité organique, $a = R - p$.

Acidité absolue, $A = 2p + a$.

Teneur en phosphate monosodique $= p \times 3,680$

(Ce facteur 3,680, parce que 1/3 de PO^4H^3, soit 32,66 d'acide phosphorique, présentent la même acidité à la phtaléine que PO^4NaH^2 soit 120 de phosphate monosodique).

2° L'acidité phosphatique est *supérieure* à l'acidité réelle ($p > R$). Dans ce cas, il ne peut y avoir d'acidité organique, et l'acidité phosphatique totale se partage entre l'acidité phosphatique due au phosphate monosodique, soit m — (c'est l'acidité déterminée directement par le titrage à la phtaléine et qui se confond avec l'acidité réelle R) — et l'acidité phosphatique due au phosphate disodique, acidité théorique, soit d. On a alors :

$$m = R$$
$$d = p - R$$
$$A = 2R + d.$$

Teneur en phosphate monosodique $= R \times 3,680$

—   —   disodique $= d \times 4,356$

(Ce facteur 4,356, parce que 1/3 de PO^4H^3, soit 32,66 d'acide phosphorique, présentent la même acidité théorique que PO^4Na^2H soit 142 de phosphate disodique).

Comme pour *l'acidité réelle*, Grimbert et Morel ont constaté que leur méthode donnait, pour *l'acidité absolue*, sensiblement les mêmes résultats que celle de Jégou.

Variations physiologiques de l'acidité urinaire. — Le facteur principal des variations physiologiques de l'acidité urinaire

[1] 1/2 P^2O^5 = 71 donne 1 molécule de PO^4NaH^2 = 120, qui présente à la phtaléine une acidité égale à 1/3 de PO^4H^3, soit à 32,6 d'acide phosphorique ; 1 de P^2O^5 donnerait donc une acidité de $\dfrac{32,6}{71} = 0,459$.

est l'acidité gastrique. Quand cette dernière s'accroît, l'acidité urinaire diminue et inversement. C'est-à-dire que l'acidité urinaire varie surtout sous *l'influence des repas* : cinq à six heures après un déjeuner abondant, surtout s'il est riche en viande (trois heures seulement si le repas est léger), l'acidité se montre très abaissée et peut même faire place à une réaction alcaline au tournesol (Bence-Jones).

Cette diminution de l'acidité urinaire coïncide avec le maximum de la sécrétion acide gastrique. L'acidité urinaire se relève ensuite « à cause de l'action inverse exercée par la sécrétion pancréatique alcaline et par la résorption, dans l'intestin, de l'acide sécrété par l'estomac. L'influence du *repas du soir* est moins nette, parce que la baisse de l'acidité provoquée par ce repas est en partie compensée par le relèvement qui suit le repas du midi, d'ordinaire plus important » (Lambling).

On admet généralement que le régime végétal diminue l'acidité urinaire. L'ingestion de sels alcalins (bicarbonates), de sels organiques capables de se transformer en carbonates alcalins dans l'organisme (citrates alcalins) peut la diminuer et même communiquer à l'urine une réaction alcaline ou du moins amphotère.

Enfin on a observé que le travail musculaire, la marche, et d'une manière générale la fatigue, augmentaient le taux de l'acidité (Fustier).

Variations pathologiques. — Dans certaines *affections de l'estomac*, les variations pathologiques de l'acidité gastrique peuvent se traduire par des variations inverses de l'acidité urinaire. Ainsi d'après Gley et Lambling, le minimum de l'acidité urinaire est plus accentué (parfois jusqu'à l'alcalinité) et persiste plus longtemps qu'à l'état normal, chez les *hyperchlorhydriques*, parce que, chez ces malades, la sécrétion gastrique est exagérée et subsiste après la digestion.

Lorsque l'*hyperacidité* s'accompagne d'une *insuffisance de la motricité gastrique*, la réaction de l'urine est ordinairement *alcaline* (Klemperer).

Sticker et Hubner ont observé que l'acidité urinaire ne subissait pas ses fluctuations normales lorsque, pour une cause pathologique quelconque, la sécrétion gastrique était suspendue. Ainsi dans le *cancer de l'estomac*, la production de l'acide chlorhydrique étant presque supprimée, l'acidité de l'urine reste sensiblement constante aux différentes heures de la journée.

On admet généralement que l'urine des *arthritiques* est hyperacide. Cependant, Pfeiffer a observé une diminution de l'acidité urinaire chez des goutteux au moment de l'accès.

Zerner a précisé les conditions suivant lesquelles l'hyperacidité urinaire peut amener la production de la gravelle urique chez certains arthritiques : il faut que le rapport normal de la quantité d'acide urique à celle des phosphates bimétalliques exprimés en phosphate disodique (rapport qui varie normalement de 0,20 à 0,35) augmente, c'est-à-dire que la production d'acide urique soit accrue et que celle des phosphates bimétalliques tombe au-dessous de la normale. Nous reviendrons sur ce point en étudiant l'excrétion urique (voir p. 168).

Chez les *diabétiques*, l'acidité urinaire est beaucoup plus élevée que chez les sujets normaux (Fustier) ; cette hyperacidité parait due, en partie, à la présence d'acides libres, quelquefois d'acides β-oxybutyrique et diacétique (Jégou).

Dans certaines *maladies aiguës*, on note une hyperacidité notable au moment de la période fébrile ; il en est ainsi dans la *variole* et dans la *scarlatine*.

L'urine peut devenir *alcaline* par suite de la résorption de transsudats alcalins, ou dans le cas d'hémorragies intestinales entraînant une résorption des sels alcalins du sang (Quincke).

On a signalé encore des émissions d'*urines alcalines* à la suite de *vomissements incoercibles* (grossesse) et dans certains cas de *sténose pylorique* avec *dilatation stomacale*, ou de *gastrite chronique*.

Enfin, dans les suppurations rénales (pyélonéphrites) et surtout vésicales (cystites), les urines sont souvent hypoacides et même alcalines ; la présence du pus et des phosphates terreux précipités les rend alors très troubles. Dans les cas de cystite, les globules du pus et les phosphates sont souvent englobés dans un mucus filant, épais, alcalin assez abondant, provenant de l'action de l'ammoniaque sur les leucocytes.

CHAPITRE V

DE L'URÉE

$$\text{Urée : } CH^4Az^2O \text{ ou } CO \begin{cases} AzH^2 \\ AzH^2 \end{cases}$$

Synonymes. — Diamide carbonique ou carbamide.

ÉTAT NATUREL. — L'urée se rencontre surtout dans l'urine des *carnivores.*

L'urine n'est point le seul liquide de l'économie qui en contienne ; on en trouve normalement non seulement dans le *sang*, mais dans le *liquide céphalo-rachidien*, le *liquide amniotique*, l'*humeur aqueuse*, l'*humeur vitrée*, la *sueur*, la *salive*, etc. Wurtz l'a rencontrée dans le *chyle*, la *lymphe* ; on en trouve aussi dans le liquide des *vomissements*, dans celui des *épanchements pleurétiques*, de l'*hydrocèle*, de l'*hydropisie*, etc.

Extraction de l'urine. — Pour l'extraire de l'urine, on évapore ce liquide jusqu'à réduction au 1/10 de son volume environ. Après refroidissement, on ajoute de l'acide azotique exempt de vapeurs nitreuses ; il se forme de l'azotate d'urée, qui est peu soluble et qui cristallise.

Les cristaux sont lavés rapidement à l'eau froide, puis redissous dans l'eau chaude ; la solution chaude est décolorée au noir animal et filtrée. Pendant le refroidissement, le nitrate d'urée cristallise incolore. Pour en séparer l'urée, on le dissout dans l'eau chaude et on additionne la solution de carbonate de baryte pulvérisé qui, en réagissant sur l'azotate d'urée, donne de l'azotate de baryte et de l'urée libre en solution. On filtre cette solution bouillante et on évapore le filtrat à siccité. Le résidu est épuisé par l'alcool à 90° ; l'urée cristallise par évaporation de cette solution alcoolique.

Propriétés. — L'urée cristallise en prismes quadratiques incolores fusibles à 132°. Elle est très soluble dans l'eau, assez soluble dans l'alcool et insoluble dans l'éther pur.

L'urée, qui est la diamide correspondant à l'acide carbonique, doit donner du carbonate d'ammoniaque en fixant deux molécules d'eau :

$$CO\begin{cases} AH^2 \\ AzH^2 \end{cases} + 2\,H^2O = CO\begin{cases} OAzH^4 \\ OAzH^4 \end{cases}$$

Cette réaction s'effectue dans les solutions aqueuses portées à 140° et surtout en présence des acides ou des alcalis. Elle se produit aussi à froid sous l'influence d'un ferment soluble, l'*uréase*, sécrété par certaines bactéries.

Quelques oxydants, notamment l'acide azoteux, les hypochlorites ou les hypobromites alcalins, décomposent l'urée en azote et acide carbonique (Lecomte). Cette importance réaction est mise à profit pour le dosage de l'urée ; avec l'hypobromite de soude son équation est la suivante :

$$CO\,(AzH^2)^2 + 3NaBrO = 3NaBr + CO^2 + 2Az + 2H^2O.$$

On a aussi utilisé pour le dosage de l'urée la propriété qu'elle possède, lorsqu'elle est en solution alcaline, de donner avec le nitrate mercurique un composé insoluble de formule :

$$CO\,(AzH^2)^2,\ 2HgO.$$

Combinaisons de l'urée avec les acides. — Les acides forts et concentrés décomposent l'urée, mais il n'en est plus ainsi lorsqu'ils sont dilués : il y a combinaison. Ainsi, lorsqu'on verse de l'acide azotique dans une solution d'*urée*, même assez étendue, il se forme un précipité cristallin d'*azotate d'urée* $CH^4Az^2O,\ AzO^3H$. Si la solution d'urée est concentrée, elle se prend en masse. Ces cristaux se présentent au microscope sous forme d'é-cailles, de *lames aplaties* et quelquefois de *prismes* (fig. 10). Si on les chauffe, ils se décomposent vers 140°, en

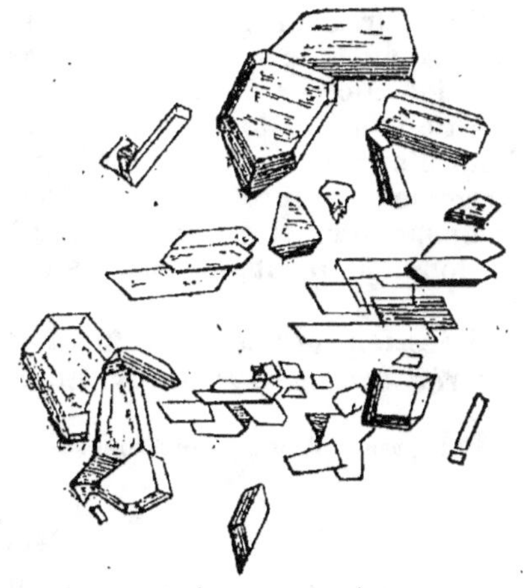

Fig. 10. — Azotate d'urée.

dégageant de l'acide carbonique et du protoxyde d'azote. Ils sont très peu solubles dans l'eau, surtout dans l'eau alcoolisée ou aiguisée d'acide azotique.

L'acide oxalique se comporte comme l'acide azotique et donne de l'*oxalate d'urée* $(CH^4Az^2O)^2,C^2O^4H^2$. Ce sel est moins soluble dans l'eau que l'azotate, et encore moins dans l'eau chargée d'acide oxalique. On peut le dessécher à 100° sans qu'il subisse d'altération ; mais, à partir de 150°, il se décompose.

Réaction de Fosse au xanthydrol. — Fosse a montré qu'une molécule (60 grammes) d'urée, en *milieu alcoolique*, se combine avec 2 molécules (396 grammes) de *xanthydrol*[1] pour donner, après élimination de $2H^2O$, une molécule (420 grammes) de *dixanthylurée*, composé bien cristallisé, à peu près insoluble dans l'alcool froid ou les solvants habituels, et représentant 7 fois le poids de l'urée qui lui a donné naissance.

Cette réaction peut non seulement servir à doser exactement l'urée dans des liquides qui n'en renferment que de très petites quantités (voir p. 121) mais encore à la caractériser, car elle est *spécifique* : Fosse, puis Hugounenq et Morel ont vu, en effet, que les divers composés azotés de l'organisme (acide urique, créatinine, guanidine, etc.), ou ceux que fournit l'hydrolyse des protéiques (glycocolle, alanine, tyrosine... peptides) n'étaient pas précipités par le xanthydrol en milieu alcoolique ; du moins, pour ceux de ces composés qui peuvent réagir, la combinaison est-elle soluble dans les conditions où l'urée serait précipitée.

On pourra ainsi caractériser l'urée dans une solution aqueuse n'en renfermant que quelques centigrammes par litre : à 2 c. c. de cette solution ajouter 7 c. c. d'acide acétique cristallisable et 1 c. c. de solution au 1/10 de xanthydrol dans l'alcool méthylique pur (à 99°,5) ; au bout d'une heure, recueillir le précipité ; en dissoudre environ 1/2 milligramme dans 10 c. c. d'alcool *bouillant et filtrer à chaud ;* après quelque temps, examiner au microscope le fond du cristallisoir, qui montrera de longs filaments rectangulaires rayonnant autour d'un point central.

Réaction colorée au furfurol (Réaction de Schiff). — Les cristaux d'urée traités par une solution concentrée de furfurol et d'HCl

---

1. Le *xanthydrol* ou *diphénopyranol* est un alcool secondaire :

$$O \diagup^{C^6H^4} \diagdown_{C^6H^4} CH.OH ;$$

2 molécules de xanthydrol, en s'unissant à 1 molécule d'urée avec élimination de 2 H^2O, donnent la dixanthylurée :

$$O \diagup^{C^6H^4}_{\diagdown C^6H^4} CH - AzH - CO - AzH - CH \diagup^{C^6H^4}_{\diagdown C^6H^4} O.$$

prennent une série de teintes : jaune, verte, bleue et violet-pourpre. On opère comme suit : A 2 centimètres cubes d'une solution concentrée de furfurol on ajoute V gouttes d'HCl concentré ; dans ce mélange, qui ne doit pas être coloré en rouge, on plonge un cristal de la substance supposée être de l'urée ; la coloration violet-pourpre se produit au bout de quelques minutes.

Dosage de l'urée.

Les nombreuses méthodes de dosage de l'urée peuvent être divisées en deux groupes d'après le degré d'exactitude dont elles sont susceptibles : les méthodes cliniques qui ne donnent que des résultats approchés, et les méthodes exactes spécialement applicables aux recherches de laboratoire.

Méthodes cliniques. Emploi de l'hypobromite de soude. — Toutes les méthodes cliniques sont basées sur la propriété que possède l'hypobromite de soude, de décomposer l'urée en azote, eau et acide carbonique. La mesure du volume d'azote dégagé dans cette réaction fait connaître la quantité d'urée décomposée.

, Cette réaction et cette gazométrie s'effectuent dans des appareils appelés *uréomètres*, dont il existe de nombreux modèles ; nous ne décrirons ici que les plus usités, notamment l'*uréomètre à mercure* de P. Yvon, instrument fort simple et de maniement peu compliqué, pouvant, moyennant certaines précautions, fournir des résultats très exacts.

Préparation de la solution d'hypobromite de soude. — P. Yvon a donné la formule suivante :

> Brome . . . .   5 centimètres cubes.
> Lessive de soude de den-
>   sité 1,33. . . . .   50 grammes.
> Eau distillée   100   —

Mélanger la lessive de soude et l'eau ; ajouter peu à peu le brome, en refroidissant et en agitant.

N. B. — Cette solution s'altère assez rapidement ; il faut la renouveler fréquemment.

Elle ne dégage qu'une quantité insignifiante d'oxygène, soit $1/20°$ de centimètre cube pour les quantités de 5 à 10 c. c. communément appliquées au dosage de l'urée. Un réactif plus concentré en brome donnerait davantage d'oxygène et serait, par conséquent, à rejeter.

Préparation de l'hypobromite de soude au moyen d'extraits de

Javel du commerce. — Lorsqu'on ne dispose pas de brome on peut préparer la solution d'hypobromite comme suit (Meillère, Fouchet, Chaumeil) :

Dans 50 c. c. d'un extrait pour eau de Javel du commerce faire dissoudre 16^{gr},50 de bromure de potassium, ajouter 10 c. c. d'acide chlorhydrique officinal, puis 20 c. c. de lessive de soude. On obtient ainsi une solution se prêtant bien au dosage de l'urée.

Uréomètres de P. Yvon. — Nous transcrivons ici les descriptions des uréomètres à mercure et à eau de P. Yvon et leur application au dosage de l'urée telles qu'elles ont été présentées par lui dans les précédentes éditions de cet ouvrage.

« Lorsqu'on fait agir sur l'urée les hypochlorites alcalins, il y a décomposition en acide carbonique et azote ; mais ce dernier gaz se dégage seul dans un milieu suffisamment alcalin ; Lecomte avait basé sur cette réaction un procédé de dosage de l'urée qui était certainement le plus pratique avant qu'on connût ceux dont nous parlerons plus bas. Ce procédé exigeait encore l'emploi de la chaleur et d'un appareil assez compliqué ; il fallait au moins deux heures pour faire un dosage d'urée et puis faire des corrections pour ramener à 0° et à 760 le volume d'azote dégagé.

« En examinant la formule de l'urée, il est facile de voir que *un décigramme* de cette substance doit donner 37 c. c. d'azote. mesurés à la température de 0° et à la pression normale de 760 millimètres ; mais, par l'action de l'hypochlorite de soude, Lecomte n'a jamais pu obtenir que 34 c. c. au lieu de 37. On adopte ce chiffre comme base de calcul, c'est-à-dire que 34 c. c. d'azote mesurés à 0° et 760 correspondent à un décigramme d'urée.

« Ce procédé est encore long, d'une exécution délicate et exige des calculs qui nécessitent l'emploi du thermomètre et du baromètre ; cliniquement il n'est donc pas pratique.

« Frappé de ces inconvénients, je me suis attaché à trouver un procédé tout à la fois exact et pratique. J'ai voulu supprimer non seulement une manipulation chimique longue et délicate, exigeant l'emploi de la chaleur, mais aussi toutes corrections relatives à la température et à la pression.

« J'ai d'abord remplacé l'hypochlorite de soude par l'hypobromite, dont la préparation est bien plus facile et l'action infiniment plus énergique et plus prompte. A la même époque, cette substitution a également été indiquée en Allemagne par Knopp et Huefner ; mais mon vénéré maître, M. Bussy, m'avait fait l'honneur de présenter mon travail à l'Académie de Médecine avant que le procédé allemand fût connu en France. Du reste, les deux appareils n'ont rien de commun entre eux que l'emploi de l'hypobromite. Le procédé allemand laisse subsister le point le plus long et le plus délicat : la mesure du gaz dans un appareil séparé et les corrections de température et de pression,

« Cet inconvénient était commun à tous les procédés volumétriques; c'est lui que je me suis attaché à faire disparaître.

« Voici la description de mon procédé :

« Un long tube de verre de 40 centimètres (fig. 11) porte vers son quart supérieur un robinet également en verre, et est gradué de chaque côté à partir de ce robinet en centimètres cubes et en dixièmes de centimètre cube. Cet instrument, pour lequel j'ai proposé le nom d'*uréomètre*, est plongé dans une longue éprouvette, évasée à sa partie supérieure et contenant du mercure. Le robinet ouvert, l'instrument se remplit ; on ferme alors le robinet et on soulève le tube. On peut le laisser flotter sur le mercure ou le maintenir soulevé au moyen d'un support à collier fixé à l'éprouvette. On a ainsi une sorte de baromètre tronqué dans la chambre duquel on pourra introduire successivement divers liquides sans laisser rentrer d'air. Cette manœuvre est facilité par l'immersion plus ou moins grande du tube dans le mercure [1].

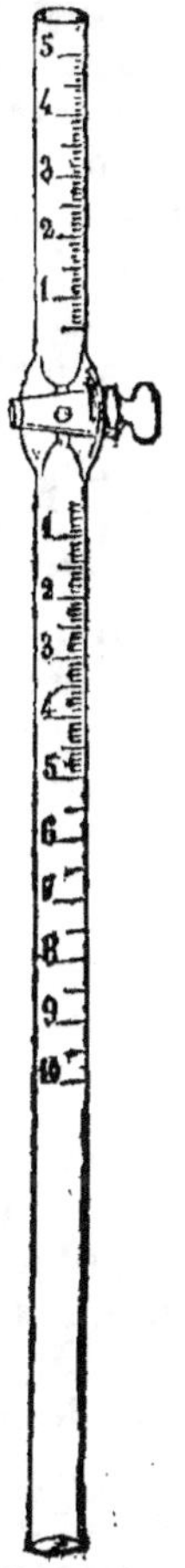

On commence par préparer une solution d'urée renfermant exactement *un centigramme* de cette substance (pure et séchée dans le vide en présence d'acide sulfurique) par 5 c. c. et on en mesure cette quantité dans la partie supérieure du tube graduée à cet effet. En ouvrant le robinet, on fait pénétrer peu à peu le liquide dans le tube, et le mercure s'abaisse d'autant; on lave ensuite le tube mesureur avec un peu de lessive de soude étendue d'eau, et par la manœuvre du

Fig. 11.
Uréomètre
à mercure.

robinet on réunit ce liquide au premier. Puis on fait arriver de la même manière 5 à 6 c. c. d'hypobromite de soude. La réaction commence aussitôt ; mais aucune bulle ne peut s'échapper, la pression étant plus faible à l'intérieur qu'à l'extérieur.

« Pour faciliter le mélange des liquides, on retire l'instrument

______

1. Cet instrument est construit par M. Régnier, 19, rue Cujas.

du mercure en bouchant l'extrémité avec le doigt, et l'on agite. Puis on le remet dans la cuvette jusqu'à ce que tout le gaz soit rassemblé dans la chambre, et que le liquide se soit éclairci ; il doit y avoir un excès d'hypobromite et le liquide est alors coloré en *jaune* : c'est à quoi on le reconnaît.

« L'opération terminée, on porte l'instrument dans une éprouvette pleine d'eau ; l'hypobromite, plus dense, s'écoule. On égalise les niveaux et on fait la lecture. On trouve alors un certain chiffre, par exemple 40 divisions ou 4 c. c.

« Cette détermination, que l'on vient de faire avec une solution titrée, va nous dispenser des corrections de température et de pression pour les opérations suivantes. Elle nous apprend en effet que, dans les conditions ou l'on opère, *un centigramme* d'urée donne par exemple 40 *divisions* d'azote. Si l'on décompose ensuite dans l'appareil *un centimètre cube* d'urine et qu'on obtienne 88 divisions d'azote, on posera la proportion suivante :

40 divisions représentent 1 centigr. d'urée
88   —   — x,

d'où :

$$x = \frac{88}{40} = 2 \text{ centigr. } 2,$$

et, en passant au litre, 22 grammes.

« Non seulement cette manière d'opérer évite de faire les corrections de température et de pression, mais elle supprime la cause d'erreur provenant de ce que l'hypobromite de soude ne dégage, pas plus que l'hypochlorite, tout l'azote de l'urée (seulement les 92 centièmes).

« Il est bon de ne pas opérer sur l'urine pure, vu sa richesse en urée. J'en prends ordinairement 10 c. c. que j'étends d'eau, de manière à obtenir en tout 50 c. c. On décompose alors dans l'appareil 2 à 5 c. c. de ce mélange, suivant la richesse en urée. Comme vérification, on opère sur des quantités doubles ou triples, et l'on doit obtenir des quantités d'azote doubles ou triples de la première.

« Si l'on n'avait pas de solution titrée d'urée, on pourrait faire subir au volume gazeux les corrections de température et de pression, afin de calculer directement le poids de l'urée d'après les équivalents (3^{cc},7 correspondent à 0^{gr},04 d'urée) ; mais alors il faudrait faire une seconde correction : l'hypobromite de soude, contrairement à ce que j'avais écrit en 1872, ne dégage pas tout l'azote de l'urée, mais seulement les 92 centièmes [1]. Il faudrait donc augmenter de 8 centièmes le volume d'azote dégagé avant de lui faire subir des corrections.

« Dans l'exemple précité, nous avons trouvé 88 divisions ; ajoutons-y 8/100, on aura $88 + 7,04 = 95,04$.

« C'est à ce dernier chiffre qu'on fera subir les corrections d'après la formule suivante :

$$V^o = V \frac{1}{1 + 0,00367 \times t} \times \frac{H - f}{760},$$

dans laquelle V^o représente le volume corrigé à 0° et 760, V le volume lu sur l'appareil, H la pression atmosphérique au moment de l'expérience, t la température, f la force élastique de la vapeur d'eau à cette température. On peut, pour éviter ce calcul, faire usage de la table de Dietrich ou de Lunge qui donne directement la valeur de la correction.

« *Discussion du procédé.* — Quelle que soit la marche suivie pour un dosage d'*urée dans l'urine*, on n'en a pas encore le poids d'une façon exacte. C'est qu'en effet l'hypobromite de soude décompose également la *créatine*, la *créatinine*, l'*acide urique*, les *urates* et l'*ammoniaque*. Le chiffre obtenu précédemment exprime donc en *urée* l'ensemble des matériaux azotés de l'urine.

« On peut facilement éliminer les urates. Pour cela, on prend 10 c. c. d'urine, on y ajoute 1 c. c. de *sous-acétate de plomb*, puis assez d'eau pour obtenir un volume de 50 c. c., et on filtre. Les urates sont séparés à l'état d'urate de plomb, et l'excès de sel de plomb n'entrave point la décomposition de l'urée par l'hypobromite. L'oxyde de plomb d'abord précipité se redissout dans la liqueur alcaline. On peut du reste éliminer l'excès du sous-acétate de plomb par le carbonate de soude. Pour cela, on verse 10 c. c. d'urine dans une éprouvette graduée, on y ajoute 1 c. c. de sous-acétate de plomb, on agite, puis on verse une solution étendue de carbonate de soude, de manière à compléter le volume de 50 c. c. ; on agite et l'on filtre ; l'urine s'écoule débarrassée du sel de plomb.

« Seul l'azote provenant de la créatinine et de l'ammoniaque constituera une erreur que l'on peut négliger dans un dosage clinique en raison de la faible teneur de l'urine en ces substances.

---

1. Méhu a signalé ce fait qu'en présence du glucose ou du sucre ordinaire, l'hypobromite de soude dégageait *tout l'azote* de l'urée. Si, après avoir introduit dans l'appareil 5 centimètres cubes de la solution d'urée (0gr,01 d'urée), on y faisait parvenir une solution sucrée, puis l'hypobromite de soude, on obtiendrait un dosage exact d'urée ; il suffirait donc d'employer de l'eau sucrée au lieu d'eau distillée pour diluer l'urine. Toutefois, L. Garnier et L. Michel ont montré que l'avantage que l'on peut tirer de l'emploi du sucre est balancé par certains inconvénients qui rendent cet emploi inutile.

« Pour nous résumer, un dosage assez exact de l'urée se fait de la manière suivante, sans que l'on ait à tenir compte ni de l'action incomplète de l'hypobromite de soude sur l'urée, ni des corrections de température :

« 1° On détermine le volume d'azote fourni par un centigramme d'urée ;

« 2° On détermine de même le volume d'azote provenant de la décomposition de 1 c. c. d'urine déféquée par le sous-acétate de plomb et on compare les résultats.

« En opérant sur l'urine brute, puis sur la même urine déféquée par le sel de plomb, et en multipliant ces essais avec des urines de toutes provenances, j'ai vu que les matériaux azotés autres que l'urée augmentaient l'azote dans la proportion de 4,5 p. 100. Dans un essai clinique, on peut donc se contenter de ce rapport et diminuer de 4,5 p. 100 le chiffre d'urée obtenu en opérant sur l'urine naturelle. Voici comment on opère :

$$1 \text{ centigr. d'urée donne.} \quad . \quad . \quad . \quad 39 \text{ divisions d'azote.}$$
$$1 \text{ cent. cube d'urine donne.} \quad . \quad 68 \qquad —$$

On pose :

$$39 \text{ représente } 0,1 \text{ d'urée.}$$
$$68 \qquad — \qquad x.$$

d'où

$$x = \frac{0,68}{39} = 0^{gr},01743, \text{ soit } 17^{gr},43 \text{ par litre.}$$

« Il faut diminuer ce chiffre de 4,5 p. 100 ; on fait la multiplication :

$$17^{gr},43 \times \frac{4,5}{100} = 0,78.$$

On retranche :

$$17^{gr},43 — 0,78 = 16^{gr},65.$$

« Ce dernier chiffre représente très approximativement la quantité d'urée contenue dans un litre.

« Dans les essais cliniques et la pratique courante, non seulement on n'opère pas sur l'urine déféquée, mais on ne détermine pas le volume d'azote fourni par un centigramme d'urée. A plus forte raison, on ne fait aucune correction de température. Le désir de tout simplifier et de supprimer le plus possible sous prétexte de rendre plus pratique, a fait qu'on a perdu de vue le point de départ et enlevé au procédé l'exactitude qu'on est en droit d'en attendre.

« En opérant ainsi, il y a trois causes d'erreur :

« 1° Deux qui augmentent le volume de gaz dégagé ; ce sont : la présence des matérianx azotés autre que l'urée ; l'élévation de température.

« 2° Une qui diminue le volume de gaz ; c'est l'obtention incomplète de l'azote de l'urée par l'action de l'hypobromite.

« Il est facile de voir quelle est la valeur approchée de ces causes d'erreur. Basons-nous sur ce fait que *un centigramme* d'urée doit donner théoriquement en azote $3^{cc},7$ ou 37 divisions de l'appareil. D'après mes déterminations, l'augmentation provenant des matériaux azotés autres que l'urée est en moyenne de 4,5 p. 100, soit ici de $1^{div},66$.

« L'augmentation due à l'élévation de température et à la pression est en moyenne de 1/10, soit ici de $3^{div},7$.

« On aurait donc pour l'augmentation de volume :

Présence des matériaux azotés étrangers.	1 div.	66
Élévation de température	3	70
Total de l'augmentation . . .	5 div.	36

« D'autre part, l'hypobromite ne dégage que 92 p. 100 de l'azote contenu dans l'urée ; il y a donc ici une perte de $2^{div},96$.

Soit en résumé :

Augmentation	5 div.	36
Diminution	2	96
Différence en plus	2 div.	40
La théorie donne	37	
Total	39 div.	40

« Ainsi, en opérant directement sur l'urine, *un* centigramme d'urée donne en moyenne $39^{div},40$ (soit 40 en nombre rond) d'azote. Il en résulte que si l'on opère sur *un centimètre cube* d'urine, 40 divisions ou 4 c. c. d'azote représentent *un* centigramme d'urée par centimètre cube ou 10 grammes par litre : et par suite chaque centimètre cube d'azote correspond à $2^{gr},50$ d'urée par litre et chaque division de l'appareil à $0^{gr},25$.

« Pour un essai clinique, il suffit donc de diviser par 4 le nombre de divisions d'azote obtenues dans la décomposition de un centimètre cube d'urine ; le quotient représente en grammes la quantité d'urée par litre.

« *Urines sucrées*. — On opère comme pour l'urine ordinaire :

non seulement la présence du sucre n'entrave pas la décomposition de l'urée, mais nous avons vu que, sous son influence, elle dégage tout son azote. Avec ces urines, il faudra donc, si l'on suit la marche précédemment indiquée, diminuer le résultat de 8 p. 100, ou bien se servir d'une solution titrée d'urée faite dans l'eau sucrée au lieu d'eau distillée simple. Méhu n'indique pas la proportion minimum du sucre. On peut en mettre 25 grammes par 500 grammes de solution.

« *Urine albumineuse.* — La présence de l'albumine n'entrave aucunement le dosage de l'urée ; elle n'offre que l'inconvénient de faire mousser l'urine. Souvent, cette mousse épaisse et persistante rend impossible la lecture du gaz dégagé. On la fait tomber instantanément en introduisant dans l'appareil quelques gouttes d'alcool. Méhu, dans le même but, conseille l'emploi d'une petite boulette de suif, grosse comme une tête d'épingle, que l'on fait pénétrer dans le tube de l'uréomètre. On peut également séparer l'albumine par la chaleur ou bien par l'emploi combiné de la chaleur et du sous-acétate de plomb, qui élimine en même temps les urates.

« Si enfin l'urine est chargée de sang, de pus, en un mot ne peut être examinée directement, on la précipite par trois fois son volume d'alcool à 95°, on filtre, on évapore pour chasser l'alcool, et on reprend par l'eau, dans laquelle on dose alors l'*urée*.

« **Modifications apportées à l'uréomètre à mercure. Uréomètre à eau de P. Yvon.** — Peu de temps après la publication du procédé que je viens de décrire, un très grand nombre de modifications y ont été apportées : elles ne changent en rien le principe, ni souvent même le mode opératoire. Pour opérer sur un volume plus considérable d'urine, M. Magnier de La Source fait ajouter deux boules à mon tube ; Méhu en double le diamètre. Ces modifications ne changent en rien l'exactitude du procédé et ne suppriment pas l'emploi du mercure. L'obligation de se servir de ce métal a effrayé les opérateurs, peu habitués aux manipulations chimiques ; il a été le point de départ, tant en France qu'à l'étranger, d'un nombre vraiment considérable d'instruments disposés de manière à supprimer l'emploi du mercure, mais enlevant tous plus ou moins d'exactitude à la méthode que j'avais fait connaître.

« Pour ceux qui ne veulent pas se servir du mercure, j'ai fait construire un appareil permettant d'opérer sur l'eau.

« Il se compose, comme le premier, d'un tube à robinet (fig. 12), mais muni de deux boules, dont l'une B sert de chambre à réaction. Le tube C, destiné à mesurer l'azote dégagé, se renfle en B' et se termine en une pointe effilée *d* qui pénètre dans la boule supérieure B. Cette dernière est séparée par un robinet R du tube mesureur A *gradué* et destiné à mesurer l'urine et à verser l'hypobromite. Ces deux liquides se mélangeront dans la boule B, et l'azote provenant de la réaction sera conduit par le tube *d* dans la boule B' et en refoulera l'eau.

« *Graduation de l'instrument.* — Sur l'étranglement qui sépare les deux boules est marqué un trait de repère *a*, et la graduation ne commence qu'en un point *o* placé sur la partie cylindrique, au-dessous de la seconde boule. Voici comment on détermine, et par suite, l'opérateur peut vérifier la place de ce point. Disons d'abord que la boule B' est destinée à recevoir l'air primitivement contenu dans la boule B.

« Sa capacité, depuis le commencement *o* de la graduation jusqu'au trait *a*, doit être égale à celle de la boule B jusqu'au plan horizontal passant par la pointe *b* du tube effilé. Pour vérifier l'instrument, on le plonge dans une éprouvette pleine d'eau, le robinet R étant ouvert ; on l'enfonce jusqu'à ce que le niveau affleure en *a* : on ferme alors le robinet et on soulève l'instrument en le tenant bien vertical ; on emplit alors d'eau le tube A et on ouvre lentement le robinet. Cette eau glisse le long des parois internes de la boule B, et, à mesure qu'elle la remplit, l'air chassé déprime l'eau de la boule B'. Lorsque dans la boule B l'eau a atteint l'extrémité du tube *d*, elle s'écoule par son orifice *b* et descend dans la boule inférieure ; dès lors, il ne passe plus d'air et le niveau reste constant en *o*. C'est en ce point qu'après avoir égalisé les niveaux, on doit placer le zéro de la graduation.

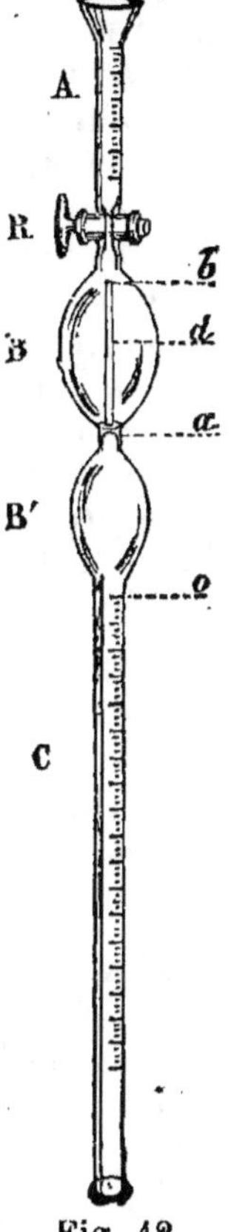

Fig. 12.
Uréomètre
à eau.

« *Mode opératoire.* — Le robinet étant ouvert, on plonge l'instrument dans une éprouvette pleine d'eau, jusqu'à ce que le niveau de cette eau affleure en *a*. On ferme le robinet et on soulève l'instrument. On mesure alors dans le tube A, de 1 à 5 c. c. d'urine, suivant la richesse présumée en urée, puis en ouvrant lentement le robinet, on fait pénétrer cette urine dans la boule B. On lave ensuite le tube mesureur avec une solution étendue de soude, puis on fait arriver l'hypobromite. La réaction s'établit aussitôt et l'eau est vivement refoulée. Le dégagement gazeux étant terminé, on verse de l'eau par le tube A et on la fait arriver dans la boule B jusqu'à ce qu'elle la remplisse et s'écoule par le petit tube *d* et pénètre dans la seconde boule. A ce moment, la graduation est devenue exacte, et tout le gaz accumulé au-dessous de zéro représente l'azote provenant de la réaction.

« Avant de faire la lecture, il est indispensable de laisser refroidir l'appareil, car le mélange d'urine et d'hypobromite s'est échauffé pendant la réaction.

« Lorsqu'on se sert de l'instrument, il faut bien veiller à ce que la boule supérieure ne renferme pas d'eau ; autrement le volume d'air qu'elle contient serait diminué et par suite le zéro de la graduation ne serait plus exact.

« On applique à cet appareil tout ce que nous avons dit du précédent, et on fait une opération préalable avec une solution titrée d'urée. Pendant la réaction de l'hypobromite sur l'urine, il se produit souvent une mousse abondante ; la capacité de la boule est assez grande pour qu'il ne passe rien dans le tube effilée, et, la réaction terminée, on fait tomber cette mousse par l'addition de quelques gouttes d'alcool.

« Si l'urine renferme de l'albumine, il est préférable de la séparer par coagulation avant de doser l'urée, afin d'éviter la trop grande production de mousse (P. Yvon). »

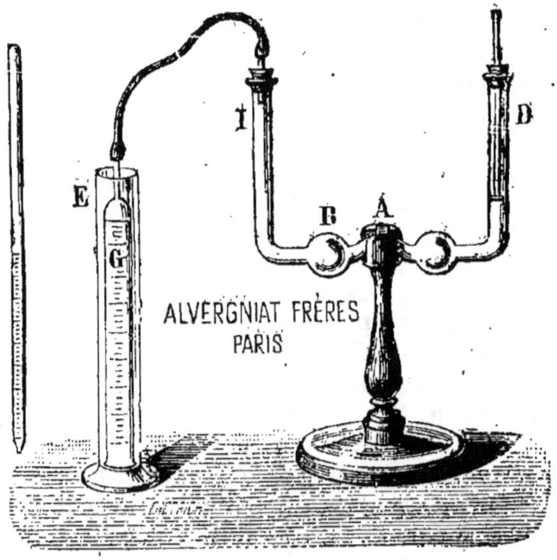

Fig. 13. — Uréomètre de Regnard.

Appareil de Regnard. — Cet appareil se compose d'un tube en U (fig. 13), muni de deux branches séparées par une partie recourbée en dos d'âne A. Dans l'une des boules B, on introduit par la branche I, au moyen d'une pipette graduée, 2 c. c. d'urine ; l'autre est remplie d'hypobromite de soude que l'on verse par la branche D. La courbure du tube de jonction empêche les liquides de se mélanger tant que l'appareil est maintenu verticalement au moyen du support. Un tube de caoutchouc relie la branche I à une cloche graduée G. Cette cloche plonge dans une éprouvette à pied E, dans laquelle on verse assez d'eau pour que l'affleurement ait lieu au niveau du zéro de la graduation. La branche D est fermée par un bouchon en caoutchouc traversé par une tige de verre qui sert de régulateur. On enfonce plus ou moins cette tige, de manière à ramener au zéro le point d'affleurement de l'eau dans l'intérieur de la cloche graduée ; ce point est en effet déplacé, à chaque opération, par suite de la légère compression de l'air produite par l'introduction du bouchon. L'appareil étant bien réglé, on incline le tube de manière à faire arriver l'hypobromite de soude au contact de l'urine. On agite et lorsque la réaction est terminée, on laisse refroidir l'appareil et on procède à la lecture du volume d'azote dégagé, en ayant soin d'égaliser les niveaux.

Pour éviter tout calcul à l'opérateur, M. Regnard a dressé des tables basées sur ce fait que, à 15° et à la pression normale, 1 c. c. d'azote représente $2^{mg},562$ d'urée ; il suffit de multiplier ce nombre par celui des divisions d'azote dégagé, pour obtenir, en poids, la quantité d'urée contenue dans 2 c. c. d'urine ; en multipliant encore par 500 on obtient le résultat par litre.

Des tables, accompagnant l'appareil, sont dressées pour les températures de $+ 5$, $+ 10$, $+ 15$, $+ 20$, $+ 25$; elles donnent directement le poids d'urée contenu dans un litre d'urine pour un volume d'azote déterminé, provenant de la décomposition de 2 c. c. d'urine dans l'appareil.

Hypobromite de soude et sels ammoniacaux. — Le procédé de dosage de l'urée par l'hypobromite de soude présente en clinique un grand avantage : c'est qu'il permet de doser l'urée dans une urine qui est en pleine fermentation ammoniacale et dont l'urée est en partie transformée en carbonate d'ammoniaque. Les sels ammoniacaux sont aussi décomposés par l'hypobromite et l'on retrouve toujours *tout* l'azote uréique, qu'il soit encore à l'état d'*urée* ou déjà transformé en *sel ammoniacal*. On peut vérifier ce fait en conservant plusieurs semaines de l'urine et en dosant l'urée tous les jours. La quantité d'azote varie peu, même quand la décomposition est déjà assez avancée.

Dosage précis de l'urée par gazométrie (Technique de Ronchèse). — Moyennant certaines corrections, que nous allons indiquer, le dosage de l'urée peut être effectué, au moyen de l'hypobromite et par gazométrie dans l'appareil à mercure d'Yvon, *avec une précision sensiblement égale à celle que comportent les procédés hydrolytiques* indiqués plus loin.

a) Nous avons signalé déjà qu'une première cause d'erreur, due à ce fait que la totalité de l'azote n'est pas dégagée par l'hypobromite (92 centièmes seulement seraient libérés) peut être évitée en opérant par comparaison sur l'urine et sur une solution titrée d'urée (voir p. 105).

b) Grimbert et Laudat ont observé que l'azote dégagé de l'urée par l'hypobromite était toujours accompagné d'une *très petite quantité d'oxygène*, sensiblement *constante* et égale à 1/20 de centimètre cube pour les quantités d'hypobromite (5 à 10 c. c.) communément employées dans un dosage.

Il y a donc lieu de retrancher ce 1/20 de centimètre cube de toute lecture d'azote uréique. Dans les détails de technique indiqués ci-après, nous supposerons que cette correction a été faite.

c) Dans toutes les urines, l'urée est accompagnée de substances azotées (ammoniaque, créatinine, acide urique, etc.) qui dégagent la totalité ou une partie de leur azote sous l'action de l'hypobromite.

Ainsi, *l'ammoniaque dégage tout son azote.*

En ce qui concerne les autres composés azotés urinaires, voici ce qu'indiquent les expériences de Ronchèse :

Sous l'action de l'hypobromite, l'*acide urique* dégage 40 à 50 p. 100; et la *créatinine* seulement 10 à 12 p. 100 de leur azote ; l'acide hippurique n'est pas attaqué ; quant aux autres substances azotées, leur quantité est trop faible pour que leur apport éventuel d'azote vienne augmenter sensiblement celui de l'urée.

L'acide urique pouvant être presque complètement éliminé par le sous-acétate de plomb et l'ammoniaque facilement dosée par le formol, on obtiendra, ainsi que l'a vérifié Ronchèse, des *résultats comparables à ceux que fournit la méthode précise de Folin, en pratiquant, pour le dosage gazométrique de l'urée, les opérations suivantes :*

1° Défécation de l'urine par le sous-acétate de plomb ;

2° Dosage gazométrique opéré comparativement avec une solution type d'urée ;

3° Soustraction de la valeur de l'ammoniaque, exprimée en urée, des résultats obtenus.

Les *réactifs nécessaires* sont les suivants :

A. *Hypobromite de soude* : Formule Yvon (voir p. 103).

B. *Solution type d'urée* : Dissoudre, dans Q.S d'eau pour faire 100 c. c., 2 grammes exactement pesés d'urée pure, préalablement desséchée dans le vide en présence de l'acide sulfurique. Pour assurer sa conservation, additionner cette solution d'un cristal de thymol.

C. *Solution pour défécation* : Etendre 100 c. c. de *sous-acétate de plomb liquide* de 150 c. c. d'eau.

Technique. — Suivant la technique et avec les précautions habituelles, introduire dans l'uréomètre à mercure d'Yvon 1 c. c. de solution type d'urée, quelques centimètres cubes d'eau pour lavage et 5 à 6 c. c. d'hypobromite de soude. Dès que le dégagement gazeux s'est en grande partie effectué, retirer l'instrument du mercure en bouchant l'extrémité inférieure avec le doigt, et agiter pour opérer le mélange intime des liquides ; le remettre ensuite dans le mercure jusqu'à ce que tout dégagement gazeux ait cessé et que le liquide soit éclairci. Ce dernier doit être coloré en jaune, c'est-à-dire contenir un excès d'hypobromite ; autrement il faudrait rajouter de ce réactif et agiter de nouveau.

Porter ensuite l'instrument dans une éprouvette pleine d'eau, égaliser les niveaux et faire la lecture (après addition de 1 à 2 c. c. d'alcool pour faire tomber la mousse, s'il y a lieu).

Noter le volume d'azote ainsi observé, soit, par exemple, $7^{cc},2$.

Pratiquer sur l'urine une semblable détermination, de la façon suivante :

Dans un verre à expériences, mélanger 10 c. c. d'urine et 10 c. c. de solution G pour défécation ; filtrer et répéter les opérations précédemment décrites sur 2 c. c. de filtrat représentant 1 c. c. d'urine.

Soit $9^{cc},4$ le volume d'azote ainsi observé avec l'urine, dans les mêmes conditions de température et de pression que pour la solution d'urée ; la quantité d'urée contenue dans 1 litre de cette urine serait :

$$\frac{20 \times 9,4}{7,2} = 26^{gr},11.$$

Or, il reste à retrancher de ce résultat la part qui revient à l'ammoniaque urinaire. Il faut donc doser cette dernière, comme il est dit p. 172, et l'exprimer en urée.

Soit $0^{gr},90$ par litre la teneur ammoniacale de l'urine ; cette quantité correspond à :

$$0,90 \times 1,764 = 1^{gr},58 \text{ d'urée}.$$

La teneur réelle en urée de l'urine prise pour exemple est donc de :

$$26^{gr},11 - 1^{gr},58 = 24^{gr},53.$$

N. B. — Lorsque l'urine à analyser contient du sucre, il convient d'ajouter au centimètre cube de solution type d'urée de la première détermination, 1 c. c. de solution de glucose à 5 p. 100.

Dosage gazométrique exact de l'urée par le réactif de Millon (procédé de Desgrez et Feuillié. — Le *réactif de Millon* est obtenu en dissolvant, *à froid*, du mercure dans son poids d'acide azotique concentré et ajoutant à la solution le double de son volume d'eau. Il contient des acides nitreux et nitrique, qui décomposent l'urée d'après l'équation suivante :

$$CH^4OAz^2 + AzO^2H + AzO^3H = Az^2 + CO^2 + AzO^3AzH^4 + H^2O.$$

Le procédé indiqué par Desgrez et Feuillié, basé sur cette réaction est exact, car le réactif de Millon ne réagit pas sur les substances azo, tées urinaires autres que l'urée.

Technique. — L'opération se fait dans une cuve cylindrique remplie de tétra-chlorure de carbone ou de chloroforme. L'uréomètre (assez semblable à l'appareil à mercure d'Yvon) étant plongé dans la cuve et ainsi rempli de chloroforme jusqu'au robinet, on y introduit successivement 1 c. c. d'urine, 5 c. c. environ d'eau de lavage et 8 à 10 c. c, de réactif. A l'aide d'un dispositif convenable (bain-marie, ou plaque chauffante latérale, si la cuve est métallique), on chauffe le tout à 30-35° (pas plus). On agite de temps en temps l'uréomètre sans le sortir du liquide. Au bout de vingt-cinq minutes, le dégagement gazeux étant terminé, on le porte dans une éprouvette pleine d'eau, de façon à laisser écouler les liquides étrangers (réactif et chloroforme) et à laver le gaz ; on le porte enfin dans une seconde éprouvette remplie d'eau où l'on absorbe, à l'aide de lessive de soude, les dernières traces d'acide carbonique, et où l'on effectue un dernier lavage par un courant d'eau.

Du volume de l'azote, en tenant compte de la température et de la pression, on déduit, par le calcul, le poids de l'urée.

Dosage exact de l'urée par hydrolyse (transformation en carbonate d'ammoniaque). — Les méthodes de dosage de l'urée par l'hypobromite de soude donnent des résultats qui sont légèrement entachés d'erreur. Ainsi que nous l'avons montré précédemment, l'erreur provient surtout de ce fait que l'urée n'est pas seule à dégager son azote sous l'influence de l'hypobromite, l'acide urique, la créatinine et surtout les composés ammoniacaux préformés de l'urine étant également décomposés, en partie ou en totalité, par ce réactif. Néanmoins, l'erreur étant assez faible, puisqu'elle dépasse rarement 10 p. 100. les méthodes à l'hypobromite suffisent aux besoins de la clinique.

Nous venons de voir, d'ailleurs, que, suivant la technique de Ronchèse, la méthode à l'hypobromite pouvait donner des résultats assez précis, comparables à ceux que fournissent les procédés hydrolytiques indiqués ci-après et réputés exacts. Ces procédés sont indiqués pour les recherches de précision que nécessitent certaines questions relatives à la physiologie de la nutrition, la répartition de l'azote total entre les différents constituants azotés de l'urine, par exemple.

1° *Méthode de Mörner et Sjöqvist, modifiée par Braunstein.* — Elle consiste, en principe : à éliminer, en milieu éthéro-alcoolique, tous les matériaux azotés de l'urine à l'exception de l'urée, de l'acide hippurique et des sels ammoniacaux, par une solution de chlorure de baryum alcalinisée par la baryte ; à chasser l'ammoniaque par la magnésie, et enfin, à transformer l'urée en carbonate d'ammoniaque ; de la quantité d'ammoniaque contenue dans ce dernier, on déduit la quantité d'urée cherchée.

Manuel opératoire. — A 5 c. c. d'urine ajouter 5 c. c. d'une solution saturée à froid de chlorure de baryum et contenant en outre 5 p. 100 d'hydrate de baryte, puis 100 c. c. d'un mélange de 2 volumes d'alcool à 96° et de un volume d'éther.

Agiter et laisser reposer pendant vingt-quatre heures. Au bout de ce temps, filtrer et laver le précipité avec 50 c. c. de mélange éthéro-alcoolique.

Au filtrat réuni aux eaux de lavage, ajouter 0^{gr},50 de magnésie calcinée et évaporer, *à une température inférieure à 60°*, jusqu'à réduction à 10 ou 15 c. c.

Le résidu, ainsi complètement débarrassé d'ammoniaque, est versé dans une fiole conique contenant 10 grammes d'acide phosphorique cristallisé, puis placé dans une étuve à 140-150° pendant sept heures ; dans ces conditions, une molécule d'urée fixe deux molécules d'eau pour se transformer en carbonate d'ammoniaque (Bunsen). Après refroidissement, le contenu de la fiole est dissous dans l'eau, puis transvasé dans le ballon de l'appareil à distillation d'Aubin (fig. 23, p. 201).

Saturer rapidement le liquide par un excès de soude et distiller pour recevoir l'ammoniaque dans 20 c. c. d'acide sulfurique N/4 additionnés de X goutttes de teinture de tournesol sensible. Quand toute l'ammoniaque est passée à la distillation, doser l'acide sulfurique resté libre au moyen d'une solution N/4 de soude versée goutte à goutte jusqu'à premier virage du rouge au violet.

Comme les deux solutions acide et alcaline se correspondent volume à volume, si n est le nombre de centimètres cubes de soude employés pour |obtenir le virage, 20—n représente le nombre de centimètres cubes d'acide N/4 saturés par l'ammoniaque provenant de l'hydrolyse de l'urée. Et, puisque 1 c. c. d'acide N/4 correspond à 0^{gr},0075 d'urée, la quantité d'urée contenue dans les 5 c. c. en expérience sera : (20 — n) 0,0075 ; soit (20 — n) × 1,5 par litre.

N.-B. — Pour éviter les pertes de temps que nécessite la transformation de l'urée en carbonate d'ammoniaque, on peut la doser au moyen de l'hypobromite de soude ; à froid, ce dernier ne dégage pas l'azote de l'acide hippurique qui accompagne l'urée dans le résidu obtenu, exempt d'ammoniaque, comme il est dit plus haut.

On étend donc ce résidu à 50 c. c. et, sur 10 c. c. (correspondant à 1 c. c. d'urine) de la solution ainsi obtenue, on dose l'urée au moyen de l'hypobromite de soude et comparativement avec une solution titrée d'urée pure à 20 grammes par litre (additionnée de 0,50 de phénol pour sa conservation).

2° *Méthode au chlorure de magnésium (Folin) ou au chlorure de lithium (de Saint-Martin).* — Plus rapide et presque aussi exacte que la précédente, cette méthode est basée sur le principe suivant : l'urée est transformée en carbonate d'ammoniaque, quand on la chauffe à la température d'ébullition du chlorure de magnésium fondu, soit 160° environ. De tous les matériaux azotés urinaires, l'urée est d'ailleurs seule à fournir de l'ammoniaque dans ces conditions. Pour que de l'ammoniaque ne s'échappe pas pendant le chauffage, il convient d'ajouter un peu d'acide chlorhydrique, qui la retient et n'empêche nullement l'hydrolyse de l'urée.

Au lieu du chlorure de magnésium proposé par Folin, il vaut mieux employer le chlorure de lithium anhydre. L.-G. de Saint-Martin a en effet observé que la distillation de l'ammoniaque résultant de l'hydrolyse de l'urée était plus facile en présence de la lithine (soluble), qu'en présence de la magnésie (insoluble).

Mode opératoire (d'après Bouchez). — Dans une fiole conique de 200 c. c. environ, introduire 5 c. c. d'urine, 15 grammes de chlorure de lithium et 3 c. c. d'acide chlorhydrique concentré. Fermer la fiole avec un bouchon de liège traversé par un tube de 15 à 20 centimètres de long et de 1/2 à 1 centimètre de diamètre, qui servira de condenseur. Chauffer, assez activement d'abord, de façon à chasser la plus grande partie de l'eau ; ce résultat sera atteint quand les gouttes d'eau condensées produiront en tombant dans la masse en fusion un sifflement particulier. A ce moment, pour éviter que la mousse jusque-là restée au fond de la fiole, ne tende à sortir par le condenseur, baisser la flamme et maintenir une douce ébullition pendant trois quarts d'heure. L'hydrolyse étant alors complète, supprimer le feu, puis, avant complet refroidissement, verser (par le condenseur et lentement) environ 80 c. c. d'eau distillée. Transvaser le contenu de la fiole, plus 3 fois 50 c. c. d'eau de lavage, dans le ballon de 500 c. c. d'un appareil à distiller d'Aubin (voir fig. 23 p. 201) ; ajouter quelques gouttes de solution alcoolique de phtaléine, puis, goutte à goutte, de la lessive de soude, jusqu'à virage. Ajouter encore 5 c. c. de lessive de soude, puis adapter vivement le ballon au serpentin. Distiller lentement, de façon à obtenir, en cinquante minutes, 150 c. c. environ de distillat, que l'on reçoit dans un vase où l'on a préalablement disposé 20 c. c. d'acide sulfurique N/4. Titrer, en retour, avec de la soude N/4, en employant comme indicateur la solution aqueuse au 1/100 de rouge d'alizarine, qui présente sur le tournesol l'avantage de ne pas être influencée par l'acide carbonique.

En opérant ainsi, on a distillé à la fois l'ammoniaque provenant de l'hydrolyse de l'urée et celle qui préexistait dans l'urine à l'état de sels ammoniacaux. Il faut donc, pour terminer l'analyse, doser l'ammoniaque contenue dans l'urine (voir p. 172) et la retrancher du total.

Soit n le nombre de centimètres cubes d'acide sulfurique N/4 neutralisés par l'ammoniaque après hydrolyse des 5 c. c. d'urine. Comme 1 c. c. de cet acide titré correspond à $0^{gr},00425$ d'ammoniaque, la quantité d'ammoniaque provenant de 1 litre d'urine sera : $200 \times n \times 0,00425 = n \times 0,85$.

D'où il faut déduire l'ammoniaque urinaire préformée, soit a en grammes par litre ; on a alors : *ammoniaque provenant seulement de l'urée* $= (n \times 0,85) - a$. Et, comme 1 gramme d'ammoniaque $= 1,764$ d'urée, on aura :

Urée en grammes par litre $= (0,85\ n - a)\ 1,764 = 1,5\ n - 1,764\ a.$

D'expériences de contrôle faites par L.-G. de Saint-Martin sur des solutions d'urée, il résulte que ce procédé d'hydrolyse fournit d'excellents résultats. L'auteur a également observé que l'acide urique, l'acide hippurique, la guanine et la xanthine, traités comme l'urée par le chlorure de lithium, ne fournissaient que des traces d'ammoniaque, à peine décelables par le réactif de Nessler. De tous les matériaux azotés urinaires, autres que l'urée et les composés ammoniacaux, la créatinine est le seul qui fournisse une quantité appréciable d'ammoniaque après hydrolyse en présence du chlorure de lithium ; mais cette quantité est si faible que l'erreur commise, de ce fait, dans le dosage de l'urée est négligeable.

Dosage de l'urée après élimination des autres substances azotées de l'urine. — 1° *Elimination des corps azotés autres que l'urée par l'acide phosphotungstique : Procédé de Morel et Monod.* — Pflüger a, le premier, proposé l'emploi de l'acide phosphungstique en solution chlorhydrique pour éliminer de l'urine les corps azotés *autres que l'urée* (ammoniaque, créatinine) et susceptibles de dégager de l'azote en présence de l'hypobromite.

Les procédés usités jusqu'ici pour la précipitation phosphotungstique de l'urine étaient relativement compliqués. On leur substituera avec avantage la méthode suivante, indiquée par A. Morel et O. Monod, qui permet d'effectuer un dosage assez exact d'urée en moins d'une demi-heure :

On verse, à l'aide d'une pipette, dans un tube à centrifuger de 12 c. c. (tube d'un centrifugeur à main), 5 c. c. d'urine, et on ajoute le même volume, grossièrement mesuré, du réactif suivant :

Acide phosphotungstique pur. . . . . 10 gr.
Acide sulfurique concentré . . . . 7 c. c.
Eau . . . . Q. s. p. 100 c. c.

Après avoir mélangé avec un fil de platine, on centrifuge pendant quelques minutes : on décante ensuite le liquide sans s'inquiéter s'il se trouble peu à peu à l'air, et on le verse dans une fiole jaugée de 25 c. c. On remplace ce liquide, dans le tube, par 5 c. c. environ d'une solution contenant 7 c. c. d'acide sulfurique concentré pour 100 c. c. d'eau ; à l'aide du fil de platine, on mélange le culot de centrifugation avec ce liquide, puis on centrifuge de nouveau pour joindre ensuite le liquide décanté au précédent. On neutralise par la soude les liquides réunis dans la fiole jaugée et on complète, avec de l'eau distillée, le volume de 25 c. c. On dose enfin l'urée sur 5 c. c. (représentant 1 c. c. d'urine) au moyen de l'hypobromite de soude et par comparaison avec une solution titrée d'urée.

Dosage de l'urée dans le sang.

L'étude de l'*azotémie* et de la *constante uréo-sécrétoire* (voir p. 22) nous a montré l'importance de ce dosage.

La quantité de sang à prélever (par ventouses scarifiées, ou mieux par ponction veineuse) est de 30 à 40 c. c. qui fourniront de 11 à 18 c. c. de sérum.

On effectue le dosage sur le *plasma* ou sur le *sérum* ; c'est sur ce dernier que l'on opère généralement ; mais il est avantageux d'employer le plasma quand on ne dispose que d'une prise de sang trop parcimonieuse, ou quand on veut effectuer le dosage sans attendre l'exsudation du sérum, laquelle exige plusieurs heures. Il convient alors, comme l'indique Ambard, de rendre le sang incoagulable par addition de $0^{gr},20$ à $0^{gr},30$ de fluorure de sodium, et de centrifuger ; en quelques minutes on obtient ainsi un plasma dont le volume dépasse la moitié de celui du sang total ; par exemple, avec 22 c. c. de sang on obtient plus de 12 c. c. de plasma, tandis que la même quantité de sang n'aurait fourni que 8 à 10 c. c. de sérum.

Procédé à l'alcool (*Widal et Javal*). — Mélanger 10 c. c. de sérum à 115 c. c. d'alcool à 90° ; filtrer pour recueillir 100 c. c. de filtrat représentant 8 c. c. de sérum ; les évaporer au bain-marie jusqu'à réduction à 1 ou 2 c. c. Introduire ce résidu d'évaporation et les eaux de lavage (en tout 6 c. c. au plus) dans un uréomètre à mercure (type Yvon) gradué en vingtièmes de centimètre cube ; ajouter 3 à 4 c. c. d'hypobromite de soude : ensuite, comme pour l'urine. Pour le calcul du résultat, opérer comparativement avec une solution titrant exactement 0gr,50 d'urée par litre.

N. B. — 1° Agiter, à plusieurs reprises (10 à 12 réparties sur un quart d'heure), le mercure avec les liquides, dans l'uréomètre, afin que le dégagement gazeux soit total.

2° Effectuer la correction indiquée par Grimbert et Laudat (voir p. 114), c'est-à-dire retrancher des volumes d'azote, lus pour le sérum et pour la solution titrée d'urée, 1/20 de c. c. (oxygène dégagé par l'hypobromite).

Procédé à l'acide trichloracétique (Moog). — Mélanger 10 c. c. de sérum et 10 c. c. d'une solution d'acide trichloracétique à 20 p. 100, en écrasant les grumeaux de coagulum avec un gros agitateur de verre. Filtrer sur un filtre sans plis. Introduire 10 c. c. de filtrat, représentant 5 c. c. de sérum, dans un uréomètre à mercure gradué en vingtièmes de centimètre cube ; ajouter 3 ou 4 c. c. de lessive de soude au 1/3 (pour neutraliser l'excès d'acide trichloracétique) ; achever le dosage comme il a été dit pour le procédé à l'alcool.

Procédé au xanthydrol. — Basé sur la réaction de Fosse, indiquée p. 102, ce procédé est très exact ; il convient particulièrement aux liquides, tels que le sérum sanguin, de faible teneur uréique. La précipitation de l'urée par le xanthydrol, à l'exclusion des autres composés azotés, est en effet totale ; et le fait que le poids du précipité représente 7 fois celui de l'urée augmente la précision du dosage.

Technique : D'abord, éliminer les matières albuminoïdes du sang au moyen du réactif iodomercurique suivant (indiqué par Fosse ; sorte de réactif de Tanret concentré) :

Chlorure mercurique	2gr,71
Iodure de potassium	7gr,20
Acide acétique cristallisable	66gr.
Eau distillée . . . . Q. S. p.	100 c. c.

Dans un tube à centrifuger, mesurer 10 c. c. de sérum et 10 c. c. de ce réactif ; mélanger et centrifuger ; on obtient ainsi environ 17 c. c. d'un liquide clair ; en prélever 15 c. c. (représentant 7 c. c. 1/2 de sérum) pour les additionner de 15 c. c. d'acide acétique cristallisable et de 1 c. c. 1/2 de solution au 1/10e de xanthydrol dans l'alcool méthylique ; laisser reposer pendant une heure ; recueillir le précipité de xanthylurée sur un filtre (deux disques juxtaposés de papier filtre imbibés d'eau et appliqués sur un diaphragme perforé ; faible aspiration avec la trompe), le laver avec quelques centimètres cubes d'alcool éthylique et porter à l'étuve à 100-105° pendant quelques minutes ; après cette dessiccation, le précipité se détache — feutré et d'une seule pièce — assez facilement pour être pesé. Le poids ainsi trouvé, divisé par 7, donne la quantité d'urée contenue dans 7cc,5 de sérum.

Les origines de l'urée. — L'azote est, chez l'homme, éliminé sous forme *d'urées*, *d'urates*, de *bases xanthiques*, de *sels ammoniacaux*, *d'hippurates* de *créatinine*, etc... Parmi tous ces déchets azotés, l'urée tient, pondéralement, la plus grande place.

L'urée provient de la désintégration des protéiques de nos aliments et de nos tissus, ainsi que le démontrent les faits suivants :

a) Chez un sujet en équilibre d'azote pour une ration protéique donnée, c'est-à-dire chez lequel il y a égalité entre les quantités d'azote ingérées et éliminées, tout surcroît d'albumine alimentaire détermine une augmentation équivalente de l'excrétion azotée notamment, de l'excrétion uréique, l'organisme tendant à réaliser un nouvel équilibre.

b) Pendant le jeûne absolu ou, simplement le jeûne azoté, l'organisme continue à former et à éliminer de l'urée jusqu'à la mort, urée qui ne peut évidemment provenir que de la destruction des albuminoïdes tissulaires.

Chez l'adulte, soumis à un régime alimentaire normal et, par conséquent, en équilibre d'azote, la désintégration des protéiques somatiques est compensée par la formation de nouvelles substances albuminoïdes issues, après diverses transformations, des protéiques ingérés ; mais nous ignorons les proportions exactes suivant lesquelles les albumines des tissus et celles des aliments participent à la formation de l'urée. On ne peut qu'apprécier dans une certaine mesure, comme l'a montré Bouchard, ce qui, dans les déchets azotés, provient de la désassimilation des tissus, autrement dit de l'histolyse, et ce qui provient de la matière circulante, c'est-à-dire de la partie des aliments azotés qui ne s'assimile pas et qui se détruit sans avoir fait réellement partie de l'économie. Ainsi, à l'aide d'une méthode qui ne peut encore trouver place dans la pratique (voir *Traité de pathologie générale*, Bouchard, t. III, p. 214), Bouchard est, d'après sa propre observation, parvenu aux évaluations suivantes : Sur 100 parties de l'azote urinaire total des vingt-quatre heures, il y en avait 56 qui provenaient de la désassimilation des tissus et 44 qui avaient été fournies par la matière circulante.

Uréogénèse. — La théorie qui prévaut encore actuellement pour expliquer la formation de l'urée est la suivante : sous l'action des ferments digestifs protéolytiques, les matières albuminoïdes sont décomposées (par hydrolyse) en leurs constituants, les *acides aminés* ; ceux-ci sont en partie utilisés pour la reconstruction des albuminoïdes tissulaires, et en partie *désaminés ;* *l'ammoniaque* provenant de cette désamination passe à l'état de *carbonate* ou de *carbamate* qui, par déshydratation dans le foie, se transforment en urée.

Quant aux acides ainsi désaminés, ils représentent, dès lors, de simples acides gras qui sont en partie utilisés pour la reconstruction de graisses ou d'hydrates de carbone somatiques, et en partie comburés avec production d'eau et d'acide carbonique qui participerait à la production du carbonate d'ammoniaque sus-indiqué. Dans certains cas pathologiques, une portion des acides gras échapperait à la combustion totale et fixerait une partie de l'ammoniaque (voir théories de l'*acidose* p. 180).

Les faits expérimentaux suivants tendent à établir que les *sels ammoniacaux* sont des précurseurs immédiats de l'urée.

Lorsque chez l'animal on supprime le passage du sang de la veine porte à travers le foie, en abouchant directement cette veine dans la veine cave inférieure (fistule d'Eck), on constate une notable diminution du taux de l'urée excrétée et, corrélativement, une augmentation équivalente du taux de l'ammoniaque urinaire.

L'analyse montre en outre que l'urine et le sang de l'animal opéré contiennent des quantités notables d'ammoniaque à l'état de *carbamate*[1], alors que ces liquides n'en renferment que des traces dans les conditions normales.

Il y a donc lieu de penser que les carbamates sont des précurseurs de l'urée ; cette hypothèse est encore justifiée par ce fait que l'animal porteur de la fistule d'Eck présente des accidents d'intoxication semblables à ceux que détermine chez le chien normal l'injection intra-veineuse de solutions de carbamates alcalins.

On ne saurait dire actuellement si ces carbamates sont les seuls précurseurs de l'urée et si d'autres substances, issues comme eux des albuminoïdes, ne contribuent pas aussi à sa formation. On a, en effet, au cours de certaines affections du foie s'accompagnant d'une insuffisance de cet organe (cirrhoses, hépatite aiguë, etc.), constaté la présence, dans le sang, de sels ammoniacaux autres que le carbamate, notamment celle du lactate en quantité notable.

Sans préjuger de la forme sous laquelle se trouve l'ammoniaque, on peut doser cette base dans les différents tissus d'un animal soumis à divers régimes plus ou moins azotés. On constate alors :

1° Que le sang sus-hépatique est moins riche en composés ammoniacaux que le sang porte, ce qui montre que ces composés ont dû disparaître (transformation en urée) dans le foie ;

2° Que le sang de la veine porte est plus riche en ammo-

---

1. $CO\begin{cases} OAzH^4 \\ AzH^2 \end{cases}$ est le carbamate d'ammoniaque.

niaque que le sang artériel, ce qui semblerait indiquer que les composés ammoniacaux prennent naissance dans les capillaires origines de la veine porte ; l'analyse a d'ailleurs montré que les organes digestifs (muqueuses gastrique et intestinale, foie et pancréas) étaient riches en corps ammoniacaux et que cette richesse croissait avec leur activité sécrétoire.

Ce rôle des organes digestifs dans la production des composés ammoniacaux, pour prépondérant qu'il soit, n'est pas exclusif ; on a en effet trouvé, dans presque tous les organes, des quantités d'ammoniaque plus grandes que dans le sang.

En faisant circuler du sang défibriné à travers différents organes et tissus extraits de l'organisme, on a pu montrer que le *foie était le lieu principal de la transformation des sels ammoniacaux en urée*. Et, pour expliquer la formation de l'urée à partir du carbamate et du carbonate d'ammoniaque notamment, on a dû supposer que le foie contenait une *diastase déshydratante*. L'existence de cette diastase est encore à démontrer ; elle semble d'ailleurs peu vraisemblable, quand on considère le rendement — très élevé — et le caractère — endothermique — de la réaction.

Semblablement, par des expériences de circulation artificielle dans le foie, on a démontré que cet organe transformait en urée l'*acide urique et les urates* produits dans l'organisme.

Mais ces conclusions relatives aux composés ammoniacaux et aux urates n'impliquent pas que toute l'urée excrétée par l'organisme soit d'origine hépatique. On observe, en effet, que l'*organisme produit encore une certaine quantité d'urée, alors même que les fonctions hépatiques sont annihilés*, soit par l'expérience (fistule d'Eck), soit par la maladie (atrophie jaune aiguë). Le mécanisme de la production de cette *urée d'origine extra-hépatique*, qui représenterait environ le dixième de la production totale (d'après Drechsel) est longtemps resté obscur ; mais il s'éclaire aujourd'hui à la lumière des récentes et importantes acquisitions de R. Fosse relatives à un mode d'uréogénèse autrefois insoupçonné, mode qui, sans l'exclure toutefois, n'implique pas nécessairement l'intervention du foie.

Au point de vue qui nous intéresse, le résultat capital des recherches de R. Fosse est le suivant :

L'oxydation des hydrates de carbone ou de la glycérine (par conséquent, des graisses) en présence de l'ammoniaque, donne lieu à la production d'urée.

Voici, à titre de démonstration une expérience facile à réaliser :
Dans un tube à essai, introduire 0,17 de permanganate de potassium pulvérisé, 0,10 de glucose et 0,024 d'AzH^3 dissous dans 3 c. c. d'eau ; agiter le mélange, qui s'échauffe et se prend en une masse brune ;

ajouter 2 c. c. d'eau et porter à l'ébullition jusqu'à décoloration complète ; essorer sur un entonnoir à succion et laver le dépôt avec 2 c. c. d'eau ; additionner le filtrat de 4 c. c. d'acide acétique et de 1 c. c. de solution alcoolique de xanthydrol à 1/20 (Réactif de Fosse) : des flocons blancs de *xanthylurée* se séparent en moins de dix minutes.

L'ammoniaque n'est pas le seul principe qui, en présence du glucose, donné de l'urée : l'*albumine* elle-même peut en produire quand on l'oxyde en présence du glucose.

La *glycérine*, constituant des *corps gras*, oxydée en présence d'ammoniaque, donne également de l'urée.

Ainsi, la découverte de Fosse nous apprend que les trois classes de matériaux carbonés des êtres vivants — protéiques, hydrates de carbone et graisses — peuvent concourir à la formation de l'urée par oxydation. De plus, elle nous explique comment l'ammoniaque peut être transformée en urée sans l'intervention de ce ferment hypothétique qui déshydraterait le carbonate ou le carbamate d'ammoniaque ? Enfin, elle nous montre le rôle important que jouent les hydrates de carbone dans la formation de l'urée aux dépens des albuminoïdes ou de l'ammoniaque résultant de leur dégradation : « Ainsi apparaît dans toute sa netteté, écrit le professeur Grimbert, la curieuse relation, jusqu'ici ignorée, *qui existe entre la glycogénèse et l'uréogénèse.* »

Taux moyen de l'élimination journalière de l'urée chez l'adulte. — Chez un *homme adulte* soumis au régime alimentaire mixte, la quantité d'urée éliminée dans les vingt-quatre heures varie de 24 à 28 grammes ; elle est donc en moyenne égale à 26 grammes. Comme le volume des urines émises pendant le même temps est de 1.200 à 1.400 c. c. l'urine de l'homme contient de 18 à 22 grammes, soit, en moyenne, 20 grammes d'urée par litre.

Chez la *femme*, la quantité d'urée éliminée par vingt-quatre heures oscille autour de 21^{gr},50.

En réunissant ces moyennes établies pour l'homme et la femme, et en admettant que le poids moyen des adultes est, sans distinction de sexe, égal à 65 kilogrammes, on voit qu'un *adulte* pesant ce poids élimine : $\dfrac{26 + 21,50}{2} = 23^{gr},75$ d'urée par vingt-quatre heures.

En rapportant cette élimination à l'unité du poids, on trouve que *l'adulte élimine en moyenne* 0^{gr},365 *d'urée par vingt-quatre heures et par kilogramme de poids vif.*

Les moyennes publiées par différents auteurs ne s'écartent pas notablement de celles que nous venons d'indiquer et qui résultent d'un grand nombre d'analyses. Ainsi, pour Ch. Bouchard, l'élimination uréique journalière de l'adulte serait compris entre 19 et 25 grammes. Banal indique, comme moyenne, le chiffre de 26 grammes par vingt-quatre heures pour l'adulte bien portant soumis au régime alimentaire mixte.

Variations physiologiques du taux de l'urée. — a. *Influence du régime alimentaire.* — Les variations de la quantité d'urée éliminée dans les vingt-quatre heures par un sujet normal, enfant ou adulte, sous l'influence du régime alimentaire, sont entièrement soumises à la loi physiologique de l'*équilibre azoté*.

On dit qu'un organisme est en « *équilibre d'azote* » lorsque la quantité d'azote éliminée par l'urine est égale à celle qui est utilisée, c'est-à-dire absorbée par l'épithélium intestinal ou, ce qui revient au même, lorsque la somme de l'azote fécal et de l'azote urinaire égale l'azote ingéré. Or, cet équilibre azoté peut être obtenu avec des rations d'albumine très variables, parce que l'organisme tend toujours à adapter l'excrétion azotée à la grandeur de la ration protéique.

Le *minimum pratique* de la ration d'albumine nécessaire à l'entretien de l'adulte a été évalué, d'après l'étude des régimes propres à diverses collectivités humaines choisissant librement leur nourriture, à 1 gramme par kilogramme corporel (ration des Abyssins d'après Lapicque). Si l'on estime à 7 p. 100 environ la quantité d'albumine qui s'échappe avec les fèces, on voit que ce gramme d'albumine (à 16 p. 100 d'azote) doit produire (l'équilibre azoté étant réalisé) : $0,93 \times 0,16 = 0,1488$ d'azote total urinaire. Ce dernier étant formé de 82 p. 100 environ d'azote uréique, il y aurait pour 1 gramme d'albumine ingérée : $0,1488 \times 0,82 = 0,122$ d'azote éliminé à l'état d'urée, soit $0,122 \times 2,14 = 0^{gr},261$ d'urée par kilogramme corporel et par vingt-quatre heures.

La ration de 1 gramme d'albumine par kilogramme est, avons-nous dit, un minimum pratique : mais le *minimum physiologique*, encore inconnu, est sans doute bien inférieur à ce chiffre puisque l'on a pu, expérimentalement, obtenir l'équilibre azoté chez l'adulte avec des rations de 0,60 et même 0,42 d'albumine, rations pour lesquelles les quantités d'urée excrétées seraient 0,15 et 0,11 par kilogramme de poids vif. Pratiquement, des éliminations aussi faibles peuvent être observées dans le *régime végétarien*, qui est pauvre en azote. Ainsi, chez un adulte dont le poids se maintenait constant (90 kilogrammes) avec un régime exclusivement végétarien, nous avons observé, à trois semaines d'intervalle, des chiffres de $0^{gr},14$ et $0^{gr},17$ d'urée par kilogramme.

Pendant le jeûne, l'organisme produit de l'urée aux dépens de ses propres tissus. L'excrétion uréique, d'abord assez élevée, diminue rapidement pendant les cinq ou six premiers jours de jeûne ; ensuite, la diminution observée d'un jour au suivant est très faible. Pendant cette période de faible excrétion uréique, l'organisme consomme ses réserves en graisses et épargne ainsi ses albumines. Les exemples suivants, fournis par l'observation des jeûneurs Cetti et Succi, montrent bien les variations de l'excrétion azotée au cours d'une période d'inanition assez longue ; les chiffres inscrits ici concernant l'azote total et non l'urée, dont le taux serait environ 2 fois plus élevé :

CETTI	SUCCI
1er jour = 15gr,20 d'Az	1er jour = 16gr,60 d'Az
5e — = 10gr,7 —	10e — = 8gr,1 —
10e — = 9gr,6 —	20e — = 5gr,2 —
	29e — = 4gr,9 —

Dans les cas de suralimentation protéique, l'excrétion uréique doit être, conformément à la loi de l'équilibre azoté, très élevée. On a observé, en effet, des éliminations d'urée atteignant presque 100 grammes par vingt-quatre heures chez des individus soumis à une suralimentation carnée.

Il importe d'observer que, lorsque l'on passe d'un régime pauvre à un régime riche en protéiques, l'équilibre azoté ne s'établit pas immédiatement ; l'organisme fixe d'abord de l'albumine, puis, cette fixation décroissant progressivement, l'équilibre azoté se trouve réalisé au bout de trois ou quatre jours.

Élimination de l'urée dans le régime mixte ordinaire. — Les cas relatifs au jeûne et à l'alimentation surabondante, que nous venons d'examiner sont exceptionnels. Les rations faibles de 0gr,40 à 0gr,60 et même la ration pratique minima de 1 gramme sont ordinairement dépassées dans l'alimentation des Européens. Chez des Français adultes en bonne santé, d'activité moyenne et choisissant librement leur nourriture, Lambling a observé que la quantité d'albumine *utilisée* (c. à. d. calculée d'après l'Az *ingéré* diminué de l'Az *fécal*) oscillait entre 1 gramme et 1gr,30 par kilogramme corporel. Ces quantités d'albumine (*utilisées*) fourniraient les quantités d'urée suivantes :

$$1 \times 0,16 \times 0,82 \times 2,14 = 0gr,281$$

et

$$1,30 \times 0,16 \times 0,82 \times 2,14 = 0gr,365$$

soit en moyenne 0gr,323 d'urée par jour et par kilogramme de poids vif. Cette valeur est assez voisine de celle que nous indiquions précédemment comme moyenne résultant de nombreuses analyses, soit 0^{gr},365 par vingt-quatre heures et par kilogramme corporel.

Influence de la gélatine, des graisses et des hydrates de carbone. — Nous avons vu précédemment que la grandeur de l'excrétion uréique dépendait surtout de la richesse du régime en protéiques, et que l'organisme pouvait se maintenir en équilibre d'azote avec des rations d'albumine inférieures à 1 gramme ou même à 0^{gr},60 par kilogramme de poids vif. L'expérience a montré que la ration d'albumine capable de maintenir ainsi l'équilibre azoté pouvait être d'autant plus diminuée que le régime était plus riche en *graisses,* en *hydrates de carbone* et en *gélatine,* car ces substances jouent vis-à-vis de l'albumine un rôle *d'épargne.* La gélatine ne saurait en aucun cas remplacer complètement l'albumine, car un animal soumis à un régime dans lequel la gélatine tient lieu de protéiques périt au bout de quelques semaines ; mais, ajoutée à l'albumine, elle en épargne la consommation bien plus que ne le feraient les hydrates de carbone qui sont eux-mêmes, sous ce rapport, supérieurs aux graisses.

En prenant pour unité le *pouvoir d'épargne* de ces dernières, celui des hydrates de carbone serait égal à 2 et celui de la gélatine à 4 environ.

Toutefois, il ne faudrait pas conclure de ces faits que l'addition de gélatine à une ration protéique donnée diminue le taux de l'excrétion uréique, car la gélatine ingérée est elle-même transformée en urée ; seule, la quantité d'urée issue des *albumines alimentaires* et *tissulaires* est diminuée.

S'il existe des substances capables de diminuer la destruction protéique, il en est d'autres, dites de « *gaspillage* » telles que le *phosphore,* les *préparations thyroïdiennes* (voir influence des médicaments) qui, par contre, l'augmentent notablement.

b. *Influence de l'âge.* — Chez le *nourrisson,* la quantité d'urée éliminée est, comme chez l'adulte, fonction de la ration azotée ; on s'en rend aisément compte en comparant les éliminations azotées de l'enfant au sein (régime relativement pauvre en azote) à celles de l'enfant nourri de lait de vache (régime riche en azote) ; on constate alors que le second élimine beaucoup plus d'urée que le premier.

Chez le *nouveau-né* au sein, les quantités d'urée éliminées du premier au dixième jour varient, d'après Schiff, de 0,114 à 0,78 par vingt-quatre heures, soit de 0,04 à 0,25 par kilogramme corporel.

Après le dixième jour, lorsque l'enfant commence véritablement à s'alimenter en trouvant dans le sein sa ration suffisante, l'élimination de l'urée se chiffre à 0^{gr},28, 0^{gr},30 par kilogramme corporel (Michel et Perret) ; elle se maintient au voisinage de 0^{gr},30 par kilogramme pendant toute la durée de l'allaitement naturel. Mais, dès que l'on substitue, partiellement ou totalement, le lait de vache au lait de femme, l'excrétion uréique s'accroît notablement, et d'autant plus que le nouveau régime est plus riche en azote ; elle s'élève alors à 0^{gr},40, 0^{gr},60, 1 gramme et plus même par kilogramme corporel. Il n'est donc pas possible d'établir de moyennes précises pour le nourrisson ; il faut, dans chaque cas, tenir compte du mode d'allaitement et, par suite, de la grandeur de la ration azotée.

Dans la période de l'enfance qui suit le sevrage, le taux de l'urée, rapporté au kilogramme de poids vif, s'élève d'abord pour s'abaisser ensuite progressivement, ainsi que le montrent les analyses d'Anna Schabanovna, effectuées chez 16 enfants normaux âgés de deux à treize ans :

AGE	URÉE ÉLIMINÉE PAR 24 HEURES			URÉE par 24 heures et par kilogramme.
	Maximum.	Minimum.	Moyenne.	
	gr.	gr.	gr.	gr.
2 ans.	10,67	9,20	9,87	1,01
3 —	14,50	13,00	13,88	1,23
4 —	15,50	14,55	14,96	1,37
5 a 7 ans. . .	15,35	14,47	15,18	0,91
8 à 10 — . .	20,42	17,89	19,01	0,83
11 à 13 — . .	22,35	19,19	20,29	0,74

Banal, pour des enfants âgés de quatre à quatorze ans, indique des chiffres un peu plus faibles :

Enfants de   4 ans . . . . .   0^{gr},90   par kilogr.
    —   6 — . . . . .   0^{gr},893   —
    —   10 — . . . . .   0^{gr},638   —
    —   12 — . . . . .   0^{gr},572   —
    —   14 — . . . . .   0^{gr},480   —

Carron de la Carrière et Monfet ont observé les quantités suivantes (par kilogramme et par 24 heures) :

Enfants de 15 mois à 5 ans. . . . . .   0^{gr},61
    —   5 ans à 10 — . . . . . .   0^{gr},65
    —   10 —   à 15 — . . . . . .   0^{gr},40

En prenant les moyennes de ces résultats fournis par différents observateurs, nous pouvons admettre que l'excrétion uréique au cours de l'enfance est représentée approximativement par les valeurs suivantes :

AGES	URÉE EN GRAMMES par kg. et 24 heures.
De 2 à 5 ans	1^{gr},02
— 5 à 8 —	0^{gr},82
— 8 à 11 —	0^{gr},70
— 11 à 15 —	0^{gr},52
— 15 à 18 —	0^{gr},41
Adultes.	0^{gr},365

De la quatorzième à la dix-huitième année, le taux de l'urée rapporté au kilogramme s'abaisse encore légèrement pour tomber aux chiffres de 0,36 à 0,40 ,propres à l'adulte, et s'y maintenir jusque vers la cinquantième année.

Dans la vieillesse, l'excrétion uréique est généralement diminuée ; elle peut se chiffrer à 0,25 et 0,20 par kilogramme corporel.

c. L'*influence du travail mécanique* sur la production de l'urée est sensiblement nulle lorsque la ration alimentaire est assez riche en graisses et hydrates de carbone ; ce sont ces principes qui fournissent, en effet, l'énergie dépensée sous forme de travail.

d. L'*excrétion uréique au cours de la grossesse* est généralement diminuée ; mais c'est pendant les deux derniers mois, alors que la fixation de l'azote par le fœtus est le plus active, que cette diminution est surtout marquée. Voici, à cet égard, les conclusions du professeur Bar : « A la fin de la gestation, si le régime alimentaire est constant : a) l'excrétion uréique diminue ; b) cette diminution est proportionnelle au développement du fœtus ; c) un régime abondant peut causer un accroissement du poids de l'urée qui peut compenser et masquer cette diminution. »

e. *Influence des médicaments*. — Certains médicaments *augmentent l'excrétion uréique*. Il faut citer notamment : les *diurétiques* tels que *l'eau ingérée en grande quantité*, le *chlorure de sodium* (Voit), le *carbonate de soude* (Mayer), l'injection sous-cutanée de *glucose* (Moutard-Martin et Richet), la *scille*, etc. ; les préparations d'*opium* (*morphine, codéine*, etc.) ; la *pilocarpine* ; le *choral* ; l'*acide urique* ; les *sels ammoniacaux* à acides organiques ; la *quinine* (Bauer et Künstle) ; le *salicylate de soude* (Lécorché et Talamon) .

Les *préparations thyroïdiennes* (glande thyroïde, suc thyroï-

dien, thyroïdine) augmentent notablement l'excrétion azotée.
Mais c'est avec le *phosphore* surtout que ce résultat devient
très manifeste ; ainsi, un chien soumis au jeûne absolu et recevant une injection sous-cutanée d'huile phosphorée, élimine
les quantités suivantes d'urée (d'après Arthus) :

1er jour	Urée = 22,4	5e jour (Ph=0,005) . Urée = 16,9		
2e —	— 16,5	6e — (Ph=0,010). — 18,6		
3e —	— 14,8	7e — (Ph=0,015). — 26,9		
4e —	— 14,4	8e — . . . . . . — 42,8		
		9e — . . . . . . mort.		

Les substances suivantes passent pour *diminuer le taux de
l'excrétion uréique* : la *glycérine*, le *café*, le *thé*, l'*alcool* (substances d'épargne) ; la *cocaïne*, l'*éther*, l'*hydrate d'amylène*, l'*essence de térébenthine*, etc.

Variations pathologiques du taux de l'urée. — Nous avons
suffisamment montré précédemment que le grand facteur des
variations de l'urée était le régime alimentaire azoté. Cette
vérité, établie pour l'état de santé, subsiste pour l'état de maladie. Aussi, avant de conclure que telle ou telle affection s'accompagne d'une augmentation ou d'une diminution de l'urée,
devra-t-on s'enquérir du régime alimentaire suivi par le malade. Aucune affection ne nous fera, mieux que le diabète sucré,
comprendre l'importance de cette observation, car l'hyperazoturie que l'on observe dans cette affection est assez souvent la
conséquence d'une polyphagie azotée. Nous disons « assez
souvent » et non toujours, car il est des cas (diabètes pancréatique et azoturique) où l'hyperazoturie, plus grande que ne le
comporterait la ration d'albumine, est réellement due à une
exagération de la désintégration protéique tissulaire.

De même, dans certaines maladies où l'on constate une diminution de l'excrétion uréique, il faut distinguer l'hypoazoturie
vraie, telle qu'on l'observe dans certaines atrophies du foie,
et l'hypoazoturie alimentaire due à l'insuffisance de la ration
azotée.

a. *Maladies avec exagération de l'excrétion uréique (hyperazoturie)*. — Comme nous l'avons mentionné déjà, l'hyperazoturie
n'existe pas dans tous les cas de diabète sucré : Bouchard a
observé que, sur 100 diabétiques, 40 avaient une excrétion
uréique normale, 20 présentaient de l'hypoazoturie et 40 de
l'hyperazoturie. C'est dans les cas de *diabète pancréatique* que
l'hyperazoturie serait constante (Lancereaux), alors qu'on
l'observerait rarement dans le *diabète arthritique* ou *constitutionnel*.

L'hyperazoturie est particulièrement marquée dans le *diabète azoturique*, affection caractérisée par une élimination-exagérée d'urée pouvant aller jusqu'à 130 grammes par vingt-quatre heures, et par une polyurie intense (10, 12 litres et même plus).

Parmi les diabétiques azoturiques, il en est qui, instinctivement, augmentent leur ration alimentaire, alors que d'autres gardent le régime moyen habituel. Chez ces derniers, la consomption s'établit, l'hyperazoturie se produisant aux dépens de leurs propres tissus. C'est seulement chez les diabétiques hyperazoturiques et polyphages que l'on pourrait se demander si l'exagération de l'excrétion uréique n'est pas la conséquence de la polyphagie. Or, Ch. Bouchard a reconnu que le retour au régime commun, tout en diminuant l'excrétion uréique chez ces malades, ne la ramenait cependant pas à son taux normal, puisqu'elle restait exagérée. Chez ces diabétiques polyphages, l'hyperazoturie est donc aussi le résultat d'une désassimilation tissulaire exagérée et, si la consomption ne se produit pas, c'est parce que la polyphagie compense l'hyperazoturie.

L'hyperazoturie, accompagnée d'une légère polyurie, serait constante dans les périodes qui précèdent et qui suivent l'*accès de goutte* (Bouchard, Lécorché, Le Gendre).

Dans les *maladies fébriles*, l'*hyperazoturie* est généralement très marquée : il n'est pas rare de voir le taux de l'urée s'élever à 50 grammes et plus par jour lorsque la fièvre est intense ; comme, dans la circonstance, l'alimentation est ordinairement très réduite, il s'agit évidemment là d'une hyperazoturie réelle, c'est-à-dire non alimentaire. Il convient de remarquer que la quantité d'urée éliminée n'est pas toujours proportionnelle à l'élévation de la température ; on peut même noter une augmentation de l'urée alors que la fièvre s'amende, ainsi que Wood et Marshall l'ont observé dans le rhumatisme.

Dans les maladies à défervescence brusque (pneumonie), l'excrétion uréique est généralement maxima au moment de la chute de température et pendant les deux ou trois jours qui suivent (*excrétion épicritique*). Pendant la convalescence, l'hyperazoturie disparaît et peut même faire place à l'hypoazoturie, si le malade s'alimente peu.

L'excrétion uréique est souvent augmentée au cours des manifestations fébriles du paludisme ; son maximum peut se produire avant le frisson qui annonce l'accès fébrile (Sydney, Ringer), ou bien pendant les périodes d'apyrexie (Frankel).

Les causes de cette augmentation de l'urée dans les maladies fébriles sont mal connues : on suppose que la lutte de l'organisme contre l'agent infectieux nécessite une suractivité des combustions auxquelles prennent part les albuminoïdes de l'organisme.

D'après Grancher, Hutinel, Teissier, la *tuberculose à son début* s'accompagnerait presque toujours d'hyperazoturie.

Il est peu d'*affections du foie* qui s'accompagnent d'hyperazoturie ; on l'observe cependant dans la *cirrhose hypertrophique alcoolique* et surtout dans l'*ictère catarrhal* ; dans cette dernière affection, l'hyperazoturie varie dans le même sens que la diurèse aqueuse ; c'est-à-dire que le volume des urines et la quantité d'urée, d'abord faibles, s'élèvent peu à peu pour atteindre leur maximum vers le douzième jour, au début de la convalescence ; après quoi, la diurèse et l'urée reviennent lentement à la normale (Chauffard).

Dans les *ictères infectieux* il existe ordinairement une hyperazoturie (réelle, c'est-à-dire d'origine somatique et non alimentaire) considérable, qui s'accompagne d'une azotémie légère dans les cas bénins à diurèse abondante, mais importante dans les cas graves à diurèse restreinte ou supprimée (P. Merklen et Lioust, P. Ameuille). Dans un cas d'*ictère grave*, le professeur Chauffard a vu le taux de l'excrétion uréique de vingt-quatre heures s'élever à 146 grammes.

On a noté une augmentation du taux de l'urée dans les *affections nerveuses* qui s'accompagnent d'agitation plus ou moins marquée (*chorée infantile, paralysie agitante, épilepsie*).

Les *injections de sérum antidiphtérique* produisent toujours une augmentation du taux de l'urée, qui peut-être doublé pendant les vingt-quatre heures suivantes.

Nous avons vu précédemment que l'excrétion uréique était considérablement accrue au cours de *l'empoisonnement phosphoré*. L'autopsie ayant permis, dans certains cas, de constater une *infiltration graisseuse* du foie, des muscles et du cœur, on a supposé que, sous l'influence du toxique, les protéiques des tissus se transformaient en graisses, tandis que leur azote s'éliminait en partie à l'état d'urée. Les composés *arsenicaux* et *antimoniaux* (Gœthgens), agissant vraisemblablement comme le phosphore, produisent aussi une augmentation du taux de l'urée.

b. *Maladies avec diminution de l'excrétion uréique* (*hypoazoturie*). — 1° En étudiant les origines de l'urée, nous avons vu que les précurseurs immédiats de cette substance étaient représentés surtout par des composés ammoniacaux issus des protéiques ; nous avons vu aussi que la transformation de ces composés ammoniacaux en urée s'accomplissait principalement dans le foie.

Nous pouvons donc concevoir que toute *affection du foie*, caractérisée par des lésions plus ou moins étendues des cellules de cet organe, puisse se traduire par une diminution de l'excrétion, ou plus exactement de la formation de l'urée, et par une augmentation équivalente de l'excrétion des composés ammoniacaux urinaires. C'est ce que l'on observe, en effet, quelquefois dans l'*atrophie jaune aiguë* (ictère grave), les *dégénérescences graisseuses* consécutives aux empoisonnements par le phosphore ou l'arsenic, la *cirrhose atrophique* alcoolique, la *cirrhose hypertrophique avec ictère chronique* (maladie de Hanot), les *cancers du foie*, etc...

D'une manière générale, l'hypoazoturie liée à une affection du foie est un signe d'insuffisance fonctionnelle de cet organe.

2° La cellule hépatique ayant conservé son intégrité anatomique et fonctionnelle, on conçoit que l'urée produite en quantité normale puisse se trouver retenue dans le sang, lorsque des lésions de l'épithélium rénal tubulaire viennent entraver son excrétion. De fait, cette rétention uréique a été constatée dans certaines variétés de néphrites.

Ainsi, au cours de la période fébrile de la *néphrite aiguë*, l'excrétion uréique est diminuée ; elle peut redevenir normale quand la fièvre disparaît, et alors le pronostic serait favorable.

Dans les *néphrites chroniques azotémiques* (*urémigènes* ; anciennement, néphrites *interstitielles*) l'hypoazoturie échappe à l'observateur qui ne tient pas compte du régime alimentaire ; l'absorption d'une grande quantité de lait peut, en effet, produire une excrétion uréique qui paraîtra normale alors que le régime alimentaire ordinaire, beaucoup moins riche en azote que le régime lacté exclusif, aurait fait apparaître l'hypoazoturie corrélative de la *rétention uréique*. Ainsi que nous l'avons montré précédemment (voir *azotémie* et *constante uréo-sécrétoire*, p. 22), c'est d'ailleurs par le dosage de l'urée dans le *sang*, plutôt que dans l'urine, que l'on aura la preuve et la mesure de cette rétention, mesure qui, bien souvent, permettra d'établir le pronostic d'un mal de Bright azotémique.

Absente dans les néphrites *hydropigènes pures* (néphrites avec œdèmes, par *chlorurémie* ; anciennement, néphrites *épithéliales*), l'hypoazoturie est plus ou moins manifeste dans les *néphrites mixtes* (azotémie et œdèmes).

L'hypoazoturie très marquée que l'on observe dans l'*intoxication saturnine aiguë*, et surtout dans l'*intoxication mercurielle*, est vraisemblablement sous l'influence des lésions rénales que déterminent ces poisons.

3° L'hypoazoturie n'est pas constante chez les *cancéreux* et la valeur diagnostique de ce signe, auquel Romelaere attribuait une grande importance, est douteuse.

Les résultats enregistrés par différents observateurs sont, en effet, assez contradictoires, sauf en ce qui concerne la période de cachexie ; à cette période, le cancéreux prend une quantité insuffisante d'aliments, et c'est vraisemblablement pourquoi il élimine peu d'urée (Duplay, Cazin, Savoire).

CHAPITRE VI

LES CORPS PURIQUES OU PURINES URINAIRES

(ACIDE URIQUE ET BASES XANTHIQUES OU ALLOXURIQUES)

E. FISCHER a obtenu, en partant de l'acide urique, un corps qu'il a appelé *purine*, $C^5H^4Az^4$, dont voici la formule de constitution :

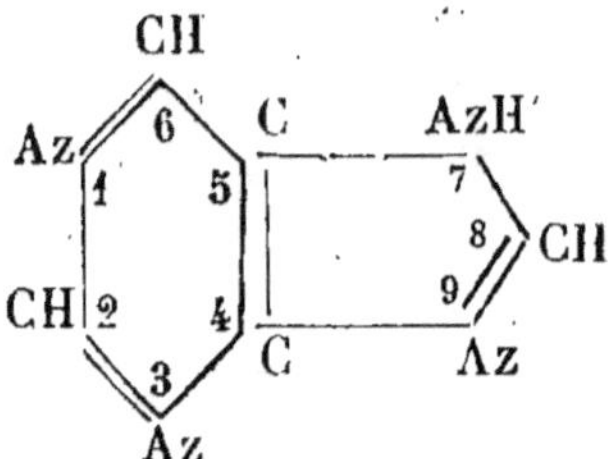

Divers composés, appelés autrefois *corps* ou *bases xanthiques* ou *xantho-uriques* et désignés aujourd'hui sous le nom de *corps puriques* ou, simplement, de *purines*, dérivent de la purine de Fischer, ainsi que le montrent les formules et dénominations suivantes :

Purine.	$C^5H^4Az^4$
L'hypoxanthine ou sarcine: 6-oxypurine).	$C^5H^4Az^4O$
La xanthine : 2. 6-dioxypurine	$C^5H^4Az^4O^2$
L'acide urique : 2. 6. 8-trioxypurine . . .	$C^5H^4Az^4O^3$

Les dérivés méthylés de la xanthine :

La 7-monométhylxanthine (hétéroxanthine) $C^5H^3(CH^3)Az^4O^2$

Les trois diméthyl-xanthines
- La paraxanthine: 1.7-diméthyl-xanthine . . . .
- La théobromine : 3.7-dyméthyl-xanthine . . . .
- La théophylline : 1.3-dyméthyl-xanthine . . . .

$C^5H^2(CH^3)^2Az^4O^2$

La caféine : 1.3.7-triméthylxanthine $C^5H(CH^3)^3Az^4O^2$

Les aminopurines :

L'adénine: 6-aminopurine	. . . .	$C^5H^5Az^5$
La guanine : 2-amino-6-oxypurine.	. .	$C^5H^5Az^5O$
L'épiguanine : 7-méthylguanine	. . .	$C^5H^4(CH^3)Az^5O$

Presque tous ces composés peuvent, suivant les conditions alimentaires ou pathologiques, se rencontrer dans l'urine.

Outre l'acide urique, voici, en grammes, les quantités de différentes purines que Krüger et Salomon ont pu extraire du produit de l'évaporation de 10.000 litres d'urine humaine :

Xanthine	$10^{gr},11$
Hétéroxanthine (7-méthylxanthine). .	$22^{gr},345$
1-Méthylxanthine	$31^{gr},285$
Paraxanthine.	$15^{gr},31$
Hypoxanthine.	$8^{gr},5$
Adénine.	$3^{gr},54$
Épiguanine	$3^{gr},4$

On voit que les purines urinaires, abstraction faite de l'acide urique, sont formées surtout de xanthines méthylées ; nous montrerons en étudiant leur origine que ces dernières sont apportées surtout par l'alimentation.

Nous ne pouvons étudier ici tous les composés que nous venons d'énumérer. Nous nous bornerons à rappeler les caractères de l'acide urique, qui est le plus important des corps puriques ; nous exposerons ensuite les procédés de dosage qui permettent de déterminer le total des purines urinaires et l'acide urique seul.

L'ACIDE URIQUE

$$C^5H^4Az^4O^3 \text{ ou } CO\begin{cases} AzH - CO \\ \\ AzH - C - AzH \end{cases} \begin{matrix} | \\ C - AzH \\ \| \\ C - AzH \end{matrix} CO$$

Poids moléculaire $= 168$, dont $1/3 = 56$ d'azote.

Extraction et préparation. — L'acide urique existe dans l'urine surtout à l'état d'urate acide alcalin. Pour l'extraire on additionne l'urine d'environ 20 c. c. d'acide chlorhydrique par litre. Après un repos de vingt-quatre heures, on trouve l'acide urique précipité au fond du vase et sur ses parois. Il est moins coloré, et en cristaux plus petits, que celui qui s'est déposé spontanément dans l'urine très acide.

Pour le préparer en grande quantité, on fait bouillir des excréments de serpents avec une solution de potasse à 1/20. Après avoir décanté ou filtré sur de l'amiante, on précipite par un excès d'acide chlorhydrique. L'acide urique est redissous dans la potasse et précipité de nouveau ; on l'obtient à peu près pur en répétant plusieurs fois cette l'opération. On peut également l'obtenir dans un très grand état de pureté en le dissolvant dans l'acide sulfurique concentré et en étendant peu à peu d'eau ; l'acide urique se précipite alors en cristaux d'une grande blancheur.

Propriétés. — L'acide urique se présente en petites houppes cristallines ou en écailles légères, douces au toucher, qui, examinées au microscope, se montrent sous forme de tables lisses rhomboïdales. On le rencontre aussi en lames hexagonales et en prismes à quatre pans. Il y a du reste peu de substances susceptibles de présenter des formes cristallines plus variées.

Il n'a ni saveur ni odeur ; il ne rougit pas le tournesol: Il est insoluble dans l'alcool ou dans l'éther et très peu soluble dans. l'eau : dans 21.000 parties à 15° et dans 8.700 environ à 37° ; sa solubilité en fonction de la température serait, en effet, la suivante (Blarez et Denigès) :

$$x = 2 + 0,15\, t + 0,002\, t^2 + 0,000025\, t^3$$

(où $x =$ acide urique en milligramme dans 100 grammes d'eau, et $t =$ température). 1 litre de solution aqueuse saturée à 15° contiendrait $0^{gr},048$ d'acide urique.

Sa solubilité dans l'eau n'est pas modifiée par les *sels neutres* ; il faut en excepter les *phosphates, borates,* carbonates, dont l'acide est déplacé par l'acide urique et qui, de ce fait, augmentent notablement cette solubilité.

Les *acides minéraux* l'augmentent aussi : 100 c. c. d'acide chlorhydrique officinal ($39^{gr},40$ de ClH réel par litre) dissolvent 38 milligrammes d'acide urique à la température de 15° (D. Sauzéat). L'acide sulfurique échappe à cette règle : il semble former, avec l'acide urique, une combinaison moléculaire instable que l'eau dissocie.

La *chaleur* décompose l'acide urique en *urée* et *acide cyanurique* $C^3Az^3O^3H^3$.

Le *permanganate de potasse,* ou l'*iode,* en solutions alcalines, l'oxydent avec production d'*allantoïne* $C^4H^6Az^2O^3$.

Sous l'influence de certains microorganismes existant dans l'air, l'acide urique en solution phosphosodique se décompose en donnant de l'urée, et tout l'azote de la molécule se retrouve sous cette dernière forme (E. Gérard).

Réaction de la murexide. — Sur une parcelle d'acide urique ou d'un urate placée dans une capsule de porcelaine, on verse une ou deux gouttes d'acide nitrique ; on chauffe doucement jusqu'à disparition de l'acide nitrique et obtention d'un résidu sec coloré en rouge-brique. On touche ce résidu avec un agitateur trempé dans l'ammoniaque : on obtient alors une belle coloration pourpre. En remplaçant l'ammoniaque par la soude ou la potasse, la coloration obtenue est bleu-violet. Cette réaction est improprement dite de la *murexide*.

Urates. — L'acide urique est un acide bibasique faible ; il forme avec les bases des sels neutres et des sels acides. Les premiers sont généralement les plus solubles ; l'acide carbonique suffit à les transformer en urates acides. Tous les urates donnent la réaction de la *murexide*. De même que l'acide urique, les urates acides sont sans action sur le tournesol.

Urate acide de soude, $C^5H^3Az^4NaO^3$. — C'est lui qu'on rencontre le plus fréquemment ; il constitue le dépôt rougeâtre ou rosé qui se forme par refroidissement dans les urines concentrées et qui se redissout par une légère élévation de température. Il est en effet soluble dans environ 1.200 parties d'eau froide et dans 125 parties seulement d'eau bouillante.

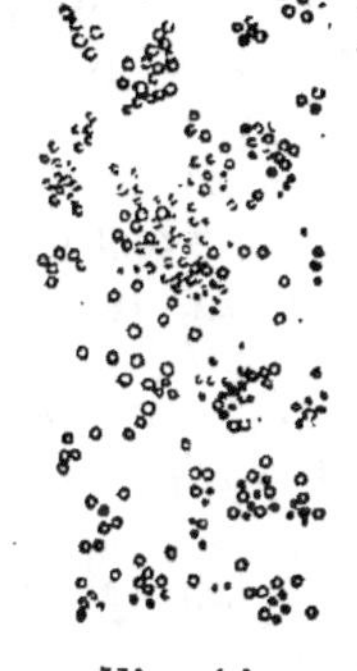

Fig. 14.
Urate de soude.

Il se présente sous forme de dépôts granuleux, qui apparaissent sphériques à un fort grossissement et réunis le plus souvent en agglomérations plus ou moins volumineuses (fig. 14).

Parfois il se montre sous forme de fines aiguilles réunies en sphères ou en houppes soyeuses, assez souvent assemblées deux à deux par un étranglement médian.

Ce sel laisse, à la calcination, un résidu alcalin de carbonate de soude.

Urate acide de potasse, $C^5H^3Az^4KO^3$. — Cet urate est presque toujours mélangé à celui de soude ; il est plus soluble dans l'eau : dans 800 parties à 15°, et dans 75 parties à 100°. A la calcination, il laisse un résidu de carbonate de potasse.

Urate acide d'ammoniaque, $C^5H^3(Az^4)AzH^4O^3$. — On le rencontre habituellement dans les sédiments de l'urine devenue ammoniacale. Il est très peu soluble : 1/1600 seulement. Il ne laisse pas de résidu à l'incinération, et, pour le distinguer de l'acide urique, il est nécessaire d'en dégager l'ammoniaque, en le chauffant avec un peu de lessive de soude. Il se présente sous forme de sphères plus ou moins volumineuses et hérissées de pointes parfois assez longues (fig. 15) ; ces sphères sont souvent réunies deux à deux en forme d'haltère.

Les *urates de chaux* et de *magnésie* se rencontrent beaucoup plus rarement dans l'urine ; on les trouve surtout dans les calculs. A la calcination, ils laissent un résidu de carbonates de chaux ou de magnésie.

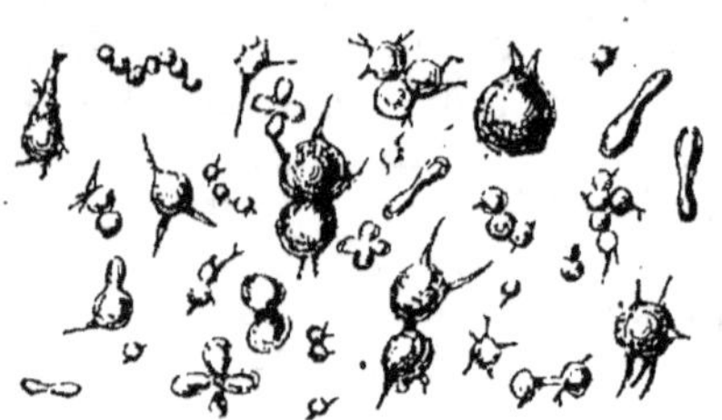

Fig. 15. — Urate d'ammoniaque.

Citons enfin : l'*urate acide de lithine*, soluble dans 116 fois son poids d'eau à 39° et dans 367 à 20° ; l'urate de *pipérazine* soluble dans 50 parties d'eau à 17° ; l'urate de *méthylglyoxalidine* (urate de *lysidine*) soluble dans 6 parties d'eau. Ces solubilités expliquent pourquoi les sels de lithine, la pipérazine et la méthylglyoxalidine sont prescrits pour favoriser la dissolution et l'élimination de l'acide urique.

Recherche de l'acide urique. — Le plus souvent, le simple examen à l'œil nu permet de le reconnaître dans un dépôt urinaire. De tous les sédiments, il n'en est aucun qui possède, comme l'acide urique, la propriété de fixer la matière colorante de l'urine, surtout lorsqu'il s'est déposé spontanément. Il est alors en cristaux assez volumineux teintés de jaune, jaune-rouge, jaune-orangé, rouge vif, et dont la couleur tranche sur celle des autres sédiments.

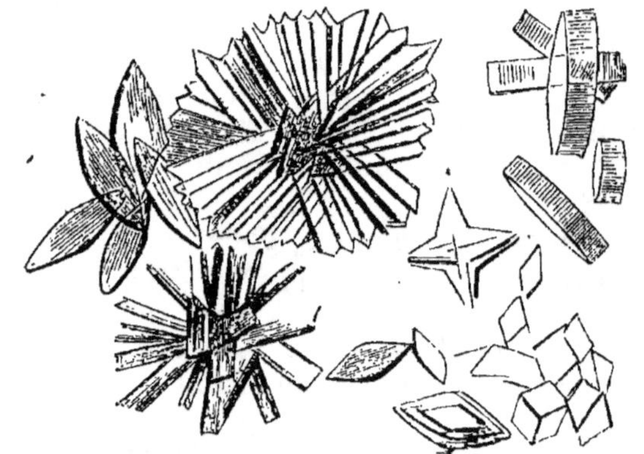

Fig. 16. — Acide urique.

Les formes cristallines de l'acide urique sont très nombreuses :

La forme de losange à bords curvilignes (fig. 16) est la plus fréquente ; c'est celle qu'affecte l'acide urique précipité par un acide.

On rencontre souvent les formes de prisme rectangulaire, de

lance, d'ogive et de sablier ; les cristaux se réunissent fréquemment par leur base, de façon à former une étoile ou une rosace à branches irrégulières.

Dans les urines très chargées de pigments biliaires, l'acide urique est fortement coloré et affecte les formes les plus bizarres : *poignard, baïonnette, dent canine* (fig. 17).

Méhu signale la forme de *clou* ou d'*épine*, que l'on rencontre dans les urines légèrement sanguinolentes et purulentes, comme symptomatique de la présence d'un calcul ou de gravier urique dans les reins.

L'examen microscopique doit être contrôlé par l'examen chimique. Si l'on n'opère pas sur le sédiment, on évapore à siccité une certaine quantité d'urine, après en avoir séparé l'albumine, s'il y a lieu. Le résidu est alors traité par l'alcool pour enlever l'urée et les autres substances solubles dans ce véhi-

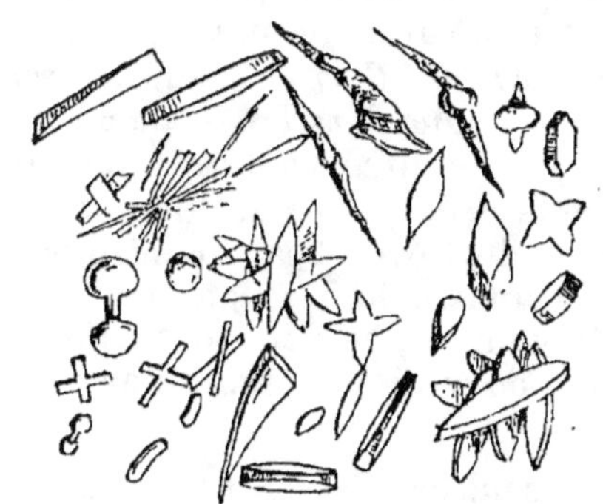

Fig. 17. — Acide urique.

cule. Puis on lave avec l'acide chlorhydrique étendu pour séparer les sels ; l'acide urique reste seul ; on le caractérise au moyen des réactions suivantes :

1° Dans une petite capsule de porcelaine, on place, soit un peu de sédiment, soit un peu de résidu obtenu comme il vient d'être dit, puis on l'additionne d'une goutte d'acide azotique et on chauffe modérément pour volatiliser l'excès d'acide. Le résidu doit être rougeâtre. Si on l'humecte alors avec I ou II gouttes d'ammoniaque étendue (1 gramme d'ammoniaque pour 9 grammes d'eau), ou même si on l'expose aux vapeurs ammoniacales, on obtient immédiatement une belle *coloration pourpre* qui passe au *bleu violacé* par addition de potasse caustique (réaction de la murexide).

Magnier de la Source a indiqué un autre moyen de produire cette réaction :

Le résidu dans lequel on recherche l'acide urique est arrosé avec quelques gouttes d'eau bromée, puis évaporé au bain-marie ; il reste sur les parois de la capsule un enduit rouge brique qui, traité par l'ammoniaque, donne la coloration *pourpre*, et, par la potasse, la coloration *bleue* caractéristiques.

2° L'acide urique réduit à chaud la liqueur cupro-potassique avec formation d'un précipité, soit rouge d'oxyde cuivreux, soit blanc d'urate cuivreux : ce dernier se forme quand l'acide urique est en excès ;

3° L'acide urique en solution alcalinisée par le carbonate de soude est précipité à l'état d'urate cuivreux blanc par le *sulfite cuproso-sodique* (obtenu en décolorant la liqueur de Fehling par Q. S. de bisulfite de soude) ;

4° L'acide urique est précipité à l'état d'urate double d'argent et d'ammonium par un mélange d'azotate d'argent ammoniacal et de chlorures de magnésium et d'ammonium.

Procédé de Garrod pour la recherche de très petites quantités d'acide urique dans les liquides de l'organisme. — Placer dans un verre de montre 2 à 3 grammes du liquide avec II à III gouttes d'acide acétique cristallisable, puis plonger dans ce mélange un fil de lin de 3 à 4 centimètres de long, et laisser reposer vingt-quatre heures en lieu frais. L'acide urique, pour peu qu'il y en ait, se dépose sur le fil en cristaux losangiques à bords curvilignes (examiner au microscope).

DOSAGE DE L'ACIDE URIQUE ET DES AUTRES DÉRIVÉS PURIQUES

I. Dosage volumétrique du bloc xantho-urique (acide urique et bases xanthiques). — *Procédé Haycraft-Denigès.* — En principe, ce procédé consiste à précipiter l'acide urique et les bases xanthiques à l'état de combinaisons argentico-magnésiennes au moyen d'un sel de magnésium et d'une quantité connue de nitrate d'argent ammoniacal ; le dosage de l'excès d'argent non combiné fait connaître, par différence, la quantité d'argent qui s'est unie aux purines et, par suite, la proportion de ces dernières.

Solutions nécessaires au dosage :

1° *Solution A.*

Chlorure d'ammonium pur	150 gr.
Chlorure de magnésium	100 —
Ammoniaque pure	700 cc.

Introduire le tout dans un matras jaugé de 1 litre ; faire dissoudre à une température voisine de 30° ; compléter le volume de 1 litre avec de l'eau distillée ; agiter et filtrer. Après refroidissement à 15°, mélanger un volume déterminé de ce liquide, soit 500 c. c., avec un égal volume de solution N/10 de nitrate d'argent (17 grammes par litre).

La solution argentique ammoniacomagnésienné ainsi obtenue est donc *demi-décinormale* (N/20) en nitrate d'argent.

2° *Solution B.* — Solution titrée de *cyanure de potassium* préparée comme suit : Faire dissoudre 17 à 18 grammes de cyanure de potassium pur et sec dans 500 c. c. d'eau distillée, ajouter 10 c. c. d'ammoniaque pure et compléter le volume de 1 litre avec de l'eau distillée. La solution ainsi obtenue est quasi-inaltérable ; on la titre de la façon suivante pour qu'elle corresponde, volume à volume, à une solution décinormale d'azotate d'argent :

Dans un vase de Bohême, mettre 10 c. c. de solution de cyanure, 100 c. c. d'eau distillée, 10 c. c. d'ammoniaque et 1 c. c. d'iodure de potassium à 10 p. 100 ; puis, le vase étant placé sur un fond noir, verser goutte à goutte de la solution N/10 de nitrate d'argent jusqu'à opalescence persistante. Si les deux solutions étaient équivalentes, on obtiendrait cette opalescence après avoir versé exactement 10 c. c. de solution argentique ; mais, comme la solution de cyanure est un peu trop concentrée, il faut lui ajouter une quantité de nitrate d'argent supérieure à 10 c. c., soit $10 + n$ c. c. Pour que les deux solutions se correspondent volume à volume, il faudra donc étendre la solution de cyanure dans la proportion de n c. c. d'eau pour 10 c. c. de cette solution. Si par exemple $n = 3$ c. c., on ajoutera 300 c. c. d'eau à 1.000 c. c. de la solution de cyanure.

3° *Solution C.* — Solution d'*iodure de potassium* à 10 p. 100 alcalinisée avec 2 p. 100 d'ammoniaque.

4° *Solution D.* — Solution *décinormale d'azotate d'argent* obtenue en dissolvant 17 grammes de ce sel, pur et sec, dans un litre d'eau distillée.

Technique du dosage. — Dans un verre à expérience, mettre 25 c. c. de solution A et 100 c. c. d'urine. Agiter et jeter le mélange sur un filtre à plis de 15 à 20 centimètres de diamètre. La filtration dure à peine quelques minutes. Prélever 100 c. c. du filtrat, correspondant à 80 c. c. d'urine et à 20 c. c. de solution A, c'est-à-dire à 10 c. c. d'azotate d'argent N/10 ; les mettre dans un vase à saturation avec 10 c. c. de solution B (cyanure), 1 c. c. (environ XX gouttes) de solution C (iodure), et verser, à l'aide d'une burette graduée, de la liqueur D (azotate d'argent N/10) jusqu'à louche persistant.

Soit n le nombre de centimètres cubes employés ; comme chaque centimètre cube de la solution décime d'argent correspond à 0^{gr},0168 d'acide urique, ces n c. c. correspondront à $n \times 0,0168$ de composés xantho-uriques, exprimés en acide urique. La quantité de ces substances contenues dans un litre d'urine sera :

$$\frac{n \times 0,0168 \times 1\,000}{80} = \frac{n \times 16,8}{80} = n \times 0,21.$$

C'est-à-dire qu'il suffit, pour avoir, par litre d'urine, la quantité des composés xantho-uriques, exprimés en acide urique, de multiplier par $0^{gr},21$ le nombre de centimètres cubes de nitrate d'argent N/10 employés pour produire un louche persistant dans 100 c. c. du filtrat.

N. B. — Si l'urine contient de l'albumine, il est indispensable d'éliminer cette substance par coction et filtration.

II. Dosage volumétrique de l'acide urique seul. — 1° *Procédé de Hopkins, modifié : A) par Folin et Shaffer ; B) par F. Telle.* — En principe, la méthode de Hopkins consiste à précipiter l'acide urique, à l'exclusion des autres corps puriques, à l'état d'urate d'ammoniaque et à titrer cet urate au moyen du permanganate de potasse après l'avoir redissous dans l'acide sulfurique dilué.

A) D'après *Folin et Shaffer*, il faut d'abord débarrasser l'urine des éléments cellulaires qu'elle tient en suspension et d'une substance albuminoïde qu'elle renferme fréquemment à l'état colloïdal, la substance mucoïde de Mörner, éléments et substance qui, précipités par le sulfate d'ammoniaque en même temps que l'acide urique, agiraient, comme ce dernier, sur le permanganate de potasse.

Pour cela, on emploie le réactif suivant (*réactif de Folin et Shaffer*) :

$$
\begin{array}{lr}
\text{Sulfate d'ammoniaque.} & \text{500 gr.} \\
\text{Acétate d'urane.} & \text{5 —} \\
\text{Eau distillée} & \text{640 —}
\end{array}
$$

Après dissolution, ajouter :

$$
\text{Acide acétique } 1/10^{\circ}. \qquad \text{60 cc.}
$$

Le sulfate d'ammoniaque en liqueur acide précipite la substance mucoïde, qui se trouve entraînée avec les phosphates précipités par l'acétate d'urane ; il ne déterminera la précipitation de l'urate d'ammoniaque qu'après l'addition d'ammoniaque indiquée dans le mode opératoire.

Mode opératoire. — A 300 c. c. d'urine ajouter 75 c. c. du réactif précédent ; agiter, laisser reposer cinq minutes et filtrer. A 125 c. c. du filtrat, représentant 100 c. c. d'urine, ajouter 5 c. c. d'ammoniaque officinale et abandonner au repos pendant vingt-quatre heures. Tout l'acide urique étant alors précipité à l'état d'urate d'ammoniaque, rassembler ce dernier sur un filtre et l'y laver, à plusieurs reprises, avec une solution à 10 p. 100 de sulfate d'ammoniaque. Ensuite, à l'aide d'une pissette, chasser le précipité dans un vase de Bohême avec Q. S. d'eau pour faire environ 100 c. c. ; ajouter 15 c. c. d'acide sulfurique concentré ; porter à une température de 40 à 50°, puis, à l'aide d'une burette graduée, verser, goutte à goutte jusqu'à coloration rose persistante, une solution renfermant $1^{gr},578$ de permanganate de potasse par litre (solution N/20).

Le nombre de centimètres cubes de permanganate employés, multiplié par $0^{gr},00375$, donne la quantité d'acide urique contenue dans 100 c. c. d'urine.

N. B. — Pour obtenir une solution contenant exactement $1^{gr},578$ de permanganate par litre, on titrera une solution contenant un poids légèrement supérieur, soit $1^{gr},70$ de ce sel par litre, au moyen d'une solution contenant $3^{gr},15$ d'acide oxalique (cristallisé pur et sec) par litre : Pour ce tirage, à 20 c. c. de la solution oxalique on ajoutera 10 c. c. d'acide sulfurique 1/5 et q. s. d'eau pour faire environ 200 c. c. ; puis, après avoir porté le mélange à 40° ou 50°, on versera, goutte à goutte et jusqu'à coloration rose persistante, de la solution de permanganate. Si le nombre de c. c. employés est n, la quantité d'eau qu'il faudra ajouter à cette solution de permanganate pour qu'elle corresponde à volume égal de la solution oxalique ($3^{gr},15$ par litre équivalant à $1,578$ de permanganate) sera de $20 - n$ par n c. c., soit $\frac{(20 - n)\,1000}{n}$ par litre.

D'après Denigès et contrairement à l'opinion généralement admise, on peut longtemps garder intacte les solutions de permanganate N/10 ou N/20, si l'on emploie pour leur préparation une eau que l'on aura distillée une première fois sur un peu de chaux ou de baryte et de permanganate de potasse, puis, une seconde fois, sur du permanganate acidulé par une très petite quantité d'acide phosphorique, de façon à enlever à cette eau toute trace d'acide chlorhydrique, de substances organiques et d'ammoniaque.

Il faut, de plus, conserver la solution permanganique le plus possible à l'abri de la lumière, en flacon jaune ou entouré de papier noir et bouché à l'émeri.

B) D'après *F. Telle*, la méthode de Folin et Shaffer présente l'inconvénient suivant : lorsque l'acide urique ou des urates se trouvent déjà précipités dans l'urine, ils sont arrêtés par le filtre en même temps que le phosphate d'urane (produit pour le « collage » de la substance mucoïde) et de ce fait, ils échappent au dosage ; si, d'autre part, on les redissout dans un alcali, on risque de les précipiter à l'état d'urate d'ammoniaque en même temps que les phosphates, le réactif déféquant de Folin et Shaffer contenant du sulfate d'ammoniaque. Aussi, Telle propose-t-il l'emploi du borate de soude pour maintenir l'acide urique en solution et permettre la séparation par le filtre des éléments organiques ou organisés en suspension dans l'urine.

Si l'urine est acide ou neutre, en mesurer 100 c. c. dans un ballon à deux traits de 100-110 c. c. ; ajouter, jusqu'au trait 110, une solution saturée de borate de soude ; dans le cas où il existerait un abondant sédiment d'acide urique ou d'urates, il serait nécessaire de chauffer légèrement au bain-marie pour en activer la dissolution. (Quand on opère l'addition de borate de soude aussitôt la réception de l'urine, avant toute précipitation d'urates, on peut, sans inconvénient, différer le dosage, cette précipitation n'a plus lieu).

Si l'urine est ammoniacale, il faut ramener en solution son sédiment d'urate d'ammoniaque ; pour cela, mesurer 100 c. c. d'urine rendue aussi homogène que possible, y ajouter, *goutte à goutte*, de l'acide chlorhydrique jusqu'à réaction nettement acide, mais sans excès, puis de la solution saturée de borax jusqu'à 110 c. c.

Technique du dosage. — L'addition de borate de soude étant effectuée comme il vient d'être dit, pratiquer le dosage comme suit :

Filtrer (après refroidissement s'il y a lieu) et prélever 55 c. c. du filtrat, soit 50 c. c. d'urine ; dans un verre à expériences, de 300 c. c. environ, les additionner de 10 grammes de chlorure d'ammonium et de 10 c. c. d'ammoniaque officinale ; agiter vivement jusqu'à ce que le précipité cristallin, qui se forme au bout de quelques instants, ne paraisse plus augmenter ; puis abandonner au repos pendant une heure, dans un endroit frais. Décanter, sur un petit filtre *à plis*, le liquide surnageant le précipité ; laver *trois fois* le verre, le précipité et le filtre, avec, chaque fois, 10 c. c. de la solution suivante :

Sulfate d'ammoniaque pur	125 gr.
Ammoniaque officinale	100 cc.
Eau distillée	Q. S. pour 1 litre.

(Mettre de côté le liquide filtré et les eaux de lavage, si l'on veut doser, suivant la méthode précédemment décrite de Denigès, les corps puriques autres que l'acide urique.)

Séparer le filtre de l'entonnoir et l'introduire, avec son contenu et environ 150 c. c. d'eau distillée, dans le verre où s'était formé le précipité d'urate d'ammoniaque ; délayer par agitation, et ajouter 10 c. c. d'acide sulfurique dilué au 1/2 (le précipité se dissout instantanément) ; puis, sans tarder, verser à l'aide d'une burette graduée, du permanganate de potasse N/10 (solution à 3^{gr},16 par litre) jusqu'à coloration rose persistante. La fin de la réaction est extrêmement nette. Des expériences de Telle, il résulte que 1 c. c. de permanganate N/10 = 0,00765 d'acide urique ; donc, si n est le nombre de centimètres cubes employés on aura :

$$Acide\ urique\ par\ litre = n \times 0,00765 \times 20 = 0,153\ n.$$

2° Procédé L. Garnier. — *Principe* : L'urine déféquée par le *réactif de Folin* est divisée en deux portions ; suivant la méthode de Haykraft-Denigès, on dose, dans l'une, le bloc xantho-urique, et dans l'autre, l'acide urique seul après l'avoir séparé à l'état d'urate d'ammoniaque.

Manuel opératoire. — A 300 c. c. d'urine on ajoute 75 c. c. du réactif à l'acétate d'urane et au sulfate d'ammoniaque de Folin, on agite et on filtre après cinq minutes.

A. — A 100 c. c. du filtrat on ajoute 25 c. c. de solution argentico-magnésienne (A) de Denigès : on agite et on filtre pour recueillr 100 c. c. qu'on additionne de 10 c. c., de solution de cyanure (B) et de XX gouttes d'iodure (C) ; puis on titre avec la solution N/10 d'argent (D). Le nombre n de c. c. de cette dernière employés multiplié par 0,21. donne les purines totales (acide urique et bases xanthiques) contenues dans 1 000 c. c. du filtrat représentant 800 c. c. d'urine réelle ; la quantité de purines contenue dans un litre de cette dernière sera donc : $n \times 0,21 \times 1,25$ soit ; $n \times 0,2625$.

B. — A 125 c. c. du filtrat provenant de la défécation par le réactif de Folin, et représentant 100 c. c. d'urine, on ajoute 5 c. c. d'ammoniaque et on abandonne au repos pendant vingt-quatre heures.

On recueille l'urate d'ammoniaque sur un filtre et on le lave avec une solution de sulfate d'ammoniaque à 10 p. 100, puis on l'entraîne dans un ballon jaugé de 100 c. c., où on le dissout dans une petite quantité de soude à 2 p. 100. Après avoir complété le volume de 100 c. c., on applique à la totalité du liquide le procédé de Haykraft-Denigès tel qu'il est indiqué pour l'urine.

3° Procédé Ronchèse. — *Principe :* Comme dans le procédé de Hopkins, l'acide urique est d'abord isolé sous forme d'urate d'ammoniaque ; il est ensuite oxydé par une solution titrée d'iode, en milieu rendu alcalin par un corps sans action sur l'iode (borate de soude ou bicarbonate alcalin) :

$$1\ c.\ c.\ d'iode\ N/10 = 0^{gr},0084\ d'acide\ urique.$$

Technique : A 100 c. c. d'urine ajouter 15 grammes d'ammoniaque et 15 grammes de chlorhydrate d'ammoniaque ; laisser en contact au moins trente minutes. Recueillir le précipité d'urate d'ammoniaque sur un filtre sans plis ; le laver 2 ou 3 fois avec la solution suivante :

Ammoniaque	150 c. c.
Chlorure d'ammonium.	150 gr.
Eau	1000 c. c.

Etaler le filtre avec précaution et, avec un jet de pissette, chasser le précipité dans un vase à saturations, en s'aidant de l'entonnoir qui a servi à la filtration. Ajouter de l'eau distillée jusqu'au volume de 300 c. c. environ. Un papier de tournesol flottant dans ce mélange, y verser de l'acide acétique au 1/10, jusqu'à réaction acide (l'ammoniaque libre qui agirait sur l'iode est ainsi neutralisée, et l'acide urique est mis en liberté). Ajouter ensuite du borax en poudre ou, si l'on préfère, une solution saturée de borax et de bicarbonate de potasse jusqu'à virage au bleu franc du papier de tournesol. Puis, à l'aide d'une burette graduée, verser lentement de la solution N/10 d'iode ; au moment où une décoloration moins rapide de l'iode montre que le terme de la réaction est proche (mais à ce moment-là seulement) ajouter de l'empois d'amidon et continuer à verser goutte à goutte de la solution titrée d'iode *jusqu'à ce que le liquide prenne une teinte franchement bleue, persistant environ dix à quinze secondes.*

Remarques. — *a*). Il n'y a pas à tenir compte des teintes plus ou moins roses que peut prendre le liquide, ni de la décoloration de la liqueur bleue qui se produit toujours après l'obtention du résultat désiré.

b) Sauf dans le cas où l'urine est fortement pigmentée, il est avantageux de supprimer l'empois d'amidon ; et, alors, la coloration jaune, due à l'excès d'iode qui marque la fin de la réaction, doit également persister au moins dix à quinze secondes.

Soit n le nombre de centimètres cubes de solution d'iode employés, la quantité d'acide urique contenue dans un litre d'urine sera la suivante :

$$(n \times 0^{gr},084) + 0^{gr},01.$$

La quantité $0^{gr},01$ représente la correction nécessitée par la faible solubilité de l'urate d'ammoniaque.

III. Dosage pondéral de l'acide urique seul. — 1° MÉTHODE DE SALKOWSKI-LUDWIG. — Ce procédé de dosage de l'acide urique est celui qui donne les résultats les plus précis ; aussi sert-il le plus souvent à contrôler l'exactitude des autres méthodes ; comme il nécessite des manipulations assez longues et compliquées, son usage est ordinairement restreint à ce contrôle.

La méthode consiste, en principe, à précipiter l'acide urique à l'état de sel double de magnésium et d'argent, que l'on décompose ensuite par le monosulfure de sodium de manière à obtenir une solution d'urate de soude, d'où l'acide urique est isolé au moyen de l'acide chlorhydrique. Cette méthode nécessite l'emploi des trois solutions suivantes :

a) Dans une fiole jaugée de 1 litre, dissoudre 26 grammes de nitrate d'argent ; ajouter assez d'ammoniaque pour redissoudre le précipité d'abord formé, puis compléter avec de l'eau distillée le volume de 1 litre.

b) Dissoudre 100 grammes de chlorure de magnésium cristallisé dans l'eau, ajouter assez d'ammoniaque pour que l'odeur de cet alcali soit manifeste et verser ensuite dans le mélange une solution saturée froide de chlorhydrate d'ammoniaque jusqu'à redissolution de l'hydrate de magnésie qu'avait précipité l'ammoniaque ; compléter le volume de 1 litre.

c) Dissoudre 15 à 20 grammes de monosulfure de sodium pur (exempt de nitrates et de nitrites) dans 1 litre d'eau distillée.

Mode opératoire. — A 200 c. c. d'urine placés dans un vase à précipitations chaudes on ajoute 20 c. c. de la solution argentique *a* et 20 c. c. de la mixture magnésienne *b*, après avoir préalablement mélangé ces deux solutions et les avoir additionnées d'ammoniaque en quantité suffisante pour redissoudre le chlorure d'argent formé. Au bout d'une heure on recueille sur un filtre le précipité d'urate ; on le lave 3 ou 4 fois avec de l'eau ammoniacale à 1 p. 100 puis, à l'aide d'une pissette, on le reporte dans le vase où il s'était formé : on l'additionne alors de 10 c. c. de la solution de sulfure *c* et de 10 c. c. d'eau, puis on porte au bain-marie pendant quelques minutes (un chauffage prolongé en présence de l'air peut occasionner la formation de produits d'oxydation de l'acide urique, surtout lorsqu'il est en solution alcaline). On filtre après refroidissement ; on lave le filtre en réunissant les eaux de lavage au filtrat. On obtient ainsi une solution d'urate de soude que l'on évapore jusqu'à réduction à 20 c. c. environ après l'avoir acidulée avec de l'acide chlorhydrique. La solution acide, abandonnée au repos pendant vingt-quatre heures, laisse déposer des cristaux d'acide urique que l'on recueille sur un filtre taré où on les lave successivement à l'alcool, à l'éther, au sulfure de carbone (pour enlever le soufre qui peut provenir du sulfure de sodium), puis de nouveau à l'éther. Enfin, le filtre et son contenu sont pesés après dessiccation à 100°.

2º DOSAGE DE L'ACIDE URIQUE PAR PRÉCIPITATION DIRECTE AU MOYEN D'UN ACIDE. — *Procédé Sauzéat.* — Le plus anciennement connu des procédés de dosage de l'acide urique, celui de Heintz, qui consiste à recueillir les cristaux déposés quarante huit heures après acidification de l'urine, fournit, en général, des résultats beaucoup trop faibles. La précipitation de l'acide urique est en effet incomplète, et ceci, d'après Sauzéat, par suite de la présence dans l'urine : 1º de *phosphates,* qui tendraient à augmenter la solubilité de l'acide urique ; 2º de *substances* colloïdales (matière mucoïde de Mörner) qui, précipitées en même temps que lui, empêcheraient sa cristallisation.

D'où l'indication d'éliminer les phosphates et la substance mucoïde avant d'acidifier l'urine, double résultat que l'on obtient en traitant cette dernière par le *réactif* suivant :

> Acétate d'urane . . . . 5 gr.
> Acide acétique cristallisable . . . . 60 c. c.
> Eau distillée . . . . Q. s. pour 1 litre.

Le *mode opératoire* que voici fournirait, après correction nécessitée par la solubilité de l'acide urique, des résultats exacts, « tout à fait comparables à ceux donnés par la méthode Salkowski-Ludwig » :

A 100 c. c. d'urine ajouter 25 c. c. du réactif (ci-dessus) à l'acétate d'urane ; au bout de cinq minutes, filtrer et recueillir ainsi 100 c. c. de liquide *très clair* correspondant à 80 c. c. d'urine. Neutraliser exactement par la soude en présence de phtaléine, puis ajouter 10 c. c. d'acide chlorhydrique officinal au 1/4; agiter, couvrir et laisser quarante-huit heures en repos.

Entraîner les cristaux d'acide urique sur un petit filtre sans plis, séché et taré, en utilisant le filtrat pour rincer le vase qui a servi à la précipitation. Verser de l'eau distillée sur le filtre goutte à goutte, jusqu'à ce que l'eau de lavage ne soit plus acide et ne trouble plus le nitrate d'argent (employer ainsi approximativement 65 c. c. d'eau, pour obtenir avec le filtrat urinaire, au total environ 165 c. c.); laver enfin à l'alcool et à l'éther. Sécher le filtre et son contenu vers 105°, laisser refroidir dans l'exsiccateur et peser. Si p est l'augmentation de poids du filtre (acide urique provenant de 80 c. c. d'urine), la *quantité d'acide urique contenue dans 1 litre d'urine sera* :

$$12.5\ p + 0^{gr},13.$$

N. B. — *a*) Cette correction de $0^{gr},13$ au litre indiquée par l'auteur est un peu empirique : théoriquement, en tenant compte des solubilités à 15° de l'acide urique dans l'eau ($4^{mgr},8$ p. 100) et dans l'acide chlorhydrique (38 milligrammes p. 100 d'HCl officinal), la quantité d'acide urique échappant au dosage serait (pour un total de 165 c. c, de filtrat et eaux de lavage) de 9 milligrammes environ pour 80 c. c. d'urine, soit de 11 à 12 centigrammes par litre.

b) Dans les *urines albumineuses*, l'albumine doit être préalablement éliminée par la chaleur.

c) Si l'urine contient de l'acide urique ou des sédiments uratiques de précipitation spontanée, il faut les faire renter en dissolution en chauffant l'urine au bain-marie et laissant refroidir.

Procédé Heintz-Meisenburg. — L'urine (préalablement concentrée par évaporation, si elle est très pauvre en acide urique) est, après redissolution des sédiments uratiques, s'il y a lieu, filtrée et additionnée de 2 à 3 p. 100 d'acide chlorhydrique officinal.

Lorsque ce dernier acide l'a libéré de ses combinaisons, l'acide urique tend à rester en solution par un phénomène de sursaturation; on détruit cette dernière et facilite la précipitation de l'acide urique en *additionnant l'urine d'une petite quantité de cet acide* (quantité connue qu'il faudra défalquer du poids d'acide trouvé dans le dosage). En opérant ainsi et en effectuant les corrections due aux pertes par solubilité dans les eaux-mères et de lavage (voir ci-dessus), Meisenburg a obtenu des résultats très voisins de ceux que donne le procédé de Salkowki.

IV. Dosage des bases xanthiques seules (purines autres que l'acide urique).

— La quantité de purines autres que l'acide urique se déduit, par différence, des résultats obtenus suivant les méthodes précédemment indiquées pour le dosage des purines totales et de l'acide urique seul :

1° Ainsi, la méthode d'Haykraft-Denigès nous ayant donné le total des purines (en acide urique), si l'on retranche de ce total le chiffre de l'acide urique seul indiqué par les procédés Hopkins-Folin, Ronchèse, etc., on aura la quantité de bases xanthiques urinaires exprimées en acide urique ;

2° La méthode de Garnier, qui combine les procédés d'Haykraft-Denigès et Hopkins-Folin, permet, comme nous l'avons montré, de doser séparément l'acide urique et les autres purines ;

3° Comme l'a indiqué Denigès, on peut aussi dans une même opération doser séparément l'acide urique et les autres purines en combinant et modifiant de la façon suivante les procédés Haykraft-Denigès et Salkowski :

On dose le total des purines suivant la méthode Hayhraft-Denigès (p. 142), mais au lieu de jeter le précipité (contenant l'acide urique et les bases xanthiques) formé par l'addition de la liqueur (A) argentico-magnésienne à l'urine, on le recueille sur un filtre sans plis ; après l'avoir laisser égoutter, on le lave à trois reprises avec 15 c. c. (chaque fois) d'eau contenant 5 p. 100 d'ammoniaque. On détache ensuite le filtre de l'entonnoir, on l'étale avec précaution contre la paroi interne du verre dans lequel on l'a obtenu et, avec le jet d'une pissette à eau bouillante, on le détache du papier filtre en l'entraînant dans le verre. On enlève le filtre après l'avoir ainsi complètement débarrassé du précipité.

D'autre part, on porte à l'ébullition un mélange de 10 c. c. d'eau et de 10 c. c. d'une solution de sulfure de sodium (obtenue en saturant de H^2S un mélange de 10 c. c. de lessive de soude et de 250 c. c. d'eau, puis ajoutant 10 c c. de la même lessive et quantité suffisante d'eau pour faire un litre) ; on projette cette solution chaude de sulfure de sodium dans le verre contenant le précipité ; il se forme du sulfure d'argent noir, et les composés xantho-uriques, mis en liberté, passent à l'état de combinaisons sodiques solubles. Le tout est mis dans une capsule de porcelaine qu'on chauffe au bain-marie pendant quelques minutes ; on filtre ensuite et on lave à l'eau bouillante en recevant le filtrat dans une capsule de porcelaine ; lorsqu'on est ainsi arrivé à un volume total (filtrat et eaux de lavages) de 120 à 150 c. c., les eaux de lavage ne sont presque plus alcalines. On ajoute alors au contenu de la capsule 5 c. c. d'acide chlorhydrique étendu (HCl pur commercial

50 c. c., eau distillée 150 c. c.) et on évapore le tout au bain-marie jusqu'à réduction à 10 ou 15 c. c. Après refroidissement et repos pendant quatre heures, l'acide urique seul s'est déposé à l'état de cristaux. On recueille ces cristaux sur un filtre sans plis, on les lave à quatre reprises avec, chaque fois, 10 c. c. d'eau acidulée de XX gouttes d'acide sulfurique pour 100 d'eau. Après égouttage, le filtre est enlevé de l'entonnoir et déplié ; on chasse, à l'aide d'un jet d'eau bouillante, le précipité qu'il contient dans une capsule de porcelaine d'au moins un litre ; on ajoute X ou XV gouttes de lessive de soude, ce qui dissout l'acide urique, puis 800 c. c. d'eau et enfin 10 c. c. d'acide sulfurique à 1/5 en volume. On verse alors, goutte à goutte, en agitant, une solution de permanganate de potasse décinormale (3^{gr},16 par litre) jusqu'à coloration rose persistant au moins une minute.

Le nombre n de centimètres cubes de permanganate employés multiplié par 0^{gr},078 indique (correction comprise) la quantité d'acide urique contenue dans un litre de l'urine examinée.

En retranchant cette quantité du poids des composés xantho-uriques déjà trouvé, on a le chiffre exprimant (en acide urique) la teneur de l'urine en bases xanthiques (Denigès. *Chimie analytique*).

Les origines des purines (acide urique et corps xanthiques). — On croyait autrefois que l'acide urique était un produit d'hydrolyses ou de combustions incomplètes de l'albumine dans l'organisme, c'est-à-dire une substance intermédiaire à l'albumine et à l'urée. Cette hypothèse s'appuyait sur les constatations de Frerichs et Wöhler relatives à l'augmentation de l'excrétion de l'urée après ingestion d'acide urique chez les mammifères. Dès lors, on devait naturellement considérer la production exagérée d'acide urique comme l'indice d'une nutrition imparfaite, cette exagération montrant que l'organisme avait plus ou moins perdu la faculté de désintégrer complètement l'albumine. Cette interprétation était d'ailleurs justifiée par ce fait que les ophidiens, animaux dont les combustions sont relativement ralenties, produisent beaucoup d'acide urique ; mais elle devenait inacceptable quand on considérait que les oiseaux, animaux à nutrition pourtant très active, produisaient également beaucoup d'acide urique ; elle apparaissait inacceptable encore quand il était démontré expérimentalement, chez l'animal, que la diminution des combustions respiratoires n'augmentait pas l'excrétion de l'acide urique.

Il est établi aujourd'hui que l'acide urique et les autres purines urinaires proviennent de la désintégration des nucléoprotéides alimentaires et tissulaires, et des corps puriques introduits en nature dans l'alimentation. Cette origine est démontrée par des faits d'ordre chimique, physiologique et médical :

a) Les nucléo-albumines, substances abondamment contenues dans les protoplasmas et surtout dans les noyaux cellulaires, se dédoublent, sous l'influence des alcalis dilués, en albumine et acides nucléiniques. Les acides nucléiniques à leur tour peuvent être dédoublés en acide phosphorique, acide thyminique (composé de thymine et de P^2O^5), hydrates de carbone et *bases xanthiques*, substances dont la constitution est très voisine de celle de l'acide urique puisqu'elles dérivent comme lui, ainsi que le montrent les formules citées p. 136, de la purine de Fischer.

b) A la suite d'ingestion de grandes quantités de *thymus* ou de *pancréas*, glandes très riches en nucléo-protéides, on a vu l'élimination de l'acide urique, chez l'animal ou chez l'homme, s'accroître du simple au double et même plus. Les bases xanthiques qui, dans l'urine normale, se trouvent à côté de l'acide urique dans la proportion de 1/5 environ, sont également augmentées par le régime alimentaire riche en nucléines. Certains aliments végétaux, comme le café, le thé et le cacao, riches en purines méthylées (théobromine ou diméthylxanthine, caféine ou triméthylxanthine), provoquent aussi une notable augmentation de l'excrétion des purines urinaires, mais seulement des purines méthylées, l'acide urique n'étant pas sensiblement accru.

c) Dans la *leucocythémie*, l'acide urique et les bases xanthiques sont considérablement augmentés, puisque l'on cite des éliminations de $4^{gr},20$ et même plus d'acide urique par vingt-quatre heures : or, cette affection est caractérisée par une exagération du nombre des leucocytes — éléments riches en nucléo-protéides — exagération qui implique une destruction leucocytaire plus active qu'à l'état normal.

Les purines urinaires dans la série animale; différence entre l'homme et les animaux. — La répartition des *bases puriques*, de l'*acide urique* et de son produit d'oxydation, l'*allantoïne*, dans le taux des purines urinaires, n'est pas la même chez les différents animaux. A cet égard, voici ce que tendraient à établir les récentes recherches de Wiechowski :

1° Chez l'*homme* (et les singes) les purines urinaires sont constituées surtout (90 p. 100 et plus) par de l'*acide urique*; l'*allantoïne* n'est éliminée qu'à l'état de traces, et il semble que l'acide urique représente le degré ultime de la dégradation des acides nucléiques ou des purines ;

2° Chez les *autres mammifères*, la formule urinaire des purines est inverse de celle de l'homme, c'est-à-dire que l'urine contient beaucoup d'*allantoïne* et presque pas d'acide urique; chez ces animaux, l'acide urique ne serait qu'un produit intermédiaire de la dégradation des acides nucléiques, le terme ultime étant l'allantoïne ;

3° Les *sauropsidés* (oiseaux, reptiles) fabriquent synthétiquement (dans le foie) de l'*acide urique* à partir du lactate d'ammonium (chez les oiseaux, après extirpation du foie, on ne trouve presque plus d'acide urique dans l'urine, mais seulement du lactate d'ammoniaque ; le foie séparé de l'organisme et irrigué avec du lactate d'ammoniaque fournit de l'acide urique). Les oiseaux transforment l'urée (ingérée) en acide urique.

Purines urinaires d'origines endogène et exogène ; théories actuelles concernant leur mode de formation dans l'organisme. — D'après leur origine, les purines que l'on trouve dans l'urine peuvent être séparées en deux groupes : les purines endogènes (*a*) et les purines exogènes (*b*) :

a) L'organisme élimine des purines alors même qu'il est en état de jeûne ou qu'il ne reçoit aucune purine de l'alimentation ; elles proviennent alors de la désassimilation des tissus de l'organisme riches en purines combinées (nucléines) : elles sont dites *endogènes*. Or, d'après les recherches de Burian et Schur et de P. Fauvel, la quantité de *purines endogènes* éliminées chez un sujet quelconque est *sensiblement constante*, quelles que soient la nature et la quantité des aliments *exempts de purines* libres ou combinées qu'il ingère. Cette constante caractéristique de la purinurie endogène, est un facteur propre à chaque organisme : il n'est pas le même chez tous les individus.

Chez 24 sujets, Burian et Schur ont trouvé pour ce facteur individuel des valeurs comprises entre $0^{gr},10$ et $0^{gr},20$ d'azote purique par vingt-quatre heures.

On déterminera facilement la valeur de la purinurie endogène propre à un sujet quelconque en le soumettant pendant quelques jours à un régime alimentaire complètement exempt de purines libres ou combinées, en le nourrissant de lait et d'œufs par exemple. Burian et Schur ont vu que la valeur de la purinurie endogène n'était pas proportionnelle au poids total du corps, mais qu'elle dépendait dans une certaine mesure du poids de la masse musculaire de l'individu ; nous verrons en effet, ultérieurement, comment les muscles concourent à la production de certaines purines.

b) Les *purines exogènes*, qui représentent ordinairement la portion principale des purines urinaires, proviennent des purines libres ou combinées que l'alimentation introduit dans l'organisme. On conçoit donc que leur élimination et, par suite, le taux des purines totales urinaires, dépende de la richesse en purines de la ration alimentaire, et aussi des caractères propres à la désintégration ou à l'utilisation des différentes purines contenues dans les aliments.

Les purines existent dans les aliments à l'état *libre* ou *combiné* :

Comme *purines libres,* l'alimentation ordinaire introduit dans l'organisme : de la *xanthine* et de l'*hypoxanthine* contenues dans la *viande* et dans son extrait, de l'*adénine* et des *xanthines méthylées* contenues dans le *thé,* le *café* et le *cacao* ;

Les *purines combinées,* qui constituent la majeure partie des purines alimentaires, sont représentées surtout par les *nucléines* vraies (différentes des paranucléines contenues dans le lait ; les paranucléines ne fournissent pas de purines) elles-mêmes contenues dans les aliments à l'état de nucléo-protéides, c'est-à-dire unies à des albumines. Ces nucléines existent principalement dans la substance qui forme le noyau des cellules et des leucocytes ; parmi les organes qui en renferment le plus, il faut citer par ordre d'importance : le *thymus,* qui contient une nucléine dont la purine est l'*adénine* ; le *pancréas,* contenant une nucléine à base de *guanine* ; la laitance de saumon, dont la nucléine contient de la *guanine* et de l'*adénine* ; la *rate* et le *foie,* qui renferment des nucléines à base de *xanthine* et d'*hypoxanthine*. Voici d'ailleurs, d'après Burian et Schur, les quantités d'azote purique que contiennent les différents organes riches en nucléines et susceptibles d'entrer dans l'alimentation :

100 gr. de viande contiennent.	0,06	d'azote purique.
100 — thymus de veau. . .	0,45	—
100 — foie de veau.	0,12	—
100 — de rate.	0,16	—

Les chiffres suivants (de Brugsch et Hesse et de Bessau et Schmid) expriment la **teneur en azote purique** (multiplier par 3 pour exprimer cet azote en acide urique) **de 100 grammes des principaux aliments :**

Viande de bœuf. . .	0^{gr},058	Thymus	0^{gr},436
— mouton .	0^{gr},063	Jambon cuit	0^{gr},025
— porc. . .	0^{gr},060	Carpe	0^{gr},054
— chevreuil	0^{gr},061	Brochet	0^{gr},048
— lapin . .	0^{gr},038	Hareng	0^{gr},069
— poulet. .	0^{gr},062	Morue fraîche . . .	0^{gr},044
— pigeon. .	0^{gr},051	Saumon	0^{gr},067
— oie. . . .	0^{gr},033	Truite	0^{gr},070
— faisan . .	0^{gr},034	Sole	0^{gr},046
Foie de bœuf. . . .	0^{gr},124	Caviar	0^{gr},037
Cervelle de porc . .	0^{gr},077	Sardines à l'huile. .	0^{gr},118
Reins	0^{gr},107	Anchois	0^{gr},145
Rate	0^{gr},107	Homard	0^{gr},023

Ecrevisses	0gr,020	Haricots	0gr,033
Huîtres	0gr,029	Pois verts	0gr,023
Farine de blé	0gr,038	Epinards	0gr,024
— d'avoine	0gr,034	Haricots verts	traces
— de seigle	0gr,032	Laitue	0gr,003
— de pois	0gr,036	OEuf de poule	traces
Pommes de terre	0gr,006	Lait	traces
Asperges	0gr,019	Fromage	0gr,022
Radis	0gr,005	Pain blanc	traces
Choux-fleurs	0gr,026	Fruits	0
Carottes	0gr,003	Champignons	0gr,005

Le *bouillon* de 100 grammes de viande contient environ 0gr,015 d'azote purique ; la *bière* n'en renferme que des traces et le *vin* pas du tout.

. On pourra constituer un *régime* sensiblement *exempt de purines* avec du lait (beurre, fromages), des œufs, des pommes de terre, du riz, du tapioca, des choux, de la salade, des fruits ou confitures, de la farine de froment ou du pain blanc.

En supprimant le lait, on aurait de plus un *régime sans allantoïne*. Avec de tels régimes, la quantité de purines urinaires éliminée par vingt-quatre heures tombe à 0gr,30 — 0gr,50, dont 0gr25 à 0gr,35 d'acide urique.

Pour *calculer approximativement la quantité de purines urinaires que produirait un régime donné* (en se servant des chiffres inscrits dans le tableau précédent) il faudrait tenir compte de ce fait que 30 p. 100 au moins de l'azote purique ingéré n'apparaissent pas dans l'urine ; une fraction des purines reste inutilisée, dans les fèces ; une autre est peut-être éliminée sous une forme plus simplifiée que l'acide urique ; de plus, comme le montrent les exemples suivants, la fraction éliminée varie avec l'état de santé du sujet.

Exemples : a) Dans les fèces, Hall a retrouvé 62 à 65 p. 100 de la *guanine* ingérée.

Après ingestion de thymus, la quantité d'azote purique des fèces de vingt-quatre heures fût de 0gr,177 au lieu de 0gr,01 (qui serait la normale pour un régime exempt de purines).

b) Pour 100 d'azote purique ingéré, différents auteurs cités par Wiechowski, n'ont retrouvé que les quantités suivantes dans l'urine :

Adénine, 33 à 50 chez un goutteux ; *guanine*, 0 chez un goutteux, 29 chez un alcoolique, de 76 à 87 chez des diabétiques ou polyuriques ; *hypoxanthine*, 13 dans la goutte, 38 chez des néphrétiques, 66 chez des sujets sains ; *acide urique*, de 0 à 100 ; *caféine*, de 14 à 40 ; *purines du thymus*, de 54 à 68 (de 8 à 3 p. 100 seulement dans la goutte) ; *purines de légumineuses*, de 46 à 66 (d'après Fauvel).

Avant Wiechowski, Burian et Schur avaient indiqué les moyennes suivantes, relatives au sujet sain, exprimant les quantités de purines éliminées par rapport aux quantités ingérées :

1° Pour une partie d'azote des mono ou des dioxypurines ingérées à l'état libre ou combiné (hypoxanthine, xanthine), de même que pour une partie de la guanine combinée (pancréas), il y a élimination de 1/2 partie environ d'azote à l'état de purines totales urinaires avec prédominance d'acide urique ;

2° Pour 1 d'azote purique des nucléines à base d'adénine (thymus), il y a élimination de 1/4 environ d'azote purique urinaire avec prédominance d'acide urique ;

3° Pour 1 d'azote de la caféine, il y a élimination de 1/3 au moins d'azote purique urinaire ; cet azote est tout entier réparti sous forme de purines autres que l'acide urique, la caféine et les autres méthylxanthines ne donnant pas lieu à la production de cet acide.

Le *sort des purines méthylées* ingérées avec la nourriture est, en effet, différent de celui des purines non méthylées ; la caféine et la théobromine (triméthyl et diméthylxanthine) sont vraisemblablement transformées en monométhylxanthine et xanthine, mais non en acide urique, car le taux de ce dernier acide n'est jamais accru dans l'urine après ingestion de purines méthylées (Minkowski, Burian et Schur). La totalité des purines méthylées urinaires — et ces purines méthylées constituent d'après Krüger et Salomon, ainsi que nous l'avons indiqué (p. 137) la portion principale du total des corps puriques — proviendrait ainsi des purines méthylées de l'alimentation. Nous remarquerons en passant que les purines de l'organisme, c'est-à-dire les purines endogènes, ne fournissent pas de purines méthylées urinaires.

Comme nous venons de l'indiquer pour la caféine, pour 100 parties de purines méthylées alimentaires apportées par le thé, le café et le cacao, il y a élimination de 35 à 40 parties de méthylpurines urinaires ; le reste, 60 p. 100, disparaît dans l'organisme par une oxydation qui doit être assez avancée puisque le noyau purique est détruit.

Comment les substances purinogènes ou les purines alimentaires sont-elles transformées dans l'organisme pour être amenées sous la forme qu'elles présentent dans l'urine ? Il est actuellement difficile de répondre exactement à cette question.

Certaines expériences tendent à montrer que ces transformations s'accomplissent sous l'influence de *ferments spécifiques* ; c'est ainsi qu'il existerait :

1° Une *nucléase* dans les différents tissus capables de fournir des corps puriques aux dépens de la nucléine (Schittenhelm l'a trouvée dans la rate, les reins, le poumon, le foie, etc.) ; son rôle serait de libérer les purines contenues dans l'acide nucléinique ;

2° Des *ferments « désamidants »* permettant la séparation, par hydrolyse, du groupe AzH^2 des *aminopurines* qui seraient ainsi transformées en oxypurines : la *guanase* transformerait la guanine en xanthine, et l'*adénase* amènerait l'adénine à l'état d'hypoxanthine (Jones) ;

3° Des *oxydases*, notamment la *xanthinoxydase* de Burian, qui transformerait les oxypurines en acide urique (la xanthine serait d'abord transformée en hypoxanthine puis, celle-ci, en acide urique); on l'a trouvée dans les muscles surtout, puis dans la rate, le foie, etc., de divers animaux;

4° Un *ferment uricolytique*, l'*uricase* qui, chez les mammifères autres que l'homme et le singe, déterminerait l'oxydation de l'acide urique et sa transformation en *allantoïne*.

Les organes de l'homme adulte paraissent dépourvus d'uricase (ceux du nouveau-né semblent en contenir); de plus, l'acide urique injecté sous la peau, chez l'homme, est éliminé en majeure partie (80 p. 100) par l'urine, sans avoir été transformé : de ces faits, Wiechowski a pu conclure que l'acide urique représentait, chez l'homme, le terme ultime de la dégradation des purines.

Mais cette conclusion ne saurait être acceptée sans réserves; notamment, elle est en opposition avec les résultats d'une expérience de Schittenhelm et Schmid montrant que l'acide urique issu des acides nucléiques est, au moins partiellement chez l'homme, transformé en *urée* : ingestion de 10 grammes d'acide nucléique ayant déterminé un accroissement notable de l'urée, et seulement une faible augmentation de l'acide urique urinaire.

Après ingestion modérée, l'élimination des purines exogènes est complète au bout de six à huit heures; mais, pour de grosses ingestions, elle peut durer trois et même cinq jours (Burian et Schur); certains états pathologiques (voir plus loin : *goutte*) peuvent d'ailleurs la retarder.

Le taux moyen des purines et principalement de l'acide urique éliminés en vingt-quatre heures ; rapports de l'acide urique à l'urée, de l'azote urique à l'azote total. — Chez un même sujet, l'excrétion purique subit des oscillations souvent énormes dans les diverses circonstances de la vie normale, notamment sous l'influence du régime alimentaire; de plus, la grandeur de cette excrétion est variable suivant que l'on passe d'un individu à un autre dans les mêmes conditions de santé et d'alimentation, la production des purines d'origine endogène étant déterminée par des propriétés inhérentes à chaque organisme (Burian et Schur).

Il est donc difficile de définir le taux moyen de l'excrétion purique des vingt-quatre heures; mieux vaudrait le comprendre entre d'assez larges limites, soit de $0^{gr},40$ à 1 gramme dont 0,30 à 0,80 d'acide urique par vingt-quatre heures chez l'adulte.

Taux moyen de l'acide urique seul. — Yvon et Berlioz ont indiqué, comme moyennes résultant de nombreuses analyses, les chiffres suivants pour l'acide urique seul :

Pour l'homme adulte . . . .   0^{gr},596
— la femme . . . .   0^{gr},556

En estimant à 65 kilos le poids moyen de l'adulte, on trouve, d'après ces chiffres, que la quantité d'acide urique éliminée par vingt-quatre heures et par kilogramme corporel est très approximativement égale à 9 milligrammes.

L'excrétion de l'acide urique serait, d'après la plupart des auteurs, 40 fois plus faible que celle de l'urée.

Le *rapport de l'acide urique* à l'urée serait donc en moyenne, chez l'adulte, égal à 1/40.

Quant à l'azote de l'acide urique, il représenterait, en moyenne, 1/63,5 de l'azote total (chez l'adulte) :

$$\frac{\text{azote de l'acide urique}}{\text{azote total}} = \frac{1}{63,5} ;$$

ou bien :

azote de l'acide urique = 1,57 p. 100 de l'azote total.

Taux moyen des purines autres que l'acide urique (bases xanthiques). — La quantité moyenne de corps puriques autres que l'acide urique éliminée par l'homme adulte serait, d'après Denigès, comprise entre 0^{gr},10 et 0^{gr},20 par vingt-quatre heures (exprimés en acide urique), soit 1/4 de la quantité d'acide urique ou 1/5 du total des purines.

E. Gérard indique des chiffres un peu plus faibles : soit de 0^{gr},08 à 0^{gr},12 par vingt-quatre heures.

D'après Wiechowski, le taux de l'acide urique représenterait de 6 à 14 fois (en moyenne 10 fois) celui des autres corps puriques exprimé en acide urique.

Taux moyen des purines totales chez l'adulte normal. — D'après les données précédentes, relatives à l'acide urique et aux autres corps puriques, nous calculons que la quantité moyenne de purines totales éliminée par un adulte soumis à un régime mixte et en état de santé normale, est de 0^{gr},70 (exprimée en acide urique) dont 0^{gr},60 d'acide urique et 0^{gr},10 d'autres corps puriques.

Variations physiologiques du taux des purines et surtout de l'acide urique. — a) *Influence de l'âge*. — Chez le *nouveau-né*, pendant les premiers jours de la vie, alors que se produisent fréquemment les infarctus uratiques rénaux, l'excrétion de l'acide urique est ordinairement très élevée. Pour Horbaczewski, cette surproduction d'acide urique serait due à une destruction leucocytaire exagérée.

Les urines infarctiques du nouveau-né contiennent un sédiment formé d'urate acide d'ammoniaque (Flensburg) et quelquefois des cylindres uratiques (Virchow).

On ne saurait fixer le taux de l'excrétion urique journalière à cette époque de la vie ; il varie considérablement d'un sujet à un autre, suivant qu'il y a tendance plus ou moins marquée à la production des infarctus. Il suffira de retenir que l'azote de l'acide urique peut, chez le nouveau-né, représenter jusqu'à 8 — et même plus — p. 100 de l'azote total urinaire, alors que chez l'adulte ce rapport ne varie normalement que de 1 à 3 p. 100.

Du troisième ou quatrième jour à la fin de la deuxième semaine, l'excrétion urique décroît graduellement. A partir de ce moment, sa valeur, rapportée à celle de l'azote total, demeure à peu près constante pendant la durée de l'allaitement au sein : l'azote de l'acide urique représentant alors environ 3 p. 100 de l'azote total urinaire. Ainsi, chez une enfant de deux mois éliminant 566 c. c. d'urine par jour, Camerer a trouvé 0,945 d'azote total, dont 0,028 d'azote à l'état d'acide urique (0,085 d'acide urique réel dosé par la méthode de Ludwig).

Chez le nourrisson alimenté avec le *lait de vache*, l'azote de l'acide urique représenterait environ 1 p. 100 de l'azote total urinaire (0,98 p. 100 d'après Camerer junior).

Pour les périodes de l'enfance comprises entre le sevrage et l'âge adulte, Carron de la Carrière et Monfet indiquent les moyennes suivantes, rapportées aux vingt-quatre heures et au kilogramme de poids vif :

De 15 mois à 5 ans = 0,011 d'acide urique.
— 5 — à 10 — = 0,012 —
— 10 — à 15 — = 0,010 —

Toutefois, il convient d'observer que le taux de l'excrétion urique est, chez l'enfant comme chez l'adulte, soumis à de grandes variations qui sont surtout sous la dépendance du régime alimentaire. C'est ce que montrent les résultats inscrits dans le tableau suivant (Göppert) :

SEXE	AGE	POIDS cor-porel.	RÉGIME	DURÉE de l'observation.	AZOTE total.	ACIDE urique.	Az. total / Az. urique
		kg.					
Fille. .	9 ans	18,3	Mixte.	5 jours	6,82	0,237	86
			Carné.	5 —	8,48	0,30	85
			Végétal.	4 —	4,14	0,198	63
Garçon	8 ans	18,4	Carné.	5 —	11,88	0,425	84
			Végétal.	5 —	3,62	0,208	52
Fille. .	13 ans	23,0	Carné.	8 —	11,81	0,376	94
			Végétal.	4 —	3,90	0.167	70
Fille. .	14 ans	22,2	1 régime.	6 —	12,53	0,449	83
			1/2 —	4 —	7,07	0,272	78
Garçon	14 ans	42,5	Carné.	5 —	16,66	0,635	78
			id+120Riz	6 —	17,75	0,685	77
			Mixte.	3 —	7,76	0,319	73

L'élimination des purines autres que l'acide urique a été peu étudiée chez l'enfant. Voici quelques chiffres indiqués par Camerer junior pour des enfants de différents âges :

AGE	RÉGIME alimentaire.	SUR 100 D'AZOTE TOTAL IL Y A			
		azote de l'urée.	azote de l'acide urique.	azote xanthique.	azote des purines totales.
5 mois 1/2.	au sein.	79	»	»	4,50
8 mois. .	lait de vache	84	0,98	0,07	1,05
3 ans . .	mixte.	86,9	1,18	0,23	1,41
14 à 19 ans	mixte.	83	1,44	0,25	1,69

On voit, d'après ces chiffres, que les proportions des bases xanthiques par rapport au total des purines ou à l'acide urique, ne diffèrent pas beaucoup, chez l'enfant au régime mixte, de célles que nous avions trouvées (bases xanthiques = 1/5 du total des purines et 1/4 de l'acide urique) chez l'adulte également au régime mixte.

Influence du régime alimentaire. — Une nourriture exclusivement animalisée peut faire monter l'excrétion urique à 1gr,30 et plus par vingt-quatre heures (Lehmann) ; le régime végétal la fait descendre au-dessous de 0^{gr},30. Comme nous l'avons vu déjà en étudiant les origines des purines urinaires, là grandeur de l'excrétion urique dépend surtout de la teneur des aliments en acides nucléiques. Ainsi, Weintraud a vu la quantité d'acide urique des vingt-quatre heures s'élever à 2^{gr},50 après ingestion de *thymus* de veau, et revenir à son taux normal dès que le régime alimentaire ordinaire était réinstitué. Avec d'autres aliments que le thymus — *foie, rein, cervelle* — l'augmentation de l'acide urique fut moins marquée et moins constante (Umber).

L'influence dës nucléines comparativement à celle des autres aliments est bien démontrée par l'expérience suivante de Ness et Schmoll : Si, à une ration alimentaire produisant une excrétion déterminée d'acide urique et de bases xanthiques, on ajoute successivement du blanc d'œuf (aliment dépourvu de nucléines), du jaune d'œuf (contenant des paranucléines qui n'engendrent pas de bases xanthiques) et du *thymus* (riche en nucléines), c'est avec ce dernier seulement que l'on constate une augmentation de l'excrétion purique.

Avec les œufs de poisson, contenant des paranucléines et peu ou point de nucléines, W.-J.-S. Jérôme a de même observé une excrétion urique assez faible.

Si l'alimentation végétale diminue la production d'acide urique, ainsi qu'il est dit plus haut, c'est qu'elle est, en général, pauvre en nucléines.

Selon Horbaczewski, les nucléines alimentaires ne provoqueraient qu'indirectement l'augmentation de l'excrétion urique : elles détermineraient d'abord un certain degré de *leucocytose*, et c'est de la destruction des leucocytes produits en excès que résulterait l'hyperexcrétion urique. En faveur de cette hypothèse, Horbaczeswki a constaté l'augmentation de la teneur du sang en leucocytes et celle de l'excrétion urique après ingestion de nucléine (extraite de la pulpe splénique) chez l'homme, ou après injection sous-cutanée de cette même substance chez le lapin. De même, Bohland a observé que le salicylate de soude à la dose journalière de 3 à 5 grammes pouvait provoquer une augmentation du nombre des leucocytes, de 7.133 à 14.565 par millimètre cube de sang, en faisant croître de 1 gramme à 1^{gr},84 par jour le taux de l'excrétion urique.

L'injection de tuberculine et de pilocarpine produirait des résultats semblables (Kühnau et Weiss).

Enfin, Marès et Horbaczewski ont montré que l'excrétion urique s'abaissait, par l'inanition, jusqu'à un minimum, constant chez un même sujet mais variable d'un individu à un autre, observation qui est d'ailleurs en parfait accord avec les données de Burian et Schur relatives à la purinogénie endogène (voir p. 154). Or, pendant les heures qui suivent un repas, on constate que le sang s'enrichit en leucocytes (*leucocytose digestive* de Hofmeister et Pohl), en même temps que l'excrétion urique s'accroît au-dessus du minimum correspondant au jeûne, et cela, d'autant plus que le repas est plus riche en nucléines. Certains individus, chez qui cette *leucocytose digestive* n'existerait pas, n'élimineraient que très peu d'acide urique (?).

Cette théorie, d'après laquelle l'hyperexcrétion urique succédant à une ingestion de nucléines serait le résultat d'une hyperleucocytose digestive, n'est plus guère acceptée aujourd'hui parce qu'elle est en désaccord avec les résultats de nombreuses observations, notamment celles de Richter, Künhau, Pace et Zagari. Ces auteurs ont vu qu'il n'y avait pas de relation constante entre la production de la leucocytose et celle de l'hyperexcrétion urique, *cette dernière étant déterminée surtout par les nucléines introduites dans l'alimentation*. Nous avons d'ailleurs montré, en étudiant les origines de l'acide urique, que, d'après les données de Burian et Schur, le taux de l'excrétion urique était sensiblement proportionnel à la quantité de purines — soit de nucléines — ingérées. Mais, si l'hypothèse d'une leucocytose digestive due aux nucléines alimentaires semble peu recevable, il n'en reste pas moins établi qu'une leucocytose peut entraîner une hyperexcrétion urique, comme le démontrent certains états pathologiques dont il sera fait mention plus loin, la leucémie par exemple.

Le volume de l'eau ingérée, le *régime lacté absolu*, n'exerceraient pas d'influence sensible sur l'excrétion urique, ce qui s'explique d'ailleurs par l'absence des purines alimentaires (exogènes) dans les deux cas.

L'élimination des purines endogènes, au cours des vingt-quatre heures, passe par un *maximum* vers midi, et par un *minimum* dans la nuit.

Influence du travail musculaire. — D'après les recherches de Burian, c'est dans le muscle surtout que se formeraient les *purines endogènes* (voir p. 154) et notamment l'hypoxanthine produite en quantité plus grande pendant le travail qu'à l'état de repos. On ignore à l'aide de quels matériaux le muscle élabore cette hypoxanthine. Dès qu'elle est formée, cette purine passe en très petite quantité dans le sang pour être éliminée en nature avec l'urine ; mais la majeure partie est, à sa sortie du muscle, transformée par une *xanthinoxydase* en acide urique qui passe dans l'urine : d'où une excrétion plus considérable de cet acide après exagération du travail musculaire.

Le *refroidissement* agirait dans le même sens.

Influence de la grossesse. — D'après les observations de P. Bar. le taux de l'excrétion urique est légèrement accru chez les *primipares* à la fin de la grossesse. Cette augmentation coïncide avec une légère leucocytose.

Chez les *multipares*, l'excrétion urique est normale et parfois même inférieure à la normale ; la richesse du sang en globules blancs ne diffère pas sensiblement de la normale.

En somme, on voit que l'excrétion urique considérée en valeur absolue ne s'éloigne pas beaucoup de la normale à la fin de la grossesse. Mais il n'en est plus de même si l'on considère le rapport dé cette excrétion à celle de l'urée ou de l'azote total. Le rapport de l'acide urique à l'urée qui, dans les circonstances normales, est égal à 1/40 en moyenne, s'élève fréquemment, ainsi qu'il résulte de nos observations, à 1/30, 1/25 et même 1/20 pendant la grossesse.

P. Bar a également constaté l'élévation de ce rapport et l'explique de la façon suivante :

L'élévation des deux rapports $\dfrac{\text{acide urique}}{\text{urée}}$ et $\dfrac{\text{azote urique}}{\text{azote total}}$ dépend, chez les primipares de deux facteurs qui agissent dans le même sens : 1° une augmentation du poids absolu de l'acide urique ; 2° une diminution de l'urée (voir p. 130) et de l'azote total. C'est l'action de ce second facteur qui intervient surtout chez les multipares. Chez elles, les rapports sont égaux ou supérieurs à la normale, bien que le poids d'acide urique lui soit inférieur parce que la diminution de l'urée et celle de l'azote total dépassent celle de l'acide urique.

Influence des médicaments. — *L'excrétion* des *purines endogènes* et surtout de l'acide urique *augmente* après ingestion : d'*acide salicylique* ou de *salicylate de soude* (Lécorché et Talamon, Haig, Herther et Smith) ; de *pilocarpine*, d'*acétanilide*, d'*antipyrine* qui, d'après Horbaczewski, favoriseraient la leucocytose ; de *colchicine* (Haig), de *glycérine* ; d'*acide oxalique* ou d'*oxalates alcalins* (tomates, oseille) ; d'acide *phénylquinolique carbonique* (dénom. allemande : *atophan*) et alors, sans qu'il y ait hyperleucocytose ; au cours de l'empoisonnement par le *phosphore ;* sous l'influence de l'émanation du *radium ;* après usage de certaines *eaux minérales radio-actives.* Enfin les *bains chauds* d'*eau,* d'*air* ou de *vapeur* augmenteraient beaucoup l'excrétion urique (Marot, Frey et Heiligenthal). L'action des *alcalins* paraît à peu près nulle.

L'excrétion des *purines endogènes* (acide urique surtout) *diminue* après ingestion : de *quinine* et d'*atropine,* qui abaissent le nombre des globules blancs (Horbaczewski) ; d'*arsénicaux,* de

sels de fer ou de *plomb* (Haig) ; de *sulfate de soude*, d'*iodure de
potassium*, de *lécithine*, de *chlorure de calcium*.

« Quant aux prétendus spécifiques de la goutte et de la diathèse urique, tels que la *pipérazine*, la *lysidine*, l'*uricédine*, etc.,
ils sont loin de répondre à l'attente des malades, et l'observation paraît constante, qui démontre le peu de fond que l'on
peut faire sur leur emploi en thérapeutique. Ils n'augmentent
ni ne diminuent l'acide urique, même aux doses notables de
46 grammes de lysidine en quinze jours et 32 grammes en trois
jours (Klemperer et Zeissig) ; d'autre part, ils peuvent, par
leur passage dans l'urine, déterminer la précipitation de l'acide
urique (lysidine) et favoriser la lithiase rénale au lieu de la
combattre. » (L. Garnier. Encyclopédie chimique de Fremy.)

Variations pathologiques de l'excrétion de l'acide urique. — En
étudiant les origines endogènes de l'acide urique et en exposant les faits à l'appui de la théorie d'Horbaczewski, nous
avons montré déjà que l'on pouvait prévoir une augmentation
de l'excrétion des purines endogènes et surtout de l'acide
urique dans toutes les affections s'accompagnant de leucocytose, c'est-à-dire d'hyperproduction et, conséquemment, d'hy-
perdestruction des globules blancs.

C'est, en effet, dans la *leucocythémie* que l'on observe les plus
fortes excrétions uriques ; ainsi on a signalé des éliminations
de 4^{gr},20 (Bartels), 5^{gr},40 (Esbstein) d'acide urique par vingt-
quatre heures. Fleischer et Penzoldt comparant les effets
d'une même alimentation chez un homme sain et chez un leu-
cocythémique, ont observé une excrétion d'urée identique pour
chacun d'eux avec une élimination d'acide urique égale à 0,66
chez le premier contre 1^{gr},29 chez le second, soit deux fois
plus d'acide urique, chez le malade que chez le sujet normal.

L'augmentation considérable de l'excrétion urique observée
dans la *pneumonie lobaire*, au moment de la résorption de l'exsudat, doit être attribuée aussi à une destruction intense des
leucocytes. Cette augmentation, qui se manifeste déjà la veille
de la crise, dure de deux à quatre jours ; la quantité d'acide
urique peut être double et triple de celle que l'on trouve pendant la période fébrile.

Dans les *affections de la rate*, dans les *inflammations et brûlures
étendues de la peau*, dans la plupart des *affections fébriles* et notamment au début de la fièvre *typhoïde*, dans les empoisonnements par le *phosphore* et l'*oxyde de carbone*, l'augmentation de
l'excrétion urique serait également la conséquence d'une destruction leucocytaire exagérée.

On constate une notable augmentation de l'excrétion urique

dans certaines *affections hépatiques* (ictère grave, intoxication phosphorée, cirrhose) ; Baftalowski a trouvé plus de 5 grammes d'acide urique par vingt-quatre heures dans un cas de cirrhose.

L'hyperexcrétion urique a été signalée encore dans l'*anémie pernicieuse*, l'*épilepsie*, la *chorée*, les *migraines*, au stade initial de la *coqueluche* et dans la *néphrite parenchymateuse chronique* (aujourd'hui : *hydropigène* ; Bartels).

Enfin il est particulièrement intéressant d'étudier l'hyperexcrétion urique, signalée par divers auteurs, dans certaines manifestations de l'*arthritisme*, notamment la *goutte* ou la *gravelle urique*.

Suivant certains auteurs, l'excrétion urique serait augmentée chez les *goutteux*. Pour d'autres, elle serait diminuée en dehors des accès, mais considérablement augmentée dès leur début ; et l'accès de goutte consisterait essentiellement en une résorption de l'acide urique déposé dans les tissus par suite d'une insuffisante alcalinité du sang, l'acide se trouvant entraîné lorsque cette alcalinité redevient suffisante ; l'accès réaliserait ainsi un processus curatif ayant pour but la résorption des tophus ou autres dépôts d'acide urique.

Depuis que l'on étudie l'urine des goutteux à l'aide de méthodes précises de dosage de l'acide urique, l'opinion s'impose de plus en plus que l'excrétion de l'acide urique chez ces malades se meut sensiblement entre les mêmes limites qu'à l'état normal (Lambling). Quant à la diminution de l'alcalinité du sang que l'on a invoquée pour expliquer la rétention et la formation de dépôts d'acide urique dans les tissus du goutteux, elle n'existerait pas, non plus que les autres signes de l'intoxication acide, notamment l'augmentation de l'excrétion ammoniacale urinaire (voir p. 180). « Il devient donc difficile, écrit Lambling, d'expliquer les dépôts d'acide urique dans les tissus en invoquant d'une part l'excès d'acide urique et d'autre part le défaut d'alcalinité des humeurs. Au surplus, de ces deux conditions, la première est nettement réalisée chez le leucémique (jusqu'à 5 grammes d'acide urique dans vingt-quatre heures), et la seconde est à coup sûr moins problématique chez ce dernier que chez le goutteux, puisque tout au moins l'alcalinité du sang est nettement diminuée par la leucocythémie. Et cependant on n'observe dans cette affection aucune tendance à la précipitation de l'acide urique dans les tissus. »

Des recherches récentes ont cependant jeté quelque lumière sur cette question si obscure et si controversée de la production et de l'élimination de l'acide urique chez le goutteux.

Vogt, en faisant ingérer, quotidiennement et pendant cinq jours consécutifs, 175 grammes de thymus à un goutteux, observa une augmentation de l'excrétion urique qui était de 106 milligrammes inférieure à celle qu'il trouvait chez un sujet témoin soumis au même régime, mais non goutteux.

Reach enregistra des résultats semblables chez un goutteux : après absorption de 150 grammes de pancréas, la quantité d'acide éliminée urique fut de 0^{gr},119 au lieu de 0,300 que le régime aurait produit chez un individu sain, d'après les évaluations de Burian (p. 157).

Enfin Kaufmann et Mohr, après avoir fait ingérer à un goutteux 250 grammes de thymus, quotidiennement pendant quatre jours consécutifs, observèrent les éliminations suivantes en plus de la moyenne journalière, égale à 0^{gr},459, observée avant l'expérience :

1er jour	= 0^{gr},125
2° —	= 0^{gr},384
3° —	= 0^{gr},661
4° —	= 0^{gr},529

Soit une élimination moyenne de 0^{gr},459 + 0,425 = 0^{gr},884 d'acide urique par vingt-quatre heures pendant la période de régime riche en nucléines ; chez un sujet non goutteux, pareille ingestion de nucléines aurait déterminé, d'après les données de Burian et Schur, une élimination journalière de 0,459 + 0,820 = 1^{gr},279 d'acide urique. Mais, alors que l'hyperexcrétion urique cesse chez le sujet normal dès que l'on supprime le régime riche en nucléines, elle *persiste pendant plusieurs jours chez le goutteux* ; les moyennes journalières de l'excrétion urique observées chez un goutteux par Kaufmann et Mohr avant, pendant et après l'ingestion de nucléines sous forme de thymus, furent en effet les suivantes (11 jours consécutifs) :

Éliminations moyennes journalières après :

4 jours d'alimentation exempte de purines	= 0^{gr},459
4 — de régime avec 250 gr. de thymus	= 0^{gr},883
3 — d'alimentation exempte de purines	= 0^{gr},664

On sait, d'autre part, que le total des éliminations d'acide urique chez les goutteux (éliminations qui sont plus variables, d'un jour au suivant, que chez le sujet sain), observées *pendant une période de temps assez longue*, est sensiblement identique à celui que l'on observait chez le sujet sain dans les mêmes conditions. Cette constatation, jointe aux résultats des observations précitées, conduit à admettre que le goutteux produit et élimine autant d'acide urique que le sujet sain, pour une même ration de purines, *mais que cette production et surtout l'élimination se font, chez lui, plus irrégulièrement et dans un espace de temps beaucoup plus long que chez le sujet sain.*

A quoi attribuer maintenant ce retard dans la production et l'élimination de l'acide urique ? On ne répond actuellement à cette question que par des hypothèses insuffisamment fondées : notamment celle qui invoque l'altération des processus fermentatifs, d'ailleurs mal connus, suivant lesquels les purines alimentaires combinées, les nucléines, seraient amenées à l'état d'acide urique ou autres purines urinaires (voir p. 157) ; à l'appui de cette hypothèse, B. Bloch fait valoir ce fait que l'élimination de l'acide urique est retardée dans les intoxications lentes par le plomb et surtout par l'alcool (Pollak), c'est-à-dire par des substances qui doivent vraisemblablement altérer les ferments ou entraver leur action. L'alcoolisme et le saturnisme figurent d'ailleurs parmi les facteurs étiologiques de la goutte.

Mentionnons encore une théorie d'après laquelle la rétention de l'acide urique dans le sang du goutteux serait le fait d'altérations *rénales*.

Quant à la production des *dépôts uratiques* (*tophus*), on a cherché à l'expliquer :

a) Par la très faible solubilité du mono-urate de soude, lequel se trouverait parfois dans le sang du goutteux à une concentration égale à celle d'une solution aqueuse sursaturée (Gudzent) ;

b) Par une altération primitive de certains tissus, notamment du tissu cartilagineux, qui leur conférerait une affinité particulière pour l'urate acide de soude (Ebstein).

Gravelle urique et coefficient de Zerner. — Dans l'urine de certains arthritiques et notamment de goutteux, l'acide urique se sépare spontanément à l'état de cristaux de couleur rouge brique qui se déposent sur les parois du vase. A la suite de nombreuses analyses, Zerner a vu que cette *gravelle urique* se produisait lorsque le rapport normal de la quantité d'acide urique à celle du phosphate disodique dépassait 0,35, c'est-à-dire lorsque l'excrétion urique était augmentée et que celle du phosphate disodique était diminuée (d'où augmentation de l'acidité urinaire).

Nous avons vu, en étudiant l'acidité urinaire, comment on pouvait d'oser séparément, d'après la méthode de Freund-Lieblein, les phosphates monoacides et les phosphates biacides : l'exemple suivant montrera comment on calcule le coefficient de Zerner :

Soit une urine contenant par litre $0^{gr},480$ d'acide urique et 0,84 d'acide phosphorique à l'état de phosphates monoacides (bimétalliques) ; cette quantité d'acide phosphorique exprimée en phosphate disodique sera $0,84 \times 2$ (parce que 1 de P^2O^5 $= 2$ de phosphate disodique) ; le coefficient de Zerner sera :

$$\frac{\text{acide urique}}{\text{phosphate disodique}} = \frac{0,480}{1,68} = 0,28.$$

Normalement, ce rapport varie de 0,20 à 0,35 ; sa valeur s'accroît beaucoup lorsque l'acide urique accumulé dans les tissus du goutteux rentre en dissolution dans le sang.

Maladies avec diminution de l'excrétion urique. — L'acide urique se trouverait légèrement diminué dans la chlorose, l'anémie et surtout dans les diverses variétés de néphrite par suite d'imperméabilité rénale plus ou moins accusée. On a signalé encore une diminution de l'excrétion urique dans la scarlatine grave (Fenini), l'*atrophie musculaire progressive* (Bamberger), dans le *saturnisme chronique* (Gaucher).

CHAPITRE VII

AMMONIAQUE. — CRÉATININE. — ACIDE HIPPURIQUE

§ 1. — L'ammoniaque urinaire

A l'état normal, l'urine fraîchement émise contient des sels ammoniacaux.

Il importe de distinguer cette *ammoniaque préformée* de celle qui se produit après l'émission de l'urine conservée sans précautions aseptiques et qui résulte de la transformation de l'urée en carbonate d'ammoniaque sous l'influence des microbes urophages.

Cette remarque nous explique pourquoi la recherche ou le dosage de l'ammoniaque doivent être effectués dans l'urine immédiatement après son émission, ou bien dans la totalité des émissions de vingt-quatre heures que l'on aura conservées en les additionnant d'une substance antiseptique (thymol).

Dosage de l'ammoniaque dans l'urine. — 1° *Méthode de Schlœsing*. — On place 25 c. c. d'urine et quelques centigrammes de thymol en poudre dans une petite capsule reposant au-dessus d'un vase à large ouverture (cristallisoir), renfermant 10 c. c. d'acide sulfurique N/10 et environ 20 c. c. d'eau distillée ; le tout est recouvert d'une cloche à douille dont les bords s'enfoncent dans une rigole creusée dans une plaque de marbre (cette rigole est remplie de mercure), ou mieux dans un grand cristallisoir dont le fond est rempli de mercure (fig. 18). La douille est fermée par un bouchon à deux trous dont l'un donne passage à un tube recourbé, fermé par un robinet, et l'autre à

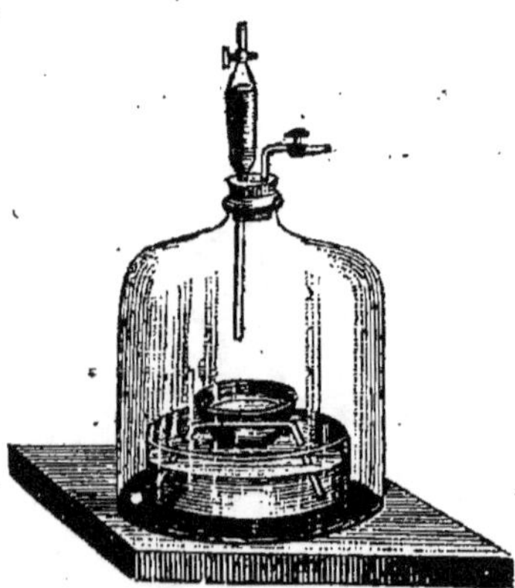

Fig. 18. — Appareil de Schlœsing.

sage à un tube recourbé, fermé par un robinet, et l'autre à

une pipette également fermée par un robinet et remplie d'un lait de chaux.

L'appareil étant ainsi disposé, on ouvre le petit robinet du tube coudé, et on aspire un peu d'air de l'intérieur de la cloche ; le mercure s'élève en dedans et l'on obtient ainsi une fermeture hermétique. En ouvrant ensuite le robinet de la pipette, on fait tomber le lait de chaux dans l'urine.

Au bout de quarante-huit heures, toute l'ammoniaque dégagée a été absorbée par l'acide sulfurique titré. On détermine alors la quantité d'acide sulfurique restée libre en ajoutant quelques gouttes de teinture de tournesol ou de cochenille (ne pas employer la phtaléine comme indicateur, pour les raisons indiquées p. 172) et de la soude N/10 jusqu'à virage.

Si n est le nombre de centimètres cubes employés, $10-n$ représente le volume d'acide N/10 saturé par l'ammoniaque contenue dans les 25 c. c. d'urine en expérience. Or, 1 c. c. de cet acide correspond à $0^{gr},0017$ d'ammoniaque ; la quantité de cet alcali contenue dans un litre d'urine sera donc :

$$(10-n)\ 0,0017 \times 40 = (10-n)\ 0,068.$$

2° *Méthode de Folin*. — Cette méthode est basée sur ce fait que l'urine distillée en présence de la magnésie laisse échapper toute son ammoniaque préformée en même temps qu'une petite quantité d'ammoniaque résultant de l'hydrolyse de l'urée par la magnésie ; mais ainsi que l'ont démontré Berthelot et André, la quantité d'ammoniaque provenant ainsi de l'urée, qui passe à la distillation *pendant un temps donné*, est constante.

Par conséquent, si une première distillation d'une durée de quarante-cinq minutes a fourni une quantité d'ammoniaque $A + a$ (expression dans laquelle A représente l'ammoniaque urinaire préformée et a l'ammoniaque provenant de l'urée), une deuxième distillation, opérée sur le même volume de liquide et pendant le même temps, fournira une quantité d'ammoniaque qui sera précisément égale à a ; et $(A + a) - a$ représentera la quantité A cherchée.

Manuel opératoire. — Dans le ballon de l'appareil d'Aubin (fig. 23, p. 201), introduire 10 c. c. d'urine filtrée, 2 à 3 grammes de magnésie récemment calcinée et 440 c. c. d'eau distillée. Distiller pendant quarante-cinq minutes exactement en recevant le distillat dans un vase conique contenant 10 c. c. d'acide sulfurique N/10 et 100 c. c. d'eau distillée avec X gouttes de teinture de tournesol sensibilisée. Titrer l'acide sulfurique resté libre avec une solution de soude N/10.

Si n est le nombre de centimètres cubes employés, la

quantité d'ammoniaque $(A + a)$ passée pendant la première distillation sera : $(10—n) \times 0,0017$.

Il reste à déterminer a ; pour cela détacher le ballon du serpentin, remplacer le liquide distillé pendant l'opération précédente par un égal volume d'eau distillée et distiller de nouveau pendant quarante-cinq minutes, en recevant encore le distillat dans 10 c. c. d'acide sulfurique N/10.

Si n' est le nombre de centimètres cubes de soude déci-normale employés pour le titrage de ce second distillat, $(10—n') \times 0,0017$ représentera a, c'est-à-dire la quantité d'ammoniaque due à la décomposition de l'urée. La quantité d'ammoniaque préformée A contenue dans 10 c. c. d'urine sera :

$$(10—n) \times 0,0017 — (10—n') \times 0,0017 = (n'—n) \times 0,0017.$$

Ce résultat, multiplié par 100, donnera la quantité d'ammoniaque contenue dans un litre d'urine.

Procédé de Ronchèse. — *1° Méthode (usuelle) donnant à la fois l'ammoniaque des sels ammoniacaux et celle des amino-acides.* — *Principe :* Le *formol*, que l'on ajoute à l'urine préalablement neutralisée, s'unit à l'ammoniaque des sels ammoniacaux (formation d'hexaméthylène-tétramine) en libérant leurs acides ; et la quantité d'alcali qu'il faut employer pour saturer ces acides libérés est exactement équivalente à la quantité d'ammoniaque avec laquelle ils se trouvaient en combinaison dans l'urine.

Technique : A 10 c. c. d'urine, ajouter 100 c. c. d'eau distillée (de préférence privée de gaz carbonique par ébullition) et V gouttes de solution alcoolique saturée de phénol-phtaléine. Verser de la soude N/10 jusqu'à neutralisation (teinte rose pâle). Ajouter 20 c. c. d'une solution *préalablement neutralisée* de formol, obtenue en diluant de son volume d'eau le formol à 40 p. 100 du commerce.

A l'aide d'une burette graduée, verser à nouveau de la soude N/10 jusqu'à coloration rose pâle. Soit n le nombre de centimètres cubes de soude décinormale employés pour cette deuxième neutralisation. L'urine ayant été primitivement neutralisée en présence de la phtaléine, il se trouve que ce nombre n est un peu trpp faible [1] ; il faut le corriger en l'augmentant

1. La quantité de soude N/10 que l'on a versée dans une liqueur acide contenant des *sels ammoniacaux* — telle que l'urine — pour obtenir sa neutralisation apparente *en présence de la phtaléine,* excède toujours la quantité théorique correspondant à la neutralisation exacte ; ceci, parce que les sels ammoniacaux retardent le virage de la phtaléine. Or, Ronchèse a observé que l'excès de soude ainsi employé était sensiblement proportionnel à la teneur de la liqueur en ammoniaque ; soit, un dixième de centimètre cube de soude N/10 pour une quantité d'ammoniaque correspondant à 8 centimètres cubes d'ammoniaque N/10.

de $0^{cc},1$, par 3 c. c. de soude décinormale employés (soit de 0,033 pour 1 c. c. et de 0,033 n pour n centimètres cubes). La quantité d'ammoniaque contenue dans les 10 c. c. d'urine soumis au dosage est alors la suivante :

$$x = (n + 0,033\,n) \times 0,0017 = n \times 0,00176$$

ce qui fait : $n \times 0^{gr},176$ d'ammoniaque par litre d'urine.

Ou :

$n \times 0^{gr},31 =$ ammoniaque *exprimée en urée* par litre ;

$n \times 0^{gr},145 =$ ammoniaque *exprimée en azote* par litre.

2° *Dosage de l'ammoniaque seule.* — La technique précédente donne, en même temps que l'AzH^3 des sels ammoniacaux, l'AzH^3 des acides aminés (glycocolle, tyrosine, etc.).

Ces substances sont généralement en très faible quantité dans l'urine et n'augmentent que faiblement les résultats qui seraient dus à l'ammoniaque seule.

Cependant, pour des recherches délicates nécessitant un dosage précis de l'AzH^3, il convient de pratiquer deux titrages dont l'un (comme précédemment) donne l'AzH^3 totale, et l'autre (après déplacement de l'AzH^3 des sels ammoniacaux par la chaux) l'AzH^3 des acides aminés ; par différence, on a l'AzH^3 des sels ammoniacaux. La *technique* est la suivante (Ronchèse) :

« Mettre dans une capsule de porcelaine : 11 c. c. d'urine et 10 c. c. de lait de chaux. Évaporer à la vapeur d'eau, au-dessus d'un bain-marie et maintenir dans ces conditions une heure au moins après dessiccation. Après refroidissement, délayer le résidu de la capsule dans de l'eau distillée privée de gaz carbonique et, dans un flacon jaugé, compléter le volume de 110 c. c.

« Filtrer et prendre 100 c. c. du filtrat (correspondant à 10 c. c. d'urine) qu'on introduit dans un vase à expériences. Ajouter quelques gouttes de phénol-phtaléine et de l'acide acétique au 1/100 jusqu'à disparition de la teinte rouge. Il y a ainsi un léger excès d'acide.

« Neutraliser exactement avec de la soude N/10 ; ajouter 10 c. c. de formol neutralisé et, à l'aide d'une burette de Mohr, neutraliser à nouveau avec la soude N/10.

« Soit n le nombre de c. c. de soude décinormale employés pour cette deuxième neutralisation :

$n \times 0^{gr},17 =$ acides aminés de l'urine exprimés en AzH^3.

b) Retrancher ce résultat de celui obtenu en suivant la technique précédente (p. 172).

Exemple : — Par dosage au formol opéré directement sur l'urine, on a obtenu : $0^{gr},97$ par litre ; par dosage au formol après action du lait de chaux, on a obtenu : $0^{gr},06$ par litre ;

l'urine examinée contient : $0^{gr},97 — 0^{gr},06 = 0^{gr},91$ d'AzH^3 par litre.

REMARQUE. — D'après A. Leclère, les *alcalis caustiques* peuvent décomposer avec libération de AzH^3 — lentement à froid, mais plus rapidement à chaud — les trois catégories de composés suivants qui coexistent dans l'urine : urée, sels ammoniacaux, acides aminés. Les *alcalis carbonatés* agissent de même à chaud, mais, à froid, ils ne décomposent que très lentement la plupart des amino-acides et n'hydrolysent que très faiblement l'urée, alors qu'ils libèrent rapidement l'AzH^3 des sels ammoniacaux.

Les procédés de Folin (magnésie) et de Ronchèse (2°, au lait de chaux) indiqués précédemment pour le dosage de l'ammoniac *seul* ne seraient donc pas absolument sûrs. Suivant le procédé Folin notamment, les amino-acides seraient, à des taux divers, attaqués par la magnésie ; de plus, la correction nécessitée par l'hydrolyse de l'urée, ne serait pas très constante pour une même quantité d'urée de la prise d'essai. D'où les avantages de la méthode suivante de A. Leclère.

Dosage de l'ammoniaque seule et — accessoirement — de l'ammoniaque des amino-acides. — *Méthode de A. Leclère. — Principe* : L'ammoniaque est déplacée par le *carbonate de lithine*, sel alcalino-terreux assez soluble dans l'eau (1 p. 100 environ), qui présente sur les alcalis ou leurs carbonates l'avantage de ne décomposer qu'une très faible quantité d'urée et surtout de ne dégager qu'une insignifiante quantité de l'ammoniaque des amino-acides, même des plus fragiles, comme l'alanine.

En opérant *dans les conditions précises de la technique* indiquée ci-après, la quantité d'urée hydrolysée peut être rendue minima et sensiblement constante pour un poids déterminé d'urée. Ainsi, divers poids croissants d'urée donnent toujours sensiblement les quantités d'ammoniaque inscrites dans le tableau suivant :

TABLEAU POUR CORRECTIONS NÉCESSITÉES PAR L'HYDROLYSE DE L'URÉE

POIDS D'URÉE soumis à la distillation en présence du carbonate de lithine.	VOLUMES DE SO^4H^2 $N/10$ saturant l'ammoniaque issue des poids d'urée ci-contre.
$0^{gr},20$	$0^{cc},1$
$0^{gr},40$	$0^{cc},2$
$0^{gr},60$	$0^{cc},33$
$0^{gr},80$	$0^{cc},47$
$1^{gr},00$	$0^{cc},62$

Pour l'utilisation des chiffres inscrits dans ce tableau — que l'on peut remplacer par une courbe (urée en ordonnées : volumes de $SO_4H^2\ N/10$ en abscisses) — voir l'exemple cité après la technique.

Technique. — La figure ci-dessous représente l'ensemble de l'appareil employé :

Une fiole conique A de 300 c. c. environ (hauteur 12 cm. ; diamètres : base 9 cm., col $2^{cm},5$) coiffée d'une grosse tubulure

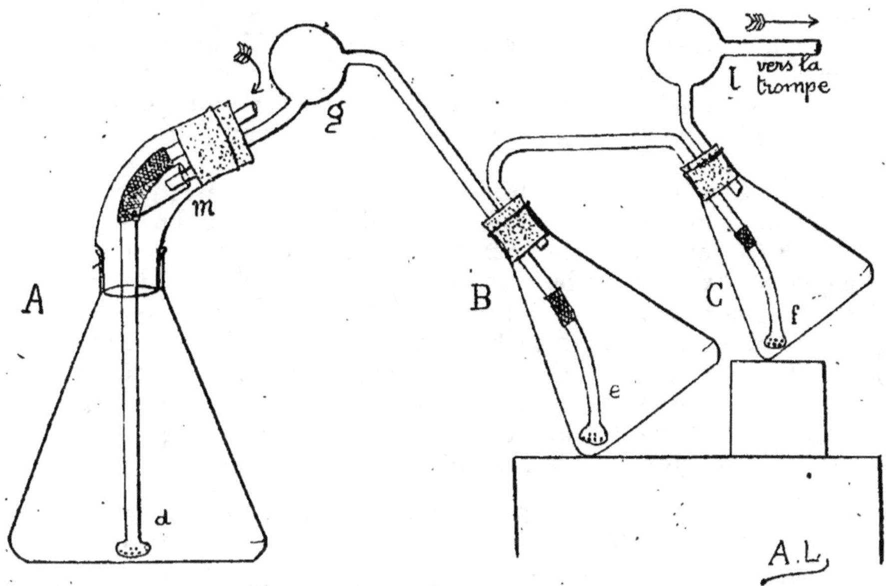

Fig. 19. — Appareil de Leclère pour le dosage de l'ammoniaque.

rodée, courbe et mobile. Le bouchon de cette tubulure livre passage : à un premier tube (muni d'un embout de Villiers d) pour l'arrivée de l'air aspiré par la trompe ; puis à un second tube m de dégagement, dont l'entrée est abritée des projections par un petit tube à essai perforé en son fond pour l'écoulement des liquides de condensation. Ce tube de dégagement m porte une boule g vers son milieu, puis se recourbe et pénètre dans une fiole conique de 150 c. c. B, où il se termine par un embout de Villiers e. C'est dans cette fiole que se place l'acide titré additionné d'une quantité d'eau suffisante pour que le barbotage se fasse bien. De là, suivant un dispositif analogue, les vapeurs se rendent dans une fiole, un peu plus petite C, contenant aussi de l'acide titré, où elles se débarrassent de leurs dernières traces d'ammoniaque. Le tube l porte également ment une boule et se relie à la trompe à vide.

N. B. — Il importe de ne pas substituer de ballons aux fioles coniques.

Conduite de l'opération. — Prélever 25 ou 50 c. c. d'urine et les introduire dans la fiole *A* avec 2 grammes de carbonate de lithine et assez d'eau pour faire 100 c. c. Ajouter quelques grains de pierre ponce et un demi c. c. d'huile de vaseline. Dans la fiole *B*, introduire 25 c. c., et, dans la fiole *C*, 5 c. c. seulement d'acide sulfurique N/10 ; dans chacune d'elles, ajouter de l'eau distillée de façon à assurer l'absorption aisée des vapeurs alcalines. Ceci sera d'ailleurs facilité en montant l'appareil de telle sorte que l'axe des fioles ne soit pas vertical, mais incliné comme l'indique la figure, disposition qui permet d'employer moins de liquide et d'arriver cependant au même résultat.

A l'aide de la trompe, produire un *lent* passage d'air ; porter aussi rapidement que possible à l'ébullition le liquide de la fiole *A*. Dès que l'ébullition se produit, diminuer le chauffage de façon à n'avoir qu'un bouillonnement très léger et produire, alors, un passage d'air énergique à travers le liquide. A partir de ce moment, maintenir le barbotage pendant dix minutes. Ceci fait, supprimer la trompe, enlever la tubulure de la fiole *A*, rassembler les liqueurs acides des fioles *B* et *C* aux eaux de lavage des différents tubes et vases mouillés par ces liqueurs, pour en titrer enfin l'acide restant.

Pour ce titrage employer de préférence — en raison de la présence d'ammoniaque — la méthode basée sur la réaction suivante (Kjeldahl) :

$$3SO^4H^2 + \underbrace{IO^3K + 5IK}_{} = 3SO^4K^2 + 3H^2O + \underbrace{6I}_{}$$

$$\underbrace{\text{6 valences d'acide}} + \text{iodate} + \text{iodure} = \qquad \text{6 atomes d'iode.}$$

Mélanger. au moment du titrage, volumes égaux des deux solutions suivantes :

Solution d'iodate de potassium à 0,50 p. 100.

Solution d'iodure de potassium à 3 p. 100.

(La solution d'iodate étant toujours faiblement acide, il y a mise en liberté d'une petite quantité d'iode que l'on fait disparaître avec Q. S. d'hyposulfite).

Ajouter à la solution acide que l'on veut titrer, de 25 à 50 c. c. de ce mélange (il en faut au moins deux volumes pour un volume d'acide N/10 resté *libre*) ; doser l'iode libéré au moyen de l'hyposulfite N/10.

Soit *n* le nombre de c. c. d'hyposulfite trouvé : d'après l'équation ci-dessus, 127 d'iode $= 49$ de SO^4H^2 et 1 c. c. d'iode N/10 (indiqué par 1 c. c. d'hyposulfite N/10) $= 1$ c. c. de SO^4H^2 N/10 resté libre. La quantité de SO^4H^2 N/10 saturée par l'ammoniaque (AzH^3 des sels ammoniacaux $+ AzH^3$ provenant de la faible hydrolyse de l'urée) issue de la prise d'essai urinaire sera, si l'on a employé 30 c. c. de SO^4H^2 N/10, égale à 30 $- n$, en c. c.

Correction nécessitée par l'hydrolyse de l'urée. — Le dosage de l'urée dans l'urine ayant été effectué par la technique habituelle à l'hypobromite de soude, on trouvera, dans le tableau de la page 174, la quantité à retrancher de l'acide saturé pour obtenir le chiffre correspondant à l'ammoniaque seule.

Exemple :

Volume d'urine traité . . . . 25 c. c.
Urée, d'après l'hypobromite . 12^{gr},3 par litre, soit 0^{gr},30 par 25 c. c.

Correction (d'après le tableau p. 174). 0^{cc},15
Acide N/10 saturé . . . . 9^{cc},05

Quantité d'acide N/10 correspondant à l'ammoniaque seule : 9^{cc},05 — 0^{cc},15 = 8^{cc},90 D'où :

Ammoniaque contenue dans 1 litre d'urine = 8,9 × 0^{gr},0017 × 40 = 0^{gr},605.

Evaluation de l'azote aminé. — Si, de la donnée fournie par la méthode au formol de Ronchèse (AzH^3 des sels ammoniacaux + AzH^3 des acides aminés), on retranche l'ammoniaque trouvée par la méthode de Leclère, on obtient, exprimés en ammoniaque, les amino-acides urinaires.

Origines de l'ammoniaque urinaire. — Nous avons implicitement indiqué les origines de l'ammoniaque urinaire en étudiant celles de l'urée. Il nous suffira donc de rappeler ici que les matières albuminoïdes ingérées subissent une série de dédoublements qui les amènent à l'état de composés ammoniacaux, notamment de carbamate ou de carbonate d'ammoniaque, que le foie transforme en urée. Mais cette transformation n'est pas totale et une faible portion de l'ammoniaque passe dans l'urine. Ainsi que nous le montrerons en étudiant l'influence du régime, cette portion est plus ou moins grande suivant que l'alimentation introduit dans l'organisme une quantité plus ou moins importante de composés acides — suivant aussi que la désintégration des protéiques ou des graisses aura produit plus ou moins d'acides (voir plus loin : *acidose*) — capables de s'emparer de l'ammoniaque liée aux acides carbamique ou carbonique.

Taux moyen de l'excrétion ammoniacale journalière.—Variations physiologiques. — D'après Rumpf, l'adulte élimine en moyenne 0^{gr},66 d'ammoniaque urinaire par vingt-quatre heures ; ce chiffre représente à peu près la moyenne de ceux qui nous sont indiqués par Neubauer : de 0^{gr},60 à 0^{gr},70 par vingt-quatre heures chez l'adulte.

En acceptant comme moyenne le chiffre de 0^{gr},65 d'ammoniaque, représentant 0^{gr},535 d'azote, et en tablant sur une élimination journalière d'azote total égale à 12^{gr},86, nous voyons que l'azote ammoniacal représente chez l'adulte soumis à un régime alimentaire mixte, 4,16, p. 100 de l'azote total. De Groot indique un rapport à peu près identique : 4,10 p. 100. Gümlich estime que la valeur moyenne de ce rapport est un peu plus élevée : soit 4,59 p. 100.

Chez l'enfant en état de santé normale, la quantité d'azote ammoniacal rapportés à 100 d'azote total est généralement un peu plus élevée que chez l'adulte, ainsi qu'il résulte des déterminations de Camerer inscrites dans le tableau suivant :

AGE DE L'ENFANT	AZOTE AMMONIACAL p. 100 d'azote total.	RÉGIME ALIMENTAIRE
5 mois 1/2.	8	Au sein.
8 mois	5,2	Lait de vache.
3 à 4 ans	7,6	Mixte.
id.	5,3	Mixte lacté.
14 à 19 ans.	6,2	Mixte.
—	5,2	for^t hydrocarboné.
Adulte.	5,0	Mixte.

Influence du régime alimentaire. — Un régime riche en albumine accroît notablement la proportion d'ammoniaque contenue dans l'urine. Ainsi, d'après de Groot, le rapport de l'azote total à l'azote ammoniacal passerait de 4,10 à 5,88 p. 100. D'ailleurs, la valeur de ce même rapport est assez élevée chez les carnivores : soit 7 p. 100 environ chez le chien. Coranda a montré, d'autre part, que les quantités d'ammoniaque éliminées par le chien étaient d'autant plus grandes que le régime était plus carné : ainsi, en prenant commme unité l'excrétion d'ammoniaque correspondant à un régime pauvre en albumine, cette même excrétion passait à 1,55 avec une alimentation mixte et à 2,40 avec un régime très riche en viande. Le même auteur, observant sur lui-même l'influence du régime, trouvait par vingt-quatre heures des éliminations de 0^{gr},40 pour une alimentation végétale, 0^{gr},64 pour une alimentation mixte et 0,875 d'ammoniaque avec un régime fortement carné. Cette augmentation de l'ammoniaque urinaire sous l'influence d'un régime riche en protéiques, est corrélative d'une surproduction d'acides et surtout d'acide sulfurique dans l'organisme. Comme nous le montrerons en étudiant les sulfates urinaires, la quantité d'acide sulfurique introduite dans l'organisme par l'alimentation est en effet fonction de la désintégration protéique, cet acide provenant du soufre contenu dans la molécule d'albumine. Lorsque le régime est surtout végétal, la saturation de l'acide sulfurique, produit en quantité d'ailleurs relativement faible, est largement assurée par les bases alcalines apportées par l'alimentation. Mais, avec un régime fortement carné, la potasse et la soude contenues dans la ration ne suffisent pas à la neutralisation de l'acide sulfurique produit en quantité exagérée, et c'est dans les composés ammoniacaux, carbonate ou carbamate, eux-mêmes issus des dédoublements de la molécule protéique, que cet acide trouve, en partie, le complément d'alcali nécessaire à sa saturation. Nous disons « en partie », car les composés phénoliques engendrés par les fermentations intestinales peuvent aussi neutraliser une portion de l'acide sulfurique en le faisant passer à l'état de phénylsulfates. Une portion plus ou moins grande de l'ammoniaque qui, dans le cas d'un régime moins riche en albumine, serait passée à l'état d'urée, apparaît ainsi dans l'urine à l'état de sels ammoniacaux. Ces réactions, propres à l'homme et aux animaux, réalisent un moyen de défense de l'organisme contre l'intoxication acide. L'expérience a d'ailleurs nettement démontré que *l'ingestion d'acides minéraux* faisait augmenter la proportion des sels ammoniacaux urinaires et diminuer celle de l'urée. Inversement, *l'ingestion d'alcalins*, chez l'homme, réduit au minimum l'excrétion ammoniacale urinaire.

L'*inanition*, qui réalise en somme une autophagie carnée, produit également une excrétion ammoniacale relativement élevée, soit de 13 à 16 d'azote ammoniacal pour 100 d'azote total.

L'augmentation de l'ammoniaque urinaire, que l'on a observée après un *travail musculaire exagéré*, est sans doute à mettre sur le compte d'une diminution de l'alcalinité du sang.

Camerer a étudié les variations de l'excrétion ammoniacale urinaire au cours de la journée : elle est élevée le matin, minima entre onze heures et trois heures ; elle s'élève ensuite et reste sensiblement constante jusque vers deux heures du matin.

Influence de la grossesse. — Nous avons montré précédemment que les précurseurs immédiats de l'urée étaient des composés ammoniacaux dont la transformation en urée s'accomplit dans le foie. Lorsque cet organe est fonctionnellement insuffisant, l'ammoniaque urinaire s'accroît au détriment de l'urée. Or, comme certains théories tendent à établir que l'état de grossesse s'accompagne normalement d'insuffisance hépatique, il y avait intérêt à étudier l'excrétion ammoniacale pendant la gestation ; c'est ce qu'ont fait Bar et Daunay :

« Chez la femme, le poids de l'ammoniaque urinaire est souvent accru à la fin de la grossesse. L'abondance de la ration paraît être la cause majeure du phénomène. Chez les chiennes soumises à un régime constant, on observe une légère diminution du poids de l'ammoniaque et élévation du rapport de l'azote ammoniacal à l'azote total. L'élévation de ce rapport est due à la rétention d'azote par l'organisme maternel : *il n'est pas un indice d'insuffisance hépatique*, d'intoxication naissante. Le même phénomène s'observe chez la femme. Il comporte la même interprétation (Bar). »

Variations pathologiques. — L'augmentation pathologique de l'excrétion ammoniacale urinaire est déterminée par deux facteurs principaux : *a*) l'*insuffisance fonctionnelle du foie* considéré comme organe transformateur de l'ammoniaque en urée; *b*) l'*intoxication acide* ou *acidose* résultant de la production exagérée de composés acides dans l'organisme.

a) Quand la cellule hépatique est gravement atteinte, le taux de l'ammoniaque urinaire augmente, tandis que celui de l'urée diminue. Il en est ainsi dans l'*atrophie jaune aiguë* du foie, alors que le tissu de cet organe est presque complètement altéré. Müntzer a vu, dans un cas, l'azote ammoniacal s'élever à 36,7 p. 100 de l'azote total et le rapport azoturique s'abaisser à 52,4 p. 100 (le rapport azoturique ou rapport de l'azote de l'urée à l'azote total est, dans les circonstances normales, voisin de 82 p. 100). Cependant, dans cette même affection, l'urée et l'ammoniaque peuvent être excrétées en quantités sensiblement normales, si un certain nombre de lobules hépatiques restent inaltérés.

On a signalé encore de fortes augmentations du taux de l'ammoniaque urinaire dans la *cirrhose* et le *cancer du foie*.

L'*hyperammoniurie* que l'on observe au cours de l'empoisonnement par le phosphore est peut-être due à une altération du foie produite par ce toxique; mais on pourrait supposer aussi qu'elle résulte d'une acidose causée par l'acide phosphorique.

b) Toutes les maladies qui provoquent une *augmentation de la production d'acides dans l'organisme* (*acidose*) déterminent un accroissement de l'excrétion ammoniacale urinaire, suivant le mécanisme que nous avons indiqué précédemment en étudiant l'influence du régime alimentaire.

C'est au cours du *diabète*, que *l'acidose* s'observe le plus fréquemment. Dans la période du *coma diabétique* spécialement, l'urine peut contenir de fortes quantités d'ammoniaque : 3 à 6 et même 12 grammes par vingt-quatre heures, ainsi que Stadelmann l'a observé dans un cas. L'énorme désintégration des protéiques ou des graisses alimentaires et la destruction anormale et rapide des tissus entraînent, chez le diabétique, la production d'une quantité exagérée d'acides minéraux (phosphorique et sulfurique) et d'acides organiques tels que les acides diacétique et β-oxybutyrique. Ces acides s'emparent d'une partie de l'ammoniaque qui, dans des circonstances normales, serait passée à l'état d'urée.

Les accidents de *gastro-entérite* des nourrissons seraient, également, le résultat d'une intoxication acide, car on a vu l'excrétion ammoniacale s'élever notablement au-dessus de la normale chez des enfants dyspeptiques ; parallèlement, on a observé une diminution du taux de l'urée.

Les maladies aiguës s'accompagnent d'hyperammoniurie pendant la *période fébrile*, la fièvre agissant vraisemblablement comme l'inanition pour produire un certain degré d'acidose.

On devra *soupçonner l'acidose* lorsque l'on constatera, non pas une augmentation de l'AzH³ urinaire considérée en valeur *absolue* — ce qui pourrait résulter simplement de la richesse protéique du régime alimentaire — mais une *augmentation de l'azote ammoniacal par rapport à l'azote total* : par exemple lorsque la proportion de l'azote ammoniacal qui, normalement, est de 4 à 6 p. 100 de l'azote total, passera à 8, 10 et plus p. 100.

La détermination de ce rapport étant assez longue (dosage de l'azote total) on aura avantage à la remplacer par celle du *coefficient d'imperfection uréogénique* de Maillard (voir le chapitre des rapports urologiques, p. 281) qui fournira d'ailleurs, quant aux présomptions d'acidose, des indications plus précises. Ce coefficient, que Lanzenberg appelle justement *coefficient d'acidose*, mesure la fraction de l'azote uréifiable qui est resté à l'état d'ammoniaque :

$$I_u = \frac{(\text{Az de l'AzH}^3 + \text{Az des acides aminés})\ 100}{\text{Az de l'AzH}^3 + \text{Az des acides aminés} + \text{Az de l'urée}}$$

Pour sa détermination, voir page 281. Chez les sujets normaux, sa valeur varie d'une manière assez notable avec le régime alimentaire ; ainsi Lanzenberg a trouvé les moyennes suivantes : 4,18 pour le *régime lacté* ; 5,24 pour le *régime végétarien* ; 6,31 pour le *régime moyennement carné*. On tiendra compte de ces variations sous l'influence du régime avant de conclure à une acidose.

§ 2. — CRÉATINE ET CRÉATININE

Ces deux substances dérivent l'une de l'autre, la créatinine étant l'anhydride de la créatine.

$$\textbf{Créatine}: C^4H^9Az^3O^2 \text{ ou } CH^2\!-\!Az\!-\!C\!=\!AzH$$

avec CH^3 sur l'azote central, CO^2H sous le CH^2 et AzH^2 sous le C.

La créatine existe normalement, en faible quantité dans la

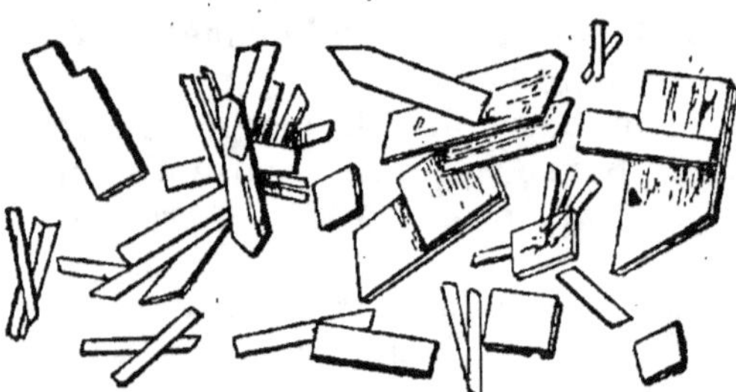

Fig. 20. — Créatine.

viande, dans le suc des muscles lisses et striés (2 p. 1000). La musculature totale d'un homme adulte en contiendrait de 90 à 100 grammes.

On croyait autrefois que l'urine normale ne contenait pas sensiblement de créatine et que celle-ci, qu'elle soit d'origine exogène ou endogène (voir ci-après), n'était éliminée qu'à l'état de créatinine. Or, depuis que l'emploi du procédé de dosage de Folin a facilité l'étude de l'excrétion de ces deux bases, on a reconnu que l'urine normale pouvait contenir à la fois l'une et l'autre, le taux de la créatinine restant néanmoins notablement supérieur à celui de la créatine.

Propriétés. — La créatine cristallise (avec une molécule d'eau qu'elle perd en partie par dessiccation sur SO^4H^2 et complètement à 100°) en prismes clinorhombiques incolores, brillants et assez volumineux (fig. 20), de saveur amère et de réaction neutre. Elle est soluble dans 75 parties d'eau froide et dans beaucoup moins d'eau bouillante ; difficilement soluble dans l'alcool : 1 p. dans 9500 p. d'alcool absolu ; insoluble dans l'éther. L'urée, la créatinine et d'autres substances organiques urinaires augmentent beaucoup sa solubilité dans l'alcool.

Les acides minéraux étendus dissolvent la créatine sans la décomposer ; V. Dessaignes a obtenu des sels cristallisables. Elle réduit à l'ébullition l'oxyde mercurique en donnant de l'acide oxalique et de la méthylguanidine.

Chauffée avec les acides minéraux concentrés, elle perd une molécule d'eau en se transformant en *créatinine*. Avec l'eau de baryte à l'ébullition, elle se dédouble en *urée* et *sarcosine*, par fixation d'une molécule d'eau.

Le chlorure de zinc donne, avec la créatine en solution concentrée, un précipité cristallin de chlorure de zinc et de créatine $(C^4H^9Az^3O^2)^2ZnCl^2$; cette propriété est utilisée pour l'extraction et le dosage de la créatine. Les chlorures de cadmium et de cuivre donnent des combinaisons analogues.

Si l'on verse goutte à goutte dans une solution froide de créatine, additionnée d'un excès de potasse, une solution de sublimé corrosif, il se forme un précipité blanc (de formule $C^4H^7Az^3$ O^2Hg) tant qu'il y a de la créatine ; puis, quand toute celle-ci est précipitée, il se forme un précipité jaune d'oxyde de mercure ; on a basé sur cette réaction, indiquée par Engel, un procédé de dosage.

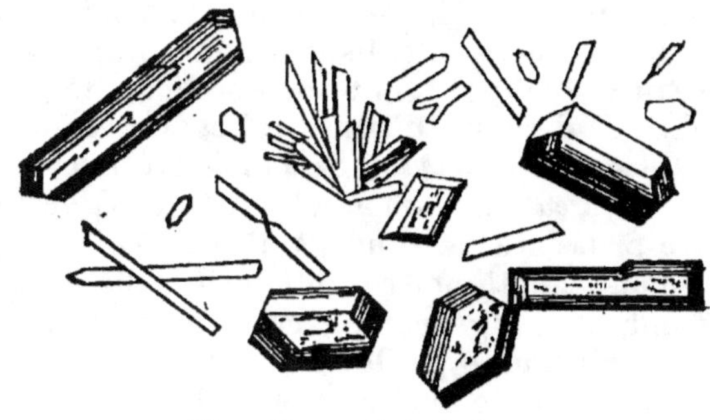

Fig. 21. — Créatinine.

Les combinaisons des acides phosphotungstique, phosphomolybdique et picrique sont assez solubles dans l'eau ; celles de la créatinine avec ces mêmes acides sont au contraire peu solubles.

La créatine n'est pas précipitée par les acétates de plomb.

L'hypobromite de soude ne dégage que la moitié (ou un peu plus, d'après Jolles) de son azote.

$$\text{Créatinine} : C^4H^7Az^3O \text{ ou } \begin{array}{c} CH^3 \\ | \\ CH^2-Az-C\!=\!AzH \\ | \qquad\qquad | \\ CO\!-\!\!-\!\!-\!\!-\!\!-\!\!-AzH \end{array}$$

C'est, en quelque sorte, un anhydride de la créatine ; elle existe, à côté de cette dernière, dans l'urine, mais en quantités 5 à 10 fois plus élevées.

Propriétés. — La créatinine cristallise en prismes rhombiques incolores, brillants (fig. 21) ; sa saveur est caustique. Elle est soluble dans 11,5 parties d'eau froide, et dans 625 parties d'alcool absolu. Elle est presque insoluble dans l'éther. C'est une base forte déplaçant l'AzH³ des sels ammoniacaux. Elle forme avec les acides des sels cristallisables, solubles dans l'eau et dans l'alcool.

L'azotate d'argent et le bichlorure de mercure la précipitent. Par ébullition avec l'oxyde mercurique elle se dédouble, comme la créatine, en méthylguanidine et acide oxalique.

Avec les acides phospho-molybdique, phospho-tungstique, picrique, elle donne des combinaisons qui, à l'inverse de celles de la créatine, sont très peu solubles dans l'eau ; le picrate est bien cristallisé, fusible à 213°, mais explosible.

En solution concentrée, elle donne avec le chlorure de zinc un précipité cristallin $(C^4H^7Az^3O)^2 ZnCl^2$ qui est très peu soluble dans l'eau froide, insoluble dans l'alcool, soluble dans les acides minéraux ou les alcalis, un peu soluble aussi dans un excès de $ZnCl^2$. L'hypobromite de soude ne dégage que le 1/3 (ou des traces seulement, d'après Jolles) de l'azote de la créatine.

1° *Réaction de Weyl*. — Si, à une solution très étendue de *chlorhydrate de créatinine*, on ajoute quelques gouttes d'une solution de nitro-prussiate de soude à 10 p. 100, puis goutte à goutte de la soude caustique très diluée, le mélange se colore lentement, à froid, en rouge rubis ; cette coloration est fugace et passe bientôt au jaune paille, puis au vert et au bleu, quand on acidule par l'acide acétique et à chaud.

La créatine ne donne pas cette réaction, que l'on peut obtenir en opérant directement sur l'urine ou sur le chlorure double de zinc et de créatinine. Elle est sensible à 0,3 p. 1000. D'après Guareschi, elle se produirait avec tous les composés qui renferment le groupement $CH^3 — CO$ ou $— CH^2 — CO$; aussi l'obtient-on avec l'acétone, l'acide diacétique, l'hydantoïne, etc. Dans le cas de l'acétone, la coloration rouge rubis ne vire pas au vert par addition d'acide acétique.

2° *Réaction de Jaffé*. — On additionne quelques centimètres cubes d'urine d'acide picrique et de quelques gouttes de soude étendue ; il se produit, à froid, une coloration rouge foncé, que l'acide acétique fait virer au jaune. L'acétone donne aussi cette réaction, mais moins nettement.

3° *Réaction de Maschke*. — La créatinine réduit la liqueur de Fehling, qui devient jaunâtre ; il se fait une combinaison de créatine et d'oxydule de cuivre ; ce dernier ne se précipite qu'après saturation de la liqueur par le carbonate de soude.

Extraction et dosage dans l'urine de la créatine et de la créatinine. — *Procédé Neubauer-Salkowski*. — Ce procédé est basé sur la quasi insolubilité du chlorozincate de créatinine dans l'alcool.

Alcaliniser faiblement, par un lait de chaux, 240 c. c. d'urine; ajouter du chlorure de calcium tant qu'il se fait un précipité (phosphates, sulfates); compléter à 300 c. c. avec de l'eau distillée et filtrer au bout de un quart d'heure. Prélever 250 c. c. du filtrat (représentant 200 c. c. d'urine) pour les évaporer au bain-marie, et les réduire à 20 c. c. environ; ajouter 20 c. c. d'alcool absolu; verser le mélange dans un matras jaugé de 100 c. c.; rincer à l'alcool absolu et compléter, avec ce liquide, le volume de 100 c. c.: agiter, puis laisser reposer vingt-quatres heures. Filtrer et prélever 80 c. c. du filtrat (représentant 160 c. c. d'urine) pour les additionner de 1/2 à 1 c. c. d'une solution alcoolique saturée de chlorure de zinc; laisser reposer dans un endroit frais pendant trois ou quatre jours. Recueillir le précipité sur un filtre (sans plis) taré; le laver à l'alcool; sécher à 100° et peser. Le chlorozincate contenant 62,44 p. 100 de créatinine, si P est le poids du précipité, la quantité de créatinine contenue dans 1 litre d'urine sera :

$$\frac{P \times 0,6244 \times 1\,000}{160}$$

On suppose ainsi que le chlorozincate ne renferme que de la créatinine; mais ordinairement cette dernière est accompagnée de créatine. Si l'on veut séparer les deux substances, on décompose, en présence de l'alcool, le précipité mixte par l'oxyde de plomb hydraté; on filtre bouillant et décolore le filtrat par le noir animal; on filtre de nouveau et on évapore à siccité au bain-marie. Le résidu est formé de *créatine* et de *créatinine*. On le traite par l'eau froide qui dissout assez facilement la *créatinine* et laisse la majeure partie de la *créatine* indissoute. Ce mode de séparation n'est pas très exact.

Dosage de la créatinine et de la créatine suivant le procédé colorimétrique de Folin. — La coloration, dont on mesure l'intensité au moyen du colorimètre de Dubosq, est celle que donne la réaction de Jaffé précédemment indiquée. Dix milligrammes de créatinine dissous dans 10 c. c. d'eau donnent une coloration qui est maxima de cinq à dix minutes après l'addition de 15 c. c. d'une solution d'acide picrique à 1,2 p. 100 et de 4 à 8 c. c. de soude à 10 p. 100.

En diluant à 500 c. c. cette liqueur colorée, on obtient une solution qui, examinée sous une épaisseur de 8,1 millimètres, présente exactement la même teinte qu'une solution contenant 24^{gr},54 de bichromate de potasse par litre observée sous une épaisseur de 8 millimètres.

On additionne donc 10 c. c. d'urine de 15 c. c. d'acide picrique à 1,2 p. 100 et de 5 c. c. de soude à 10 p. 100 ; on agite, et après cinq minutes d'attente, on dilue avec quantité suffisante d'eau pour faire 500 c. c. On compare la teinte de cette dilution avec celle que donne la solution type de bichromate vue sous une épaisseur de 8 millimètres. De l'épaisseur qu'il faut donner à la dilution urinaire pour que sa teinte apparaisse identique à celle de la solution de bichromate (c'est-à-dire identique à celle que l'on obtiendrait en effectuant la réaction de Jaffé sur 10 c. c. d'une solution de créatine au millième et diluant ensuite à 500 c. c.) on déduit la teneur de l'urine en créatinine.

Si l'égalité de teinte est obtenue avec une épaisseur inférieure à 5 millimètres, c'est-à-dire si l'urine est très riche en créatinine, il convient de recommencer l'opération en partant de 5 au lieu de 10 c. c. d'urine ; si elle est obtenue avec une épaisseur supérieure à 13 (urine pauvre en créatinine), on recommencera de même avec 20 au lieu de 10 c. c. d'urine ; les résultats seront ainsi plus exacts. On tiendra compte de ces variations de dilution dans le calcul final.

Ce même procédé permet de doser aussi la *créatine* qui peut exister dans l'urine à côté de la créatinine. Pour cela, on chauffe pendant trois heures (dans un petit ballon avec réfrigérant à reflux) 10 c. c. d'urine avec 5 c. c. d'une solution normale d'HCl ; ou mieux, d'après Benedict et Myers, on chauffe, à l'autoclave à 120° pendant un quart d'heure, l'urine additionnée de son volume d'HCl normal. La créatine est ainsi transformée en créatinine que l'on dose colorimétriquement. La différence des résultats trouvés dans le premier et le deuxième dosages donne la créatine.

L'exemple suivant montrera comment on calcule les résultats d'après les indications du colorimètre : Soit 7,2 millimètres l'épaisseur sous laquelle il faut observer la dilution urinaire (10 c. c. d'urine soumis à la réaction de Jaffé et dilués ensuite à 500 c. c.) pour que sa teinte apparaisse identique à celle de la solution type de bichromate vue sous une épaisseur de 8 millimètres ; les 10 c. c. de l'urine examinée contiennent :

$$\frac{8,1}{7,2} \times 10 = 11^{mgr},25 \text{ de créatinine.}$$

Origine, taux moyen de l'élimination journalière et variations de la créatine et de la créatinine. — I. *Créatine*. — La créatine, dont le taux dans l'urine est ordinairement plus élevé et plus variable que celui de la créatinine, reconnaît vraisemblablement deux origines : *exogène* c'est-à-dire provenant de l'alimentation, et *endogène* c'est-à-dire provenant de la destruction tissulaire.

La créatine ingérée avec les aliments (viande) ne se retrouve pas en totalité dans l'urine ; elle est vraisemblablement en partie détruite par oxydation et en partie éliminée à l'état de créatinine. Cependant, Folin a observé que cette dernière n'était pas toujours augmentée après de fortes ingestions (5 à 6 gr.) de créatine.

L'urine émise au cours de périodes de *jeûne* contient toujours de la créatine : 0ᵍʳ,15 à 0ᵍʳ,30 et plus par vingt-quatre heures (Cathcart, Benedict).

De fortes éliminations de créatine (endogène) ont été enregistrées : a) *physiologiquement*, au cours de la régression utérine post-partum (0ᵍʳ,50 à 1ᵍʳ,50 par 24 heures) ; b) *pathologiquement*, dans les pyrexies, la maladie de Basedow, le diabète grave (0ᵍʳ,60 par 24 heures ; Shaffer), le typhus (2 gr. dans un cas), le cancer du foie (4 gr. dans un cas de Hoogenhuyze et Verploegh), les maladies du système musculaire (atrophie musculaire progressive, poliomyélite.)

II. *Créatinine.* — Chez les sujets normaux, la quantité de créatinine éliminée par vingt-quatre heures est, pour chaque individu, remarquablement constante et indépendante — du moins quand le régime alimentaire n'est pas trop carné — de la grandeur de l'excrétion azotée totale. L'homme adulte, au régime mixte, élimine de 7 à 11 milligrammes d'azote créatinique, soit de 19 à 30 milligrammes de créatinine par kilogramme de poids corporel ; un homme de 70 kilogrammes éliminerait donc, en moyenne, 1ᵍʳ,75 de créatinine par vingt-quatre heures (Folin, Shaffer) ; Johnson a enregistré des éliminations de 1ᵍʳ,70 à 2ᵍʳ,10.

O. Folin, ayant observé que la substitution d'un régime pauvre à un régime riche en albumine déterminait une diminution de l'azote total urinaire portant sur l'azote de l'urée et non sur celui de la créatinine, a cru pouvoir conclure de cette observation que la créatinine était presque uniquement produite par la désassimilation des albumines de nos tissus, autrement dit par l'histolyse. Suivant la conception de Folin, l'urée serait de production *exogène* surtout et la créatinine de production *endogène* principalement. Certains faits parlent contre cette hypothèse ; on a observé notamment, que l'excrétion de la créatinine était accrue dans toutes les circonstances où l'histolyse est exagérée (fièvre, tétanos, diabète). Mais l'observation montre aussi que l'excrétion de la créatinine augmente après ingestion de fortes quantités de viande ou de bouillon, substances à peu près exemptes de créatinine mais assez riches en créatine. Il faut donc reconnaître à la créatinine, comme à l'urée et à la plupart des autres matériaux urinaires, une origine double, c'est-à-dire à la fois *endogène* et *exogène* (histolyse et alimentation).

La créatine, que l'on a trouvée dans les muscles dans la proportion de 3 à 4 p. 100, est vraisemblablement un produit de la destruction — nécessaire au travail musculaire — de l'albumine circulante et non de la matière albuminoïde du muscle lui-même (Oogenhuyze et Verploegh) ; cette dernière ne serait consommée pour le travail musculaire que lorsque la ration protéique serait insuffisante. Quoi qu'il en soit, la créatine, issue des tissus et entraînée dans le sang, serait en grande partie transformée, par déshydratation, en créatinine pour être éliminée par l'urine. La créatine serait ainsi, un *produit intermédiaire* de la désassimilation endogène des protéiques. Quant à la déshydratation de la créatine, elle s'effectue vraisemblablement dans le foie, ou bien, d'après E. Gérard, dans le rein, sous l'influence d'une diastase sécrétée par cet organe.

Chez les *sujets normaux*, l'excrétion urinaire de la créatinine ne serait pas augmentée, contrairement à ce qui était admis autrefois, par le travail musculaire ou le surmenage physique, qui déterminent surtout une consommation plus grande des hydrates de carbone. Elle serait *accrue* par l'état de veille, l'ingestion d'alcool, de kola, de strychnine, de quinine, de glycérophosphates, etc ; et, au contraire, *diminuée* par l'état de repos ou de sommeil, l'ingestion de bromures.

A l'*état pathologique*, la créatinine augmente dans les *maladies frébiles* aiguës, dans le *diabète* (surtout dans sa forme *azoturique*), en un mot, dans tous les cas où la désintégration protéique tissulaire ou alimentaire est accrue. Elle augmente encore dans toutes les maladies qui entraînent une exagération du travail ou des secousses musculaires : *tétanos, périodes d'excitation des affections mentales*, etc. Elle diminue, au contraire, dans les cas où l'alimentation est insuffisante ou quand le régime est surtout lacté : *cachexies, néphrites*, etc.

§ 3. — ACIDE HIPPURIQUE $C^9H^9AzO^3$ OU BENZOYLGLYCOCOLLE $C^6H^5 — CO — AzH\ CH^2\ CO^2H$.

ÉTAT NATUREL. — On rencontre principalement l'acide hippurique dans l'urine des herbivores. Il existe à l'état normal dans l'urine de l'homme, mais en faible quantité : $0^{gr},60$ à $0^{gr},70$ dans les vingt-quatre heures.

PROPRIÉTÉS ET RÉACTIONS. — L'acide hippurique est solide, incolore, inodore, d'une saveur amère ; il cristallise facilement en longs prismes rhomboédriques (fig. 22). Il rougit le papier de tournesol ; il est soluble dans 600 parties d'eau froide, plus soluble dans l'eau bouillante ; il est soluble dans l'alcool et peu soluble dans l'éther froid.

Comme l'acide urique, il se dissout dans le phosphate biso-dique en l'amenant à l'état de phosphate monosodique acide.

Il fond à 187°,5 et, par refroidissement, se prend en une masse cristalline. Chauffé plus fortement, vers 250° environ, il se décompose en *acide benzoïque*, qui se sublime, en benzoate d'ammoniaque, et en un liquide rouge, oléagineux, dont l'odeur rappelle celle du mélilot ou de la fève tonka. Ce mode de décomposition est caractéristique. Si on le chauffe brusquement au rouge, il donne de l'acide cyanhydrique et un résidu de charbon.

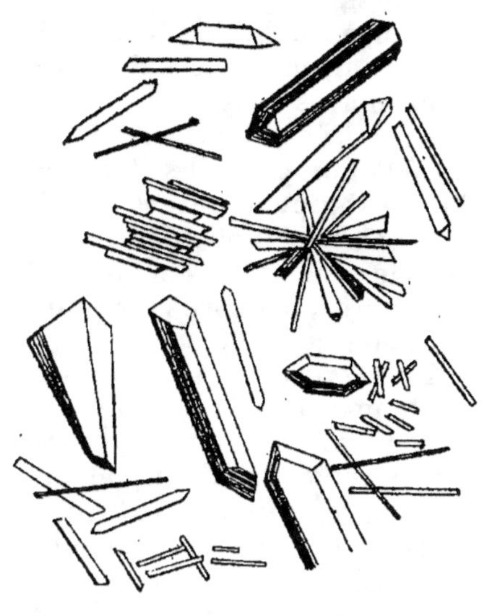

Fig. 22. — Acide hippurique.

Bouilli avec un acide minéral dilué, il absorbe 1 molécule d'eau et se dédouble en acide benzoïque et glycocolle (Dessaignes) :

$$C^9H^9AzO^3 \; + \; H^2O = C^7H^6O^2 \; + \; C^2H^5AzO^2$$

Acide hippurique.   Acide benzoïque.   Glycocolle.

Cette décomposition a également lieu sous l'influence des microbes urophages ; c'est ce qui explique pourquoi on ne peut trouver d'acide hippurique que dans l'urine récemment émise ; dans une urine en fermentation ou en putréfaction, il n'existe plus que de l'acide benzoïque. On sait du reste que l'on prépare industriellement ce dernier en laissant putréfier l'urine des herbivores.

Si l'on traite à l'ébullition de l'acide hippurique par de l'acide azotique concentré, et qu'après avoir desséché le résidu on le chauffe, il se forme de la nitrobenzine à odeur facilement perceptible d'essence d'amandes amères. L'acide *benzoïque* et l'acide *cinnamique* donnent à peu près la même réaction.

Avec le perchlorure de fer, l'acide hippurique donne un précipité d'hippurate ferrique de couleur isabelle, insoluble dans l'eau, mais soluble dans l'alcool chaud.

Son azote n'est aucunement dégagé par l'hypobromite de soude. Mais, bouilli avec ce réactif, il donne un précipité couleur kermès, que l'on n'obtient pas avec l'acide benzoïque (Denigès).

D'après Dehn, cette réaction permettrait de la caractériser dans l'urine, sans extraction préalable : mélanger quelques centimètres cubes d'urine avec Q. S. d'hypobromite pour décomposer l'urée et laisser au mélange une coloration jaunâtre ; porter à l'ébullition ; il se fait un précipité orange ou brun rouge ; si l'acide hippurique est peu abondant, il se produit seulement une coloration ou un léger trouble rougeâtre. L'acide urique, l'acide benzoïque, l'acide oxalique, les acides gras, la créatine, les sucres, les corps cétoniques urinaires ne donnent pas cette réaction.

EXTRACTION. — Le procédé classique consiste à concentrer au bain-marie de l'urine fraîche de cheval, jusqu'au huitième de son volume ; on y verse ensuite de l'acide chlorhydrique ; après repos l'acide hippurique se sépare en longues aiguilles. Il est préférable de saturer l'urine avec un lait de chaux, de filtrer et d'évaporer ensuite jusqu'à consistance sirupeuse, pour décomposer enfin par l'acide chlorhydrique.

Cazeneuve conseille de filtrer l'urine (1 litre), de l'évaporer au dixième de son volume et de la mélanger ensuite avec 200 grammes de plâtre et 20 grammes d'alun pour dessécher au bain-marie. L'alun, dont la réaction est acide, décompose les hippurates et met en liberté l'acide hippurique. Le mélange sec est enfin épuisé par l'éther bouillant. L'évaporation de ce solvant donne l'acide hippurique à peu près pur.

Recherche et dosage dans l'urine humaine. — 1° *Procédé de Meissner*. — Il faut opérer sur 1 litre au moins d'urine fraîche. On y verse de l'eau de baryte concentrée, tant qu'il se forme un précipité ; on filtre et, dans le liquide filtré, on verse goutte à goutte de l'acide sulfurique dilué, de façon à ne laisser que des traces de baryte. Il faut bien veiller à ne pas mettre un excès d'acide sulfurique.

On filtre de nouveau, et on neutralise exactement avec de l'acide chlorhydrique ; on évapore alors au bain-marie en consistance de sirop épais que l'on verse, encore chaud, dans un flacon à large ouverture fermant à l'émeri et contenant 200 c. c. d'*alcool absolu* . Les *succinates* et le *chlorure de sodium* se précipitent : les *hippurates* restent en solution.

Après agitation et repos prolongé, on filtre, et on évapore l'alcool au bain-marie ; le résidu est de nouveau placé dans le flacon à large ouverture et cette fois traité par l'acide chlorhy-

drique en présence d'environ 125 grammes d'éther sulfurique
légèrement alcoolisé. Par agitation, l'acide hippurique mis en
liberté se dissout dans l'éther, qui l'abandonne par évaporation.

Ainsi obtenu l'acide hippurique est coloré ; pour le purifier,
on le fait bouillir avec un lait de chaux ; l'*hippurate de chaux*
reste en solution ; on décolore avec le noir animal, on filtre,
on concentre, et on décompose par l'acide chlorhydrique.

On peut également employer le procédé de Cazeneuve.

De toutes manières, il ne reste plus qu'à peser l'acide cristallisé, après l'avoir desséché. On caractérise l'acide hippurique
par sa forme cristalline et par les réactions indiquées plus haut.

2° *Procédé de A. Cates.* — On évapore au bain-marie 1 litre
d'urine fraîche que l'on a alcalinisée avec du carbonate de soude.
Le résidu est épuisé par l'alcool absolu et la solution alcoolique
est distillée ; le résidu de cette distillation est additionné d'un
peu d'eau et évaporé en partie pour chasser les dernières traces
d'alcool. La solution aqueuse est acidulée par l'acide chlorhydrique et épuisée, à quatre ou cinq reprises par agitation, avec
de l'éther acétique. Les liquides éthérés sont lavés avec un
peu d'eau distillée, puis évaporés. L'acide hippurique ainsi
obtenu est mélangé d'acide benzoïque et de substances résineuses ou grasses. On le purifie par l'éther de pétrole qui
enlève l'acide benzoïque et les matières grasses, mais laisse
l'acide hippurique indissous. On extrait celui-ci par l'eau
chaude et on verse dans la solution une liqueur décinormale
de soude jusqu'à virage de la phtaléine. Chaque centimètre
cube de soude N/10 correspond à $0^{gr},0179$ d'acide hippurique.

Origine. — L'acide hippurique est un benzoate de glycocolle.
Comme le glycocolle se produit soit par l'action des alcalis à
haute température, soit sous l'influence des microbes de la
putréfaction ou celle du suc pancréatique *sur les substances
gélatineuses,* on peut admettre que le glycocolle provient, dans
l'organisme, de la désintégration des substances analogues à
la gélatine. Une fois formé, ce glycocolle ne reste pas libre :
il s'unit soit à l'acide cholalique pour former l'acide glycocholique de la bile, soit à l'acide benzoïque pour constituer l'acide
hippurique que nous trouvons dans l'urine.

Il convient de se demander maintenant d'où vient l'acide
benzoïque qui, semble-t-il, prend part à cette synthèse. Comme
on trouve de l'acide hippurique dans l'urine des animaux soumis au jeûne, il faut admettre que l'acide benzoïque provient
en partie de la désassimilation des tissus. Mais comme on a
reconnu, d'autre part, parmi les produits de putréfaction des
substances alimentaires (substances végétales surtout), la

présence d'acides tels que l'acide phénylpropionique, qui sont transformables dans l'organisme en acide benzoïque, on peut admettre que ce dernier provient en partie aussi des fermentations microbiennes développées dans le tube digestif. On a d'ailleurs observé que l'antisepsie intestinale diminuait l'excrétion hippurique urinaire.

Nous avons dit que c'était la putréfaction des aliments végétaux surtout qui produisait l'acide phénylpropionique et ultérieurement les acides benzoïque et hippurique ; c'est pourquoi l'urine des herbivores est particulièrement riche en acide hippurique ; c'est aussi pourquoi l'urine d'un jeune veau contient de l'acide urique et presque pas d'acide hippurique tant que le régime est exclusivement lacté, l'acide hippurique n'apparaissant dans les urines en quantités importantes qu'après ingestion d'herbe ou de fourrage.

Quant au lieu où s'effectue l'union synthétique de l'acide benzoïque et du glycocolle, nous avons indiqué déjà qu'il était situé principalement dans le rein (Bunge et Schmiedeberg). Abelous et Ribaut ont montré que cette synthèse résultait de l'action d'une diastase sécrétée par le tissu rénal.

Taux moyen de l'excrétion journalière et variations. — L'urine normale des vingt-quatre heures de l'adulte soumis à un régime mixte contient en moyenne $0^{gr},66$ d'acide hippurique.

Le *régime végétal* produit beaucoup plus d'acide hippurique que le *régime carné*. Toutes les substances contenant de l'acide benzoïque ou, plus généralement, celles dont la constitution présente un groupement $C^6H^5 — C \equiv$ (aldéhyde benzoïque, acide cinnamique, acide phénylpropionique, acide quinique, etc.), ingérées comme médicament ou contenues dans les aliments, augmentent l'excrétion de l'acide hippurique.

C'est à la présence de tels dérivés aromatiques qu'il faut attribuer l'influence de certains végétaux sur l'excrétion hippurique ; c'est ainsi que cette dernière serait accrue après ingestion de baies de myrtille (contenant de l'acide benzoïque), de prunes (renfermant de l'acide quinique).

L'addition de glucose aux aliments et même l'ingestion de nucléines favoriseraient aussi l'excrétion hippurique (Carl Lewin).

A *l'état pathologique*, l'acide hippurique urinaire augmente, pour les raisons que nous avons indiquées en étudiant ses origines, toutes les fois que les fermentations intestinales sont accrues.

On a observé une augmentation de son excrétion dans les maladies *fébriles*, dans le *diabète*, les *affections du foie*, la *chorée*, etc.

CHAPITRE VIII

ACIDE OXALIQUE ET OXALATE DE CHAUX

L'acide oxalique $CO^2H — CO^2H$ peut être considéré comme un constituant normal de l'urine, puisqu'on le rencontre presque toujours dans ce liquide, non à l'état libre, mais sous forme d'oxalate de chaux C^2O^4 Ca.

Cet oxalate est généralement en dissolution à la faveur du phosphate acide de soude (Neubauer) et des sels magnésiens urinaires (Klemperer) au moment de l'émission ; mais, pendant le refroidissement de l'urine et sous l'influence d'un commencement de fermentation alcaline, il se dépose à l'état de cristaux octaédriques et transparents.

Au microscope, ces cristaux présentent ordinairement l'aspect d'enveloppes de lettres ; quelquefois ils ont la forme de sabliers ou de tablettes (Boursier) ; ces dernières formes sont assez rares : on les observé surtout dans les urines très riches en oxalate de chaux.

Les cristaux d'oxalate de chaux sont insolubles dans l'eau et dans l'acide acétique ; ils sont solubles dans la plupart des acides minéraux, notamment dans les acides azotique et chlorhydrique.

Recherche de l'oxalate de chaux dans l'urine. — L'absence complète de cristaux d'oxalate de chaux dans le sédiment ne signifie pas que l'urine soit exempte d'oxalate, ce sel pouvant s'y trouver en dissolution et même en quantité notable. On le recherchera de la façon suivante :

On alcalinise très légèrement 200 c. c. d'urine avec un lait de chaux, on ajoute du chlorure de calcium et on évapore le tout, liquide et précipité. Le mélange, ainsi réduit à quelques centimètres cubes, est additionné d'alcool fort ; le dépôt est lavé avec de l'alcool à 80°, puis avec un peu d'eau bouillante, pour être ensuite dissous dans la plus petite quantité possible d'HCl étendu. Cette solution filtrée est neutralisée par l'ammoniaque, puis acidulée par l'acide acétique et abandonnée dans un lieu frais ; l'oxalate de chaux se dépose en vingt-quatre heures à l'état cristallin (Salkowski).

Dosage de l'oxalate de chaux. — 1° *Méthode de Salkowski*. — En principe, cette méthode consiste à extraire l'acide oxalique au moyen de l'éther alcoolisé, après l'avoir déplacé de sa combinaison calcique par l'acide chlorhydrique.

Prélever 500 c. c. d'urine et les réduire à 150 c. c. par évaporation. Ajouter 20 c. c. d'acide chlorhydrique et agiter le mélange, à trois reprises, avec chaque fois 200 c. c. d'éther contenant 1/10° de son volume d'alcool à 95°. Décanter les solutions éthérées et les distiller après filtration. Reprendre le résidu par l'eau et, par évaporation, réduire la solution aqueuse à 20 c. c. ; séparer, par filtration, les matières résineuses déposées pendant le refroidissement. Alcaliniser faiblement le filtrat avec de l'ammoniaque, pour l'acidifier ensuite par l'acide acétique et l'additionner d'un excès de chlorure de calcium. Après vingt-quatre heures de repos, recueillir sur un filtre l'oxalate de chaux précipité, le laver à l'eau bouillante et sécher à 100°. Incinérer le filtre et le précipité, dans une capsule de platine tarée. Les cendres blanches seront formées de carbonate de chaux et de chaux caustique ; les dissoudre dans l'acide chlorhydrique étendu, ajouter à cette solution un petit excès d'acide sulfurique et évaporer doucement ; porter au rouge et peser après refroidissement. Le poids de sulfate de chaux, multiplié par 0,9411, donne la quantité d'oxalate de chaux contenue dans 500 c. c. d'urine.

Cette méthode fournit des résultats un peu trop élevés, parce que l'acide chlorhydrique, employé pour déplacer l'acide oxalique de l'oxalate de chaux, met également en liberté une petite quantité de cet acide en dédoublant l'acide oxalurique toujours contenu à l'état de traces dans l'urine.

2° *Méthode Autenrieth* et *Barth*. — On additionne l'urine d'un excès de chlorure de calcium et d'ammoniaque jusqu'à réaction fortement alcaline.

Après douze à quinze heures de repos, on recueille le précipité, on le lave à l'eau froide et le dissout dans le moins possible d'acide chlorhydrique étendu. L'acide oxalique ainsi libéré est extrait de sa solution aqueuse par agitation, à 4 ou 5 reprises, avec, chaque fois, 150 c. c. d'éther additionné de 3 p. 100 d'alcool. Les solutions éthérées sont réunies, puis séparées par décantation des dernières gouttes de solution aqueuse et enfin filtrées sur un filtre sec.

Le filtrat additionné d'un peu d'eau (dans le but d'empêcher la formation d'éther oxalique), est distillé.

Lorsque l'alcool et l'éther sont ainsi éliminés, on décolore au noir (s'il y a lieu) le résidu de la distillation ; on l'évapore ensuite au bain-marie jusqu'à réduction à 4 ou 5 c. c. ; on l'additionne de chlorure de calcium, d'ammoniaque et d'acide acétique pour terminer le dosage comme il est indiqué dans la méthode décrite précédemment.

Procédé J. M. Albahary. — Basé sur ce fait que l'oxalate de chaux en présence des alcalis et des sels magnésiens est transformée en un oxalate magnésio-alcalin *soluble*, ce procédé, à l'encontre des précédents, dispense de l'emploi de l'alcool et de l'éther ; en voici la *technique* :

Opérer sur la totalité des urines de vingt-quatre heures ; les additionner de 50 c. c. de carbonate de soude à 10 p. 100 et évaporer au bain-marie jusqu'à réduction au 1/3 du volume du mélange. Ajouter 20 c. c. d'une solution contenant 10 de chlorure de magnésium et 20 de chlorure d'ammonium p. 100, puis un peu de noir animal (lavé aux acides) ; en agitant de temps en temps, continuer l'évaporation pendant une heure environ, de façon à ce que le volume du mélange se trouve réduit sensiblement au 1/4 du volume primitif. Filtrer, autant que possible sans laisser refroidir (employer la trompe). Alcaliniser fortement le filtrat avec de l'ammoniaque. Au bout de douze heures, filtrer ; ajouter au filtrat du chlorure de calcium en petit excès et de l'acide acétique jusqu'à réaction faiblement acide.

Abandonner de nouveau pendant douze heures dans un endroit tiède, puis recueillir l'oxalate de chaux, pour le peser après l'avoir transformé en sulfate (voir ci-dessus) et en déduire l'acide oxalique.

Origine. — L'acide oxalique reconnaît vraisemblablement deux origines :

a) *Origine alimentaire*. — Un grand nombre de végétaux employés comme aliments contiennent des oxalates acides dont l'ingestion produit une augmentation de l'acide oxalique urinaire. Esbach, cité par A. Gautier, a trouvé les quantités suivantes d'acide oxalique dans 1.000 grammes de différents aliments usuels :

Oseille	2gr,74 à 3,63	Pruneaux	0gr,12
Epinards	1,91 à 3,17	Poivre	3,25
Betteraves	0,39	Thé noir	3,75
Haricots verts	0,06 à 0,21	Infusion de thé	2,06
— blancs	0,31	Cacao pulvérisé	4,50
Groseille en grappes	0,13	Chocolat	0,90
		Café	0,13

L'acide oxalique porté dans l'organisme par les aliments n'y est pas oxydé, c'est du moins ce qu'a démontré Gaglio en injectant sous la peau une faible dose d'acide oxalique qu'il retrouvait intégralement dans l'urine.

Outre l'oxalate que les aliments végétaux peuvent apporter en nature, la destruction des albumines et des nucléines alimentaires, de même que l'*oxydation incomplète des corps ternaires*, paraissent prendre part aussi à la production de l'acide oxalique urinaire. L'influence des albumines et des nucléines est examinée ci-dessous (*b*). Quant à celle des *corps ternaires* tels que le sucre, l'amidon, les graisses, les acides citrique et tartrique, elle est démontrée par certains faits expérimentaux (excrétion oxalique augmentée après ingestion d'acide citrique ; observations de Müller et Kölliker) et par l'observation clinique de malades dont la nutrition et les oxydations sont ralenties (voir plus loin : variations pathologiques).

b) *Acide oxalique produit dans la destruction des albuminoïdes et nucléines alimentaires ou tissulaires.* — H. Baldwin croit que tout l'acide oxalique urinaire est apporté en nature par l'alimentation et que l'organisme en état de santé normale n'en produit pas aux dépens des albuminoïdes. Cependant, il résulte d'expériences de E. Salkowski que la destruction de certaines matières albuminoïdes, alimentaires ou tissulaires, pourrait fournir de l'acide oxalique : ainsi, chez des chiens nourris alternativement avec de la viande seule, et de la viande additionnée de pain, c'est dans le cas d'alimentation carnée exclusive que l'acide oxalique était produit au maximum. W. Mills a observé des résultats semblables chez l'homme et chez le chien.

Certains faits tendraient à montrer que les produits de désintégration de la gélatine, des nucléines et des albumines, le glycocolle, l'acide urique, la créatine, la leucine, etc., peuvent fournir de l'acide oxalique par leurs dédoublements ou leurs oxydations intra-organiques. Ainsi, Frerichs et Wœhler ont vu l'ingestion et l'injection d'acide urique ou d'urates déterminer une augmentation de l'oxalurie. Bien que ces constatations n'aient pu être contrôlées par Zebelin, les relations (établies par des réactions de laboratoire) qui existent entre l'acide urique et l'acide oxalique sont indiquées par ce fait que les deux acides coexistent fréquemment dans les sédiments et les calculs urinaires.

P. Lommel admet d'ailleurs qu'une nourriture riche en nucléines augmente l'excrétion de l'acide oxalique comme elle accroît celle de l'acide urique.

Cette opinion est du reste conforme aux résultats observés par Albahary.

Taux moyen de l'élimination journalière et variations physiologiques. — L'oxalate de chaux est contenu dans l'urine normale à l'état de traces ; à l'état physiologique, la quantité éliminée par vingt-quatre heures est, chez l'adulte, inférieure à 0,020.

Le *régime végétal*, l'ingestion d'oseille, d'épinards, de haricots verts, de tomates, de cacao, d'infusions de thé augmentent notablement ce taux. Les épices, et particulièrement le poivre (Löper) l'augmenteraient également.

Une *alimentation carnée* exclusive augmente également l'excrétion oxalique, ainsi que le démontrent les expériences de Salkowski mentionnées précédemment. Parmi les aliments carnés, ceux qui sont riches en nucléines favoriseraient particulièrement l'hyperoxalurie. D'ailleurs, suivant Lambling, la viande agirait, non par son albumine, mais par le tissu conjonctif, les nucléines et les gélatines qu'elle contient.

D'après Marfori, l'acide oxalique, ingéré à l'état d'oxalates alcalins ou terreux, est en grande partie brûlé dans l'organisme ; il n'en passe qu'une minime portion dans l'urine.

Pour Abeles, l'oxalate de chaux contenu dans les aliments se comporterait comme un corps insoluble et indifférent dans l'organisme ; quant aux oxalates alcalins, ils seraient transformés dans l'intestin en oxalate de chaux, en sorte que l'oxalurie alimentaire ne pourrait exister que lorsque les aliments contiennent une quantité énorme d'oxalates ; l'injection sous-cutanée d'une minime quantité d'oxalate de soude, sel soluble, pourrait seule produire une oxalurie passagère.

Le *régime lacté* est, de tous, celui qui détermine la plus faible oxalurie (Löper).

Une *oxalurie*, dite *médicamenteuse*, s'observe après ingestion de rhubarbe, de gentiane, de bicarbonate de soude, de cocaïne.

Variations pathologiques. — L'excrétion de quantités d'oxalate de chaux supérieures à 0,020 par vingt-quatre heures constitue l'*hyperoxalurie*. Thomas en distingue quatre variétés :

1° L'*hyperoxalurie physiologique*, qui se produit après ingestion de végétaux riches en acide oxalique.

2° L'*hyperoxalurie symptomatique et accidentelle* observée dans les affections avec *insuffisance de l'hématose* (Cantani), par suite de l'*oxydation incomplète* des substances ternaires et notamment des hydrocarbonés. L'oxalurie serait ainsi un symptôme de *ralentissement des phénomènes de la nutrition* (Bencke, Bouchard, Albahary) ; aussi l'observera-t-on chez les obèses, les diabétiques, les goutteux, etc. Suivant Bouchard, il y aurait chez les obèses oxaluriques une dyspepsie acide qui entraverait les oxydations et empêcherait la destruction des acides organiques.

Dans les *maladies psychiques*, l'oxalurie est accompagnée de phosphaturie.

Dans l'*ictère*, Schultzen et Fürbringer ont trouvé 0,50 et 0,75 d'oxalate de chaux par litre d'urine.

Dans les *catarrhes gastrique et intestinal*, l'hyperoxalurie est marquée surtout après ingestion d'hydrocarbonés et de sucre (Boursier).

L'*oxalurie* a été signalée encore dans la tuberculose pulmonaire, certaines affections cardiaques, l'anémie pernicieuse, le choléra, la fièvre typhoïde.

3° L'*hyperoxalurie substitutive* que l'on observe dans le diabète sucré et dont l'intensité est inversement proportionnelle à celle de la glycosurie, ce qui tendrait à démontrer l'origine hydrocarbonée de l'acide oxalique. Notons que cette oxalurie substitutive, due én somme à un ralentissement de la nutrition, pourrait être rangée dans le groupe précédent.

4° L'*hyperoxalurie idiopathique*, ou *diathèse oxalique* de Cantani, serait la conséquence d'une prédisposition de l'organisme à la production d'une quantité anormale d'acide oxalique. Chez les sujets présentant cette diathèse, que Löper désigne sous le nom de *goutte oxalique* en raison de ses analogies et de sa parenté avec la goutte urique, l'hyperoxalurie semble favorisée par l'ingestion de grandes quantités de sucre ou d'amylacés. Mais le seul examen des urines ne permettrait pas toujours de constater la diathèse ; c'est surtout dans le sang, par la mesure de l'*oxalémie*, qu'on pourrait la dépister (Löper).

Calculs et gravelle oxaliques. — La diathèse oxalique a pour conséquence l'apparition, dans l'urine, de *sables d'oxalate* de chaux et la formation de *calculs* dans le rein ou dans la vessie, calculs pouvant déterminer de l'albuminurie, des hémorragies, de la colique néphrétique, de la pyélite, etc.

Souvent, l'acide urique qui accompagne fréquemment l'acide oxalique sert de noyau autour duquel se déposent les cristaux d'oxalate de chaux constituant le calcul.

CHAPITRE IX

AZOTE TOTAL ET CARBONE TOTAL

§ 1. — L'AZOTE TOTAL, SA RÉPARTITION, SES VARIATIONS, SON DOSAGE

Nous avons étudié les principaux matériaux azotés normaux de l'urine; il nous reste à examiner maintenant les proportions suivant lesquelles ils contribuent à former le total de l'azote urinaire dans les circonstances normales ou pathologiques.

Répartition normale de l'azote urinaire. — Les indications suivantes sont empruntées à Lambling (*Précis de Biochimie*) :

« D'après trois séries de déterminations faites à l'aide des mcilleures méthodes par Donzé et Lambling sur 18 urines des vingt-quatre heures fournies par 6 adultes, par Bouchez et Lambling sur 7 urines fournies par un adulte (I) et par Maillard sur 60 urines des vingt-quatre heures provenant de 10 jeunes soldats, suivis pendant dix jours consécutifs (II), cette répartition est la suivante :

Sur 100 parties d'azote total, on trouve :

	I	II
Dans l'urée	82,3	81,3
— l'ammoniaque	5,5	5,8
— la créatinine	4,4	—
— l'acide urique	1,6	1,4
— les bases puriques	0,1	0,2
— les matières azotées non dosées, (matières extractives azotées) .	6,1	—
— les matières azotées non dosecs, augmentées de la créatinine . .	10,5	11,1

Quantité moyenne d'azote total éliminée par vingt-quatre heures. — La quantité moyenne d'azote total éliminée par vingt-quatre heures est de 14^{gr},70 chez l'homme et de 12^{gr},10 chez la femme, soit 13^{gr},40 pour un adulte pesant 65 kilogrammes, ce qui représente une élimination de $0^{gr},206$ par kilogramme corporel et par vingt-quatre heures.

Variations physiologiques et pathologiques de l'azote total. — Les chiffres cités précédemment nous montrent que, dans les cas normaux, l'azote de l'urée représente environ 82 p. 100 de l'azote total urinaire. On peut donc prévoir que les variations physiologiques du taux de l'azote urinaire suivront en général celles du taux de l'urée ; c'est dire que le régime alimentaire azoté sera le principal facteur des variations de l'azote total.

Toutefois, sous certaines influences physiologiques (âge, alimentation spéciale, etc.), et dans la plupart des états pathologiques, les variations de l'azote total ne sont plus absolument parallèles à celles de l'urée ; la répartition de l'azote total ne se fait plus suivant les proportions indiquées précédemment pour des cas normaux : une portion plus ou moins grande de cet azote ne se retrouve plus à l'état d'urée. C'est ainsi que l'on observe une diminution de l'excrétion uréique dans certaines affections du foie, alors que le taux de l'azote conserve sensiblement sa valeur normale ; ceci parce qu'une portion de cet azote reste à l'état d'ammoniaque au lieu de passer à l'état d'urée.

Il peut donc être utile d'étudier les variations de l'urée en les rapportant à celles de l'azote total : c'est dans ce but que l'on établit le rapport azoturique (voir p. 278).

Dosage de l'azote total. — *Méthode de Kjeldahl.* — *Principe* : Les matières organiques azotées traitées à chaud par l'acide sulfurique concentré sont décomposées en eau, acide carbonique et *ammoniaque* qui s'unit à l'acide sulfurique. Tout l'azote passe ainsi à l'état d'ammoniaque. Du dosage de cette base, on déduit la quantité d'azote contenue dans l'urine.

Suivant la technique primitive de Kjeldahl, l'action de l'acide sulfurique était complétée par celle du permanganate de potasse (ajouté, sec et en poudre, vers la fin de la destruction). D'autres adjuvants oxydants, notamment les oxydes de cuivre et de mercure, ont été proposés ; Morcigne a montré que leur emploi pouvant donner lieu à des pertes notables (jusqu'au 1/4 avec le chlorate de potasse) d'azote. Mieux vaut employer des adjuvants réducteurs, comme le mercure ou l'oxalate de potasse (Denigés) ; ce sel, par sa transformation en sulfate de potasse, présente en outre l'avantage d'élever le point d'ébullition de l'acide sulfurique.

Technique au mercure. — Dans un ballon à fond rond d'une contenance de 300 à 400 c. c. et dont le col mesure environ 20 centimètres, on introduit 5 c. c. d'urine, 10 c. c. d'acide sulfurique pur, puis un globule (soit environ 2 grammes) de mercure. On chauffe doucement le ballon posé sur une toile métallique et maintenu légèrement incliné. L'eau s'évapore d'abord, le mélange brunit et il se forme une mousse abondante que l'on fait disparaître par addition de quelques gouttes d'alcool. On continue à chauffer, en entretenant une ébullition modérée, jusqu'à décoloration complète du liquide, ce qui demande environ deux heures. On laisse alors refroidir le ballon ; on y verse ensuite et peu à peu, 30 à 40 c. c. d'eau et environ 1 gramme d'hypophosphite de soude qui précipite le mercure à l'état métallique (Maquenne et Roux). Cette précipitation est destinée à empêcher la formation de combinaisons ammoniaco-mercuriques, qui gêneraient le départ de l'ammoniaque pendant la distillation effectuée comme il est indiqué plus bas.

Le mercure étant ainsi séparé, on transvase le liquide dans le ballon de l'appareil à distillation d'Aubin (fig. 23) avec 200 c. c. environ d'eau distillée (une partie de cette eau aura servi à rincer le ballon dans lequel s'est opérée l'attaque sulfurique). On verse dans le liquide quelques gouttes de phénolphtaléine et de la lessive de soude jusqu'à virage, puis un excès, soit environ 10 c. c. de cette dernière et un peu de grenaille de zinc (destinée à régulariser l'ébullition). On distille ensuite en recevant le distillat dans une fiole conique contenant 50 c. c. d'acide sulfurique N/10 additionnés de quelques gouttes de teinture de tournesol sensible. L'ébullition doit être conduite de telle façon qu'il ne passe qu'une goutte toutes les deux ou trois secondes. On l'arrête lorsque le liquide distillé ne colore plus le réactif de Nessler, soit au bout de quarante minutes environ.

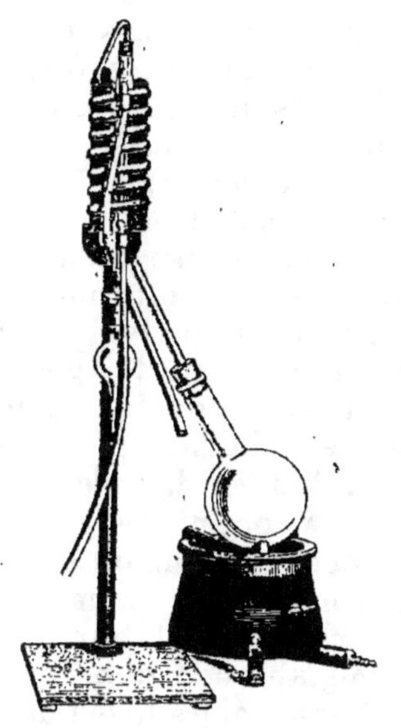

Fig. 23.
Appareil d'Aubin.

On dose l'acide resté libre au moyen d'une solution de soude N/10. Soit n le nombre de centimètres cubes de cette liqueur employés pour la saturation. La quantité d'acide N/10 qui s'est unie à l'ammoniaque provenant de l'azote des 5 c. c. d'urine en expérience est égale à 50—n. Or, comme 1 c. c. de cet acide correspondant à 0,0014 d'azote, (50—n) $\times$ 0,0014 représente la quantité d'azote total contenue dans 5 c. c. d'urine ; par suite, la *quantité d'azote total contenue dans 1 litre d'urine* = (50—n) $\times$ 0,28

Technique de Denigès. — Dans un ballon à fond rond de 300 à 400 c. c. et à long col (environ 15 centimètres), introduire 10 c. c. d'urine, 5 c. c. d'une solution d'*oxalate neutre de potasse* à 30 p. 100 et 5 c. c. d'acide sulfurique concentré pur (7 à

8 c. c. avec les urines sucrées ou fortement albumineuses).

Chauffer le tout sur une toile métallique, à larges mailles, un peu excavée, de façon à ce qu'elle s'applique par une assez large surface sur le fond du ballon et le tienne, au besoin, en équilibre sans support.

L'eau s'évaporant, la masse brunit et, au bout de deux à quatre minutes, mousse abondamment ; dès que la mousse arrive vers le tiers supérieur du ballon, verser goutte à goutte dans ce dernier, sans le retirer du feu, 1 ou 2 c. c. d'alcool pour les urines ordinaires, et 5 à 10 c. c. pour les urines sucrées : la mousse s'affaisse aussitôt et l'évaporation de l'eau s'achève généralement sans qu'il soit besoin de nouvelles additions d'alcool.

A ce moment, des fumées blanches (vapeurs d'eau et d'acides sulfureux et sulfurique) apparaissent presque toujours ; lorsqu'au bout de vingt à trente secondes il s'en est expulsé une certaine quantité, placer sur l'ouverture du ballon un petit entonnoir à douille taillée en biseau, ou mieux une boule de verre pédiculée, pour permettre à l'acide sulfurique condensé de retomber dans le ballon.

Si les premières gouttes condensées font entendre un bruissement en tombant sur le liquide chauffé, c'est qu'il se dégage encore de la vapeur d'eau ; il faut alors enlever l'entonnoir, pour ne le rétablir à demeure qu'après départ complet de l'eau (absence du bruissement sus-indiqué).

Régler alors le feu de façon à avoir une ébullition tranquille, mais continue et bien marquée, en évitant qu'elle ne s'accompagne d'un dégagement de vapeurs blanches trop abondantes. Laisser la réaction se poursuivre seule jusqu'à décoloration complète (ou presque), soit une demi-heure à trois quarts d'heure, en général (1 heure à 1 heure et demie quand les urines sont sucrées). La décoloration étant obtenue, enlever le ballon du feu et le laisser refroidir. Après refroidissement, verser par l'entonnoir 20 c. c. d'eau tiède, agiter puis refroidir en plongeant le ballon dans l'eau froide ; ajouter I ou II gouttes de phénol-phtaléine, puis — le ballon étant maintenu dans l'eau — de la lessive de soude non carbonatée, peu à peu et en agitant, jusqu'à apparition d'une teinte légèrement rosée, à faire disparaître immédiatement par addition de II à IV gouttes d'acide sulfurique au 1/10°.

Introduire alors le contenu du ballon et les eaux de son lavage dans un matras jaugé de 50 c. c. ; celui-ci étant porté dans un bain d'eau à 18-20° (une température plus basse pouvant déterminer une cristallisation de sulfate de soude, dans le cas où le résidu de l'attaque sulfurique serait supérieur à 3 c. c.), le remplir jusqu'au trait de jauge et agiter.

Le liquide *a* ainsi obtenu, dont 5 c. c. représentent 1 c. c. d'urine, peut être traité de trois manières différentes pour le dosage de son ammoniaque, c'est-à-dire de son azote :

1° *Par gazométrie.* — Suivant ce procédé, qui est le plus rapide, on utilise la réaction de l'hypobromite sur les sels ammoniacaux (ou l'ammoniaque) indiquée par l'équation suivante (Henninger) : ·

$$2AzH^3 + 3NaBrO = 2Az + 3H^2O + 3NaBr.$$

A cet effet, on prépare une solution contenant exactement $7^{gr},643$ de chlorhydrate d'ammoniaque pur et sec par litre. 5 c. c. de cette solution représentent 1 centigramme d'azote.

On introduit dans l'uréomètre 5 c. c. de cette solution de chlorhydrate d'ammoniaque, puis de l'hypobromite de soude, en suivant la technique indiquée pour le dosage de l'urée : soit, par exemple, $9^{cc},1$ le volume d'azote obtenu dans cette opération.

On opère de la même manière avec 5 c. c. du liquide *a*, lesquels représentent 1 c. c. d'urine : soit $11^{cc},6$ le volume d'azote observé.

Dans la première opération, 1 centigramme d'azote a dégagé $9^{cc},1$. Les $11^{cc},6$ la seconde opération, faite dans les mêmes conditions de température et de pression que la première, correspondent donc à :

$$\frac{11,6}{9,1} = 1,274 \text{ (en centigrammes)},$$

soit $0^{gr},01274$ d'azote pour 1 c. c. de l'urine analysée, ce qui fait $12^{gr},74$ par litre.

2° *Par titrage au formol* (Ronchèse). — L'ammoniaque et, par suite, l'azote est dosé suivant la méthode de Ronchèse (voir p. 172) :

Prendre 5 c. c. du liquide *a* (correspondant à 1 c. c. d'urine); ajouter 100 c. c. environ d'eau distillée (privée de CO^2 par ébullition) et V gouttes de solution alcoolique saturée de phénolphtaléine. Neutraliser exactement avec de la soude $N/10$ (ajoutée jusqu'à teinte rose pâle persistante ; lorsque l'on croit avoir atteint la neutralisation, l'addition d'une ou deux gouttes de phtaléine accentue la teinte rose). Ajouter ensuite 20 c. c. de solution neutralisée de formol (voir p. 172). Verser à l'aide d'une burette graduée, de la soude $N/10$ jusqu'à nouveau virage rose. Soit *n* le nombre de centimètres cubes de soude $N/10$ versée pour cette deuxième neutralisation, on aura :

Azote total par litre d'urine $= n \times 1^{gr},446$.

N. B. Le facteur $1^{gr},446$ est employé au lieu du facteur théorique $1^{gr},40$ à cause de l'action des sels ammoniacaux sur la phtaléine dans le premier virage (voir p. 172).

3° *Par distillation.* — Introduire la totalité, c'est-à-dire les 50 c. c. de liquide *a*, avec environ 150 c. c. d'eau distillée dans le ballon des appareils Aubin ou Delattre; ajouter 1 à 2 grammes de grenaille de zinc et 40 c. c. de lessive de soude; distiller et recevoir l'ammoniac dégagé dans de l'acide sulfurique titré, pour terminer l'opération comme il est dit plus haut (voir technique au mercure).

N. B. — Pour plus de précisions dans le dosage de l'ammoniaque résultant de l'attaque sulfurique de l'urine, il conviendrait de la peser à l'état de chlorhydrate (Villiers et Dumesnil).

A cet effet, recevoir l'ammoniaque distillée dans 3 c. c. environ d'acide chlorhydrique additionnés de 20 c. c. d'eau et placés dans un vase taré. Évaporer complètement, au bain-marie, la solution de chlorhydrate d'ammoniaque (contenant un excès d'HCl) ainsi obtenue. Terminer la dessiccation par un séjour de vingt heures dans une étuve réglée à 105, et peser. Pour 1 de chlorhydrate d'ammoniaque on comptera 0,31775 d'ammoniac ou 0,26168 d'*azote*.

Dosage de l'ammoniaque provenant de l'attaque sulfurique, par simple titrage, sans distillation (Denigès). — Opérer sur le *liquide sulfurique final* (et non sur le liquide *a*, qui contient de la phtaléine, ce qui fausserait le titrage indiqué ci-après) maintenu dans le ballon où s'est opérée la destruction; l'additionner de 50 c. c. d'eau tiède, mélanger et laisser refroidir. Ajouter quelques gouttes de résazurine ou de tournesol et, le ballon étant plongé dans l'eau froide, verser de la lessive de soude non carbonatée jusqu'à virage au violacé, couleur qu'il faut ramener exactement au rouge pelure d'oignon par addition d'acide sulfurique N/10. Introduire le tout dans un matras jaugé de 100 c. c.; compléter jusqu'au trait de jauge avec les eaux de lavage du ballon à destruction.

Mettre 50 c. c. de cette solution dans une fiole conique avec 10 c. c. de soude N; faire bouillir jusqu'à ce que le réactif de Nessler, porté dans la vapeur sur une baguette de verre, ne soit plus influencé par elle, ce qui nécessitera une ébullition d'environ dix minutes. Laisser refroidir, ajouter 10 c. c. d'acide sulfurique N, puis de la soude N jusqu'à coloration rosée, soit a c. c. : $a \times 0^{gr},014 \times 2 = a \times 0^{gr},028$, indiquera la dose d'azote existant dans la prise d'essai.

§ 2. — CARBONE URINAIRE TOTAL

Dosage du carbone total urinaire. — *Procédé de A. Desgrez.* — *Principe :* le carbone est oxydé et transformé en acide carbonique par l'acide chromique.

Introduire 10 grammes d'acide chromique dans un ballon de 100 c. c. à large col, dont le bouchon en verre, soigneusement rodé, livre passage :

1° A un réfrigérant à boules, disposé à reflux et destiné à condenser la vapeur d'eau qui se dégage des produits en réaction ;

2° A un tube recourbé à angle droit qui amènera, vers la fin de l'opération, le courant d'air nécessaire pour entraîner l'acide carbonique resté dans l'appareil ;

3° A un tube à brome qui permet d'introduire 10 c. c. d'urine et, peu à peu, 25 c. c. d'acide sulfurique concentré.

On chauffe doucement le ballon sur un bec de Bunsen allumé en veilleuse, de manière à pouvoir compter les bulles d'acide carbonique et à n'élever la température jusqu'à l'ébullition que vers la fin des dégagements gazeux. On cesse alors de chauffer et on établit dans l'appareil, à l'aide d'un aspirateur, un courant d'air modéré qui doit durer vingt minutes environ. Cet air est dépouillé d'acide carbonique par son passage dans une éprouvette à pied contenant de la chaux sodée. A la suite du réfrigérant, le gaz se dessèche dans un tube en **U** sur de la ponce sulfurique, puis se rend dans un deuxième tube semblable où il rencontre du ferro-cyanure de potassium et du borate de soude desséchés : ces sels retiendront le chlore et l'acide chlorhydrique provenant du chlorure de sodium contenu dans l'urine.

L'acide chlorhydrique se produit en effet par l'action de l'acide sulfurique sur ce dernier sel ; et le chlore résulte de l'oxydation de l'acide chlorhydrique par l'acide chromique. Qnant à l'acide sulfureux, provenant de la réduction de l'acide sulfurique par les matières organiques, il se trouve transformé en sulfate de chrome par l'acide chromique en excès.

Le gaz vient enfin, à la suite de ces tubes en **U**, se fixer dans un tube de Liebig suivi d'un tube témoin, le premier renfermant une solution de potasse à 40° Baumé, le second de la ponce potassique. Un dernier tube en **U**, à ponce sulfurique, empêche l'eau de l'aspirateur d'altérer, par son évaporation, le résultat du dosage. Comme on le voit, on n'aura qu'à peser le tube de Liebig et le tube témoin avant et après l'opération, la deuxième pesée pouvant d'ailleurs servir pour le dosage suivant, si on le fait dans la même journée. L'augmentation de poids de ces deux tubes représentera la quantité d'acide carbonique fournie par

le carbone total des 10 c. c. d'urine sur lesquels on a opéré. Les $\frac{3}{11}$ de

cette quantité représentent, comme on sait, le carbone correspondant ; en multipliant par 100, on aura le carbone rapporté au litre d'urine.

La durée totale d'un dosage ainsi conduit est de deux heures environ.

Dans certains cas, les résultats obtenus suivant ce procédé présentent un déficit en carbone de 0,5 p. 100 environ, négligeable dans la pratique et dû à la production d'oxyde de carbone en petite quantité. Si l'on désire obtenir des résultats plus rigoureux, on intercalera sur le trajet des gaz deux tubes en **U** contenant : le premier, de l'acide iodique anhydre, séché à 180°, qui transformera l'oxyde de carbone en acide carbonique ; le second, du cuivre réduit pulvérulent qui absorbera les vapeurs d'iode provenant de la réaction précédente (procédé indiqué par A. Gautier pour la transformation de CO en CO^2). Ces deux tubes doivent plonger dans un bain d'air ou d'acide sulfurique chauffé à 80°.

Donzé et Lambling ont apporté de légères modifications au dispositif indiqué par Desgrez ; la principale consiste à placer un tube à oxyde de cuivre, chauffé par une petite grille à gaz, à la suite du tube à ferro-cyanure et borax ; ceci, dans le but de transformer l'oxyde de carbone en acide carbonique.

Procédé de L. Bauzil. — C'est une simplification du procédé de Desgrez : elle consiste, en principe, à fixer par barbotage dans l'eau de baryte, le CO^2 libéré par les acides chromique et sulfurique, pour doser ensuite alcalimétriquement le carbonate de baryum et en déduire le carbone correspondant.

L'appareil est analogue à celui de Desgrez : ballon de 125 c. c. environ muni d'un bouchon de verre rodé — avec tube à brome plongeant jusqu'au fond du ballon et réfrigérant à boules à reflux — et relié à une série de trois flacons à large ouverture de 60 c. c. environ ; le dernier de ces flacons est en communication avec la trompe à eau, dont il peut être isolé par un robinet ; dans le premier, on met 40 c. c. et, dans chacun des deux autres, 30 c. c. d'eau de baryte (à 50 grammes environ d'hydrate cristallisée par litre) récemment filtrée.

On introduit dans le ballon 5 c. c. d'urine et 10 grammes d'acide chromique, puis, par le tube à brome et peu à peu, 25 c. c. d'acide sulfurique concentré. Le robinet précédant la trompe étant ouvert, on chauffe légèrement de façon à ce que le dégagement gazeux soit lent et régulier.

Quand ce dégagement cesse, on adapte au tube à brome, par un raccord hermétique en caoutchouc, un tube en **U** contenant de la chaux sodée, suivi d'un flacon aux deux tiers rempli de lessive de potasse et communiquant avec l'extérieur ; on fait fonctionner modérément la trompe, pendant une demi-heure, pour entraîner tout l'acide carbonique restant dans l'appareil. Ceci fait, on arrête le chauffage, on retire les trois flacons à baryte, que l'on bouche avec soin, pour les agiter et laisser déposer ensuite le carbonate de baryum. Celui-ci, après décantation sur filtre sans plis (et à l'abri de l'air grâce à un double entonnoir), est recueilli et soigneusement lavé à l'eau bouillante (jusqu'à réactions nulles au tournesol et au sulfate de soude) puis entraîné dans un verre à pied par un jet de pissette, en suspension dans 30 à 60 c. c. d'eau bouillie.

Pour le titrage, ajouter à cette suspension 20 c. c. d'acide chlorhydrique *normal* et X gouttes de solution d'hélianthine (à 0,10 p. 100) ; puis, au moyen d'une burette graduée, verser de la soude *normale* jusqu'à virage du rouge au jaune.

Soit n le nombre de c. c. de soude ainsi employés ; la quantité de

carbone contenue dans la prise (5 c. c.) d'essai sera : $(20-n)$ 0,006,
soit : $(20-n)$ 0,006 $\times$ 200 $= (20-n)$ 1,20 en carbone par litre d'urine.

Dosage du carbone et de l'azote sur une même prise d'essai. —
Procédé de J. Gailhat. — C'est une variante du procédé de Desgrez ;
elle permet de remplacer la pésée de l'acide carbonique par un dosage
volumétrique et d'utiliser le résidu de l'oxydation de l'urine pour le
dosage de l'azote total d'après la méthode de Henninger (décomposition du sulfate d'ammoniaque par l'hypobromite de soude). Le
mode opératoire est le suivant : à la suite du tube à ferro-cyanure et
à borax de l'appareil de Desgrez, on dispose un absorbant de Meyer
à 10 boules, contenant 100 c. c. d'uné solution saturée de baryte, que
l'on fait suivre d'un flacon de Durand jaugé à 250 c. c. On fait passer
dans ce flacon une faible portion des 100 c. c. de la solution barytique
dans laquelle les gaz issus de la réaction viendront barboter une dernière fois.

On introduit dans le ballon de l'appareil 5 à 6 grammes de bioxyde
de manganèse hydraté (obtenu en traitant une solution saturée de
permanganate de potasse par un excès de sulfate de manganèse). Par
le tube à brome, on verse dans le ballon 5 à 10 c. c., suivant les
cas, de l'urine à analyser, puis 20 c. c. d'acide sulfurique étendu de
un quart de son volume d'eau.

On chauffe doucement et, lorsque le dégagement d'acide carbonique
est terminé, on fait passer la totalité du liquide barytique dans le flacon de Durand en inclinant, sans le détacher, le tube de Meyer. On
lave ce dernier à plusieurs reprises en réunissant les eaux de lavage
à la liqueur précédente. On complète à 250 c. c. D'autre part, dans un
ballon jaugé de 250 c. c., on verse 100 c. c. de la même solution saturée de baryte que l'on étend à 250 c. c. avec de l'eau distillée. Ces deux
liqueurs sont, après agitation, abandonnées jusqu'à clarification complète. On prélève alors 100 c. c. de chacune d'elles, sans entraîner le
précipité, et on les titre avec de l'acide sulfurique 1/4 normal (qui
correspond sensiblement à son volume d'eau de baryte saturée). Le
produit par 2,5 de la différence observée entre ces deux titrages représente la quantité d'acide carbonique dégagé dans l'expérience ; en le

multipliant par $\dfrac{3}{11}$ on obtient le carbone total de la prise d'essai.

Pour éviter les causes d'erreur venant du chlore des chlorures, l'auteur conseille d'éliminer ces sels en ajoutant à l'urine une dose d'azotate d'argent juste suffisante pour les précipiter entièrement. Cette dose
sera idiquée par le dosage préalable des chlorures.

Dosage de l'azote. — En remplaçant l'acide chromique du procédé de
Desgrez par le peroxyde de manganèse hydraté comme nous venons
de l'indiquer, Gailhat a vu que tout l'azote urinaire était transformé en
azote ammoniacal. On peut donc utiliser, pour le dosage de l'azote
total, le résidu contenu dans le ballon de l'appareil de Desgrez après
le dosage du carbone. Pour cela, on réduit l'excès de peroxyde de
manganèse avec une solution concentrée d'acide oxalique ajoutée
goutte à goutte et on verse la liqueur dans un ballon jaugé de 100 c. c. ;
on lave le ballon à plusieurs reprises et on complète à 100 c. c. après
refroidissement. On agite, on filtre et on prélève 50 c. c. du filtrat

que l'on verse dans un matras jaugé de 100 c. c. pour les neutraliser exactement par la soude et les additionner d'un excès de carbonate de soude (précipitation du manganèse) ; on complète à 100 c. c. et on filtre ; dans 5 c. c. de ce filtrat correspondant à 1/4 de c. c. d'urine, on dose l'azote au moyen de l'uréomètre et de l'hypobromite de soude comparativement avec une solution titrée de chlorhydrate d'ammoniaque comme il a été dit précédemment (p. 203)

Dans le cas où l'on ne désirerait effectuer que le dosage de l'azote suivant cette méthode, on opérerait comme suit :

Mesurer 10 c. c. d'urine dans un ballon de 100 à 150 c. c. ; y ajouter une quantité de solution d'azotate d'argent exactement déterminée par un dosage préalable des chlorures ; ajouter 5 à 6 grammes de peroxyde de manganèse hydraté. puis 5 c. c. d'acide sulfurique pur. Porter à l'ébullition pendant vingt minutes après avoir adapté au ballon un réfrigérant à reflux. Réduire l'excès de peroxyde par l'acide oxalique, etc..., et continuer l'opération comme il est indiqué plus haut.

Taux de l'élimination du carbone urinaire. — L'urine normale de l'adulte contient de 10 à 12 grammes de carbone par litre, soit, pour une élimination moyenne de 1.200 c. c., 13^{gr},20 environ de carbone total par vingt-quatre heures.

En étudiant le rapport $\dfrac{C}{Az}$ du carbone à l'azote total (voir Rapports urologiques, p. 285). nous verrons que ce rapport varie sous l'influence du régime et de l'âge, et qu'il est beaucoup plus élevé chez le nourrisson au sein que chez l'enfant allaité artificiellement et que chez l'adulte.

CHAPITRE X

CHLORE, ACIDE CHLORHYDRIQUE, CHLORURES

Le chlore, à l'état de chlorure de sodium, existe dans tous les liquides de l'économie ; l'urine normale en contient une forte proportion, car ce sel forme en moyenne les deux tiers du résidu minéral urinaire.

Dosage. — Le procédé de dosage des chlorures par *pesée* à l'état de chlorure d'argent est long et délicat, attendu qu'il nécessite une évaporation et une incinération de l'urine pouvant donner lieu à des pertes par volatilisation. Les procédés *volumétriques*, seuls décrits ici, sont préférables. Pour un dosage approximatif rapide, pour un essai clinique, le procédé de Mohr pourra être appliqué directement à l'urine, c'est-à-dire sans destruction préalable de la matière organique. Mais, pour un dosage plus précis on emploiera le procédé Mohr-Denigès comportant la destruction des matières organiques, ou mieux, celui de Charpentier-Volhard qui est le procédé de choix.

Méthode de Mohr. — *Principe :* Lorsque l'on verse un soluté de nitrate d'argent dans une solution neutre de chlorures colorée en jaune par un peu de chromate neutre de potasse, la coloration jaune vire au rouge brique (formation de chromate d'argent) dès que tout le chlore est précipité à l'état de chlorure d'argent.

Application à l'urine pour un dosage approximatif. — Pour un dosage clinique n'exigeant pas une grande précision, mesurer 10 c. c. d'urine, les additionner de 100 c. c. d'eau environ, d'un peu de carbonate de chaux précipité et de II à III gouttes d'une solution saturée de chromate neutre de potasse ; dans ce mélange, verser, à l'aide d'une burette graduée et jusqu'à virage vers le rouge, de la solution titrée d'argent suivante :

Nitrate d'argent pur et fondu. . . . 29^{gr},075
Eau distillée . . Q. S. pour faire. 1000 c. c.

Cette solution précipite complètement un volume égal d'une solution à 1/100 de chlorure de sodium pur ; autrement dit, chaque centimètre cube de cette solution correspond à 1 *centigramme* de chlorure de sodium ou à 0^{gr},006065 de chlore.

Si l'on a versé, par exemple, 12^{cc},5 de cette solution argentique pour obtenir le virage rouge, la quantité de chlorures contenue dans 1 litre d'urine est approximativement de 12^{gr},50 (exprimée en NaCl).

Les matières organiques contenues dans l'urine absorbant une certaine quantité de nitrate d'argent, le résultat ainsi obtenu est généralement un peu trop élevé. Cette cause d'erreur peut être évitée suivant le procédé indiqué par Denigès et qui consiste en principe à détruire les matières organiques par le permanganate de potasse.

1° *Méthode de Mohr modifiée par Denigès.* — *a*) Mettre dans une capsule de porcelaine 11^{cc},7 d'urine et I ou II gouttes de phtaléine de phénol en solution alcoolique ; si l'urine est alcaline il se produit une teinte rouge : la faire disparaître en ajoutant goutte à goutte de l'acide phosphorique au 1/10. Que cette opération ait ou non été rendue nécessaire, ajouter une quantité de solution de permanganate à 3 p. 100, variant de 5 à 15 5 c. c. suivant que la densité urinaire est inférieure à 1020 ou supérieure à ce chiffre, suivant aussi que l'urine est exempte ou plus ou moins chargée du sucre ou d'albumine. Porter à l'ébullition maintenue jusqu'à ce que le précipité noir, alors formé, soit devenu cohérent ; ajouter quelques gouttes d'une solution neutre à 1/10 d'azotate de calcium pour précipiter l'acide oxalique qui pourrait résulter de l'action du permanganate sur les matières organiques et précipiterait le sel d'argent. Introduire le contenu de la capsule et les eaux de lavage dans un matras jaugé de 100 c. c. ; faire refroidir dans l'eau, compléter le volume de 100 c. c., filtrer et placer 50 c. c. du filtrat dans un vase à saturation avec II ou III gouttes d'une solution saturée de chromate neutre de potasse. A l'aide d'une burette graduée, verser de l'azotate d'argent N/10 jusqu'à coloration rougeâtre faible persistante. Si *n* est le nombre de centimètres cubes employés, $n - 0,2$ exprimera en grammes la quantité de chlorures (NaCl) contenue dans un litre d'urine. Si, par exemple, $n = 8^{cc},5$, le litre d'urine renferme : $8,5 - 0,2 = 8^{gr},30$ de chlorures.

Cette méthode est rapide et donne des résultats aussi exacts que celle de Charpentier-Volhard.

b) On peut encore employer le procédé suivant (Denigès) :

Agiter vigoureusement 10 c. c. d'urine avec 10 c. c. d'une solution à 3 p. 100 environ de chromate neutre de potasse et 1 gramme de bioxyde de plomb, puis filtrer. Prélever 11^{cc},7 du liquide jaune ainsi obtenu, les additionner de

100 c. c. d'eau environ, puis d'azotate d'argent N/10 jusqu'à coloration rougeâtre persistante. Le nombre de centimètres cubes ainsi employés, diminué de $0^{cc},2$, exprimera, en grammes de NaCl, la quantité de chlorures contenue dans un litre d'urine.

2° Méthode de Charpentier-Volhard. — En principe, cette méthode consiste à précipiter le chlore par un poids connu de nitrate d'argent et à doser ensuite l'excès de ce sel au moyen du sulfocyanate d'ammoniaque, en employant comme indicateur un persel de fer. Les réactifs nécessaires sont les suivants :

1° Solution décinormale de nitrate d'argent, à 17 grammes par litre, dont 1 c. c. $= 0^{gr},00585$ de NaCl ;

2° Solution saturée à froid d'alun de fer ammoniacal ;

3° Solution titrée décinormale de sulfocyanate d'ammoniaque ($7^{gr},60$ par litre).

Pour préparer cette dernière on dissout dans un litre d'eau un poids de sulfocyanate d'ammoniaque légèrement supérieur à la quantité théorique qui est de $7^{gr},60$; on en dissout par exemple 10 grammes et on ramène au titre voulu en opérant de la façon suivante :

Dans un verre à expérience mettre 10 c. c. d'azote d'argent N/10 et 5 c. c. de solution d'alun de fer ammoniacal, ajouter goutte à goutte de l'acide nitrique jusqu'à disparition de la teinte due au sel de fer, puis 100 c. c. d'eau distillée.

A l'aide d'une burette graduée, verser alors la solution de sulfocyanate jusqu'à ce que le liquide prenne une teinte rougeâtre, persistante, mais très faible.

Soit n le nombre de centimètres cubes de liqueur employés. Cette liqueur étant plus que décinormale, n est plus petit que 10, et le volume v d'eau qu'il faut ajouter à n pour rendre la liqueur décinormale doit être tel que $n + v = 10$ c. c. ; à 1 c. c. de solution il faudra ajouter $\dfrac{v}{n}$ et à 1 litre : $\dfrac{v}{n} \times 1000$.

La liqueur décinormale ainsi obtenue se conserve très bien : elle correspond exactement à son volume de solution de nitrate d'argent N/10.

Pratique du dosage dans l'urine. — Dans un matras jaugé de 100 c. c. mettre 10 c. c. d'urine, 4 c. c. d'acide nitrique (étendu de son volume d'eau) et 30 c. c. d'azotate d'argent N/10 ; compléter le volume de 100 c. c. avec de l'eau distillée, agiter puis, après dix minutes de repos, filtrer. Dans un vase à saturation, verser 100 c. c. environ d'eau distillée, 5 c. c. d'alun de fer, de l'acide azotique goutte à goutte jusqu'à disparition de la teinte due au sel ferrique, puis 50 c. c. du filtrat (représentant 5 c. c. d'urine et 15 c. c. d'azotate d'argent N/10).

Verser ensuite de la solution titrée de sulfocyanate contenue dans une burette, jusqu'à teinte rougeâtre persistante ; soit n le nombre de centimètres cubes de liqueur employés ; le poids des chlorures, exprimés en chlorure de sodium, contenus dans 1 litre d'urine sera :

$$(15-n) \times 0^{gr},00585 \times \frac{1\,000}{5} = (15-n) \times 1^{gr},17.$$

N. B. — Une technique plus rapide est indiquée dans plusieurs ouvrages d'urologie : elle consiste à titrer par le sulfocyanate, *sans filtration préalable*, c'est-à-dire sans séparation du chlorure d'argent, le mélange de l'urine avec l'eau, l'acide nitrique, l'alun de fer et la solution N/10 d'argent. Cette technique présente un inconvénient : la coloration rosée qui marque la fin du titrage est souvent indécise ou fugace.

Dosage des chlorures en présence des bromures ou des iodures. — *Procédé de Mercier*. — L'urine dans laquelle on veut doser les chlorures contient quelquefois des bromures ou des iodures d'origine médicamenteuse. Comme ces sels sont précipités par l'azotate d'argent en même temps que les chlorures, il faut nécessairement les éliminer de l'urine avant d'effectuer le dosage de ces derniers.

On recherchera d'abord leur présence en agitant l'urine avec du chloroforme après l'avoir additionné soit d'eau de chlore, soit d'une très petite quantité d'hypochlorite de soude et d'acide sulfurique dilué ; dans ces conditions, le chloroforme est coloré en jaune par le brome, et en violet par l'iode.

Cet essai qualitatif étant positif, on effectue le dosage des chlorures comme suit :

A 20 c. c. d'urine on ajoute 20 c. c. d'une solution de sulfate de cuivre à 10 p. 100, on porte le mélange au bain-marie et on y fait passer un courant d'acide sulfureux. Les bromures et les iodures étant ainsi précipités à l'état de sels cuivreux, on filtre, on lave le précipité et on complète le volume du filtrat à 100 c. c. ; on en mesure 50 c. c. correspondant à 10 c. c. d'urine, on les porte à l'ébullition pour en chasser l'acide sulfureux et, après refroidissement, on y dose les chlorures suivant la méthode de Charpentier-Volhard. La présence du sel de cuivre ne gêne pas la réaction.

Les variations de la chlorurémie. L'élimination des chlorures réglée par leur excès sur le seuil. — Apportés par l'alimentation, les chlorures sont, parmi les constituants salins des plasmas, ceux qui contribuent le plus à maintenir sensiblement constante la tension osmotique de ces liquides.

Sous l'influence des repas, c'est-à-dire d'un apport de NaCl, la pression osmotique, mesurée par le point de congélation du sérum sanguin, ne varie guère que de $\Delta = -0°,55$ (avant le repas) à $\Delta = -0°,62$ (après le repas) (Köppe).

Jusqu'à ces derniers temps, on admettait que la teneur du sang en chlorures, la *chlorurémie*, était immuable et que, malgré les apports chlorurés alimentaires, sa constance était maintenue grâce à un « *mécanisme régulateur* » s'exerçant surtout par l'intermédiaire de la sécrétion rénale.

Or, les récentes recherches de L. Ambard et A. Weill (1912) établissent que la *chlorurémie est variable :*

Chez des sujets sains au cours de régimes et, par suite, de débits chlorurés différents, on peut observer, par exemple, des chlorurémies extrêmes de 5^{gr},73 à 6^{gr},40 p. 1000 de plasma, soit un écart de 0^{gr},67 pour 1000. Un tel écart aurait été autrefois tenu pour négligeable ou attribué à une erreur de dosage ; or la méthode de Charpentier-Volhard suivie par les auteurs ne comporterait pas d'erreurs supérieures à 0^{gr},03 p. 1000.

Lorsque, pour faire baisser le taux de l'excrétion des chlorures, on passe du régime fortement chloruré (éliminations de 40 à 50 grammes par jour) au régime achloruré (éliminations pouvant s'abaisser à 1^{gr},70), on observe :

1° Que les chlorures urinaires diminuent à mesure que diminue la chlorurémie ;

2° Que cette dernière reste encore considérable alors même que l'excrétion chlorurée est devenue très faible ; et, par le calcul ou en établissant une courbe, on peut approximativement déterminer la *chlorurémie pour laquelle l'excrétion chlorurée serait nulle.* Dans deux observations de Ambard et Weill cette chlorurémie, ou concentration du sang en chlorures, aurait été ainsi trouvée égale à 5,62 p. 1000.

C'est « cette concentration critique au-dessous de laquelle cesse, et au-dessus de laquelle commence l'excrétion chlorurée » (Ambard) que l'on désigne, avec Magnus, sous le nom de *concentration liminaire* du sang en NaCl, ou, plus brièvement, sous celui de *seuil d'excrétion* des chlorures.

En étudiant les *seuils* et les *débits* (voir p. 13) nous avons vu déjà que l'excrétion chlorurée était réglée, non par le taux absolu de la chlorurémie, mais par l'*excès* de cette chlorurémie sur le seuil : *les débits croissent comme les carrés des excès sur le seuil* (Ambard).

Calcul ou repérage du seuil grâce à la constante uréo-sécrétoire. — L'identité des constantes uréo et chloruro-sécrétoires étant admise, nous avons montré, p. 14, comment on pouvait calculer la hauteur du seuil des chlorures, à l'aide des données suivantes : constante uréo-secrétoire, chlorurémie, débit chloruré.

Variabilité du seuil. — Rappelons encore un fait très important, à savoir que le seuil est très mobile, et que son abaissement, en augmentant d'autant l'excès de la chlorurémie, doit déterminer un accroissement considérable du débit : « La variabilité du seuil, écrit Ambard, est une caractéristique physiologique de la sécrétion rénale des chlorures ; grâce à elle et contrairement à ce qu'on voit pour l'urée, les débits chlorurés peuvent s'accroître sans variations notables de la chlorurémie. »

Chez des sujets sains et dans des conditions physiologiques, ces variations sont assez accentuées :

1° Notamment, *le seuil s'élève après le repas* (de 5,29 à 5,59 dans une observation d'Ambard ; de 5,72 à 6,08 dans une autre) et ce fait explique pourquoi le *débit* chloruré — malgré l'ingestion de mets salés — se trouve diminué après le repas, par rapport à ce qu'il était avant ;

2° Examiné à des moments également éloignés des repas, et notamment le matin, le seuil présente le plus souvent à peu près la même valeur ;

3° Examiné le matin, après une ingestion abondante de sel dans la journée précédente, il présente souvent un abaissement marqué ; Ambard a ainsi noté des seuils très bas de 5,36, 5,19, 5,08.

L'hypothèse suivante, maintes fois justifiée par les faits, expliquerait ces variations du seuil :

« C'est la chlorurémie, par elle-même qui commande le seuil, en l'abaissant d'autant plus qu'elle est elle-même plus élevée et inversement.

« Mais cette action n'est pas immédiate ; le seuil ne répond pas instantanément aux incitations de la chlorurémie. Aussi lorsqu'un seuil aura été abaissé par une forte chlorurémie, il ne se relèvera pas immédiatement lorsque l'hyperchlorurémie aura disparu. Dès lors, le seuil auquel nous avons affaire à un moment donné ne sera que la conséquence attardée d'une chlorurémie à laquelle il ne correspond plus » (Ambard, Chabannier et Onell).

Quantité de chlorures éliminée dans les vingt-quatre heures. Ses variations physiologiques. — La quantité de chlorures éliminée en vingt-quatre heures varie dans des limites assez larges puisqu'elle suit, dans les circonstances normales, les variations, elles-mêmes assez étendues, de la ration chlorurée. On peut admettre comme moyennes d'après nos analyses et celles de différents auteurs, les chiffres de 10 à 12 grammes par vingt-quatre heures chez un adulte de 65 kilos, soit $0^{gr},17$ par kilogramme et par vingt-quatre heures.

a) Influence de l'âge. — Nous ne possédons que très peu de documents sur la teneur en chlorures de l'urine du *nourrisson*. Le lait, celui de la femme surtout (sauf le lait colostral émis dans les deux ou trois semaines qui suivent l'accouchement), est un aliment pauvre en chlorures ; aussi, le nourrisson en élimine-t-il très peu : chez un enfant au sein âgé de quatre mois et demi pesant 4.800 grammes, ayant ingéré $1^{gr},7$ de chlorures en trois jours, la quantité de chlorures urinaires était de $0^{gr},98$, soit environ $0^{gr},33$ par jour ou 0,07 par vingt-quatre heures et par kilogramme corporel. Cette observation (Michel et Perret) nous montre que les 3/4 environ des chlorures ingérés sous forme de lait passent dans l'urine, le reste est en partie assimilé (1/12 environ chez un enfant de cinq mois) et en partie éliminé avec les fèces. On pourra d'après ces données calculer approximativement la quantité de chlorures urinaires éliminés par l'enfant au sein d'après la grandeur de sa ration et la teneur moyenne du lait de femme en chlorures : soit, en NaCl, $0^{gr},74$ par litre (d'après les moyennes de Pagès).

On calculerait de même l'élimination des chlorures chez le nourrisson allaité artificiellement en prenant comme teneur moyenne du lait de vache en chlorures le chiffre de $1^{gr},48$ par litre (deux fois plus que dans le lait de femme) résultant des analyses de Pagès.

Après le sevrage, alors que le lait n'intervient plus qu'accessoirement dans l'alimentation, la chlorurie se trouve notablement accrue. Carron de la Carrière et Monfet indiquent les moyennes suivantes rapportées aux vingt-quatre heures et au kilogramme corporel :

Enfants de 15 mois à 5 ans	. . . .	$0^{gr},31$
— 5 ans à 10 ans	. . . . . .	$0^{gr},32$
— 10 ans à 15 ans	. . . . . .	$0^{gr},36$
Adultes	. . . .	$0^{gr},17$

b) *Influence du régime alimentaire.* — L'abus du sel alimentaire peut faire monter le taux de l'excrétion chlorurique à 20, 24 grammes et plus par vingt-quatre heures au lieu de 12 grammes chez l'adulte. La privation de sel abaisse cette excrétion au-dessous de 2 grammes sans jamais l'annihiler complètement, parce que le sang et les tissus contiennent une assez grande provision de sel. On estime, en effet, à 200 grammes environ la quantité de chlorure de sodium contenue dans l'organisme adulte normal. Dans le cas de jeûne absolu l'excrétion des chlorures peut s'abaisser à moins de 1 gramme par vingt-quatre heures ; chez le jeûneur Cetti, elle était de $0^{gr},99$ au dixième jour de jeûne (Munk).

Un *excès de chlorures dans l'organisme* semble déterminer une hyperactivité et une hyperexcitabilité. L'abus du sel peut déterminer des insomnies à l'égal du café.

Il semble que les phénomènes convulsifs que l'on observe parfois chez des néphrétiques soient dus à l'hyperchloruration de l'organisme. Depuis qu'on déchlorure systématiquement les néphrétiques de toute espèce, « l'urémie convulsive », écrit Ambard, est devenue une rareté.

La *diminution des chlorures dans l'organisme* peut, chez certains sujets, déterminer de l'apathie (Claude et Mauté). Cependant, en général, il semble que le régime achloruré, même longtemps maintenu, ne modifie pas sensiblement l'activité nerveuse. D'ailleurs, d'après Ambard, les sujets soumis, même pendant très longtemps, au régime sans sel maintiennent leur chlorurémie aux taux de $5^{gr},80$ à $5^{gr},90$ p. 1000 (très voisin de la normale, soit 6 p. 1000).

c. *Influence de la digestion*. — Une partie du sel introduit dans l'organisme est employée à la formation de l'HCl du suc gastrique. On a observé, en effet, que le suc gastrique des animaux longtemps privés de sel perdait son acidité; que, par contre, la rétention des chlorures provoquait de l'hyperchlorhydrie; et aussi, que le régime déchloruré diminuait les douleurs gastriques de l'hyperchlorhydrie (Laufer). G. Sticker a d'ailleurs signalé ce fait, qu'une sécrétion abondante de suc gastrique entraînait une diminution de l'excrétion des chlorures urinaires. Cette diminution s'observe même au cours d'une sécrétion gastrique normale, au moment où la production d'HCl est maxima, c'est-à-dire de une demi-heure à deux heures après le repas (A. Muller et P. Saxl).

d) *Influence du travail physique et intellectuel*. — Le travail physique, aussi bien que le travail intellectuel, probablement parce qu'ils stimulent l'activité du rein, augmentent l'excrétion des chlorures ; aussi, cette dernière est-elle beaucoup plus marquée chez les personnes qui se livrent pendant la nuit à un travail intellectuel que chez celles qui dorment (L. Garnier).

e) *Influence des médicaments* — Certains produits chlorés organiques (le chloroforme, mais non le chloral, le chlorure de méthyle) ingérés ou inhalés, augmentent la chlorurie.

La *théobromine* abaisse notablement le seuil des chlorures et, par là, facilite beaucoup leur élimination.

Grünwald, en ajoutant de la théobromine à une alimentation exempte de chlorures, a pu abaisser la chlorurémie du *lapin* de 5 à 1,1 p. 1000, ce qui détermina une hyperexcitabilité extrême et bientôt la mort de l'animal. Cette déchloruration extrême ne peut être réalisée chez l'homme, à cause des malaises que déterminent les doses élevées et l'usage prolongé de la théobromine.

Chez le *chien*, la théobromine ne touche pas le rein, car elle est détruite dans le tube digestif (Ambard et Papin).

Le *bicarbonate de soude* à hautes doses, telles qu'on les donne dans le coma diabétique (50 à 80 grammes et plus), exerce une action suspensive sur l'élimination des chlorures, d'où peuvent résulter des hydropisies (Widal, Lemierre et Cotoni).

f) *Influence de la grossesse.* — La « *rétention utile* » des chlorures, c'est-à-dire celle qui correspond aux besoins du fœtus, est souvent dépassée pendant la gestation (P. Bar). Très fréquente, mais non constante, à la fin de la grossesse, cette rétention chlorurée, quand elle est supérieure aux exigences fœtales, serait le résultat d'un trouble apporté à la circulation glomérulaire ou à la pression intra-canaliculaire.

Variations pathologiques. — I. *Maladies avec hypochlorurie ; rétention des chlorures, pathogénie de l'œdème.* — Il peut y avoir hypochlorurie à la suite d'une ingestion alimentaire de chlorures inférieure à la normale ; ce fait physiologique doit être distingué de l'hypochlorurie proprement dite, due à la *rétention des chlorures*, qne l'on observe après une ingestion normale de chlorures alimentaires chez divers malades et notamment en cas de *néphrites hydropigènes* (anciennement : *épithéliales*).

Nous avons indiqué déjà, en étudiant la chlorurie alimentaire, comment on pouvait, par l'emploi d'un régime de teneur saline connue, reconnaître l'existence d'une rétention chlorurée (voir p. 17). Il nous reste à rechercher maintenant quelles peuvent être les conséquences et les causes de cette rétention.

La conséquence principale de la rétention chlorurée est la *production des œdèmes*, les chlorures tendant toujours à fixer avec eux la quantité d'eau nécessaire au maintien de la concentration moyenne des plasmas ($\Delta = - 0^\circ,56$; 1 litre d'eau fixée pour 8 à 10 grammes de NaCl).

Le fait que la rétention des chlorures entraîne celle de l'eau et la production des œdèmes est d'ailleurs vérifié dans maintes circonstances : ainsi lorsque l'on injecte, chez l'animal, des solutions salines trop concentrées, on provoque des œdèmes et notamment de l'œdème aigu du poumon. Nous avons mentionné (p. 18) les accidents que pouvaient semblablement déterminer l'hyperchloruration alimentaire expérimentale chez les brightiques. Chauffard a vu, chez un ictérique avec rétention chlorurée, un œdème de la face provoqué par des injections salines rectales et sous-cutanées. Rappelons enfin l'observation si instructive — fondamentale quant à la pathogénie des œdèmes — de Widal et Lemierre qui ont pu, chez un brightique, supprimer ou reproduire l'œdème à volonté, en réduisant ou en augmentant tour à tour la quantité de sel contenue dans la ration alimentaire.

La production des œdèmes ne s'observe pas chez tous les brightiques ; à cet égard, il y a lieu de distinguer (voir p. 16) classification actuelle des néphrites), parmi les brightiques, les *azotémiques* (néphrite *urémigène* dite, autrefois, *interstitielle*) des *œdémateux* (néphrite *hydropigène* dite, autrefois, *épithéliale*) : chez les *azotémiques*, les éliminations hydrochlolurées sont, pour le moins, normales et, assez souvent, accrues (voir ci-dessous), seules les éliminations des substances sans seuil (urée, KI, bleu, salicylate) sont réduites ; inversement, chez les *œdémateux*, c'est l'élimination des substances sans seuil qui est maintenue sensiblement normale, alors que celle de l'eau et des chlorures est réduite.

Causes de la rétention hydro-chlorurée. — On l'expliquait autrefois par une *diminution de la perméabilité rénale* pour les chlorures. Les notions que nous devons à Ambard et ses collaborateurs, sur les seuils et leurs variations, les *substances sans seuil* et leur *débit*, nous renseignent d'une façon plus précise sur son mécanisme.

« *Si l'élimination du chlorure de sodium est troublée*, écrit Ambard, *ceci tient uniquement à ce que le taux de NaCl contenu dans le plasma est très peu élevé au-dessus du seuil* ».

On a vu précédemment (p. 214) que, chez le sujet normal, l'*excès* sur le seuil et, par suite, le débit qui est proportionnel au carré de cet excès, augmente d'autant plus que l'ingestion de NaCl est plus élevée, l'hyperchlorurémie ainsi déterminée tendant à abaisser le seuil. Une représentation graphique des chlorurémies et des seuils qui se correspondent nous montre alors deux courbes *divergentes :* l'une, celle des chlorurémies, qui s'élève tandis que l'autre, celle des seuils, s'abaisse.

Pareille divergence n'existe plus chez des néphrétiques susceptibles de faire des œdèmes : chez ces malades on observe bien aussi que le passage du régime hypochloruré au régime salé augmente la chlorurémie ; mais ce qui est frappant, c'est le *parallélisme* des courbes représentatives des seuils et des chlorurémies. Encore ce parallélisme n'est-il pas parfait, le seuil s'abaissant plus que ne s'abaisse la chlorurémie et s'élevant plus qu'elle ne remonte. « Étant donné que chutes de chlorurémie et chutes plus marquées encore du seuil ont lieu sous l'influence de la restriction alimentaire du sel, et qu'inversement, élévation de la chlorurémie, mais avec élévation encore plus marquée du seuil, se produisent à la période d'ingestion supplémentaire de sel, on comprend immédiatement ce qui en résulte :

« Comme à la période du régime déchloruré, l'excès sur le seuil est le plus grand, c'est à cette période que le malade éliminera le plus de sel, d'où la *décharge des chlorures sous l'influence du régime déchloruré*. Inversement, c'est justement au moment où le malade ingère beaucoup de sel et où, par conséquent, pour éliminer la plus grande quantité de sel ingéré, il aurait besoin de voir grandir son excès sur le seuil, que cet excès se rapetisse : *d'où rétention forcée de sel sous l'influence du régime salé* » (Ambard).

Evidemment, la réaction du seuil n'est pas, chez tous les néphrétiques œdémateux, aussi complètement inversée que nous venons de l'indiquer ; mais en général, il apparaît :

1° « Que c'est l'insuffisance d'excès sur le seuil, par rapport à l'ingestion chlorurée, qui cause la rétention chlorurée ;

2° « Et que c'est l'augmentation relative d'un excès sur le seuil qui permet la décharge chlorurée ».

On peut se demander dès lors, si l'insuffisance d'excès sur le seuil est due à ce que la chlorurémie est insuffisamment élevée par rapport au seuil, ou bien, inversement, à ce que le seuil est trop élevé par rapport à la chlorurémie correspondante. Or, d'observations comportant la mesure de la chlorurémie aux phases de rétention (chlorurémies voisines de celles que l'on aurait trouvées chez des sujets normaux au même régime) et de décharge chlorurée (chlorurémies trouvées diminuées), il résulte que la chlorurémie n'entre pas en jeu ; de sorte que l'on peut admettre avec Ambard, Widal et A. Weill que : « *si un sujet néphrétique retient le sel, c'est parce que le seuil est « relativement » trop élevé* ».

Autres théories pathogéniques de l'œdème. — 1° D'après Achard, Ribot, Feuillié et Leblanc, l'interprétation d'Ambard, suivant laquelle la rétention des chlorures serait due à une gêne particulière de leur excrétion consistant dans l'élévation du seuil chloro-sécrétoire, ne conviendrait pas à tous les faits de néphrite hydropigène. Assez souvent en effet on observe, à une période avancée de l'affection, des chlorurémies basses, et même des seuils notablement abaissés. Il semble que, suivant les cas, les tissus puissent, pour des concentrations identiques du sang en NaCl, retenir des quantités d'eau salée très variables. Or, les variations de la rétention aqueuse tissulaire pourraient s'expliquer d'après les notions nouvelles que nous devons aux récents travaux de A. Mayer et Schaeffer : savoir, que *le degré d'imbibition des tissus et des humeurs est en rapport avec leur teneur en lipoïdes et proportionnel à leur coefficient lypocytique* $\left(\dfrac{\text{cholestérine}}{\text{ac. gras totaux}} \right)$.

Dans le cas du sang, où il est désigné sous le nom de *constante lipémique* et où il varie, chez un même individu, parallèlement à celui des autres humeurs, la valeur *normale* de ce rapport serait voisine de 0,45. Or, chez des néphritiques avec œdèmes, Achard et ses collaborateurs ont noté des chiffres beaucoup plus élevés, soit, pour huit observations, des valeurs de 0,54 à 0,76 ; ils ont observé de plus, que la résorption des œdèmes, sous l'influence du régime déchloruré, tendait généralement à rétablir le coeffient lipémique à un taux plus voisin de la normale.

2° Selon Martin Fischer (de Cincinnati), la rétention hydrochlorurée des brightiques serait due non à un trouble de la sécrétion rénale, mais à une affinité particulière des tissus du brightique pour l'eau salée ; ce serait une *hydrophilie par diathèse acide*. Un fait expérimental est invoqué à l'appui de cette hypothèse : c'est l'hydrophilie que manifestent des plaques de gélatine ou d'albumine en milieu acide.

Chez les *brightiques azotémiques*, l'élimination des chlorures se fait aussi bien et souvent mieux que chez des sujets normaux. Chez ces malades, les excès de la chlorurémie sur le seuil, excès qui assurent le débit chloruré, sont en effet d'autant plus élevés que la constante uréo-sécrétoire (et par suite la constante chloruro-sécrétoire qui lui est parallèle ; qui lui serait identique sans la dissociation des ions NaCl) est plus mauvaise, c'est-à-dire plus élevée :

Exemple (Ambard) : D'après la formule $K = \dfrac{\text{Excès sur le seuil}}{\sqrt{D}}$, si un sujet dont K — urée = 0,070 débite $12^{gr},8o$ de NaCl sous un excès sur le seuil de $0^{gr},40$ p. 1000, un sujet dont K — urée serait 0,280, soit 4 fois plus grand, débiterait $12^{gr},80$ de NaCl sous un excès sur le seuil 4 fois plus grand, soit $0,40 \times 4 = 1^{gr},60$.

La rétention chlorurée ne s'observe pas que dans les œdèmes brightiques, elle est constante dans les *œdèmes cardiaques* (Merklen) ; on l'observe d'ailleurs chez tous les *asystoliques* en même temps qu'une diminution de l'excrétion des autres constituants normaux de l'urine.

L'hypochlorurie existe à la période d'état de presque toutes les *maladies fébriles* aiguës (scarlatine, variole, fièvre typhoïde, pneumonie, etc.). L'urine peut alors ne contenir que des traces de chlorures. Dans la *pneumonie franche* notamment, on voit le chiffre des chlorures descendre à $0^{gr},50$ environ par vingt-quatre heures et se maintenir à ce taux pendant toute la période d'état. Quand survient la défervescence, il se produit une véritable décharge chlorurique traduite par une hyperchlorurie passagère intense. Si l'hypochlorurie se prolonge au delà du quatrième jour après la défervescence, le pronostic est sombre

(Rœhrich et Wiki, cités par E. Gérard). La réascension rapide de la chlorurie, après la phase de rétention, indique que la pneumonie évolue franchement vers la résolution (Laubry).

Dans le rhumatisme articulaire aigu, une décharge brusque (jusqu'à 20 grammes et plus par vingt-heures), succédant à une rétention et précédant une chute de la température, est également d'un bon pronostic (Laubry).

Le taux des chlorures, abaissé pendant la période d'état de toutes les maladies fébriles, se relève pendant la convalescence.

A la période terminale de la *tuberculose*, les chlorures urinaires disparaissent presque complètement de l'urine (d'après E. Gérard).

L'hypochlorurie a été observée au cours de presque toutes les *maladies chroniques de l'estomac* (Jaccoud, Mathieu, Bouveret).

L'*empoisonnement chronique saturnin* réduit les chlorures jusqu'au tiers de la quantité normale (Gaucher).

II. *Maladies avec hyperchlorurie.* — On observe une augmentation considérable des chlorures urinaires dans toutes les affections pathologiques qui s'accompagnent à leur début d'une rétention chlorurée ; c'est cette hyperchlorurie qui constitue l'excrétion épicritique des maladies fébriles et, en particulier, de la pneumonie. Elle est particulièrement marquée à la suite de la *résorption d'exsudats ou de sérosités* ayant retenu de grandes quantités de chlorure de sodium, qui passent en abondance dans l'urine aussitôt que la diurèse devient plus active. Vogel a ainsi observé une élimination de 30 grammes environ de chlorures par vingt-quatre heures, pendant trois jours consécutifs.

Dans toutes les affections s'accompagnant de *polyurie*, telles que le *diabète insipide*, le *diabète sucré*, le *diabète azoturique*, on observe également une élimitation exagérée de chlorures, que l'on doit attribuer à un excès de chlorures alimentaires lorsque le rapport des chlorures à l'urée s'éloigne peu de la normale, soit de 12 à 14 de chlorures pour 22 à 28 grammes d'urée.

L'hyperchlorurie accompagne encore la polyurie qui succède aux *crises d'épilepsie* ; on l'a observée dans la *paralysie générale* à la seconde période, chez des *maniaques* et des *déments* atteints de *boulimie*, chez des neurasthéniques (de Fleury).

Dans la *pelade* on observe une hyperchlorurie intense et de la polyurie au début de la période d'état ; le taux des chlorures revient à la normale quand l'affection est en voie de guérison (Jacquet et Portes).

Parmi les maladies fébriles, il n'est guère que le *paludisme* qui ne s'accompagne pas toujours d'une diminution des chlorures au moment de l'accès ; ce dernier entraînerait même parfois de l'hyperchlorurie, ainsi que le montrent les chiffres suivants de Vogel : $0^{gr},15$ de NaCl par heure avant, $4^{gr},12$ pendant et $0^{gr},06$ après l'accès. Pendant la polyurie consécutive aux accès intermittents, l'hyperchlorurie pourrait s'élever à 30 et 40 grammes de NaCl par vingt-quatre heures (Massé).

CHAPITRE XI

PHOSPHORE, ACIDE PHOSPHORIQUE
ET PHOSPHATES

L'acide phosphorique existe dans l'urine à l'état de phosphates alcalins (potasse et soude) et de phosphates alcalino-terreux (chaux et magnésie).

On estime que les deux tiers environ de l'acide phosphorique sont unis à la potasse et surtout à la soude sous forme de phosphate monosodique PO^4H^2Na principalement, et peut-être de phosphate disodique PO^4Na^2H. L'autre tiers est combiné aux métaux alcalino-terreux. Comme l'urine est acide, les phosphates alcalino-terreux qu'elle renferme doivent vraisemblablement s'y trouver à l'état de phosphates acides solubles $(PO^4)^2CaH^4$ et $(PO^4)^2MgH^4$. De plus, les phosphates neutres PO^4CaH et PO^4MgH s'y rencontreraient aussi, dissous à la faveur de l'acide carbonique. Ce sont ces derniers sels qui se précipiteraient lorsque l'on porte à l'ébullition une urine faiblement acide; le précipité très ténu, qui se forme alors, reste en suspension dans l'urine et se redissout par addition d'une trace d'acide.

La proportion de l'acide combiné à l'état de phosphates acides monométalliques, dans l'urine normale à réaction franchement acide, serait, d'après Ott et Lieblein, de 60 p. 100 de l'acide phosphorique total, le reste, 40 p. 100, se trouvant à l'état de phosphates dimétalliques monoacides.

Dans les urines faiblement acides, le phosphate neutre PO^4CaH se précipite, avons-nous dit, à l'ébullition par suite du départ de l'acide carbonique contenu dans l'urine. Cette précipitation s'opère quelquefois spontanément lorsqu'après son émission, l'urine a subi un commencement de fermentation; le sédiment cristallin de phosphate bicalcique se présente alors au microscope sous la forme indiquée figure 24.

Lorsque l'acidité urinaire est fortement diminuée, le sédiment peut même contenir du phosphate tricalcique $(PO^4)^2Ca^3$ qui se présente sous forme de granulations blanchâtres, amorphes, facilement solubles dans l'acide acétique.

Enfin, dans une urine dont l'urée s'est en partie transformée en carbonate d'ammoniaque sous l'influence des bactéries urophages, l'acide phosphorique se précipite partiellement à l'état de phosphate ammoniaco-magnésien PO^4MgAzH^4. Les cristaux de ce sel, que l'on rencontre fréquemment dans le sédiment des urines alcalines, sont représentés figure 25.

Phosphore incomplètement oxydé. — Outre les phosphates minéraux, l'urine renfermerait encore du phosphore à l'état

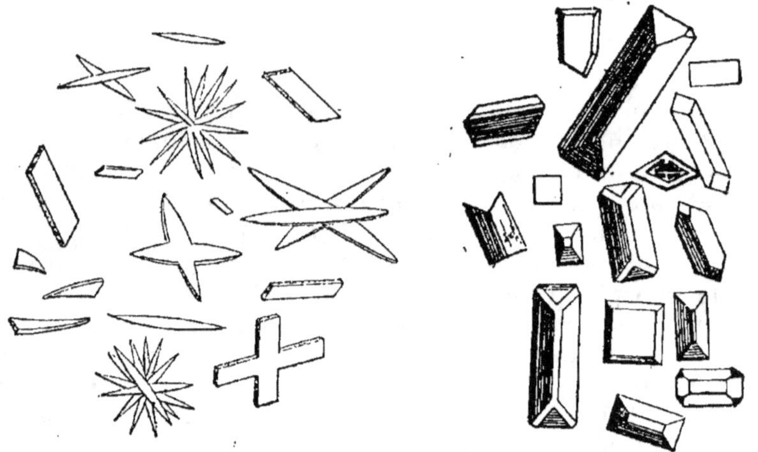

<table>
<tr><td>Fig. 24. — Phosphate
bicalcique.</td><td>Fig. 25. — Phosphate
ammoniaco-magnésien.</td></tr>
</table>

de combinaisons organiques et, en particulier, d'acide glycéro-phosphorique (Lépine et Aubert).

Pour Jolly, ce phosphore, que l'on désigne sous le nom de *phosphore incomplètement oxydé*, serait simplement de l'acide phosphorique combiné à des bases métalliques et intimement associé à des matières azotées; il échapperait, de ce fait, aux méthodes ordinaires de précipitation de l'acide phosphorique.

D'après Lépine, la proportion de phosphore organique (incomplètement oxydé) serait de 1,25 p. 100 du phosphore total; Robin indique, pour l'urine normale, une proportion sensiblement identique. OErtel a trouvé, comme moyenne de 7 cas, une élimination journalière de 2 grammes d'acide phosphorique total, dont 0,05 de phosphore organique.

Dosage du phosphore urinaire. — Nous décrirons les procédés qui permettent de doser:

a) Le phosphore minéral, c'est-à-dire les *phosphates urinaires,* et *b*) le *phosphore organique* dit *incomplètement oxydé.*

On peut se proposer de doser : 1° l'acide phosphorique des phosphates totaux ; 2° l'acide phosphorique combiné aux alcalis (potasse et soude), et celui qui est combiné aux terres (chaux et magnésie). Nous montrerons tout d'abord que la méthode employée pour cette dernière séparation fournit des résultats inexacts (Bretet).

Séparation des phosphates alcalins et des phosphates terreux. — On a proposé deux procédés pour la séparation des phosphates terreux, des phosphates alcalins : le premier consiste à séparer sur un filtre le précipité produit par l'ammoniaque et à le peser après lavage et dessiccation. Est-il utile de faire remarquer que ce dépôt peut contenir, non seulement les phosphates, mais tous les sels insolubles de chaux et de magnésie et, de plus, l'urate d'ammoniaque ? Le second procédé, plus précis, n'est pas davantage exempt de causes d'erreurs (Oliviero) ; il consiste à traiter par l'acide acétique faible le précipité produit par l'ammoniaque, et à doser l'acide phosphorique dans la solution.

Par l'un comme par l'autre de ces procédés, on précipite des phosphates de chaux et de magnésie d'un liquide où l'acide phosphorique se trouve (avec d'autres acides) en présence de bases alcalines et terreuses, dans un état d'équilibre variable que vient modifier la présence de l'ammoniaque : mais rien n'indique que ces phosphates terreux existent dans l'urine tant qu'elle demeure acide ; rien n'indique que leurs éléments ont été éliminés à l'état de phosphates terreux ; le contraire est même évident, le sang qui est alcalin, ne saurait apporter aux reins la chaux et la magnésie à l'état de phosphates, ces bases arrivent certainement à l'apareil urinaire à l'état de sels solubles ; seulement, plus il en est apporté, plus l'addition d'ammoniaque à l'urine précipite de phosphates terreux ; de sorte qu'en fait ce sont les bases terreuses que l'on dose.

Les expériences de Bretet ne laissent aucun doute à cet égard. En voici les conclusions :

1° On peut précipiter des phosphates de chaux et de magnésie de liquides artificiels dans lesquels ne sont entrés aucun de ces composés, et on en précipitera d'autant plus que, la quantité d'acide phosphorique étant constante, les sels de chaux ou de magnésie seront plus abondants ;

2° Dans l'analyse des urines, si la quantité d'ammoniaque ajoutée, tout en alcalinisant le liquide, n'est pas en excès suffisant, elle ne précipite que des traces de chaux ou de magnésie ;

3° Toutes choses égales d'ailleurs, la quantité de phosphates terreux précipitée d'une même urine par l'ammoniaque, varie à peu près proportionnellement avec la quantité de bases terreuses (chaux ou magnésie) qu'elle renferme.

Ces conclusions sont du reste appuyées expérimentalement par des faits. Riesell a constaté l'augmentation des phosphates terreux dans l'urine après l'ingestion de carbonate de chaux. Oliviero a montré qu'à la suite d'une purgation avec le sulfate de magnésie tout l'acide phosphorique de l'urine peut être précipité à l'état de phosphate ammoniaco-magnésien. Enfin, anciennement déjà, Méhu avait constaté qu'on pouvait précipiter *tout l'acide phosphorique* d'une urine en la rendant alcaline par l'eau de baryte et en y versant ensuite du chlorure de baryum.

A. Dosage de l'acide phosphorique. — On s'assure d'abord que l'urine offre une réaction très franchement acide. Dans le cas contraire, on y verse de l'acide acétique de manière à faire rentrer en solution les phosphates terreux précipités, puis on filtre.

Lorsqu'on veut doser l'acide phosphorique dans un sédiment, un calcul, on le pulvérise et on le dissout dans l'acide chlorhydrique et on filtre. Comme la liqueur ne doit pas renfermer d'acide minéral libre, on neutralise par l'ammoniaque et on ajoute ensuite de l'acide acétique.

De toute manière, on obtient une solution dans laquelle on peut doser l'acide phosphorique de deux façons : par pesée ou par liqueurs titrées.

a) *Par pesée.* — Précipitation à l'état de *phosphate ammoniaco-magnésien.*

On prépare et on conserve pour l'usage une liqueur de sulfate de magnésie ammoniacale d'après la formule suivante :

Chlorure d'ammonium	30 gr.
Sulfate de magnésium	30 —
Eau distillée	120 —
Ammoniaque liquide	100 —

Dissolvez ; laissez déposer ; puis décantez et conservez dans un flacon bouchant à l'émeri.

On verse dans un vase à précipité, qui peut être couvert avec une plaque de verre, 50 c. c. d'urine filtrée et 20 c. c. de la solution de sulfate de magnésie ammoniacale, puis 5 c. c. d'ammoniaque, et on agite vivement, en ayant bien soin que l'agitateur ne touche pas les parois du vase ; car alors le phosphate ammoniaco-magnésien adhérerait en cet endroit avec une énergie telle qu'il serait difficile de le détacher. On *couvre* le vase avec une plaque de verre, et on laisse reposer vingt-quatre heures. On décante alors le liquide sur un petit filtre sans plis, puis on y fait tomber le précipité de phosphate ammoniaco-magnésien qu'au besoin on détache du vase avec un tube de verre garni d'une bague de caoutchouc. On lave le précipité sur le filtre avec de l'eau légèrement ammoniacale, jusqu'à ce qu'une goutte du liquide évaporée ne laisse plus de résidu sur une lame de platine. Après dessiccation à l'étuve, on sépare le précipité du filtre, que l'on incinère à part.

Lorsque les cendres sont devenues blanches, on ajoute le précipité et on le chauffe graduellement jusqu'au rouge vif, de façon à le convertir en *pyrophosphate de magnésie*. On pèse après refroidissement, et le poids observé multiplié par 0,6396 indique la quantité d'*acide phosphorique anhydre* contenue dans la prise d'essai.

L'incinération du phosphate ammoniaco-magnésien est très longue; on peut l'abréger en arrosant les cendres, encore noires, avec quelques gouttes d'acide nitrique et en calcinant de nouveau après évaporation de l'acide.

b) *Dosage volumétrique.* — Lorsque, dans une solution acétique d'un phosphate, on verse goutte à goutte une solution d'*azotate d'urane*, il se produit un précipité de phosphate d'urane. Ce précipité ne se déposant pas facilement, il faut marquer le terme de la précipitation au moyen d'un indicateur : on emploie soit la cochenille, soit le ferrocyanure de potassium. Ce dernier sel donne avec les solutions d'urane un précipité brun-rouge caractéristique. La cochenille produit une laque verte avec l'urane. Ces réactions sont très sensibles. D'autre part, le précipité de *phosphate d'urane* est insoluble dans l'acide acétique et soluble dans les acides minéraux. Les acétates alcalins (potasse et soude) empêchent cette dissolution dans les acides minéraux et même en précipitent le phosphate lorsqu'il est dissous. C'est pour cette raison qu'on opérera toujours la précipitation de l'acide phosphorique par l'azotate d'urane dans une liqueur qui contiendra de l'acétate de soude.

Solutions nécessaires. — *Liqueur titrée de phosphate.* — Au phosphate de soude, autrefois employé, on doit, d'après Joulie, substituer le *phosphate acide d'ammoniaque* $PO^4H^2AzH^4$, qui ne contient pas d'eau de cristallisation et peut être desséché à 100° sans altération. On fait la solution au titre suivant :

Phosphate acide d'ammoniaque sec à 100°. $3^{gr},240$
Eau distillée . . . .   Q. S. pour 1000 c. c.

Cette quantité de sel représente 2 grammes d'anhydride phosphorique P^2O^5. 50 c. c. de la solution contiennent donc $0^{gr},10$ d'acide phosphorique. On peut additionner cette solution de quelques fragments de thymol pour en assurer la conservation.

Solution d'acétate de soude (Joulie) :

Acétate de soude cristallisé pur . . . .   100 gr.
Acide acétique cristallisable. . . . .   50 c. c.
Eau . . . .   Q. S. pour faire 1000 —

Solution d'azotate d'urane. — Mettre 40 grammes d'azotate d'urane cristallisé dans une carafe jaugée de un litre, avec environ 500 ou 600 c. c. d'eau ; après dissolution, ajouter de l'ammoniaque jusqu'à obtention d'un trouble persistant ; faire disparaître ce trouble par addition de quelques gouttes d'acide acétique, puis compléter le volume d'un litre avec de l'eau distillée.

Pour la préparation de cette solution, il est avantageux de remplacer l'addition d'ammoniaque par celle, beaucoup plus simple, de 10 grammes d'acétate de soude cristallisé pur (Denigès).

Solution de ferrocyanure de potassium :

Ferrocyanure de potassium . . . . . 10 gr.
Eau distillée. . . . . 90 —

Détermination du titre de la solution d'urane. — Après avoir déposé sur une plaque de porcelaine légèrement vaselinée, ou mieux, sur une feuille de papier écolier glacé une série de gouttes de la solution de ferrocyanure, on mesure, dans une capsule de porcelaine ou un vase de verre pouvant aller sur le feu, 50 c. c. de la solution normale de phosphate ; on y ajoute 5 c. c. de la solution d'acétate de soude, et on porte à l'ébullition. On y verse alors, goutte à goutte, la solution d'urane au moyen d'une burette divisée en dixièmes de centimètre cube. De temps en temps, on prélève une goutte du mélange, au moyen d'un agitateur, et on la dépose sur l'une des gouttes de ferrocyanure jusqu'à ce qu'on obtienne la teinte rouge brun faible qui marque la fin de la réaction.

On recommence plusieurs fois cet essai jusqu'à ce qu'on obtienne deux résultats identiques et on note le nombre n de centimètres cubes d'urane ainsi employés.

Correction. — Ce nombre n ne représente pas seulement la quantité x d'urane strictement nécessaire à la précipitation de l'acide phosphorique : il comprend, en outre, une certaine quantité c de liqueur uranique employée pour communiquer au volume total du liquide essayé la propriété de brunir le ferrocyanure ; c'est-à-dire que l'on a :

$$n = x + c.$$

Pour déterminer le terme c, c'est-à-dire la *correction*, on met dans une capsule de porcelaine 50 c. c. d'eau, 5 c. c. de solution acéto-acétique et on porte à l'ébullition ; on verse goutte à goutte la liqueur uranique en prélevant, après chaque addition, une goutte du mélange que l'on porte sur l'une des gouttes de ferrocyanure, comme il a été dit précédemment, jusqu'à ce qu'on obtienne la teinte brunâtre légèrement rosée identique à celle qui marquait la fin de la réaction dans le précédent essai. Le volume de solution d'urane ainsi employé représente la correction c ; on l'inscrit sur le flacon à côté du titre de la solution uranique.

Supposons que $n = 19^{cc},8$ et que $c = 0^{cc},4$; la différence, $19,8 - 0,4 = 19,4$, représente le volume de liqueur uranique correspondant à 50 c. c. de solution de phosphate d'ammoniaque, c'est-à-dire à $0^{gr},10$ de P^2O^5. Il en résulte que chaque centimètre cube de la solution d'urane correspondra à $\dfrac{0,10}{19,4} = 0^{gr},00515$ d'acide phosphorique exprimé en anhydride P^2O^5.

Emploi de la cochenille comme indicateur. — Il n'est pas toujours facile de percevoir, à son début, la réaction de l'urane sur le ferrocyanure, et la difficulté que l'on éprouve parfois à reconnaître le terme exact de la réaction oblige à recommencer plusieurs fois le dosage pour prendre la moyenne des divers résultats obtenus. L'emploi de la teinture de cochenille, proposé par Malot, remédie à ces inconvénients. On prépare cette teinture en faisant macérer pendant quelques jours 3 grammes de cochenilles pulvérisées dans 400 c. c. d'eau additionnés de 100 c. c. d'alcool à 90°. On ajoute 1 c. c. de cette teinture aux 50 c. c. du liquide dans lequel on veut doser l'acide phosphorique avec 5 c. c. de la solution acéto-acétique. On porte à l'ébullition, qu'il n'est pas nécessaire de maintenir pendant l'addition de la solution d'urane. Cette dernière est versée peu à peu jusqu'à production d'une coloration verte très nette ; il ne faut pas s'arrêter aux teintes grises, plus ou moins rougeâtres, qui peuvent se produire avant que tout l'acide phosphorique soit précipité. La correction est, dans ce cas, négligeable.

Essai avec l'urine. — A 50 c. c. d'urine filtrée on ajoute 5 c. c. de la solution d'acétate de soude, 1 c. c. de teinture de cochenille et on porte à l'ébullition ; on verse ensuite goutte à goutte la solution titrée d'urane jusqu'à obtention de la coloration verte. On lit alors le nombre de centimètres cubes de liqueur d'urane qu'il a fallu employer pour obtenir ce résultat, et on le multiplie par le titre de la solution.

Exemple : s'il a fallu, pour obtenir le virage de la cochenille, employer, $26^{cc},8$ de la solution d'urane titrée précédemment (titre : 1 c. c. $= 0^{gr},00515$ de P^2O^5), nous dirons que les 50 c. c. de l'urine essayée contiennent $26,8 \times 0,00515 = 0^{gr},138$ d'acide phosphorique, soit : $0,138 \times 20 = 2^{gr},76$ de P^2O^5 par litre.

Si, au lieu de cochenille, on avait employé le ferrocyanure

comme indicateur, le nombre de centimètres cubes de liqueur uranique nécessaire à la précipitation des phosphates et au virage rouge brun du ferrocyanure eût été, suivant nos exemples, égal à 27,2, la correction étant de 0^{cc},4.

B. **Dosage du phosphore organique (phosphore incomplètement oxydé**. — A 200 c. c. d'urine on ajoute environ 80 c. c. de mixture magnésienne et 20 c. c. d'ammoniaque. Après vingt-quatre heures, on recueille le précipité de phosphate ammoniacomagnésien sur un filtre où on le lave avec de l'eau ammoniacale. Le liquide filtré, réuni aux eaux de lavage, est évaporé au bain-marie après addition d'une petite quantité d'azotate et de carbonate de sodium. Le résidu de l'évaporation est incinéré. Les cendres blanches sont épuisées par 50 c. c. d'acide nitrique dilué au 1/10. La solution ainsi obtenue est additionnée de son volume de réactif molybdique, préparé comme suit (d'après Sonnenschein et Eggertz) :

Faire dissoudre 150 grammes de molybdate d'ammoniaque dans l'eau tiède, compléter le volume de 1 litre avec de l'eau froide et ajouter 1 litre d'acide azotique de densité 1,20.

Le mélange d'urine et de réactif molybdique est abandonné pendant quatre heures à une température de 36°-40°. Le précipité de phosphomolybdate d'ammonium est ensuite lavé, par décantation et filtration, sur un filtre taré, avec de l'eau contenant 1/20 de son volume de réactif molybdique. Quand le précipité est rassemblé sur le filtre, on le lave à l'eau pure, puis on le dessèche avec le filtre à une température voisine de 90°.

L'augmentation de poids du filtre multipliée par 0,03728 donne la quantité de phosphore incomplètement oxydé, exprimée en anhydride phosphorique, contenue dans les 200 c. c. d'urine.

Origines du phosphore urinaire. — Les phosphates urinaires proviennent en partie de l'alimentation et en partie de la désassimilation des tissus.

Dans les aliments, le phosphore existe sous deux formes : à l'état de phosphates minéraux (*a*) et à l'état de combinaisons organiques (*b*), telles que les nucléines et les lécithines.

a) Les trois quarts environ des phosphates minéraux alimentaires passent dans les urines, le reste, non absorbé par la muqueuse intestinale, étant rejeté avec les fèces. Toutefois, ceci n'est vrai que pour les carnivores, car, chez les herbivores, dont les aliments — le fourrrage — ne contiennent que des phosphates terreux, on trouve très peu de phosphates dans l'urine ; c'est ainsi que le mouton éliminerait par les fèces 80 p. 100 du phosphore qu'il ingère (Lichtenstein).

Les plantes ont la propriété de transformer en phosphore organique le phosphore minéral qu'elles puisent dans le sol : on peut supposer qu'une semblable élaboration s'effectue dans l'orgnisme animal, — ce fait a d'ailleurs été observé chez le saumon, — mais d'une manière générale, les phosphates minéraux sont, comme nous venons de le dire, à peu près complètement rejetés par l'organisme animal. Voici à cet égard une expérience bien probante de Zadik : un chien nourri avec un régime contenant $1^{gr},01$ de phosphore, dont $0^{gr},41$ sous une forme minérale, retenait $0,45$ de phosphore ; avec un régime contenant le même poids de phosphore, mais tout entier lié à des bases minérales, le chien éliminait $0^{gr},65$ de phosphore de plus qu'il n'en avait absorbé ; « non seulement il n'en retenait pas écrit le professeur Bar, à qui nous empruntons la relation de cette expérience, mais il puisait dans ses réserves pour satisfaire aux besoins de la nutrition cellulaire ».

Cette expérience nous apprend encore que le phosphore organique est à peu près le seul qui supplée aux besoins de l'organisme.

b) Parmi les aliments riches en phosphore organique il faut citer par ordre d'importance : le lait de femme ; les œufs, les lentilles, les haricots, le lait de vache, le thymus, le foie, la rate, la laitance de poisson, etc. Les combinaisons phosphorées contenues dans ces aliments sont représentées surtout par des nucléines et des lécithines. D'après Posternack, les embryons des graines de la plupart des végétaux (blé, chanvre, riz, etc.) contiendraient le phosphore sous sa forme la plus assimilable : acide anhydro — oxyméthylène — diphosphorique en partie combiné à la chaux et à la magnésie (phytine).

Les nucléines, ordinairement unies aux albumines sous forme de nucléo-albumines, contiennent jusqu'à 5 p. 100 de phosphore. Sous l'action du suc gastrique et surtont du suc pancréatique, elles sont dédoublées en substances albuminoïdes et en acides nucléiques. Ces derniers contenant de 9 à 10 p. 100, c'est-à-dire tout le phosphore que renfermait la nucléine, sont absorbées par la muqueuse intestinale. Gumlich a en effet observé, chez un chien, après ingestion de 22 grammes d'acide nucléique extrait du thymus, une augmentation de $2^{gr},50$ de l'acide phosphorique urinaire, ce qui montre que l'acide nucléique a été absorbé pour plus de la moitié.

Les aliments qui contiennent le plus de nucléines sont le lait, dont la caséine est une nucléo-albumine à paranucléine (les paranucléines se distinguant des nucléines proprement dites en ce que leurs dédoublements par hydrolyse ne donnent pas de bases xanthiques comme produits ultimes), le thymus, le foie, la rate, etc., organes riches en nucléines vraies et qui rentrent quelquefois dans l'alimentation de l'homme.

Les *lécithines* contenues en assez grande quantité dans le lait, les œufs, les légumineuses, etc., contiennent environ 4 p. 100 de phosphore ; elles sont également dédoublées par le suc pancréatique avec production d'acide glycéro-phosphorique qui est sans doute presque complètement absorbé, car on n'en trouve pas trace dans les fèces.

Si nous considérons que le phosphore organique des nucléo-albumines et des lécithines alimentaires est une source importante de l'acide phosphorique urinaire, nous pouvons admettre que la destruction normale ou pathologique des tissus de l'organisme, particulièrement des tissus riches en nucléines (globules blancs) et en lécithines (substance nerveuse) doit elle-même contribuer à la production des phosphates urinaires. Comme le phosphore et l'azote de nos aliments et de nos tissus sont entre eux dans un rapport qui ne varie que dans des limites assez étroites, du moins chez un sujet en état de santé normale et soumis à un régime alimentaire mixte, on peut prévoir que le rapport existant entre le phosphore et l'azote urinaire sera lui-même, dans les circonstances normales de santé et de régime, sensiblement constant. C'est ce que l'on observe en effet. Ce rapport, communément appelé rapport de Zülzer, du nom de l'auteur qui en a signalé l'importance (1875), présente, chez l'adulte normal soumis au régime mixte, une valeur comprise entre 17 et 20 p. 100 (c'est-à-dire que pour 100 parties d'azote total, l'urine renferme de 17 à 20 parties d'acide phosphorique.)

Les chiffres inscrits dans le tableau suivant, emprunté à Zülzer, montrent comment le rapport $\dfrac{P^2O^5}{Az}$ varie sous l'influence de l'alimentation, suivant qu'elle est plus ou moins riche en phosphore et en azote :

Rapport $\dfrac{P^2O^5}{Az}$ dans l'urine.	Rapport $\dfrac{P^2O^5}{Az}$ dans les aliments.
Adulte normal, régime mixte . . . . 17 à 20 p. 100	Sang . . . . 3 p. 100
Alimentation de sang 10 —	Viande de bœuf. . 12,1 —
Viande de bœuf. . . 11 —	Cervelle . . . . . 44 —
Cervelle . . . . . . 32 —	Lait . . . . 55 —
	Os . . . . . 426 à 430 —

Dans les cas d'alimentation lactée, ce rapport devient très élevé ; Zülzer l'a vu atteindre 58,5 p. 100 chez un nourrisson.

Mais là encore, ainsi que l'a montré Keller, les résultats diffèrent suivant que l'on considère l'allaitement naturel ou l'allaitement artificiel. Chez l'enfant au sein, le rapport $\dfrac{P^2O^5}{Az}$ est voisin de 11 p. 100 en moyenne, alors qu'il atteint 33 p. 100 chez le nourrisson alimenté avec du lait de vache. Ces différences s'expliquent quand on compare les valeurs du rapport $\dfrac{P^2O^5}{Az}$ dans les deux laits : soit 18,2 p. 100 dans le lait de femme et 50 p. 100 dans le lait de vache.

Puisque les lécithines et les nucléines de l'organisme contribuent à la production du phosphore urinaire, on peut admettre avec Zülzer que l'augmentation du rapport de l'acide phosphorique à l'azote est, dans certains états pathologiques, l'indice d'une désassimilation trop intense des tissus riches en lécithines (tissus nerveux) ou en nucléines et relativement pauvres en azote.

Quantité moyenne d'acide phosphorique éliminée par vingt-quatre heures. — L'homme adulte élimine en moyenne 2^{gr},80, et la femme 2^{gr},25 d'acide phosphorique, exprimé en P^{2}O^5, par vingt-quatre heures; soit une élimination moyenne de 2^{gr},52 pour un adulte pesant 65 kilogrammes, ce qui représente 0^{gr},039 par vingt-quatre heures et par kilogramme corporel.

En comparant ces chiffres à ceux que nous avons indiqués pour l'urée et pour l'azote total, on voit que l'acide phosphorique est à l'urée comme 1 est à 9,5, et à l'azote total comme 1 est à 5,1 ; c'est-à-dire qu'il y a 19,5 parties d'acide phosphorique pour 100 d'azote total (voir plus haut : Rapport de Zülzer).

Les phosphates alcalins représenteraient 78 p. 100 et les phosphates alcalino-terreux 22 p. 100 de l'acide phosphorique total. Mais comme les procédés employés pour doser séparément ces deux espèces de phosphates sont inexacts, ces dernières indications sont sans grande valeur.

Variations physiologiques. — a) *Influence de l'âge*. — Chez le *nourrisson au sein*, l'élimination urinaire de l'acide phosphorique est environ le dixième de celle de l'azote total (approximativement, d'après les observations de Keller, Bendix, Michel et Perret) : soit 0,015 d'acide phosphorique par kilogramme et par vingt-quatre heures. Chez un enfant au sein de 6.740 grammes, Bendix a trouvé 0,088 d'acide phosphorique par vingt-quatre heures.

Chez le *nourrisson allaité artificiellement*, dont l'aliment, le lait de vache, est beaucoup plus riche en phosphore inorganique que le lait de femme, l'élimination des phosphates est beaucoup plus marquée, soit environ 5 fois plus que l'enfant au sein. Ainsi Bendix a observé une élimination de 0^{gr},59 par vingt-quatre heures chez un nourrisson pesant 7.570 grammes.

Chez l'enfant après la deuxième année, alors que le lait de vache constitue de moins en moins la portion principale de la ration alimentaire, l'élimination du phosphore urinaire, calculée par unité de poids et par vingt-quatre heures, diminue progressivement pour se rapprocher, vers la quatorzième année, de celle que l'on observe chez l'adulte.

Voici les chiffres indiqués par Banal pour différents âges :

A 4 ans	0^{gr},075
A 6 —	0^{gr},072
A 8 —	0^{gr},054
A 10 —	0^{gr},048
A 12 —	0^{gr},048
A 14 —	0^{gr},038
A 16 —	0^{gr},035
A 18 —	0^{gr},034
A 20 —	0^{gr},034
A 25 —	0^{gr},035

Carron de la Carrière et Monfet indiquent les moyennes suivantes :

Par kilo et 24 heures :

Enfants âgés de 15 mois à 5 ans =	0^{gr},067
— — 5 ans à 10 ans =	0^{gr},053
— — 10 ans à 15 ans =	0^{gr},041
Adultes . . . . =	0^{gr},040

La proportion d'acide phosphorique contenue dans l'urine à l'état de phosphates mono-métalliques (biacides) ne différerait pas sensiblement, chez l'enfant, de celle que l'on observe chez l'adulte, soit environ 60 p. 100 de l'acide phosphorique total ; ainsi, Camerer junior a trouvé chez des enfants de trois à quatre ans, des proportions variant entre 54 et 59 p. 100.

Pendant la vieillesse, l'élimination phosphorique urinaire diminue d'une façon notable ; Banal a observé les résultats suivants chez des sujets de cinquante à quatre-vingt-deux ans :

Par kilo et 24 heures :

A 50 ans	0^{gr},034
A 60 —	0^{gr},027
A 69 —	0^{gr},027
A 73 —	0^{gr},022
A 77 —	0^{gr},017
A 82 —	0^{gr},021

b) *Influence du régime alimentaire.* — Nous avons mentionné déjà, en étudiant les origines des phosphates, que les trois quarts environ de l'acide phosphorique contenu à l'état de phosphates minéraux dans les aliments étaient éliminés avec les urines. L'élimination des phosphates est ainsi accrue par un régime très animalisé, par le vin, la bière, les phosphates alcalins, etc. Voici un tableau de Lehmann emprunté à L. Garnier, qui nous renseigne approximativement sur les variations de l'acide phosphorique urinaire sous l'influence du régime alimentaire :

100 C.C. D'URINE HUMAINE CONTIENNENT	P^2O^5 EN GR.
Régime alimentaire mixte.	0,298 — 0,301 — 0,313
Alimentation carnée.	0,410 — 0,562
Nourriture végétale.	0,293 — 0,394 — 0,299
Aliments exempts d'azote	0,247 — 0,208

On a vu précédemment comment les aliments riches en phosphore organique, c'est-à-dire en nucléines et lécithines, pouvaient accroître le phosphore urinaire.

L'excrétion phosphorique varie aux différentes heures de la journée : elle est maxima après les deux principaux repas ; elle diminue pendant la nuit, pour atteindre sa valeur minima le matin au réveil (Beaunis).

Le *jeûne* détermine une augmentation de l'excrétion phosphorique, « consécutive sans doute à la combustion du tissu osseux, ce que démontre, d'ailleurs, la variation proportionnelle de la chaux et de la magnésie, et la perte de poids chez les animaux inanitiés » (Chossat, Bidder et Schmidt). Aussi le rapport de l'acide phosphorique à l'azote de l'urine, primitivement de 1 à 7, monte-t-il, au dixième jour du jeûne, à 1/4,5 (Münk, cité par L. Garnier).

c) *Influence du travail.* — L'influence du travail cérébral est mal établie ; quant au *travail musculaire*, il détermine certainement, d'après Maillard, une augmentation de l'excrétion phosphatée.

d) *Influence de la grossesse.* — De ses recherches sur les chiennes gravides et de ses observations sur la femme en état de grossesse, P. Bar conclut :

« 1° Le poids des phosphates éliminés par les reins est généralement inférieur à la normale, à la fin de la grossesse ;

« 2° Dans un certain nombre de cas, ce poids est voisin de la normale ; dans quelques-uns, il lui est supérieur. »

Voici les causes de ces différences : « La diminution des phosphates urinaires à la fin de la grossesse doit être considérée comme constituant la règle ; l'abondance des phosphates urinaires, quand elle existe, doit être attribuée à l'abondance de la ration phosphorée ou à l'existence de crises de phosphaturie. » C'est parce que les exigences fœtales sont surtout grandes à la fin de la gestation que l'organisme maternel devient capable de fournir aux besoins du fœtus en phosphore par une rétention plus active du phosphore absorbé. Pour que la mère n'ébrèche pas son capital en phosphore, il importe donc de lui fournir une alimentation d'autant plus riche en phosphore organique (œufs, lait), que la grossesse est plus avancée.

Variations pathologiques. — 1° *Maladies avec hyperphosphaturie.* — C'est dans la *phosphaturie essentielle* ou *diabète phosphatique* (Teissier) que l'on observe les plus fortes excrétions de phosphates, soit 10, 15, 20 grammes et même plus par vingt-quatre heures ; cette phosphaturie, qui est probablement d'origine nerveuse, est à peu près le seul symptôme du diabète phosphatique.

Mais, assez fréquemment, l'hyperphosphaturie intense serait d'après Teissier, symptomatique d'une *tuberculose* à son début ou d'un diabète sucré latent.

Dans le *diabète sucré*, la moyenne de l'excrétion phosphatique peut atteindre 5 grammes par jour (Renzi ; dans le *diabète azoturique*, on l'a vue s'élever à 8 et 9 grammes.

A la suite de ses recherches sur la phosphaturie dans le diabète, Ch. Bouchard a pu établir les conclusions suivantes :

1° Dans le plus grand nombre des cas de diabète sucré et en particulier dans les cas de diabète modéré à glycosurie ou à azoturie peu intenses, les phosphates s'éliminent à dose normale ou même légèrement inférieure à la normale ;

2° L'augmentation de la glycosurie peut s'accompagner d'une augmentation parallèle des phosphates ;

3° Quand la désassimilation augmente chez les diabétiques, quand elle s'élève au-dessus de la normale, et cela, aux dépens des tissus avec production durée et d'acide phosphorique, l'azoturie s'accompagne de phosphaturie ;

4° Ce parallélisme entre l'élimination de l'urée et celle des phosphates existe seulement dans les cas où l'élimination est supérieure à la normale, mais non, lorsque la désassimilation est entravée. On peut observer l'anazoturie avec le chiffre normal des phospates, et l'hypophosphaturie avec la dose normale d'urée ;

5° Il semble que la phosphaturie soit loin d'être la règle

dans le diabète sucré ; on l'observe seulement 27 fois sur 100. Il y a lieu de supposer que certains accidents survenant au cours du diabète sucré, peuvent être causés secondairement par cette phosphaturie.

Dans *l'ostéomalacie* l'élimination de l'acide phosphorique serait exagérée, surtout à l'époque avancée de la maladie (Neumann).

Pendant la période de *convalescence de maladies aiguës*, on observe une augmentation parfois considérable de l'excrétion phosphorique, qui était au contraire diminuée (généralement) au moment de la période fébrile.

Dans la *leucémie*, l'augmentation souvent très marquée de l'acide phosphorique urinaire (jusqu'à 7 grammes par jour d'après Ebstein) est due sans doute à l'exagération de la désassimilation des nucléines leucocytaires.

On observe de l'hyperphosphaturie dans certaines *affections du système nerveux*, dans les cas de *tumeurs cérébrales*, la *paralysie agitante*, la *méningite* et surtout la *méningite cérébrospinale* (Grimm), dans la *manie avec délire aigu* et dans *l'épilepsie*, qui se distinguerait ainsi de l'hystérie. Pendant l'attaque d'épilepsie, l'hyperexcrétion phosphorique porterait surtout sur les phosphates terreux, de sorte qu'il y aurait dans cette affection, comme dans l'hystérie, une inversion de phosphates (Féré et Herbert), inversion dont Gilles de la Tourette et Cathelineau faisaient un signe pathognomonique de l'hystérie.

Dans la *neurasthénie*, c'est le phosphore incomplètement oxydé surtout qui serait éliminé en plus grande quantité qu'à l'état de santé normale (A. Robin).

2° *Maladies avec hypophosphaturie.* — L'excrétion phosphatique est diminuée pendant la période fébrile de la plupart des *maladies infectieuses* (scarlatine, fièvre typhoïde). Pour F.-X. Gouraud, ceci n'indique pas que la désassimilation phosphorée soit diminuée ; les composés organiques phosphorés seraient, au contraire, détruits en quantité plus grande que dans les circonstances normales, mais ils ne subiraient qu'une désintégration partielle qui ne les amènerait pas à l'état de molécules simples, c'est-à-dire de phosphates éliminables.

Pour Lœbisch, le dosage des phosphates permettrait de différencier la fièvre typhoïde où ils sont diminués, de la méningite où ils sont augmentés chez l'enfant.

Dans l'*hystérie pure* et la léthargie hystérique, l'excrétion phosphorique est diminuée. Gilles de la Tourette et Cathelineau ont observé que le rapport des phosphates terreux aux phosphates alcalins était *inversé* après les crises d'hystérie, c'est-à-dire que la proportion des phosphates terreux, qui est normalement le tiers de celle des phosphates alcalins, pouvait lui devenir égale et même la dépasser. Mais, d'après ce que nous avons vu précédemment sur la valeur des procédés de séparation des phosphates alcalins et terreux, il ne faudrait pas accorder trop d'importance à ces résultats.

Si l'inversion des phosphates existe réellement, elle n'est pas spéciale à l'hystérie, comme l'avait pensé Gilles de la Tourette, puisque Féré et Herbert l'ont observée, ainsi que nous l'avons dit plus haut, dans toutes les formes de l'épilepsie, en même temps qu'une augmentation des phosphates urinaires totaux.

Dans la *tuberculose*, l'élimination des phosphates qui est sensiblement normale (Gouraud), ou augmentée (Teissier) au début, est généralement diminuée pendant les deuxième et troisième périodes de la maladie (F.-X. Gouraud). L'hyperphosphaturie que l'on constate exceptionnellement au cours d'une tuberculose serait d'un mauvais pronostic (Gouraud, Lucet).

L'hypophosphaturie peut être observée au cours des différentes variétés de *néphrites*, par suite d'un défaut de perméabilité rénale.

L'hyperphosphaturie que nous avons mentionnée à la période avancée de l'*ostéomalacie* n'existerait pas d'une façon constante dans cette affection, au cours de laquelle Leube, Langendorff et Mommsen ont signalé des excrétions hypophosphaturiques de 1^{gr},55 et 1^{gr},39 par vingt-quatre heures (voir : chaux).

Enfin on a observé de l'hypophosphaturie dans les affections les plus diverses telles que : l'*anémie* (Decke), la *maladie d'Addison* (0^{gr},15 de P^2O^5 ; Rosenstorn), l'*atrophie musculaire progressive* (Ramberger), l'*atrophie jaune aiguë du foie* (Frerichs), la *cirrhose atrophique* (Hegar), le *rhumatisme articulaire* aigu ou chronique, l'*attaque de goutte*, la *pelade*, etc.

CHAPITRE XII

LE SOUFRE URINAIRE

Le *soufre* existe dans l'urine sous trois formes différentes :

1º Les *sulfates*, dans lesquels l'acide sulfurique est uni à une base minérale ;

2º Les *phénylsulfates*, représentant ce qu'on appelle le soufre *conjugué*, dans lesquels l'acide sulfurique est uni à des phénols notamment, au phénol ordinaire, au paracrésol et à l'indol; les éthers-acides résultant de cette union se trouvent combinés aux différentes bases minérales de l'urine.

Comme on le voit, dans ces deux premières formes le soufre est à l'état d'acide sulfurique, c'est-à-dire de *soufre complètement oxydé* ;

3º Le *soufre neutre* de Salkowski, ou soufre *incomplètement oxydé* de Lépine, Guérin et Flavard, qui est représenté par un certain nombre de composés organiques, inconnus pour la plupart, parmi lesquels viendraient se ranger : la *taurine* qui formerait les trois quarts environ du soufre neutre, la *cystine* et les *sulfocyanates*.

Sambuc fait justement remarquer qu'il n'est pas rationnel de ranger la taurine parmi les composés dont le soufre est incomplètement oxydé, attendu que dans ce corps, d'ailleurs difficilement oxydable (Lépine), le soufre appartient à un groupement SO^3H, comme dans les phénylsulfates dont le soufre est considéré comme complètement oxydé.

Comme on a pu le remarquer déjà, la nomenclature des soufres urinaires varie suivant les auteurs; aussi croyons-nous devoir indiquer dans le tableau suivant la correspondance des dénominations différentes adoptées en France et à l'étranger.

Dosage et séparation des différentes variétés de soufre urinaire. — Des deux méthodes indiquée ci-après, l'une est *pondérale,*

	NOMENCLATURE	
	allemande (Salkowski).	française (Lépine, Guérin et Flavard).
A = Sulfates. B = Phénylsulfates.	*Soufre acide.*	*Soufre incomplètement oxydé.*
Soufre organique.	*Soufre neutre.*	*Soufre incomplètement oxydé* comprenant : { *Soufre facilement oxydable* (sulfocyanates, cystine). *Soufre difficilement oxydable* (taurine). }

N.-B. — En Allemagne, on désigne le soufre des sulfates par la lettre A et celui des sulfoconjugués par B.

laborieuse, et ne fournit de résultats exacts que pour le soufre total et le soufre acide ; l'autre est *volumétrique*, plus rapide, *exacte à la fois pour les trois variétés de soufre*, donc particulièrement recommandable.

I. — MÉTHODE PONDÉRALE

1° *Dosage du soufre total* (Procédé Moreigne). — *Principe* : Les diverses variétés de soufre urinaire sont oxydées par un azotate alcalin à haute température et les sulfates résultant de cette oxydation sont dosés à l'état de sulfate de baryte.

Technique. — Dans un creuset de porcelaine d'une capacité de 100 c. c., introduire 50 c. c. d'urine et 5 grammes du mélange suivant :

Azotate de soude pur pulvérisé. . . . 20 gr.
Carbonate de soude . . . . 4 —

Il importe, si l'on veut éviter la rupture du creuset au moment du refroidissement, de ne pas substituer l'azotate de potasse à l'azotate de soude.

Après avoir évaporé à siccité, ajouter encore 10 grammes du mélange salin précédent ; puis chauffer, lentement et à feu nu, jusqu'à fusion de la masse.

Après refroidissement, verser sur cette dernière 40 c. c. d'eau distillée bouillante et 5 c. c. d'acide chlorhydrique. La solution ainsi obtenue et les eaux de lavage du creuset sont réunies et portées à l'ébullition dans un vase à précipitations chaudes.

Tout en maintenant l'ébullition, ajouter 10 c. c. d'une solution de chlorure de baryum à 10 p. 100 ; maintenir l'ébullition quelques minutes encore, puis laisser refroidir et reposer pendant quatre heures. Décanter le liquide clair sur un filtre suédois sans plis ; verser de l'eau bouillante sur le précipité de sulfate de baryte pour le laver à plusieurs reprises ; ce précipité étant enfin entraîné sur le filtre, achever de le laver à l'eau bouillante jusqu'à ce que les eaux du lavage ne précipitent plus par le nitrate d'argent. Dessécher le filtre à 100°, puis en détacher le sulfate de baryte en le recevant sur un papier noir glacé ; incinérer le filtre dans un creuset de porcelaine taré ; après refroidissement, ajouter aux cendres du filtre une goutte ou deux d'acide sulfurique (pour transformer en sulfate le sulfure de baryum qui a pu se produire par réduction) ; évaporer et calciner de nouveau ; enfin, verser dans le creuset le sulfate de baryte séparé du filtre et chauffer au rouge.

Après refroidissement dans un dessiccateur, peser le creuset. Le poids de sulfate de baryte ainsi trouvé, multiplié par 0,34326, puis par 20, donnera le poids du soufre total, exprimé en SO^3, contenu dans un litre d'urine.

b. On peut encore opérer de la façon suivante (P. Mohr) :

Dans une capsule de porcelaine, on concentre, au bain-marie, 10 c. c. d'urine ; après refroidissement, on ajoute 10 à 15 c. c. d'acide nitrique fumant qu'on laisse réagir à froid pendant deux heures ; on chauffe ensuite au bain-marie pour chasser l'excès d'acide nitrique, puis on humecte et évapore plusieurs fois le résidu avec de l'acide chlorhydrique pour insolubiliser la silice ; enfin on reprend par l'eau et on filtre.

On dose l'acide sulfurique dans le filtrat en le précipitant, comme il est dit plus haut, à l'état de sulfate de baryte.

2° Dosage du soufre acide. — La méthode est basée sur ce fait que les sulfo-conjugués phénoliques sont dédoublés en phénols et acide sulfurique par une ébullition en liqueur chlorhydrique. Il en résulte que le chlorure de baryum, ajouté à une urine préalablement bouillie avec de l'HCl, précipitera à la fois l'acide sulfurique des sulfates préexistants et celui qui provient des phénylsulfates dédoublés, c'est-à-dire la totalité du soufre acide.

Mode opératoire. — Dans un vase de Bohème, on mesure 50 c. c. d'urine et 5 c. c. d'acide chlorhydrique ; après avoir fait bouillir pendant un quart d'heure, on ajoute 10 c. c. de chlorure de baryum à 10 p. 100. Le sulfate de baryte est lavé, séché et pesé après incinération, comme il est dit plus haut.

3° *Dosage du soufre conjugué.* — *Méthodes* de Salkowski et de Baumann. — *a*) La *méthode de Salkowski*, à peu près seule usitée depuis une trentaine d'années, fournit des résultats erronés ; aussi, doit-elle être définitivement écartée. C'est seulement pour mémoire et afin d'en indiquer les causes d'erreur que nous nous bornons ici à en rappeler le principe :

L'urine (50 à 100 c. c.) était précipitée par son volume d'une mixture barytique (solution saturée à froid de chlorure de baryum 1 volume + solution saturée d'hydrate de baryum 2 volumes) afin de précipiter les sulfates ; le filtrat était fortement acidulé par HCl et porté à l'ébullition, ce qui déterminait l'hydrolyse des sulfo-éthers et la précipitation de leur SO^3 à l'état de sulfate de baryte.

Or, R. Gauvin et, tout récemment, L. Cordier ont montré que la mixture barytique précipitait, en même temps que les sulfates, une partie notable du soufre des sulfo-éthers, de sorte que le dosage de ce dernier dans le filtrat fournit des résultats trop faibles : l'erreur par défaut serait ainsi de 6 à 10 p. 100 (L. Cordier)

b) La *méthode de Baumann*, première en date, peut-être plus exacte, du moins ne comportant pas la même cause d'erreur, avait eté délaissée pour celle de Salkowski en raison de la difficulté que présente la séparation du sulfate de baryte (précédant l'hydrolyse) dans la technique suivante :

Diluer 50 c. c. d'urine dans un égal volume d'eau ; acidifier franchement par l'acide acétique ; ajouter 10 c. c. de chlorure de baryum à 10 p. 100 et porter au bain-marie pendant une demi-heure à trois quarts d'heure pour faciliter la précipitation du sulfate de baryte (à l'inverse de l'HCl ou autres acides minéraux, l'acide acétique n'hydrolyserait pas les sulfo-éthers dans ces conditions) ; éliminer ce précipité par filtration ; réunir les eaux de lavages au filtrat et, dans ce liquide, effectuer l'hydrolyse chlorhydrique et terminer l'opération comme il est dit plus haut pour le dosage du soufre acide.

II. — Méthode volumétrique a la benzidine
(R. Gauvin et V. Skarzynski).

Cette méthode, très recommandable parce qu'elle permet de doser *exactement* et *rapidement* (45 minutes) le soufre urinaire sous ses trois états, est basée sur les réactions suivantes :

a) Certaines bases organiques, la quinine, la berbérine..., les diamines aromatiques, notamment la paraphénylénediamine et surtout la *benzidine*, qui est particulièrement stable et maniable, donnent avec l'acide sulfurique des *sulfates insolubles*. Ainsi, l'addition d'un soluté de chlorhydrate de benzidine à une solution d'acide sulfurique ou de sulfates précipite l'acide sulfurique à l'état de *sulfate de benzidine* :

$$SO^4Na^2 + C^{12}H^8(AzH^2)^2 2HCl = 2NaCl + C^{12}H^8(AzH^2)^2 SO^4H^2.$$

Ce sulfate est facilement hydrolysable à chaud avec *mise en liberté de son acide, qui peut alors être titré par la soude :*

$$C^{12}H^8(AzH^2)^2 SO^4H^2 + 2H^2O = SO^4H^2 + C^{12}H^8(AzH^2)^2, 2H^2O.$$

b) Les oxalalate, phosphate, carbonate, urate de benzidine sont peu solubles dans l'eau distillée, mais se solubilisent facilement en présence d'une très petite quantité d'acide chlorhydrique.

c) Les sulfo-éthers urinaires ne sont pas précipités par le chlorhydrate de benzidine.

D'où la *technique* ci-après permettant de doser dans l'urine :

1° Les sulfates seuls ;

2° Le *soufre oxydé total*, c'est-à-dire sulfates et sulfo-éthers ;

3° Le *soufre total ;*

4° Par différence entre 2° et 1°, les *sulfo-éthers :*

5° Par différence entre 3° et 2°, le *soufre non oxydé.*

Les *réactifs nécessaires* sont les suivants :

1° SOLUTION MÈRE DE BENZIDINE. — Benzidine pure 40 grammes ; broyer au mortier avec acide chlorhydrique officinal 50 c. c. ; ajouter, eau distillée Q. S. pour 1 litre.

2° SOLUTION DILUÉE DE BENZIDINE. — Solution mère précédente 50 c. c. Eau distillée Q. S. pour 1 litre.

I. *Dosage du soufre des sulfates seuls.* — A 20 c. c. d'urine filtrée et neutralisée, ajouter 2 c. c. d'acide chlorhydrique au 1/10° et 350 c. c. de solution diluée de benzidine. Agiter vigoureusement avec une baguette de verre pour amorcer la précipitation ; attendre quinze à vingt minutes pour que celle-ci soit complète. Filtrer à la trompe ; rincer le verre avec quelques centimètres cubes de solution benzidinique, puis laver le précipité, sur le filtre, avec 5 c. c. environ d'eau distillée et l'essorer à la trompe. Introduire le filtre et son précipité dans une fiole conique de 250 c. c. ; laver l'entonnoir, à l'aide d'un agitateur muni d'un caoutchouc, avec environ 30 c. c. d'eau distillée pour entraîner les particules du précipité qui y adhèrent. Ajouter II ou III gouttes de solution alcoolique à 2 p. 100 de phtaléine du phénol et porter à l'ébullition ; à l'aide d'une burette graduée, verser de la soude décinormale jusqu'à franche coloration rouge persistant, à l'ébullition, pendant quelques minutes.

Si n est le nombre de centimètres cubes de soude décinormale employé, la quantité d'acide sulfurique contenue dans 1 litre d'urine est :

$$n \times 0,0049 \times 50 \qquad \text{en } SO^4H^2;$$

où :

$$n \times 0,0040 \times 50 \qquad \text{en } SO^3.$$

II. *Dosage du soufre oxydé total (sulfates + sulfo-éthers)*. — Maintenir à l'ébullition, pendant un quart d'heure, 20 c. c. d'urine additionnée de 20 c. c. d'acide chlorhydrique au 1/10°; laisser refroidir; neutraliser avec de la soude diluée; ajouter 2 c. c. d'acide chlorhydrique au 1/10°, 350 c. c. de solution benzidinique et terminer comme ci-dessus.

III. *Dosage du soufre total*. — Le soufre non oxydé est d'abord transformé en sulfates suivant un procédé de Folin que voici, légèrement modifié :

Dans une fiole conique de 125 c. c. introduire :

Urine filtrée . . . . 20 c. c.
Chlorate de potasse. . . . . 0^{gr},20
Acide chlorhydrique au 1/10° . . . . 20 c. c.

Porter à l'ébullition pendant vingt minutes; enlever ensuite l'excès de chlorate en ajoutant goutte à goutte, sans interrompre l'ébullition, 1 c. c. de solution de sucre à 10 p. 100; faire bouillir quelques minutes encore, puis laisser refroidir. Verser le contenu de la fiole dans un verre d'environ 500 c. c.; neutraliser, ajouter 2 c. c. d'acide chlorhydrique au 1/10°, 350 c. c. de solution benzidinique et terminer comme ci-dessus.

N. B. — Pour les urines fortement *albumineuses*, coaguler l'albumine par la chaleur, ramener l'urine à son volume, filtrer et effectuer sur le filtrat les dosages précédents.

Grandeurs moyennes de l'élimination des différentes variétés de soufre urinaire chez l'adulte normal. — D'après les déterminations de P. Yvon, un adulte en bonne santé élimine en moyenne 3 grammes de soufre total, exprimé en anhydride sulfurique SO^3, par vingt-quatre heures. Van der Welden indique des chiffres compris entre 2^{gr},50 et 3^{gr},50. Le soufre total se partagerait de la façon suivante entre le *soufre* *complètement oxydé* ou *soufre acide* et le *soufre incomplètement oxydé* ou *soufre neutre* :

POUR 100 de soufre total il y a	BAUMANN	HARNACK et KLEINE	A. ROBIN	YVON	MOREIGNE
Soufre des sulfates.	»	»	84,4	»	»
Soufre des phénylsulfates. .	10 à 15	»	5,9	»	»
Total du soufre acide	»	76 à 81	90,3	82	83
Soufre neutre .	»	19 à 24	9,7	18	17

De ces chiffres, indiqués par différents auteurs, nous tirons les moyennes suivantes :

	QUANTITÉ éliminée en 24 heures.	P. 100 de soufre total.
Soufre des sulfates = A	gr. 2,175	72,5
Soufre des phénylsulfates = B	0,300	10,0
Total du soufre acide	2,475	82,5
Soufre neutre.	0,525	17,5
Soufre total.	3,000	100,0

Le soufre des phénylsulfates représente environ 12 p. 100 du total du soufre acide.

Origines des différentes variétés du soufre urinaire. — a) *Origines du soufre acide.* — Le soufre complètement oxydé provient en partie du soufre contenu à l'état de sulfates dans la ration alimentaire, et en partie du soufre contenu à l'état de combinaisons organiques dans les albumines des tissus et des aliments.

Dans un régime normal, le soufre apporté par les sulfates n'a qu'une importance tout à fait secondaire ; il influe peu sur la richesse de l'urine en soufre total. Ces sulfates s'éliminent en nature et très rapidement.

Voici, à cet égard, les conclusions d'un travail de P. Yvon :

« Le soufre ingéré à l'état de sulfate de magnésie s'élimine en partie par l'urine. L'élimination se fait rapidement et n'est plus appréciable le lendemain de l'absorption. Par rapport à la quantité absorbée, la quantité éliminée est de 24 p. 100 pour le soufre et de 4,4 p. 100 pour la magnésie. »

Le même auteur a observé que le soufre ingéré en nature s'éliminait en partie par l'urine sous forme de sulfates solubles ; l'élimination est plus lente que dans le cas des sulfates et se prolonge au moins vingt-quatre heures ; la proportion retrouvée dans l'urine atteint 29 p. 100 de la quantité ingérée.

La quantité de soufre contenue dans les diverses albumines de l'alimentation ou de nos tissus varie de 0,4 à 5 p. 100 ; elle est approximativement égale à 2 p. 100 en moyenne. Ceci nous fait prévoir déjà que la quantité de soufre éliminée par l'urine variera avec la teneur en soufre, c'est-à-dire avec la nature de l'albumine ingérée.

Si l'on considère en outre que la teneur de l'albumine en soufre est plus variable que sa richesse en azote (de 15 à 19 p. 100 d'azote), on peut prévoir aussi que le rapport du soufre à l'azote urinaire devra varier avec la nature de l'albumine ingérée. Dans les circonstances normales, la valeur moyenne de ce rapport est la suivante : pour 1 de soufre total, exprimé en SO^3, il y a 4,5 d'azote total.

Avant d'apparaître dans les urines à l'état de sulfates, le soufre des albuminoïdes passe vraisemblablement dans l'organisme sous la forme de cystine (voir plus loin : origines du soufre neutre), s'il est vrai que cette dernière représente le groupement soufré issu de la désintégration normale des protéiques ; cette cystine serait ensuite presqu'entièrement comburée dans l'organisme et son soufre, c'est-à-dire celui de l'albumine initiale, s'éliminerait à l'état de sulfates.

Quoi qu'il en soit, l'observation montre que les 4/5 du soufre contenu dans la molécule d'albumine se transforment, par oxydation, en acide sulfurique qui s'élimine par les urines.

D'après cela, on peut calculer qu'une ration alimentaire, contenant 100 grammes d'une albumine à 1 p. 100 de soufre, fournirait dans les vingt-quatre heures environ 2 grammes d'anhydride sulfurique (SO^3).

Cette quantité d'acide sulfurique, venant s'ajouter aux autres acides (P^2O^5 provenant des nucléines) produits dans l'organisme, serait plus que suffisante pour tuer l'individu, si l'alimentation n'apportait pas les bases minérales nécessaires à sa saturation. Le régime normal apporte, en effet, des phosphates, des carbonates et des albuminates alcalins ; les végétaux qui peuvent composer ce régime contiennent en outre des citrates, malates et tartrates de potasse et de soude, qui, brûlés dans l'organisme, se transforment en carbonates alcalins. Ces particularités propres au régime végétal expliquent pourquoi la saturation des acides, largement assurée chez les *herbivores*, se traduit par la production d'une urine à réaction alcaline.

Chez les *carnivores*, l'intoxication acide, l'*acidose*, est empêchée par un mécanisme compensateur qui consiste dans la production de sels ammoniacaux résultant de l'union des acides toxiques avec une partie de l'ammoniaque qui devrait autrement passer à l'état d'urée. Ceci nous explique comment l'ingestion d'acides minéraux, chez l'homme et chez le chien, est suivie d'une augmentation (aux dépens de l'urée) de l'ammoniaque urinaire, et pourquoi cette dernière est également augmentée dans certaines maladies, qui, comme le diabète, s'accompagnent d'acidose.

Nous venons de voir comment l'acide sulfurique provenant de la désintégration protéique pouvait être neutralisé et s'éliminer à l'état de sulfates minéraux. Or, la totalité de cet acide n'est pas transformée en sulfates minéraux ; une portion relativement faible est neutralisée (à l'état de phénylsulfates) en s'unissant, dans l'intestin, aux phénols résultant de la destruction putréfactive de l'albumine. Cette destruction, effectuée par des bactéries, donne en effet naissance à des composés de la série aromatique que Salkowski range en trois groupes :

1° Le groupe *phénol*, comprenant la tyrosine, des acides oxyaromatiques (hydroparacoumarique, paraoxyphénylacétique...), le phénol ordinaire et le crésol ;

2° Le groupe *phénylique*, comprenant les acides phénylacétique et phénylpropionique ;

3° Le groupe de *l'indol*, comprenant l'indol, le scatol, les acides scatolacétique et scatolcarbonique.

De toutes ces substances, la tyrosine est la seule qui résulte certainement d'un processus physiologique propre à l'organisme, car elle apparaît normalement dans la digestion pancréatique de l'albumine. Toutes les autres dérivent vraisemblablement de putréfactions post-digestives effectuées par des bactéries.

On conçoit donc que la quantité de phénylsulfates, de crésylsulfates, d'indoxysulfates apparaissant dans l'urine, après avoir été en partie résorbée dans l'intestin, doive être d'autant plus grande que les putréfactions intestinales auront été plus actives.

b) *Origine du soufre neutre.* — Les expériences de Kunkel, Lépine et Guérin démontrent que la majeure partie du soufre neutre urinaire provient de la résorption des matériaux biliaires.

L'établissement d'une fistule biliaire, chez le chien, fait en effet tomber la proportion de soufre neutre de 35 à 20 p. 100 du soufre total (Kunkel), tandis que l'ictère, et notamment l'ictère provoqué par la ligature du canal cholédoque, peut faire monter cette proportion jusqu'à 60 p. 100 (Lépine et Guérin). Dans ce dernier cas, l'augmentation du soufre neutre est due à la résorption d'une quantité considérable de taurine d'origine biliaire.

La taurine est un acide amino-éthylsulfonique $HO\text{-}SO^2\text{-}CH^2\text{-}CH^2.AzH^2$ qui s'élimine vraisemblablement à l'état d'acide tauro-carbamique.

Mais, comme le soufre neutre ne disparaît pas complètement de l'urine quand, par une fistule biliaire, on détourne la bile de l'intestin, il faut bien admettre que certaines substances autres que la taurine concourent aussi à sa production. Parmi ces substances, il convient de mentionner surtout la cystine $C^6H^{12}Az^2O^4S^2$, acide aminé et sulfuré que l'on rencontre à l'état de traces dans l'urine normale (environ $0^{gr},01$ par litre) et qui s'en sépare à l'état de sédiment cristallin dès que sa proportion augmente.

Cette cystine est un produit de désassimilation des matières albuminoïdes ; E. et R. Külz ont constaté qu'elle se produisait en très petite quantité dans la digestion pancréatique des albuminoïdes. A l'état normal, la cystine ainsi formée est presqu'entièrement brûlée dans l'organisme, de telle sorte que son soufre passe presque en totalité sous forme de sulfates dans les urines, où elle-même n'apparaît qu'à l'état de traces.

Folin a montré que le soufre total et l'azote total urinaires diminuaient avec la ration d'albumine et, par suite, de soufre ingérée ; mais la diminution de l'azote porte sur l'urée principalement, les autres matériaux azotés, et notamment la créatinine, ne sont pas diminués ; ce qui revient à dire que l'azote créatinique est augmenté par rapport à l'azote total. De même pour le soufre total, dont la diminution porte principalement sur les sulfates, alors que le soufre neutre — qui n'a pas varié en valeur absolue — se trouve augmenté relativement au soufre total. De ces constatations, Folin conclut que le soufre neutre et la créatinine urinaires résulteraient principalement de la désassimilation de l'albumine de nos tissus, alors que le soufre acide et l'urée proviendraient de la désintégration des protéiques ingérés. Ces conclusions ne sauraient être acceptées sans réserves, alors que les expériences de Presch et Helter démontrent nettement que l'augmentation du soufre alimentaire peut déterminer celle du soufre neutre urinaire. Il faut donc actuellement reconnaître au soufre neutre, comme à la créatinine d'ailleurs, la dualité d'origine que nous assignons à presque tous les constituants de l'urine, à savoir qu'ils proviennent à la fois de la destruction des matériaux de nos tissus et de celle de nos aliments.

Variations physiologiques des différentes variétés de soufre urinaire. — a. *Influence de l'âge.* — Chez le *nourrisson*, pendant la première année, la quantité de soufre excrétée augmente avec la ration d'albumine ingérée. On voit, en effet, à l'inspection des résultats de Freund, inscrits dans le tableau donné ci-dessous, que la quantité de soufre éliminée par l'enfant allaité artificiellement est beaucoup plus élevée que celle de l'enfant au sein, dont la ration d'albumine est relativement faible. Ces résultats montrent encore que les processus de

AGE en mois.	POIDS CORPOREL en grammes.	MODE d'allaitement.	SOUFRE TOTAL par jour.	SOUFRE ACIDE (sulfates et conjugués) par jour.	SOUFRE ACIDE conjugué par jour.	SOUFRE NEUTRE p. 100 de soufre total.	SOUFRE CONJUGUÉ p. 100 de soufre acide.
2	3 920	Au sein.	0,086	0,039	0,0035	56,0	13,9
2 1/2	4 850	Au sein.	0,087	0,046	0,0031	46,4	6,6
4 1/4	5 700	Au sein.	0,153	0,074	0,0045	51,5	6,0
2 3/4	»	Lait de vache.	0,253	0,172	0,0035	31,9	2,0

putréfaction intestinale doivent être peu actifs chez le nourrisson puisque la quantité du soufre conjugué est généralement faible par rapport à celle du soufre acide total. Enfin, quel que soit le mode d'allaitement, la proportion de soufre neutre serait, d'après ces chiffres, beaucoup plus élevée chez le nourrisson que chez l'adulte.

Chez des enfants âgés de quatre ans et demi à sept ans, soumis à un régime alimentaire mixte, Gallo de Tomassi a dosé le soufre acide total et le soufre acide des sulfo-conjugués ; la moyenne trouvée pour ce dernier = 0,064 par jour en SO^3 (maximum = 0,120, minimum = 0,030). Les quantités de soufre acide sulfo-conjugué rapportées à 100 de soufre acide total (soufre complètement oxydé) étaient en moyenne les suivantes pour les différents âges :

```
Enfants de 4 ans . . . . . . . . .   8,7 p. 100
   —      — 5 —  . . . . . . . .   12,3   —
   —      — 6 —  . . . . . . . .   10,2   —
```

Ces rapports s'éloignent peu de celui que nous avons indiqué pour l'adulte (12 p. 100). De Tomassi a d'ailleurs observé que la proportion de soufre conjugué pouvait varier sous l'influence du régime alimentaire ; le lait l'abaissait régulièrement (jusqu'à 0,006), de même qu'un régime riche en hydrates de carbone ; le régime carné l'augmentait, au contraire.

b. *Influence du régime alimentaire*. — Sous l'influence du régime, le *soufre total* atteint son maximum avec une alimentation carnée et son minimum avec un régime végétal (Voirin). On peut voir, d'après le tableau ci-dessous emprunté à Voirin, que cette augmentation du soufre total, suivant que l'on passe d'un régime végétal à un régime carné, porte à la fois sur le soufre acide et sur le soufre neutre :

RÉGIME	S NEUTRE	S ACIDE	S TOTAL	S NEUTRE p. 100 de S total.
Végétal	0,160	2,062	2,222	7,2
Mixte	0,190	2,526	2,716	7,0
Animal	0,209	2,967	3,176	6,6

Le rapport du soufre neutre au soufre total varie peu, comme on le voit d'après ces chiffres.

C'est après les repas de midi et du soir que l'excrétion des différentes variétés de soufre urinaire atteint son maximum, ainsi que le montrent les résultats suivants de Beck et Benedickt (résultats exprimés en S ; il faudrait les multiplier par 2,5 pour les traduire en SO^3) :

	PAR HEURE		
	S neutre.	S acide.	S total.
Après le déjeuner	0,0111	0,0517	0,0628
Nuit.	0,0115	0,0501	0,0616
Matin	0,0038	0,0298	0,0356

Pendant l'*inanition*, le taux du soufre acide diminue, tandis que celui du soufre neutre augmente. C'est du moins ce qui semble résulter des expériences de Münk sur les jeûneurs Cetti et Breithaupt.

c. *Influence du travail.* — D'après Hammond, Engelmann, Beck et Benedickt, le *travail musculaire* augmente le soufre total, et surtout le soufre neutre qui croît et décroît avant le soufre acide. Le *travail intellectuel* agirait en sens inverse (Thorion).

d. *Influence des médicaments.* — Les composés suivants augmentent à la fois le soufre neutre et les sulfates :

Cystine, taurine, fleur de soufre.

Les sulfo-conjugués sont augmentés surtout par les phénols, l'antipyrine, l'acétanilide, la phénacétine, le phénocolle, la tyrosine, les glucosides et les hydrates de carbone.

Le chloral augmente à la fois le soufre neutre, les sulfo-conjugués et le soufre total. Les bromures, le salicylate de soude augmentent le soufre total.

La quinine abaisse le taux du soufre total.

Le chloral, l'antipyrine, l'acétanilide, etc., font diminuer l'élimination des sulfates en augmentant celle des sulfo-conjugués.

Le calomel, le camphre, la térébenthine et l'hydrate d'amylène abaissent le taux des sulfo-conjugués.

Variations pathologiques des différentes variétés de soufre urinaire. — *a.* A l'état pathologique, les *variations du soufre total* sont généralement parallèles à celles de l'azote ; ceci, parce que ces éléments ont tous deux la même origine albuminoïde.

Dans les *maladies fébriles*, Voirin a constaté que la quantité de soufre total éliminée par vingt-quatre heures était d'autant plus grande que la période fébrile était plus courte ; ainsi l'excrétion du soufre urinaire est très accusée dans la *pneumonie*, dont la période fébrile est brève, alors qu'elle est au contraire peu marquée dans la *fièvre typhoïde* et les autres pyrexies à long cycle.

Dans toutes les *maladies chroniques*, le soufre total diminue ; mais cela tient plutôt au régime alimentaire qu'à l'affection elle-même (Voirin).

b. Le *soufre des sulfates* augmente en même temps que l'azote urinaire dans les *maladies fébriles aiguës* (pneumonie, rhumatisme) et dans les affections aiguës de la moelle. Voici à cet égard, exprimés en SO^3, des chiffres trouvés par Fürbringer dans la pneumonie et la myélite aiguë :

	PÉRIODE FÉBRILE	FIÈVRE DISPARUE diète.	PAS DE FIÈVRE régime abondant.
Pneumonie. .	2,86	1,19	1,83
Myélite. . . .	2,13	1,24	1,90

Dans les *diabètes avec hyperazoturie*, l'excrétion des sulfates augmente parallèlement à celle de l'azote.

On a également observé une augmentation notable des sulfates urinaires dans la *leucémie* et l'*atrophie musculaire progressive*.

Les *sulfates urinaires diminuent* dans la *convalescence* des maladies *fébriles aiguës*, dans certaines variétés de *néphrites*, par suite d'une diminution de la perméabilité rénale, et dans l'*ictère catarrhal*.

c. Les *sulfo-conjugués* sont *augmentés*, ainsi que nous l'avons vu en étudiant leurs origines, dans tous les cas où les fermentations putrides post-digestives de l'albumine sont accrues ; ceci a lieu particulièrement dans les maladies comme le *typhus*, la *fièvre typhoïde*, la *tuberculose intestinale*, les *affections de l'estomac*, alors que la résorption des produits de digestion de l'albumine est entravée. La stagnation simple des matières fécales (constipation) ne provoquerait pas d'augmentation.

S'il est vrai que la bile agit comme antiseptique intestinal, on s'explique l'augmentation des sulfo-conjugués dans les cas d'*ictère*.

On a signalé une *diminution relative des sulfo-conjugués* dans la plupart des maladies microbiennes : *variole, pneumonie, scarlatine, érysipèle, diphtérie, méningite, syphilis,* et surtout *choléra.* Cependant, Hoppe-Seyler a constaté une augmentation considérable des sulfo-conjugués dans cette dernière affection.

d. Le *soufre neutre* augmente par rapport au soufre total toutes les fois qu'il y a obstacle naturel ou artificiel au passage de la bile dans l'intestin. Lépine a ainsi observé, dans les divers cas d'*ictère*, de 24 à 62 p. 100 de soufre neutre, dont une proportion de soufre difficilement oxydable (taurine) de 4 à 5 fois plus considérable qu'à l'état normal.

L'obstruction du canal cholédoque, par un cancer ou par des calculs biliaires, peut entraîner de semblables résultats.

Le soufre neutre augmente encore dans la plupart des *maladies microbiennes* (fièvre typhoïde, pneumonie et surtout tuberculose), probablement par suite de l'action irritante exercée sur les cellules hépatiques par des toxines ou autres déchets ; cette irritation entraînerait une hypercholie avec production exagérée d'acide taurocholique et, consécutivement, de taurine qui serait résorbée dans l'intestin (Voirin).

Les poisons qui agissent spécialement sur le foie, comme le phosphore et l'arsenic, déterminent aussi, dans les cas d'intoxication lente, une augmentation du soufre neutre et surtout du soufre difficilement oxydable ; mais elle ne se manifeste qu'au bout d'un certain temps, alors que le poison a pu s'accumuler dans le foie.

CHAPITRE XIII

LES BASES MINÉRALES DE L'URINE : OXYDE DE FER, CHAUX, MAGNÉSIE, POTASSE ET SOUDE

Outre l'ammoniaque que nous avons étudiée avec les autres matériaux azotés, les bases que l'on rencontre dans l'urine, sont : l'*oxyde ferrique*, la *chaux*, la *magnésie*, la *potasse* et la *soude*.

§ 1. — LE FER

Les cendres de l'urine ne contiennent que des traces d'oxyde ferrique. Le fer n'existe vraisemblablement pas dans l'urine sous forme de sel : il s'y trouverait plutôt à l'état de combinaison organique et probablement dans l'un des pigments si mal connus de ce liquide.

Voici comment on peut le rechercher dans l'urine :

On évapore et incinère 100 à 200 c. c. d'urine ; on traite les cendres par l'eau aiguisée d'acide chlorhydrique et on filtre. On caractérise alors le fer par les deux réactions suivantes :

1º Dans une partie de la liqueur, on verse quelques gouttes d'acide azotique et on fait bouillir pour peroxyder le fer ; si l'on ajoute ensuite une petite quantité de *solution de sulfocyanure de potassium*, il se développe une coloration rouge sang caractéristique ;

2º Dans une autre partie de la liqueur, on ajoute un peu de prussiate jaune de potasse : il se fait alors un dépôt de bleu de Prusse, ou tout au moins une coloration bleue. Il est bon, comme pour l'essai précédent, d'ajouter auparavant quelques gouttes d'acide azotique pour peroxyder le fer.

Si l'on voulait doser le fer, il faudrait opérer sur environ un litre d'urine, suivre la marche que nous venons d'indiquer, et opérer volumétriquement au moyen d'une solution titrée de permanganate de potasse d'après le procédé de Marguerite ; ou bien comparer, au moyen du colorimètre, l'intensité de la coloration produite par le sulfocyanure à celle que donnerait, avec ce même sel, une solution ferrique de titre connu. Ce dosage a peu d'importance et n'est point d'une application facile en clinique.

Comme conclusion de nombreuses recherches effectuées sur des urines normales ou pathologiques, Lapicque a vu que l'urine ne renfermait que des traces de fer.

Dans un travail antérieur, Kumberg avait trouvé, à la suite de nombreuses analyses, que l'homme sain éliminait en moyenne par jour $0^{mg},632$ de fer avec des variations de $0^{mg},361$ à $1^{mg},151$; l'auteur avait en outre constaté que l'ingestion de sels de fer, dans un but thérapeutique, ne faisait pas sensiblement croître le taux du fer urinaire.

§ 2. — CHAUX ET MAGNÉSIE

La *chaux* et la *magnésie* existent dans l'urine à l'état de phosphates surtout ; une proportion assez faible de ces bases doit aussi se trouver à l'état de chlorures, de carbonates, de sulfates, d'oxalates, d'urates, etc.

Dosage de la chaux urinaire. — 1° *Par pesée.* — A 100 c. c. d'urine filtrée, ajouter 2 à 3 grammes de chlorhydrate d'ammoniaque et, goutte à goutte, de l'ammoniaque, jusqu'à ce que les phosphates commencent à se précipiter. Ajouter alors de l'acide acétique, de manière à redissoudre ce précipité et à donner au liquide une réaction franchement acide. Dans cette urine (qui ne contient plus alors d'autre acide libre que l'acide acétique) portée à l'ébullition, verser un excès de solution d'*oxalate d'ammoniaque* ; agiter et laisser reposer huit à dix heures. Toute la chaux se trouve alors déposée à l'état d'*oxalate insoluble* ; la magnésie est restée en dissolution. Rassembler le précipité d'oxalate de chaux sur un petit filtre Berzélius et le laver à l'eau bouillante. Le liquide filtré contient la magnésie ; on le conserve pour le dosage de cette base.

Le précipité d'oxalate de chaux étant desséché à l'étuve, on le sépare du filtre qu'on incinère à part dans une capsule de platine tarée ; on y ajoute ensuite le précipité et on calcine de nouveau.

L'oxalate de chaux est décomposé par la chaleur et se transforme d'abord en *carbonate de chaux*, puis en *chaux caustique* ; la chaleur n'étant pas suffisante pour déterminer *complètement* cette dernière transformation, il convient de peser le résidu à l'état de *carbonate*, plutôt qu'à l'état de chaux caustique. Pour cela, on arrose ce résidu, après refroidissement, avec une solution saturée de *carbonate d'ammoniaque*, on évapore très lentement à siccité en veillant bien à ce qu'il n'y ait pas de projections, puis on chauffe au rouge sombre sur la lampe à alcool. Il est prudent de recommencer une seconde fois ce traitement par le carbonate d'ammoniaque, afin que toute la chaux soit entièrement carbonatée. L'excès de carbonate d'ammoniaque étant volatilisé, on pèse le carbonate de chaux ; son poids, multiplié par $0^{gr},56$ donne celui de la chaux.

Il est plus exact encore de peser la chaux à l'état de sulfate.

Il se peut en effet qu'une partie de carbonate de chaux, provenant de l'oxalate, ait été transformée en chaux caustique, si l'on n'a pas opéré la calcination à température suffisamment basse. Pour éviter cette cause d'erreur, on opère de la façon suivante :

Le carbonate provenant de l'incinération de l'oxalate est dissous dans une quantité suffisante d'acide chlorhydrique normal ; la solution ainsi obtenue est ensuite additionnée d'acide sulfurique normal (pris en quantité légèrement supérieure au volume d'acide chlorhydrique précédemment ajouté). On évapore à 100°, puis on porte lentement à une température plus élevée ; l'acide sulfurique déplace l'acide chlorhydrique du chlorure ; finalement, on porte au rouge et on pèse. Le poids de sulfate trouvé, multiplié par 0,41154, donne la quantité de chaux cherchée.

2° *Procédé volumétrique.* — Au lieu d'incinérer l'oxalate de chaux pour le transformer ensuite en carbonate ou en sulfate, on peut, au moyen d'une solution titrée de permanganate de potasse, doser l'acide oxalique et, par suite, en déduire le poids de la chaux.

Pour cela, on dissout dans un peu d'acide nitrique dilué au 1/5 le précipité d'oxalate provenant de 100 c. c. d'urine, que l'on a, comme il est dit plus haut, rassemblé et bien lavé sur le filtre. La solution nitrique de l'oxalate est reçue dans une capsule de porcelaine ; on ajoute Q. S d'eau distillée pour faire environ 50 c. c. puis 10 c. c. d'acide sulfurique au 1/5°. On porte le liquide à 45-50° et on verse goutte à goutte, jusqu'à coloration rose persistante, une solution N/10 de permanganate de potasse (3^{gr},16 de ce sel par litre ; on vérifiera ce titre en opérant, comme il est dit page 145, au moyen d'une solution d'acide oxalique N/10 contenant 6^{gr},30 de cet acide par litre).

Soit n le nombre de centimètres cubes de solution de permanganate employés. Comme 1 c. c. de cette solution est décoloré par 0,0063 exactement d'acide oxalique correspondant à 0,0028 de chaux, la quantité de cette dernière base contenue dans 100 c. c. d'urine sera : $n \times 0,0028$, soit $n \times 0^{gr}$,028 par litre.

Dosage de la magnésie. — 1° *Par pesée.* — Les eaux mères d'où l'on a séparé l'oxalate de chaux et les eaux de lavage du précipité renferment toute la magnésie, maintenue en dissolution grâce aux sels ammoniacaux ; on sépare cette magnésie à l'état de *phosphate ammoniaco-magnésien.* Pour cela, on ajoute au liquide du *phosphate de soude* et un excès d'*ammoniaque.*

Le précipité de phosphate ammoniaco-magnésien est séparé

par filtration et traité comme il est indiqué au dosage de l'acide phosphorique (voir p. 226) ; le poids de pyrophosphate de magnésie obtenu, multiplié par $0^{gr},36036$, donne celui de la magnésie.

2° *Procédé volumétrique.* — Au lieu de transformer le phosphate ammoniaco-magnésien en pyrophosphate de magnésie, on peut le dissoudre dans l'acide nitrique et y doser l'acide phosphorique volumétriquement au moyen de la solution d'azotate d'urane, suivant la méthode indiquée page 227 (opérer en milieu acétique). La quantité d'acide phosphorique indiquée par le dosage volumétrique est multipliée par 0,58. On a ainsi la quantité de magnésie contenue dans le volume d'urine soumis au dosage.

Variations physiologiques de la chaux et de la magnésie. — Les indications relatives au taux de l'élimination journalière de ces deux bases varient notablement selon les auteurs, comme on peut le voir d'après les chiffres suivants observés chez l'adulte :

QUANTITÉS DE CHAUX ET DE MAGNÉSIE ÉLIMINÉES PAR L'ADULTE
EN VINGT-QUATRE HEURES

AUTEURS	CHAUX	MAGNÉSIE
	gr.	
Neubauer.	0,16	0,23
Senator.	0,27	»
Bœdeker . . :	0,40	»
Toralbo.	0,20	»
C. Platt.	0,30	0,40
Yvon	0,30	0,55

A l'aide de ces chiffres nous calculons qu'un adulte de 65 kilogrammes élimine, par vingt-quatre heures, en moyenne. $0^{gr},30$ de chaux et $0^{gr},40$ de magnésie, soit, par vingt-quatre heures et par kilogramme corporel : 0,0046 de chaux et 0,006 de magnésie.

Chez le *nouveau-né au sein*, pendant les dix à quinze premiers jours la quantité de chaux éliminée est très faible : de 0,088 à 0,0015 par vingt-quatre heures (Michel), soit environ 0,0036 par kilogramme de poids vif.

Chez l'*enfant allaité artificiellement*, le taux de la chaux urinaire n'est guère plus élevé, bien que le.lait de vache soit beaucoup plus riche en chaux que le lait de femme (chaux = $0^{gr},23$ par litre dans le lait de femme et $1^{gr},55$ dans le lait de vache) ; ainsi, Bendix a observé une élimination de 0,0466 de chaux urinaire chez un nourrisson de sept mois et demi pesant 7.570 grammes ; ce même enfant éliminait 0,0372 de magnésie par vingt-quatre heures.

Seemann a calculé que la quantité de chaux éliminée par vingt-quatre heures et par kilogramme de poids vif, chez de jeunes enfants âgés de cinq semaines à quatre ans et demi, était égale à 0,0033 en moyenne, avec 0,0025 et 0,00435 comme limites extrêmes.

Chez un enfant de six ans au régime mixte, Sœtbeer observa les chiffres suivants pour deux périodes de vingt-quatre heures :

Chaux	$0^{gr},113$ et $0^{gr},149$
Magnésie	$0^{gr},068$ et $0^{gr},096$

Chez le *vieillard*, le taux journalier de la chaux urinaire serait, d'après Hirschfeld, plus faible que chez l'adulte.

Le *régime alimentaire*, suivant sa richesse en chaux et magnésie, peut exercer quelque influence sur l'élimination urinaire de ces bases ; ainsi Bunge a enregistré les résultats suivants :

	ALIMENTATION	
	de viande.	de pain.
	gr.	gr.
Chaux	0,328	0,339
Magnésie	0,294	0,130

L'*ingestion d'eau* en abondance augmente l'excrétion urinaire de la chaux (Schetelig).

Les *sels de chaux* et de *magnésie* à dose un peu élevée déterminent une augmentation de l'excrétion urinaire de ces bases (Saborew, Perl). D'après Tereg et Arnold, l'ingestion de phosphate acide de chaux donnerait lieu à une élimination de chaux double de celle que détermine l'absorption de phosphste bicalcique ; cette différence est due sans doute à l'acidité du premier de ces sels, car on a observé une augmentation de l'excrétion de la chaux après ingestion d'acide chlorhydrique (Schetelig) ou d'acide lactique (Teissier).

L'ingestion d'amidon en grande quantité provoque aussi une augmentation de l'excrétion calcique (Zülzer), que l'on peut attribuer à l'action de l'acide lactique produit dans le tube digestif aux dépens de l'amidon.

Les *sels de magnésium* n'augmentent l'excrétion urinaire de la magnésie que s'ils ne sont pas purgatifs; autrement, ils sont éliminés avec les selles diarrhéiques.

L'élimination de la chaux est *accrue* pendant la *période moyenne de la gestation*, mais elle est au contraire *diminuée vers la fin de la grossesse*. Ces variations s'expliquent par les différences qui existent dans les exigences fœtales aux périodes successives de la vie intra-utérine (Bar).

Ces exigences étant à peu près nulles pendant les deux premiers quarts de la vie intra-utérine, faibles pendant le troisième et énorme pendant le quatrième (Hugounenq, Michel), si l'on admet, comme tendent à le démontrer les analyses de sang et les diverses expériences effectuées par Bar et Daunay, que la grossesse provoque une sorte de *mobilisation des réserves calcaires* contenues dans l'organisme et en particulier dans le tissu osseux, les variations de la chaux urinaire, de même que la genèse des accidents ostéo-malaciques (voir plus bas), deviennent assez aisément explicables. N'est-il pas naturel, en effet, de penser avec le professeur Bar que l'hyperexcrétion calcaire représente une des modalités de défense de l'organisme contre un encombrement tendant à se produire dès les premières semaines? que l'accroissement de cette excrétion pendant la période moyenne de la vie intra-utérine prouve que la mobilisation de la chaux s'accroît plus vite que ne l'exigeraient les besoins naissants du fœtus? que la réduction brusque et considérable de l'élimination pendant les dernières semaines démontre qu'à ce moment les besoins du fœtus prédominent? que le fœtus absorbe alors toute ou presque toute la chaux disponible?

Variations pathologiques. — Les variations de la chaux urinaire ont été étudiées surtout dans les maladies dont les principales lésions siègent dans le tissu osseux (ostéomalacie, rachitisme, maladie de Barlow) et le tissu nerveux (épilepsie, encéphalites, myélites, etc.).

En ce qui concerne l'*ostéomalacie* et le *rachitisme*, les opinions des auteurs sont assez divergentes.

Gerster a constaté une augmentation de la chaux urinaire dans l'*ostéomalacie*; Wagner, cité par L. Garnier, a observé un cas dans lequel l'urine renfermait un abondant dépôt de sels de chaux. Par contre, Schmuziger a constaté une diminution sensible, soit 0^{gr},071 de chaux urinaire par vingt-quatre heures.

On s'expliquerait sans doute ces contradictions, si l'on tenait compte de l'âge de la grossesse, c'est-à-dire des besoins du fœtus au moment où l'excrétion calcaire a été mesurée. La décalcification des os et, en particulier, des os du bassin qu'entraîne la mobilisation des réserves calcaires provoquées par toute grossesse, suivant la théorie de P. Bar, apparaît comme un fait physiologique, ayant son utilité, mais dont l'exagération peut conduire à l'ostéomalacie.

Chez l'ostéomalacique, même observée aux dernières semaines de sa grossesse, on peut n'observer qu'une très faible excrétion calcaire, si la chaux mobilisée est presque entièrement absorbée par le fœtus. Mais à une période moins avancée, alors que les exigences du fœtus sont beaucoup moins grandes, on doit vraisemblablement retrouver dans l'urine l'excès de la chaux circulante.

OEschner de Conink a étudié l'élimination de la chaux et de la magnésie chez des enfants *rachitiques*. La quantité de magnésie était généralement diminuée (de 0,009 à 0,015 par litre... le taux des vingt-quatre heures n'a pas été déterminé!), Par contre, la chaux était considérablement augmentée dans 28 p 100 des cas examinés, ce qui tendrait à montrer que l'élimination exagérée de la chaux est l'une des causes principales du rachitisme.

Lehmann a trouvé 0,496 de chaux urinaire chez un enfant rachitique, alors qu'un sujet sain du même âge soumis au même régime n'en éliminait que 0,345 par vingt-quatre heures. Mais ces observations sont en opposition avec celles de Hirschberg, de Neubauer et de Seeman mentionnant une diminution des sels calcaires de l'urine.

Ainsi, Seemann a trouvé, comme élimination moyenne journalière de 14 rachitiques, 0,00145 de chaux par vingt-quatre heures et par kilogramme de poids vif, c'est-à-dire la moitié du cœfficient normal 0,033, cité plus haut et relatif à l'enfant sain ; enfin, dans la convalescence du rachitisme, l'excrétion calcaire se relèverait pour tendre vers cette valeur normale. Dans un cas grave, la chaux était complètement absente de l'urine. Si ces observations étaient confirmées, l'hypothèse d'après laquelle le rachitisme serait dû à un défaut d'assimilation des sels calcaires, probablement consécutif à une absence d'HCl dans le suc gastrique, deviendrait tout à fait plausible. Notons d'ailleurs que l'utilisation de la chaux est très défectueuse chez les rachitiques, puisque l'on retrouve dans les fèces des quantités très élevées de cette base (Baginsky).

Après les auteurs précités, Rudel est venu apporter sa contribution à l'étude pathogénique du rachitisme ; il résulte de ses observations que l'utilisation et l'excrétion des sels calcaires est la même chez le rachitique que chez le sujet sain ; le rachitisme, et c'est aussi l'opinion de Vierordt, ne serait donc pas dû à l'insuffisance de la résorption calcaire.

Les observations de J. Babeau pourraient peut-être nous éclairer sur les causes des divergences précédemment signalées : il y aurait, en effet, dans le rachitisme, une première période « rachitisante » au cours de laquelle l'enfant éliminerait de la chaux en excès, soit par les urines, soit par les fèces (rachitisme par désassimilation ou par défaut d'utilisation) ; cette déperdition ou ce défaut d'absorption de la chaux conduiraient la maladie à sa deuxième période de « rachitisme constitué », caractérisé par la déformation des os et la production de fractures spontanées ; enfin, à une troisième période, les fèces et les urines ne traduiraient ni le défaut d'utilisation, ni l'exagération de l'excrétion calcaire.

Il est une autre affection, caractérisée surtout par la raréfaction du tissu osseux au niveau des épiphyses, que l'on a attribuée aussi à un défaut d'utilisation des sels de chaux : c'est la *maladie de Barlow* peut-être identique à l'*ostéo-tabes infantile*. On a voulu voir dans le chauffage prolongé que nécessite la stérilisation du lait, l'une des causes de cette affection ; des expériences de L. Bartenstein ont montré que cette opinion n'était pas fondée. Les dosages de la chaux, dans le squelette d'animaux sains et dans celui d'animaux chez lesquels on avait provoqué les lésions osseuses de la maladie de Barlow, permirent de constater nettement la décalcification qui caractérise cette affection, mais on ignore encore si le défaut du squelette en sels calcaires est dû à une imperfection de l'utilisation ou à une exagération de l'excrétion calcaire.

N. B. L'étude des *vitamines* (substances contenues dans les différents aliments, mais destructibles par la chaleur ou d'autres agents, et en l'absence desquelles les principes nutritifs minéraux ou organiques ne seraient plus assimilables) qui se poursuit actuellement, nous éclairera sans doute sur la pathogénie du rachitisme et de la maladie de Barlow.

De même que la décalcification du squelette peut être invoquée dans la pathogénie des affections que nous venons d'examiner au point de vue de l'excrétion urinaire, il semble que l'appauvrissement du tissu nerveux en chaux joue un rôle dans la production de certains accidents tétaniques observés principalement dans l'*épilepsie* (Sabbatani, Roncoroni) et les *convulsions infantiles*.

R. Quest a vu notamment que la teneur en chaux du cerveau s'abaissait rapidement pendant les premiers mois de la vie : cette décroissance s'arrêterait, ou du moins serait peu marquée dans la deuxième moitié de la première année ; or, c'est précisément à cette période de faible teneur en chaux du tissu nerveux que les accidents convulsifs sont le plus fréquents chez les enfants :

TENEUR DU CERVEAU EN CHAUX CHEZ DES ENFANTS
DE DIFFÉRENTS AGES

Nouveau-né.	= 0,107 p. 100
Enfant de 4 mois	= 0,072 —
— de 8 mois	= 0,067 —

ENFANTS MORTS D'ACCIDENTS TÉTANIQUES

Morts à 10 mois	= 0,041 p. 100
— à 11 mois	= 0,047 —
— à 12 mois	= 0,053 —

On s'explique donc l'augmentation de l'excrétion urinaire qui a été signalée au cours d'affections du système nerveux, se manifestant principalement par des accès convulsifs, notamment l'*épilepsie* et l'*hystérie*. Cette augmentation a été observée encore dans la *chorée idiopathique*, dans la *paralysie générale*, dans certains cas de *tumeurs cérébrales* (Lépine), dans la *myélite chronique* (Fürbringer), dans la *neurasthénie* (de Fleury) ; dans cette dernière affection comme dans l'hystérie et l'épilepsie, l'excrétion de l'acide phosphorique augmente en même temps que celle de la chaux (accroissement de la proportion des phosphates terreux urinaires).

On admet généralement que l'excrétion calcaire est augmentée au début de la *tuberculose pulmonaire* ; ce fait n'a pas encore reçu d'explication satisfaisante.

Enfin, on a signalé une augmentation de l'élimination urinaire de la chaux dans les affections les plus diverses, telles que le *cancer du foie* (Zülzer), le *saturnisme chronique*, l'*hémoglobinurie*, le *diabète sucré* (Neubauer), certains cas d'*anévrysmes* (Reale), les *maladies d'estomac* avec vomissements abondants, etc.

L'excrétion calcaire est diminuée dans les *maladies fébriles aiguës*, dans l'*érysipèle*, le *rhumatisme*, l'*atrophie jaune aiguë du foie*, l'*ictère*, la *leucocythémie*. D'une manière générale, elle est encore diminuée dans tous les cas où l'alimentation du malade se trouve réduite par rapport au régime normal.

§ 3. — Potasse et Soude

Ces bases existent dans l'urine à l'état de phosphates, de sulfates et de chlorures.

Dosage. — 1° *Au moyen du chlorure de platine.* — On peut, comme pour la *chaux* et la *magnésie*, doser la potasse et la soude dans la même prise d'essai. On prépare d'abord une liqueur alcaline de chlorure de baryum en mélangeant 1 volume d'une solution saturée de chlorure de baryum avec 2 volumes d'une solution de baryte caustique également saturée. Ce mélange est conservé dans un flacon bien bouché.

On prend 100 c. c. d'urine filtrée ; on évapore à siccité et on calcine le résidu avec précaution, pour obtenir des cendres blanches sans volatiser les chlorures. On dissout ensuite le résidu dans l'eau distillée bouillante, en ajoutant quantité suffisante d'acide chlorhydrique ; on additionne le liquide de solution de *chlorure de baryum alcaline*, tant qu'il se forme un précipité. On jette sur un filtre aussi petit que possible, et l'on sépare ainsi les *phosphates* et *sulfates terreux*. On lave avec soin ce précipité pour entraîner tous les sels solubles. Dans la liqueur filtrée, on verse alors de l'*ammoniaque* puis du *carbonate d'ammoniaque ;* il se produit un nouveau précipité que l'on sépare par filtration et qu'on lave avec soin. La liqueur filtrée ne renferme plus que des *chlorures de potassium et de sodium*, avec des *sels ammoniacaux*. On l'évapore avec précaution au bain-marie dans une capsule tarée, de manière à éviter toute projection ; on chauffe ensuite au rouge sombre pour volatiliser les sels ammoniacaux (se servir de la lampe à alcool, afin d'éviter la volatilisation des chlorures). En pesant la capsule après refroidissement, on a le poids P des *chlorures de potassium et de sodium* pris en bloc. Il ne reste plus qu'à séparer ces sels en précipitant la potasse à l'état de chloro-platinate.

Pour cela, on dissout l'ensemble des chlorures dans une très petite quantité d'eau ; on ajoute un excès d'une solution concentrée de chlorure de platine, puis de l'alcool à 95° en quantité égale au volume du mélange. Après vingt-quatre heures de repos, le précipité est bien déposé ; on le recueille sur un petit filtre préalablement desséché à 100° et taré. On le lave à l'eau alcoolisée, puis on le dessèche à 100° et on le pèse entre deux verres de montre. Le poids du précipité de *chlorure double de platine et de potassium*, multiplié par 0,3057, donne celui du *chlorure de potassium* ; par différence, on obtient celui du *chlorure de sodium*.

Pour obtenir les quantités de potasse KOH et de soude NaOH cherchées il suffit de multiplier par 0,7516 le poids du chlorure de potassium, et par 0,6837 celui du chlorure de sodium.

2° *Dosage rapide et exact de la potasse et de la soude suivant les procédés de Garrat et d'Autenrieth et de Bernheim combinés : Procédé de L. Garnier.* — On trouvera, dans les traités de chimie analytique, la description des procédés de Garrat (dosage du potassium et du sodium à l'état de sulfate) et d'Autenrieth (dosage du potassium à l'état de perchlorate). L. Garnier les a heureusement combinés pour en faire une méthode permettant d'obtenir, en moins de deux jours, après quelques heures de travail seulement, des résultats aussi exacts que ceux de la méthode au chlorure platinique (précédemment indiquée), aussi longue que dispendieuse.

a) *Extraction et dosage de la somme des deux alcalis à l'état de sulfates.* — Dans une fiole de Bohème, on mesure 100 c. c. d'urine et 50 c. c. d'eau (si la densité de l'urine est < 1010 il faut employer 150 c. c. d'urine) ; on ajoute 2 grammes de sulfate de chaux pur et sec, une goutte de solution de phénolphtaléine, et, — en agitant et par petites portions — de la chaux éteinte jusqu'à coloration rouge, puis un excès, soit 5 grammes de cet alcali. On chauffe le flacon (après l'avoir bouché) pendant un quart d'heure à 55°, en l'agitant fréquemment ; on laisse refroidir et reposer une nuit, puis on filtre dans un ballon jaugé à 100 et 102 c. c. ; on recueille 100 c. c. de filtrat auxquels on ajoute 1 gramme de carbonate d'ammoniaque pur et, après dissolution de ce dernier, de l'ammoniaque jusqu'au trait de jauge 102 ; on bouche le flacon et on l'agite. Après repos, on filtre et on verse 76^{cc},3 du filtrat (correspondant à 50 c. c. d'urine) dans une capsule de platine pour les évaporer à siccité. On calcine ensuite le résidu avec 2,5 à 3 c. c. d'acide sulfurique, puis on humecte avec quelques gouttes d'acide et on calcine de nouveau pour obtenir des cendres blanches fusibles. Le poids de ces dernières, diminué de 0,0015 (correction due à la solubilité du sulfate de chaux), représente la somme des alcalis potasse et soude à l'état de sulfates contenus dans 50 c. c. d'urine.

b) *Extraction et dosage du potassium sous forme de perchlorate.* — On prépare le *réactif cobaltique* suivant :

Ajouter à 30 grammes de nitrate de cobalt cristallisé dissous dans 60 c. c. d'eau, 50 grammes de nitrite de sodium pur dissous dans quantité suffisante d'eau pour faire 100 c. c. ; ajouter 10 c. c. d'acide acétique glacial à ce mélange et agiter ; laisser reposer une nuit pour dégager tout le peroxyde d'azote, puis séparer, par filtration, un léger précipité jaune dû aux sels potassiques du nitrite; enfin, étendre le tout de son volume d'eau. Le réactif ainsi dilué peut se conserver deux à trois mois, et même plus à l'obscurité.

Mode opératoire. — Dans un vase de Bohême on mélange 50 c. c. d'urine (100 c. c. si la densité est inférieure à 1010) et 12 à 20 c. c. du réactif précédent. Après avoir abandonné au repos pendant une nuit, on décante le liquide sur un filtre Berzelius et on lave le précipité jaune de nitrite cobaltico-potassique, resté au fond du vase, avec 50 c. c. d'eau contenant 5 c. c. de réactif; on arrose le précipité resté dans le vase avec 5 c. c. d'HCl additionnés de 5 c. c. d'eau; on obture le vase avec un disque de verre et on le chauffe doucement au-dessus de la veilleuse d'un bec de Bunsen; on obtient une solution bleue limpide. Pendant ce temps, on sèche rapidement le filtre sur un couvercle de creuset en platine; on l'incinère, pour épuiser ensuite les cendres par de l'eau chaude : les eaux du lavage, filtrées, sont réunies à la solution bleue du nitrite double de cobalt et de potasse et le tout est évaporé à sec au bain-marie; le résidu bleu est redissous dans quelques c. c. d'eau distillée; on ajoute alors 10 c. c. d'une solution d'acide perchlorique à 10 p. 100 (densité $= 1,12$); on évapore jusqu'à formation d'aiguilles cristallines rosées de perchlorates. On épuise ce résidu avec 15 à 20 c. c. d'alcool à 96^c qui dissout les perchlorates de sodium, d'ammonium et de cobalt; puis on rassemble les cristaux de perchlorate de potasse sur un creuset de Gooch (creuset dont le fond est percé de trous permettant filtrations ou lavages) garni d'une couche assez épaisse d'amiante lavée à l'acide sulfurique; on les lave à l'alcool à 96^c jusqu'à ce qu'une goutte du liquide de lavage ne donne plus de résidu après évaporation sur un verre de montre. On sèche ensuite le creuset à l'étuve à air à 129-130° pendant deux heures environ, jusqu'à poids constant. Le poids du perchlorate, ainsi préparé, multiplié par 0,6284 donne, exprimée en sulfate, la quantité de potasse contenue dans les 50 c. c. d'urine prélevés. En soustrayant cette quantité du total des sulfates obtenu comme il est dit plus haut, on obtient le poids de la soude à l'état de sulfate.

Si l'on veut traduire ces résultats en potasse KOH et en soude NaOH, on notera que :

$$1 \text{ de sulfate de potasse} \ldots = 0,6437 \text{ de KOH}$$
$$1 \quad — \quad \text{ de soude} \ldots = 0,5634 \text{ de NaOH}$$

Quantités de potasse et de soude éliminées par l'adulte en

vingt-quatre heures. — Comme nous le montrons plus loin, ces quantités varient notablement suivant la natnre du régime alimentaire. D'après les expériences de H. Robert, un adulte sain au régime mixte éliminerait 3^{gr},81 de potasse (KOH) et 6,70 de soude (NaOH) par vingt-quatre heures.

En ajoutant ces résultats à ceux qu'avaient fait connaître antérieurement Salkowski, Zülzer et Beckmann, résultats dont ils ne s'éloignent pas notablement d'ailleurs, nous obtenons comme moyennes les chiffres suivants concernant l'adulte au régime alimentaire mixte :

$$\text{KOH} = 3^{gr},17 \text{ par 24 heures.}$$
$$\text{NaOH} = 5^{gr},23 \quad —$$

avec des variations de 2,28 à 3,85 pour la potasse, et de 3,05 à 6,85 pour la soude.

D'après ces chiffres, on voit que le rapport $\dfrac{\text{NaOH}}{\text{KOH}}$ est environ égal à 3/2.

Variations de la potasse et de la soude urinaires. — Les quantités de potasse et de soude éliminées avec l'urine varient dans d'assez larges limites, selon que le régime alimentaire est plus ou moins riche en sels alcalins. Ainsi, Bunge a obtenu les résultats suivants, chez un sujet nourri successivement de viande et de pain :

	VIANDE	PAIN
Potasse KOH	3,9	1,56
Soude NaOH.	5,14	5,06

Cette observation montre que le régime carné augmente l'élimination des sels de potasse. Dans le régime mixte ordinaire, l'élimination sodique est plus élevée que l'excrétion potassique, les deux bases existant dans l'urine dans un rapport $\left(\dfrac{\text{NaOH}}{\text{KOH}}\right)$ qui est en moyenne égal à $\dfrac{3}{2}$. Ce rapport augmente quand les aliments végétaux deviennent prépondérants ; il diminue, au contraire, quand l'alimentation devient de plus en plus carnée.

Dans l'inanition, qui sous certains aspects ressemble au régime carné, l'élimination de la potasse est élevée relativement à celle de la soude. Ainsi Münk a observé que le rapport $\dfrac{NaOH}{KOH}$ qui présentait sa valeur moyenne égale à $\dfrac{3}{2}$ avant le jeûne chez Cetti, tombait à $\dfrac{1}{3}$ après plusieurs jours de jeûne.

Ce fait, que l'alimentation carnée ou la consommation des tissus de l'organisme accroît l'élimination des sels de potasse relativement à l'excrétion des sels sodiques, s'explique si l'on considère que les cendres de la viande ou celles des tissus de notre organisme contiennent environ trois parties de potasse contre une de soude.

L'ingestion des sels de potasse ou de soude détermine une augmentation correspondante de ces bases dans l'urine.

Les variations que peut subir l'élimination de la potasse et de la soude dans les *maladies* ont été peu étudiées.

Les *maladies fébriles aiguës* s'accompagnent toujours d'une diminution de l'excrétion des sels alcalins urinaires, diminution qui intéresse surtout le chlorure de sodium, ainsi que nous l'avons vu en étudiant les variations pathologiques de l'élimination de ce sel ; pendant la période fébrile, la potasse est relativement peu diminuée, car la consommation des tissus tend, comme nous l'avons vu précédemment dans le cas de jeûne, à accroître la potasse urinaire. Nous rappelons ici que l'élimination du chlorure de sodium remonte rapidement à son taux ordinaire, et même au delà, immédiatement après la crise. Alors que le minimum d'excrétion de la soude se produit au moment du paroxysme fébrile qui précède la crise, celui de la potasse ne s'observe qu'après la défervescence, lorsque l'élimination de la soude est déjà revenue à la normale. On peut donc dire, avec L. Garnier, que le fiévreux excrète plus de potasse que de soude, et le convalescent plus de soude que de potasse.

Schneisser a constaté une absence complète de soude, mais une quantité élevée de potasse dans les urines émises au cours de *l'atrophie jaune* aiguë du foie.

On a noté une diminution des alcalis urinaires dans les *affections stomacales* qui entraînent une privation plus ou moins complète d'aliments. Au cours des *affections rénales*, l'élimination des sels de potasse est souvent diminuée et c'est à leur rétention dans le sang qu'il faudrait peut-être attribuer certains des accidents convulsifs de l'urémie (H. Robert).

CHAPITRE XIV

C'est le bloc des *substances extractives* qu'on laisse indosées dans une analyse d'urine dite « complète », c'est-à-dire le reste que l'on obtient en soustrayant du poids de l'*extrait sec* le total suivant : *cendres, urée, corps puriques, ammoniaque, créatinine.*

La *détermination exacte de l'indosé*, nécessitant le dosage de toutes ces substances, est fort longue. Aussi se contente-t-on le plus souvent d'une *évaluation* basée sur la teneur de l'urine en matières organiques et azote total. Ce procédé plus rapide, indiqué par H. Labbé, G. Vitry et Touyéras, fournirait des résultats d'une exactitude suffisante en clinique ; il consiste à soustraire de l'*extrait organique* (dosé à la manière habituelle : extrait sec diminué des cendres) le *double du chiffre de l'azote total :*

Indosé organique = extrait organique total — (azote total × 2).

La *quantité d'indosé organique éliminée par des sujets normaux* oscille autour de 10 grammes par vingt-quatre heures ; elle représente en moyenne 26 p. 100 du total des matières organiques (maximum : 35,1 ; minimum : 16,7 p. 100 ; résultats de 21 analyses de Donzé et Lambling).

Assez pauvre en azote, l'indosé est, au contraire, riche en carbone : il contiendrait environ *le tiers, soit 33 p. 100 du carbone total*, et seulement 7 p. 100 de l'*azote total urinaires.*

L'indosé contient des corps non azotés et des corps azotés.

a) Parmi les *corps non azotés* figurent : des *acides gras volatils* (formique, acétique, butyrique ; au total, 54 milligrammes par vingt-quatre heures), l'*acide oxalique* (20 milligrammes), des *conjugués glycuroniques*, des *acides oxyaromatiques* (de 15 à 30 centigrammes), des traces de *glucose*, d'autres *hydrates de carbone* moins bien définis, analogues à la dextrine et dont le taux varierait de 1 à 5 grammes par vingt-quatre heures (chiffres cités par Lambling).

b) Les *corps azotés* comprennent l'*acide hippurique*, l'*indoxyle*, de petites quantités d'*acides aminés* (voir p. 504) et d'*allantoïne*, l'*urobiline*, etc. « Mais l'azote de tous ces corps réunis ne représente qu'une assez petite fraction de l'azote extractif. L'urine renferme donc, en quantité relativement importante, d'autres matériaux azotés non dosés, parmi lesquels on distingue actuellement : 1° des *corps à la fois azotés et sulfurés*, dont les plus importants, comme masse, sont des *acides protéiques* (ou *oxyprotéiques*, voisins de l'*urochrome* de Dombrowski (p. 67) ; 2° les *corps adialysables* de l'urine (corps à grosses molécules, qui restent dans le dialyseur, quand on soumet l'urine à une dialyse prolongée), étudiés par A. Gautier et Mme Eliacheff et qui contiennent aussi de l'azote et du soufre ; 3° des corps à allure de *polypeptides*; 4° des *bases organiques*, étudiées dès 1878, par G. Pouchet sous la direction de A. Gautier et dont la liste s'allonge chaque jour. On ignore encore dans quelle mesure les grosses molécules des acides protéiques entrent aussi dans la composition 'de l'adialysable urinaire, ou se confondent avec les polypeptides en question » (Lambling *in* Précis de Biochimie).

Variations. — C'est par un régime alimentaire *riche en protéiques* que l'indosé urinaire se trouve le plus augmenté. Les *hydrates de carbone*, même ingérés en très grande quantité, l'influencent peu ou n'en augmentent pas sensiblement le taux (H. Labbé et Vitry).

Le fait que l'indosé augmente avec le régime carné, diminue avec le régime mixte, s'abaisse plus encore avec le régime lacté, et devient très faible avec le jeûne total, autorise à conclure, avec Bouchez, qu'il est surtout d'origine *exogène* : c'est-à-dire que le non-dosé proviendrait bien plus des aliments ingérés que de la désintégration tissulaire.

Dans les affections avec troubles intenses de la nutrition (tuberculose et, surtout, *diabète*), le taux de l'indosé organique est généralement accru.

Ainsi, dans le diabète, il constituerait, d'après H. Labbé et Vitry, plus de la moitié de l'extrait organique alors qu'il n'en représente que le tiers à l'état normal. En plus des substances qui constituent l'indosé organique des sujets normaux et du sucre, il y aurait, chez le diabétique, un « *indosé diabétique* ». Cet indosé, dont le taux pourrait parfois dépasser celui du sucre, serait vraisemblablement formé de substances hydrocarbonées, que l'organisme diabétique — comme il advient du sucre — ne peut comburer. Sa détermination pourrait servir à dépister le diabète, soit avant l'apparition, soit pendant les périodes de suspension de la glycosurie.

CHAPITRE XV

COMPOSITION MOYENNE DE L'URINE NORMALE
ET RAPPORTS UROLOGIQUES

En étudiant les divers constituants de l'urine normale, nous avons, au cours des chapitres précédents, indiqué la grandeur moyenne de leur élimination, rapportée au litre d'urine et au volume total des émissions de vingt-quatre heures. Ces moyennes, que nous rassemblons dans les tableaux ci-après, ont été établies en partie à l'aide de nos analyses ; mais, pour les substances dont le dosage n'est qu'exceptionnellement effectué, par exemple pour la créatinine, les bases xanthiques, l'ammoniaque, la soude, et la potasse, nous avons établi des moyennes d'après les résultats fournis par les différents auteurs que nous avons précédemment cités.

Les moyennes inscrites dans le tableau I proviennent d'analyses d'urines émises par des sujets adultes hommes et femmes.

Dans le tableau II, nous indiquons les grandeurs moyennes des éliminations urinaires rapportées aux vingt-quatre heures et à l'unité de poids, c'est-à-dire au kilogramme corporel ; pour les calculer, nous avons admis que les éliminations moyennes de vingt-quatre heures inscrites dans le tableau I représentaient celles d'un adulte dont le poids moyen, sans distinction de sexe, serait de 65 kilogrammes (ce poids représente sensiblement la moyenne de ceux qui nous ont été indiqués, en grand nombre, lors de nos analyses). A l'aide de ces coefficients, on pourra facilement calculer la valeur normale d'une excrétion urinaire correspondant à un poids donné ; on trouvera, par exemple, que les normales correspondant à un poids de 71 kilogrammes sont, pour un nychthémèrè, les suivantes :

$$
\begin{aligned}
\text{Volume.} &= 71 \times 18,5 &&= 1313 \text{ c. c.} \\
\text{Urée} &= 71 \times 0.365 &&= 25^{\text{gr}},91 \\
\text{Acide phosphorique.} &= 71 \times 0,039 &&= 2^{\text{gr}},76 \\
\text{Chlorures.} &= 71 \times 0,17 &&= 12^{\text{gr}},07
\end{aligned}
$$

Ce calcul suppose qu'un kilogramme d'un individu est physiologiquement identique à un kilogramme d'un autre individu ; or, ceci n'est pas tout à fait vrai, notamment en ce qui concerne les sujets obèses ; néanmoins, dans la majorité des cas, les valeurs normales des excrétions urinaires correspondant à un poids donné sont ainsi obtenues avec une approximation suffisante.

Les moyennes relatives aux excrétions urinaires des enfants, depuis la naissance jusqu'à l'âge adulte, que nous avons rassemblées dans un paragraphe concernant le nourrisson et dans le tableau III, ont été calculées à l'aide d'observations, malheureusement trop peu nombreuses, empruntées à divers auteurs (Camerer, Schiff, Keller, A. Schabanovna, Michel et Perret, Bendix, Carron de la Carrière et Monfet, etc.).

Le tableau V établi par Sutils indique, pour les deux sexes, les poids moyens correspondant aux différents âges de l'enfance.

TABLEAU I

URINE DE L'ADULTE, ÉLIMINATIONS CALCULÉES PAR LITRE ET PAR VINGT-QUATRE HEURES

CARACTÈRES GÉNÉRAUX

Volume des 24 heures
- Homme. 1200 à 1400 c. c.
- Femme. 1000 à 1200 —

Couleur.	Jaune citrin ou ambré.
Aspect	Transparent.
Dépôt.	Nul ou flocon., peu abondant.
Odeur.	*Sui generis.*
Consistance.	Fluide (souvent mousse avec facilité).
Densité.	1,022.
Réaction	Franchement acide.

Acidité apparente exprimée en acide chlorhydrique.
- Homme. 1^{gr},40 par litre ; 1,82 par 24 h.
- Femme. 1^{gr},34 — 1,42 —

MATÉRIAUX DISSOUS

	Par litre.	Par 24 heures.
Éléments organiques.	25 à 28 gr.	30 à 35 gr.
minéraux	12 à 15 —	16 à 21 —
Total des substances fixes	37 à 43 gr.	46 à 56 gr.

Éléments organiques.

		Par litre.	Par 24 heures.
Urée.	Homme.	20 gr.	26 gr.
	Femme.	19 —	21^{gr},50
Purines : Acide urique.		0,50	0,60
Bases xanthiques (en acide urique)		0,08	0,10
Total des purines		0,58	0,70

Rapport de l'acide urique à l'urée = 1/40°.

	Par litre.	Par 24 heures.
Acide hippurique.	0,54	0,65
Créatinine.	0,83	1,00
Ammoniaque.	0,54	0,65

Carbone et azote totaux.

	Par litre.	Par 24 heures.
Carbone total	11,00	13,20
Azote total.	10,66	12,80

Éléments minéraux.

		Par litre.	Par 24 heures.
Acide phosphorique (en P^2O^5).	Homme.	2,16	2,80
	Femme.	2,05	2,25

Rapport de l'acide phosphorique à l'urée = 1/9,5.

	Par litre.	Par 24 heures.
Chlorures (en NaCl)	9,20	11,04
Acide sulfurique (en SO^3).	2,50	3,00
Chaux.	0,25	0,30
Magnésie	0,33	0,40
Potasse	2,60	3,10
Soude.	4,30	5,20

Outre ces matériaux fixes, l'urine renferme environ 15 c. c. de gaz acide carbonique par litre.

Sédiment. — L'examen microscopique du dépôt des urines normales montre presque toujours de rares leucocytes et quelques cellules épithéliales provenant de la vessie ou du vagin.

TABLEAU II

EXCRÉTIONS URINAIRES DE VINGT-QUATRE HEURES DE L'ADULTE RAPPORTÉES A UN KILOGRAMME DE POIDS CORPOREL

Volume	$= 18^{cc},5$
Acidité apparente (en HCl)	$= 0^{gr},023$
Total des matériaux dissous	$= 0,78$
Sels minéraux	$= 0,28$
Urée	$= 0,365$
Acide urique	$= 0,009$
Purines totales	$= 0,0107$
Créatinine	$= 0,0153$
Ammoniaque	$= 0,0100$
Azote total	$= 0,206$
Acide phosphorique	$= 0,039$
Chlorures (en NaCl)	$= 0,17$
Acide sulfurique (en SO^3)	$= 0,046$

Excrétions urinaires des enfants.

Cas du nourrisson. — 1° Le *volume* des urines est, chez le nourrisson bien portant, *proportionnel à la quantité de lait ingérée* : il y a, par vingt-quatre heures, 68 c. c. d'urine pour 100 c. c. de lait ingéré.

2° *Azote total et urée.* — a) *L'enfant au sein*, non suralimenté en état de santé et de croissance normales, élimine de $0^{gr},15$ à $0^{gr},20$ d'azote total, soit environ $0^{gr},35$ d'urée par vingt-quatre heures et par kilogramme corporel. Le rapport azoturique est, chez lui, voisin de 80 p. 100.

b) *Le nourrisson alimenté avec le lait de vache* élimine de deux à trois fois plus d'azote urinaire que l'enfant au sein, soit de 0,40 à 0,60 d'azote total et de $0^{gr},75$ à $1^{gr},10$ d'urée par vingt-quatre heures et par kilogramme corporel. Le rapport azoturique est, chez lui, voisin de 85 p. 100.

3° *Acide phosphorique.* — L'acide phosphorique représente environ le dixième de l'azote total urinaire chez l'enfant au sein ; ce rapport est plus élevé chez l'enfant allaité artificiellement, soit un sixième environ.

TABLEAU III

EXCRÉTIONS URINAIRES DES ENFANTS (DEPUIS LE SEVRAGE JUSQU'A L'AGE ADULTE) CALCULÉES POUR VINGT-QUATRE HEURES ET POUR UN KILO-GRAMME DE POIDS CORPOREL.

AGES	VOLUME en cc.	TOTAL des matériaux dissous.	SELS minéraux.	URÉE	ACIDE urique.	ACIDE phosphorique.	CHLORURES en NaCl.
		gr.	gr.	gr.	gr.	gr.	gr.
2 ans. . . .	40	1,37	0,56	1,02	0,012	0,071	0,31
5 — . . .	38	1,40	0,57	0,92	0,012	0,067	0,32
8 — . . .	35	1,40	0,57	0,76	0,012	0,057	0,32
11 — . . .	31	1,25	0,55	0,61	0,012	0,046	0,35
15 — . . .	25	1,01	0,40	0,46	0,010	0,039	0,27
Adultes . .	18,5	0,78	0,28	0,365	0,009	0,039	0,17

Au moyen de ces données, on établira facilement les valeurs normales des différentes excrétions urinaires d'un enfant dont le poids et l'âge sont connus.

Si l'âge de l'enfant ne figure pas dans le tableau III, on calculera par interpolation les moyennes qui lui correspondraient. Soit, par exemple, un enfant de six ans pesant 16 kilogrammes ; les valeurs normales des excrétions urinaires de cet enfant seraient les suivantes :

Volume . . . . . . $= 37 \times 16$ . . . . . $= 592$ cc. par 24 heures.

Urée . . . . $= \left[92 - \left(\frac{92-76}{3} \right) \right] \times 16 = 13^{gr},87$ —

Acide urique . . . $= 0,012 \times 16$ . . . . $= 0^{gr},192$ —

Acide phosphorique $= \left[67 - \left(\frac{67-57}{3} \right) \right] \times 16 = 1^{gr},01$ —

Chlorures . . . . . $= 32 \times 16$ . . . . $= 5^{gr},12$ —

Enfin, lorsque l'âge seul sera connu, on trouvera dans le tableau IV (établi par le Dr Sutils) le poids moyen qui lui correspond pour l'un et l'autre sexe :

TABLEAU IV

ACCROISSEMENT DU POIDS CORPOREL PENDANT L'ENFANCE, L'ADOLESCENCE ET LA PUBERTÉ

GARÇONS	AGE	FILLES	GARÇONS	AGE	FILLES
kg.	ans.	kg.	kg.	ans	kg.
3,200	Naissance.	2,910	27,850	11	26,250
10	1	9,300	31	12	30,540
12	2	11,400	35,520	13	34,650
13,210	3	12,450	40,500	14	38,100
15,070	4	14,180	46,410	15	41,300
16,700	5	15,500	53,390	16	44,440
18,040	6	16,740	57,400	17	49,080
20,160	7	18,450	61,260	18	53,100
22,260	8	19,820	63,320	19	53,800
24,090	9	22,440	65	20	54,460
26,120	10	24,240			

Éliminations urinaires et régime alimentaire. — Les éliminanations urinaires variant notablement sous l'influence du régime alimentaire, il conviendrait, pour des recherches exigeant quelque précision, de soumettre le sujet observé à un régime connu pour comparer ses éliminations à celles que déterminerait le même régime chez des individus normaux.

Nous donnons, dans les tableaux V et VI ci-après, les résultats des analyses très précises de O. Folin et de L.-C. Maillard relatives à des adultes normaux soumis à un régime alimentaire déterminé.

TABLEAU V (Otto Folin)

Éliminations moyennes des vingt-quatre heures de l'adulte. — (D'après 30 analyses d'urines provenant de 5 sujets normaux d'un poids moyen de $63^{kg},400$, soumis pendant plusieurs jours à un régime uniforme comportant : 119 grammes de protéiques, 148 grammes de graisses et 225 grammes d'hydrates de carbone) :

Volume . . . .   1430 c. c.
Azote total. . . . .   16^{gr},00
Urée. . . . .   29^{gr},80
Azote de l'urée. . . . .   13^{gr},90
Azote ammoniacal . . . .   0^{gr},70
Créatinine. . . . .   1^{gr},55
Azote de la créatinine . . . . .   0^{gr},58
Acide urique. . . . .   0^{gr},37
Azote de l'acide urique. . . . .   0^{gr},12
Azote indéterminé . . . .   0^{gr},60

Répartition de l'azote total :

Dans l'urée. . . . .   87,5 p. 100
  — l'ammoniaque.   4,3   —
  — la créatinine   3,6   —
  — l'acide urique.   0,8   —
  — l'azote indéterminé   3,75   —

Éliminations des substances minérales :

Chlorures (en NaCl) . . . .   10^{gr},16
Acide phosphorique (en P^2O^5) . . . . .   3^{gr},87
Soufre total (en SO^3). . . . .   3^{gr},24
Soufre des sulfates . . . .   2^{gr},92
  —   des phénylsulfates . . . . . .   0^{gr},22
  —   neutre. . . . .   0^{gr},17

TABLEAU VI (L.-C. MAILLARD)

Répartition moyenne de l'azote dans l'urine normale de l'homme en régime alimentaire mixte. — (Urines provenant de 10 soldats en bonne santé, de taille, de poids et d'origine géographique suffisamment différents. Moyenne des poids = 61^{kg},28. Alimentation mixte, déterminée et constante. Analyses effectuées pendant six jours consécutifs).

Volume. . . . .   1810 c. c.
Acidité en hydrogène. . . . . . .   0^{gr},045
Ammoniaque (AzH^3) . . . .   1^{gr},11
Urée. . . . .   27^{gr},64
Acide urique. . . . .   0^{gr},68
Purines basiques (en xanthine) . .   0^{gr},10
Créatinine totale . . . .   1^{gr},54
Azote total. . . . .   15^{gr},87
  —   ammoniacal . . . .   0^{gr},94

Azote de l'urée. . . . .   12^{gr},90
—   purique total. . . . .   0^{gr},262
—   d'acide urique . . . .   0^{gr},227
—   des bases purique . . . . .   0^{gr},035
—   des bases précipitables par l'acide silicotungstique . .   0^{gr},090
—   créatinique. . . . .   0^{gr},573

Répartition de l'azote total :

Sous forme d'ammoniac. . . . .   5,73 p. 100
—   d'urée.   81,29   —
—   de purines totales.   1,65   —
—   d'acide urique . .   1,43   —
—   de purines basiques   0,22   —
—   de bases précipitables par l'acide silicotungstique .   0,57   —
—   de créatinine . . .   3,55   —

Anhydride phosphorique P^{2}O^5 . . . .   2^{gr},19
Phosphore des phosphates. . . . . .   0^{gr},96

Les rapports urologiques.

Au cours des chapitres précédents, nous avons eu maintes fois l'occasion de montrer que les rapports existant entre les grandeurs de certaines excrétions urinaires demeuraient, chez le sujet en état de santé normale, sensiblement constants, quelles que soient les grandeurs des excrétions considérées.

C'est ainsi, par exemple, que dans les circonstances normales d'alimentation et de santé, l'urine renferme environ dix fois plus d'urée que d'acide phosphorique et 82 d'azote uréique pour 100 d'azote total, quelle que soit sa richesse en urée.

On s'explique la constance de ces rapports à l'*état de santé normale* quand on considère que les divers déchets urinaires proviennent de la destruction d'aliments ou de tissus contenant les éléments de ces déchets, le phosphore et l'azote par exemple, dans un rapport qui demeure lui-même constant, pourvu que le régime alimentaire soit invariable. Et, cette dernière condition étant remplie, il est à présumer que les rapports urologiques ne s'écarteront de leurs valeurs normales qu'à l'occasion de troubles de l'assimilation et de la désassimilation, c'est-à-dire de troubles des principaux actes de la nutrition. A cet égard, on peut citer comme exemple les variations du rapport azoturique : la valeur normale de ce rapport, pour un régime mixte, est en moyenne, égale à 82 p. 100 ; ce qui veut dire que l'organisme normal fait subir aux albuminoïdes de ses aliments ou de ses tissus des transformations telles que 82 p. 100 de l'azote de ces albuminoïdes passent à l'état d'urée. Aussi, lorsque nous observerons un rapport azoturique inférieur à cette valeur normale, nous penserons que les transformations intraorganiques de l'albumine sont qualitativement modifiées et nous rattacherons la cause de ces anomalies soit à une déviation pathologique des actes post-digestifs (intoxication acide), soit à une altération des organes qui président à la formation de l'urée (maladies du foie).

Il est bien évident que la seule considération de la grandeur absolue de l'excrétion uréique ne nous eût rien appris de ces modifications qualitatives apportées par la maladie aux processus normaux de désintégration protéique.

Cet exemple, que l'on pourrait accompagner de beaucoup d'autres, montre suffisamment toute l'importance qui s'attache à la connaissance des rapports urologiques. Si l'on veut comparer leur utilité à celle des facteurs qui mesurent la grandeur absolue des différentes excrétions urinaires, on dira de ces derniers qu'ils nous renseignent sur la *quantité* alors, que les rapports urologiques nous instruisent sur la *qualité* des échanges nutritifs.

Ceci dit, nous étudierons les principaux rapports et leur signification.

I. **Le rapport azoturique**. — Le rapport azoturique ou *coefficient d'utilisation azotée* est le rapport $\dfrac{\mathrm{AzU}}{\mathrm{AzT}}$ de l'azote de l'urée à l'azote total du mélange des urines émises en vingt-quatre heures.

La molécule d'albumine subit dans l'organisme une série de dédoublements qui tendent finalement à l'amener à l'état d'urée. Plus ce travail de désintégration est parfait, moins il se forme de déchets intermédiaires et plus le rapport azoturique est voisin de l'unité.

Toutefois, on peut remarquer avec E. Gérard, qu'il n'est pas absolument juste d'admettre, comme on le fait en pratique, que le rapport azoturique nous renseigne exactement sur la qualité du travail de désintégration des albumines : « Nous comprenons en effet dans le dosage de l'azote total, l'azote de l'acide urique, par exemple, lequel est compris, dans la détermination du rapport, comme un produit incomplètement transformé des matières albuminoïdes, alors qu'il semble définitivement admis qu'il est un produit final de désintégration d'une variété de substances protéiques, les nucléines. »

Détermination du rapport azoturique. — Pour établir *exactement* le rapport $\dfrac{AzU}{AzT}$ il faut nécessairement déterminer chacun de ses termes avec précision.

Pour le dosage de l'urée, on emploiera soit les méthodes par hydrolyse, soit la méthode de Morel et Monod à l'acide phosphotungstique, soit — plus simplement — la méthode gazométrique suivant la technique de Ronchèse (voir p. 113).

En multipliant par 0,4666 le poids, en grammes, de l'urée, on obtient la quantité d'azote uréique (AzU) cherchée.

On détermine, d'autre part, la quantité d'azote total (AzT) suivant la méthode de Kjeldahl (technique de Denigès) décrite p. 201.

Variations physiologiques du rapport azoturique. — La valeur *normale* moyenne du rapport azoturique, chez l'*adulte* au *régime mixte*, est voisine de 82 p. 100 (81,29 p. 100 d'après les déterminations de Maillard, 82,3 d'après celles de Lambling). Les valeurs indiquées anciennement, soit de 82 à 90 p. 100, étaient trop élevées ; ceci, parce que les procédés défectueux, autrefois employés pour le dosage de l'urée, donnaient l'azote ammoniacal comme azote uréique. Il n'était pas tenu suffisamment compte non plus, des variations assez étendues que le régime alimentaire peut imprimer à ce rapport.

Desgrez et Ayrignac ont, en effet, trouvé les moyennes suivantes correspondant à différents régimes :

Régime lacté absolu	86 p. 100	
— mixte ovo-lacté.	86	—
— mixte lacté.	81	—
— faiblement carné.	82	—
— fortement carné	82	—
— végétarien.	78	—

A l'inpection de ces résultats, on voit que le rapport azoturique diminue avec la teneur en azote du régime alimentaire. Cette conclusion s'imposera encore lorsque nous comparerons les valeurs du rapport azoturique chez l'enfant au sein et chez l'enfant nourri de lait de vache ; ce dernier lait est fortement azoté et l'enfant qui s'en nourrit présente un rapport voisin de 85 p. 100, alors que l'enfant alimenté avec le lait de femme, lait qui est pauvre en azote, n'élimine guère que 85 p. 100 de son azote urinaire à l'état d'urée. Chez un même individu passant d'un régime mixte à un régime fortement carné, le rapport azoturique prendrait, d'après Moreigne, des valeurs régulièrement croissantes jusqu'au moment où l'équilibre d'azote serait établi, c'est-à-dire vers le troisième jour du régime.

Chez le *nouveau-né* à la période des infarctus uratiques, Sjöqvist, Camerer ont observé des rapports très faibles compris entre 71,3 et 76,1 p. 100 ; ce qui s'explique non seulement par l'augmentation relative de l'azote de l'acide urique, mais encore par celle de l'azote ammoniacal.

Plus tard, chez l'*enfant au sein*, le rapport azoturique est aussi moins élevé que chez l'adulte ; il est voisin de 80 p. 100 d'après les observations de Camerer ; l'un de nous a d'ailleurs trouvé un rapport de 78,14 p. 100 chez un nourrisson normal de quatre mois et demi. Chez des *enfants nourris exclusivement de lait de vache*, Camerer trouva des rapports azoturiques presque identiques à ceux que l'on observe chez l'adulte au régime mixte.

Les valeurs moyennes du rapport azoturique ainsi que la répartition de l'azote total dans les différents constituants azotés de l'urine, chez des sujets de tous les âges, sont rassemblées dans le tableau de la page suivante emprunté à Camerer ; il s'agit ici de *rapports exacts* puisque l'azote de l'ammoniaque a été séparé de celui de l'urée.

Contrairement à l'opinion émise par Massen et généralement adoptée, le rapport azoturique, d'après les recherches de Keller, de Hélouin, de Bar et Daunay, ne serait pas sensiblement diminué pendant la *grossesse* : P. Bar a trouvé comme valeurs moyennes 86 et 87 p. 100, chez 19 primipares et 11 multipares arrivées aux dernières semaines de la grossesse.

Variations pathologiques. — En étudiant les variations de l'urée, de l'acide urique et de l'ammoniaque, nous avons examiné les différents cas dans lesquels l'excrétion de l'urée était diminuée au bénéfice des autres déchets azotés. Il est donc inutile que nous examinions en détail les différentes affections qui s'accompagnent d'une diminution du rapport azoturique ; nous nous bornerons à quelques indications générales.

C'est dans les *affections du foie* surtout, alors que les cellules de cet organe sont plus ou moins altérées anatomiquement et fonctionnellement, que l'on observera les plus fortes diminutions du rapport azoturique, l'acide urique et les sels ammoniacaux principalement n'étant plus aussi complètement qu'à l'état normal transformés en urée.

Dans les maladies caratérisées par un ralentissement de la nutrition, la destruction de l'albumine n'est pas aussi parfaite que chez les sujets en état de santé normale, et les déchets azotés autres que l'urée peuvent, par leur augmentation relative, amener une diminution du rapport azoturique.

LE RAPPORT AZOTURIQUE ET LA RÉPARTITION DE L'AZOTE URINAIRE CHEZ L'ENFANT ET CHEZ L'ADULTE

	OBSERVA- TIONS	P. 100 D'AZOTE TOTAL IL Y A				RÉGIME alimentaire.
		Azote de l'urée.	Azote de l'AzH³.	Azote purique.	Azote de l'acide urique.	
Homme adulte	»	85,5	5,0	»	»	Mixte.
Adolescents (14 à 19 ans).	1	80,6	6,2	»	»	Mixte.
	2	83,0	5,2	1,69	1,44	id.
	Moyenne.	81,8	5,7	»	»	
Enfants	3	84,9	7,6	»	»	Mixte.
	4	86,9	5,3	1,41	1,18	Mixte lacté.
	Moyenne.	85,9	6,4	»	»	
Nourrissons 5, 1 2 et 8 mois.	5	79	8	4,50	»	Au sein.
	6	84	5,2	1,05	0,98	Lait de vache.
	Moyenne.	81,5	6,6	2,77	»	

II. Rapport de Maillard : Coefficient ou indice d'imperfection uréogénique et d'acidose. — Ce rapport mesure la *fraction de l'azote uréifiable* qui, n'ayant pas été transformé en urée, *est resté à l'état ammoniacal*. Sa dénomination de *coefficient* ou d'*indice d'imperfection uréogénique* est juste, s'il est vrai que l'urée, sinon en totalité du moins en très grande partie, ait pour précurseurs immédiats le carbonate ou le carbamate d'ammonium.

Il est donné par la formule suivante :

$$I_u = \frac{\text{Az de l'ammoniaque}}{\text{Az de l'ammoniaque} + \text{Az de l'urée}}$$

ou, plus exactement (le procédé de Ronchèse employé pour le dosage de l'ammoniaque donnant, en plus, l'ammoniaque des acides aminés, également uréifiable et qui, par suite, doit figurer dans le calcul) par le rapport :

$$I_u = \frac{\text{Az de l'AzH}^3 + \text{Az des acides aminés}}{\text{Az de l'AzH}^3 + \text{Az des acides aminés} + \text{Az de l'urée}}$$

Détermination. — Pour obtenir le numérateur de ce rapport, doser l'ammoniaque par la première méthode de Ronchèse (voir p. 172), qui donne l'ammoniaque des sels ammoniacaux plus celle des acides aminés ; exprimer cette ammoniaque totale en azote.

Pour obtenir le dénominateur, traiter l'urine par l'hypobromite de soude après l'avoir déféquée par l'acétate de plomb, suivant la technique de Ronchèse pour le dosage de l'urée. (voir p. 113) ; l'azote ainsi dosé est celui de l'urée et de l'ammoniaque, les sels ammoniacaux étant, comme l'urée, décomposés par l'hypobromite ; l'azote aminé échappe au dosage, mais sa proportion est ordinairement si faible qu'on peut le négliger, sans que le résultat s'en trouve notablement faussé. D'ailleurs, si l'on veut déterminer le dénominateur avec plus de précision, on emploiera la méthode d'hydrolyse au chlorure de magnésium de Folin (voir p. 118) qui, après l'addition de soude, donnera, à la distillation, l'ammoniaque totale provenant de l'hydrolyse de l'urée, des sels ammoniacaux et des acides aminés. ‹

La valeur moyenne du rapport de Maillard est, chez l'homme normal au régime mixte :

$$I_u = \frac{(0,573)\ 100}{0,573 + 8,13} = 6,58 \text{ p. } 100.$$

En appliquant ce calcul aux analyses de Donzé et Lambling on trouverait :

$$I_u = \frac{(0,536)\ 100}{0.536 + 8,224} = 6,12 \text{ p. } 100.$$

Voir ci-après les moyennes indiquées par Lanzenberg pour différents régimes alimentaires.

Signification. — a) Ce rapport, dont Arthus a, le premier, fait valoir l'utilité et les avantages, nous renseigne beaucoup plus exactement que le rapport azoturique sur le degré de perfection de l'uréogénèse et, par suite, sur l'état fonctionnel du foie. Il présente en effet l'avantage d'écarter une fraction de l'azote total qui participe peu, et sans doute moins directement que l'azote ammoniacal, à la formation de l'urée. Cette fraction est constituée par l'azote hippurique, créatinique, purique, oxyprotéique et urochromique (Maillard) ; lorsqu'elle s'élève le rapport azoturique s'abaisse et cela, alors même que l'uréogénèse est restée normale.

b) *L'indice d'imperfection uréogénique peut être un indice d'acidose :* « La détermination de l'imperfection uréogénique, écrit Maillard, serait peut-être un excellent moyen de mesurer la *dyscrasie* acide et les tendances prédiabétiques chez l'homme ».

Il semble en effet que la quantité d'ammoniaque non uréfiée soit surtout fonction de la quantité d'acides libres (acides oxybutyrique, acétylacétique, lactique, succinique, oxalique, etc., résultant d'une insuffisante destruction oxydative des acides gras issus des graisses ou des protéiques, voir p. 456) imprégnant l'organisme. De fait, Münzer a vu l'hyperammoniurie des hépatiques céder au traitement alcalin, ce qui laisse supposer quelle serait la conséquence d'une acidose. C'est pourquoi Lanzenberg estime que l'*indice d'imperfection uréogénique* pourrait être désigné sous le nom de *coefficient d'acidose*.

Physiologiquement, ce coefficient varie avec le régime alimentaire, ce dont il conviendra de tenir compte avant de conclure à une acidose ; ainsi, chez des sujets normaux, Lanzenberg a noté les valeurs moyennes suivantes : 4,18 pour le régime lacté ; 5,21 pour le régime végétarien ; 6,31 pour un régime moyennement carné.

III. Rapport de l'urée aux matières fixes totales ou coefficient de Bouchard. — La valeur moyenne de ce rapport est de 45 à 50 p. 100, c'est-à-dire qu'à l'état normal l'urée représente environ la moitié du taux des matériaux en dissolution dans l'urine. Lorsque les matériaux azotés autres que l'urée sont augmentés, la valeur de ce rapport est diminuée comme celle du rapport azoturique avec lequel il fait en quelque sorte double emploi.

Cependant, pour V. Adam, les indications fournies par ce rapport seraient plus précises. L'urine contient, en effet, des matières ternaires non azotées dont la surproduction pathologique est indiquée par le coefficient de Bouchard et non par le rapport azoturique.

Malheureusement, la détermination exacte du rapport de Bouchard est difficile en raison des nombreuses causes d'erreur que comporte le dosage exact de l'extrait sec urinaire (voir p. 77).

IV. Rapport de l'azote ammoniacal à l'azote total. — Chez l'adulte normal soumis à un régime alimentaire mixte, l'azote de l'ammoniaque représente 4,16 p. 100 de l'azote total.

Nous avons vu que ce rapport était un peu plus élevé chez l'enfant que chez l'adulte et qu'il pouvait s'accroître notablement sous l'influence d'un régime riche en protéiques (voir p. 178).

A l'état pathologique, ce rapport est augmenté surtout dans les affections du foie, alors que des lésions anatomiques et fonctionnelles de cet organe s'opposent à la transformation normale de l'ammoniaque en urée (atrophie jaune aiguë, cirrhoses, cancer du foie).

Il est notablement accru aussi dans toutes les affections qui s'accompagnent d'une intoxication acide (diabète, maladies fébriles, ingestion d'acides minéraux (voir p. 181).

V. **Rapport de l'acide urique à l'urée.** — Maintenant qu'il est établi que l'acide urique résulte de la désintégration des nucléines surtout, et non de celle des albumines comme on le croyait autrefois, ce rapport n'a plus la signification qu'on lui prêtait anciennement et qui était à peu près celle que nous attribuons aujourd'hui au rapport azoturique.

Sa valeur moyenne est de 1/40, c'est-à-dire que l'organisme normal élimine en moyenne 40 fois plus d'urée que d'acide urique ; ce dernier représente donc 2,5 p. 100 de l'urée.

A l'état de santé, la valeur de ce rapport est notablement accrue par une alimentation riche en nucléines et en nucléo-albumines (thymus, pancréas, rate, laitance de poissons, etc., voir p. 162).

Chez la femme à l'état de grossesse, il est généralement assez élevé, soit de 1/30 à 1/20.

Chez l'enfant, il est plus faible que chez l'adulte : soit de 1/56 à 1/45, d'après Carron de la Carrière et Monfet.

A l'état pathologique, il est augmenté dans trois circonstances principales :

a) Lorsqu'il se fait une abondante destruction de noyaux cellulaires ou leucocytaires, c'est-à-dire d'éléments riches en nucléines (leucocythémie, résorption des exsudats de la pneumonie, etc., voir p. 165).

b) Lorsque le foie, qui normalement transforme une partie de l'acide urique en urée, est frappé d'insuffisance fonctionnelle.

c) Lorsqu'il y a rétention d'acide urique au sein des tissus, comme cela s'observe — d'une façon intermittente, mais non continue — chez les goutteux (voir p. 167).

VI. **Rapport de l'azote des extractifs à l'azote total ou coefficient de toxicité urinaire de A. Robin.** — Les extractifs azotés comprennent, d'après A. Robin, tous les matériaux azotés urinaires autres que l'urée et l'acide urique : Azote des extractifs = Azote total — (Azote de l'urée + Azote de l'acide urique).

La valeur moyenne du rapport $\dfrac{\text{Azote des extractifs}}{\text{Azote total}}$ est comprise entre 13 et 16 p. 100.

Pour le calcul de l'azote des extractifs, on se souviendra que 1 gramme d'urée contient 0^{gr},466 d'azote et que l'acide urique renferme exactement le 1/3 de son poids d'azote.

VII. Rapport du carbone à l'azote total. — La désintégration des protéiques nous apparaît d'autant plus parfaite que la quantité de déchets autres que l'urée éléminés par l'urine est plus faible. Or, lorsque nous nous reportons à la formule de l'urée CH^4AZ^2O, nous voyons que le rapport du carbone $\dfrac{C}{Az}$ est, dans cette substance, égal à 0,428.

Le rapport que présentent entre eux le carbone et l'azote urinaire est toujours supérieur à ce chiffre, mais il s'en éloigne d'autant moins que les déchets non uréiques sont moins abondants, c'est-à-dire que la destruction de l'albumine dans l'organisme s'est effectuée dans les conditions les plus favorables.

L'élimination de déchets azotés non uréiques tels que les purines, la créatinine, les acides oxyprotéiques, etc. (dans lesquels $\dfrac{C}{Az}$ est supérieur à 0,428), nous explique pourquoi le quotient $\dfrac{C}{Az}$ de l'urine est plus élevé que celui de l'urée (Pregl).

D'après Ch. Bouchard, la valeur moyenne du rapport $\dfrac{C}{Az}$ chez l'adulte normal, soumis à un régime alimentaire mixte ordinaire, est égale à 0,87.

Il semble que ce coefficient varie avec l'âge : ainsi, il serait de 0,76 entre quinze et quarante-deux ans et atteindrait 0,91 entre quarante et soixante-dix ans.

Chez le *nourrisson au sein*, ce rapport est beaucoup plus élevé que chez l'adulte et même que chez le viellard. Rubner et Heubner, Langstein et Steinitz, ont, dans ce cas, trouvé des valeurs supérieures à 1 et même à 1,5.

Chez le *nourrisson allaité artificiellement*, Rubner et Heubner ont trouvé des valeurs sensiblement identiques à celles que l'on observe chez l'adulte.

Ces différences, concernant l'enfant allaité artificiellement et le nourrisson au sein, nous montrent combien il importe de tenir compte du régime si l'on ne veut pas s'exposer à attribuer au quotient $\dfrac{C}{Az}$ une signification pathologique qu'il ne présente pas toujours lorsqu'on le trouve élevé. Un régime pauvre en azote tend à l'élever, c'est ce que l'on observe chez l'enfant au sein, comme nous venons de le voir, et chez l'adulte végétarien ainsi que l'ont montré Langstein et Steinitz en notant des rapports de 1,2 et 1,12. Un régime fortement azoté tend au contraire à le diminuer ainsi que le montrent les chiffres de Rubner cités plus haut et l'observation de l'enfant allaité artificiellement comparée à celle du nourrisson au sein.

Ceci dit pour nous mettre en garde contre les erreurs d'interprétation que l'on pourrait commettre en ne tenant pas compte du régime, nous admettrons, avec Ch. Bouchard que, dans les conditions normales de santé et d'alimentation l'adulte élimine 0,87 partie de carbone pour une partie d'azote urinaire $\left(\dfrac{C}{Az} = 0,87\right)$.

Voyons maintenant quelle est la signification pathologique de l'accroissement de ce rapport.

« Le foie, qui exerce sur plusieurs des stades de la destruction de l'albumine une action si manifeste, est, de toutes les glandes dont le contenu est déversé dans la cavité intestinale, celle qui agit avec le plus d'intensité pour détourner le carbone des reins vers le tube digestif. En augmentant la formation des matériaux azotés et non azotés de la bile, il diminue d'autant la teneur en carbone des urines. A l'activité de la fonction hépatique doit donc correspondre une moindre proportion de carbone urinaire ; et à cette activité correspond certainement une moindre toxicité des urines » (Bouchard). L'augmentation de $\dfrac{C}{Az}$ serait donc en somme un signe d'insuffisance hépatique.

Il importe d'observer ici que, précisément dans ces cas d'insuffisance hépatique, l'ammoniaque urinaire peut se trouver notablement accrue ; or, l'ammoniaque étant un composé exempt de carbone, sa présence dans l'urine tend à diminuer le rapport $\dfrac{C}{Az}$ au point de le faire paraitre normal alors qu'en réalité il est trop élevé. On devra donc, dans l'interprétation des variations de ce rapport, tenir compte des anomalies que peut présenter l'excrétion ammoniacale.

VIII. Rapport des matières minérales aux matières fixes ou coefficient de déminéralisation (A. Robin). — Ce rapport que l'on obtient en divisant le poids des matières minérales par celui de l'extrait sec urinaire $\left(\dfrac{\text{cendres}}{\text{extrait sec}}\right)$ est égal à 0,32 environ, c'est-à-dire que chez l'adulte normal, les sels minéraux représentent en moyenne 32 p. 100 du total des matériaux en dissolution dans l'urine.

Il augmente dans la *tuberculose* et dans le *diabète*. Dans cette dernière affection, A. Robin l'a vu s'élever jusqu'à 0,45 (le sucre étant, bien entendu, défalqué du poids de l'extrait pour le calcul du rapport). Les *cancéreux cachectiques* présentent aussi, d'après Lewin, un coefficient de déminéralisation assez élevé.

Il convient d'observer que le chlorure de sodium apporté par l'alimentation peut, en augmentant le taux des sels minéraux urinaires, élever notablement la valeur de ce rapport, auquel on pourrait alors attribuer une signification pathologique qu'il ne présenterait qu'en apparence. C'est pourquoi il vaudrait mieux apprécier la déminéralisation d'après les variations du rapport des *matières minérales achlorurées aux matières fixes totales*, rapport $\left(\dfrac{\text{Cendres moins les chlorures}}{\text{Extrait sec}} \right)$ que A. Robin désigne sous le nom de *coefficient de déminéralisation des protoplasmas* et dont la valeur normale est égale à 15 p. 100 en moyenne.

IX. Rapports de l'acide phosphorique à l'urée et à l'azote total. — Il y a déjà longtemps que l'un de nous (P. Yvon) a fait ressortir l'importance et la constance du rapport de l'acide phosphorique à l'urée. La valeur moyenne de ce rapport est, d'après nos analyses, comprises entre 1/9 et 1/10, c'est-à-dire qu'elle est de 1/9,5 environ. Le *rapport de l'acide phosphorique à l'azote total* ou rapport de Zülzer (voir p. 233) ne dépasse pas, normalement, 18 p. 100.

Lorsque la valeur de ces deux rapports s'élève notablement au-dessus de la moyenne, on peut conclure à une phosphaturie relative ; si le chiffre absolu de l'acide phosphorique n'est pas augmenté ou se trouve même au-dessous de la normale, on en peut déduire qu'il y a désassimilation exagérée des organes riches en phosphore.

IX. Rapport du soufre complètement oxydé (soufre acide) au soufre total, ou coefficient d'oxydation du soufre (A. Robin). — A l'aide des chiffres indiqués par différents auteurs, nous avons établi (p. 245) que la répartition du soufre total entre les différentes variétés de soufre urinaire était, chez l'adulte normal, indiquée par les moyennes suivantes :

Soufre acide	des sulfates	72,5
	des phénylsulfates. . .	10,0
Soufre neutre		17,5
Soufre total		100,0

C'est-à-dire que le soufre acide, ou soufre complètement oxydé, représente 82,5 p. 100 du soufre total, le reste, soit 17,5 p. 100, étant constitué par du soufre neutre (taurine, sulfocyanates).

Nous avons montré que la proportion de soufre neutre augmentait quand les matériaux biliaires, par suite d'un obstacle au cours normal de la bile, se trouvaient plus ou moins résorbés (ictères provoqués par une obstruction calculeuse ou cancéreuse du canal cholédoque). La plupart des maladies microbiennes (tuberculose, fièvre typhoïde) augmentent également la proportion du soufre incomplètement oxydé.

X. Rapport du soufre conjugué au soufre total. — En se reportant aux chiffres indiqués précédemment, on voit que le soufre des sulfo-conjugués phénoliques représente en moyenne 10 p. 100 du soufre total. Lorsque, par suite de fermentations intestinales trop intenses, la production de phénols tels que le phénol ordinaire, le crésol, l'indoxyle, etc., est accrue, la quantité d'acide sulfurique éliminé à l'état de phénolsufates est elle-même augmentée. La dénomination de *coefficient des fermentations putrides*, proposée par A. Robin pour désigner le rapport du soufre conjugué au soufre total, semble donc justifiée.

COEFFICIENTS UROLOGIQUES

Régimes.	Lacté absolu.	Mixte ovo-lacté.	Mixte lacté.	Faiblement carné.	Fortement carné.	Végétarien.
Rapport azoturique $\frac{Azu}{Azt}$	0,86	0,86	0,81	0,82	0,82	0,78
$\frac{\text{Acide urique}}{\text{Urée}}$	0,243	»	0,306	0,318	0,228	0,456
$\frac{\text{Acide phosphorique}}{\text{Azote total}}$	0,218	»	0,191	0,165	0,128	0,189
$\frac{\text{Soufre total}}{\text{Azote total}}$	0,190	»	0,195	0,187	»	0,211
$\frac{\text{Soufre oxydé}}{\text{Soufre total}}$	0,900	»	0,845	0,845	»	0,740
$\frac{\text{Soufre conjugué}}{\text{Soufre total}}$	0,085	»	0,081	0,068	»	0,143

Variations des rapports urologiques à l'état de santé normale sous l'influence du régime. — Ainsi que nous le faisions remarquer au début de ce chapitre, l'étude des variations pathologiques des rapports urologiques suppose la connaissance des rapports normaux correspondant aux divers régimes alimentaires qui peuvent être suivis par le malade. Les moyennes inscrites dans le tableau ci-dessus, établies par MM. Desgrez et Ayrignac, d'après les analyses d'urines de sujets normaux montrent comment les rapports urologiques varient sous l'influence du régime.

TROISIÈME PARTIE

LES CONSTITUANTS ANORMAUX DE L'URINE

CHAPITRE PREMIER

ALBUMINES URINAIRES

Composition élémentaire des albuminoïdes. — Les matières albuminoïdes sont des substances organiques essentiellement formées de carbone, d'hydrogène, d'oxygène, d'azote et de soufre. En s'unissant suivant divers groupements, les atomes de ces éléments forment des molécules énormes dont le poids peut dépasser 5.000.

Ces grosses molécules se prêtent aisément à de multiples transformations qui s'opèrent sous des influences diverses, d'où la dénomination de *substances protéiques* qui a été attribuée aux matières albuminoïdes.

Les proportions des différents éléments qui composent ces diverses substances varient suivant l'espèce considérée, mais dans des limites assez étroites qui sont à peu près les suivantes :

Carbone	de 50 à 55 p. 100
Hydrogène	— 6,5 à 7,5 —
Azote.	— 15 à 18 —
Soufre	— 0,3 à 2,2 —
Oxygène	— 21 à 24 —

Propriétés et réactions générales. — 1° Certaines matières albuminoïdes, notamment la sérine, les albumoses et les peptones, sont solubles dans l'eau ; d'autres, telles que la globuline, ne se dissolvent que dans les solutions salines faibles ; enfin, il en est qui ne sont solubles qu'en présence de faibles quantités d'alcalis ; telles sont les mucines et les nucléo-albumines. Toutes ces solutions sont plus ou moins visqueuses et moussent par agitation.

2° A l'exception des peptones vraies, les matières albuminoïdes en solution aqueuse *ne dialysent pas*.

3° Toutes les substances albuminoïdes *dévient à gauche le plan de la lumière polarisée*.

4° *Réactions de coloration*. — Qu'elles soient à l'état solide, ou en solution, toutes les matières albuminoïdes présentent les réactions de coloration suivantes :

A. RÉACTION DE MILLON. — Le réactif de Millon est obtenu de la façon suivante : 20 grammes de mercure sont dissous à froid dans 40 grammes d'acide nitrique pur ; la solution est additionnée de deux fois son volume d'eau distillée, puis décantée après vingt-quatre heures de repos.

Ce réactif précipite toutes les matières albuminoïdes ; d'abord blanc, le précipité devient peu à peu rouge brique, surtout si l'on opère à l'ébullition. Les albuminoïdes solides se colorent de même lorsqu'on les plonge dans ce réactif.

Cette réaction est très sensible, puisqu'elle se manifeste encore dans les solutions contenant 1 p. 2 500 de substances protéiques ; elle est due au groupe *tyrosine* de la molécule albuminoïde (voir plus loin : dédoublements). On l'obtient, en effet, avec la tyrosine elle-même ; de plus, elle ne se produit pas avec les substances albuminoïdes dont la molécule ne renferme pas le groupe tyrosine.

B. RÉACTION XANTHOPROTÉIQUE. — *L'acide nitrique à chaud* colore en jaune les albuminoïdes ou leurs dissolutions ; après saturation par l'ammoniaque, la nuance jaune clair vire au jaune orangé foncé. Ces colorations se communiquent aussi aux particules d'albumine que l'acide nitrique a pu coaguler.

Cette réaction serait due aux groupes *phénol* ou *scatol* de la molécule albuminoïde.

C. RÉACTION DU BIURET OU DE PIOTROWSKI. — Une solution d'albuminoïde additionnée d'un grand excès (4 fois son volume) de lessive de soude ou de potasse, puis de quelques gouttes d'une solution à 1 p. 100 de sulfate de cuivre, se colore en bleu violacé ou rosé. Une matière albuminoïde solide plongée dans la solution de sulfate de cuivre, puis dans la lessive de soude se colore de même en violet.

Cette réaction décèle jusqu'à 1 p. 10.000 d'albuminoïde en solution. Elle porte le nom de réaction du *biuret* parce qu'elle se produit aussi avec ce dernier corps. Elle serait due aux groupements amidés (AzH^2) de la molécule protéique.

D. RÉACTION D'ADAMKIEWICZ. — Lorsque l'on dissout les matières albuminoïdes dans l'acide acétique cristallisable et que l'on ajoute de l'acide sulfurique à la solution, on obtient une liqueur violette, légèrement fluorescente, dont le spectre (comme celui de l'urobiline) présente une bande d'absorption entre D et E.

5° *Réactions de précipitation*. — Toutes les matières albuminoïdes en solution sont précipitées par l'alcool en excès ; elles sont également précipitées par certains réactifs généraux des alcaloïdes tels que les acides phosphotungstique ou phosphomolybdique, le bichlorure de mercure, le tanin acétique.

6° *Dédoublements*. — Soumises à l'action de la *vapeur d'eau surchauffée*, des *alcalis caustiques*, des *acides minéraux* dilués à la température d'ébullition, des *diastases protéolytiques* telles que la trypsine pancréatique, ou des *bactéries de la putréfaction*, etc., les matières albuminoïdes se dédoublent, par hydrolyse, en donnant de nombreux composés que l'on peut ranger, d'après leurs fonctions chimiques, dans les quatre groupes suivants :

1° Des *acides monoaminés* dont les principaux sont : Le *glycocolle* ou *glycine* qui n'est autre que l'acide aminoacétique :

$$CH^2.AzH^2 - CO^2H ;$$

L'*alanine* ou acide α-amino-propionique :

$$CH^3 - CH.AzH^2 - CO^2H ;$$

La *leucine* on acide α-amino-isobutylacétique :

$$(CH^3)^2 = CH - CH^2 - CH.AzH^2 - CO^2H ;$$

La *tyrosine* ou acide parahydroxyphénylaminopropionique :

$$OH_{(4)} - C^6H^4 - (CH^2 - CH.AzH^2 - CO^2H)_{(1)} ;$$

L'acide *aspartique* ou aminosuccinique :

$$CO^2H - CH^2 - CH.AzH^2 - CO^2H.$$

2° Des *acides diaminés* dont les principaux sont :
La *lysine* ou acide 1-5-diaminocaproïque :

$$CH^2.AzH^2 - (CH^2)^3 - CH.AzH^2 - CO^2H,$$

qui, sous l'action des agents de putréfaction, fournit de la cadavérine ou pentaméthylène-diamine ;
L'*ornithine* ou acide 1-4-diaminovalérianique :

$$CH^2.AzH^2 - (CH^2)^2 - CH.AzH^2 - CO^2H ;$$

L'*arginine* :

$$CH^2.AzH^2 - (CH^2)^2 - CH.AzH^2 - C Az - AzH^2 - CO^2H$$

composé fort important en ce sens que sa constitution et ses dédoublements nous montrent qu'il est vraisemblablement un générateur d'urée : sa molécule contient en effet un groupement $C\,Az - Az\,H^2$ susceptible de fournir de l'urée, $CO\,(AzH^2)^2$, par fixation d'une molécule d'eau H^2O ; les alcalis le dédoublent d'ailleurs en urée et ornithine.

La lysine et l'arginine sont des substances basiques auxquelles Kossel a donné le nom de *bases hexoniques* parce qu'elles renferment 6 atomes de carbone.

3° Du *tryptophane* ou acide indolaminocaproïque, composé que l'on trouve dans les produits de la digestion tryptique des albuminoïdes et qui paraît être le générateur de l'indol et du scatol, dont les dérivés apparaissent dans l'urine à l'état d'indoxyl-sulfates (voir : indoxyle urinaire).

4° Des hydrates de carbone mal connus représentés par des subtances analogues au glucose ou aux glucoses aminés.

Matières albuminoïdes simplifiées ou Protamines. — On a retiré de la laitance des poissons des substances (salmine, sturnine, clupéine, etc.) formées des mêmes éléments que les matières albuminoïdes, mais présentant une structure beaucoup plus simple. Ces substances appelées *protamines* donnent la réaction du biuret ; de plus, soumises à l'action de la trypsine, elles fournissent des composés appelés *protones*, analogues aux protéoses provenant de la digestion tryptique des albuminoïdes ; enfin, leurs dédoublements par hydrolyse, en présence des alcalis ou des acides dilués, fournissent des acides aminés et des bases hexoniques.

On peut donc admettre avec Kossel que ces protamines représentent des matières albuminoïdes simplifiées, élémentaires, constituant vraisemblablement le noyau sur lequel viendraient se souder plusieurs des groupements précédemment énumérés, pour former les albumines proprement dites.

Les différentes variétés de matières albuminoïdes urinaires. — Au cours de différents états pathologiques on peut rencontrer, dans l'urine, diverses matières albuminoïdes appartenant aux groupes suivants :

A GROUPE DES MATIÈRES ALBUMINOÏDES NATURELLES comprenant :

Les *albumines* = sérumalbumine.

Les *globulines* = sérumglobuline, fibrinogène.

B. GROUPE DES SUBSTANCES ALBUMINOÏDES DE TRANSFORMATION, comprenant :

Les *acide et alcali-albumines* ;

Les *albumoses* et les *peptones* ;

Les albumines dites « *acéto-solubles* » ;

Les substances dites « *albumoses de Bence-Jones* ».

C. GROUPE DES PROTÉIDES, c'est-à-dire des composés résultant de l'union d'une matière albuminoïde avec une substance de nature variable, mais non albuminoïde ; cette substance peut être une nucléine, un composé ferrugineux tel que l'hématine ou un hydrate de carbone ; de là les trois variétés suivantes de protéides :

Nucléoprotéides = nucléoalbumines ;

Ferroprotéides = hémoglobine ;

Glucoprotéides = mucine, pseudo-mucine.

§ 1. — MATIÈRES ALBUMINOÏDES NATURELLES. — SÉRINE ET GLOBULINE URINAIRES. — ALBUMINURIE

La présence simultanée de la *sérine* et de la *globuline* dans l'urine constitue l'*albuminurie* proprement dite. Il est rare que l'une soit éliminée à l'exclusion de l'autre, et les termes d'*albumine vraie* ou d'*albumine proprement dite* servent à désigner la réunion de ces deux substances.

Propriétés communes. — Outre les réactions générales de coloration et de précipitation que nous avons indiquées précédemment, la sérine et la globuline possèdent les caractères suivants :

En milieu *acide* et en présence *e sels neutres*, elles sont toutes deux *coagulables par la chaleur*.

Elles sont complètement *précipitées* par l'*acide nitrique* à froid, par le *sulfate d'ammoniaque à saturation*, par le *ferrocyanure de potassium acétique*.

Caractères différentiels. — La *sérine* est *soluble* dans l'*eau pure*. La *globuline* est *insoluble dans l'eau pure*, mais elle est soluble dans les solutions faibles (1 p. 100 environ) de sels neutres d'alcalis ou de terres alcalines (chlorure de sodium, sulfates de soude et de magnésie).

La *sérine n'est pas précipitée* de sa solution aqueuse à la température ordinaire par le *sulfate de magnésie à saturation*, si le milieu est *neutre* ; mais si le milieu est *acide*, la précipitation a lieu. La *globuline*, en milieu neutre ou faiblement acide, est *précipitée* totalement par le *sulfate de magnésie* à saturation à la température ordinaire.

Les solutions salines de *sérine* peuvent être *diluées* ou soumises à une *dialyse* prolongée sans précipiter. Dans les mêmes circonstances, les solutions salines de *globuline* sont partiellement précipitées parce que la dilution et la dialyse éliminent en partie le sel neutre qui maintenait la globuline en solution.

La sérine et la globuline ne possèdent pas le même pouvoir rotatoire :

$$[\alpha]_\text{D} = - \ 63^\circ \text{ pour la sérine, et} - 48^\circ \text{ pour la globuline.}$$

RECHERCHE DE L'ALBUMINE PROPREMENT DITE : SÉRINE ET GLOBULINE

Il est indispensable de filtrer l'urine avant de la soumettre à l'une quelconque des épreuves suivantes applicables à la recherche de la sérine ou de la globuline indistinctement et, par conséquent, au mélange de ces deux substances, tel qu'il se présente habituellement. Quelquefois, une simple filtration ne donne pas un liquide clair ; c'est pourquoi on a conseillé d'agiter l'urine avant de la filtrer, avec du talc, de l'oxyde puce de plomb, du phosphate de chaux, du sous-nitrate de bismuth, etc. Mais, l'addition de ces substances prétendues indifférentes, peut, dans certains cas, entraîner une partie de l'albumine (Boymond, Godfrin). C'est ce qui a lieu, en particulier avec le talc, si cette substance est employée en trop grande quantité, et surtout, si l'*acidité urinaire* est trop élevée. Aussi, pour éviter cette cause d'erreur, P. Godfrin conseille-t-il d'opérer comme suit : A 75 c. c. d'urine ajouter goutte à goutte de l'acide acétique au 1/10, si l'urine est alcaline, ou une solution étendue de soude jusqu'au voisinage de la neutralisation, si elle est acide ; mélanger ensuite intimement avec 2 grammes de poudre de talc et filtrer aussitôt. On peut aussi, comme l'indique E. Gérard, saturer de sulfate de soude ces urines troubles avant de les filtrer ; dans ces conditions, on obtient quelquefois un filtrat limpide.

1° **Coagulation par la chaleur.** — Dans un tube à essai on porte à l'ébullition 10 c. c. d'urine filtrée et, qu'il se forme ou non un précipité, on l'additionne, sans continuer l'ébullition, de XV à XX gouttes (1/20 du volume de l'urine) d'acide nitrique pur. La formation d'un coagulum ou d'un trouble, persistant après cette épreuve, indique la présence de l'albumine.

Le trouble ou le simple louche que détermine cette réaction dans des urines très pauvres en albumine, peuvent n'être qu'à peine perceptibles : on les observera plus facilement en examinant le tube, par transparence, sur un fond noir et en le comparant à un autre tube contenant de l'urine simplement filtrée, sans tenir compte de la coloration rougeâtre que détermine souvent l'acide nitrique (rouge scatolique ou uroérythrine). D'ailleurs, au bout de quelques instants ce trouble change d'aspect, les particules d'albumine coagulée s'agrégeant sous forme de flocons très ténus qui se voient assez nettement. Cette importante réaction mérite d'être expliquée avec quelques détails.

A. Le précipité qui apparaît dans l'urine chauffée, s'il est soluble dans l'acide nitrique ou d'autres acides, est le plus souvent formé de phosphates ou de carbonates terreux et non d'albumine. On admet que ces sels étaient tenus en dissolution à la faveur de l'acide carbonique, qui s'est trouvé chassé par l'ébullition. C'est dans les urines faiblement acides, à réaction amphotère ou même alcaline, qu'on l'observe habituellement, mélangé ou non à un coagulum albumineux.

B. Dans certaines urines albumineuses, fortement alcalines, contenant un sédiment d'urate d'ammoniaque ou de phosphate ammoniaco-magnésien, on peut n'observer, après ébullition, qu'un *trouble très léger*. alors que la quantité d'albumine dissoute *est relativement grande* : ici, l'albumine est à l'état d'*alcali-albumine* non précipitable par la chaleur; aussi le coagulum n'apparaît-il en abondance qu'*après l'addition d'acide nitrique*. C'est l'une des raisons pour lesquelles l'addition d'acide est nécessaire, même en l'absence de précipité.

Choix d'un acide. — Ainsi, après avoir porté l'urine à l'ébullition, il est, dans tous les cas, nécessaire de l'acidifier ; outre qu'elle facilite souvent la précipitation de l'albumine, cette addition d'acide doit surtout nous renseigner sur la nature du précipité — albumine ou phosphates terreux — qui s'est formé sous l'influence de la chaleur.

Quel acide convient-il donc de choisir dans la circonstance ?

a. L'*emploi de l'acide acétique*, même dilué, comporte de sérieuses causes d'erreur ; il faut surtout éviter de l'ajouter en excès ; on sait, en effet, que les matières albuminoïdes peuvent, au contact des acides et, notamment, si l'on opère à l'ébullition, se transformer assez facilement en *acide-albumines* solubles. Or, ces substances sont précipitables par un excès de sels neutres ou par un excès de l'acide *minéral* qui les a formées (acides nitrique, chlorhydrique) mais elles *ne sont pas précipitées par un excès d'acide acétique.*

La redissolution, dans l'acide acétique, du coagulum albumineux produit par la chaleur, s'observe surtout dans les urines, *pauvres en chlorures,* de malades soumis au régime lacté ou à la cure de déchloruration. Si on porte de telles urines à l'ébullition *après* les avoir additionnées d'acide acétique, on observe qu'elles ne donnent pas ou sensiblement pas de coagulum, bien qu'elles soient riches en albumine; si l'on y détermine par ébullition la production du coagulum albumineux — ce qui est difficile à cause de la faible teneur saline du milieu — *avant* d'ajouter l'acide acétique (même dilué), on constate que ce coagulum rentre partiellement, et quelquefois totalement, en dissolution, lorsque l'on maintient l'ébullition en présence d'un faible excès d'acide acétique. Nous verrons d'ailleurs, plus loin, qu'il existe une variété d'albumine dont le coagulum formé par la chaleur se dissout, à l'égal d'un précipité de phosphates, avec une facilité extrême dans la moindre trace d'acide acétique : l'*albumine acéto-soluble* de Patein.

Mais si l'on prend la précaution de *saturer l'urine de sulfate de soude ou de chlorure de sodium*, avant de la porter à l'ébullition, on se placera dans des conditions parfaites pour obtenir la précipitation totale de l'albumine par la chaleur et pour *empêcher la dissolution de ce coagulum albumineux dans l'acide acétique;* aussi, *l'épreuve qui consiste à rechercher l'albumine en portant à l'ébullition l'urine acidulée par l'acide acétique et saturée de sulfate de soude est-elle des plus recommandables.*

Dans ces conditions : l'*albumine vraie* et l'*albumine acéto-soluble* sont précipitées; les *pseudo-albumines* (voir p. 332), peuvent donner un léger louche qui, en général, n'apparaît que tardivement, le sulfate de soude retardant la précipitation de ces substances.

b. En raison des causes d'erreur qui viennent d'être signalées, il est indiqué de substituer l'*acide nitrique* à l'acide acétique lorsque l'on opère sur une urine que l'on n'a pas préalablement saturée de sulfate de soude ou de chlorure de sodium. Ici encore on pourrait observer, avec certaines urines albumineuses, une redissolution partielle du coagulum, notamment *si l'on maintenait longtemps l'ébullition* en présence d'un *très grand* excès d'acide nitrique ; mais ce fait ne se présentera qu'*exceptionnellement*, ces conditions n'étant généralement pas celles de l'opération. Et, s'il convient d'éviter l'emploi d'un trop grand excès d'acide nitrique, il importe davantage, *il est absolument nécessaire* même d'employer cet acide en *quantité suffisante*, la précipitation de l'albumine *vraie* étant incomplète et les *pseudo-albumines* pouvant, au contraire, être précipitées lorsque l'on n'ajoute qu'une trop petite quantité d'acide. C'est qu'en effet, les premières portions d'acide peuvent s'unir à l'albumine pour former une acide albumine qui reste en dissolution dans l'urine d'où elle ne se trouve précipitée (pour les raisons que nous avons indiquées plus haut) que par une nouvelle addition d'acide nitrique.

On opérera donc de la façon suivante :

L'urine filtrée sera portée à l'ébullition ; puis, qu'il y ait ou non formation d'un coagulum, on l'additionnera goutte à goutte de 1/20 à 1/10° de son volume d'acide nitrique pur, sans continuer l'ébullition. Dans ces conditions :

1° L'*albumine vraie* (sérine et globuline) *de même que l'albumine acéto-soluble, sont complètement précipitées* ;

2° Les *albumoses ne sont pas précipitées*, car le coagulum, produit à froid par l'acide nitrique dans une solution de ces substances, se dissout à chaud ;

3° Les *pseudo-albumines* (anciennes pseudo-mucines et nucléo-albumines), *restent en dissolution* à l'inverse de ce qui aurait eu lieu si l'on avait employé l'acide acétique ;

4° Par contre, certaines substances autres que l'albumine et notamment les *acides résineux* provenant de l'ingestion de balsamiques (tolu, copahu) peuvent donner un léger trouble que nous apprendrons à distinguer d'un coagulum albumineux en étudiant la réaction de Heller.

2° Recherche de l'albumine par l'acide nitrique à froid. (Réaction de Heller.) Dans un tube à essais on verse 2 à 3 c. c. d'acide azotique ; puis, à l'aide d'une pipette à pointe très effilée et courbée, on laisse écouler, à la surface de l'acide et en évitant tout mélange, une couche d'urine de quelques centimètres de hauteur. Si l'urine renferme de l'*albumine vraie*, il se forme une pellicule ou un disque blanchâtre *exactement à la surface de séparation des deux liquides.* Si, comme il arrive le plus souvent, l'urine renferme à la fois de l'albumine vraie et des *pseudo-albumines*, il se forme — au-dessus du disque albumineux vrai, et séparé de lui par une zone claire — un anneau trouble dû aux pseudo-albumines.

L'anneau léger que donnent les *pseudo-albumines* disparaît dès que l'on agite, même légèrement, leur précipité étant soluble dans l'acide en excès.

(Pour vérifier la présence de la pseudo-albumine, constater, comme il est dit p. 334, que l'urine donne un trouble au contact de la solution sirupeuse d'acide citrique.)

Les *albumoses* donnent un disque analogue à celui de l'albumine, mais que la chaleur fait disparaître.

a. Dans les urines riches en urates, il se produit souvent un deuxième anneau au-dessus du coagulum d'albumine ; les deux anneaux ainsi formés ne peuvent se réunir en un seul : ils sont toujours séparés par une tranche transparente, car l'anneau supérieur est formé d'acide urique, soluble là où l'acide nitrique est en excès. D'ailleurs, il suffit d'étendre l'urine ou de la chauffer pour empêcher la précipitation de l'acide urique.

b. Avec les urines riches en urée, on peut voir se produire un précipité *cristallin* de *nitrate d'urée.*

c. Les *acides résineux, éliminés après ingestion de baume de tolu* ou de *copahu,* sont précipités par l'acide nitrique, mais à l'inverse de ce qui a lieu pour l'albumine, le précipité est soluble dans l'alcool.

d. Les *urines contenant des pigments biliaires,* de l'urobiline, de l'indoxyle, etc., donnent avec l'acide nitrique des anneaux diversement colorés qui n'ont rien de commun avec un coagulum albumineux.

Réaction de P. Godfrin. — Analogue à celle de Heller, qui ne serait « pas toujours suffisamment sensible », elle est basée sur le principe suivant :

Si une urine additionnée d'une proportion déterminée d'un acide minéral (sans action par lui-même sur l'albumine vraie, dans les conditions de l'expérience) est versée, après filtration, à la surface d'une solution saturée de NaCl contenant sensiblement la même proportion du même acide, les pseudo-albumines qui auraient pu rester en solution dans l'urine (à la faveur d'un excès d'acide) ne seront pas précipitées au contact de cette solution, tandis que l'albumine vraie le sera.

La *technique* est la suivante :

Après l'avoir neutralisée avec de l'acide acétique étendu, dans le cas où elle serait alcaline, additionner l'urine de 1/9 de son volume d'acide phosphorique officinal, mélanger, puis *filtrer au bout de dix minutes* (une précipitation tardive de pseudo-albumine pourrait se produire dans un filtrat obtenu au bout d'un temps trop court). Au moyen d'une pipette à pointe courbée, faire arriver lentement 3 ou 4 c. c. du filtrat à la surface d'une égale quantité d'un réactif constitué par une solution saturée de NaCl, additionnée de 1/9 de son volume d'acide phosphorique officinal :

Même avec des urines ne contenant pas beaucoup plus de $0^{gr},10$ d'albumine par litre, il se forme, presque immédiatement, un disque blanc à la surface de séparation de l'urine et du réactif ; avec des quantités moindres, la formation du disque exige plus de temps (examiner sur un fond noir). « Si, au bout de vingt minutes, on ne distingue pas nettement à la surface de séparation des deux liquides une fine ligne blanchâtre, on peut conclure à l'absence d'albumine ».

Comme dans la réaction de Heller, les *albumoses* primaires peuvent donner un disque analogue à celui de l'albumine ; mais ce disque disparaît quand on plonge le tube pendant quelques instants dans l'eau bouillante.

3° **Par le ferrocyanure acétique (acide ferrocyanhydrique).** — A 10 c. c. d'urine filtrée on ajoute de l'acide acétique (VIII à X gouttes) jusqu'à réaction franchement acide ; s'il se produit un précipité (pseudo-albumines), on filtre ; l'urine ainsi acidifiée est ensuite additionnée de IV à V gouttes d'une solution de ferrocyanure de potassium au 1/20. Si l'urine est albumineuse, on voit apparaître un précipité floconneux blanc-jaunâtre. Lorsque la quantité d'albumine est faible, le précipité n'apparaît qu'au bout de quelques minutes. Ici encore, quelques remarques sont nécessaires :

a. Les *pseudo-albumines* et les *nucléo-albumines* sont précipitées par la simple addition d'acide acétique ; l'albumine, au contraire, n'est précipitée en liqueur acétique qu'en présence du ferrocyanure de potassium.

b. Les constituants normaux de l'urine ne sont pas précipités : l'acide urique, déplacé par l'acide acétique, ne se sépare qu'au bout de quelques heures.

c. Les *albumoses* sont précipitées à froid par le ferrocyanure acétique, mais le précipité est soluble à chaud.

4° Par l'acide trichloracétique (ou l'acide sulfosalicylique). — Quelques gouttes d'une solution à 30 p. 100 de cet acide, ajoutées à l'urine albumineuse, déterminent la production d'un coagulum qui ne disparaît pas à chaud.

Les *albumoses* sont également précipitées à froid, mais le précipité disparaît à l'ébullition.

L'*acide trichloracétique* ajouté à une urine normale ne peut en précipiter que ses pseudo-albumines ou, après quelques heures, son acide urique.

L'*acide sulfosalicylique* (d'après Roch, William, etc.) est, comme le précédent, un réactif très sensible de l'albumine ; on l'emploie comme l'acide trichloracétique (solutions de 20 à 30 p. 100).

5° Par les sels de mercure. — Ces sels forment la base de nombreux réactifs dont les deux plus connus sont :

Le réactif de Tanret : bichlorure de mercure, 1^{gr},35 ; iodure de potassium, 3^{gr},32 ; acide acétique cristallisable, 20 c. c. ; eau distillée, quantité suffisante pour 60 c. c.

Le réactif de Spiegler, modifié par Pollacci : bichlorure de mercure 5 grammes ; acide tartrique 1 gramme ; chlorure de sodium 10 grammes ; formol (à 40 p. 100) 5 c. c. ; eau distillée 100 c. c.

Le réactif de Tanret doit être ajouté en excès à l'urine, car la combinaison albumino-mercurique est soluble dans l'albumine non encore combinée ; s'il se forme, à froid, un précipité ne disparaissant ni par la chaleur, ni par addition d'alcool, l'urine examinée est albumineuse.

Si l'on emploie le réactif de Spiegler, on acidulera tout d'abord fortement l'urine par l'acide acétique, puis on l'additionnera de ce réactif en opérant comme il a été dit pour la réaction de Heller ; si l'urine est albumineuse, on verra se former à la surface de séparation des deux liquides un anneau blanchâtre, plus ou moins épais.

a. Les réactifs à base de sels de mercure, et en général les réactifs d'alcaloïdes, peuvent paraître d'une *sensibilité exagérée*, en ce sens qu'ils précipitent d'autres substances que la sérine et la globuline. Ils précipitent *à froid* toutes les matières albuminoïdes, y compris les *protéoses*, les *alcaloïdes naturels* (quinine, morphine, etc.) ou *artificiels* (antipyrine). Les précipités obtenus avec l'albumine sont *seuls insolubles à chaud* ; les précipités dus aux albumoses, aux peptones, aux alcaloïdes sont, au contraire, *solubles à chaud*, ou même *à froid après addition d'alcool*.

b. Les *pseudo-albumines* sont également précipitées par ces réactifs, mais il est facile de les rechercher tout d'abord au moyen de l'acide acétique ou de la solution sirupeuse d'acide citrique (p. 334).

c. D'après Brasse, les *leucomaïnes*, telles que la *xanthine*, l'*hypoxanthine*, l'*allantoïne*, la *créatine* et la *créatinine* ne seraient pas précipitées par le réactif de Tanret ; Méhu avait avancé le contraire en ce qui concerne la *xanthine* et la *créatinine*.

6° **Réactifs divers**. — Nous ne pouvons rapporter ici toute la série des nombreux réactifs proposés pour la recherche de l'albumine ; citons des mieux éprouvés parmi les anciens :

Le réactif de Méhu : phénol cristallisé, 10 grammes ; acide acétique 10 grammes ; alcool à 90°, 20.

Le réactif d'Almen (solution hydroalcoolique et acétique de tanin) : tanin, 4 grammes ; alcool à 45°, 190 c. c. ; acide acétique cristallisable, 2 c. c.

Le réactif d'Esbach (voir plus loin : Dosage de l'albumine), etc., etc.

7° **Réactifs portatifs de l'albumine**. — Ces réactifs ne sont pas très recommandables au laboratoire ; ils sont particulièrement commodes pour le médecin de campagne qui veut pratiquer l'examen de l'urine au lit du malade.

a. Papiers réactifs de Tanret. Ce sont des bandelettes de papier-filtre blanc, trempées les unes dans une solution concentrée d'acide citrique, les autres dans une solution d'iodure double de potassium et de mercure. On ajoute à l'urine une bandelette de chaque sorte et l'on observe s'il y a ou non formation d'un précipité.

b. Tablettes de Pavy. Ce sont des pastilles formées d'acide citrique et de ferrocyanure de potassium ; on en ajoute un fragment à l'urine et l'on agite ; il y a production d'un trouble lorsque l'urine est albumineuse.

DE LA SENSIBILITÉ DES DIFFÉRENTES RÉACTIONS PROPRES
A LA RECHERCHE DE L'ALBUMINE DANS L'URINE

Voici des chiffres qui expriment approximativement le degré de sensibilité des diverses réactions que nous avons citées :

1° La *coagulation par la chaleur* avec addition d'acide nitrique permet de déceler jusqu'à 5 centigrammes d'albumine par litre (Laache), soit 1/20.000.

2° La *réaction de Heller* est sensible à 1/40.000 (Almen).

3° Le *ferrocyanure acétique* est plus sensible encore, soit 1/50.000 (Hofmeister).

4° Les *acides trichloracétique, sulfosalicylique* permettraient, comme le ferrocyanure, de déceler jusqu'à 2 centigrammes par litre, soit 1/50.000.

5° Les *réactifs de Tanret*, de *Spiegler*, et en général les réactifs des alcaloïdes (tanin, acides picrique, phosphotungstique, etc.), seraient sensibles à 1/100.000 au moins.

DOSAGE DE L'ALBUMINE

Le procédé le plus exact, et aussi le plus simple, pour doser l'albumine dans l'urine, consiste à coaguler cette substance par la chaleur, à séparer et à peser le coagulum après l'avoir convenablement lavé. C'est ce procédé que nous décrirons tout d'abord.

Ainsi que nous l'avons fait observer précédemment, la précipitation de l'albumine par la chaleur *est incomplète :* lorsque l'urine est pauvre en *sels minéraux*, notamment en chlorures ; lorsque sa *réaction* est *alcaline* ou faiblement acide. Nous savons, de plus, que les *phosphates* peuvent être précipités en même temps que l'albumine dans les urines *alcalines*, ou dans celles dont l'acidité est trop faible. Enfin, nous avons insisté sur ce fait, à savoir que, très souvent, l'*acide acétique entrave la précipitation de l'albumine* (acéto-solubilité), à moins toutefois que l'on n'ait pris la précaution d'ajouter à l'urine, soit du chlorure de sodium, soit du sulfate de soude.

Toutes ces remarques nous expliquent pourquoi le dosage de l'albumine ne peut être pratiqué par simple coagulation en présence de l'acide acétique ; pourquoi il est nécessaire, dans la plupart des cas, de modifier la réaction de l'urine et sa teneur en sels avant de la porter à l'ébullition. Ceci posé, voici comment il convient d'opérer :

1° **Dosage de l'albumine par coction**. — A 50 c. c. d'urine filtrée on ajoute 1 c. c. d'acide acétique dilué au 1/10 et 2 grammes de chlorure de sodium pur. On chauffe dans une capsule de porcelaine sur un feu doux jusqu'à ébullition légère ; celle-ci est maintenue pendant quelques secondes ; on remue à l'aide d'un agitateur afin d'empêcher que les flocons d'albumine ne viennent s'attacher au fond de la capsule. Lorsque l'albumine est ainsi coagulée, on verse l'urine sur un filtre sans plis, séché à 100° et taré ; on rassemble avec de l'eau chaude les derniers flocons restés dans la capsule, on les jette sur le filtre, où l'on continue les lavages à l'eau bouillante jusqu'à ce que le filtratum ne contienne plus de chlorure de sodium. Ceci fait, on lave à l'alcool, puis à l'éther. Le filtre est enfin desséché à 100°, puis pesé. Son augmentation de poids représente la quantité d'albumine contenue dans 50 c. c. d'urine.

Remarques. — *a*. QUANTITÉ D'URINE EMPLOYÉE POUR LE DOSAGE. — La simple recherche qualitative doit déjà fournir des indications quant à la richesse approximative de l'urine en albumine, et c'est d'après cette première constatation que l'on jugera s'il convient d'opérer le dosage sur moins (urines fortement albumineuses) ou plus (urines faiblement albumineuses) de 50 c. c. Cette dernière quantité est convenable pour les cas où l'urine contient de 0^{gr},50 à 2 grammes d'albumine par litre environ.

b. CHOIX DES SELS QU'IL CONVIENT D'AJOUTER A L'URINE. — Au lieu de chlorure de sodium, on peut ajouter d'autres sels à l'urine : du sulfate de soude ou du sulfate de magnésie par exemple. L'addition de sulfate d'ammoniaque, conseillée par quelques auteurs, n'est pas très recommandable, parce qu'elle peut donner lieu à la formation d'urate d'ammoniaque ou de précipités contenant des pigments urinaires.

Dans les cas où on emploie les sulfates de soude ou de magnésie, la dose de 4 p. 100 n'est pas toujours suffisante ; il est mieux alors d'ajouter à l'urine volume égal d'une solution saturée de sulfate de soude ou de magnésie (Panum).

c. LA PRÉCIPITATION DE L'ALBUMINE EST-ELLE COMPLÈTE ? — Dans tous les cas, il est bon de s'assurer que l'albumine est totalement précipitée en ajoutant au filtratum, soit du ferrocyanure de potassium, soit de l'acide trichloracétique, soit de l'acide nitrique.

Dans les cas d'une urine ne contenant que de l'albumine ordinaire (sérine et globuline), dosée comme il est indiqué précédemment, on constate que ces réactifs ajoutés au filtratum ou aux eaux de lavage ne donnent ni précipité, ni trouble. Mais, si l'on se trouve en présence d'une urine contenant, outre la sérine et la globuline, des *albumoses* plus ou moins éloignées des termes albumine et peptone vraie, on observe ordinairement que le filtratum chargé de chlorures se trouble pendant le refroidissement et qu'il donne, de même que les eaux de lavage, à froid, des précipités avec le ferrocyanure de potassium, l'acide trichloracétique, le réactif de Tanret, etc..., précipités qui sont solubles à chaud.

On a objecté que les albumoses ainsi décelées pouvaient ne pas préexister dans l'urine, et prendre naissance aux dépens de la sérine et de la globuline, sous l'influence de la chaleur, de l'acide acétique, des lavages prolongés, etc... Comment expliquer alors que ces mêmes opérations, appliquées à nombre d'urines manifestement albumineuses, ne déterminent pas la formation de semblables albumoses ?

Ce qui est certain, c'est que beaucoup d'urines, ne contenant que de la sérine et de la globuline *au moment de l'émission*, peuvent, au *moment de l'analyse*, renfermer des albumoses produites aux dépens de l'albumine sous l'influence de fermentations bactériennes développées dans l'urine abandonnée, longtemps et sans précautions aseptiques, à la température de la chambre du malade.

d. Correction nécessitée par la présence des sels. — Les sels de l'urine, et ceux que l'on y a ajoutés dans le but de favoriser la précipitation de l'albumine, peuvent être englobés dans le coagulum, à ce point que les lavages même prolongés ne permettent pas de les éliminer complètement. Il conviendrait donc, pour un dosage très exact (le plus souvent inutile d'ailleurs, voir p. 316) de retrancher du poids de l'albumine brute celui des cendres provenant de l'incinération de cette dernière et du filtre.

e. Emploi de l'acide trichloracetique. — On peut, dans le dosage de l'albumine tel que nous l'avons indiqué plus haut, substituer l'acide trichloracétique à l'acide acétique. Mais si l'on maintient l'addition de 4 p. 100 de NaCl, cette substitution est sans intérêt.

Il n'en est plus de même lorsque l'on se propose de doser l'albumine sans addition de sels à l'urine ; dans la circonstance, l'acide trichloracétique employé en quantité suffisante permet d'obtenir une précipitation complète de l'albumine. Obermayer a vu, en effet que cet acide formait avec l'albumine une combinaison instable que les lavages à l'alcool, à l'éther et la dessiccation détruisaient complètement (?). D'après ces données, on peut doser l'albumine en ajoutant à l'urine filtrée 2 à 3 p. 100 d'acide trichloracétique : on porte à l'ébullition ; le coagulum séparé sur un filtre taré est lavé d'abord avec une solution faible d'acide trichloracétique, puis à l'alcool, et enfin à l'éther. On sèche et on pèse comme précédemment.

2° Autres méthodes. — On a proposé beaucoup d'autres méthodes pour le dosage de l'albumine; nous en citerons quelques-unes seulement : Lecerf précipite l'albumine en présence du sulfate de soude et de l'acide acétique ; il calcule ensuite l'albumine d'après la teneur en azote du coagulum lavé. — Girgensohn précipite l'albumine par le tanin. — Méhu ajoute à 100 c. c. d'urine, 2 c. c. d'acide nitrique et 10 c. c. d'un mélange contenant 1 de phénol, 1 d'acide acétique cristallisable et 2 parties d'alcool à 90°. — Esbach précipite l'albumine à l'aide de son réactif (voir plus loin); il estime que 1 gramme de ce précipité lavé et sec représente $0^{gr},80$ d'albumine. — Certains auteurs conseillent de précipiter l'albumine en ajoutant à l'urine cinq fois son volume d'alcool; après vingt-quatre heures, on sépare le précipité; on le sèche, on le pèse, et on en retranche le poids des cendres après incinération. Les résultats ainsi obtenus sont trop forts.

3° **Dosage approximatif de l'albumine.** — Les procédés cliniques. c'est-à-dire applicables « au lit du malade », présentent pour le médecin un intérêt évident; aussi en a-t-on proposé un grand nombre.

A. Dans la circonstance, un procédé volumétrique, avec indicateur coloré ou autre, montrant que la précipitation de l'albumine est achevée..., rendrait de très grands services; il n'en existe pas actuellement d'une exactitude telle que son emploi paraisse devoir se généraliser, et c'est bien plus à titre d'exemple que pour en recommander l'usage que nous décrivons sommairement le suivant :

Procédé volumétrique à l'acide sulfosalicylique : A 10 ou 20 c. c. d'urine diluée de 2 ou 3 fois son volume d'eau, on ajoute II gouttes d'une solution à 1 p. 100 d'acide amidoazobenzoldisulfonique[1]. Dans cette liqueur, on verse, goutte à goutte, au moyen d'une burette graduée, une solution à 20 p. 100 d'acide sulfosalicylique jusqu'à coloration rouge-brique persistante, indiquant la fin de la précipitation de l'albumine : 1 c. c. de la solution sulfosalicylique $= 0,01006$ d'albumine (Vassilyew).

Tanret a également fait connaître un procédé volumétrique, basé sur l'emploi de son réactif et du bichlorure de mercure comme indicateur.

B. Les méthodes qui consistent à précipiter l'albumine par un réactif approprié et à mesurer le volume du précipité rassemblé au fond d'un tube gradué, pour en déduire la quantité d'albumine cherchée, sont également peu recommandables. Nous décrirons rapidement la plus connue, qui est celle d'Esbach.

Méthode d'Esbach. — Dans le tube dit albuminimètre d'Esbach, on verse de l'urine filtrée jusqu'au trait marqué U et du réactif citropicrique (acide picrique, 10 grammes; acide citrique, 20 grammes; eau, 1 000), jusqu'au trait supérieur, marqué R. Après avoir bouché et renversé plusieurs fois le tube de manière à effectuer le mélange des deux liquides, on l'abandonne au repos pendant vingt-quatre heures. Au bout de ce temps, on lit la graduation qui limite la partie supérieure du précipité : c'est le chiffre qui indique la quantité d'albumine contenue dans un litre de l'urine examinée. Si l'urine renferme plus de 4 p. 1000 d'albumine et si la densité est supérieure à 1008, il convient de la diluer.

Cette méthode fournit des résultats grossiers; elle est surtout utile dans les cas où l'on se propose de suivre les variations du taux jour-

---

1. Matière colorante jaune (Echtgelb des Allemands); voici sa formule de constitution :

$$SO^2H(4) - C^6H^4 - Az(1) = Az(1) - C^6H^3 \begin{cases} SO^3H \\ AzH^2(4) \end{cases}$$

nalier de l'albumine chez un même malade ; en opérant toujours dans les mêmes conditions de dilution et de température, on trouvera, pour les rapports qui expriment ces variations, des chiffres à peu près exacts. La température exercerait, en effet, une certaine influence sur la densité du précipité (Schultz et Christensen).

Séparation de la sérine et de la globuline. — Les réactions précédemment étudiées — coagulation par la chaleur, réaction de Heller, ferrocyanure acétique, etc... — sont applicables à la recherche de l'albumine proprement dite, c'est-à-dire d'un mélange de sérine et de globuline. Mais elles conviennent également pour les cas, exceptionnels d'ailleurs, où l'une ou l'autre de ces albumines existerait isolément dans l'urine. Nous savons, en effet, que ces deux substances possèdent un très grand nombre de propriétés communes ; à part certaines particularités, difficilement appréciables, concernant leur pouvoir rotatoire et leur température de coagulation, il n'est guère qu'un seul caractère qui permette de les différencier nettement ; il est relatif à leur solubilité dans l'eau ou dans les solutions salines :

a. La *sérine* est soluble dans l'eau pure : le sulfate de magnésie à saturation ne la précipite pas de ces solutions neutres (en milieu acide il y a précipitation).

b. La *globuline* est insoluble dans l'eau pure, mais soluble dans les solutions salines *faibles* (NaCl, MgSO^4) ; le sulfate de magnésie à saturation la précipite de ces solutions.

Méthode de Hammarsten. — Pour séparer la sérine de la globuline, on opère de la façon suivante :

Si l'urine est acide, on l'additionne d'une liqueur alcaline (soude ou potasse) très étendue, jusqu'à disparition de la réaction acide ; il est commode pour cela d'employer de la soude décinormale, que l'on ajoute jusqu'à virage de la phtaléine. Ceci fait, on laisse reposer, puis on filtre pour séparer les phosphates précipités.

A 50 c. c. d'urine ainsi neutralisée et filtrée (à 100 c. c., si l'urine est faiblement albumineuse), on ajoute 50 grammes de sulfate de magnésie pulvérisé ; on agite pour favoriser la dissolution de ce sel et on abandonne le tout au repos pendant vingt-quatre heures. On rassemble ensuite le précipité sur un filtre Berzélius taré, où on le lave avec une solution saturée de sulfate de magnésie jusqu'à ce que le filtratum ne précipite plus par la chaleur ou l'acide nitrique (sérine entraînée par les lavages). On porte alors le filtre à l'étuve à 100° pendant plusieurs heures, afin de rendre la globuline insoluble dans l'eau des lavages qui doivent être pratiqués ultérieurement. Ces lavages sont faits avec de l'eau chaude, jusqu'à ce que le filtratum ne contienne plus de sulfate de magnésie, c'est-à-dire jusqu'à ce qu'il ne précipite plus par le chlorure de baryum. On lave enfin à l'alcool et à l'éther, puis on pèse après dessiccation à 100°. Si l'on craint que les lavages n'aient été insuffisants, on peut incinérer le filtre et déduire le poids des cendres du premier résultat trouvé.

a. Au lieu de peser directement la globuline, il est plus commode de doser la sérine dans le liquide filtré après saturation de sulfate de magnésie et réuni aux eaux de lavage (solutions également saturées de $MgSO^4$). Pour cela, on acidule ce filtrat par l'acide acétique et on porte à l'ébullition (déjà à froid la simple addition d'acide acétique détermine la précipitation de la sérine) ; on filtre et on lave le précipité sur un filtre taré, etc., on pèse. On a ainsi le poids de la *sérine* contenue dans un volume donné d'urine ; si, d'autre part, on a dosé les albumines totales, on aura *par différence* le poids de la *globuline*.

b. Le mode opératoire suivant indiqué par Patein est très pratique :

Dans une éprouvette de 250 c. c., on verse 100 c. c. d'urine *préalablement neutralisée*, puis 80 grammes de sulfate de magnésie pulvérisé. On agite jusqu'à dissolution du sel, puis on laisse reposer. On lit le volume occupé par le liquide dans l'éprouvette : il est voisin de 147 à 148 c. c. On filtre et on recueille la moitié du volume observé, c'est-à-dire une quantité de filtrat correspondant à 50 c. c. d'urine. On acidule par l'acide acétique et on porte à l'ébullition pour coaguler la sérine et terminer l'opération comme il a été dit précédemment.

c. Hofmeister et Pohl recommandent un procédé basé sur ce fait, que la globuline est précipitée de l'urine par le sulfate d'ammoniaque, ajouté après neutralisation, *jusqu'à demi-saturation*. Ils emploient donc une solution saturée de sulfate d'ammoniaque qu'ils ajoutent à volume égal d'urine préalablement neutralisée par l'ammoniaque ; la sérine reste en dissolution ; la globuline séparée sur un filtre taré est lavée avec une solution à demi saturée de sulfate d'ammoniaque, etc., ensuite, comme précédemment. Ici, on peut craindre que la globuline ne soit mélangée d'urate d'ammoniaque ; aussi les auteurs conseillent-ils de filtrer aussitôt que le précipité blanc et floconneux de globuline apparaît, soit au bout d'une heure.

Le rapport du taux de la sérine à celui de la globuline dans le sang et dans l'urine. — Dans quelles proportions la sérine et la globuline se rencontrent-elles dans l'urine ? quelle signification convient-il d'attacher aux variations du quotient sérine : globuline ?

Les résultats souvent contradictoires d'observations, d'ailleurs peu nombreuses, ne permettent pas de répondre à ces questions d'une manière précise. Suivant Hammarsten, chez l'homme, la sérine représente 4,51 p. 100 et la globuline 3,10 p. 100 du sérum sanguin. Ce rapport (4,5 : 3,1) est rarement conservé dans les urines, où il peut varier entre des limites très étendues : ainsi Hammarsten trouva pour la globuline urinaire des chiffres compris entre 8,13 et 60,24 p. 100 des albumines totales ; pour une partie de globuline il nota de 0,66 à 11,2 parties de sérine. Chez des malades atteints de néphrites, Hoffmann trouva en moyenne 4,5 fois plus de sérine que de globuline. Czatary publia des résultats semblables ; il crut pouvoir déduire de ses observations que la diminution relative de la globuline comportait un pronostic favorable. Dans des cas d'albuminuries fonctionnelles (chez des cardiaques), ce même auteur remarqua que ce quotient sérine-globuline était généralement très élevé : soit de 28,1 à 53,2 fois plus de sérine que de globuline.

Dans les cas de rein amyloïde, au contraire, ce quotient, très faible, était < 1 ; la globuline était par conséquent éliminée en quantités relativement très grandes.

Les conclusions suivantes semblent se dégager d'observations plus récentes de G. Patein et E. Roux :

1° Dans les cas d'*albuminuries chroniques*, l'association *sérine-globuline* est la règle.

En général, le rapport de ces deux substances se maintient assez constant chez un malade dont l'état de santé et les conditions de nourriture ou de médication ne varient pas.

2° Le rapport sérine-globuline de l'urine ne correspond en aucune façon à celui du plasma sanguin.

3° Dans les formes correspondant aux types cliniques *néphrite albumineuse simple*, *néphrite hydropigène*, *néphrite hypertensive* de Castaigne, la proportion de *globuline* est très faible, soit de 10 à 15 p. 100 des albumines totales. L'augmentation de la globuline paraît, dans ces formes, en rapport avec des signes de congestion rénale.

4° Dans les *néphrites azotémiques*, le rapport sérine-globuline paraît moins constant : le chiffre de la *globuline* s'élève jusqu'à atteindre et parfois dépasser celui de la *sérine ;* et c'est alors que l'on constate une tendance à l'*acéto-solubilité* de l'albumine, sans que l'on puisse l'attribuer à l'abaissement du taux des chlorures urinaires.

Fibrinogène. — La globuline urinaire est presque exclusivement constituée par une substance identique à la globuline du sérum sanguin ou paraglobuline.

Cependant, certains faits laissent supposer qu'elle doit être parfois accompagnée d'une autre globuline : vraisemblablement le *fibrinogène* (substance contenue dans le sang non coagulé, aux dépens de laquelle, d'après les théories de Hammarsten, d'Arthus et Pagès, de Lilienfeld, se produisent la globuline et la fibrine sous l'influence du fibrin-ferment et des sels de chaux). Il en serait ainsi, par exemple, pour ces urines albumineuses dans lesquelles des filaments de fibrine apparaissent au bout d'un temps plus ou moins long après l'émission ; pour

celles dont l'albumine est coagulable au voisinage de 56°
(l'albumine ordinaire ne se coagule que vers 75°), température
de coagulation des solutions salines de fibrinogène.

Mécanisme des albuminuries.

L'albumine urinaire peut provenir du mélange avec l'urine
d'un liquide albumineux tel que le sang, le pus, le sperme, etc. ;
l'albuminurie est alors *accidentelle* et de faible intensité, car,
hormis les cas d'hémorragies rénales ou vésicales, l'urine n'est
ordinairement mélangée qu'à une quantité assez minime de
liquide albumineux étranger. Mais, le plus souvent, l'albumine provient du sérum sanguin qui, sous des influences
d'ordre pathologique, a pu traverser le rein ; l'*albuminurie
rénale pure* ainsi constituée, la seule qui nous intéresse
ici, peut apparaître au cours de diverses affections s'accompagnant soit d'*altérations du sang*, soit de *modifications de la circulation rénale*, soit de *lésions rénales*. Nous examinerons successivement l'influence de ces trois facteurs d'albuminurie.

a) *Altérations du sang*. — Ce fait que l'introduction, dans le
sang, de substances étrangères à l'organisme, peut déterminer
de l'albuminurie, est démontré par de nombreuses expériences.

En ce qui concerne l'*eau*, Magendie avait observé déjà que
l'injection intra-veineuse de ce liquide provoquait une albuminurie et même une hémoglobinurie que l'on s'explique aujour-
d'hui en tenant compte des modifications apportées à la
concentration moléculaire du sérum. Les *sels*, notamment
le chlorure de sodium, injectés dans le sang, pourraient
semblablement, d'après les expériences de Lépine, déterminer
une albuminurie passagère *avec altération des épithéliums tubulaires*. L'action des *albumines ou des sérums étrangers au sang* est
particulièrement intéressante : « Cl. Bernard, cité par A. Létienne
et J. Masselin, à qui nous empruntons la relation de ces
expériences, a pu déterminer de l'albuminurie chez le lapin
par l'injection intra-veineuse et même sous-cutanée de sérum
sanguin. Cl. Bernard encore, en réinjectant dans les veines
d'un animal du sérum qu'il venait de prélever sur le même
animal, a pu déterminer l'albuminurie. Pavy, Lépine, Faveret,
Estelle purent déterminer, l'un de la globulinurie, l'autre de la
sérinurie, en injectant dans le sang, le premier de la globuline,
le second de la sérine. Von Noorden, injectant l'hémi-albumose,
produisit l'albuminurie et l'hémi-albumosurie. L'injection de
peptone provoque la peptonurie et en même temps l'albuminurie.

« Berzelius avait vu jadis que l'albumine de l'œuf injectée dans les veines occasionnait une albuminurie. L'expérience fut reprise et vérifiée par Cl. Bernard ; Miahle, Schiff, Stockvis, etc., ont provoqué une albuminurie transitoire par l'injection intra-veineuse ou sous-cutanée d'ovo-albumine. Pour Stockvis, c'est l'ovo-albumine qui passe en majeure partie par le rein. Mais comme ce passage provoque des lésions épithéliales tubulaires et glomérulaires, il y a toujours une certaine proportion d'albumine du sang.

« Les injections de caséine et de lait (Miahle, Pavy, Vulpian, Runeberg, Laborde) déterminent de l'albuminurie et de l'hématurie.

« De même les injections de gélatine (Pavy, Calmettes) provoquent le passage de la gélatine et de l'albumine. L'albuminurie peut également être produite par l'ingestion de certaines substances albuminoïdes en excès. C'est ainsi que nombre d'expérimentateurs, Cl. Bernard, Bareswill, Brown-Séquard, ont présenté de l'albumine dans l'urine après avoir ingéré une quantité plus ou moins considérable d'œufs, 6 à 12. Il se produit là une sorte d'*albuminuurie alimentaire* ; mais ce résultat est variable suivant les individus » (A. Létienne et J. Masselin ; *in : Urologie clinique*).

b) *Modifications de la circulation du sang.* — Les modifications apportées à la circulation du sang peuvent, de même que les altérations chimiques de cette humeur, être une cause d'albuminurie. C'est ce que l'on a observé expérimentalement en ligaturant incomplètement l'artère rénale, c'est-à-dire en diminuant la pression artérielle dans le rein. La congestion (stase) rénale que provoque la ligature de la veine rénale détermine également l'albuminurie avec lésions cellulaires.

« La conclusion générale de ces expériences, disent A. Létienne et J. Masselin, est que toute cause agissant sur les vaisseaux du rein provoque l'albuminurie, non pas tant par les modifications que subit la pression sanguine ou la vitesse de la circulation que par les altérations cellulaires qu'entraîne l'altération d'un des troncs vasculaires du rein. »

c) *Altérations rénales.* — Nous venons de voir que les altérations du sang ou les modifications de sa pression pouvaient, dans nombre de cas, entraîner des lésions rénales favorisant la production de l'albuminurie. Tous les auteurs ne s'entendent pas lorsqu'il s'agit de préciser la localisation des lésions. On admet généralement qu'elles affectent surtout le glomérule. L'anatomie pathologique et l'expérimentation ont en effet montré :

1° Que toutes les albuminuries des néphrites chroniques et

celle des néphrites infectieuses étaient liées à une altération glomérulaire ;

2° Que, dans les albuminuries accompagnant les maladies de l'appareil circulatoire (albuminuries cardiaques), il existait une congestion glomérulaire due à la stase sanguine.

Dans ces divers cas, l'épithélium des tubes urinifères ne serait pas toujours lésé. En réalité, les deux lésions existent, mais celle du glomérule est prédominante et primordiale. Cornil, Brault, Toupet, etc., en étudiant la néphrite expérimentalement provoquée par la cantharide, ont en effet observé que l'altération frappait d'abord le glomérule pour atteindre ensuite, très rapidement, les tubes contournés, et enfin, mais plus tard, les tubes droits. Les choses se passent sensiblement de la même manière dans les néphrites des maladies infectieuses (fièvre typhoïde, pneumonie, scarlatine, etc.).

Contrairement à ce que l'on observe avec la cantharide, certains poisons comme le phosphore (Cornil et Brault), l'arsenic et le plomb, frappent de préférence les tubes contournés, sans toutefois laisser complètement indemnes les cellules glomérulaires.

« On voit donc que les lésions d'un des éléments nobles du rein ont pour conséquence l'albuminurie. Ce que réalisent expérimentalement ou cliniquement les intoxications, les conditions morbides les plus diverses, auto-intoxications, infections, le font également » (Létienne et Masselin.)

Signification clinique des albuminuries.

Avant d'examiner les diverses affections dans lesquelles on observe de l'albuminurie, nous devons nous demander si l'urine des sujets bien portants peut contenir de l'albumine.

Albuminuries dites physiologiques. — D'après Kühne, Postner, Senator, etc., l'urine normale contiendrait des traces infimes d'albumine, soit 0,0006 par litre d'après von Noorden. Cette quantité si faible ne serait pas décelable par les réactions que nous avons indiquées précédemment. Mais peut-être s'agit-il là de substances différentes de l'albumine vraie et identiques à celles que nous étudierons plus loin sous le nom de pseudo-albumines ou pseudo-mucines et qui se rencontrent fréquemment dans les urines normales ? Pour en juger, il faudrait savoir exactement quels procédés furent employés pour la recherche de cette prétendue albumine.

Mais, outre cette albuminurie à peine perceptible, on a admis l'existence d'albuminuries que l'on a qualifiées de physiologiques, parce qu'on les a observées chez des sujets présentant les apparences de la santé la plus normale. C'est à la suite d'un travail musculaire exagéré, d'émotions, de variations barométriques, sous l'influence du froid, etc., que l'albumine apparaîtrait en quantité appréciable dans l'urine de ces sujets dont le rein est, en apparence tout au moins, complètement indemne. Mais comme les différentes causes qui viennent d'être énumérées peuvent modifier la circulation rénale et produire un certain degré de stase glomérulaire, il y a lieu de n'accepter qu'avec la plus grande réserve le qualificatif de « physiologique » que l'on a appliqué à ces albuminuries. Elles apparaissent chez des sujets dont la santé actuelle est excellente, mais rien ne prouve, ainsi que le fait justement observer Brault, qu'il n'existe pas du côté du rein quelque tare antérieure rendue manifeste par les conditions de fatigue, de surmenage, de température, etc., énumérées plus haut.

Talamon ne croit pas non plus à l'existence d'une albuminurie physiologique et considère que la présence de l'albumine, même à l'état de traces, est l'indice d'une lésion rénale méconnue, ordinairement légère et curable.

Albuminuries pathologiques. — On distingue habituellement deux catégories d'albuminuries :

a. Les albuminuries qui sont sous la dépendance d'une lésion rénale dont l'existence est certaine (*albuminuries rénales*).

b. Les albuminuries dans lesquelles la lésion rénale est absente ou douteuse, ou bien encore secondaire et transitoire ; c'est à ce groupe qu'appartiennent les albuminuries que l'on a qualifiées d'*intermittentes* ou de *fonctionnelles*.

A. ALBUMINURIES AVEC LÉSIONS RÉNALES CERTAINES. — 1° *Albuminuries des maladies infectieuses.* — Toutes les maladies infectieuses peuvent provoquer, au moment de la période aiguë, une albuminurie dont l'intensité est très variable suivant les cas. Au point de vue de la fréquence et de l'abondance de l'albuminurie, les diverses infections peuvent être rangées dans l'ordre suivant : d'abord et sur un même plan, la fièvre typhoïde, la grippe, la pneumonie et la diphtérie ; ensuite la scarlatine ; et enfin, sur un plan plus reculé, le rhumatisme articulaire aigu, la rougeole, la variole, les oreillons, la varicelle, etc., et toutes les autres maladies infectieuses.

Généralement, l'albumine apparaît dans les urines, dès les premiers jours de la période fébrile ; son taux est très variable d'un jour à l'autre. Il n'existe d'ailleurs aucun rapport entre l'*intensité de l'albuminurie* et la *gravité de la maladie* : « bien souvent on a vu une guérison prompte et complète suivre une albuminurie abondante ». (A. Brault.) Quand l'affection évolue vers la guérison, le taux de l'albumine s'abaisse assez vite pour s'annuler pendant la convalescence.

Toutefois, il est des cas, notamment dans la pneumonie, où l'albuminurie, bien que diminuée, persiste après la guérison.

Les albuminuries des maladies infectieuses présentent ordinairement un caractère bénin : la clinique et l'anatomie pathologique montrent en effet qu'elles sont passagères parce qu'elles sont sous la dépendance de lésions rénales peu étendues et susceptibles de s'effacer sans laisser de traces. Cette dernière terminaison est celle que l'on observe le plus fréquemment, mais elle n'est pas la règle, car, dans 20 p. 100 des cas environ, l'infection et l'intoxication qui en est la conséquence peuvent, en se prolongeant, donner lieu à une néphrite aiguë ou subaiguë, ou bien encore créer de ces lésions à évolution lente qui sont le point de départ de la néphrite chronique ; c'est ce que nous montrerons plus loin.

Modifications qualitatives et quantitatives des albumines du sang au cours de l'infection. — Les lésions rénales ne seraient pas seules à favoriser le passage des albumines du sang dans l'urine si, comme l'admettent certains auteurs, ces albumines ne se trouvaient, du fait même de la maladie, modifiées et conséquemment plus diffusibles (albuminuries dyscrasiques).

On a observé que la globuline passait dans l'urine en plus grande quantité que la sérine au cours des maladies infectieuses. On ignore si ce fait est dû à une augmentation correspondante de la globuline dans le sang qui, à l'état normal, contient 4,51 p. 100 de sérine contre 3,10 p. 100 de globuline (d'après Hammarsten).

Outre la sérine et la globuline, l'urine émise au cours des maladies infectieuses peut contenir des albumines modifiées et notamment des albumoses ; c'est un point sur lequel nous aurons à insister dans la suite.

Albuminurie au cours des maladies infectieuses chroniques. — La *tuberculose* s'accompagne fréquemment d'albuminurie.

Teissier a décrit une *albuminurie prétuberculeuse intermittente* et *matutinale* que l'on observe au début de la maladie, souvent même avant l'apparition des symptômes pulmonaires.

En cas de *lésions tuberculeuses du rein* (pyélonéphrite bacillaire, néphrite caséeuse), l'albuminurie s'accompagne ordinairement de pyurie et d'hématurie.

Il n'est pas rare non plus d'observer de l'albuminurie à la période secondaire de la *syphilis*. Souvent la quantité d'albumine éliminée est faible (30 centigrammes par jour), les fonctions rénales restent intactes et la néphrite syphilitique passe inaperçue. Mais quelquefois la syphilis, au début de la période secondaire, produit des lésions épithéliales étendues donnant lieu à des œdèmes généralisés et à une *albuminurie très intense*; Dieulafoy, qui a rassemblé un certain nombre d'observations de ces *néphrites syphiliques précoces* et *intenses*, cite des quantités d'albumine variant de 11 à 52 grammes par jour.

Les lésions rénales de la syphilis à la *période tertiaire*, les gommes et la *dégénérescence amyloïde* (qui est une des lésions les plus communes de la syphilis rénale) provoquent également des albuminuries assez intenses.

2º *Albuminuries dans les intoxications aiguës.* — La pathogénie de ces albuminuries est sensiblement identique à celle des albuminuries que provoquent les maladies infectieuses, car ces dernières agissent, principalement si ce n'est exclusivement, par les toxines que les bactéries de l'infection versent dans le sang.

Nous avons étudié précédemment les lésions rénales produites par la cantharide, le plomb, le phosphore et l'arsenic. D'autres poisons, et notamment les sels de mercure déterminent, en cas d'intoxication aiguë, une albuminurie souvent accompagnée d'hématurie.

Dans ces intoxications aiguës, de même qu'au cours des maladies infectieuses, l'intensité et la persistance de l'albuminurie dépendent du degré d'altération du rein; c'est pourquoi l'albuminurie de l'*intoxication chloroformique* est essentiellement transitoire (A. Brault).

3º *Albuminuries des néphrites aiguës et subaiguës.* — Les néphrites provoquées par les maladies infectieuses et les intoxications sont ordinairement bénignes et passagères, mais elles peuvent dans certains cas se prolonger, s'aggraver, passer à l'état aigu ou subaigu, puis à la chronicité.

Immédiatement après la *scarlatine*, qui occupe la première place dans la pathogénie des néphrites aiguës, il convient de mentionner l'influence du *froid* créant la *néphrite a frigore*, l'une des plus redoutables par l'intensité et la durée de ses lésions. On ne sait pas d'une façon certaine si le refroidissement peut à lui seul engendrer la néphrite; il semble qu'il n'agisse le plus souvent qu'en favorisant son évolution chez des sujets prédisposés par une scarlatine ou autre maladie infectieuse antérieure.

Après la *scarlatine* et le *froid*, il convient de citer comme principaux facteurs de néphrites prolongées : l'*impaludisme*, la *syphilis*, la *grippe*, la *fièvre typhoïde* et l'*infection puerpérale*, puis la *rougeole*, la *variole*, la *pneumonie*, la *diphtérie*, la *tuberculose*, etc..., et enfin certaines intoxications (phosphore, arsenic, alcool).

Dans la *néphrite scarlatineuse*, que l'on peut prendre comme type de la néphrite subaiguë, l'albuminurie apparaît de quinze à vingt jours après la disparition de l'exanthème (Trousseau) et précède ordinairement de un à deux jours l'œdème qui est limité, ou généralisé sous forme d'anasarque. Toutefois, l'albuminurie s'observe assez fréquemment sans œdème. La quantité d'albumine varie de $0^{gr},50$ à 5 grammes par litre. L'albuminurie est le plus souvent accompagnée d'*hématurie*. L'examen microscopique du sédiment urinaire montre de nombreuses hématies, des cylindres hémorragiques, des cylindres épithéliaux et des cylindres hyalins ou légèrement granuleux. « L'albuminurie disparaît souvent au bout de vingt à vingt-cinq jours sans retour offensif ; on a cité des cas où la guérison parut définitive, alors que l'albuminurie avait persisté pendant soixante à quatre-vingt jours, et même pendant plusieurs mois avec de fréquentes réapparitions dans les années qui suivirent » (A. Brault).

Dans la *néphrite aiguë a frigore*, dont la marche est un peu plus longue, les urines peuvent contenir 5 et même 10 grammes d'albumine par litre et un sédiment riche en hématies et en cylindres.

La quantité quotidienne d'albumine éliminée au cours de ces néphrites a d'ailleurs peu de valeur ; seule la *persistance* de l'albuminurie présente une grande importance au point de vue pronostique.

4° *Albuminuries des néphrites chroniques*. — Autrefois, lorsque dans l'urine d'un malade on ne trouvait pas d'albumine, on excluait, de ce fait même, l'hypothèse d'une néphrite. L'importance séméiologique de l'albuminurie diminua du jour où l'on constata que des urémies graves pouvaient coïncider avec des albuminuries minimes et quelquefois sensiblement nulles. Aujourd'hui, on sait que les *néphrites azotémiques pures peuvent exister sans albuminurie*.

Aussi *l'albuminurie reste-t-elle surtout le symptôme des néphrites œdémateuses et mixtes*. «Mais il s'en faut que l'importance de l'albuminurie soit en rapport avec l'importance du trouble de la sécrétion hydrochlorurée, et l'on sait même que certains gros albuminuriques ne font pas d'œdèmes. Contrairement donc à ce qu'on croyait autrefois, si l'albuminurie coïncide souvent avec les troubles de la sécrétion hydrochlorurée des néphrites œdémateuses, elle n'est cependant pas une manifestation essentielle de ces néphrites.

« C'est pourquoi Castaigne a proposé d'appeler les albuminuries sans rétention chlorurée des néphrites albumineuses simples » (Ambard).

Widal a observé que, chez certains néphrétiques avec œdèmes, l'albuminurie augmentait lorsqu'on chlorurait le malade et diminuait lorsqu'on le déchlorurait. On ignore si ce phénomène est dû à une altération du rein par le sel ou à une altération du sang avec formation d'albumines hétérogènes qui seraient éliminées par le rein.

Dans les cas où la sécrétion hydrochlorurée n'est pas amoindrie, l'albuminurie n'est généralement pas influencée par la teneur en sel du régime alimentaire (*albuminuries « chloro-indifférentes »*).

5° *Albuminuries de la grossesse.* — L'albuminurie s'observe assez fréquemment (une fois sur 6 environ) au cours de la grossesse ; suivant les causes qui la déterminent, il faut en distinguer plusieurs variétés :

a. L'*albuminurie gravidique* proprement dite, qui est un symptôme de l'intoxication propre aux femmes enceintes. Considérée pendant longtemps comme de cause purement mécanique, on admet aujourd'hui qu'elle est liée à une altération rénale provoquée par le poison gravidique. L'origine de ce poison est encore inconnue. Provient-il de la mère (insuffisances intestinale, hépatique ou thyroïdienne) ? Provient-il du fœtus ou de ses annexes (toxicité placentaire) ? Ces points sont encore à l'étude.

Quoi qu'il en soit, on sait que l'albuminurie gravidique peut s'accompagner d'autres symptômes plus ou moins graves (céphalées, vomissements, troubles de la vue, hypertension artérielle) et d'accidents dont le plus redoutable est l'*éclampsie puerpérale*.

L'albuminurie de l'*éclampsie* coexiste avec des lésions intéressant toutes les parties du rein : toutefois, les lésions essentielles portent sur les épithéliums des tubes urinifères (Bar). La gravité des accidents n'est pas en rapport avec l'importance de ces lésions qui sont parfois très légères ; ce qui tendrait à prouver que l'accès d'éclampsie n'est pas la conséquence des lésions rénales.

L'albumine apparaît généralement, comme signe précurseur, plus ou moins loin du début de l'éclampsie. A la période des accès, on trouve parfois une quantité d'albumine tellement élevée (15, 20 et même plus de 30 grammes par litre), que l'urine se transforme en une masse solide lorsqu'on la porte à l'ébullition.

b. L'*albuminurie du travail* qui serait le résultat d'une augmen tation de la pression sanguine déterminée par les efforts musculaires ; elle disparaît après la délivrance et ne présente aucune signification pathologique.

c. L'*albuminurie puerpérale*, consécutive à une infection streptococcique, et qui rentre dans la catégorie des néphrites infectieuses passagères, subaiguës ou chroniques étudiées précédemment.

d. Il est bien évident enfin qu'une néphrite quelconque pourra survenir chez la femme enceinte comme chez tout autre individu et produire de l'albuminurie. — Quand le rein est peu touché, on peut voir l'albuminurie survenir au cours de plusieurs grossesses successives et disparaître dans leur intervalle : c'est ce qu'on a décrit sous le nom d'*albuminuries récidivantes de la grossesse*.

B. ALBUMINURIES SANS LÉSIONS RÉNALES OU AVEC LÉSIONS SECONDAIRES OU TRANSITOIRES. — 1° *Albuminurie mécanique due à une modification de la circulation.* — La stase veineuse rénale, que déterminent les maladies du cœur, peut produire l'albuminurie intermittente que l'on observe fréquemment chez les asystoliques. Nous avons vu précédemment que cette stase pouvait entraîner de légères altérations épithéliales susceptibles de favoriser la production de l'albuminurie. Toutefois, comme l'albuminurie cardiaque disparaît dès que la tension artérielle se relève pour ne réapparaître qu'à l'occasion d'une nouvelle crise d'asystolie, il faut admettre que cette albuminurie est d'origine purement mécanique ou bien que les lésions rénales qui peuvent l'accompagner sont extrêmement discrètes et passagères.

2° *Albuminuries d'origine nerveuse.* — Cette catégorie se rattache à la précédente pour cette raison qu'une irritation plus ou moins violente du système nerveux peut entraîner des désordres de la circulation rénale (paralysie vaso-motrice) provoquant l'albuminurie. C'est ainsi que paraissent agir la *commotion cérébrale*, les *fractures du crâne*, l'*hémorragie cérébrale* les *tumeurs cérébrales*, les crises d'*épilepsie* et d'*hystérie*, etc.

Les *irritations cutanées* produites par le *pétrole;* la *térébenthine*, le *traitement de la gale*, peuvent provoquer une albuminurie intermittente dont la cause initiale serait l'excitation des filets nerveux de la peau entraînant par voie réflexe une dilatation avec stase au niveau des capillaires du rein.

3° *Albuminurie intermittente cyclique des adolescents.* — Cette albuminurie, étudiée par Pavy, J. Teissier et d'autres observateurs, apparaît d'une façon régulière à certaines heures déterminées de la journée chez de jeunes sujets en apparence bien portants, mais de souche arthritique (albuminurie prégoutteuse) ; elle serait familiale et héréditaire.

« Elle se distingue de l'albuminurie *orthostatique* parce qu'elle apparaît seulement l'après-midi et non dès le lever ; de l'albuminurie *prétuberculeuse* parce qu'elle disparaît sans être suivie d'accidents de granulie » (A. Brault). Enfin, elle est très bénigne et curable (J. Teissier).

4° *Albuminurie de la station debout ou orthostatique.* — C'est une albuminurie du jeune âge et de l'adolescence caractérisée par ce fait, qu'elle n'apparaît qu'au moment où le sujet passe de la *position horizontale* à la *station verticale* ; le retour à la position horizontale la fait disparaître en moins d'une heure. Elle n'est influencée ni par le régime, ni par les émotions. La quantité d'albumine (sérine surtout) ne dépasse guère 0gr,50 par litre.

Les théories que l'on a émises au sujet de cette albuminurie nous laissent encore dans l'ignorance de ses véritables causes.

Toutefois, les expériences de Jehle tendent à justifier la dénomination d'*albuminurie lordotique* proposée par cet auteur : sans lordose vertébrale cette albuminurie ne se produirait pas, tandis que toute attitude ou exercice du corps entraînant de la lordose déterminerait en même temps son apparition. Scholder a d'ailleurs observé que la *position debout* ne jouait aucun rôle car on peut produire de l'albuminurie en plaçant sous les reins d'un enfant *couché* un rouleau déterminant une lordose vraie. La position lordotique ayant pour effet de comprimer la veine cave inférieure an-dessus de l'embouchure des veines rénales, l'albuminurie serait alors causée par une *stase* sanguine rénale. Pareille albuminurie peut d'ailleurs être déterminée chez un enfant sain en comprimant la veine cave à travers la paroi abdominale.

5° *Albuminuries digestives.* — J. Teissier distingue trois variétés d'albuminuries d'origine digestive :

a. L'*albuminurie d'origine gastrique*, qui est généralement diurne avec une quantité d'albumine dépassant rarement 0gr,80 par litre et qui est maxima après le repas ; elle s'accompagne souvent de peptonurie et de phosphaturie.

b. L'*albuminurie hépatogène*, qui résulterait soit d'une hyper-activité, soit d'une insuffisance fonctionnelle du foie. L'hyper-activité glandulaire de cet organe aurait comme conséquence une exagération de la destruction globulaire expliquant le passage de la globuline dans l'urine. En cas d'insuffisance hépatique, les peptones viendraient s'ajouter à la globuline.

c. L'*albuminurie d'origine intestinale* qui coïnciderait avec des lésions diverses de l'intestin (entérites, ulcères) ; ce serait alors bien plus une *albumosurie* qu'une *albuminurie*.

La pathogénie de ces albuminuries est très obscure. La

nature même des matières albuminoïdes qui apparaissent dans l'urine est mal établie. S'agit-il de sérine et de globuline non modifiées, telles qu'elles existent dans le sang ? Le fait est peu probable et il est plus vraisemblable d'admettre que le fonctionnement imparfait de l'estomac, du foie et de l'intestin donne lieu à la production de substances albuminoïdes mal élaborées, différentes de la sérine ou de la globuline, et que le sang rejette par le rein au même titre qu'il rejette les albumines étrangères à l'organisme, introduites expérimentalement dans la circulation. La présence d'albumines modifiées, et notamment d'albumoses, aurait d'ailleurs été nettement constatée dans certains cas.

§ 2. — SUBSTANCES ALBUMINOÏDES DE TRANSFORMATION

I. — Acide-albumines et alcali-albumines.

Ces substances, appelées aussi *syntonines*, résultent de l'action des acides ou des alcalis sur les albumines et les globulines.

Elles sont insolubles dans l'eau pure et dans les solutions salines neutres. Elles ne peuvent exister en solution qu'en présence des acides et des alcalis qui leur ont donné naissance. Elles se précipitent dès que l'on neutralise ces solutions acides ou alcalines. Leurs solutions ne sont pas coagulables par la chaleur ; elles sont précipitables à froid par le sulfate de magnésie à saturation.

La présence des acide-albumines dans l'urine n'a peut-être jamais été observée ; mais ces substances peuvent y prendre naissance quand, pour les recherches de l'albumine, on a recours à l'emploi des acides.

Les alcali-albumines se rencontrent dans les urines albumineuses ayant subi la fermentation ammoniacale. La *pyine*, que nous étudierons avec les urines purulentes, est une alcali-albumine résultant ainsi de l'action de l'ammoniaque sur les albumines du pus.

II. — Protéoses (albumoses et peptones).

Sous l'influence des ferments digestifs, des acides, des alcalis, ou même de la vapeur d'eau surchauffée, les matières albuminoïdes naturelles donnent une série de composés que l'on designe sous le nom général de *protéoses*.

Les protéoses ne sont pas coagulables par la chaleur.

À l'exception des *hétéroprotéoses* (voir plus loin), elles sont solubles dans l'eau pure.

Elles sont toutes solubles dans les solutions salines neutres étendues.

Leurs solutions ne sont pas précipitées par les acides chlorhydrique ou sulfurique, soit à froid, soit à l'ébullition ; elles sont prépicitées par les réactifs suivants : *alcool, sublimé, tanin acétique, acides phosphomolybdique* et *phosphotungstique*.

On divise les protéoses en deux groupes :

1° Les *protéoses vraies* ou *albumoses*, qui sont totalement précipitées de leurs solutions par le sulfate d'*ammoniaque à saturation*, à l'ébullition en milieu neutre, acide ou alcalin.

2° Les *peptones vraies* (peptones de Kühne), qui ne sont pas précipitées par le sulfate d'ammoniaque à saturation, quelle que soit la réaction du milieu, et c'est là ce qui les distingue des protéoses vraies. Elles ne sont précipités que par l'alcool, le sublimé, le tanin acétique et les acides phosphotungstique et phosphomolybdique.

À cette réaction du sulfate d'ammoniaque, qui est capitale puisqu'elle sert à définir les peptones vraies, il convient d'ajouter les suivantes (citées par Arthus) :

Les *protéoses vraies* sont précipitées par les acides picrique ou trichloracétique, ou par la liqueur de Brücke (solution d'iodure double de mercure et de potassium) en milieu chlorhydrique. Les *peptones vraies* ne sont pas précipitées par ces réactifs.

Caractères et classification des protéoses vraies. — Les protéoses vraies comprennent elles-mêmes trois groupes de substances correspondant aux divers stades de la digestion des albumines :

Les *hétéroprotéoses* }
Les *protoprotéoses* } *protéoses primaires ;*
Les *deutéroprotéoses* ou *protéoses secondaires.*

Les *protéoses primaires* (ancien groupe des *propeptones*), comprenant les hétéro et les protoprotéoses, présentent très nettement les trois réactions suivantes dites « propeptoniques » :

a) Leurs solutions additionnées d'*acide nitrique* donnent à froid un précipité qui disparaît à chaud pour réapparaître pendant le refroidissement ;

b) Leurs solutions se comportent de la même manière vis-à-vis du ferrocyanure acétique : précipité à froid, disparaissant à chaud, etc.

c) En acidulant à froid par l'*acide acétique* un mélange à volumes égaux d'une solution de protéoses primaires et d'une *solution saturée de chlorure de sodium*, on détermine la production d'un précipité qui disparaît à chaud pour réapparaître pendant le refroidissement.

Les *hétéroprotéoses* sont insolubles dans l'eau, mais elles sont solubles dans les *solutions salines neutres étendues*, d'où elles sont précipitées par le chlorure de sodium dissous à saturation à froid.

Les *protoprotéoses* sont solubles dans l'eau distillée ; elles sont particllement précipitées de leurs solutions par le chlorure de sodium dissous à saturation à froid, et totalement précipitées par saturation de ce sel et acidification à 30 p. 100 par l'acide acétique.

Les *deutéroprotéoses*, ou protéoses secondaires, ne donnent plus, ou du moins ne présentent plus nettement les trois réactions (*a*, *b*, *c*) propeptoniques. Ainsi, elles ne sont plus précipitées par le ferrocyanure acétique ; aussi peut-on les considérer comme identiques aux anciennes peptones de Brücke, la distinction établie par cet auteur entre les albumoses et les peptones étant précisément basée sur cette réaction. De plus, elles ne sont plus précipitées par l'acide nitrique à froid, à moins que leur solution ne soit saturée de chlorure de sodium. Ce dernier sel à saturation ne les précipite pas en milieu neutre ou légèrement acide, mais il les précipite *partiellement* en milieu acidifié à 30 p. 100 par l'acide acétique.

Ajoutons encore que les deutéroprotéoses ou peptones de Brücke, auxquelles certaines protéoses dites « peptones urinaires » ont pu être identifiées, ne sont pas précipitées par l'acétate ferrique, à l'inverse de ce qui a lieu pour les albumines et les protéoses primaires. Ces deutéroprotéoses sont d'ailleurs, parmi les protéoses, celles qui se rapprochent le plus des peptones vraies de Kühne.

Telles sont les variétés d'albumoses que l'on trouve habituellement décrites dans les ouvrages classiques ; mais on est en droit de supposer que les produits de digestion intermédiaires à l'albumine et à la peptone vraie ne sont pas limités à ces trois espèces d'ailleurs assez mal définies. C'est ainsi que l'on a signalé l'existence d'albumines ou d'albumoses possédant des réactions si singulières, qu'on ne peut les identifier complètement avec l'un quelconque des types précédemment décrits. On peut penser aussi que, dans ces circonstances, il s'agissait le plus souvent d'espèces identiques dont les réactions n'étaient différentes que par suite d'influences inhérentes au milieu et non à la nature même de l'albumose : ainsi, une même albumine pourrait se comporter de différentes manières vis-à-vis d'un réactif unique, suivant la concentration, la nature des sels, la réaction, etc., du milieu urinaire, par exemple.

De plus, les différences de réactions qui justifient cette classification sont très peu marquées, difficilement appréciables par conséquent ; aussi présumons-nous qu'il sera difficile, après que l'on aura reconnu la présence d'une albumose dans l'urine, de l'identifier à l'un quelconque des types précités. D'autre part, il est exceptionnel que ceux-ci se présentent isolément : c'est habituellement un mélange de plusieurs variétés d'albumoses que l'on rencontre, accompagnant ou non l'albumine ordinaire. Néanmoins, si, dans l'espèce, une différenciation rigoureuse est impossible, on peut, de l'ensemble des caractères qui se dégagent des réactions observées, déduire que telle albumose est plus ou moins éloignée du type *peptone vraie*, et plus ou moins voisine, par conséquent, du type *hétéro-albumose*.

Mentionnons ici que la peptone vraie de Kühne (non précipitable par le sulfate d'ammoniaque à saturation) n'a jamais été rencontrée dans l'urine d'une façon certaine. Dans tous les cas de prétendue *peptonurie vraie*, il s'agissait d'albumosurie avec deutéroalbumoses, substances d'ailleurs très voisines des peptones vraies de Kühne et sensiblement identiques aux peptones de Brücke (non précipitables par le ferrocyanure acétique). En somme, cette albumosurie avec deutéroalbumoses paraît s'identifier avec ce que l'on désignait autrefois sous le nom de *peptonurie*, alors que les termes d'*albumosurie* ou de *propeptonurie* semblaient spécialement réservés aux cas dans lesquels on avait rencontré des albumoses du type hétéro-protéoses, albumoses que l'on a confondues — dans certains cas avec raison, d'autres fois à tort — avec les *albuminoïdes de Bence-Jones*.

III. — Albumines thermo-solubles
ou substances dites « albumoses » de Bence-Jones.

Sous le nom d' « albumoses » de Bence-Jones, on a décrit certaines matières albuminoïdes urinaires qui présentent cette curieuse particularité de se coaguler vers 60° pour se redissoudre ensuite à la température de l'ébullition et reparaître enfin par le refroidissement. Aussi, est-ce avec raison que Grimbert propose de les désigner sous le nom d'albumines *thermo-solubles*.

Toutes les matières albuminoïdes thermo-solubles signalées par différents auteurs (environ 30 observations) ne correspondaient sans doute pas à une seule et même espèce clinique. Ainsi, dans un cas observé par G. Patein et l'un de nous (Michel), la prétendue albumose de Bence-Jones n'était autre que de la globuline dont les réactions paraissaient anormales par suite de l'acidité et de la concentration saline de l'urine. Dans d'autres cas cette matière albuminoïde présentait certaines réactions des albumoses, notamment la précipitation par l'acide nitrique et la redissolution du précipité par la chaleur (Moitessier, Ville et Derrien, Grimbert).

Ainsi autant d'auteurs, autant de substances dites de Bence-Jones différentes. « Il n'est donc pas étonnant, écrit M. le professeur Grimbert, que ceux qui ont étudié cette matière albuminoïde en aient fait les uns une albumose, les autres une globuline, et d'autres une histone. Ils ont eu certainement entre les mains des substances de nature différente n'ayant de commun que leur thermo-solubilité. Il n'y a donc pas une ou des albumines de Bence-Jones, mais, comme l'ont très bien dit Ville et Derrien, une *réaction de Bence-Jones* applicable à des substances albuminoïdes variées ».

IV. — Albumines acéto-solubles.

G. Patein a signalé l'existence d'une variété d'albumine urinaire qui diffère des albumoses en ce qu'elle est coagulable par la chaleur, et des albumines proprement dites (sérine et globuline), par ce fait que son coagulum est soluble dans l'acide acétique.

Cette albumine est coagulable par la chaleur en milieu *neutre* ou *très faiblement acide*; la coagulation n'a plus lieu si le milieu est légèrement acidulé par l'acide acétique. *Le précipité obtenu par la chaleur en milieu neutre ou très faiblement acide se redissout facilement dans des traces d'acide acétique.*

Cette albumine est *complètement précipitée* à l'ébullition par un *excès d'acide azotique, même en milieu acétique.*

Quand le milieu est saturé de sulfate de soude, l'acéto-solubilité n'existe plus.

Nous avons signalé déjà l'importance de ces caractères en étudiant la recherche de l'albumine vraie (p. 297).

RECHERCHE DES ALBUMOSES ET DES PEPTONES DANS L'URINE

Différentes méthodes, basées sur les réactions précédemment étudiées, peuvent être employées pour la recherche des albumoses urinaires.

1° Séparation des albumoses et de l'albumine (*sérine globuline*).
— L'urine est additionnée de 5 p. 100 de chlorure de sodium,
acidulée par l'acide acétique, puis portée à l'ébullition. Le
liquide est ensuite *filtré bouillant;* la sérine et la globuline
restent sur le filtre, tandis que les albumoses passent dans le
filtratum, d'où elles peuvent se précipiter en partie pendant le
refroidissement.

2° Le liquide filtré provenant de la séparation de l'albumine
fournit les réactions suivantes, s'il contient des protéoses
primaires (hétéro et protoalbumoses) :

a. L'*acide nitrique* donne, à froid, un précipité qui disparaît à
chaud et réapparaît pendant le refroidissement.

b. Le *ferrocyanure acétique,* l'*acide trichloracétique,* le *tanin
acétique,* les *réactifs* d'*Esbach* et de *Tanret,* donnent, à froid, des
précipités qui sont solubles à chaud.

c. Le filtratum, provenant de la séparation de l'albumine,
fortement alcalinisé par la soude, puis additionné de quelques
gouttes d'une solution très étendue de sulfate de cuivre, se
colore en rose-violet s'il contient des albumoses (réaction du
biuret).

N. B. — La réaction du biuret se produit avec la sérine et la
globuline, aussi bien qu'avec les albumoses ; c'est donc à tort
qu'on l'indique dans certains ouvrages comme spécifique de
ces dernières : c'est une réaction commune à toutes les
matières albuminoïdes, aussi ne peut-elle servir à caractériser les albumoses qu'en l'absence de l'albumine ordinaire.

Recherche des deutéroalbumoses (*peptones des anciens auteurs*).
— Certaines des réactions qui viennent d'être indiquées,
notamment celles qui sont basées sur l'emploi de l'acide
nitrique, du ferrocyanure acétique, de l'acide trichloracétique,
permettent surtout de déceler la présence des hétéro et des
protoalbumoses (protéoses primaires). Les deutéroalbumoses
(peptones urinaires des anciens auteurs, peptones de Brücke)
dont la précipitation est plus difficile, peuvent être isolées et
reconnues en soumettant l'urine aux épreuves suivantes :

Procédé de Hofmeister. — 1° On ajoute à l'urine 2 p. 100 d'acétate
de soude et, goutte à goutte, du perchlorure de fer jusqu'à
coloration rouge persistante ; on neutralise en partie par le
carbonate de soude et on porte à l'ébullition que l'on maintient
jusqu'à ce que le fer soit précipité à l'état d'acétate basique ;
cette précipitation entraîne les albumines et les albumoses
primaires, tandis que les deutéroalbumoses et les peptones
vraies de Kühne restent en solution. On filtre et on s'assure
que le filtrat ne précipite pas par le ferrocyanure acétique. Si

le filtrat est incolore, on peut le soumettre directement à la réaction du biuret. S'il est coloré, on le précipitera par le tanin acétique (tannin, 4 gr. ; alcool à 45°. 200 c. c. ; acide acétique 2 c. c.), ou par le réactif phosphotungstique dont la formule est indiquée plus bas. Le précipité formé avec l'un ou l'autre de ces deux réactifs sera dissous dans la soude ; la solution ainsi obtenue, additionnée de quelques gouttes d'une solution étendue de sulfate de cuivre, se colorera en rose violacé (réaction du biuret) si le précipité contient des deutéroalbumoses ou des peptones.

2° Pour que la réaction du biuret soit bien nette, il convient d'isoler les deutéroalbumoses ou du moins de les séparer le plus possible des substances qui les accompagnent dans le filtrat provenant du traitement à l'acétate ferrique. Pour cela, on emploie la solution phosphotungstique suivante :

> Phosphotungstate de soude . . . . .   25 gr.
> Acide chlorhydrique . . . .   5 —
> Eau distillée . . . .   250 —

Au filtrat obtenu comme il est dit plus haut après traitement par l'acétate de soude et le perchlorure de fer, on ajoute un quart de son volume d'acide chlorhydrique ; puis on y verse de la solution de phosphotungstate de soude, tant qu'il se produit un précipité. Ce précipité est *de suite* recueilli sur un filtre et lavé avec de l'eau contenant 3 à 5 p. 100 d'acide sulfurique. Il est ensuite trituré avec de la baryte hydratée et un peu d'eau. Les deutéroalbumoses et les peptones mises en liberté se dissolvent dans l'eau. On filtre et on précipite la baryte dissoute avec la quantité strictement nécessaire d'acide sulfurique dilué ; après nouvelle filtration, on obtient une solution aqueuse et incolore que l'on soumet à la réaction du biuret. Pour cela, on l'additionne de quelques gouttes de lessive de soude et de solution de sulfate de cuivre à 2 p. 100. La coloration obtenue varie du rose-violet au pourpre. On peut, d'après Hofmeister, déceler ainsi 0^{gr},25 de deutéroalbumoses dans un litre d'urine.

Recherche des peptones vraies. — D'après nombre d'auteurs, les peptones vraies de Kühne n'auraient jamais été rencontrées dans l'urine fraîchement émise, et les matières albuminoïdes que l'on a appelées peptones urinaires seraient des deutéroalbumoses (peptones de Brücke).

Quoi qu'il en soit, on les recherchera au moyen du tanin acétique ou de la réaction du biuret pratiquée directement sur le filtrat de l'urine, que l'on aura privée d'albumine et d'albumoses en *la saturant à l'ébullition de sulfate d'ammoniaque, successivement en milieu neutre, en milieu alcalin et en milieu acide.*

Dosage des albumoses. — Delezenne conseille de précipiter les albumoses de l'urine en la saturant de sulfate de zinc après l'avoir débarrassée de ses albumines par coction. Le précipité d'albumoses est lavé avec une solution saturée de sulfate de zinc pour être ensuite traité par la méthode de Kjeldahl pour le dosage de l'azote : 1 d'azote représentera 6,35 d'albumoses.

Origines et signification des protéoses urinaires et autres albumines de transformation.

ALBUMOSURIE ET PEPTONURIE. — D'après Devoto, Stadelmann, Stokvis, K. Sens, de Hartogh, etc., la *peptonurie vraie*, c'est-à-dire la présence dans l'urine de peptones vraies de Kühne (non précipitables par le sulfate d'ammoniaque à saturation), n'aurait jamais été observée. Dans tous les cas où cette « peptonurie » a été mentionnée, il s'agissait à proprement parler d' « albumosurie ». Ces prétendues « peptones » n'étaient le plus souvent que des « deutéroalbumoses » de Kühne, sensiblement identiques d'ailleurs aux substances que Brücke appelait peptones vraies (non précipitables par le ferrocyanure acétique).

1º C'est Bence-Jones qui constata pour la première fois (1848) la présence, dans l'urine d'un *ostéomalacique*, de substances albuminoïdes de la nature des propeptones. Depuis, Mommsenn, Langendorf et Kühne ont publié des observations analogues ; Fleischer dit avoir isolé des propeptones de la moelle normale et enfin Virchow a pu en extraire de la moelle osseuse d'un malade atteint d'ostéomalacie. Plus récemment, divers auteurs ont rapporté un assez grand nombre d'observations démontrant que, très souvent, l'albumosurie se montre chez les malades atteints de *néoplasmes du tissu osseux*. On tend même à admettre aujourd'hui qu'une albumosurie abondante et continue est un signe permettant d'établir sûrement le diagnostic de *scarcomatose primitive multiple des os*. A cet égard, les faits signalés par Kahler, Ribbinck, Huppert, Stockvis, Matthes et Seegelken, Naunyn, Ellinger, Senator et Rosin, Bradshav, Buchstab et Schaposchnikoff, sont très probants.

2º Sous le nom de *peptonurie pyogène*, on décrivait autrefois l'albumosurie qui accompagne les *grandes suppurations*... alors que le pus, riche en albumoses et abondant, stagne longtemps et s'épanche dans une cavité à grande surface permettant sa résorption : *pleurésie purulente, bronchorrée, fonte purulente des poumons tuberculeux, abcès profonds, méningite suppurée, septicémie avec foyers purulents,* etc.

3° Il semble établi, d'après un assez grand nombre d'observations, que l'albumosurie doive survenir au cours de *toute maladie infectieuse*. Anciennement déjà, Senator l'avait signalée chez un *syphilitique*, chez un enfant atteint de diphtérie et, d'une façon constante, chez tous les *pneumoniques* qu'il avait examinés. Plus récemment Loeb, Heller ont vu la *rougeole* et la *scarlatine* s'accompagner d'albumosurie ; P. Sommerfeld, C. Cattaneo ont trouvé des propeptones dans les urines d'enfants atteints de diverses maladies infectieuses.

Krehl et Matthes ont cherché à établir les relations de cause à effet présumables entre la fièvre et l'albumosurie qui accompagnent, en général, les maladies infectieuses ; après avoir démontré la présence de deutéroalbumoses dans l'urine émise au cours de diverses infections, ils se sont demandé si l'albumose circulante n'était pas elle-même capable de provoquer la fièvre. Ils ont vu très nettement que l'injection sous-cutanée d'albumoses provoquait chez le chien ou le lapin une élévation de température ; ils ont ensuite reconnu que certaines fièvres aseptiques (suite de fractures compliquées, ou survenant après injections sous-cutanées de substances irritantes telles que l'iode ou le nitrate d'argent) s'accompagnaient aussi d'albumosurie.

Ces constatations leur ont permis de formuler l'hypothèse suivante : la maladie entraînerait des modifications dans le processus que reconnaissent normalement les transformations réalisées au cours des échanges nutritifs des matières albuminoïdes ; ces modifications seraient surtout *qualitatives*, en ce sens qu'elles se traduiraient par la formation (anormale) d'albumoses qui seraient peu à peu éliminées du sang par le rein.

4° Les trois cas que nous venons d'envisager, affections cancéreuses du tissu osseux, grandes suppurations, maladies infectieuses et fébriles, sont bien ceux dans lesquels l'albumosurie s'observe le plus souvent ; mais il en est d'autres où on la rencontre moins fréquemment et qu'il convient néanmoins de signaler.

Telles sont les *affections du tube digestif* s'accompagnant de *lésions de la muqueuse gastrique ou intestinale*, lésions qui occasionnent la résorption des matières albuminoïdes en voie de digestion, ainsi que Brieger l'a pu constater dans un cas d'ulcère rond de l'estomac et dans plusieurs autres de cancer du tube digestif. Ces cas réalisent ce que Maixner appelait la *peptonurie entérogène*, qu'il avait observée à la période de défervescence de maladies exanthématiques diverses : typhus, variole, rougeole, érysipèle, etc.

Pour Pacanowski, la peptonurie est liée à la diathèse cancéreuse, quel que soit le siège de la tumeur, tandis que Maixner prétend qu'elle est spéciale au cancer du tube digestif (*peptonurie carcinomateuse*).

L'albumosurie accompagne souvent les dyspepsies ; on l'observe particulièrement dans les cas de *dilatation de l'estomac* (Bouchard).

5° Noël Paton rapporte l'observation d'un malade alcoolique éliminant une forte quantité d'albumoses et chez lequel l'autopsie montra un foie gras cirrhotique et l'absence de toute lésion rénale. L'albumosurie a d'ailleurs été constatée au cours de diverses *affections du foie* : les cirrhoses, l'atrophie aiguë (Brieger, Schultzen et Riess), l'hépatite interstitielle, le carcinome, la tuméfaction du foie dans les maladies apyrétiques (Bouchard), l'empoisonnement aigu par le phosphore (Maixner, von Jaksch, Gregoriantz), etc. : c'est la *peptonurie hépatogène* des anciens auteurs.

Mentionnons encore les albumosuries que l'on a observées au moment de la régression utérine (*peptonurie puerpérale* de Koettnitz), et même quelques semaines avant l'accouchement ; enfin, celles que l'on a notées au cours de certaines affections du cerveau ou de la moelle, l'atrophie musculaire progressive, par exemple (Senator).

6° ALBUMOSURIE ET RÉGIME LACTÉ. — Patein a attiré l'attention sur ce fait important, à savoir que des propeptones ou des substances analogues peuvent apparaître dans les urines de brightiques soumis au régime lacté. E. Gérard a rapporté l'observation d'un malade éliminant 10 à 16 grammes d'albumine par litre avant l'institution du régime lacté et qui, après deux jours de ce régime, émettait des urines non coagulables par la chaleur, mais précipitant abondamment par l'acide nitrique à froid ; il put extraire de ces urines les trois variétés d'albumoses précédemment décrites, hétéro, proto et deutéro-protéoses.

ALBUMINES ACÉTOSOLUBLES. — Enfin, il convient de rapprocher de ces cas d'albumosuries ceux dans lesquels Patein d'abord, Bar, Menu et Mercier (urines d'éclamptiques) ensuite, puis Archard et Weill, ont signalé la production de matières albuminoïdes, non identiques aux albumoses, mais différant de l'albumine ordinaire par ce fait que le coagulum produit à l'ébullition se dissolvait avec une extrême facilité dans l'acide acétique (albumines acéto-solubles).

Achard et Castaigne attribuent à cette albumine acétosoluble la même valeur sémiologique qu'à l'albumine ordinaire.

§ 3. — LES PROTÉIDES URINAIRES

(Nucléoalbumines. — Mucines. — Pseudo-mucines.
Pseudo-albumines. — Hémoglobine).

I. — Nucléoalbuminoïdes.

Ces substances résultent de la combinaison d'une matière albuminoïde avec une *nucléine*.

Les nucléoalbuminoïdes sont insolubles dans l'eau ; elles sont solubles dans les solutions alcalines étendues. Ces solutions sont incoagulables par la chaleur,

Elles sont solubles dans les solutions fortes de chlorure de sodium (10 p. 100) ; dans ces conditions, elles sont coagulables par la chaleur.

Les nucléoalbuminoïdes présentent les réactions colorées des matières albuminoïdes ; elles sont précipitées par le tanin acétique, l'acide picrique, le réactif de Tanret, l'acide phospho-molybdique, etc.

Elles *sont précipitées* par de faibles quantités d'*acide acétique* ou d'acide chlorhydrique ; mais le précipité se redissout dans un grand excès d'acide acétique ou dans un petit excès d'acide chlorhydrique.

Soumises à la *digestion pepsique* en liqueur chlorhydrique étendue, elles se dédoublent en donnant une protéose (peptone) soluble, et une *nucléine*, substance phosphorée qui reste indissoute et inattaquable par le liquide de digestion.

Cette *nucléine*, traitée par une solution alcaline faible, se dédouble à son tour en une matière albuminoïde qui s'unit à l'alcali pour former une alcali-albumine, et en un *acide nucléique*. Les nucléines sont donc elles-mêmes des protéides, et les nucléoalbumines sont des *diprotéides*, c'est-à-dire des composés résultant de l'union de deux molécules protéiques avec un groupe nucléique.

Les *acides nucléiques* sont des composés contenant de 9 à 10 p. 100 de phosphore ; ils ne donnent plus les réactions des albuminoïdes, mais ils ont la propriété de précipiter les albumines de leurs solutions en formant avec elles des nucléines.

Hydrolysés par les acides minéraux dilués, les acides nucléiques se dédoublent en donnant des bases puriques (*xanthine, guanine, hypoxanthine, adénine*), de l'acide phosphorique, des hydrates de carbone, etc.

Dans les mêmes conditions, les acides *paranucléiques* provenant des *paranucléines* (caséine) ne donnent pas de bases xanthiques. Ce caractère distingue les nucléines des para-nucléines.

La présence du phosphore dans la molécule d'acide nucléique explique pourquoi les nucléoalbuminoïdes calcinées en présence d'un alcali donnent un résidu contenant des phosphates.

Présence dans l'urine. — Les nucléoalbuminoïdes peuvent se rencontrer à l'état de traces dans l'urine normale et en quantité notable dans certaines urines pathologiques (voir urines purulentes).

Les *paranucléoalbuminoïdes*, substances analogues à la caséine du lait, se trouvent très rarement dans l'urine.

A notre connaissance, leur présence n'a été signalée que dans deux observations de chylurie : l'une déjà ancienne de M. Léger, et l'autre plus récente de M. Guillaumin.

Avant de décrire les procédés de recherche des nucléo-protéides, nous examinerons les caractères de diverses substances albuminoïdes dont certaines peuvent, comme les nucléoalbumines, se rencontrer à l'état de traces dans l'urine normale.

II. — Mucines vraies.

Disons tout de suite que les *mucines vraies ne se rencontrent jamais dans l'urine* et que, si nous en donnons ici les principaux caractères, c'est afin de pouvoir les différencier des pseudo-mucines, ou plus exactement des pseudo-albumines urinaires.

Les *mucines* sont des *glycoprotéides*, c'est-à-dire des composés résultant de la combinaison d'une matière albuminoïde avec une substance réductrice appartenant au type hydrate de carbone.

Elles donnent les réactions colorées des substances albuminoïdes ; elles sont insolubles dans l'eau pure, mais solubles, à la façon des nucléoalbumines, dans les solutions alcalines étendues. Ces solutions ne sont pas coagulées à l'ébullition, mais elles sont précipitées complètement par l'acide acétique ; un excès de cet acide ne redissout pas le précipité (différence avec les nucléoalbumines) ; ce précipité est soluble dans l'acide chlorhydrique étendu. La solution acide ainsi obtenue, soumise à une ébullition prolongée, *donne une substance réduisant la liqueur de Fehling* (glycosamine $C^6H^{13}AzO^5$).

III. — Pseudomucines ou mucoïdes ou mucinoïdes.

Les pseudo-mucines appartiennent au groupe des glyco-protéides, parce qu'elles fournissent de la glycosamine quand on les dédouble par les acides minéraux dilués à l'ébullition.

Mais elles se distinguent des mucines vraies par leur solubilité dans l'eau pure, et surtout par ce fait que leurs solutions ne sont pas précipitées par l'acide acétique. On ne les rencontre pas dans l'urine. La mieux connue est la *méta* ou *paralbumine*, que Scherer a trouvée dans les kystes de l'ovaire exclusivement.

IV. — Pseudoalbumines. — Matières albuminoïdes de l'urine normale.

On admet généralement, avec Mörner, que toutes les urines et même celles que l'on considère comme normales contiennent des traces de matières albuminoïdes précipitables par les acides à la façon des mucines.

La nature de ces substances est longtemps restée inconnue ; on les a confondues tour à tour avec la mucine, la paralbumine, la globuline et les peptones. Comme la mucine, elles sont précipitées par l'acide acétique à froid, mais elles ne donnent pas de substances réductrices lorsqu'on les traite à l'ébullition par les acides minéraux dilués ; ce dernier caractère, qui les distingue des mucines vraies, nous explique pourquoi on les désigne habituellement sous le nom de *pseudomucines*. Comme cette dernière dénomination s'applique déjà à la métalbumine trouvée par Scherer dans les kystes de l'ovaire, il conviendrait, pour éviter toute confusion, d'accepter le nom de *pseudoalbumines*, proposé par Grimbert, pour désigner ces matières albuminoïdes de l'urine normale.

Les urines à réaction acide, qui ne contiennent que des pseudoalbumines, ne se troublent pas quand on les porte à l'ébullition. Le trouble n'apparaît que sous l'influence d'un acide quelconque, organique ou minéral ; il se produit même à froid et s'accentue sous l'action de la chaleur. On en facilite la formation en diluant l'urine de son volume d'eau, car, dans les urines dont la concentration saline est trop forte, les pseudoalbumines ne sont plus précipitées par les acides.

D'après Mörner (1895), la subtance qui se précipite ainsi après addition d'acide n'existerait pas toute formée dans l'urine, mais elle y prendrait naissance de la façon suivante : l'urine normale contiendrait des *traces d'albumine ordinaire* et des acides *chondroïtine-sulfurique, nucléique* et *taurocholique* combinés sous forme de sels ; ces acides, se trouvant libérés dès que l'on acidule l'urine, s'uniraient à l'albumine qui serait ainsi précipitée à l'état de *chondro-albumine*, de *nucléo-albumine* et de *taurocho-albumine*, combinaisons analogues aux nucléo-albumines précédemment étudiées.

L'acide *chondroïtine-sulfurique* ou *chondroïtique* existe constamment dans l'urine en plus grande quantité que les deux autres ; *l'acide taurocholique* ne s'y rencontre d'ailleurs qu'exceptionnellement ; mais, au total, la quantité de ces trois acides est toujours plus que suffisante pour la précipitation complète de l'albumine contenue dans l'urine normale. Mörner a vu, en effet, que l'addition d'une solution faible d'albumine à une urine préalablement débarrassée de ses pseudoalbumines par l'acide acétique, donne lieu à la formation d'une *nouvelle combinaison insoluble* que l'analyse montre formée d'acide chondroïtique et d'albumine. Ainsi, d'un litre d'urine normale du matin, Mörner précipitait par l'acide acétique 41 milligrammes de pseudoalbumines (moyenne de 10 cas) ; le filtratum donnait encore 54 milligrammes de précipité après addition d'une solution de sérum-albumine.

Nous avons mentionné déjà — et nous reviendrons plus loin sur cette question — que les *nucléo-albumines vraies* pouvaient, dans certains cas pathologiques (pyurie, cholurie), apparaître dans l'urine ; mais la présence de ces mêmes substances dans l'urine normale n'est sans doute pas constante ; du moins, tous les auteurs ne l'admettent pas. Si l'urine normale ne contient que des traces d'acide nucléique, et par conséquent si les *pseudo-albumines* de certaines urines normales résultent surtout de la combinaison de l'acide chondroïtine-sulfurique avec l'albumine proprement dite, il n'est pas étonnant que l'on n'ait pu identifier complètement les matières albuminoïdes de ces urines aux nucléo-albumines ; suivant les cas, elles doivent différer de ces dernières par leur teneur très faible ou même nulle en phosphore, puisque l'acide chondroïtine-sulfurique ($C^{18}H^{26}AzO^{13}SO^3OH$) n'en renferme pas.

D'après Oswald, la pseudo-albumine précipitée de l'urine normale par les acides serait le plus souvent constituée par une globuline qu'il appelle *euglobuline* et quelquefois par de véritables nucléoalbumines.

Comme on le voit, la question des matières albuminoïdes de l'urine normale n'est pas encore complètement élucidée. Jusqu'à plus ample informé, nous admettrons que ces substances peuvent être constituées par des nucléo-albuminoïdes vraies, et surtout par des albumines susceptibles de se précipiter à l'état de combinaison avec l'acide chondroïtine-sulfurique dans les circonstances indiquées par Mörner.

Recherche des pseudoalbumines (*chondroalbumines et nucléoalbumines*). — L'urine qui contient des pseudo-albumines donne par l'acide acétique à froid un précipité insoluble dans l'acide étendu, mais assez soluble dans l'acide acétique concentré, soluble dans l'acide formique, dans les acides minéraux en excès, et dans les alcalis. La précipitation acétique est incomplète en présence des sels neutres : chlorure de sodium, chlorhydrate d'ammoniaque, azotate de potasse, etc.

L'urine à pseudo-albumines ne précipite pas par la chaleur seule ; le précipité n'apparaît qu'après addition d'acide acétique.

1° La précipitation n'ayant pas lieu dans les solutions salines trop concentrées, on étend l'urine filtrée de **3** volumes d'eau ; on verse de l'acide acétique de manière à aciduler fortement. Si l'urine contient des pseudo-albumines, il se forme un précipité ou un louche que la comparaison avec un tube témoin rend facilement appréciable. Si le précipité est assez abondant, on peut le séparer sur un filtre et le redissoudre dans l'eau alcalinisée ; le sulfate de magnésie à saturation précipitera les pseudo-mucines de cette solution.

2° L'urine à réaction acide normale, qui ne contient pas d'albuminoïdes autres que les pseudo-albuminoïdes, n'est pas coagulée à l'ébullition ; elle ne se trouble alors qu'après addition d'acide acétique.

3° Dans une urine à pseudo-albumines, la réaction de Heller ne donne rien à la surface de séparation des deux liquides ; mais, à 1 centimètre environ au-dessus de cette surface, on voit apparaître (Mörner), diffus ou sous forme d'anneau, un très léger trouble ; cet anneau se distingue de celui que fournirait l'albumine vraie, par ce fait qu'il n'est pas situé au contact immédiat de la surface nitrique.

4° MM. Talamon et Lécorché versent l'urine avec précaution sur une solution sirupeuse d'acide citrique ; les pseudo-albumines sont précipitées à la surface de séparation des deux liquides. Dans les mêmes conditions, l'albumine vraie n'est pas précipitée.

Technique de Grimbert et Dufau. — La réaction de Heller et celle de Talamon et Lécorché, appliquées simultanément à une même urine, permettent d'y reconnaître la présence des pseudo-albumines, soit qu'elles y existent seules, soit qu'elles s'y rencontrent avec l'albumine vraie. Voici, à cet effet, la technique indiquée par Grimbert et Dufau : on prépare d'abord une solution sirupeuse d'acide citrique en faisant dissoudre 100 grammes de cet acide dans 75 centimètres cubes d'eau distillée ; après s'être assuré de la réaction acide naturelle de l'urine, on l'étend de son volume d'eau, puis on verse dans un tube à essai quelques centimètres cubes de la solution citrique et, à l'aide d'une pipette, on dépose à la surface de cette solution une couche d'urine de 3 à 4 centimètres de hauteur, en évitant tout mélange ; on opère semblablement dans un second tube avec de l'acide nitrique (réaction de Heller).

Si l'urine ne renferme que de la pseudo-albumine, on aura, à sa surface de contact avec l'acide citrique, une zone nébuleuse pouvant s'étendre à la totalité de l'urine surnageante. Sur l'acide azotique, on observera également une zone nébuleuse, mais située toujours au-dessus du plan de séparation des deux acides et jamais au contact de l'acide.

Si l'urine contient de l'albumine vraie, même en très grande quantité, elle restera limpide à la surface de contact avec l'acide citrique, mais elle donnera au contact de la surface nitrique un disque opaque, plus ou moins épais, toujours très net, même avec des traces seulement d'albumine.

Enfin, si l'urine renferme à la fois de la pseudo-albumine et de l'albumine, on observera un trouble sur l'acide citrique et, sur l'acide nitrique, un disque albumineux séparé par une zone claire d'un autre disque ou zone nébuleuse due à la pseudo-albumine.

Origine et signification des pseudo-albumines et particulièrement des nucléo-albumines. — Les pseudo-albumines se rencontreraient dans l'urine normale à la dose de 0, 04 par litre environ, d'après Mörner. Elles proviennent peut-être en partie des sécrétions muqueuses et de la desquamation épithéliale des voies urinaires. C'est dans les urines normales de la femme qu'on les rencontre principalement ; il n'est pour ainsi dire point de ces urines dans lesquelles l'addition d'acide acétique ne détermine la production d'un léger trouble ; dans la circonstance, les sécrétions muqueuses vaginales mélangées à l'urine, et les cellules épithéliales, souvent nombreuses, abandonnent vraisemblablement à l'urine des traces de matières albuminoïdes analogues aux nucléo-albumines.

Nucléo-albuminurie à l'état pathologique. — La nucléo-albumine peut dans certains états pathologiques se rencontrer dans l'urine en petite quantité : surtout lorsqu'il y a catarrhe des voies urinaires, et en particulier de la vessie ; dans les maladies fébriles, dans la leucémie, et enfin dans toutes les affections du rein concurremment avec l'albumine vraie. D'après Schreiber, la nucléo-albumine accompagnerait la sérum-albumine que l'on retrouve dans l'urine à la suite de compression du thorax. F. Obermayer a relaté la présence de la nucléo-albumine dans 6 cas de *leucémie* et 32 cas d'*ictère* ; ici, la nucléo-albuminurie était liée au symptôme ictère et non à la maladie au cours de laquelle il s'était montré, car la nucléo-albumine disparaissait avec lui. Le même auteur a également observé de la nucléo-albuminurie à la suite de maladies préjudiciables à l'intégrité du rein (*scarlatine*, *diphtérie*, etc.), et aussi après ingestion de substances irritantes telles que le naphtol, le sublimé, les composés arsenicaux, substances capables d'entraîner des lésions rénales. Aussi faudrait-il admettre, avec Obermayer, deux catégories de nucléo-albuminuries : les unes d'origine rénale, accompagnant l'albuminurie vraie des néphrites, les autres indépendantes de toute lésion rénale, d'origine vésicale par exemple.

Pour D. Sarrazin, la nucléo-albuminurie serait un fait rare, observable seulement dans les cas où la desquamation des épithéliums rénaux est intense.

D'après Flensburg, la nucléo-albuminurie existerait dans 84 p. 100 des cas d'albuminurie ; de plus, les *albuminuries transitoires* ne seraient le plus souvent que des nucléo-albuminuries.

Dans les cas d'albuminurie survenant au cours d'*affections fébriles*, la nucléo-albumine apparaît avant l'albumine vraie (Ott).

Haushalter et Guérin l'ont signalée chez un enfant présentant une atrophie du corps thyroïde et chez un autre enfant tuberculeux qu'ils observèrent pendant cinq mois et dont les urines contenaient des quantités de nucléo-albumine, variables suivant les jours (maximun $= 3^{gr},02$), et décroissant en même temps que s'améliorait l'état du sujet. Pour ces auteurs, l'apparition transitoire ou continue de nucléo-albumine en quantité notable serait souvent l'indice d'une *tuberculose* en évolution dans un organe quelconque.

Les auteurs allemands décrivent une nucléo-albumine particulière, la *nucléohistone*, assez abondante dans les leucocytes, les ganglions lymphatiques, le thymus, et dont la présence a été signalée par Kolisch et Burian dans un cas de leucémie, et par A. Jolles dans un autre cas de pseudo-leucémie. Cette nucléohistone se distingue de la nucléo-albumine ordinaire en ce qu'elle n'est pas précipitée de ses dissolutions par le sulfate de magnésie à staturation ; elle est très riche en phosphore (3,02 p. 100 d'après Lilienfeld).

Les nucléo-albumines se rencontrent enfin dans toutes les *urines purulentes* ; c'est là un point sur lequel nous aurons à revenir dans un paragraphe spécial.

V. — Hémoglobine.

Le sang doit sa coloration rouge à deux pigments fixés aux hématies et n'existant pas normalement en solution dans le plasma ; ce sont l'*hémoglobine* et l'*oxyhémoglobine* ; cette dernière résulte de l'oxydation de l'hémoglobine, substance qu'elle régénère d'ailleurs sous l'influence des agents réducteurs.

Ces pigments sont des ferroprotéides résultant de la combinaison d'une matière albuminoïde appelée *globine* à une substance ferrugineuse qui est l'*hématine* pour l'*oxyhémoglobine*, et l'*hémochromogène* ou *hématine réduite* pour l'hémoglobine.

Réactions. — a) *Oxyhémoglobine.* — C'est une substance cristallisable contenant de 0,34 à 0,47 p. 100 de fer et de 16 à 18 p. 100 d'azote ; elle est soluble dans l'eau. Contenue dans les hématies, elle peut passer en dissolution dans le plasma sanguin par *laquage* ou *hémolyse* du sang (ce laquage se produit quand on additionne le sang de 2 à 5 fois son volume d'eau ou de 1/10 de son volume d'éther, etc.).

En solution à 1 p. 1000 et sous une épaisseur de 1 centimètre, elle présente un spectre caractérisé par deux bandes d'absorption très nettes, situées dans la région jaune-vert, entre les raies D et E du spectre solaire ; la bande avoisinant la raie D est plus étroite et plus sombre que l'autre, située près de la raie E (I, pl. IX). Avec des solutions dont la concentration dépasse 8,5 p. 1000, ces bandes ne sont plus perceptibles car toute la région du spectre comprise entre l'orangé et le violet se trouve absorbée.

Traitée par un agent *réducteur* tel que le sulfhydrate d'ammoniaque, ou soumise à l'action du vide, l'oxyhémoglobine perd son oxygène pour se transformer en hémoglobine.

Soumise à l'action des *oxydants* tels que le ferricyanure de potassium, elle se transforme en *méthémoglobine*, substance non dissociable par le vide mais que les réducteurs chimiques seuls peuvent ramener à l'état d'hémoglobine.

Sous l'influence de la chaleur, ou bien au contact prolongé de l'alcool, ou bien encore en présence des acides, l'oxyhémoglobine se dédouble en une substance protéique appelée *globine* et en un pigment ferrugineux qui est l'*hématine* ; cette dernière est transformée en *hémochromogène* par les réducteurs, et forme avec l'acide chlorhydrique un sel appelé *hémine* (chlorhydrate d'hématine ou *cristaux de Teichmann*) dont la production est, comme nous le verrons plus loin, appliquée à la recherche du sang. Traitée par les acides forts, l'hématine cède le fer qui fait partie de sa molécule et donne un nouveau pigment ferrugineux isomère de la bilirubine, l'*hématoporphyrine.*

b) *Hémoglobine.* — Contenue dans le sang normal en faible proportion, à côté de l'oxyhémoglobine dont elle dérive par réduction et qu'elle régénère par simple contact avec une atmosphère contenant de l'oxygène, cette substance est cristallisable et soluble dans l'eau. En solution à 1 p. 1000 et sous une épaisseur de 1 centimètre, elle donne un spectre d'absorption caractérisée par une seule bande, très large, située entre les raies D et E du spectre solaire, mais plus voisine de D que de E (fig. 2, pl· IX).

Avec une solution à 3 p. 1000, la bande d'absorption est si large qu'elle occupe tout l'espace compris entre D et E.

Les produits de décomposition de l'hémoglobine sont analogues à ceux que fournit l'oxyhémoglobine. Ainsi, à l'abri de l'oxygène et sous l'influence de la chaleur ou des acides, elle peut donner de l'*hémochromogène* (ou hématine réduite), que les oxydants transforment en hématine.

Méthémoglobine. — Sous l'influence des oxydants chimiques (ferricyanure de potassium, permanganate de potasse, chlorate de soude, nitrite de potasse, nitrite d'amyle), l'hémoglobine, de même que l'oxyhémoglobine, donnent de la *méthémoglobine* que l'on doit considérer comme un *oxyde d'hémoglobine stable*, différant notablement de l'oxyhémoglobine dont l'oxygène est facilement dissociable. C'est une substance cristallisable soluble dans l'eau, dont la solution en liqueur acide ou neutre donne un spectre avec trois bandes d'absorption : l'une dans le rouge entre C et D, les autres situées (comme celles de l'oxyhémoglobine) entre D et E du spectre solaire (fig. 3, pl. IX). En solution alcaline (fig. 4, pl. IX), le spectre est analogue à celui de l'oxyhémoglobine.

Spectres de l'Hématine et de l'Hémochromogène. — Ces pigments, produits dans la décomposition de l'oxyhémoglobine et de l'hémoglobine, ainsi que nous l'avons indiqué précédemment, présentent les spectres suivants :

1° *Hématine* : En *solution acide* elle donne 4 bandes d'absorption : dont une bien nette entre C et D dans le rouge, deux autres situées, comme celle de l'oxyhémoglobine, entre D et E, et la quatrième, peu apparente, dans le vert-bleu.

En *solution alcaline* — et tel est le cas de l'hématine urinaire — le spectre de l'hématine est caractérisé par une bande obscure, unique, très large et dont le centre est situé un peu en avant de la raie D.

2° *Hémochromogène* : En solution alcaline le spectre présente deux bandes dont l'une assez large, très obscure en son milieu, est située entre D et E, mais près de D, et dont l'autre, plus pâle et plus étroite, est placée à droite de E dans le jaune-vert.

Recherche de l'hémoglobine et de ses dérivés dans l'urine.

Hématurie et hémoglobinurie. — L'hémoglobine (et ses dérivés) peut apparaître dans l'urine sous deux formes : incluse dans les globules rouges, ou à l'état libre, c'est-à-dire issue des globules et en solution dans l'urine.

Dans le premier cas, il y a simplement *hématurie* et, dans le second, *hémoglobinurie*.

On conçoit que ces deux symptômes puissent coexister, puisque l'hématurie s'accompagne toujours d'hémoglobinurie, par suite de la diffusion du pigment globulaire dans l'urine. Par contre, l'hémoglobinurie peut apparaître sans qu'il y ait hématurie, l'urine étant exempte ou sensiblement exempte de globules rouges et contenant de l'hémoglobine. C'est alors que se trouve réalisée l'*hémoglobinurie proprement dite* dont nous nous occuperons exlusivement dans ce paragraphe, l'étude des hématuries faisant l'objet du chapitre suivant.

Couleur et examen microscopique des urines dans l'hémoglobinurie. — La couleur des urines émises pendant l'accès hémoglobinurique varie du rouge franc au rouge-brun foncé et même au brun-noir, suivant la quantité d'hémoglobine en dissolution, et selon que ce pigment est plus ou moins altéré. La couleur que l'on observe le plus généralement est celle du vin de Porto. Ordinairement, la teinte se hausse progressivement jusqu'à un maximum pour redescendre ensuite à la normale (Mesnet).

Ces urines, généralement acides (Hénocque, Hayem), sont souvent troubles. Outre l'hémoglobine, elles contiennent de l'*albumine* et des *cylindres* (voir ci-après), l'hémoglobine circulante se comportant vis-à-vis du rein comme une albumine toxique et créant ainsi des lésions rénales passagères (H. Salin). Abandonnées au repos, elles laissent déposer un sédiment brun ou rouge-brun, granuleux et assez abondant.

L'examen microscopique de ce dépôt révèle parfois la présence de globules sanguins ; mais quand on en trouve, ils sont totalement déformés et leur nombre est si petit, relativement à la quantité d'hémoglobine dissoute, qu'on ne saurait conclure de leur présence à une hématurie et non à une hémoglobinurie. Très souvent le sédiment contient des cylindres hyalins et des cylindres granuleux, dont les granulations donnent avec le ferrocyanure de potassium et l'acide chlorhydrique la réaction bleue des sels ferriques.

La matière granuleuse du dépôt renferme quelquefois des cristaux d'hématine, d'hématoïdine (fig. 26, dérivé de l'hématine que certains auteurs ont identifié à l'urobiline), des urates, et des cristaux d'oxalate de chaux qui peuvent être très abondants.

Recherche de l'hémoglobine dans l'urine. — On recherche la présence de l'hémoglobine et de ses dérivés dans l'urine par les réactions de Heller, de Teichmann (formation des cristaux d'hémine), d'Almen et Schönbein, de Rossel, etc., ou bien au moyen du spectroscope.

a. *Procédé de Heller.* — On alcalinise franchement l'urine avec de la lessive de soude et on porte à l'ébullition. S'il y a du sang et, par conséquent, de l'hémoglobine ou des dérivés de cette substance, le liquide prend une coloration *vert bouteille*; les phosphates se précipitent en entraînant la matière colorante du sang et prennent une coloration *rouge-grenat* ou plutôt *brun de rouille*.

La principale cause d'erreur dans cette recherche est la présence de l'acide chrysophanique (provenant de l'absorption de rhubarbe, de séné, etc.) et de la santonine (semen-contra). Dans ce cas, la soude colore l'urine en rouge et le précipité prend une teinte violette après séjour à l'air.

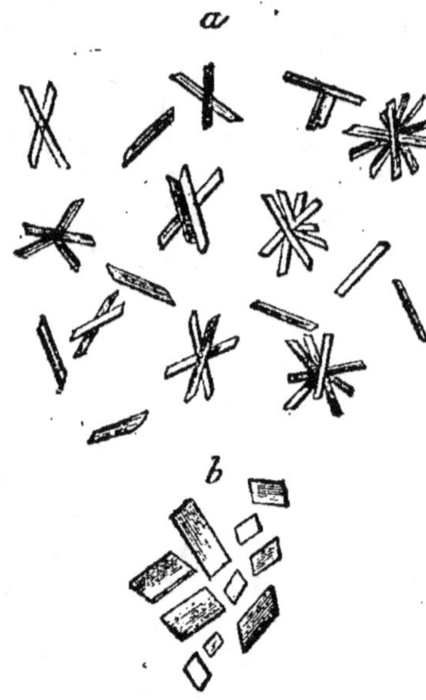

Fig. 26.
Hémine *a*, Hématoïdine *b*.

b. *Réaction de l'hémine* ou *chlorhydrate d'hématine*. — Pour effectuer cette réaction, on emploie le dépôt urinaire, ou bien le précipité de phosphates obtenu dans la réaction de Heller et lavé à l'eau acidulée par l'acide acétique. On place sur une lame de verre un peu de ce dépôt et on le dessèche à une douce chaleur ; on l'humecte ensuite avec une goutte de soluté à 1/1000 de sel marin, on dessèche de nouveau et on recouvre avec une lamelle mince sous laquelle on fait passer un peu d'acide acétique cristallisable. On chauffe avec précaution vers 60° pour évaporer à peu près complètement l'acide acétique. Par refroidissement, les cristaux d'hémine (ou chlorhydrate d'hématine) se forment. On peut, avant de recouvrir avec la lamelle mince, disposer un fil fin ou un cheveu sur lequel les cristaux viennent se déposer. Si l'on veut conserver la préparation, on fait passer sous la lamelle un peu de glycérine. La couleur de ces cristaux (fig. 26 *a*) varie du rouge-brun clair au rouge-brun foncé ; ils peuvent même être presque noirs. Ils se présentent sous la forme de rhomboèdres, assez allongés et isolés, quelquefois enchevêtrés. Si l'on a trop chauffé, les cristaux sont petits, noirs et sans forme bien déterminée.

On peut encore effectuer la réaction de l'hémine d'après le procédé de Florence indiqué plus loin.

c. *Réaction d'Almen et Schönbein modifiée (Réaction de Weber).* — A 20 c. c. d'urine *exempte d'iodure*, on ajoute 1 c. c. de teinture de résine de gaïac *fraîchement préparée* et V gouttes d'eau oxygénée. Si l'urine contient de l'hémoglobine, elle se colore en bleu plus ou moins intense.

Cette réaction n'est pas spécifique de l'oxyhémoglobine ; elle se produirait aussi avec le pus, ou avec certaines substances qui pourraient accidentellement se trouver dans l'urine, avec le lait cru par exemple.

C'est pourquoi il sera plus sûr, dans certains cas, de l'effectuer de la façon suivante : additionner l'urine de 2 p. 100 d'acide acétique et de 20 à 30 p. 100 d'éther ; agiter, puis décanter la solution éthérée (contenant l'*hématine* issue de l'hémoglobine) pour l'additionner de II ou III gouttes d'eau oxygénée et de 1 c. c. de teinture de gaïac ; une coloration bleue indiquera la présence de l'hémoglobine.

d. *Réaction de Meyer.* — *Principe* : Une solution alcaline de phénolphtaléine perd sa coloration rouge quand on la réduit par l'hydrogène ; en présence de l'hémoglobine, jouant le rôle d'oxydant intermédiaire, l'eau oxygénée oxyde cette phtaléine réduite (leucophénolphtaléine) et fait réapparaître la coloration rouge de la phtaléine alcaline.

Le *réactif de Meyer* est obtenu avec :

Phtaléine du phénol. . . . . :	2 gr.
Potasse caustique sèche.	20 —
Eau distillée	120 —
Poudre de zinc.	10 —

Maintenir le tout à l'ébullition (pas plus de cinq minutes), en agitant, jusqu'à décoloration ; filtrer immédiatement et conserver le filtrat à l'abri de l'air (dans un flacon dont le bouchon porte une pipette s'obturant par un raccord de caoutchouc et un petit cylindre de verre).

Justin-Mueller conseille de remplacer, dans la formule précédente, la poudre de zinc par celle d'*hydrosulfite de soude* :

3 grammes. On abrège ainsi la durée de l'ébullition et on évite la filtration finale, qui tend à oxyder le réactif.

Voici la *technique* (très sensible) indiquée par Telmon et Sardou :

Dans un tube à essai, verser 3 c. c. d'urine et 3 c. c. d'alcool à 90° renfermant 2 p. 100 d'acide acétique ; agiter, puis ajouter 1 c. c. de réactif de Meyer ; après nouvelle agitation, ajouter encore III gouttes d'eau oxygénée officinale. Si l'urine contient du sang ou de de l'hémoglobine, il se produit une coloration variant du rose pâle au rouge foncé, suivant la quantité de pigment sanguin existant dans l'urine. Le début de la coloration a lieu de quelques secondes à deux minutes après l'addition d'eau oxygénée ; la coloration est assez longtemps persistante.

Cette réaction est tellement sensible qu'elle est encore perceptible avec une dilution de I goutte de sang dans 5 litres d'eau (Puy-le-Blanc, Delarde et Benoît cités par Ronchèse).

Elle n'est influencée ni par le pus, ni par la bile, ni par les iodures ou les bromures, et considérée comme spécifique.

e. *Réaction au pyramidon (Thévenon et Rolland).* — *Principe :* en présence de l'hémoglobine, jouant le rôle d'oxydant intermédiaire, l'eau oxygénée oxyde une solution de pyramidon en la colorant en violet.

A 5 c. c. d'urine non filtrée, ajouter le même volume d'une solution alcoolique (alcool à 90°) de pyramidon à 5 p. 100, puis VIII à X gouttes d'acide acétique au 1/3 et, après agitation, VI à VIII gouttes d'eau oxygénée à 12 volumes.

Suivant la quantité de sang contenue dans l'urine, la coloration violette apparaît plus ou moins rapidement : instantanée et intense, si le sang est assez abondant ; au bout de plusieurs minutes mais en moins d'un quart d'heure, s'il n'existe qu'à l'état de traces, et alors, elle disparaît peu à peu après être passée par un maximum.

Cette réaction serait aussi sensible que celle de Meyer, avec l'avantage d'un réactif de préparation et de conservation plus faciles.

f. *Réaction de O. Rossel.* — L'urine fortement acidifiée par l'acide acétique est agitée avec son volume d'éther. L'émulsion qui se produit étant détruite par addition de quelques gouttes d'alcool, le liquide éthéré est décanté dans un verre contenant quelques gouttes d'eau distillée. On ajoute V à X gouttes d'eau oxygénée et, après agitation, X à XX gouttes d'une solution alcoolique à 2 p. 100 de barbaloïne. On agite pendant quelques instants, et, si l'urine contient de l'hémoglobine, on voit, au bout de quelques minutes, la couche aqueuse devenir rouge-cerise. Il faut avoir soin d'opérer avec une solution de barbaloïne *récemment préparée*.

g. *Méthode spectroscopique*. — On peut pratiquer l'examen spectroscopique en opérant : soit (1°) directement sur l'urine fraichement émise et filtrée ; soit (2°) sur la solution éthérée d'hématine obtenue au moyen de l'hémoglobine urinaire.

1° Devant un spectroscope disposé comme l'indique la figure ci-contre, on met à la place de la lampe M une petite cuve de

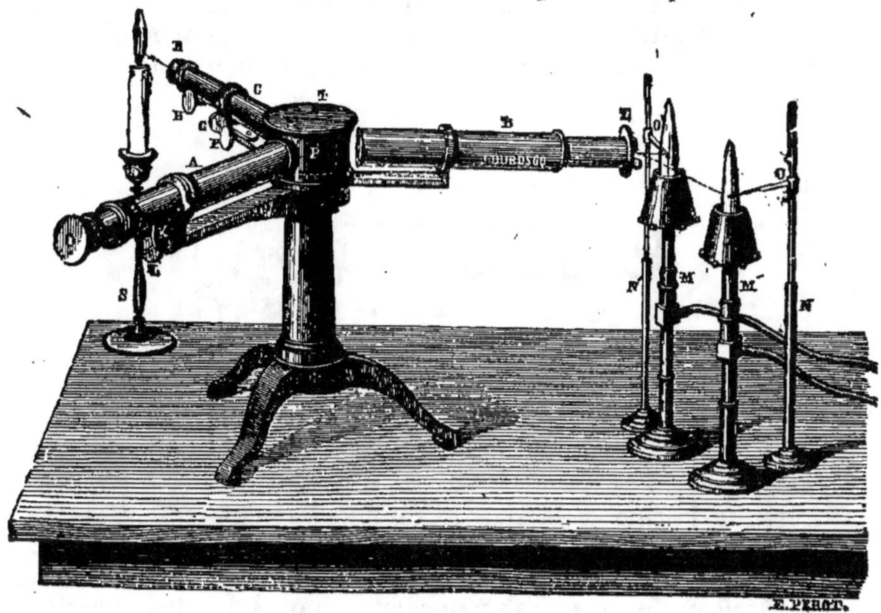

Fig. 27. — Spectroscope.

verre à faces parallèles renfermant l'urine pigmentée. Au lieu du spectre continu que donnerait la lampe M', si elle était seule, l'observateur, en regardant par la lunette A, voit un spectre interrompu par les deux bandes d'absorption situées entre D et E (dans le jaune et le vert), dans le cas où le pigment contenu dans l'urine est l'oxyhémoglobine.

Hoppe-Seyler, qui a découvert et étudié ces bandes, estime qu'elles sont encore visibles lorsqu'on opère sur une dilution de sang à un dix-millième.

Si, dans la solution oxyhémoglobinurique, on verse quelques gouttes de sulfhydrate d'ammoniaque, on réduit l'oxyhémoglobine et dès lors le spectre est modifié : au lieu de deux bandes d'absorption, on n'en observe plus qu'une seule, dite *bande de réduction de Stokes*, beaucoup plus large et occupant tout l'espace des deux bandes de l'hémoglobine oxygénée, plus l'intervalle qu'elles laissaient entre elles (voir pl. IX, fig. 2).

Au lieu du grand spectroscope dont nous venons de parler, on peut se servir, soit du *spectroscope à main* (fig. 28), soit du *spectromètre* (fig. 29), soit du micro-spectroscope de Prazmowski. Cet instrument s'adapte sur le microscope aux lieu et place de l'oculaire. On fait usage d'un objectif faible.

Si l'urine est assez colorée, on peut l'observer directement en plaçant une goutte d'urine sur une lame à cellule. L'instrument porte latéralement un tube avec éclairage spécial et qui permet d'obtenir, soit un spectre normal pouvant servir de

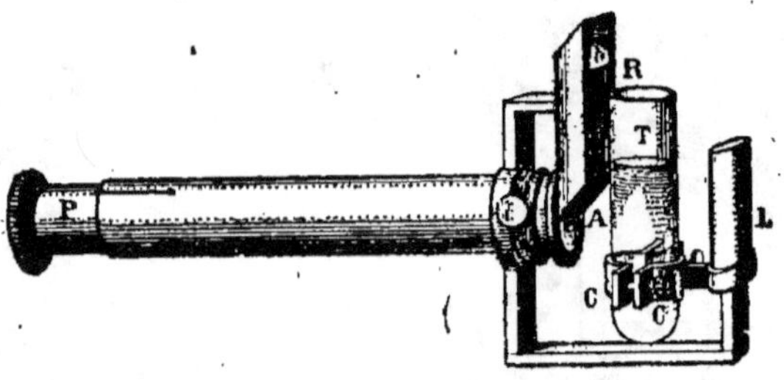

Fig. 28. — Spectroscope à main.

terme de comparaison, soit un spectre d'absorption quelconque.

Lorsque l'urine n'est pas examinée immédiatement après son émission et surtout si elle a été conservée dans un lieu chaud, une partie de son hémoglobine s'est transformée en *méthémoglobine* et dès lors on observe, en plus des deux bandes de l'oxyhémoglobine situées dans le jaune et le vert, une troisième bande occupant la région du rouge orangé, entre C et D du spectre solaire. Ce spectre (fig. 5, pl. IX), correspondant à un mélange d'oxyhémoglobine et de méthémoglobine, est l'un de ceux que l'on observe le plus fréquemment dans les cas d'hématurie ou d'hémoglobinurie.

2° Pour transformer l'hémoglobine en hématine, on opère de la façon suivante : A 50 c. c. d'urine on ajoute 1 c. c. d'acide acétique et 25 c. c. d'éther. Après agitation, l'hématine provenant de la transformation de l'hémoglobine est passée en dissolution dans l'éther. La solution éthérée ainsi colorée en brun est soumise à l'examen spectroscopique ; elle donne le spectre de l'hématine en solution acide : soit 4 bandes d'absorption, dont deux semblables à celles de l'oxyhémoglobine entre D et E, une troisième, bien nette, dans le rouge entre C et D, et la quatrième, moins distincte, aux confins du vert et du bleu.

Les causes de l'hémoglobinurie. — L'*hémoglobinémie* (passage de l'hémoglobine dans le plasma), et l'*hémoglobinurie* qui s'en-suit, résultent d'une exagération de l'*hémolyse* c'est-à-dire de la destruction des globules rouges.

Cette hémolyse peut se produire sous l'action de substances toxiques exogènes (empoisonnements) minérales ou végétales, ou de poisons endogènes sécrétés par les bactéries des mala-

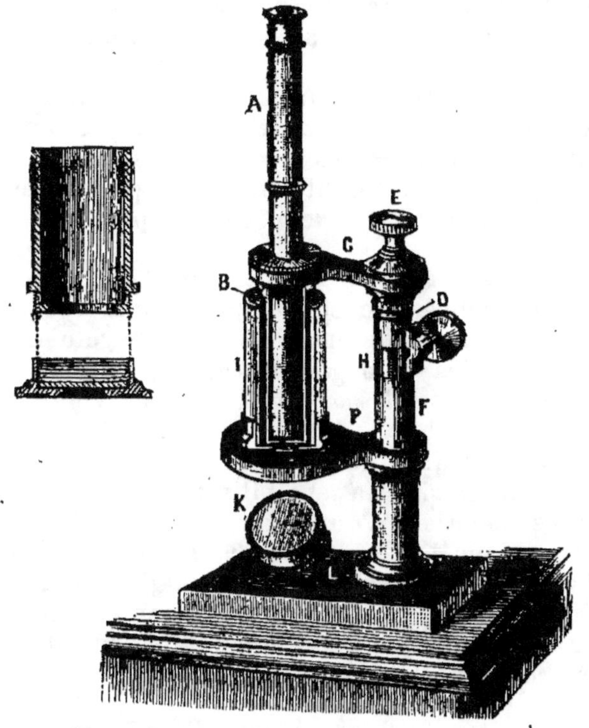

Fig. 29. — Spectromètre à épaisseur variable.

dies infectieuses ; dans certains cas — v. *hémoglobinurie paroxys-tique* — elle paraît être l'un des accidents d'une *auto-anaphylaxie déterminée par le froid.*

Quand la destruction globulaire ne dépasse pas un certain degré, l'hémoglobine ne passe en dissolution dans le sérum sanguin qu'en *petite quantité* ; elle est alors détruite dans l'or-ganisme, notamment dans le foie qui la transforme en pig-ments biliaires ou en urobiline, et elle n'apparaît pas dans l'urine.

Mais, lorsque l'hémolyse est considérable, l'hémoglobine est éliminée par le rein en quantité d'autant plus grande que la destruction globulaire est plus intense ; c'est ce que l'on observe à la suite des empoisonnements par l'acide phénique, l'hydrogène arsénié, le chlorate de potasse, le naphtol, les acides minéraux, le phosphore, la quinine, les champignons, la toluylènediamine (Ponfick, Stadelmann) surtout, et consécutivement à des brûlures étendues ou à une insolation. Mais c'est au cours de maladies infectieuses aiguës ou chroniques, telles que le typhus, l'ictère grave, la scarlatine, la variole, la syphilis et surtout l'impaludisme (*fièvre bilieuse hémoglobinurique* des paludéens du Gabon et du Sénégal) que l'hémoglobinurie est le plus souvent observée.

Hémoglobinurie paroxystique « a frigore ». — Chez des individus prédisposés (assez souvent, chez des syphilitiques en période tertiaire) l'hémoglobinurie se montre par *accès*, que provoquent le refroidissement de la totalité ou d'une partie seulement (immersion des mains dans l'eau froide par exemple) du corps.

Widal, Abrami et Brissaud voient dans l'accès hémoglobinurique l'une des conséquences d'une « attaque *d'auto-anaphylaxie a frigore* » qu'ils expliquent ainsi : comme celui des sujets normaux, le sang des hémoglobinuriques contient le complexe *sensibilisatrice-complément-antihémolysine ;* mais au lieu d'être stable comme chez le sujet normal, ce complexe est, chez l'hémoglobinurique, détruit par le froid ; alors débarrassés de l'antihémolysine, la sensibilisatrice et le complément se fixent sur les hématies : d'où l'hémolyse et l'hémoglobinurie. En même temps que la « *crise hémolytique* », on observe un ensemble d'accidents (courbatures, arthralgies, nausées, urticaire, érythèmes, etc.) que l'on peut estimer caractéristiques d'une « *crise anaphylactique* » attendu qu'ils sont identiques à ceux que détermine parfois l'injection seconde d'un sérum thérapeutique.

APPENDICE AU CHAPITRE PREMIER

L'OVALBUMINE

DANS L'ALBUMINURIE SIMULÉE

Au cours de ces dernières années, on a signalé d'assez nombreux cas d'albuminuries simulées au moyen du blanc d'œuf; celui-ci, en solutions aqueuses pures ou salées, ayant été mélangé à l'urine, soit directement après l'émission, soit par injection intra-vésicale avant la miction.

Caractères physiques de l'urine contenant de l'ovalbumine. — Lorsque la quantité d'ovalbumine introduite dans la vessie et assez élevée, on constate que l'urine, émise aussitôt après l'injection, se divise en deux zones : l'inférieure, d'apparence sirupeuse, contient des masses globoïdes. transparentes et de dimensions variables ; la supérieure est constituée à peu près uniquement par de l'urine trouble. Entre ces deux zones, on observe quelques filaments blanchâtres, flexueux, plus ou moins longs.

Lorsque l'ovalbumine est en petite quantité dans l'urine, on ne distingue ni zones, ni masses globoïdes: mais parfois on voit de petits filaments incolores, dont le nombre augmente dès que l'on bat l'urine à l'air avec une baguette de verre (A. Ch. Hollande et J. Gaté).

Les urines à ovalbumine, de consistance souvent visqueuse, *filtrent très lentement. L'examen microscopique* y accuse ordinairement l'absence de ces éléments — hématies, cylindres, épithélium rénal — qui caractérisent les néphrites ; mais il montre des sortes de *placards* sans noyaux, c'est-à-dire non formés d'éléments cellulaires, et des *filaments* vraisemblablement constitués par de l'ovalbumine non dissoute (Frédoux et Laporte).

Recherche de l'ovalbumine dans l'urine. — Les *méthodes chimiques* proposées pour cette recherche ne sont pas absolument sûres ; elles ne peuvent fournir que des présomptions ; c'est pourquoi il importe de contrôler leurs résultats par ceux que fournit la *réaction biochimique des précipitines qui, seule, est spécifique.*

A. MÉTHODES CHIMIQUES. — 1° *L'éther,* versé sur une urine contenant de l'ovalbumine, produit un disque blanchâtre à la surface de séparation des deux liquides ; si l'on agite faiblement le mélange, les bulles qui se forment sur l'urine se montrent bordées d'un coagulum très net. Cette réaction, de Jacquemet et Labatut, donnerait également un résultat positif avec les *albumoses* urinaires, mais négatif avec la séroalbumine.

2° Un *mélange à P. E. de formol et d'acide acétique cristallisable* précipite l'ovalbumine. mais ne coagule pas l'albumine pathologique (Hollande et Gaté).

3° *Réaction de Maurel.* — L'urine étant placée dans un tube à essai, on fait arriver à sa partie inférieure, à l'aide d'une pipette. quelques centimètres cubes du réactif suivant (qui doit être de préparation récente) :

Lessive de soude (Codex)	25 c. c.
Solution à 3 p. 100 de sulfate de cuivre	5 —
Acide acétique cristallisable	70 —

La présence de l'ovalbumine est accusée par un coagulum ou un trouble disposé en anneau à la surface de séparation de l'urine et du réactif. Dans les mêmes conditions, les urines contenant de la sérineglobuline ou de la pseudo-albumine, ne donneraient aucun trouble même après une heure de contact.

Cette réaction n'est pas très sûre ; d'après les observations de Gaillard, Peltrisot, Barbe, elle donne assez souvent des résultats positifs avec des urines à albumine pathologique, principalement quand la dose de cette dernière dépasse 4 à 5 grammes par litre (Gaillard).

4° *Réaction de C. Barbe.* — Elle comporte l'emploi du réactif suivant :

> Solution cupro-ammoniacale. . . . . 100 c. c.
> Acide acétique cristallisable. . . .Q. S. pour   30 —

(La solution cupro-ammoniacale est obtenue en faisant passer, goutte à goutte et à plusieurs reprises, de l'ammoniaque officinale — en quantité suffisante pour obtenir 100 c. c. de liquide — sur 1 gramme environ de tournure de cuivre disposée dans la douille d'un entonnoir.)

A l'aide d'une pipette, ce réactif est disposé à la partie inférieure de l'urine *filtrée,* en évitant le plus possible le mélange des deux liquides.

La présence de l'ovalbumine se traduit par la formation, à la zone de séparation, d'un anneau, plus ou moins volumineux et opaque, mais toujours net et bien délimité.

Quand la dose d'ovalbumine est inférieure $0^{gr},20$ par litre, l'apparition de cet anneau exige quelques minutes.

5° *Réaction de P. Godfrin.* — L'urine est d'abord diluée, avec une solution de NaCl à 2 p. 100, de manière à amener sa teneur en albumine au voisinage de 1 gramme par litre, dans le cas où un dosage approximatif aurait préalablement indiqué un chiffre plus élevé.

A 25 c. c. d'urine pure, ou, s'il y a lieu, diluée comme il vient d'être dit, on ajoute, *en agitant,* X gouttes d'acide acétique cristallisable, et on porte le mélange à une température comprise entre 25 et 40°, par un séjour de quelques minutes au bain-marie ou à l'étuve à 37°; on ajoute 5 grammes de chlorure de sodium, on agite pendant plusieurs minutes et on abandonne de nouveau à la même température pendant une demi-heure. Dans ces conditions, l'albumine pathologique serait seule précipitée, l'olvalbumine passant dans le filtrat, où elle est décelable par le réactif de Tanret (précipité persistant à chaud).

6° *Réactions de Peltrisot.* — *a)* Réaction *de l'acide acétique à froid :* cet acide ne précipite pas l'ovalbumine lorsqu'elle est en solution aqueuse *pure* ; mais il la précipite lorsqu'elle est — à la dose de 1 gramme par litre — en solution dans du NaCl à 2 p. 100. Pareille précipitation a lieu dans l'urine additionnée de la même proportion d'albumine d'œuf; la précipitation est totale, si on laisse en contact pendant deux heures, 10 c. c. de l'urine en question avec 2 c. c. d'acide acétique cristallisable; le mélange filtré au bout de ce temps ne donne plus de trouble par le réactif de Tanret. Dans ces conditions, l'albumine pathologique n'est pas précipitée et se retrouve dans le filtrat.

b) *Réaction de l'alcool nitrique à 5 p.* 100 : une urine (ou une solution de NaCl à 2 p. 100) contenant environ 1 gramme par litre d'ovalbumine donne un trouble abondant, quand on l'additionne de son volume du réactif suivant :

> Acide nitrique . . . . 5 c. c.
> Alcool à 95° . . . . 95 —

Dans les mêmes conditions, l'albumine pathologique ne donne qu'un liquide limpide ou un louche imperceptible.

B. Méthode spécifique des précipitines (*A. Ch. Hollande*). — Elle repose sur ce principe que le *sérum anti-ovalbumine* de lapin, *préparé comme il est dit ci-après*, précipite la seule albumine d'œuf, alors qu'il est sans action sur les différentes albumines pathologiques urinaires.

Ce sérum s'obtient en injectant tous les six jours, à 8 reprises différentes, sous la peau d'un lapin, 2 c. c. d'ovalbumine fraîche, prélevée, à l'état pur et aseptiquement, dans l'œuf de poule. Au bout d'un mois et demi, on saigne l'animal ; on reçoit le sang dans un cristallisoir que l'on maintient incliné pendant quelques heures après la coagulation (elle est complète une heure après la prise) pour recueillir le sérum ; celui-ci est ensuite introduit dans des ampoules que l'on scelle, pour les tyndalliser à 56° (durant trois heures de suite et à 3 reprises différentes, à vingt-quatre heures d'intervalle).

Ce sérum précipite, à la dose de I goutte par c. c., une urine témoin renfermant 0^{gr},10 d'ovalbumine par litre.

Voici comment on l'applique à la recherche de l'ovalbumine dans l'urine :

On dispose une série de 6 petits tubes de 2 c. c. : dans les deux premiers, on verse 1 c. c. de l'urine suspecte ; dans le troisième, 1 c. c. d'une urine normale ; dans le quatrième, 1 c. c. d'une urine albumineuse pathologique ; dans le cinquième, 1 c. c. d'une urine témoin renfermant 1 gramme d'ovalbumine par litre ; dans le sixième, 1 c. c. de soluté physiologique de NaCl. On ajoute ensuite, dans le premier tube IV gouttes, et dans les autres tubes VIII gouttes, du sérum préparé anti-ovalbumine.

Si l'urine des deux premiers tubes renferme de l'ovalbumine, on obtient un précipité très net à la surface de séparation des deux liquides, précipité qui s'accroît notablement par agitation, et qui est moindre dans le premier tube que dans le second. L'urine ovalbumineuse témoin (tube V) présente un précipité très net tandis que les autres tubes demeurent limpides.

N.-B. — Il se produit parfois un léger louche avec les urines *pauvres en chlorures*, albumineuses ou non ; on l'évitera en additionnant ces urines de 0,50 à 1 p. 100 de NaCl.

CHAPITRE II

LE SANG ET LE PUS DANS L'URINE

§ 1. — URINES SANGUINOLENTES. HÉMATURIE

L'excrétion simultanée de l'urine et du *sang* constitue l'*hématurie*.

Nous avons montré précédemment que l'hémoglobine et ses dérivés pouvaient, dans certaines circonstances, être éliminés avec l'urine et que la présence des globules rouges permettait de différencier l'*hématurie* de l'*hémoglobinurie*.

Outre les hématies et leur pigment, l'urine sanguinolente peut contenir les différentes variétés d'albumines appartenant en propre au sang : sérine, globuline, fibrine et fibrinogène.

Caractères des urines sanguinolentes. — La coloration des urines permet ordinairement, à elle seule, d'établir le diagnostic d'*hématurie*.

Lorsque l'urine ne renferme que de petites quantités de sang, sa coloration est rose ou rouge clair ; mais, lorsque l'hématurie est assez abondante, cette coloration est nettement rouge.

Toutefois, la réaction de l'urine, sa concentration, son séjour prolongé dans la vessie, les fermentations bactériennes... peuvent modifier la couleur originelle du sang.

Certaines substances d'origines médicamenteuse ou pathologique communiquent à l'urine une coloration semblable à celle qui proviendrait de l'hémoglobine ou de ses dérivés ; il convient donc d'être prévenu de leur passage éventuel dans l'urine. Les caractères chimiques qui leur sont propres, les examens microscopique et spectroscopique de l'urine permettront, dans tous les cas, de lever les doutes et d'établir la réalité de l'hématurie ou de l'hémoglobinurie.

Parmi ces substances, il faut citer surtout :

a) La *rhubarbe*, le *séné*, qui contiennent des dérivés de l'anthraquinone (acide *chrysophanique, émodine*) communiquant à l'urine une teinte jaune foncé, qui vire au rouge sous l'influence des alcalis ; le *semen-contra* et son principe actif, la *santonine*, le *phénol*, le *salol*, etc., peuvent également modifier la coloration normale de l'urine et faire croire à l'existence de pigments dérivés de l'hémoglobine ; nous indiquerons dans un chapitre spécial les procédés qui permettent de reconnaître ces pigments d'origine médicamenteuse.

b) Les *pigments biliaires* et *l'urobiline* altèrent aussi notablement la coloration de l'urine ; des réactions assez nettes permettent de les différencier facilement de l'hémoglobine (voir p. 469). Chez les malades atteints de *sarcome mélanique*, l'urine peut présenter une coloration noirâtre due à un pigment particulier, la *mélanine*, dont nous indiquerons plus loin les caractères.

Certaines particularités, relatives à la coloration de l'urine et à la nature de son dépôt, peuvent parfois fournir d'utiles indications en vue du diagnostic de l'affection qui a donné lieu à l'hématurie. A cet égard, il est avantageux de distinguer, avec A. Brault, deux catégories d'urines sanglantes suivant qu'elles se présentent avec ou sans dépôt :

A. Caractères des urines sanglantes avec dépot. — Abandonnées au repos dans un vase transparent, les urines sanglantes présentent souvent un dépôt formé, soit de *sang pur*, soit de substances de coloration et de consistance diverses.

Quand le dépôt n'est pas formé de sang pur, il est toujours opaque ; alors, ou bien il est *jaunâtre, strié de sang* et constitué par un mélange de *sang* et de *pus* dans lequel le sang s'est mélangé au pus par petites quantités, comme il arrive dans les *cystites subaiguës ;* ou bien il est *glaireux*, adhérent au vase, *fortement coloré en rouge brun*, cette coloration étant due à une multitude de stries sanglantes beaucoup plus nombreuses que dans le premier cas ; cette abondante production de muco-pus fortement teinté de sang s'observe dans la *cystite aiguë* (Guyon). Dans ces deux cas, le pus et le sang ne sont pas intimement mélangés et l'urine qui surnage le dépôt est à peine teintée.

« Si l'urine contient un dépôt formé de deux couches distinctes, une couche formée de sang pur, une seconde constituée par un dépôt glaireux, alors que l'urine située au-dessus présente une coloration assez vive, c'est que le mélange du sang, de l'urine et du pus s'est fait *tardivement après coup ;* le dépôt glaireux indique bien qu'il y a cystite, mais c'est une cystite à propos de laquelle une intervention a été jugée nécessaire. La cystite est presque toujours dans ce cas consécutive à la présence d'un calcul et le sang au raptus congestif produit par la pierre vésicale ou par l'emploi d'un instrument explorateur. » (Guyon, cité par A. Brault.)

Dans une *quatrième variété* d'urine avec dépôt, ce dernier formé de masses demi-solides de couleur foncée, analogues à des caillots, est surnagé par un liquide *franchement rouge*. Les caillots du dépôt sont mous, semi-ovoïdes ; ils ont quelquefois l'apparence de faisceaux fibrineux.

Exceptionnellement, ce dépôt contient des *fragments de tumeurs* de la dimension d'un gros pois, jaunâtres et friables. Ces fragments présentent presque toujours un aspect framboisé ou nettement papilliforme ; et alors, ils proviennent d'une tumeur de la vessie, de l'uretère ou du bassinet, mais le plus souvent d'un cancer vésical, les épithéliomes papillaires du bassinet et de l'uretère étant assez rares. « En tous cas ces débris ne proviennent jamais du rein où la variété papillaire des tumeurs est inconnue. » (A. Brault.)

La présence, dans le dépôt, de *caillots allongés vermiformes*, souvent très déliés et d'une longueur considérable, a quelquefois, d'après Guyon, une réelle valeur diagnostique. Ces caillots proviennent, en effet, de la coagulation du sang dans les uretères à la suite d'une *hémorragie rénale* provoquée par des tumeurs du rein, notamment des épithéliomas, et non par des calculs. Ils présentent le diamètre et quelquefois la longueur de l'uretère dans lequel ils se sont moulés.

« Lorsque, dans le dépôt sanglant des urines de la quatrième variété, les caillots sont simplement vermiformes ou ressemblent à des sangsues gorgées de sang, il est impossible de conclure. Toutes les fois, en effet, que le sang séjourne dans la vessie, cette apparence peut se produire. Par conséquent, des caillots nombreux de toutes dimensions, mélangés à une urine absolument sanglante, peuvent indifféremment provenir d'un *cancer du rein*, d'un *cancer ou d'un papillome de la vessie*, d'une *hémorragie de la prostate consécutive au passage d'une sonde*. L'examen du malade permettra de compléter facilement ces premières données. » (A. Brault.)

La *coloration de l'urine* qui surnage le dépôt varie du rouge-clair au rouge sombre en passant par toutes les nuances intermédiaires. On observe souvent une teinte rosée comparable à un mélange d'eau et de sirop de groseilles (Guyon).

La teinte foncée que présentent certaines urines sanglantes indique ordinairement que le sang a séjourné pendant quelque temps dans la vessie et s'est en partie altéré.

B. Caractères des urines sanglantes sans dépôt. — Toutes les fois qu'une urine sanglante présentera une teinte uniforme, homogène, légèrement trouble, et qu'elle n'offrira que peu ou pas de dépôt, on devra songer à la possibilité d'une néphrite (Brault). Toutefois, on se rappellera que certaines affections de la vessie et notamment la *tuberculose*, peuvent donner lieu à des modifications semblables de l'urine. L'examen microscopique du dépôt révélerait la présence de cylindres en cas de néphrite.

Lorsque les urines, légèrement teintées, sont uniformément troubles ou nettement enfumées avec l'aspect « bouillon de bœuf »; toutes les probabilités sont en faveur d'une lésion rénale (A. Brault). Les urines de la *cystite* et de la *pyélonéphrite* n'offrent que bien rarement cet aspect ; abandonnées au repos, elles finissent toujours par s'éclaircir, alors que les urines de néphrites ne deviennent jamais complètement transparentes.

Recherche du sang dans l'urine. — On recherchera le sang dans l'urine suivant les méthodes chimiques et spectroscopiques propres à déceler les albumines (sérine et globuline), l'hémoglobine ou ses dérivés, et par l'examen microscopique qui permettra de reconnaître la présence des hématies.

Nous avons indiqué dans les chapitres précédents la technique des procédés chimiques et spectroscopiques employés pour la recherche des albumines, de l'hémoglobine et de ses dérivés (réactions de Heller, de Teichmann, de Weber, de Meyer, de Rossel, etc...) ; nous ne nous occuperons donc, dans le présent paragraphe, que de la recherche microscopique des hématies et des éléments qui peuvent les accompagner dans les urines sanguinolentes.

Cependant, aux méthodes que nous avons décrites précédemment pour la recherche de l'hémoglobine, nous croyons devoir ajouter la suivante qui permet d'effectuer, sur une même prise d'essai, la réaction des cristaux d'hémine et l'examen spectroscopique :

Recherche du sang. Procédé de Florence. — L'urine est précipitée par la solution suivante :

> Solution saturée d'acide picrique. . 100 c. c.
> Acide citrique. . . . . 1 gr.

Le précipité, qui est rouge-brun si l'urine renferme du sang, est lavé sur le filtre avec quelques gouttes d'eau.

Une parcelle de ce précipité encore humide est déposée sur une lame avec une trace de NaCl ; après évaporation, on ajoute quelques gouttes d'acide acétique et on recouvre la préparation d'une lamelle couvre-objet. On chauffe doucement pour évaporer l'acide et, après refroidissement, on cherche au microscope la présence des cristaux d'hémine.

Le reste du précipité est dissous dans une solution étendue de potasse *après avoir été complètement lavé* avec de l'eau distillée. La solution alcaline ainsi obtenue est additionnée de II gouttes de sulfhydrate d'ammoniaque et examinée au spectroscope ; si l'urine contenait du sang, on observe alors le spectre de l'*hémochromogène* avec ses deux bandes d'absorption dont l'une, assez large, est située entre D et E, et dont l'autre, plus pâle et plus étroite, est placée à droite de E, dans le jaune-vert.

Examen microscopique des urines sanguinolentes. — La recherche microscopique des hématies doit être faite autant que possible sur l'urine fraîchement émise, c'est-à-dire non altérée. On laisse sédimenter l'urine pendant une heure dans un verre à expériences ; on porte ensuite une goutte du dépôt sur une lame porte-objet et on la recouvre d'une lamelle. A l'examen microscopique, les hématies se présentent alors sous la forme de disques de six à sept millièmes de millimètre de diamètre, avec une épaisseur de deux millièmes de millimètre ; elles sont légèrement bi-concaves avec une légère dépression centrale (fig. 30, a). Cette dépression paraît plus foncée que les parties environnantes et simule un noyau ; on ne l'observe plus lorsque les globules ont séjourné un certain temps dans l'urine ; ils sont alors plus petits et présentent un double contour. Suivant la concentration ou l'altération de l'urine dans laquelle il baigne, le globule peut se trouver réduit à une enveloppe dégonflée, crénelée sur ses bords et partiellement privée de son

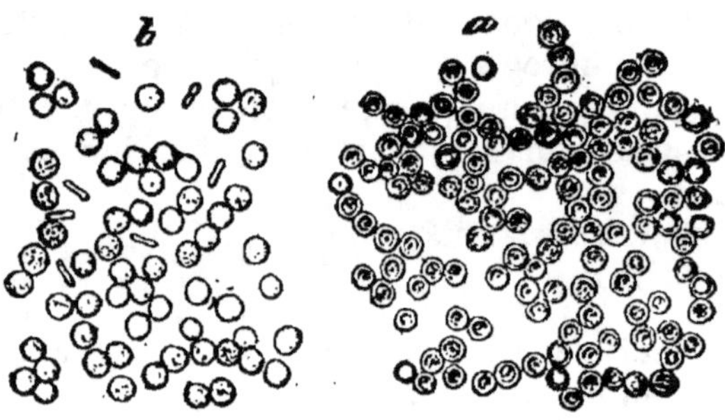

Fig. 30. — Hématies.

contenu, par suite de l'extravasion de l'hémoglobine dans l'urine (hémolyse ou laquage).

Lorsque l'hématurie s'accompagne de pyurie ou lorsqu'elle survient au cours d'une néphrite, outre les hématies, l'examen microscopique révèle la présence de globules de pus, de cylindres et de cellules rénales, tous éléments de grande valeur diagnostique et dont les caractères et la recherche seront étudiés plus loin.

Variétés cliniques de l'hématurie. — Nous ferons remarquer tout d'abord que le mélange du sang et de l'urine, qui se produit chez la femme au moment des règles ou au cours des métrorragies, n'a rien à voir avec l'hématurie proprement dite. Ceci dit, on peut, avec A. Brault, classer, d'après leurs causes, les différentes formes cliniques de l'hématurie de la façon suivante :

1° Hématuries traumatiques comprenant : a) les hématuries traumatiques proprement dites (accidentelles) ; b) les hématuries calculeuses ; c) les hématuries par décompression.

a. *Hématuries traumatiques accidentelles.* — L'urétrorragie, consécutive à une rupture de l'urètre produite par une chute, un coït malheureux, une chaudepisse cordée, une urétrotomie, doit être distinguée de l'hématurie, l'écoulement du sang se produisant indépendamment de celui de l'urine, du moins lorsque le traumatisme porte sur l'*urètre antérieur.*

Mais lorsque l'*urètre postérieur* est rompu ou déchiré, à la suite d'explorations ou par le passage d'un calcul, le sang reflue dans la vessie et vient se mélanger à l'urine, de sorte qu'il y a, dans ce cas, hématurie vraie.

« Lorsqu'un traumatisme est assez violent pour déterminer des lésions profondes de la vessie ou une contusion du rein suivie de déchirure, l'hématurie consécutive est toujours abondante, mais cliniquement, elle disparaît au milieu des autres symptômes qui accompagnent ces graves désordres. » (A. Brault.)

b. *Hématuries traumatiques par calcul.* — Le *brusque déplacement d'un calcul vésical* à la suite d'une chute, d'une marche forcée, d'une promenade à cheval, etc., peut entraîner de la congestion vésicale avec exsudation sanguine et hématurie. Ces hématuries, comme les hématuries traumatiques en général, sont supprimées par *le repos* et c'est là un caractère de grande valeur diagnostique.

Chez certains malades, la simple « action de présence », sans déplacement du calcul, peut déterminer une fluxion de la muqueuse vésicale avec hématurie (Guyon).

Les *calculs rénaux* déterminent des hématuries que l'on différenciera des hématuries calculeuses vésicales par l'existence antérieure de la colique néphrétique.

Les calculs rénaux peuvent provoquer l'hématurie par leur présence seule sans traumatisme préalable (Guyon).

Il est commun d'observer, en effet, une *hématurie prémonitoire* d'un accès de colique néphrétique. Cette hématurie n'est pas influencée par le repos ; elle est quelquefois très abondante et peut se répéter fréquemment tant que le calcul n'est pas expulsé.

c. *Hématuries traumatiques par décompression.* — Guyon a fait connaître une variété d'hématurie, que l'on peut considérer comme traumatique ou *purement mécanique* ; on l'observe chez des malades âgés présentant une hypertrophie de la prostate avec rétention d'urine. « L'urine s'échappant goutte à goutte et par regorgement, les malades ne se préoccupent en général de leur rétention que s'ils éprouvent des troubles digestifs graves ou des douleurs dans le bas-ventre avec besoin pressant d'uriner. Leur vessie peut dépasser l'ombilic. Si, en pareille circonstance, pour les soulager plus vite, on emploie une sonde de gros calibre et que l'on pratique une évacuation trop précipitée, on peut voir survenir des *hématuries immédiates* très abondantes et des cystites consécutives rebelles. C'est bien là un type d'hématurie par décompression et, fait intéressant sur lequel Guyon insiste, les changements d'équilibre survenus sous l'influence de cette évacuation peuvent être tels, que des hémorragies se produisent dans le bassinet et qu'une poussée congestive violente compromette le fonctionnement des reins antérieurement malades. Dans les rétentions les plus anciennes, on a observé non seulement de l'hématurie, mais de vrais décollements de la muqueuse » (A Brault).

2° HÉMATURIES SPONTANÉES DES TUMEURS DU REIN ET DE LA VESSIE. — Les *tumeurs de la vessie* entraînent presque toujours des hématuries ordinairement précoces (Guyon). Elles se produisent en dehors de toute cause appréciable et ne sont influencées ni par le repos, ni par les exercices violents.

Quand il y a *peu de sang*, c'est généralement vers la fin de la miction qu'il apparaît et, si les urines sont fortement sanguinolentes, les dernières gouttes peuvent être constituées par du sang pur. Ce caractère des urines à la fin des mictions présente, d'après Brault, une grande valeur dans le diagnostic différentiel des tumeurs du rein et de la vessie.

Quand le sang est évacué avec l'urine, immédiatement après l'hémorragie, le mélange peut présenter une couleur rouge vif ; mais s'il séjourne dans la vessie, sa couleur passe au brun plus ou moins foncé ; de plus, il se forme des caillots qui peuvent obstruer le col vésical.

Les hématuries liées à une *tumeur du rein* sont ordinairement fréquentes au début de la maladie ; à l'inverse de ce qui a lieu pour les hématuries dépendant d'une tumeur vésicale, au lieu de se rapprocher en se répétant, elles s'espacent et finissent même par disparaître. De plus, et c'est là encore un caractère différentiel entre les deux variétés en cause, lorsqu'il y a hémorragie par tumeur rénale, l'urine conserve la même teinte depuis le commencement jusqu'à la fin de la miction ; les dernières gouttes d'urine peuvent être moins teintées ou présenter une coloration normale, car souvent elles ne proviennent que du rein normal.

3° HÉMATURIES LIÉES AUX INFLAMMATIONS. — a) *Hématuries dans les cystites.* — Au début de la *cystite tuberculeuse*, on peut observer des hématuries passagères, non douloureuses (*hémoptysies vésicales* de Guyon) ; à la période ulcéreuse de l'affection, elles disparaissent ou diminuent, ce qui les distingue des hématuries des tumeurs vésicales ; elles ne sont pas provoquées par les mouvements comme celles des calculeux. Outre les éléments du sang, on constate, dans ce cas, la présence de bacilles de Koch dans l'urine (voir p. 563).

Dans les *cystites* aiguës ou chroniques, de même que dans la *blennorragie*, les hématuries qui se répètent sans cause appréciable ne sont influencées ni par la fatigue, ni par les écarts de régime ; le repos n'abrège pas leur durée. Elles sont ordinairement peu abondantes et le sang apparaît surtout dans les dernières gouttes de la miction. Ainsi, dans la *cystite blennoragique* du col compliquée d'hématurie, si l'on recueille dans trois verres le produit de la miction, on trouve du pus dans la première portion, de l'urine sanguinolente dans la seconde et du sang presque pur dans la dernière.

Lorsque le sang apparaît au *commencement et à la fin de la miction*, les urines restant incolores dans l'intervalle, il y a lésion de l'urètre postérieur et de la vessie en même temps que cystite du col.

Dans la variété de cystite dite *pseudo-membraneuse*, les hématuries sont exceptionnelles.

b) *Hématuries d'origine prostatique*. — D'après Guyon, les *jeunes sujets* ne saignent que peu ou pas de la prostate, même après l'opération de la taille. Les affections purulentes, la *tuberculose*, ne provoquent pas d'hémorragie. Nous avons vu comment l'hypertrophie de la prostate *chez le vieillard* était une cause fréquente d'hématuries.

Les hématuries prostatiques dues à des tumeurs ou à une hypertrophie simple apparaissent ordinairement au moment de la miction, qui les provoque ; elles sont peu abondantes et n'offrent de gravité que dans une forme rare de cancer appelée par Guyon *carcinose prostato-pelvienne*.

c) *Hématuries dans les néphrites*. — Au début des *néphrites aiguës*, les urines sont souvent sanguinolentes ; ce fait s'observe fréquemment dans les néphrites consécutives à l'intoxication cantharidienne, à la pneumonie, à la scarlatine, à l'érysipèle, etc. Nous avons étudié précédemment les particularités relatives à la coloration de l'urine dans ces cas, et nous avons mentionné déjà qu'outre les hématies, le sédiment pouvait contenir des cylindres et des débris épithéliaux d'origine rénale.

Au cours des *néphrites chroniques*, les périodes hématuriques ne sont pas exceptionnelles ; Wagner, cité par A. Brault, a même décrit une forme à laquelle il donne le nom de mal de Bright hémorragique. Les poussées hémorragiques des néphrites chroniques sont ordinairement déterminées par des infections surajoutées telles qu'une pneumonie, un érysipèle, une fièvre typhoïde, une angine, etc. Un simple *vésicatoire* peut d'ailleurs provoquer de l'hématurie chez un brightique.

4° HÉMATURIES DIVERSES OU DE CAUSES INDÉTERMINÉES. — Les hématuries de l'*hémophilie*, de la *leucocythémie*, surviennent dans des conditions encore mal déterminées.

Les hématuries *névropathiques* survenant à la suite de violentes émotions ou d'un simple refroidissement (Lancereaux) se répètent périodiquement comme les accès de fièvre palustre et sont, comme ces derniers, justiciables du sulfate de quinine. Leur véritable cause est également ignorée.

Il conviendrait peut-être de ranger parmi les hématuries traumatiques celles que produisent les parasites animaux, tels que la *filaire*, la *bilharzie*, etc. (voir p. 557).

§ 2. — URINES PURULENTES

Pyurie. — Caractères des urines purulentes. — L'excrétion simultanée de pus et d'urine constitue la *pyurie*. Normalement l'urine contient toujours des leucocytes (*leucocyturie histologique* de Castaigne), mais en si petit nombre, que la transparence du liquide n'en est pas altérée. Lorsqu'il y a *pyurie*, l'urine est, au contraire, nettement trouble ; après repos, elle abandonne un sédiment blanchâtre plus ou moins abondant, selon qu'elle est plus ou moins chargée de pus. Ce dépôt, formé de leucocytes, ne saurait être confondu avec celui qu'abandonnent les urines riches en phosphates ou dont l'acidité est diminuée, dépôt également blanchâtre, mais formé de phosphates et soluble dans les acides, à l'inverse de ce qui a lieu avec un sédiment constitué par des leucocytes.

Le dépôt des urines purulentes n'est pas toujours blanchâtre ; il est coloré en brun rougeâtre, lorsqu'il y a hématurie en même temps que pyurie. Souvent il se présente sous forme d'amas gluants, visqueux, assez épais ; dans ce cas, la réaction de l'urine est alcaline et la matière visqueuse qui englobe les leucocytes provient de l'action de l'ammoniaque sur ces éléments ; d'ailleurs, souvent ces dépôts glaireux contiennent, outre les éléments altérés du pus, des cristaux de phosphate ammoniaco-magnésien, du phosphate de chaux et de l'urate d'ammoniaque. Ces urines purulentes alcalines filtrent difficilement ; elles présentent une odeur plus ou moins fétide et ammoniacale.

Matières albuminoïdes des urines purulentes. — On admettait autrefois l'existence de deux albumines particulières dans les urines purulentes : la *pyine* décrite par Güterbock, et la *mucine* urinaire de Riessner. E. Ledié a démontré que ces deux substances n'étaient que des produits de transformation résultant de l'action des alcalis sur les éléments du pus.

Ces prétendues *mucine et pyine*, décrites comme substances protéiques caractéristiques du pus, ne préexisteraient, suivant cet auteur, ni dans le sérum, ni dans les globules du pus : « Ce ne sont pas des variétés naturelles d'albumine, mais des produits de transformation d'albuminoïdes primitifs, et les phénomènes en apparence compliqués que l'on a observés dans les urines purulentes peuvent se ramener à l'action des alcalis sur les éléments du pus.

« Si les urines purulentes n'ont pas subi la fermentation ammoniacale, les leucocytes ont conservé leur intégrité ; ils se déposent en même temps que les éléments anatomiques qui existent habituellement en suspension dans les urines ; quant au sérum du pus, il se mélange à l'urine dans laquelle on peut constater la présence des albuminoïdes qui caractérisent ce sérum.

« Les urines purulentes ont-elles au contraire subi la fermentation ammoniacale? les leucocytes se désagrègent et les *nucléo-albuminoïdes* se dissolvent ; quant aux globulines et aux sérines dissoutes, elles subissent toute la série de transformations que l'on observe en pareil cas suivant la durée de la fermentation, savoir : production d'alcali-albuminoïdes, puis de protéoses vraies ou propeptones, enfin de peptones vraies. L'addition d'acide acétique sépare ces produits en deux groupes : d'une part, les nucléo-albumines qui se précipitent ; d'autre part, les sérines et les globulines avec leurs produits de transformation intermédiaire ou ultime qui restent dissous. »

En résumé, ce que l'on a appelé *pyine* est une alcali-albumine, et ce que l'on a appelé *mucine* des urines purulentes ammoniacales est une nucléo-albumine.

Leucocytes ou globules du pus. — Ces globules (fig. 31) sont d'un blanc grisâtre, circulaires, aplatis, d'un diamètre un peu plus considérable que ceux du sang (8 à 10 millièmes de millimètre, pl. III, fig. 3 et fig. 31, *a*). Ils renferment de un à quatre noyaux et de fines granulations, ce qui leur donne un aspect tout à fait caractéristique. Il faut constater ces caractères dans l'urine assez récente ; car, par un séjour prolongé dans l'eau ou dans l'urine, il peut arriver que les leucocytes se gonflent, les granulations s'effacent et les noyaux deviennent plus nets (fig. 31, *b*).

Ils présentent des formes diverses suivant la réaction de

l'urine et leur propre origine. Dans certains cas (urines ammoniacales), leur opacité est considérable ; d'autres fois, s'ils ont
séjourné longtemps dans l'organisme avant d'être éliminés
(par exemple, s'ils proviennent de la cavité d'un abcès ouvert
dans les voies urinaires), ils apparaissent déformés, anguleux
et granuleux et sans noyau distinct (fig. 31, c). — Si l'urine est
très alcaline, les leucocytes sont fortement gonflés ; si elle
l'est faiblement ou même neutre, on trouve encore des leucocytes dont le protoplasma a conservé sa contractilité, si toutefois l'examen est fait à une température suffisante. Quelquefois on rencontre des leu-cocytes présentant à leur
périphérie de petits prolon-gements hémisphériques formés d'une substance hya-line.

Dans certains cas, l'acide acétique les distend beaucoup, les rend transparents et permet d'apercevoir les
noyaux qui étaient mas-qués par les granulations
(fig. 39, b) ; puis les leuco-cytes ainsi gonflés finissent
par crever.

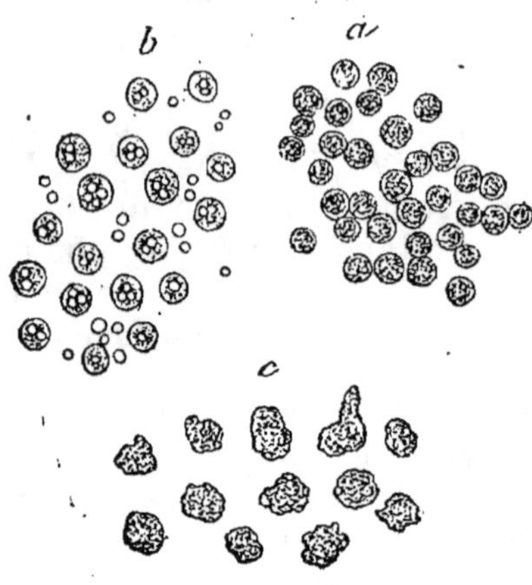

Fig. 31. — Leucocytes.

Les alcalis caustiques les dissolvent assez facilement.

Recherche du pus dans les urines. — On recherche le pus dans
l'urine en examinant le sédiment au microscope et en caracté-
risant les matières albuminoïdes que nous avons décrites plus
haut.

a. *Examen microscopique. Recherche des différentes variétés de leucocytes. Numération.* — Le sédiment urinaire s'étant déposé dans
un verre conique ou bien ayant été séparé par centrifugation,
on en porte une goutte sur une lame porte-objet et on l'examine
après l'avoir recouvert d'une lamelle. Si l'urine renferme du
pus, on voit alors un plus ou moins grand nombre de leucocytes
sous forme de petits disques ou de sphères aplaties dont le contenu est trouble et granuleux. En introduisant une goutte
d'acide acétique sous le couvre-objet, on rend les leucocytes
transparents et on fait apparaître leurs noyaux au nombre de
1 à 4.

Lorsque l'urine contient beaucoup de pus, et lorsqu'elle a
subi un commencement de fermentation alcaline, les leucocytes,

plus ou moins altérés et confluents, apparaissent mal délimités et assez opaques ; il convient alors de diluer l'urine et de l'aciduler par l'acide acétique avant de pratiquer l'examen microscopique.

Les leucocytes urinaires sont représentés par des *mononucléaires* ou des *polynucléaires* à granulations généralement neutrophiles. On pourra reconnaître ces variétés en faisant un examen après coloration au *triacide d'Ehrlich* : pour cela, on étale le pus sur une lame que l'on sèche à 110° pour la plonger ensuite pendant cinq à dix minutes dans le triacide d'Ehrlich (nous ne donnons pas ici la formule de cette colorante ; il vaut mieux se la procurer dans le commerce où elle existe toute faite, que de la préparer soi-même) ; après lavage et séchage, on monte dans le baume. Les noyaux apparaissent colorés en vert et les granulations neutrophiles en violet.

Cette recherche des différentes variétés de leucocytes dans l'urine n'offre guère d'intérêt, pas plus d'ailleurs que la numération de ces éléments indiquée par certains auteurs. On a proposé un procédé de numération approximative, basé sur le degré de la transparence de l'urine, dont voici la description sommaire :
Sur un fragment de journal imprimé en caractères ordinaires, on dispose un verre à fond plat dans lequel on verse de l'urine purulente jusqu'à ce que la couche versée soit assez épaisse pour empêcher de percevoir les lettres imprimées. Avec l'urine normale les caractères se voient encore sous une couche de 8 centimètres ; or, d'après Posner, il y aurait 40.000 leucocytes par centimètre cube dans une urine qui masquerait les caractères d'imprimerie sous une épaisseur de un demi à un centimètre, et 1000 leucocytes seulement par centimètre cube lorsque ce même résultat serait atteint avec 6 centimètres d'urine.

b. *Réactions chimiques dues aux matières albuminoïdes du pus.* — Nous avons vu précédemment qu'une urine purulente pouvait, suivant les circonstances, contenir : de la *sérine* de la *globuline* dont le mélange constitue l'albumine ordinaire, des *nucléo-albumines* et des *protéoses* (albumoses et peptones). La sérine et la globuline font partie du sérum transsudé en même temps que les leucocytes pour former le pus ; les nucléo-albumines et les protéoses proviennent, les unes de la destruction des leucocytes, les autres de la peptonisation des albumines ; ce sont, les unes et les autres, des produits de l'altération du pus sous l'influence des bactéries.

Nous avons indiqué dans les chapitres précédents comment on pouvait reconnaitre la présence de ces diverses matières albumidoïdes. Il ne nous reste ici qu'à mentionner la *réaction de Donné,* qui n'est autre que celle des alcalis sur les éléments du pus et qui s'opère souvent spontanément dans les urines purulentes ayant subi la fermentation ammoniacale. On effectue cette réaction de la façon suivante :

Le sédiment de pus étant séparé par décantation du liquide qui le surnage, on l'additionne de quelques centimètres cubes d'ammoniaque ou de solution de potasse ; après agitation avec une baguette de verre, le mélange devient filant, visqueux et d'autant plus épais que le sédiment était plus riche en leucocytes.

Origines du pus urinaires. — Le pus entraîné avec l'urine peut provenir des *reins*, de la *vessie*, de l'*urètre* isolément, ou de plusieurs de ces régions à la fois.

a. *Pyuries d'origine rénale.* — Lorsque la suppuration a lieu au niveau du rein (pyélite, pyélonéphrite), l'urine se mélange au pus au fur et à mesure qu'elle se produit ; aussi les émissions doivent-elles être à peu près uniformément troubles. Conséquemment, Guyon considère la *pyurie trouble* comme un symptôme très important permettant généralement d'attribuer au pus une origine rénale. Toutefois, il ne faudrait pas généraliser cette conclusion à outrance en l'appliquant à tous les cas de pyurie trouble. On a signalé, en effet, des cas de *cystite acide* avec polyurie trouble. D'autre part, une suppuration rénale légère peut donner une urine légèrement trouble s'éclaircissant facilement pendant le repos.

Il est un autre caractère, au moins aussi important que l'aspect de l'urine, qui permettra de soupçonner l'origine rénale de la pyurie : c'est la quantité d'albumine que renferme l'urine relativement à sa teneur en pus. Quand la suppuration a lieu ailleurs que dans le rein, les albumines urinaires sont exclusivement constituées par celles du pus ; le dosage de l'albumine indiquera donc des chiffres relativement faibles : 0,30, 0,50 ou presque toujours moins de 1^{gr},50 (Rosenfeld) de matières albuminoïdes par litre, même si l'urine est fortement purulente. Si la suppuration siège au contraire dans le rein, il y a beaucoup de chances pour que de l'albumine vraie, issue du sang grâce à la lésion rénale, vienne s'adjoindre aux albumoïdes propres au pus et, dès lors, la quantité d'albumines totales trouvée à l'analyse pourra être très élevée. Ces particularités s'observeront surtout dans la pyélo-néphrite (tuberculeuse) ou autre, et alors, outre les éléments du pus, l'examen microscopique peut montrer des cylindres. Ces derniers ne se rencontrent pas dans la pyélite pure (suppuration des bassinets); on trouve à leur place de petites cellules rondes souvent réunies en plaquettes provenant des bassinets (voir *g*, fig. 53, p. 549).

L'absence de cylindres ne saurait, en aucun cas, comme le font justement remarquer Létienne et Masselin, faire écarter l'hypothèse d'une altération rénale, car si leur présence permet de conclure à une lésion rénale, leur absence n'a aucune signification. D'ailleurs, alors qu'ils existent réellement dans le sédiment, ces cylindres, enserrés au milieu de globules de pus très nombreux, peuvent échapper à un œil même très exercé.

Notons enfin, comme dernier caractère important au point de vue du diagnostic différentiel des origines de la pyurie, que, dans les cas de suppuration rénale, l'urine conserve sa réaction normale acide, alors qu'elle est assez souvent alcaline au cours des cystites.

b. *Pyuries d'origine vésicale.* — L'urine chargée de pus d'origine vésicale, considérée sous le seul rapport de son aspect, n'offre rien de bien caractéristique. Cependant, lorsque la cystite est déjà ancienne, lorsque les bactéries urophages pullulent dans la vessie, la réaction de l'ammoniaque sur le pus entraîne la formation de ce dépôt glaireux mélangé de phosphates, dont nous avons signalé précédemment déjà l'existence et le mode de production.

Dans une cystite à son début, l'urine, encore peu purulente, n'est que légèrement trouble; pendant le repos, elle s'éclaircit en donnant un sédiment où l'on trouve, avec des leucocytes plus ou moins nombreux, des cellules épithéliales de la vessie, et peu ou point de phosphates si les bactéries urophages ne sont pas encore venues modifier la réaction acide. Ce même dépôt ne contient ni cylindres, ni débris épithéliaux d'origine rénale.

Ce qui permettra surtout de reconnaître que la pyurie est d'origine vésicale et non rénale, c'est le faible taux de l'albuminurie au regard de l'abondance du pus. Comme nous le disions précédemment, Rosenfeld a montré que, dans les cystites très fortement purulentes et non compliquées de lésions rénales, avec dépôt atteignant plusieurs centimètres de hauteur, le taux de l'albumine ne dépassait jamais 1^{gr},50 par litre.

Pus urinaire d'origine urétrale. — En cas d'urétrite aiguë, l'urine se charge, au moment de la miction, du pus abondamment contenu dans le canal; ce pus se dépose facilement au fond du vase dans lequel on recueille l'urine; on y peut trouver des gonocoques de Neisser.

Dans les uréthrites chroniques, gonoccociques ou autres, les globules du pus formé dans l'urètre peuvent être englobés dans du mucus avec des cellules épithéliales desquamées; il en résulte des filaments qui sont éliminés avec l'urine : on les voit à l'œil nu sous forme de fils irréguliers blanc-jaunâtres, pouvant atteindre plusieurs centimètres de longueur. Outre les éléments cellulaires précédemment mentionnés, ces filaments peuvent renfermer différentes bactéries pathogènes ou saprophytiques.

Méthode dite des trois verres. — Pour reconnaître l'origine du pus, on recueille l'urine du début, celle du milieu et celle de la fin d'une miction, dans trois verres différents : Si l'urine du premier verre (début de la miction) seule est trouble, c'est que le pus provient de l'urètre antérieur. Lorsque l'urine du premier verre est franchement trouble, celle du second légèrement louche avec des petits filaments blanchâtres, et celle du troisième (fin de la miction) absolument limpide, il y a lieu de supposer que la suppuration siège dans l'urètre postérieur. Si le contenu de chacun des trois verres est trouble, la suppuration siège plus haut que l'urètre. Enfin, si l'urine du troisième verre est beaucoup plus trouble que les deux autres, c'est que le pus provient de la vessie.

CHAPITRE III

MATIÈRES SUCRÉES

Au cours de différents états pathologiques, on peut rencontrer dans l'urine diverses matières sucrées appartenant aux groupes suivants de la classe des sucres :

1º Des *pentoses*, composés possédant une fonction aldéhydique ou cétonique et quatre fonctions alcool ;

2º Des *hexoses*, corps renfermant une fonction aldéhydique (le *glucose*) ou cétonique (le *lévulose*) et cinq fonctions alcool;

3º Des *bihexoses* ou saccharosides, composés résultant de l'union du deux molécules *d'hexoses* (le *lactose* résultant de l'union du glucose avec le galactose).

Le plus important de tous ces sucres au point de vue urologique est certainement le glucose ; aussi nous écarterons-nous de la classification qui vient d'être indiquée pour l'étudier tout d'abord.

§ 1. — LE GLUCOSE OU SUCRE DU DIABÈTE

(SYNONYMES : *Glycose, sucre de raisin, d— glucose, dextose*).
Formule :

$$C^6H^{12}O^6 = CH^2.OH - \overset{\displaystyle H}{\underset{\displaystyle OH}{C}} - \overset{\displaystyle H}{\underset{\displaystyle OH}{C}} - \overset{\displaystyle OH}{\underset{\displaystyle H}{C}} - \overset{\displaystyle H}{\underset{\displaystyle OH}{C}} - CHO$$

Propriétés. — Le glucose est un hexose possédant une fonction aldéhydique et cinq fonctions alcool. Il est cristallisable, soluble dans l'eau et dans l'alcool étendu, mais très peu soluble dans l'alcool absolu. Les cristaux issus d'une solution aqueuse renferment une molécule d'eau de cristallisation ($C^6H^{12}O^6$, H^4O); ceux qui se séparent d'une solution alcoolique sont anhydres.

Le glucose est dextrogyre, c'est-à-dire qu'il dévie à droite le plan de la lumière polarisée : le *pouvoir rotatoire* spécifique du *glucose anhydre*, pour la lumière monochromatique fournie par les sels de sodium, est de 52°,74 :

$$[\alpha]_D = + 52°,74$$

ce qui revient à dire qu'une solution contenant 1 gramme de glucose par centimètre cube, traversée par la lumière polarisée *sous une épaisseur de 1 décimètre*, produit une déviation de 52°,74.

Lorsqu'on détermine le pouvoir rotatoire du glucose *immédiatement après sa dissolution*, on le trouve beaucoup plus élevé soit, $[\alpha]_D = + 110°$ environ; mais, peu à peu, ou rapidement si l'on chauffe la solution, ce pouvoir rotatoire s'abaisse jusqu'à sa valeur normale égale à 52°,74.

Enfin, en précipitant par l'alcool une solution concentrée de glucose, on peut obtenir des cristaux de glucose dont le pouvoir rotatoire est de $+ 19°$ environ. Tanret a expliqué ces phénomènes de *multirotation* en montrant que le glucose à pouvoir rotatoire stable (52°,74) peut être dédoublé, par cristallisation, en glucose α, dont le pouvoir rotatoire est élevé et glucose β, dont le pouvoir rotatoire est faible. Dans la solution dont le pouvoir est stable, ces deux variétés coexistent et s'équilibrent.

Le glucose, par sa fonction aldéhydique, est un corps *réducteur* : lorsque ses solutions sont bouillies, en présence d'alcalis, avec des sels de bismuth, d'or, d'argent, de mercure, il y a oxydation du glucose et précipitation de ces métaux. Avec les sels cuivriques dans les mêmes conditions, il y a précipitation d'*oxydule cuivreux* et non de cuivre métallique.

Comme toutes les aldéhydes, le glucose s'unit aux hydrazines avec élimination d'une molécule d'eau en donnant une hydrazone :

$$C^6H^{12}O^6 + AzH^2 - AzH - C^6H^5 = C^6H^{12}O^5 - Az - AzH - C^6H^5 + H^2O$$

Glucose — phénylhydrazine — Glucose-phénylhydrazone

La solution acétique de cette glucose-phénylhydrazone, chauffée au voisinage de 100° en présence d'un excès de phénylhydrazine, donne un précipité jaune et cristallin de *phénylglucosazone* :

$$C^6H^{12}O^5 - Az - AzH - C^6H^5 + AzH^2 - AzH - C^6H^5 =$$

Glucose-phénylhydrazone — phénylhydrazine

$$C^6H^{10}O^4 \begin{cases} Az - AzH - C^6H^5 \\ Az - AzH - C^6H^5 \end{cases} + H^2O + H^2$$

phénylglucosazone

La phénylglucosazone ainsi obtenue est insoluble dans l'eau et dans l'alcool méthylique froids, à peine soluble dans l'eau chaude, insoluble dans la benzine et dans l'éther. Elle fond à 230°-232° (Bertrand).

Avec les alcalis caustiques, le glucose donne des glucosates dont les solutions, très altérables, se colorent en brun lorsqu'on les chauffe.

Le glucose fermente facilement sous l'influence de la levure de bière en fournissant, principalement mais non exclusivement, de l'alcool éthylique et de l'acide carbonique :

$$C^6H^{12}O^5 = 2\,C^2H^5OH + 2\,CO^2$$

Cette réaction, de même que les précédentes, est, comme nous le montrerons plus loin, applicable à la recherche du glucose dans l'urine.

Extraction du glucose d'une urine de diabétique. — Dans un vase à large surface, on concentre l'urine au bain-marie en consistance de sirop épais, puis on laisse reposer en lieu frais : au bout de quelques jours, ce sirop se prend en masse cristalline, qu'on exprime dans une toile et qu'on lave à l'alcool froid pour enlever l'urée et les matières extractives ; puis on la dissout dans l'alcool bouillant, en présence du noir animal, et on filtre.

Cet alcool abandonne le glucose par évaporation.

On peut aussi, avant de concentrer l'urine, la déféquer par 1/10 de sous-acétate de plomb ; on filtre et on élimine l'excès de sel de plomb par un courant hydrogène sulfuré ; on filtre de nouveau et on fait évaporer. On termine comme précédemment.

Au lieu de concentrer l'urine par la chaleur, on peut la soumettre à la congélation au moyen d'un appareil réfrigérant ; la partie qui reste liquide contient tout le sucre.

RECHERCHE DU GLUCOSE DANS L'URINE

Avant de procéder à la recherche du sucre dans une urine, il faut d'abord la filtrer afin de n'opérer que sur un liquide parfaitement limpide.

1° Par la potasse caustique (Moore). — On verse dans un verre à précipiter 25 à 30 c. c. d'urine et on y jette 5 à 6 pastilles de potasse caustique ; on agite pour favoriser la dissolution ; les phosphates terreux sont précipités. On transvase alors dans un tube à essai, et on chauffe la partie supérieure seulement. S'il y a du sucre, le liquide se colore en *jaune brun*, *brun* et *brun noir*, suivant la quantité de sucre.

2° Par la liqueur de Fehling ou cupro-potassique. — Nous avons vu que, si l'on chauffe avec de la glycose une solution

alcaline d'un sel cuivrique, il y a réduction de ce sel et précipitation d'oxyde de cuivre. Cette réaction est d'une grande
sensibilité. Pour la régulariser et la faire servir à la recherche
et au dosage de la glycose, on a proposé l'emploi de différentes solutions cuivriques alcalines. Nous indiquons plus
loin (p. 373) la formule de la liqueur de Fehling, qui donne les
meilleurs résultats. Pour la recherche du sucre au moyen de
cette liqueur, on opère de la façon suivante :

Dans un tube à essai bien propre, on verse 3 à 4 centimètres cubes de liqueur de Fehling et on la porte à l'ébullition : elle doit rester bleue et parfaitement limpide. Cet essai
de la liqueur est indispensable, car une liqueur mal préparée
ou seulement ancienne se réduirait d'elle-même à l'ébullition,
et, si on la mélangeait à l'urine, on pourrait attribuer à cette
dernière une réduction provenant de la liqueur seule.

Lorsqu'on a porté la liqueur à l'ébullition, on ajoute l'urine
en la faisant glisser le long des parois du tube, de manière
qu'elle ne se mélange pas avec la liqueur et la surnage ; si
l'urine contient du sucre, il se forme, à la surface de séparation, une couche d'abord *verdâtre*, qui passe très rapidement
au *jaune*, à l'*orangé*, au *rouge* ; en même temps, la décomposition gagne les couches inférieures de la liqueur, et la zone de
réduction s'étend. Si l'urine est peu riche en sucre, il est nécessaire de maintenir l'ébullition pendant quelques instants.

Causes d'erreur. — *a*. Lorsqu'une urine ne renferme qu'une
très petite quantité de sucre et qu'elle est riche en *créatinine*,
elle ne réduit pas franchement la liqueur de Fehling (Grimbert) ;
dans ce cas, le mélange d'urine et de liqueur se colore en
jaune verdâtre à l'ébullition, sans qu'il y ait de réduction appréciable ou sans que le précipité d'oxydule devienne cohérent.

La *créatinine* peut, ainsi que l'a observé J. Eury, lorsqu'elle
est abondante et alors même que l'urine contient de notables
quantités de glucose, entraver la formation du dépôt d'oxydule ; ce dernier s'unirait, en effet, à la créatine pour former
une combinaison soluble qui, en s'oxydant à chaud au contact
de l'air, donnerait un précipité rouge-brun formé d'oxyde cuivrique et de créatinine ; la liqueur de Fehling, chauffée avec une
semblable urine, se décolore et reste d'abord limpide ; ce n'est
qu'au bout d'un certain temps que la partie supérieure du
liquide, qui est au contact de l'air, se colore et précipite en
rouge brun (J. Eury). On se débarrassera de la créatinine en
déféquant l'urine au moyen de l'azote mercurique, et non de
l'acétate de plomb qui ne la précipite pas.

L'*acide urique* et les *urates*, contenus en grande quantité dans
certaines urines, peuvent faire croire à la présence de traces

de sucre, bien qu'ils ne réduisent que difficilement la liqueur de Fehling ; la réduction produite par les urates n'a lieu qu'à la suite d'une ébullition prolongée et elle se produit surtout pendant le refroidissement (Yvon). Si donc on opère comme nous l'avons indiqué, en faisant arriver l'urine à la surface de la liqueur, on diminuera de beaucoup les causes d'erreur. Pour plus de sûreté, on éliminera l'acide urique en déféquant l'urine comme il est dit plus loin.

La présence des *sels ammoniacaux* enlève de la netteté à la réduction. Une partie de la soude de la liqueur de Fehling est absorbée par ces sels, dont l'ammoniaque se dégage. Aussi doit-on faire bouillir avec de la soude l'urine qui a subi la fermentation ammoniacale pour en chasser l'ammoniaque avant d'y rechercher le glucose.

L'*albumine* rend difficile l'observation de la réaction réductrice parce qu'elle donne avec la liqueur de Fehling une coloration violette : on l'éliminera donc préalablement, soit par coction, soit par défécation.

b. *Substances réductrices autres que les sucres.* — Enfin il est des substances, telles que l'*alcaptone* et les *conjugués glycuroniques*, qui réduisent la liqueur de Fehling et que l'on pourrait par conséquent confondre avec le glucose. L'*alcaptone* est une substance fortement réductrice, mais optiquement inactive, que l'on ne trouve que très rarement dans l'urine, d'où on ne peut l'éliminer par les procédés habituels de défécation ; aussi indiquerons-nous dans le chapitre réservé à son étude (p. 516) les propriétés qui permettent de la distinguer du glucose.

Les *conjugués glycuroniques* se rencontrent, en petite quantité, dans les urines riches en indoxyle (voir p. 487), ou dans celles qui sont éliminées après ingestion de substances médicamenteuses, et notamment de phénols, de camphre, de chloroforme ou de chloral (dans ce dernier cas, il y a élimination d'acide urochloralique ou trichloréthylglycuronique). Ils réduisent la liqueur de Fehling, mais ils sont, pour la plupart, précipités de l'urine par le sous-acétate de plomb. D'ailleurs leur action sur la lumière polarisée (voir p. 431) permettra encore, dans certains cas, de les distinguer du glucose.

En résumé, nous voyons que la défécation préalable de l'urine s'impose dans les diverses circonstances où la réduction est ou indécise ou entravée, ou attribuable à des substances autres que le glucose.

Défécation de l'urine par l'acétate neutre de plomb ou l'azotate mercurique. — Pour déféquer l'urine, on se servait autrefois de sous-acétate de plomb (extrait de saturne) ; or, ce réactif présente l'inconvénient d'entraîner une partie du sucre, lorsque l'urine est alcaline ou même simplement neutre. On lui substitue avec avantage l'acétate de plomb en solution bien neutre, dont nous donnons ci-dessous la formule (Réactif de Courtonne). Toutefois, lorsqu'on se propose d'éliminer les conjugués glycuroniques, il faut employer le sous-acétate de plomb et même le sous-acétate de plomb ammoniacal, car l'acétate neutre ne les précipite pas.

Réactif de de Courtonne. .
{
Acétate neutre de plomb . 300 gr.
Eau distillée. . . . . . . Q. s. p. 1 000 c. c.
Acide acétique. . . . . . Q. s. pour obtenir une réaction neutre au tournesol.
}

L'urine sera additionnée de 1/10 de son volume de ce réactif, puis filtrée après agitation.

L'*azotate mercurique*, proposé par Tanret en 1878, produit une défécation plus parfaite que l'acétate de plomb. Toutefois, il n'élimine pas non plus les conjugués glycuroniques.

Pour déféquer l'urine au moyen de l'azotate mercurique, on emploiera avec avantage le réactif et le procédé suivants :

Réactif de Patein et Dufau. — Mettre dans une capsule de porcelaine 160 c.c. d'acide azotique à 40° Baumé (D = 1,39) et ajouter, en remuant pour éviter la formation de grumeaux, 220 grammes d'oxyde rouge de mercure. Au bout de cinq à six minutes d'agitation, ajouter 160 c. c. d'eau distillée et porter à l'ébullition. L'oxyde étant totalement dissous, laisser refroidir et verser, en mince filet, 40 c. c. de lessive de soude au quart. Agiter, compléter le volume de 1 litre avec de l'eau distillée et filtrer.

Pour déféquer l'urine à l'aide de ce réactif :

Ajouter 25 c. c. de réactif à 50 c. c. d'urine, puis, goutte à goutte et jusqu'à réaction neutre au tournesol, de la soude étendue ; compléter ensuite le volume de 100 c. c. et filtrer.

Le filtrat limpide, incolore et exempt de toute matière albuminoïde, est propre à l'examen polarimétrique qui sera décrit plus loin ; mais, pour les essais ou dosages à la liqueur de Fehling, il doit être débarrassé du mercure qu'il renferme ; pour cela, agiter, de temps en temps et pendant deux ou trois heures, 50 c. c. du filtrat avec 2 grammes de poudre de zinc ; filtrer et redissoudre, à l'aide de lessive de soude, l'oxyde de zinc qui s'est précipité (pour un dosage on tiendra compte de l'augmentation de volume due à l'addition de soude).

3° **Par la phénylhydrazine**. — La réaction de la phénylhydrazine, que nous avons précédemment expliquée, peut servir à la recherche du glucose dans l'urine. On opérera d'après la technique suivante empruntée à M. le professeur Grimbert :

Dans un tube à essai on verse 20 centimètres cubes d'urine déféquée avec le réactif mercurique de Patein, 1 centimètre cube de phénylhydrazine pure, 1 centimètre cube d'acide acétique cristallisable et 1 centimètre cube d'une solution d'acétate de soude à 25 p. 100. Après agitation, on chauffe le tout au bain-marie bouillant pendant une heure.

Si l'urine renferme plus de 0^{gr},65 de glucose par litre, la phénylglucosazone se produit à chaud, sinon elle ne se forme que pendant le refroidissement. Dans l'un ou l'autre cas, on laisse refroidir et on recueille l'osazone sur un filtre où elle sera lavée à l'eau, puis à l'alcool méthylique. Examinée au microscope, cette phénylgulcosazone se présente sous forme de fines et longues aiguilles groupées en branches de genèt ou en aigrettes étoilées, suivant que la solution d'où elles se séparent est plus ou moins concentrée.

Cette réaction est très sensible, car elle permet de déceler 0^{gr},05 de glycose dans un litre d'urine,

Remarque. — L'urine qui, a été déféquée au réactif mercurique et neutralisée avant d'être additionnée de phénylhydrazine, contient encore des traces de mercure qu'il est inutile d'enlever au moyen de la poudre de zinc, cette opération pouvant être effectuée au moyen de la phénylhydrazine elle-même : Il suffit d'ajouter à l'urine quelques gouttes de cette substance pour entraîner le mercure à l'état de précipité noirâtre qu'on sépare par filtration. Le filtrat est ensuite traité comme il est dit plus loin (Grimbert).

4° **Par le polarimètre.** — Les réactions que nous venons d'indiquer, à savoir la réduction de la liqueur de Fehling et la formation de la phénylglucosazone, sont communes au glucose et au lévulose (l'osazone du glucose et celle du lévulose sont identiques). Avant d'affirmer que le sucre contenu dans l'urine est bien du glucose, on devra donc vérifier que l'urine dévie à droite le plan de la lumière polarisée. Si ce sucre était du lévulose, substance dont la présence dans l'urine est excessivement rare, la déviation serait gauche.

5° **Par fermentation.** — Cette méthode sera décrite à propos du dosage du glucose.

6° **Réactions diverses.** — Les méthodes suivantes peuvent encore servir à la recherche du glucose dans l'urine ; elles ne présentent aucun avantage sur les précédentes.

a. Bötger et Nylander portent à l'ébullition 10 c. c. d'urine additionnés de 1 c. c. d'un *réactif bismuthique* obtenu en dissolvant 2 grammes de sous-nitrate de bismuth et 4 grammes de sel de Seignette dans 100 c. c. d'eau, puis ajoutant 10 grammes de soude caustique. Si l'urine contient du sucre, il se forme un précipité noirâtre constitué par du bismuth réduit.

La présence d'albumine ou d'autres composés contenant du soufre peut être une cause d'erreur, le sulfure noir de bismuth pouvant être confondu avec le bismuth réduit.

b. G. Ruini utilise pour la recherche du glucose une réaction basée sur la transformation de l'acide *orthonitro-phénylpropiolique*

$$C^6H^4 \Big\langle \begin{matrix} C : C - CO^2H \\ AzO^2 \end{matrix}$$

en indigotine. On dissout $0^{gr},30$ de cet acide dans 100 grammes d'eau contenant 6 grammes de soude pure. L'urine additionnée de ce reactif est portée à l'ébullition ; après refroidissement, on l'agite avec du chloroforme, qui se colore en bleu violacé dans le cas où il y a du sucre.

Il convient d'opérer sur l'urine déféquée par le réactif mercurique, car diverses substances, notamment la créatinine et l'acide glycuronique, peuvent comme le sucre donner lieu à la production d'indigo.

c. Les propriétés réductrices du glucose ont encore été mises à profit pour sa recherche dans l'urine en employant le *nitrate d'argent ammoniacal* (Neubauer et Vogel), le *ferrocyanure de potassium* (Hager), le *carmin d'indigo,* etc.

Les procédés de recherche du glucose qui viennent d'être indiqués ne présentent pas tous le même degré de sensibilité. Lorsqu'il s'agit de déceler de minimes quantités de sucre, l'épreuve de la fermentation alcoolique, la réaction à la phénylhydrazine sont particulièrement recommandables. Dans tous les autres cas, l'essai à la liqueur de Fehling donne des résultats très nets, si l'on s'est mis à l'abri des causes d'erreur que nous avons signalées, c'est-à-dire si l'on opère sur l'urine déféquée.

DOSAGE DU GLUCOSE

On peut doser le sucre dans une urine : 1° par *fermentation ;* 2° par *réduction* de liqueur cupro-alcalines (liqueur de Fehling) titrées ; 3° par l'*examen optique* (saccharimètre).

Pour des *dosages rapides* ne visant pas à une très grande exactitude, le procédé ordinaire à la liqueur de Fehling, additionnée ou non de ferrocyanure de potassium (procédé Causse-Bonnans), ou la méthode optique (saccharimètre à pénombres) suffisent. Mais pour l'obtention de résultats *très exacts,* les méthodes par réduction, de Bertrand ou de Lehmann, sont beaucoup plus recommandables.

1. DOSAGE PAR FERMENTATION. — Sous l'influence de la levure de bière, le glucose est décomposé en fournissant essentiellement de l'acide carbonique et de l'alcool :

$$C^6H^{12}O^6 = 2\,CO^2 + 2\,C^2H^6O$$

D'après cette équation, 100 grammes de glucose fournissent théoriquement 50^{gr},11 d'alcool et 48^{gr},88 de gaz carbonique [1].

Pratiquement, on se sert d'un appareil comprenant, reliés l'un à l'autre (fig. 32), deux ballons, dont l'un A, contient 20 à 50 c. c. d'urine et 1 à 2 grammes de levure, l'autre B, de l'acide sulfurique concentré. On pèse l'appareil tout entier.

Le tube *a* étant fermé, on laisse fermenter à 25° environ; l'acide carbonique se dégage par le tube *t*, barbote dans l'acide sulfurique B qui retient la vapeur d'eau entraînée, et s'échappe en b. Lorsque la fermentation est terminée, on fait passer par *a* un courant d'air desséché qui entraîne tout le gaz carbonique contenu dans les ballons et le liquide A. On pèse de nouveau l'appareil : la perte de poids *p* correspond à l'acide carbonique produit. La quantité de glucose contenue dans le liquide A peut être calculée au moyen de la formule :

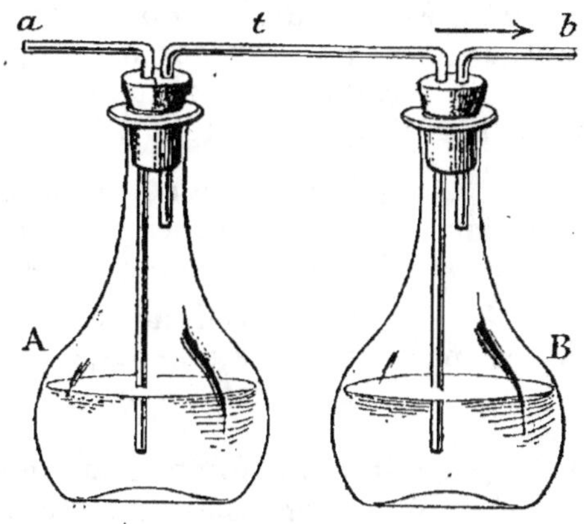

Fig. 32. — Appareil pour le dosage du glucose par fermentation.

$$P = p \times \frac{100}{48,88} = p \times 2,045 .$$

Mais, comme tout le sucre n'est pas exclusivement transformé en alcool et acide carbonique, il convient de substituer à 2,045, le coefficient un peu plus fort 2,127, qui a été établi empiriquement.

II. Dosage du sucre par la liqueur de Fehling. — On prépare cette liqueur de la manière suivante :

1° On dissout 34^{gr},65 de *sulfate de cuivre, pur et cristallisé*, dans 200 grammes d'eau ; d'autre part, on dissout 173 grammes de sel de Seignette (tartrate de potasse et de soude) dans 300 c. c. de lessive de soude pure (densité 1,33). On verse cette dernière solution dans celle de sulfate de cuivre, on agite pour que le précipité se dissolve, puis on ajoute assez d'eau distillée pour compléter le volume d'un litre.

---

1. Ceci n'est qu'approximativement vrai, parce que ce ne sont pas les seuls produits dérivant de la fermentation : Il y a production, en même temps, de petites quantités de glycérine, d'acide succinique, etc.

On obtient ainsi une liqueur limpide, d'un très beau bleu. Pour la conserver, on la divise en flacons de 80 à 100 grammes, que l'on met à l'abri de la lumière. Chaque centimètre cube de cette liqueur doit théoriquement être réduit par 5 *milligrammes* de glucose : 10 c. c. correspondent donc à 5 centigrammes de cette substance.

2° Pour éviter l'altération de la liqueur de Fehling, il est avantageux de ne terminer sa préparation qu'au moment du besoin, en mélangeant volumes égaux des deux solutions suivantes A et B, qui sont tout à fait inaltérables :

Solution A
- Sulfate de cuivre cristallé et pur. . . . $34^{gr},65$
- Acide sulfurique pur . . . . 5 c. c.
- Eau distillée q. s. pour . . . . . 1 000 —

Solution B
- Sel de Seignette. . . . . 173 gr.
- Lessive de soude . . . . 300 —
- Eau distillée q. s. pour . . . . . 1 000 c. c.

20 c. c. de liqueur obtenue en mélangeant 10 c. c. de A et 10 c. c. de B doivent théoriquement être réduits par 5 centigrammes de glucose.

Observation importante relative à la concentration de la liqueur dé Fehling et à celle de la solution sucrée soumise au dosage. — Soxhlet a montré que le pouvoir réducteur des sucres variait, entre d'étroites limites il est vrai, suivant leur dilution et aussi suivant celle du réactif cupro-potassique. Pour que les résultats de plusieurs dosages effectués avec une même liqueur de Fehling soient comparables, il est donc indispensable d'opérer toujours dans les mêmes conditions de concentration, aussi bien pour la liqueur cuprique que pour la solution sucrée. Si l'on a par exemple établi, comme nous allons l'indiquer, le titre de la liqueur en l'additionnant de son volume d'eau, puis d'une solution de glucose à 1 p. 100, on devra, dans tous les dosages ultérieurs, additionner la liqueur cupro-potassique de son volume d'eau et diluer la solution sucrée de telle façon qu'elle contienne environ 1 p. 100 de glucose.

Il est donc nécessaire de connaître approximativement la teneur en glucose d'une urine avant d'y doser exactement cette substance par réduction. Cette indication approximative sera fournie, soit par un premier essai de dosage à la liqueur de Fehling, soit par le polarimètre, soit par la méthode de Bouchardat indiquée plus loin.

Titrage de la liqueur. — Il ne faut jamais se servir d'une liqueur sans l'avoir titrée, car, en admettant qu'au moment même de sa préparation le titre soit exact, il peut se modifier au bout d'un certain temps.

On prépare d'abord une solution de glucose au centième en dissolvant 1 gramme de glucose, anhydre, cristallisé et pur, dans quantité suffisante d'eau distillée pour faire 100 c. c.

D'autre part, dans un petit matras en verre blanc d'une contenance de 150 c. c. environ, on mesure 10 c. c. de liqueur de Fehling auxquels on ajoute 10 c. c. d'eau. Dans le cas où cette liqueur ne serait pas toute préparée à l'avance, on introduirait dans le matras 10 c. c. de la solution A et 10 c. c. de la solution B (dont la formule est indiquée plus haut) sans addition d'eau. On porte le liquide à l'ébullition que l'on entretient très modérée ; puis, au moyen de la burette divisée en dixièmes de centimètre cube, on y fait tomber lentement, goutte à goutte, la solution titrée de glycose. La réduction s'effectue peu à peu, et le précipité d'oxydule de cuivre, très dense, se rassemble au fond du matras ; à mesure qu'il se forme, la teinte bleue du liquide va en diminuant. De temps à autre, on retire le matras du feu et on le regarde de bas en haut, par transparence, ou bien on le place sur une feuille de papier blanc, de manière à bien juger si le liquide présente encore une coloration bleue.

Lorsque l'opération est très proche de sa fin, cette coloration devient bleu-verdâtre ; l'addition d'une ou deux gouttes de solution sucrée suffit alors à produire la décoloration complète ou à communiquer au liquide une teinte jaune très pâle ; c'est à ce moment que l'on arrête l'affusion de glucose.

Il peut arriver que l'on dépasse le but en versant un excès de liqueur sucrée ; on en est averti par la coloration franchement jaune que prend le liquide surnageant l'oxydule ; il faut alors recommencer le dosage.

Au cours de ces opérations, il faut éviter le plus possible d'interrompre l'ébullition et de laisser refroidir la liqueur sur le précipité cuivreux, qui s'oxyderait alors et rentrerait en solution ; de ce fait, la liqueur reprendrait une teinte bleue, ce qui nécessiterait une nouvelle addition de solution sucrée et conduirait, par suite, à un résultat trop élevé.

Supposons que, dans notre titrage, la quantité de solution de glucose employée ait été de $5^{cc},6$. Ces $5^{cc},6$ représentant 0,056 de glucose anhydre, nous noterons que le titre de notre liqueur de Fehling est le suivant : 10 c. c. $=$ $0^{gr},056$ de glucose anhydre.

Application à l'urine. — 1° Il faut d'abord déterminer approximativement la quantité de glucose contenue dans l'urine.

Pour cela, on effectuera un premier dosage approximatif au moyen de la liqueur de Fehling, ou bien on aura recours à la formule de Bouchardat en observant que ses indications sont parfois (notemment avec les urines riches en chlorures ou autres sels) très inexactes. Cette formule est la suivante :

Multiplier les deux derniers chiffres de la densité par 2, puis par le nombre qui représente, en litres, le volume des émissions de vingt-quatre heures ; retrancher de ce produit 50 s'il n'y a pas polyurie, et 60 s'il y a polyurie (plus de 2 litres par vingt-quatre heures) ; le résultat de ces calculs donne approximativement la quantité de sucre éliminée dans les vingt-quatre heures. Exemple : soit 5 litres 500 en vingt-quatre heures d'urine sucrée de densité = 1033 ; ils représentent une quantité de sucre égale à : $33 \times 2 \times 5,5 - 60 = 303$ grammes par vingt-quatre heures, soit environ 55 grammes de sucre par litre.

Une telle urine serait additionnée de 4 fois son volume d'eau pour que la dilution soumise au dosage contienne environ 10 p. 1000 de sucre.

2° Si, comme il arrive souvent dans le diabète, l'urine est peu colorée, si elle est assez pauvre en éléments dissous autres que le sucre, et si elle n'est pas albumineuse, on peut, après l'avoir diluée comme il vient d'être dit, la soumettre au dosage sans défécation préalable.

3° Mais, dans le cas où l'urine est pauvre en sucre, fortement colorée, albumineuse ou riche en matériaux dissous qui peuvent entraver la précipitation de l'oxydule, il est absolument nécessaire de la déféquer avant d'y doser le sucre.

D'ailleurs, cette défécation est une opération qui s'exécute assez facilement et rapidement pour que l'on puisse l'appliquer dans tous les cas ; les résultats du dosage n'en seront que plus exacts.

On emploiera, soit la soution d'acétate neutre de plomb de Courtonne, soit le réactif mercurique de Patein et Dufau, en opérant comme nous l'avons indiqué précédemment (p. 470).

L'addition de ces réactifs à l'urine la diluera dans une certaine mesure qui sera parfois suffisante et dont on tiendra compte, dans tous les cas, pour préparer la dilution convenable, c'est-à-dire correspondant à une teneur en sucre voisine de 10 p. 1000.

4° L'urine étant déféquée et diluée, on la verse goutte à goutte dans 10 c. c. de liqueur de Fehling titrée étendue de 10 c. c. d'eau et maintenue à l'ébullition, en opérant exactement comme nous l'avons indiqué à propos du titrage de la liqueur cupro-potassique.

Supposons que la décoloration ait été obtenue avec 4^{cc},5 d'une urine diluée au 1/4. Ces $4^{cc},5$ de dilution contiennent $0^{gr},056$ de glucose, si tel est le titre de notre liqueur de Fehling ; un litre de la dilution contient donc : $\dfrac{0,056 \times 1000}{4,5} = 12^{gr},44$ de sucre par litre, soit $12^{gr},44 \times 4 = 49^{gr},76$ de glucose par litre d'urine.

Dosage par la liqueur de Fehling additionnée de ferrocyanure de potassium (procédé Causse-Bonnans). — En dosant le glucose au moyen de la liqueur de Fehling suivant le procédé que nous venons d'indiquer, il est parfois difficile, et notamment dans les cas où l'oxydule se dépose mal, de percevoir le moment précis où la décoloration est complète. Aussi Causse a-t-il imaginé de faire entrer en dissolution, dans le ferrocyanure de potassium, l'oxydule cuivreux au fur et à mesure de sa formation. L'absence de précipité permet alors de mieux suivre la décoloration.

Toutefois, la disparition de la couleur bleue n'est pas encore bien nette, par suite de la production de teintes passant insensiblement du bleu au vert et au jaune. Lorsque la teinte vert-jaune, qui apparaît vers la fin de la réaction, est obtenue, l'addition d'un léger excès de liqueur sucrée amène brusquement, ainsi que l'a observé Bonnans, la formation d'une teinte brune ou rouge-brun, assez intense et très nette, qui peut être prise comme indicateur de la fin du dosage.

Bonnans indique le mode opératoire suivant :

On verse dans un matras 10 c. c. de solution cuprique A et 10 c. c. de solution alcaline de sel de Seignette B (p. 374), puis 5 c. c. d'une solution de ferrocyanure de potassium à 5 p. 100 et quelques fragments de pierre ponce. On porte le liquide à l'ébullition et on y verse la liqueur sucrée par IV à V gouttes à la fois, en rétablissant l'ébullition pendant deux à trois secondes entre chaque adition. Lorsqu'après avoir constaté le passage du bleu au vert clair, on perçoit le jaune, on ne verse plus que deux gouttes à la fois, pour s'arrêter dès que le contenu du ballon brunit brusquement.

Il importe de remarquer que le titre de la liqueur de Fehling déterminé sans addition de ferrocyanure ne peut servir pour le dosage suivant le procédé de Causse-Bonnans. Il faudrait, d'après Bonnans, multiplier ce titre par 0, 82 pour obtenir celui qui correspondrait à la méthode au ferrocyanure ; mais il vaut mieux titrer directement la liqueur de Fehling additionnée de ferrocyanure suivant les proportions sus-indiquées.

Dosage de très petites quantités de sucre. — Lorsque l'urine contient des quantités de sucre inférieures à 2 ou 3 grammes par litre, il convient, pour obtenir des résultats exacts, de recourir à la méthode dite « *par différence* », habituellement usitée pour le dosage du sucre dans le sang ou les humeurs qui n'en contiennent que des traces (liquide céphalo-rachidien). Voici la technique indiquée par le professeur Grimbert :

On prépare une solution de glucose pure à $0^{gr},25$ p. 100 et on note le nombre de centimètres cubes de cette solution nécessaires à la décoloration de 10 c. c. de liqueur de Fehling additionnée, comme il est dit plus haut, de ferrocyanure. Supposons, par exemple, qu'il en ait fallu 16 c c.

Dans une seconde opération, on ajoute 10 c. c. de liqueur cupro-potassique à 10 c. c. d'urine déféquée ; on porte le tout à l'ébullition que l'on maintient pendant une minute ; puis, on achève la réduction au moyen de la solution titrée de glucose. Soit alors 10,8 le nombre de centimètres cubes de la solution de glucose ainsi ajoutés.

La différence, $16 - 10,8 = 5,2$, correspond au glucose contenu dans les 10 c. c. d'urine déféquée, c'est-à-dire à $5,2 \times 0,0025 = 0,013$, ce qui fait $1^{gr},30$ par litre d'urine déféquée ; ce résultat doit être doublé si l'urine. déféquée par le réactif de Patein et Dufau, se trouve diluée au 1/2.

Dosage très exact du glucose, ou des autres sucres, par réduction. Méthode de Bertrand. — Cette méthode consiste. en principe, à doser l'oxyde cuivreux produit par un volume déterminé de solution sucrée. A cet effet, l'oxydule est traité par une quantité connue de sulfate ferrique qui le fait passer à l'état de sulfate de cuivre, d'après l'équation suivante :

$$Cu^2O + (SO^4)^3Fe^2 + SO^4H^2 = 2 SO^4Cu + H^2O + 2 SO^4Fe.$$

De la quantité de sel ferrique ainsi réduite à l'état de sel ferreux (indiquée par un dosage au permanganate de K), on déduit la quantité de cuivre qui a été précipitée à l'état d'oxydule par le sucre.

Solutions nécessaires :

A. — *Liqueur cuivrique.*

Sulfate de cuivre pur.	40 gr.
Eau distillée	Q. s. pour 1 litre.

B. — *Liqueur alcaline.*

Sel de Seignette	200 gr.
Soude caustique en plaques.	150 —
Eau distillée	Q. s. pour 1 litre.

C. — *Liqueur ferrique.*

Sulfate ferrique. . . . . 50 gr.
Acide sulfurique . . . . 200 —
Eau distillée . . . . Q. s. pour 1 litre.

N. B. — Cette liqueur ne doit pas réduire le permanganate ; si elle le réduit, l'additionner (goutte à goutte et jusqu'à très faible changement de coloration) de la solution ci-après :

D. — *Liqueur permanganique.*

Permanganate de potassium . . . . 5 gr.
Eau distillée . . . . Q. s. pour 1 litre.

Pour *titrer cette solution*, peser 250 milligrammes d'oxalate d'ammonium pur [$C^2O^4 (AzH^4)^2 + H^2O = 142,1$ équivalant à 2 Fe, soit, d'après l'équation ci-dessus, à $2 Cu = 2 \times 63,6$] correspondant à $0^{gr},2237$ de cuivre ; les mettre avec 50 à 100 c. c. d'eau et 1 à 2 c. c, d'acide sulfurique pur dans une capsule de porcelaine ; chauffer à 60-80° et verser la solution de permanganate jusqu'à coloration rose (il en faut environ 22 c. c.).

Si *n* est le nombre de centimètres cubes de permaganate ainsi employés, la quantité de cuivre correspondant à 1 c. c. de liqueur sera : $\dfrac{0,2237}{n}$.

N. B. — En chiffres ronds, 1 litre de solution de permanganate équivaut à 10 grammes de cuivre.

Technique pour solutions des divers sucres réducteurs. — Après dosage approximatif par l'un des procédés rapides usuels, diluer, s'il y a lieu, la solution sucrée (urine déféquée) de façon telle qu'elle renferme moins de $0^{gr},50$ p. 100 de sucre réducteur. Verser 20 c. c. de cette solution dans une fiole conique de 125 à 150 c. c. ; ajouter 20 c. c. de liqueur cuivrique, 20 c. c. de liqueur sodique et chauffer jusqu'à ébullition, qui sera maintenue trois minutes ; laisser déposer l'oxydule ; s'assurer que le liquide surnageant reste coloré en bleu, c'est-à-dire qu'il y a bien un excès de cuivre ; filtrer sur tampon d'amiante (disposé dans un petit tube entonnoir, adapté à une fiole portant tubulure latérale pour faire le vide) en entraînant le moins possible d'oxydule sur ce filtre ; agiter l'oxydule avec un peu d'eau ; laisser reposer puis verser le liquide de lavage sur le filtre. Vider et rincer la fiole à filtration pour l'approprier à la seconde partie de l'opération, c'est-à-dire au dosage du cuivre réduit.

Pour ce dosage, dissoudre l'oxydule dans Q. S., soit 5, 10 ou 20 c. c. de liqueur ferrique ajoutée peu à peu, en remuant ; verser la solution — qui doit être limpide et d'un beau vert — sur le filtre d'amiante pour dissoudre au passage la petite quantité d'oxydule qui y est retenue ; tout l'oxydule étant dissous, laver la fiole qui le contenait et le filtre avec de l'eau distillée; enfin, titrer avec le permanganate le liquide rassemblé dans la fiole à filtration.

Le virage est très net : la coloration passe du vert au rose avec une seule goutte de permanganate en excès. La quantité de cuivre précipité à l'état d'oxydule étant ainsi connue, on cherche dans les tables suivantes — établies pour les principaux sucres réducteurs urinaires — la quantité de sucre correspondante.

GLUCOSE

GLUCOSE en milligr.	CUIVRE en milligr.	GLUCOSE en milligr.	CUIVRE en milligr.	GLUCOSE en milligr.	CUIVRE en milligr.
10	20,4	41	79,3	71	131,4
11	22,4	42	81,1	72	133,1
12	24,3	43	82,9	73	134,7
13	26,3	44	84,7	74	136,3
14	28,3	45	86,4	75	137,9
15	30,2	46	88,2	76	139,6
16	32,2	47	90,0	77	141,2
17	34,2	48	91,8	78	142,8
18	36,2	49	93,6	79	144,5
19	38,1	50	95,4	80	146,1
20	40,1	51	97,1	81	147,7
21	42,0	52	98,9	82	149,3
22	43,9	53	100,6	83	150,9
23	45,8	54	102,3	84	152,5
24	47,7	55	104,1	85	154,0
25	49,6	56	105,8	86	155,6
26	51,5	57	107,6	87	157,2
27	53,4	58	109,3	88	158,8
28	55,3	59	111,1	89	160,4
29	57,2	60	112,8	90	162,0
30	59,1	61	114,5	91	163,6
31	60,9	62	116,2	92	165,2
32	62,8	63	117,9	93	166,7
33	64,6	64	119,6	94	168,3
34	66,5	65	121,3	95	169,9
35	68,3	66	123,0	96	171,5
36	70,1	67	124,7	97	173,1
37	72,0	68	126,4	98	174,6
38	73,8	69	128,1	99	176,2
39	75,7	70	129,8	100	177,8
40	77,5				

SUCRE INTERVERTI

Solution obtenue à 0,5 p. 100 en hydrolysant 4gr,75 de saccharose dissous dans 50 c. c. d'HCl, à 2 p. 100, par chauffage à 100° pendant dix à quinze minutes, puis laissant refroidir, neutralisant et diluant à un litre.

SUCRE en milligr.	CUIVRE en milligr.	SUCRE en milligr.	CUIVRE en milligr.	SUCRE en milligr.	CUIVRE en milligr.
10	20,6	41	79,5	71	130,8
11	22,6	42	81,2	72	132,4
12	24,6	43	83,0	73	134,0
13	26,5	44	84,8	74	135.6
14	28,5	45	86,5	75	137,2
15	30,5	46	88,3	76	138,9
16	32,5	47	90,1	77	140,5
17	34,5	48	91,9	78	142,1
18	36,4	49	93,6	79	143.7
19	38,4	50	95,4	80	145,3
20	40,4	51	97,1	81	146,9
21	42,3	52	98,8	82	148,5
22	44,2	53	100,6	83	150,0
23	46,1	54	102,3	84	151,6
24	48,0	55	104,0	85	153,2
25	49,8	56	105,7	86	154,8
26	51,7	57	107,4	87	156,4
27	53,6	58	109,2	88	157,9
28	55,5	59	110,9	89	159,5
29	57,4	60	112,6	90	161,1
30	59,3	61	114,3	91	162,6
31	61,1	62	115,9	92	164,2
32	63,0	63	117,6	93	165,7
33	64,8	64	119,2	94	167,3
34	66,7	65	120,9	95	168,8
35	68,5	66	122,6	96	170,3
36	70,3	67	124,2	97	171,9
37	72,2	68	125,9	98	173,4
38	74,0	69	127,5	99	175,0
39	75,9	70	129,2	100	176,5
40	77,7				

LÉVULOSE

En raison de l'extrême ressemblance des tableaux relatifs au glucose et au sucre interverti, G. Bertrand s'est dispensé d'établir un tableau spécial pour le lévulose. Il est d'ailleurs très rare que l'on ait à doser une solution de ce sucre pur; si un tel cas se présentait, on pourrait se contenter des chiffres donnés pour le sucre interverti.

LACTOSE ANHYDRE

LACTOSE en milligr.	CUIVRE en milligr.	LACTOSE en milligr.	CUIVRE en milligr.	LACTOSE en milligr.	CUIVRE en milligr.
10	14,4	41	56,7	71	95,4
11	15,8	42	58,0	72	96,6
12	17,2	43	59,3	73	97,9
13	18,6	44	60,6	74	99,1
14	20,0	45	61,9	75	100,4
15	21,4	46	63,0	76	101,7
16	22,8	47	64,6	77	102,9
17	24,2	48	65,9	78	104,2
18	25,6	49	67,2	79	105,4
19	27,9	50	68,5	80	106,7
20	28,4	51	69,8	81	107,9
21	29,8	52	71,1	82	109,2
22	31,1	53	72,4	83	110,4
23	32,5	54	73,7	84	111,7
24	33,9	55	74,9	85	112,9
25	35,2	56	76,2	86	114,1
26	36,6	57	77,5	87	115,4
27	38,0	58	78,8	88	116,6
28	39,4	59	80,1	89	117,9
29	40,7	60	81,4	90	119,1
30	42,1	61	82,7	91	120,3
31	43,4	62	83,9	92	121,6
32	44,8	63	85,2	93	122,8
33	46,1	64	86,5	94	124,0
34	47,4	65	87,7	95	125,2
35	48,7	66	89,0	96	126,5
36	50,1	67	90,3	97	127,7
37	51,4	68	91,6	98	128,9
38	52,7	69	92,8	99	130,2
39	54,1	70	94,1	100	131,4
40	55,4				

N. B. —Pour les sucres suivants (maltose, arabinose et xylose), que l'on rencontre très rarement dans l'urine, les tableaux sont établis de 10 en 10 milligrammes. En cas de besoin, il suffira d'interpoler.

MALTOSE ANHYDRE

MALTOSE en milligr.	CUIVRE en milligr.	MALTOSE en milligr.	CUIVRE en milligr.	MALTOSE en milligr.	CUIVRE en milligr.
10	11,2	50	55,0	80	87,2
20	22,2	60	65,7	90	98,0
30	33,3	70	76,5	100	108,4
40	44,1				

ARABINOSE

ARABINOSE en milligr.	CUIVRE en milligr.	ARABINOSE en milligr.	CUIVRE en milligr.	ARABINOSE en milligr.	CUIVRE en milligr.
10	21,2	50	100,6	80	155,3
20	41,9	60	119,3	90	172,7
30	62,0	70	137,5	100	189,8
40	81,5				

XYLOSE

XYLOSE en milligr.	CUIVRE en milligr.	XYLOSE en milligr.	CUIVRE en milligr.	XYLOSE en milligr.	CUIVRE en milligr.
10	20,1	50	95,4	80	147,6
20	39,6	60	113,2	90	164,2
30	58,7	70	130,6	100	180,5
40	77,3				

Méthode de Lehmann (modifiée par Grimbert). — *Principe*
(Lehmann) : on traite une quantité mesurée de liqueur de Fehling par une quantité de liqueur sucrée telle que la réduction
ne soit pas totale ; on dose ensuite le cuivre non réduit d'après
la réaction suivante (indiquée par Haën en 1854) :

$$2SO^4Cu + 4IK = 2ICu + I^2 + 2SO^4K^2$$

c'est-à-dire qu'un atome de cuivre libère un atome d'iode ; le tirage de l'iode ainsi libéré permet donc de calculer la quantité de cuivre contenue dans la liqueur.

Technique (Grimbert). — Liqueurs nécessaires : *A*. liqueur cuprique (formule de Bertrand, ci-dessus); *B*. liqueur alcaline (formule Bertrand); *C*. acide sulfurique au 1/2 *en volume*; *D*. solution d'iodure de potassium pur à 20 p. 100; *E*. solution décinormale d'hyposulfite de soude ; *F*. solution décinormale d'iode. Le titre de cette dernière sera vérifié par la méthode à l'acide arsénieux (voir les traités d'analyse chimique).

La solution décinormale d'hyposulfite doit être titrée par rapport à celle d'iode, *dans les conditions de l'expérience :* à cet effet, dans 50 c. c. d'eau distillée, on verse $1^{cc},5$ d'acide sulfurique au 1/2, 10 c. c. d'hyposulfite et on effectue immédiatement le dosage par l'iode en présence de l'eau amidonnée ; en général, on remarque que, dans ces conditions, il faut employer $10^{cc},1$ au lieu de 10 c. c. de liqueur d'iode, correction dont on tiendra compte dans les dosages ultérieurs.

Titrage de la solution cuprique. — On l'effectue, une fois pour toutes, comme suit : dans un ballon jaugé de 200 c. c. verser 20 c. c. de liqueur cuprique A, 20 c. c. de liqueur alcaline B et compléter le volume de 200 c. c. avec de l'eau ; dans un vase à précipiter, mesurer 50 c. c. de la solution ainsi obtenue, ajouter 8 c. c. d'acide sulfurique au 1/2 et 10 c. c. de KI à 20 p. 100 ; après quelques minutes, verser 10 c. c. d'hyposulfite décinormal et en titrer l'excès à l'aide de l'iode décinormal en présence d'eau amidonnée ; soit *n* le nombre de centimètres cubes d'iode employés ; la quantité de cuivre contenue dans la prise d'essai sera : $p = (10-n)\,0,00636$; et $p \times 4$ donnera le poids de cuivre contenu dans 20 c. c. de la liqueur A.

Application à une solution sucrée. — On opère, au début, comme il a été dit pour le procédé de Bertrand : dans une fiole conique, verser 20 c. c. de liqueur cuprique A, 20 c. c. de liqueur alcaline B et un volume déterminé de solution sucrée tel qu'il renferme moins de 100 milligrammes de sucre réducteur; ajouter, s'il est nécessaire, de l'eau distillée pour obtenir un volume total de 60 c. c. ; porter à l'ébullition qui sera maintenue pendant trois minutes exactement ; retirer la fiole du feu et transvaser son contenu dans un ballon jaugé de 200 c. c. ; rincer la fiole à plusieurs reprises avec de l'eau bouillie et achever de remplir le ballon pour le refroidir ensuite pendant cinq minutes dans un courant d'eau ; compléter à 200 c. c. et filtrer ; prélever 50 c. c. du filtrat pour y doser le cuivre comme ci-dessus. La différence entre le résultat de ce dosage et le titre de la solution cuprique donne la quantité de cuivre réduit par la solution sucrée. Il n'y a plus qu'à se reporter aux tables de Bertrand pour en déduire le poids de sucre contenu dans la prise d'essai.

Ce procédé bien appliqué (réactifs convenablement titrés, vases et pipettes exactement jaugés) fournit des résultats aussi exacts que celui de Bertrand.

III. Dosage du glucose par les procédés optiques. — Le glucose en solution possède la propriété de dévier à droite le plan de la lumière polarisée.

La grandeur de cette déviation est proportionnelle à l'épaisseur de la colonne liquide traversée par la lumière polarisée et à la richesse en sucre de la solution. De là un procédé de dosage consistant en principe à mesurer la rotation angulaire du plan de polarisation produite par la solution sucrée. Cette mesure et ce dosage s'effectuent au moyen du polarimètre ou de divers appareils appelés saccharimètres, qui ne diffèrent guère du polarimètre que par leurs graduations spécialement établies pour le dosage des sucres.

Polarimètre ou saccharimètre à pénombres de Laurent. — L'appareil de Laurent (fig. 33), à cause de la simplicité de son maniement, est le plus employé. Il se compose essentiellement des pièces suivantes :

1° Un système de lentilles destiné à rendre parallèles les rayons issus d'un brûleur de Bunsen, dans la flamme duquel on maintient, à l'aide d'une nacelle de platine, un peu de chlorure de sodium fondu, dans le but d'obtenir une lumière monochromatique jaune correspondant à la raie D du spectre (raie du sodium);

2° Une lame de bichromate de potasse, ou une cuve remplie d'une solution de ce sel, destinée à arrêter les rayons bleus et violets ;

3° Un nicol servant de *polariseur ;*

4° Un diaphragme dont une des moitiés est recouverte d'une lame de quartz.

Ces pièces se trouvent logées dans le tube fixe A placé en face de la source lumineuse. La partie creuse qui les sépare de l'analyseur, mentionné ci-après, est destinée à recevoir le tube T renfermant la solution sucrée;

5° Un nicol analyseur muni d'une vis de réglage O, d'une lunette de Galilée et d'un bouton moletté P qui s'engrène sur la circonférence d'un disque portant, vers le bord de sa face antérieure, deux graduations, l'une en degrés d'arc et l'autre en divisions saccharimétriques. La rotation de l'analyseur, que l'on détermine par le déplacement du bouton molleté, entraîne celle d'une alidade munie d'un vernier dont les graduations se

déplacent en regard des degrés d'arc ou des divisions saccharimétriques.

Un miroir M renvoie la lumière sur ces graduations que l'on
peut lire facilement à l'aide de la loupe L.

*Graduation de l'appareil. Degré d'arc et division saccharimé-
trique.* — Des deux graduations inscrites concentriquement
sur le disque, l'une, la *graduation polarimétrique*, est en degrés
et demi-degrés d'arc (360° pour la circonférence entière);

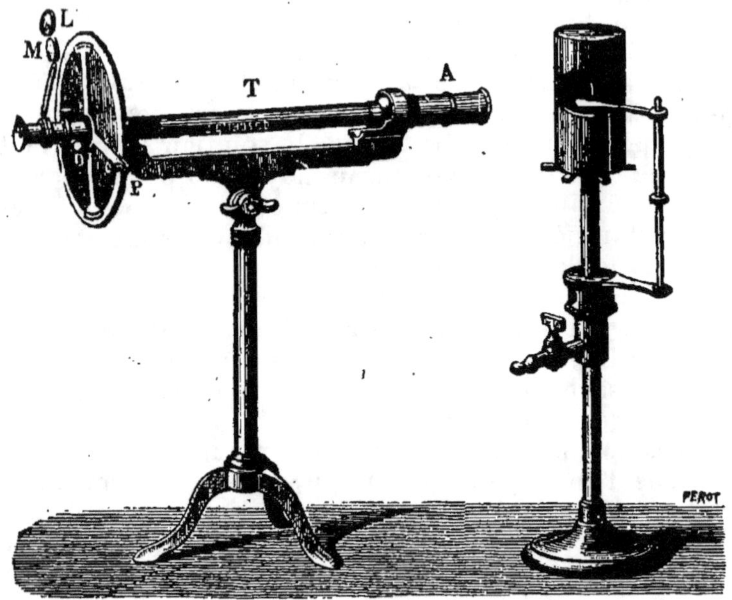

Fig. 33. — Saccharimètre à pénombres.

l'autre, la *graduation saccharimétrique*, a été établie convention-
nellement de la façon suivante : On a pris comme point de
repère la déviation, égale à 21°,67, produite par une lame de
quartz de 1 millimètre d'épaisseur. On a observé que cette
même déviation était produite par une solution contenant
163gr,45 de sucre de canne par litre sous une épaisseur de
20 centimètres. Cette quantité trop élevée ne pouvant servir
d'unité, on l'a divisée en 100 parties égales ; on a donc pris
comme unité ou comme degré saccharimétrique la déviation
produite par une solution contenant 1gr,6345 de sucre de canne
par litre observée sous une épaisseur de 20 centimètres.

Cette déviation est égale à celle que produirait une lame de
quartz de 1 centième de millimètre d'épaisseur, soit $\dfrac{21°,67}{100}$.

On a souvent besoin de *transformer les degrés d'arc en degrés saccharimétriques*. Or, nous venons de montrer que $21°,67$ d'arc représentaient 100 degrés saccharimétriques ; il en résulte que 1 degré d'arc vaut $\dfrac{100}{21,67} = 4,6$ degrés saccharimétriques.

Quantités de glucose correspondant au degré d'arc et au degré saccharimétrique pour des solutions observées dans un tube de 20 centimètres. — La déviation a, produite par une solution de substance optiquement active, est proportionnelle à sa concentration $\dfrac{p}{v}$ c'est-à-dire à la quantité de substance dissoute dans l'unité de volume, à l'épaisseur l exprimée en décimètres sous laquelle on l'observe, et au pouvoir rotatoire $[\alpha]_D$ de cette substance :

$$a = \frac{p}{v}\, l\, [\alpha]_D$$

S'il s'agit d'une solution contenant, par litre, un poids x de glucose (dont le pouvoir rotatoire est égal à $52°,74$) et produisant, sous une épaisseur de deux décimètres, une déviation de 1 degré d'arc, la formule précédente peut s'écrire :

$$1° = \frac{x}{1\,000} \times 2 \times 52°,74$$

d'où :

$$x = \frac{1° \times 1\,000}{2 \times 52°,74} = 9^{gr},500.$$

Ce qui montre qu'une déviation de $1°$ d'arc, pour une épaisseur de 20 centimètres, correspond à une teneur de glucose anhydre égale à $9^{gr},50$ par litre.

Comme 1 degré d'arc vaut $4,6$ degrés saccharimétriques, *un degré saccharimétrique* représente $\dfrac{9,50}{4,6} = 2^{gr},065$ de glucose anhydre par litre.

Nous retiendrons donc que le « *coefficient saccharimétrique* » du glucose est égal à $2,065$ ou simplement $2,06$ (chiffre adopté par le Congrès de chimie appliquée de 1900).

N. B. — Pour éviter, à la lecture, toute confusion entre les degrés d'arc et les degrés saccharimétriques, on affecte ces derniers du signe δ ; exemple : $12^\delta,7$ signifie $12,7$ degrés saccharimétriques.

Mode opératoire applicable à l'urine. — On commence d'abord par déféquer l'urine en l'additionnant d'un dixième de solution d'acétate neutre de plomb (réactif de Courtonne), ou mieux en la traitant par le réactif mercurique de Patein et Dufau, comme il est indiqué précédemment (dans ce dernier cas, l'urine se trouve diluée au 1/2 ; il n'est pas nécessaire d'enlever l'excès de mercure par le zinc, si l'on dispose de tubes polarimétriques garnis de verre intérieurement). Puis, le polarimètre étant placé dans une pièce obscure à quelques centimètres de la partie la plus éclairante de la flamme du brûleur, on s'assure qu'il est bien réglé. Pour cela, on enfonce ou on retire la lunette de Galilée, située à la partie antérieure de l'appareil, jusqu'à ce que l'on distingue nettement le disque lumineux partagé en deux moitiés par un diamètre vertical ; l'une des moitiés du disque paraît plus ou moins éclairée en jaune, et l'autre plus ou moins obscure (fig. 34, IV). On amène alors le

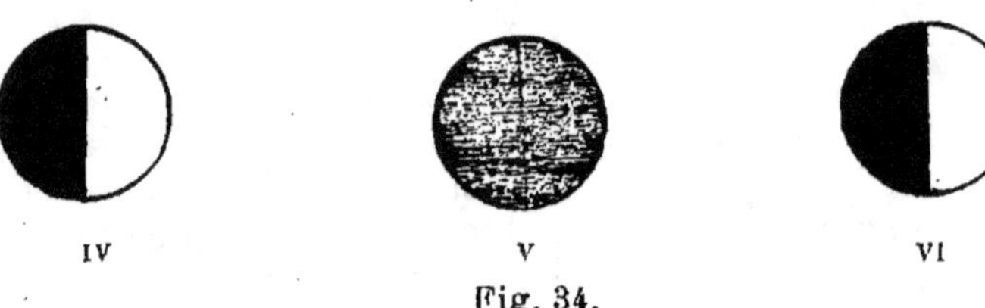

IV   V   VI

Fig. 34.

zéro du vernier en coïncidence avec celui du cercle divisé, et cela, en tournant le bouton P. Si, à ce moment, les deux moitiés du disque ne présentent pas la même intensité (maximum d'extinction) comme teinte (fig. 34, V), on fait tourner dans un sens ou dans l'autre le petit bouton moletté O, qui se trouve sur le côté de la lunette. Une fois l'égalité des teintes obtenue, l'instrument est réglé, car le maximum d'extinction a lieu lorsque le zéro du vernier coïncide avec celui du cercle.

On remplit alors le tube de 20 centimètres avec de l'urine déféquée, comme il a été dit plus haut ; on fait manœuvrer la lunette de Galilée, de manière à voir très distinctement la ligne de séparation des deux demi-disques, et on constate que l'égalité des teintes n'existe plus (fig. 34, VI). On saisit alors le bouton P qui fait mouvoir le vernier, on le tourne tout doucement d'un côté, et l'on observe si l'inégalité de teinte des demi-disques augmente ou diminue. Si elle augmente, il faut tourner en sens opposé ; si elle diminue, on continue à faire mouvoir le bouton dans le même sens, et cela jusqu'à ce que les deux demi-disques paraissent également sombres (fig. 34, V).

A ce moment, il ne reste plus qu'à lire les indications du vernier ; l'exemple suivant montrera comment on y parvient : Sup-

posons que le zéro du vernier soit placé entre la 7e et la 8e divisions saccharimétriques ; nous noterons comme nombre entier
le chiffre 7 ; pour avoir les décimales, nous chercherons quelle
est la division du vernier qui coïncide avec une division quelconque de la graduation saccharimétrique ; si, dans notre
exemple, cette division du vernier est la 4°, ce chiffre 4 représentera les décimales et le résultat de notre lecture sera 7$^\delta$,4
correspondant à une teneur égale à $7,4 \times 2,06 = 15^{gr},24$ de glu-

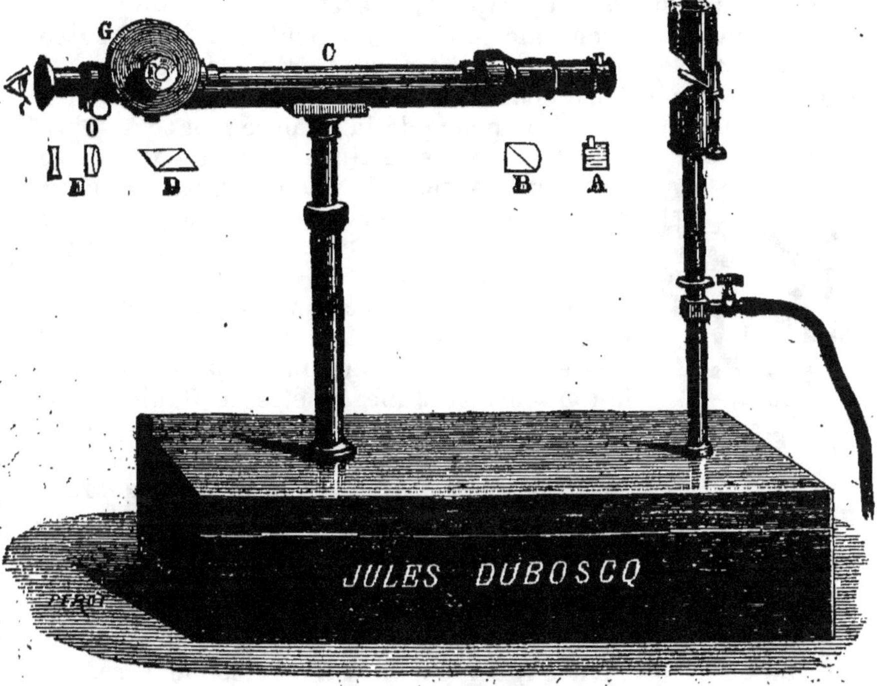

Fig. 35. — Diabétomètre à pénombre.

cose par litre. Si l'urine a été déféquée avec 1/10° de solution
d'acétate de plomb, ce résultat doit être augmenté de 1/10° ;
si elle a été déféquée avec le réactif mercurique, il faut le
doubler.

On peut éviter la correction nécessitée par la défécation à
l'acétate de plomb, en se servant d'un tube de 22 centimètres.

Diabétomètre et Glycosimètre d'Yvon. — L'appareil de Laurent
fournit des résultats très précis ; la manipulation en est
assez facile ; malheureusement son prix est assez élevé.

A défaut du polarimètre, on peut se servir avec avantage du diabétomètre à pénombres. La disposition extérieure de cet appareil rappelle celle du *diabétomètre de Robiquet*.

Comme le *polarimètre à pénombres*, dont il n'est qu'une modification, le *diabétomètre* [1] exige l'emploi d'une lumière monochromatique. On se la procure au moyen d'un brûleur spécial ou d'une lampe à alcool à courant d'air, dans la flamme de laquelle est immergé un anneau imprégné de chlorure de sodium. Cette lampe se fixe sur le support de l'appareil.

La disposition générale de l'instrument est représentée figure 35. On le monte sur la boîte qui le renferme et qui est disposée de manière à constituer un support ; l'extrémité postérieure est alors placée en face de la lumière monochromati-

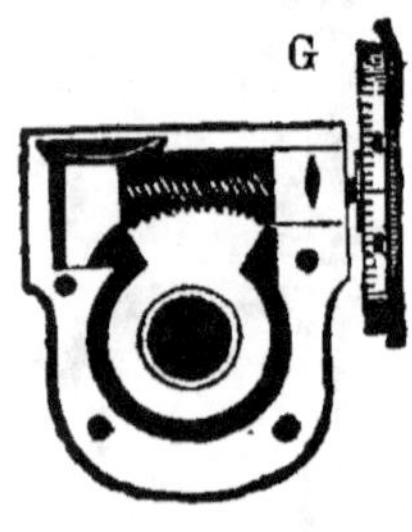

Fig. 36.

que. Les rayons lumineux traversent d'abord une cuve A remplie d'une solution étendue de bichromate de potasse, puis le polariseur à pénombre (prisme de Jellet), et enfin le tube C qui contient l'urine. Au sortir de ce tube, ils traversent le nicol analyseur D, puis un objectif convexe E, et enfin arrivent à l'œil de l'observateur à travers un oculaire concave, le tout formant une lunette de Galilée, destinée à rendre la vision distincte. Le nicol analyseur est enchâssé dans un collier mobile dont il faut mesurer le déplacement angulaire.

Pour cela, ce collier (fig. 36) porte un secteur denté qui s'engrène avec un pas de vis tangent à sa circonférence.

La tête de cette vis porte un tambour G sur lequel sont gravées les divisions. Chacune de ces divisions correspond à 1 gramme de sucre de diabète par litre d'urine ; on peut apprécier un quart de division, correspondant à 0^{gr},25 par litre.

Il faut appliquer à la préparation de l'urine tout ce que nous avons dit plus haut : la décolorer soit avec du noir animal, soit avec un dixième d'acétate de plomb.

L'instrument ne permet pas d'évaluer plus de 100 grammes de sucre par litre ; dans le cas d'une teneur plus considérable, il suffit d'étendre l'urine de son volume d'eau.

Glycosimètre. — Le diabétomètre à pénombres qui vient d'être décrit présente encore, malgré les perfectionnements dont il a été l'objet, quelques inconvénients et, entre autres, celui d'exiger l'emploi de la lumière jaune monochromatique.

L'un de nous (P. Yvon) a récemment, avec le concours de M. Pellin, modifié la partie optique de l'instrument primitif dont

_____

1. Construit par M. Pellin.

la forme extérieure a été conservée. Le nouvel appareil, désigné sous le nom de *glycosimètre*, ne nécessite plus l'emploi d'une lumière monochromatique ; on peut indifféremment se servir de toutes les sources de lumière blanche : pétrole, gaz, bec Auer, etc. Il se compose d'un polariseur P (fig. 37), d'un analyseur A et d'un support S destiné a recevoir le tube contenant le liquide sucré. Le polariseur est constitué par un nicol et une lame demi-onde qui occupe une des moitiés du champ. Les rayons lumineux, émis par la source, sont concentrés par une lentille L, qui donne une image de cette source sur une lame de bichromate de potasse, placée elle-même au foyer d'une petite lentille. Cette dernière fournit un faisceau de rayons parallèles

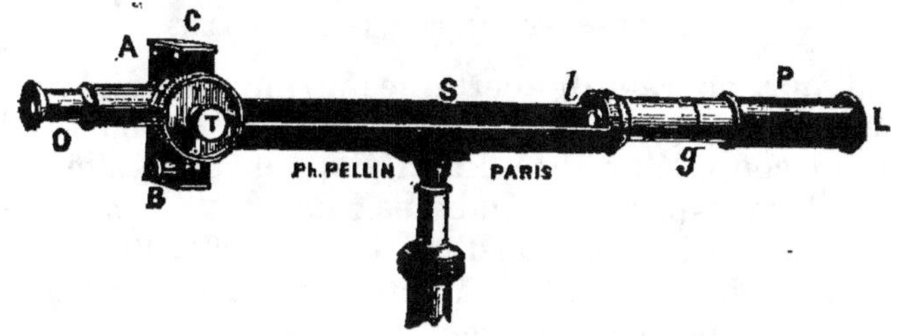

Fig. 37. — Glycosimètre.

qui traversent le nicol et la lame demi-onde qui occupe la moitié du champ..

Après son passage à travers le liquide contenu dans le tube, le faisceau lumineux traverse un compensateur C à lames prismatiques de quartz et est analysé par un nicol contenu dans la lunette d'observation O. Une des lames prismatiques de quartz est mobile et rendue solidaire du tambour S au moyen d'une crémaillère et d'un pignon. Ce tambour porte deux graduations donnant, *en grammes*, la quantité de matière sucrée contenue dans *un litre* de liquide. L'une de ces graduations se rapporte au *sucre diabétique*, l'autre au *sucre cristallisable* (saccharose). Le glycosimètre permet d'observer directement des solutions renfermant soit 170 grammes de sucre diabétique par litre, soit 124 grammes de sucre cristallisable.

On peut également évaluer le *sucre de lait* en se servant de l'une ou de l'autre graduation ; mais dans ce cas il faut multiplier chaque division de l'échelle diabétique par le coefficient 0,1824, ou chaque division de l'échelle du sucre cristallisable par 0,252.

Réglage. — Le réglage de l'instrument est très simple. Le nicol analyseur est fixe dans la lunette d'observation ; le nicol polariseur est légèrement mobile dans sa monture ; le mouvement est limité par une goupille *g* ; on peut, en la déplaçant, donner plus ou moins de lumière, selon que le liquide est plus ou moins coloré.

Avec la lunette O, on vise et on met au point le champ fermé par le disque dont la lame demi-onde occupe une des moitiés, on cherche l'égalité de pénombres en faisant mouvoir le bouton T du compensateur et, lorsque cette égalité est obtenue, on amène, au moyen du bouton B, l'index mobile en coïncidence avec les zéros des deux graduations.

Les glycosuries.

LE MÉCANISME DES GLYCOSURIES DIABÉTIQUES
D'APRÈS LES THÉORIES ACTUELLES

La saveur sucrée de certaines urines de diabétiques fut signalée, pour la première fois, en 1674, par Thomas Willis qui, du même coup, établit la distinction, encore admise aujourd'hui, de deux espèces de diabètes : le *diabète sucré* et le *diabète insipide*. Un siècle plus tard, de 1775 à 1791, Pool et Dobson, Cawley et P. Franck établissaient l'existence d'un principe urinaire sucré et fermentescible.

Nicolas et Gueudeville démontraient ensuite que le sucre diabétique n'était pas identique au sucre ordinaire, ainsi que Cullen l'avait avancé.

Plus tard, les travaux de Chevreul, Dumas, Boussingault et Liebig, établissaient l'identité du sucre diabétique et du glucose.

La présence du sucre dans l'urine étant démontrée, il fallait en expliquer la provenance.

En 1835, Ambrosiani trouvait du sucre dans le sang d'un diabétique ; Mac Gregor, puis Bouchardat confirmaient bientôt cette observation.

Douze ans plus tard, Magendie prouvait que le sang normal contient constamment du sucre après la digestion partielle d'un repas riche en féculents. Enfin, en 1848, Claude Bernard établissait définitivement que le sucre est un principe constant du sang normal (glycémie physiologique). De plus, il démontrait que le foie emmagasine, sous forme de glycogène, certains principes alimentaires venus de l'intestin et qu'il transforme ensuite ce glycogène en sucre pour le verser dans le sang (fonction glycogénique du foie).

L'existence d'une glycémie physiologique étant admise, on en conclut que le passage du sucre dans l'urine, la *glycosurie*, devait se produire dans tous les cas où il y avait accumulation du sucre dans le sang, c'est-à-dire *hyperglycémie*.

Mais comment expliquer la production de l'hyperglycémie ? La découverte de Claude Bernard permettait d'invoquer les troubles possibles de la fonction glycogénique du foie. Ainsi, pour certains auteurs, l'hyperglycémie résultait d'une insuffisance fonctionnelle du foie : le sucre venu de l'intestin n'était que partiellement fixé à l'état de glycogène, et la portion qui n'était pas retenue sous cette forme passait directement dans le sang. Plus généralement, on admettait que la fonction glycogénique était exagérée et que le foie fabriquait du sucre en excès aux dépens du glycogène. Dans les deux cas, le sucre était versé dans le sang en quantité trop grande pour qu'il puisse être entièrement consommé et, l'hyperglycémie était la conséquence d'une hyperproduction. Pendant longtemps, ces théories — applicables aujourd'hui encore à certaines variétés de glycosuries — furent trop exclusivement admises. Cependant, Miahle avait avancé déjà que le sucre, par suite d'une diminution de l'alcalinité du sang, pouvait n'être pas détruit, chez le diabétique, au même degré que chez l'individu sain.

Cette idée, corrigée et complétée, se retrouve à la base d'une théorie, défendue surtout par Ch. Bouchard, d'après laquelle le diabète résulterait d'une *insuffisance de l'élaboration du sucre dans les tissus*. Vérifiée par les résultats de l'expérimentation et de l'observation clinique, cette théorie prévaut encore aujourd'hui ; nous l'exposerons avec quelques détails après avoir sommairement rappelé d'importantes notions relatives à la *production normale du sucre dans le sang*.

La glycogénèse et la glycémie.

a. Origines du glycogène. — Le glycogène se rencontre dans le foie des animaux (chien, chat, lapin, oie) dans les proportions de 11 à 14 p. 100 du poids de l'organe frais. Le foie humain en contiendrait jusqu'à 12 p. 100. Les muscles n'en renferment que de 0,50 à 1 p. 100.

Sous l'influence du jeûne, du travail musculaire, du refroidissement, le glycogène des muscles et du foie diminue et peut disparaître presque complètement.

Le glycogène se forme surtout aux dépens des albuminoïdes et des hydrates de carbone alimentaires.

L'expérience montre en effet, que des animaux, dont la provision de glycogène a été préalablement épuisée par un jeûne prolongé, en forment une notable quantité avec un régime exclusivement composé de viande maigre.

N.-B. — D'après Pflüger, seraient seuls producteurs de glycogène les protéiques contenant dans leur molécule un *groupe hydro-carboné* (glycosamine) ; ainsi, la caséine, qui est exempte de ce groupe, ne donnerait pas de glycogène ; l'ovalbumine, dont la molécule est hydrocarbonée, en fournirait au contraire.

De même, une alimentation exclusivement hydrocarbonée (glucose, lévulose, saccharose, amidon) rétablit rapidement la provision de glycogène que le jeûne avait épuisée.

Une expérimentation analogue avec un régime composé de graisses, démontre que ces dernières ne contribuent pas d'une manière sensible à la formation du glycogène.

b) Origine du glucose contenu dans le sang. — Le sang contient, normalement, des quantités de glucose oscillant, chez l'homme, entre $0^{gr},60$ et $1^{gr},20$ par litre de *sang total ;* en opérant sur le *plasma,* on trouve de $0^{gr},80$ à $1^{gr},40$, et après un repas riche en féculents, ou après l'ingestion de 150 à 200 grammes d'hydrates de carbone, $0^{gr},90$ à $1^{gr},60$ et parfois $1^{gr},70$ (H. Roger). Même chez un animal nourri exclusivement d'albuminoïdes, on trouve dans le sang une notable quantité de sucre : ce dernier ne provient donc pas directement du sucre absorbé par l'intestin. Chez un animal à jeun, le sang de la veine porte (sang venant de l'intestin) est moins riche en glycose que celui de la veine sus-hépatique (sang qui a traversé le foie). Le foie est donc un organe formateur de glucose. L'expérience du « foie lavé » conduit à la même conclusion : on fait passer à travers les veines du foie un courant d'eau salée à 9 p. 1000 jusqu'à ce que l'eau de lavage sorte incolore ; à ce moment, on constate qu'elle ne renferme pas de sucre ; si on abandonne pendant une heure le foie ainsi lavé pour le soumettre ensuite à un second lavage, on trouve du sucre dans l'eau de ce dernier lavage. Ce sucre provient du glycogène, car l'expérience montre que, dans un foie extrait de l'organisme, le glycogène disparaît progressivement, et qu'à tout instant, les quantités de glycogène disparues sont remplacées par des quantités rigoureusement équivalentes de glucose.

Le glycogène hépatique se transforme en sucre sous l'influence d'un ferment soluble, *l'amylase hépatique.* L'extrait glycériné de foie peut, en effet, *in vitro* et en présence d'antiseptiques tuant les ferments figurés, saccharifier le glycogène ; il perd cette propriété lorsqu'on le chauffe à 100°. La diastase hépatique diffère de la diastase amylolytique de la salive et du suc pancréatique, car elle transforme le glycogène en glucose, alors que ces dernières le transforment en dextrines et maltose.

A *défaut de glycogène,* l'organisme peut, ainsi que le démontre l'observation de l'animal en état de jeûne, fabriquer du sucre aux dépens de matières premières autres que le glycogène et notamment *aux dépens des protéiques.*

La formation du sucre aux *dépens des graisses*, n'a pas été démontrée : Chauveau, Pflüger la considèrent néanmoins comme très vraisemblable.

ÉTATS SOUS LESQUELS LE SUCRE SE TROUVERAIT CONTENU DANS LE SANG. — Le glucose existerait dans le sang sous deux formes : 1° *libre*, dialysable et immédiatement dosable ; 2° *dissimulé* ou *virtuel*, à l'état de combinaison protéidique (Pavy, Lépine, Bierry et Ranc), combinaison d'où il ne pourrait être mis en évidence et dosé qu'après hydrolyse (HCl et autoclave à 120° pendant une demi-heure).

DOSAGE DU SUCRE DANS LE SANG. — *Méthode de Bierry et Portier.* — Recueillir, au sortir des vaisseaux, 50 c. c. de sang dans 50 c. c. d'une solution de fluorure de sodium (destiné à empêcher la coagulation et la gycolyse) à 0,574 p 100 ; ajouter 120 c. c. de solution physiologique (8 p. 1.000) de NaCl et 30 c. c. de réactif mercurique de Patein et Dufau ; mélanger et ajouter encore 60 c. c. d'eau distillée ; neutraliser ensuite exactement avec de la lessive de soudé diluée au 1/4 (environ 15 c. c.). Noter le volume total du liquide : soit 325 c. c. Filtrer à la trompe et noter le volume du filtrat : soit 225 c. c. Enlever l'excès de mercure par H²S ou par la poudre de zinc. Filtrer ; aciduler légèrement le filtrat par l'acide acétique et le réduire, par évaporation, à un volume connu : soit 90 c. c. Enfin doser le glucose par la méthode de Causse-Bonnans ou plus exactement, suivant le procédé de Bertrand (voir p. 378).

Soit 0^{gr},047 la quantité de glucose contenue dans les 90 c. c. ; le poids du glucose d'un litre de sang sera : $\dfrac{0,047 \times 325 \times 50}{220} = 1^{gr},338.$

c. CONSOMMATION DU SUCRE DANS L'ORGANISME OU GLYCOLYSE. — GLYCÉMIE NORMALE ET HYPERGLYCÉMIE. — L'analyse du sang chez le chien donne comme moyennes pour le sucre : 1^{gr},32 dans le sang artériel et 1^{gr},20 seulement dans le sang veineux. Cette comparaison montre que le sucre transporté par les artères aux différents points de l'organisme y a été en partie consommé Par « consommation », il faut entendre ici, non seulement la combustion qui s'opère dans l'organisme, *mais encore les transformations que peut subir la molécule de glucose pour prendre part à la formation des graisses, des albuminoïdes et du glycogène des tissus.* C'est cet ensemble d'opérations. traduit par la disparation du sucre sanguin, que R. Lépine désigne sous le nom composé de *glycolyse.* — La teneur du sang en sucre ne varie ni pendant l'absorption intestinale des matières sucrées, ni pendant le travail musculaire qui en consomme beaucoup, ni pendant le jeûne qui épuise les réserves de glycogène ; il y a donc équilibre entre l'apport et la dépense de sucre : cet état d'équilibré caractérise la *glycémie normale* ; lorsqu'il est troublé, lorsque la production dépasse la consommation ou lorsque, la production étant normale, la consommation est insuffisante, le sucre s'accumule dans le sang et il y a *hyperglycémie*.

Taux de l'hyperglycémie qui détermine la glycosurie. — D'après les données de Claude Bernard, on admet généralement que le glucose ne passe dans l'urine que lorsque la *glycémie*, qui est normalement de 1 p. 1000, en moyenne (voir p. 394), s'élève au dessus de *3 p. 1000*.

Ce taux d'*hyperglycémie* de 3 p. 1000, admis comme marquant le début de la surverse du glucose sanguin dans l'urine, est sans doute trop élevé, car les observations abondent démontrant que la glycosurie peut être consécutive à des hyperglycémies moins marquées, parfois inférieures à 1,80 p. 1.000. Il est vrai que, dans la circonstance, la perméabilité rénale peut être en cause (voir diabète rénal, p. 415). D'après Seegen, la *glycémie* des diabétiques est de 2,3 à 4,8 dans les cas graves et de 1,8 à 1ᵍʳ,85 p. 1000 dans les cas légers.

Les *plus fortes hyperglycémies* que l'on ait signalées sont de 7 (Naunyn) et 10,6 p. 1000 (R. Lépine).

L'hyperglycémie diabétique résulte d'une insuffisance de la glycolyse.

(*Théorie de Ch. Bouchard*.)

a. Quantités de sucre versées dans le sang par la ration alimentaire. — Nous savons maintenant que les hydrates de carbone et les albuminoïdes alimentaires, d'abord fixés dans le foie à l'état de glycogène, passent ensuite dans le sang sous forme de glucose.

Pour 1 gramme d'hydrate de carbone ingéré, le sang recevra donc, dans un avenir plus ou moins éloigné, 1 gramme de glucose. La quantité de glucose versée dans le sang par suite de l'élaboration de 1 gramme d'albumine est évaluée par Ch. Bouchard [1] à 0ᵍʳ,558.

D'après ces chiffres, un homme qui, pendant un certain nombre de jours, digérerait et utiliserait 300 grammes d'hydrates de carbone, 100 grammes d'albumine et 100 grammes de graisses, recevrait dans le sang 35ᵍʳ,80 de glucose par vingt-quatre heures en moyenne. Encore cette quantité représenterait-elle un minimum, s'il était démontré que les graisses puissent fournir du sucre.

---

1. D'après la formule de Lieberkühn, une molécule d'albumine ($C^{72}H^{112}Az^{18}SO^{22}$ = 1612) en s'hydratant avec 20 molécules d'eau donnerait, suivant Bouchard : 7 molécules d'urée, 5 de glycogène, 1 de cholestérine, 3 de glycocolle, 1 de taurine et 6 d'hydrogène ; ces 5 molécules de glycogène ($C^{6}H^{10}O^{5}$ = formule la plus simplifiée) fournissent, après hydratation, 5 molécules de glycose, soit 900 grammes provenant de l'élaboration de 1612 grammes d'albumine. A. Gautier explique par une équation analogue (*Chim. biol.*, p. 735), l'hydratation de l'albumine, avec production de glycogène, dans la cellule hépatique.

La quantité minima de sucre fabriquée aux dépens d'une ration alimentaire, composée de sucre, d'albuminoïdes et de graisses, peut d'ailleurs être mesurée sans la connaissance préalable de la quantité d'albuminoïdes ingérée ; il suffit de connaître la grandeur de la ration d'hydrates de carbone. Le dosage de l'azote total urinaire permet de calculer la quantité d'albumine élaborée, les 19/20 de l'azote de cette albumine s'éliminant par l'urine, et l'autre 1/20 par les matières fécales. 1 gramme d'azote total urinaire provient ainsi de l'élaboration de $6^{gr},736$ d'albumine (à 15,63 p. 100 d'azote) pour la production de 3,759 de sucre sanguin. Cette méthode a été appliquée par Bouchard à plusieurs sujets de différents âges, nourris, suivant leur appétit, de viandes, de blanc d'œuf, de graisses, et n'ingérant d'autre hydrate de carbone que du saccharose *en quantité exactement connue*. Les résultats obtenus chez cinq sujets furent les suivants :

Age.	Poids.	Glucose versé, dans le sang par 24 heures et par kg. corporel.
	kg.	gr.
17 ans	50,7	7,2
25 —	65,0	5,7
40 —	54,8	5,5
59 —	85,3	2,5
70 —	55,5	3,5

Dans ces cinq cas, la consommation fut égale à la production ; le sucre ne s'est pas accumulé dans le sang, car il n'y a pas eu de glycosurie.

b. QUANTITÉS DE SUCRE QUE L'ORGANISME NORMAL SERAIT CAPABLE DE CONSOMMER. — On peut fournir à l'organisme des quantités de sucre supérieures à celles qui viennent d'être calculées et qui représentent sensiblement la production sucrée de la ration moyenne habituelle, sans déterminer, néanmoins, l'apparition de la glycosurie. C'est ainsi que le jeune homme de dix-sept ans, dont la consommation habituelle correspondait à $7^{gr},20$ de sucre par kilogramme corporel, a pu en recevoir $13^{gr},20$, soit 6 grammes de plus, sans qu'il survienne de glycosurie. Chez l'homme de quarante ans, la glycosurie est apparue avec un excédent de $3^{gr},60$ seulement sur la consommation habituelle ($5^{gr},50$), c'est-à-dire avec une production totale de $9^{gr},60$ de glycose par kilogramme corporel.

Ces faits montrent que l'organisme est capable de consommer des quantités de sucre supérieures à celles que lui fournit sa ration normale habituelle; autrement dit : il y a, chez tout individu normal, outre la *consommation habituelle*, une *consommation excédante possible*.

Lorsque l'apport en sucre est tel qu'il dépasse la consommation habituelle plus l'excédante possible, il y a *hyperglycémie* et *glycosurie*. Bouchard admet et applique arbitrairement à l'homme, en général, le chiffre de 3^{gr},60 de sucre par kilogramme et par vingt-quatre heures pour la *consommation excédante possible* ; la *consommation habituelle* étant en moyenne de 5^{gr},50, la *consommation totale possible* ou *avidité totale des tissus pour le sucre* est égale à 9^{gr},10 par kilogramme corporel et par vingt-quatre heures. Ce chiffre, établi pour la période moyenne de la vie (quarante ans), est un minimum parce que, chez les jeunes sujets normaux, l'avidité pour le sucre est plus marquée et aussi parce qu'il représente une quantité de glucose consommée par un sujet au repos, n'effectuant aucun travail musculaire capable d'accroître la consommation du sucre.

Ainsi pour Ch. Bouchard, toute glycosurie, à moins qu'elle ne résulte d'une exagération de la perméabilité rénale pour le sucre (voir p. 413) suppose que l'individu glycosurique est devenu incapable de consommer, par kilogramme corporel et par vingt-quatre heures, les 9^{gr},10 de sucre qui, chez un sujet normal, représenteraient la consommation totale possible (l'habituelle + l'excédante).

c. LA GLYCOSURIE DIABÉTIQUE NE DÉPEND PAS DE L'EXCÈS DE SUCRE PRODUIT. — L'ancienne théorie d'après laquelle la glycosurie serait due à une *augmentation de l'apport* en sucre, *sans diminution de l'activité glycolytique*, est inadmissible parce qu'elle conduit à des déductions qui sont en contradiction avec les résultats de l'observation clinique. Ainsi, un diabétique, comme on en observe fréquemment, chez qui un régime sévère, comportant la suppression des hydrates de carbone, a fait tomber le taux du sucre à 50 grammes par jour, devrait, si l'activité glycolitique de ses tissus n'était pas diminuée, fabriquer 650 grammes représentant la consommation normale et l'excédante possible, plus 50 grammes éliminés par l'urine, soit, au total : 700 grammes de sucre par vingt-quatre heures. Le régime ne comprenant ni sucre, ni féculents, ces 700 grammes de sucre ne peuvent provenir que de 1250 grammes d'albumine, soit 6 kilogrammes de viande, ou de 470 grammes de graisses, en admettant que celles-ci puissent être utilisées uniquement à faire du sucre. « Cela supposerait, écrit Ch. Bouchard, une ingestion de graisses quatre fois plus forte qu'à l'état normal ou un amaigrissement capable de faire disparaître tout le tissu adipeux en dix-huit jours, cet homme ayant dans tout son corps 8.500 grammes de graisses. Une glycosurie permanente de toutes les heures et de tous les jours, même si elle est modérée, même si, après régime établi, elle ne dépasse pas 50 grammes par jour, ne peut pas exister si l'on suppose normale l'aptitude des tissus à transformer le sucre. Elle est impossible parce qu'elle supposerait nécessairement ou une polyphagie qui dépasse l'imagination, ou une autophagie invraisemblable. »

N. B. — La glycosurie par excès d'apport existe réellement, comme nous l'avons vu précédemment, dans les cas expérimentaux où l'on introduit par force des quantités énormes de sucre capables de satisfaire et au delà l'avidité normale des tissus pour le sucre.

L'excès de l'apport se trouve passagèrement réalisé aussi dans certaines variétés de glycosuries intermittentes (voir plus loin : diabètes par anhépatie et par hyperhépatie) liées à des troubles de la fonction hépatique ou de la circulation porte, aux heures où la digestion verse de trop grandes quantités de sucre dans le sang en un temps relativement court. On peut penser toutefois, que l'excès de l'apport en sucre n'est pas ici la seule cause de la glycosurie, et que cette dernière est, pour le moins, favorisée par une dimnution de l'activité glycolytique.

d. MESURE DE LA GLYCOLYSE. — Pour donner de sa théorie une démonstration directe, Ch. Bouchard a mesuré comparativement la consommation du sucre chez l'individu sain et chez le diabétique.

Si l'on prend pour unité la consommation totale possible, trouvée égale à 9^{gr},10 de sucre par kilogramme corporel et par vingt-quatre heures chez un sujet normal, sa consommation réelle, habituelle, qui est de 5^{gr},50 sera représentée par 0,60 (car 0,60 : 1 : : 5^{gr},50 : 9,10). D'après cette convention, tout individu qui n'a pas de sucre dans l'urine, avec le régime moyen habituel, a une activité glycolytique inconnue, facile à déterminer, comprise entre 0,60 et 1. Quiconque est glycosurique, avec ce même régime, a une activité glycolytique inférieure à 0,60. Un diabétique, soumis au régime ordinaire de l'homme sain, qui éliminerait en vingt-quatre heures et par kilogramme corporel 5^{gr},50 de sucre, aurait une activité glycolytique égale à 0,0. « Entre 0, 0 et 0, 6 sont compris tous les degrés de la nutrition ralentie du diabétique » (Bouchard).

La mesure de l'activité glycolytique peut être effectuée en procédant d'après l'exemple suivant cité par Bouchard :

Un diabétique pesant 68^{kg},540 éliminait environ 400 grammes de sucre par jour avec le régime ordinaire ; il fut soumis à un régime alimentaire comprenant des albumines, des graisses et du sucre. ce dernier à la dose de 80 grammes par jour. Sous l'influence de ce régime, le sucre urinaire s'abaissa graduellement pour tomber à 52 grammes le quatrième jour. A partir de ce moment, la glycosurie ne fit plus qu'osciller. Les urines furent alors complètement récoltées pendant cinq jours, l'azote total fut dosé : on en trouva en moyenne 14^{gr},90 par vingt-quatre heures ; ce qui représentait 14,90 $\times$ 6,736 d'albumine élaborée pour la production de 100,36 $\times$ 0,558 $=$ 56 grammes de glucose par vingt-quatre heures. Comme la quantité de sucre ingérée était de 80 grammes, l'organisme recevait 136 grammes, de sucre ingéré ou formé par vingt-quatre heures. La quantité de sucre urinaire éliminée pendant ce temps fut en moyenne de 44^{gr},27. La consommation journalière était donc 136 — 44,27 $=$ 91,73, soit : 1^{gr},34 par vingt-quatre heures et par kilogramme corporel. La consommation totale possible des sujets normaux prise comme unité étant 9^{gr},10, l'activité glycolytique du diabétique observé était $\dfrac{1.34}{9,10} = 0,14$.

Les causes de l'insuffisance de la glycolyse.

L'insuffisance de la glycolyse étant reconnue, le problème se pose maintenant d'en rechercher les causes. Ici, malgré l'importance des résultats acquis pendant ces quarante dernières années, les théories sont encore incertaines et incomplètes ; elles se réduisent à des hypothèses dont quelques-unes, suggérées par les faits expérimentaux et les résultats de l'observation clinique, sont pour le moins très vraisemblables. C'est ainsi que l'étude du diabète pancréatique spontané ou expérimental permet de supposer que la glycolyse est, en partie. sous la dépendance d'une fonction encore mal connue du pancréas.

Diabète produit par les lésions du pancréas. — Bouchardat, après avoir étudié avec Sandras l'action du suc pancréatique sur les matières amylacées (1846), attira l'attention des médecins sur le rôle considérable que devaient jouer, selon lui, les lésions du pancréas dans la production de la glycosurie. Des observations déjà anciennes de Cawley (1788), de Chopart, de Bright, avaient en effet montré l'existence d'altérations du pancréas, à l'autopsie de certains diabétiques. Des cas semblables furent signalés en assez grand nombre, sans qu'on ait songé à en tirer parti pour l'édification d'une théorie pathogénique, jusqu'au jour où Lancereaux (1877) fit connaître un type particulier de diabète qu'il appelait *diabète maigre ou pancréa-*

tique. Ce type différait du diabète ordinaire (constitutionnel), cliniquement, par sa marche rapide, par l'intensité de la glycosurie et de l'autophagie, et, anatomiquement, par une atrophie notable du pancréas, due soit à une oblitération calculeuse du canal de Wirsung, soit à des lésions scléreuses.

Les célèbres expériences de von Mering et Minkowski, en 1889, ont pleinement confirmé les observations de Lancereaux. Ces auteurs ont montré que l'extirpation totale du pancréas déterminait, chez l'animal, une glycosurie intense avec amaigrissement et cachexie rapides, c'est-à-dire un diabète tout à fait analogue à celui que Lancereaux avait décrit chez l'homme. Ni les troubles d'excrétion du suc pancréatique, ni les lésions des nerfs du pancréas ne peuvent expliquer la production du diabète dans ces conditions. Arnozan et Vaillard, Hédon, Gley, etc., ont, en effet, montré que la ligature des canaux excréteurs du suc pancréatique ne déterminait pas le diabète. Minkowski, Hédon, Thiroloix, Lépine, etc., ont pu de même, sans produire de diabète, greffer une portion du pancréas sous la peau de l'abdomen et détruire ensuite la portion non greffée après avoir sectionné son pédicule vasculo-nerveux.

Ces résultats laissent supposer que l'action antidiabétique normale du pancréas s'exerce au moyen d'une *sécrétion interne*, dont l'absence se traduirait par l'apparition du diabète.

Bien que sa composition soit complètement ignorée, l'existence de cette sécrétion interne pancréatique est, aujourd'hui, généralement admise. Son mode d'action peut être expliqué de différentes manières.

a. R. Lépine avait, autrefois, pensé qu'elle apportait dans le sang un *ferment glycolytique*. Après avoir tenté, sans y parvenir, de l'extraire du pancréas, Lépine et Barral ont rencontré ce ferment dans le sang où il serait sécrété surtout par les globules blancs ; l'existence de ferments semblables a d'ailleurs été reconnue dans le protoplasma cellulaire des divers organes.

En 1890, Lépine et Boulud ont montré que le sang artériel maintenu aseptiquement, *in vitro*, pendant une heure à 39°, perd au moins 30 p. 100 de ses matériaux sucrés. Ils ont en outre constaté que cette *glycolyse in vitro* était *notablement diminuée*, dans le cas où le sang examiné était celui d'un animal que l'on avait privé de son pancréas, vingt-quatre heures avant la prise de sang. Par contre si, au lieu de supprimer le pancréas, on l'excite par faradisation, de manière à activer sa sécrétion interne, on observe que la glycolyse *in vitro* est *très augmentée*.

De l'ensemble de ces faits, Lépine conclut *que la sécrétion interne du pancréas n'est pas directement glycolytique, mais qu'elle favorise la glycolyse* réalisée par le protoplasma cellulaire à l'aide de ferments glycolytiques.

b. Chauveau et Kaufmann expliquent la glycosurie diabétique, non par l'insuffisance de la glycolyse, mais par une exagération de la glycosoformation hépatique, que la sécrétion pancréatique aurait pour effet de régulariser.

GLYCOSURIE CONSÉCUTIVE A DES LÉSIONS DU SYSTÈME NERVEUX. — En 1849, Claude Bernard montra que la piqûre du plancher du quatrième ventricule, entre les racines des nerfs acoustique et vague, déterminait le passage du sucre dans l'urine.

Cette glycosurie fait rapidement disparaître le glycogène contenu dans le foie ; elle ne se produit pas, d'ailleurs, chez les animaux dont la réserve de glycogène hépatique a été épuisée par un jeûne préalable. Ces faits conduisent à admettre l'existence, dans le bulbe, d'un centre modérateur de la fonction glycogénique du foie. Toute lésion de ce centre entraînerait une hyperproduction de sucre traduite par l'apparition de la glycosurie. Mais, ici encore, on peut supposer avec Bouchard que l'hyperglycémie n'est pas due seulement à l'excès de l'apport en sucre ; il se peut que la lésion nerveuse ait entraîné une diminution du pouvoir glycolytique. Certaines expériences de Bouchard (sur les sections des nerfs) semblent, en effet, démontrer l'existence de centres médullaires dont l'excitation empêcherait ou amoindrirait l'utilisation du sucre.

En répétant l'expérience de Claude Bernard, R. Lépine a vu que la glycosurie persistait *alors que l'hyperglycémie avait cessé* et qu'elle avait même fait place à une hypoglycémie : ce qui laisserait supposer que l'hyperglycémie provenant de l'exagération de la glycogénèse, a pu déterminer un *abaissement du seuil rénal du glucose* (Ambard), abaissement qui viendrait encore favoriser la glycosurie (voir p. 413 : glycosuries d'origine rénale).

Lancereaux voyait une relation étroite entre le diabète nerveux et le diabète pancréatique. Il admettait, avec Chauveau et Kaufmann, que la sécrétion interne du pancréas a sur la fonction glycogénique du foie une action modératrice, et supposait l'existence, dans le bulbe, d'un centre excitateur de cette sécrétion ; s'il en est ainsi, toute lésion bulbaire destructive de ce centre doit diminuer ou abolir la sécrétion interne et, par suite, entraîner une hyperproduction du sucre hépatique.

Notons, pour finir, que cette assimilation de la glycosurie nerveuse au diabète pancréatique subsisterait encore (l'existence d'un centre excito-sécrétoire du pancréas étant admise) dans le cas où on expliquerait la glycosurie par l'insuffisance de la glycolyse, puisque cette dernière est elle-même favorisée par la sécrétion interne du pancréas.

De l'ensemble des faits et des idées théoriques précédemment exposés, on pourrait conclure que toutes les formes du diabète reconnaissent une origine commune et qu'elles ne sont, suivant l'expression de Lancereaux, « que les manifestations d'une altération matérielle ou fonctionnelle du pancréas ». Cette opinion n'est pas admise par tous les auteurs; dans l'état actuel de la question, il est prudent d'admettre avec Lépine que les facteurs pathogéniques du diabète peuvent être multiples : « Chaque cas est complexe dans sa pathogénie ; et si chacun d'eux se présente avec une physionomie particulière, c'est parce que les facteurs qui le déterminent varient en nombre et en intensité. »

En résumé, la glycosurie des principales formes du diabète (diabètes constitutionnel et pancréatique surtout) semble reconnaître comme cause immédiate une diminution de la consommation du sucre dans les tissus. Dans certains cas (troubles fonctionnels du foie, lésions nerveuses), la glycosurie est vraisemblablement due à une exagération de la glycosoformation hépatique ; mais on peut supposer toutefois qu'elle est favorisée par une insuffisance glycolytique concomitante, parfois aussi, par un abaissement du seuil rénal du glucose.

Les causes de l'insuffisance de la glycolyse ne sont pas connues d'une façon certaine : des faits nombreux permettent de soupçonner l'existence d'une sécrétion interne pancréatique dont le rôle serait de favoriser la glycolyse.

UROLOGIE DES PRINCIPALES FORMES DU DIABÈTE

Glycosuries intermittentes et diabète. — La glycosurie peut apparaître transitoirement après ingestion de certains composés tels que la phlorizine, à la suite d'intoxications par les sels d'urane, l'oxyde de carbone ou le curare ; elle peut survenir encore sous l'influence de quelques états morbides aigus comme l'accès paludéen, l'attaque de choléra, la crise d'épilepsie, etc. ; dans tous ces cas, elle n'a aucune attache avec le diabète ; tout à fait éphémère, elle disparaît avec la cause qui l'avait provoquée.

Mais, à côté de ces glycosuries purement accidentelles, il y en a d'autres, également légères et transitoires, qu'il est souvent difficile d'individualiser ou de séparer de la glycosurie diabétique. Il en est ainsi pour ces glycosuries intermittentes qui surviennent, sans cause appréciable, à la suite des repas, chez des individus sains en apparence, mais souvent de souche arthritique. En raison de l'absence des signes cliniques caractéristiques du diabète, quelques auteurs croient devoir ranger ces glycosuries intermittentes parmi les glycosuries non diabétiques.

« Le diabète, dit Roques, n'a pas de caractéristique anatomopathologique, pas de lésion organique qui assure son individualité. C'est un syndrome clinique, d'étiologie et de pathogénie variables, qu'il importe de conserver pour rapprocher les uns des autres toute une série de malades, prévoir et pronostiquer leur avenir.

« Or, quand on dit diabète sucré, on n'éveille pas dans l'esprit la pensée d'une simple glycosurie passagère sans symptomatologie spéciale, sans durée ni sans conséquence pour l'état général ; on fait songer au contraire à une maladie constituée par de la glycosurie, avec polyurie, polydipsie, polyphagie et autophagie, compromettant gravement les diverses fonctions de l'organisme et l'acheminant à une déchéance progressive ».

Roques est ainsi amené à décrire quatre variétés de glycosuries non diabétiques : *Glycosurie intermittente des arthritiques*, *glycosuries digestives*, *glycosuries nerveuses* et *glycosuries puerpérales*. Que certaines glycosuries nerveuses, notamment celles de l'épilepsie et de l'hystérie, et que la lactosurie de l'état puerpéral n'aient rien de commun avec le diabète, le fait n'est pas discutable. Il n'en va pas de même pour la *glycosurie intermittente des arthritiques* et pour certaines *glycosuries digestives* ou *alimentaires*, que nombres d'auteurs se refusent à séparer de la glycosurie diabétique et qu'ils considèrent comme des indices d'une forme légère ou bénigne du diabète, peut-être suceptible d'évoluer vers une forme grave. C'est du moins la pensée de ceux qui admettent avec Claude Bernard qu'il n'existe qu'une question de degré entre les glycosuries passagères et le diabète ; c'est aussi l'idée qu'exprime Jaccoud, en disant qu'il n'est pas de glycosurie qui ne puisse aboutir au diabète. La théorie qui fait du diabète une maladie par ralentissement de la nutrition, en expliquant la glycosurie par une diminution de l'avidité de l'organisme pour le sucre, est d'ailleurs entièrement favorable à cette opinion ; elle nous apprend, en effet, que la glycosurie doit apparaître d'autant plus facilement que la capacité glycolytique propre à chaque organisme est plus petite.

« L'homme chez lequel on observe tour à tour cette glycosurie exceptionnelle, intermittente et continue, est diabétique d'une façon constante, mais il n'est pas constamment glycosurique. Sa maladie, écrit Ch. Bouchard, est la même du commencement à la fin, elle est chronique, continue. Son symptôme le plus caractéristique, la glycosurie, peut manquer à certaines heures ou dans certaines périodes. Il n'y a donc pas lieu d'admettre deux espèces nosologiques distinctes : une glycosurie intermittente d'une part, et, d'autre part, le diabète sucré qui serait marqué par une glycosurie permanente. Il n'y a pas de diabète dont la glycosurie n'ait été intermittente. ».

Ces divergences d'opinions étant signalées, voyons quels sont les caractères de la glycosurie dans les cas où elle s'accompagne de l'ensemble des signes qui confirment le diabète.

1° DIABÈTE CONSTITUTIONNEL (*Syn.* : *Diabète gras ou arthritique*). — C'est la forme la plus commune ; on l'observe chez des individus de souche arthritique c'est-à-dire prédisposés par une hérédité de constitution, au rhumatisme, à la goutte, à la gravelle, à l'asthme, à la lithiase biliaire et à certaines dermatoses.

Les urines sont généralement pâles, surtout lorsqu'elles sont abondantes. Leur saveur n'est nettement sucrée que si elles renferment de 20 à 30 grammes de glucose par litre. Leur densité est fréquemment supérieure à la normale, bien que leur quantité soit d'ordinaire augmentée. La *polyurie* est d'ailleurs variable : sans jamais atteindre le taux excessif que l'on observe dans le diabète pancréatique, elle arrive en moyenne à 3 ou 4 litres par vingt-quatre heures ; elle est augmentée par une alimentation féculente, sucrée ou salée ; d'après Ch. Bouchard, elle serait proportionnelle à la quantité de sucre éliminée : ainsi, pour des quantités variant de 50 à 150 grammes de sucre, il y aurait de 3 à 4 litres d'urine dans les vingt-quatre heures, et 2 litres seulement pour une glycosurie inférieure à 50 grammes.

La *glycosurie* est également variable ; assez souvent minime, elle peut manquer à certains moments, surtout avec un régime pauvre en hydrates de carbone ; elle reste ordinairement au-dessous de 100 et atteint rarement 200 grammes par vingt-quatre heures. Souvent intermittente à la période initiale, elle peut diminuer et disparaître à la période ultime du diabète.

Il importe que le chimiste soit bien fixé sur cette variabilité de la glycosurie, s'il veut éviter certains désagréments professionnels : « Plusieurs fois j'ai vu, écrit Dieulafoy, des diabétiques se croyant forts malins parce qu'ils avaient fait analyser leurs urines à deux ou trois jours de distance chez deux pharmaciens différents : ils viennent trouver leur médecin et lui disent avec quelque dépit : « J'ai fait analyser mon urine chez deux pharmaciens différents ; l'un a trouvé 18 grammes, l'autre trouve 45 grammes, l'un des deux commet une grossière erreur ». Ce n'est pas le pharmacien qui s'est trompé, c'est le malade qui juge mal les faits : sa glycosurie peut parfaitement s'être modifiée à quelques jours, à vingt-quatre heures de distance ».

Les *hydrates de carbone* sont, parmi les substances alimentaires, celles qui augmentent le plus la glycosurie ; les *albuminoïdes* viennent ensuite ; quant aux *graisses*, leur influence est à peu près nulle. Les *sucres* qui provoquent le plus facilement la glycosurie, c'est-à-dire ceux qui sont le moins bien utilisés chez le diabétique, sont, dans l'ordre, les suivants : le glucose, le lactose, le saccharose et le lévulose.

Bien que toutes les observations ne soient pas concordantes sur ce point, on admet généralement que le *lévulose* est beaucoup mieux utilisé que le glucose dans les cas de diabète léger. A un diabétique qui, à la suite d'une ingestion de 50 grammes de glucose, éliminerait 10 grammes de sucre urinaire, on pourrait faire ingérer 50 grammes de lévulose sans provoquer de glycosurie.

Le *lactose*, d'après les observations de Bouchardat, de Bourquelot et Troisier, augmenterait l'élimination du glucose urinaire proportionnellement à la dose ingérée. Cependant, Donkin a vu un diabétique qui n'éliminait que des traces de sucre après avoir ingéré 500 grammes de lactose en trois jours. Ainsi, dans le cas du lactose comme dans celui du lévulose, les résultats observés sont contradictoires ; il y a donc lieu de supposer que le pouvoir d'utiliser les différentes variétés de sucre est variable d'un diabétique à l'autre.

Certains médicaments, notamment l'*antipyrine*, la *quinine*, le *salicylate de soude*, l'*opium* et le *nitrate d'urane* à petite dose, diminuent la glycosurie.

L'action de l'*antipyrine* est complexe. D'après Brouardel et Loye, cette substance, *in vitro*, abaisse notablement le pouvoir glycolytique du sang. D'autre part, ainsi qu'il résulte des expériences de Lépine et Porteret, elle diminue la glycosoformation hépatique en agissant à la fois sur le centre nerveux régulateur du foie et, directement, sur la cellule hépatique. L'antipyrine exerce donc deux actions diamétralement opposées, et c'est parce que la dernière (diminution de la production du sucre), l'emporte sur la première (diminution de la glycolyse), qu'il y a, au total, diminution de la glycosurie.

La *quinine*, le *salicylate de soude* et le *salol* agissent de même sur la cellule hépatique pour l'empêcher de transformer le glycogène en sucre.

L'*opium*, employé depuis longtemps comme antidiabétique, diminuerait surtout, d'après von Mering et Minkowski, la production du sucre d'origine albuminoïdique.

L'*hyperazoturie*, qui peut se chiffrer à 40 ou 60 grammes d'urée par vingt-quatre heures, n'est pas constante dans le diabète. D'après Bouchard, sur 100 diabétiques. il y en a 40 qui éliminent des quantités normales d'urée, 20 qui sont hypoazoturiques et 40 hyperazoturiques. Quoi qu'on ait dit à ce sujet, Bouchard n'admet aucun rapport direct ou inverse entre la glycosurie et l'azoturie. Celle-ci peut provenir soit de la *consomption des tissus azotés*, soit de l'*élaboration des albuminoïdes* alimentaires. On conçoit donc que la consomption puisse être compensée par la *polyphagie*, souvent observée d'ailleurs chez les diabétiques, et qu'il y ait amaigrissement dans tous les cas où la compensation n'est pas réalisée.

L'*albuminurie* s'observe chez les deux tiers des diabétiques. Exceptionnellement, elle peut être l'indice d'une lésion rénale, d'un mal de Bright existant en même temps que le diabète ; le plus souvent, elle reconnaîtrait comme cause, suivant Bouchard, un vice de désassimilation : « les éléments anatomiques pouvant livrer à la translation d'expulsion leur matière albuminoïde sans lui avoir fait subir les transformations chimiques qui doivent l'amener à l'état de matière cristalloïde ».

2° DIABÈTE MAIGRE OU PANCRÉATIQUE. — Cette forme, beaucoup plus rare que la précédente, se rencontre surtout chez les jeunes sujets. Son étiologie mal connue ne peut être expliquée ni par l'hérédité directe, ni par les tares constitutionnelles, arthritiques ou autres, des ascendants. Son début est ordinairement brusque. Les signes cardinaux du diabète (polyurie, polyphagie, autophagie, glycosurie) apparaissent rapidement avec une intensité telle que le malade peut mourir cachectique en quelques mois, la maladie évoluant en moyenne en deux années.

La polyurie et la glycosurie sont excessives ; il peut y avoir de 5 à 15 litres d'urine et des quantités de sucre atteignant 500-1.000 grammes et même davantage par vingt-quatre heures. La glycosurie n'est presque pas diminuée par l'institution d'un régime ou d'un traitement appropriés : elle ne s'abaisse qu'à la période ultime.

En dépit des théories basées sur l'existence d'une sécrétion interne capable de favoriser la glycolyse, l'opothérapie pancréatique, souvent essayée, n'a qu'exceptionnellement réussi contre la glycosurie et les autres manifestations du diabète pancréatique.

L'*hyperazoturie* est constamment très marquée (Lancereaux) ;

elle est sensiblement proportionnelle à la glycocurie et reste comme elle élevée, malgré les variations du régime alimentaire. Elle résulte d'une autophagie énorme traduite par cet amaigrissement rapide auquel la maladie doit son nom de *diabète maigre*.

3° DIABÈTE NERVEUX. — Nous avons vu (expérience de Claude Bernard) que les blessures du bulbe s'accompagnaient de glycosurie. Or, on connaît un certain nombre de cas où des lésions spontanées (tumeurs cancéreuses, gommes syphilitiques, échinocoques, plaques de sclérose, etc.), constatées à l'autopsie, furent indubitablement la cause du diabèts. On possède, de plus, des observations de diabétiques dont les lésions nerveuses siégeaient en dehors du bulbe (ramollissement cérébral, tumeurs de l'hypophyse et acromégalie, maladies de la moelle et des nerfs périphériques). Enfin, on observe assez fréquemment la glycosurie simple ou le diabète à la suite d'un traumatisme de la tête ou de la colonne vertébrale. Quelquefois, la lésion nerveuse n'entraîne qu'une simple glycosurie (voir plus loin : glycosuries nerveuses) ; mais, lorsque celle-ci s'accompagne des autres signes du diabète, elle est ordinairement très marquée : il peut y avoir 500 à 1.500 grammes de sucre avec 10 et 15 litres d'urine par vingt-quatre heures ; la polydipsie et la polyphagie sont alors en raison directe de la polyurie et de la glycosurie.

Glycémie et acétonurie. — Glycémies critiques du sujet sain et du diabétique. — Au cours des différentes variétés de diabète, l'*acétone* et ses précurseurs, les acides *diacétique* et *β-oxybutyrique*, peuvent apparaître, brusquement et en quantités notables, dans l'urine. Ces corps cétoniques et le rôle qu'ils semblent jouer dans la production du *coma diabétique* seront étudiés dans le chapitre suivant ; nous devons néanmoins signaler ici un fait important, établi par les récentes recherches d'Ambard et de Chabanier :

Une *acétonurie intense* se manifeste, aussi bien chez le *sujet sain* que chez le *diabétique*, dès que — *par suite d'une suppression, d'une restriction, ou d'un défaut d'utilisation des hydrates de carbone* — la *glycémie* (teneur p. 1000 du sang en glucose) *s'est abaissée* jusqu'à un certain « *taux critique* ». Et, *ce qui distingue le diabétique, c'est que son taux de glycémie critique est plus élevé que celui du sujet sain :* soit 2 grammes à 5 grammes et plus de glucose, selon l'intensité du diabète, au lieu de $0^{gr},70$ à $0^{gr},80$ (p. 1000 de sang) qui est le taux critique du sujet sain. D'où « un critère expérimental pour déterminer si un sujet présente ou non un trouble de l'utilisation des hydrates de carbone ; en d'autres termes, pour savoir si un sujet est ou non diabétique :

« On met le malade à un régime abondant en hydrates de carbone ; on s'assure de l'absence d'acétonurie (réaction de Legal, v. p. 442) ; puis on diminue les hydrates de carbone de la ration et, dès qu'une acétonurie nette se déclanche, on détermine la glycémie correspondante, qui représente précisément la glycémie critique » (H. Chabanier).

N. B. Un fait qui cadre bien avec ces données et que nous avons maintesfois observé, c'est que la *glycosurie* des diabétiques s'abaisse notablement à la période où se déclanche l'acétonurie.

Glycosuries liées à des troubles fonctionnels du foie. — Le professeur Gilbert distingue deux variétés de diabètes liés à des troubles de la fonction glycogénique : le diabète par *insuffisance hépatique* ou par *anhépatie*, et le diabète par *hyperfonctionnement hépatique* ou par *hyperhépatie*.

1° DIABÈTE PAR ANHÉPATIE. — Gilbert et Weil ont décrit un type de diabète caractérisé par l'existence d'un syndrome urinaire formé par la réunion « d'une glycosurie en général peu marquée et à maxima alimentaires nettement accusés, d'une hypoazoturie plus ou moins prononcée, d'une urobilinurie et d'une indicanurie variables mais assez constantes ». Ces signes traduisent l'insuffisance hépatique dont une autre preuve serait donnée par l'action favorable de l'extrait hépatique.

La quantité d'urée est généralement assez faible : 15 à 20 grammes par vingt-quatre heures, et plus si le malade est gros mangeur ; elle semble néanmoins inférieure à la normale. Les signes cardinaux du diabète (polyurie, polydipsie, polyphagie) sont généralement absents ; mais certaines de ses complications (gingivite expulsive, anthrax, cataracte), peuvent être observés. Aussi, cette forme constitue-t-elle « un véritable diabète et non une simple glycosurie alimentaire ». Ce diabète serait curable (opothérapie hépatique, régime de Bouchardat, eau de Vichy).

2° DIABÈTE PAR HYPERHÉPATIE. — Suivant Gilbert et Lereboullet, certains diabètes reconnaîtraient comme cause principale une exagération de la fonction glycogénique du foie. Dans ces diabètes par *hyperhépatie*, la glycosurie est beaucoup plus marquée en général que dans le diabète par anhépatie ; elle varie d'ordinaire entre 180 et 150 grammes par vingt-quatre heures, et peut atteindre 600 grammes et plus. L'examen fractionné des urines montre que la glycosurie est, comme dans le diabète par anhépatie, sous l'influence de l'alimentation. Mais ses maxima s'observent à des heures assez éloignées des repas, soit quatre à cinq heures après ceux-ci ; le maximum qui suit le dîner est, en général, plus élevé que celui qui suit le déjeuner ; aussi est-ce dans la nuit ou vers le matin que la plus grande quantité de sucre est éliminée. Parallèlement au sucre, le chiffre de l'urée est souvent élevé : 40 à 60 grammes par vingt-quatre heures.

La glycosurie expérimentale donne ici des résultats tout différents de ceux que l'on observe dans le diabète par anhépatie ; le sucre ne passe pas immédiatement dans l'urine et il y a, tardivement, une élimination de sucre beaucoup plus considérable qu'à l'état normal : ce qui semblerait indiquer une formation plus abondante de sucre par le foie sous l'influence d'un excès d'apport. Enfin l'opothérapie hépatique ne diminue pas la glycosurie : elle semble, au contraire, l'augmenter.

L'évolution de ce diabète est variable, car ses causes sont multiples.

Les diabètes qui accompagnent certaines variétés de cirrhoses (pigmentaire, alcoolique hypertrophique, biliaire, hypertrophique, et même tuberculeuse), seraient, en effet, imputables à l'hyperhépathie. Il est des cas cependant où ce diabète « fréquemment héréditaire a l'allure d'un diabète constitutionnel, ne s'accompagnant, malgré l'intensité de la glycosurie, d'aucun trouble de l'état général. Il évolue pour ainsi dire indéfiniment, pouvant diminuer, au moins temporairement, sous l'influence de maladies accidentelles. En regard de ces cas se placent ceux où le diabète a une évolution rapidement fatale analogue au diabète maigre pancréatique, mais sans lésions pancréatiques (Gilbert) ». Certains diabètes nerveux pourraient aussi s'expliquer par une hyperhépatie d'origine nerveuse ; ainsi, quelques diabètes traumatiques seraient dus à l'excitation fonctionelle, temporaire ou définitive, du foie.

N. B. — *La récolte et l'examen fractionné des urines,* pour le diagnostic de *l'anhépathie* et de l'*hyperhépathie,* se feront d'après les prescriptions de l'exemple suivant (Gilbert) :

Supprimer le petit déjeuner lundi et mardi ; déjeuner à midi, dîner à huit heures ; ne rien prendre entre les repas, ni liquide, ni solide et recueillir les urines depuis lundi midi jusqu'à mardi midi de la façon suivante :

Uriner lundi à midi et jeter le liquide.

Recueillir l'urine lundi à 4 heures, dans une 1re fiole ; à 8 heures, dans une 2e fiole ; à minuit, dans une 3e fiole ; mardi à 8 heures du matin, dans une 4e fiole ; à midi. dans une 5e fiole.

Dans le cas où l'on urinerait dans l'intervalle des heures indiquées, recueillir les urines pour les joindre à celles émises ensuite à l'heure prescrite.

Le pharmacien recherchera et dosera le sucre dans chaque échantillon. Il dosera ou recherchera dans le mélange : l'urée, l'acide urique, l'urobiline, les pigments biliaires, l'indican et l'albumine.

Glycosuries alimentaires. — La glycosurie peut être provoquée chez l'animal en injectant du sucre dans les veines, en quantité telle que le sang arrive à en contenir 3 p. 1000. L'ingestion de fortes quantités de sucre, dans un espace de temps relativement court, peut de même entraîner la glycosurie : c'est la *glycosurie alimentaire*, que l'on provoque chez l'homme sain après ingestion de 500 grammes et plus de glucose.

Roques et Linossier, partant de ce fait que l'urine normale contient du sucre non décelable par les méthodes ordinaires, et notamment par la liqueur de Fehling, admettent que le sucre ingéré n'est jamais complètement utilisé : Quelle que soit la dose ingérée, on trouverait toujours du sucre éliminé ; il y aurait, chez tout individu, un coefficient d'utilisation personnelle dépassant 97 p. 100 à l'état de santé ; dès que la dose de sucre ingérée est telle qu'on peut en trouver dans l'urine au moyen de la liqueur de Fehling on voit, pour des doses croissantes, le coefficient d'utilisation s'abaisser proportionnellement à ces doses.

Ces données ne sont pas sans analogie avec celles qui se déduiraient de la connaissance de la capacité glycolytique propre à chaque individu. D'ailleurs, Weil formule ainsi les conditions nécessaires à la production de la glycosurie alimentaire : 1° Absorption normale au niveau de l'intestin ; 2° persistance de la circulation porte ; 3° *diminution de l'aptitude des tissus à consommer le sucre*. On voit ici, nettement indiquée, la relation qui peut unir la glycosurie alimentaire au diabète ou du moins à la glycosurie des diabétiques, telle que la concevait Bouchard. Les auteurs qui se sont occupés de la question reconnaissent d'ailleurs que la facilité avec laquelle on peut produire la glycosurie alimentaire est *variable suivant les individus*.

Il y a donc lieu de penser que beaucoup de ces glycosuries, prétendues alimentaires, observées après ingestion de boissons ou d'aliments sucrés, ne sont en somme que des glycosuries pathologiques caractéristiques d'un état constitutionnel propre au diabète.

Lorsqu'elle n'est pas, comme il vient d'être dit, l'indice d'une insuffisance glycolytique caractéristique du diabète, la glycosurie alimentaire est souvent liée à une altération fonctionnelle du foie. Il en est ainsi pour ces glycosuries que nous avons étudiées précédemment, sous le nom de diabètes par anhépatie et par hyperhépatie (Gilbert). On sait, d'autre part, que les obstacles à la circulation porte favorisent la production de la glycosurie alimentaire. Ceci résulte des expériences de Claude Bernard sur la ligature de la veine porte, et des observations de Colrat concernant des malades atteints de cirrhose, chez lesquels l'ingestion de 200 grammes de glucose suffisait à provoquer une glycosurie intermittente.

Ainsi, la glycosurie dite alimentaire serait, dans nombre de cas, un signe d'insuffisance hépatique. Roques et Linossier ont émis des doutes à cet égard ; d'après leurs observations, les sucres qui provoquent le plus souvent la glycosurie alimentaire, chez des *sujets supposés sains*, se classent dans l'ordre suivant : saccharose, glucose et lactose. Or, Lépine a vu que le lévulose était moins bien utilisé que les autres sucres chez des individus dont le foie fonctionnait mal. On peut donc supposer que certains sujets considérés comme sains par Roques et Linossier étaient en réalité atteints d'insuffisance hépatique, puisque le saccharose, composé de lévulose et de glucose, était, chez eux, plus mal utilisé que le glucose et le lactose.

Dans certains cas, la glycosurie alimentaire paraît favorisée par une *augmentation de la perméabilité du rein pour le glucose* (voir plus loin : glycosuries d'origine rénale). Il en est vraisemblablement ainsi pour ces glycosuries transitoires que l'on observe fréquemment, chez des sujets bien portants, à la suite de repas riches en féculents ou en sucres et largement arrosés de Champagne, de bière ou de cidre.

En résumé, la glycosurie alimentaire vraie, non pathologique, ne paraît guère exister que dans les cas, ordinairement expérimentaux, où l'on introduit par force des quantités exagérées de sucre dans l'organisme ; dans les autres circonstances, elle est l'indice d'un état pathologique, qui est celui de la nutrition ralentie propre au diabétique ou de l'insuffisance hépatique ; l'augmentation de la perméabilité rénale peut faciliter son apparition.

Épreuve de la glycosurie alimentaire. — Le malade étant au régime lacté, on lui fait ingérer 150 grammes de glucose en solution dans 200 à 300 c. c. d'eau. Les urines sont ensuite recueillies toutes les heures, pendant dix heures, et examinées au point de vue du sucre.

Si l'épreuve est positive, on peut soupçonner une insuffisance hépatique (diminution de la fonction glycogénique : dans cirrhoses atrophiques par exemple).

Un résultat négatif n'autorise pas à affirmer le bon fonctionnement hépatique, les tissus ayant pu suppléer le foie dans sa fonction glycogénique, ou la perméabilité rénale au glucose pouvant être diminuée.

Glycosuries sans hyperglycémie.

GLYCOSURIES PAR ABAISSEMENT DU SEUIL OU PAR AUGMENTATION DE LA PERMÉABILITÉ RÉNALE. — DIABÈTE RÉNAL

On a cru pendant longtemps, à la suite des travaux de Claude Bernard, que toute glycosurie procédait d'une hyperglycémie ; qu'il fallait, pour que le rein laissât filtrer le glucose, que la quantité de ce sucre dans le sang, s'élevant notablement au-dessus de la normale (voisine de 1 p. 1000) atteignit le chiffre de 3 p. 1000.

C'est seulement en 1885 que fut signalée pour la première fois, par von Mering, la production, au moyen de la phlorizine, d'une *glycosurie sans hyperglycémie*. Depuis cette époque, nombre de substances, la plupart toxiques (sublimé, sels d'uranium, de chrome, etc. ; voir ci-après) ont été expérimentées, qui produisent, quoique à un degré moindre, le même résultat. Outre ces faits de glycosurie expérimentale, on a signalé chez l'homme, en dehors de toute ingestion de substances médicamenteuses ou toxiques, plusieurs cas de glycosuries sans hyperglycémie.

De ces observations on a pu conclure que, dans certains cas, le barrage ou *seuil* opposé par le rein à l'excrétion du glucose pouvait être *abaissé*, ou, ce qui produirait le même résultat, que la *perméabilité* du rein pour le glucose pouvait être *augmentée*.

Et, en raison de la participation hypothétique du rein à ces glycosuries, on les a désignées sous le nom de *glycosuries d'origine rénale*, ou rangées sous la dénomination générique de *diabète rénal*.

Glycosurie phlorizinique. — En 1885, von Mering observa que l'ingestion de *phlorizine* (glucoside résultant de l'union du glucose et de la phlorétine) déterminait une glycosurie intense.

Chez le chien, cette glycosurie apparaît après ingestion de 1 gramme de phlorizine par kilogramme d'animal ; elle augmente peu à peu, pour disparaître au bout de trente-six heures. Les quantités de sucre éliminées, souvent supérieures à 50 grammes par litre d'urine, ne peuvent évidemment pas être mises sur le compte de la petite dose de glucose ingérée sous forme de phlorizine. Indépendante de l'alimentation, cette glycosurie persiste malgré le jeûne ; elle s'accompagne ordinairement de *polyurie*, de polydipsie et d' azoturie (Coolen).

Administrée par les voies intra-veineuse ou *sous-cutanée*, la phlorizine est beaucoup plus active que par la voie buccale ; ainsi des injections hypodermiques de 0^{gr},05 et 0^{gr},09 ont pu déterminer, chez un chien de 12 kilogrammes, des éliminations de 63 et 75 grammes environ de glucose par vingt-quatre heures (Chabanier et Sa).

Très fréquemment, la glycosurie s'accompagne d'albuminurie. Trambusti et Nesti, puis Ebstein ont d'ailleurs constaté des lésions rénales, notamment des altérations de l'épithélium des tubes contournés.

L'*homme* est, comme le chien, très sensible à l'action de la phlorizine. Chez un malade observé par von Mering, l'*ingestion* de 2 grammes par jour pendant un mois détermina une élimination quotidienne de 2 à 3 litres d'urine contenant de 27 à 37 p. 1000 de glucose : cette glycosurie cessa dès la suppression de la phlorizine. Après *injections sous-cutanées* de doses variant de 0^{gr},05 à 0^{gr},50, chez des sujets de 40 à 70 kilogrammes, Chabanier et Sa ont noté des volumes urinaires (vingt-quatre heures) de 1.130 à 3.500 c. c., avec des quantités de glucose de 40 à 70 grammes par litre et de 50 à 150 grammes environ par vingt-quatre heures.

Les *glycémies* enregistrées au cours de ces dernières expériences varièrent de 1^{gr},38 à 0^{gr},84 p. 1.000, chiffres très inférieurs à celui de 3 p. 1000 qui marquerait le début de la surverse du glucose sanguin dans l'urine ; le chiffre le plus faible (0^{gr},84) indiquait même une notable *hypoglycémie* : il se trouvait d'ailleurs correspondre (suivant des considérations et des calculs pour lesquels nous renvoyons à l'ouvrage d'Ambard : *Physiologie normale et pathologique des reins*) à une *annulation du seuil rénal du glucose*.

Ces résultats confirment ceux d'une étude antérieure de Chabanier et Onell d'où se dégageait cette conclusion que la *glycosurie phlorizique était déterminée par un abaissement du seuil rénal du glucose*. Déja von Mering avait supposé qu'elle était due à une *exagération de la perméabilité du rein pour le glucose*; en faveur de cette hypothèse, Zuntz avait montré que l'injection de phlorizine dans l'une des artères rénales déterminait rapidement une polyurie et une glycosurie intenses dans le rein correspondant, alors que ces mêmes signes n'apparaissaient que tardivement dans l'autre rein.

Suivant une autre théorie, de R. Lépine, la phlorizine provoquerait, dans les *capillaires* du rein, la transformation du *sucre virtuel* (protéide contenu dans le sang, d'après Pavy, et dissociable en glucose et albuminoïdes) en *sucre libre*, qui serait excrété par l'urine.

Glycosuries expérimentales par le sublimé, les sels d'uranium, les chromates, la cantharidine. — Injectés à *très faible dose* chez le

lapin ou le chien, ces toxiques déterminent de la polyurie et de
la glycosurie (généralement sans hyperglycémie) vraisemblablement par excitation de l'épithélium rénal. A doses plus élevées, on observe une période d'augmentation, puis une période
de diminution de la perméabilité du rein pour le sucre. De
fortes doses, injectées d'emblée, déterminent des lésions
rénales qui entravent le passage du sucre.

Cas cliniques de glycosurie d'origine rénale. — Une glycosurie
de faible intensité, qui varie peu sous l'influence du régime alimentaire et surtout, qui ne s'accompagne pas d'hyperglycémie, peut être soupçonnée d'origine rénale. Généralement, la
polyurie et la polydipsie étant peu marquées, c'est le hasard
qui fait découvrir la glycosurie.

Depuis que R. Lépine, en 1895, a signalé que des glycosuries
assez importantes pouvaient se produire chez l'homme avec des
glycémies notablement inférieures à 3 p. 1000, on n'a enregistré qu'un très petit nombre d'observations de diabète rénal.

En voici 13 réunies dans le tableau suivant emprunté au
professeur H. Roger :

OBSERVATIONS DE :	GLUCOSE par litre d'urine.	GLUCOSE par litre de sang.
	gr.	gr.
Bönniger	1 à 2	0,78
Tachau	1 à 2	0,80
Naunyn	2	1,2
Roque	2	0,9
Weiland	3	0,8
Franck	3 à 6	0,5 à 0,8
Weiland	3 à 8	0,7 à 1
Franck	4 à 5	0,9
Roger	7,4	0,71
S. Lewis	8 à 13	0,9
Lüthje	11,6	0,55
Weiland	20 à 30	0,5 à 1
Lépine	24,8	0,88

Quelques-uns des sujets observés ayant présenté, au moment
de leur glycosurie ou dans leurs antécédents, des signes plus
ou moins accusés de lésions rénales (albuminurie, hématies,
cylindres, œdèmes, augmentation de la constante d'Ambard) il
y a lieu de supposer que les néphrites peuvent, dans certains

cas favoriser la glycosurie ; c'est ce qui ressort d'ailleurs de quelques observations récentes de H. Roger.

Glycosuries de la grossesse. — On trouve fréquemment du sucre, en petite quantité, dans les urines émises au cours de la grossesse. Ce fait serait plus rare chez les primipares que chez les multipares, où on l'observerait, vers la fin de la grossesse, dans 35 p. 100 des cas environ (Bar). Le sucre éliminé est du glucose ; il y en a ordinairement moins de 2 grammes par litre ; exceptionnellement, on en trouve 3, 4, 5 grammes et plus. A la fin de la gestation, surtout dans les cas où les seins contiennent une grande quantité de colostrum, les urines peuvent renfermer un mélange de lactose et de glucose (Leduc, Porcher) ; le glucose disparaît même peu à peu pour laisser place au lactose seul (Porcher).

La glycosurie alimentaire a été souvent observée pendant la grossesse ; 100 à 150 grammes de glucose ingérés suffisent très souvent pour déterminer une glycosurie passagère atteignant de 4 à 15 p. 1000. Le dosage du sucre dans le sang après ces ingestions de glucose montre bien une augmentation de la glycémie, mais cette augmentation n'est nullement supérieure à celle qu'on observerait chez des sujets normaux : dans 8 cas de Frank, il y avait avant l'épreuve 0,93, en moyenne, de glycose pour 1000 de plasma ; une heure après l'ingestion de sucre la glycémie était, en moyenne, de 1,16. « De tels chiffres semblent bien démontrer que la glycosurie des femmes gravides est essentiellement liée à une exagération de la perméabilité rénale » (H. Roger). Il se peut aussi, comme tendent à le prouver les expériences de Bar, Brocard et Daunay, que le pouvoir glycolytique de l'organisme soit passagèrement abaissé pendant la grossesse.

Glycosuries nerveuses. — Nous avons vu précédemment (p. 402), que la piqûre du plancher du quatrième ventricule n'avait pas seulement pour effet d'exagérer la glycoso-formation hépatique, une expérience de Lépine tendant à montrer qu'elle pouvait déterminer, en outre, un *abaissement du seuil* ou une *augmentation de la perméabilité du rein pour le glucose*. L'augmentation de la perméabilité rénale sous l'influence d'un trouble nerveux est encore bien mise en évidence par l'expérience suivante de Hédon : un chien dépancréaté présente une glycémie de 3,7 p. 1000 et une glycosurie de 100 p. 1000 ; après piqûre du quatrième ventricule, la glycosurie s'élève à 150 alors que la glycémie ne monte que très légèrement à 3,9.

Les *glycosuries émotives* sont bien connues et « reconnaissent comme cause principale une augmentation passagère de la perméabilité rénale, par un mécanisme analogue à celui qui explique les albuminuries nerveuses » (H. Roger).

La glycosurie, qui accompagne parfois l'*hémorragie cérébrale*, est généralement légère : 8 à 10 grammes au plus par vingt-quatre heures ; sa persistance est variable.

La *paralysie générale*, dans 10 p. 100 des cas, détermine au cours de son évolution des glycosuries transitoires également peu marquées.

Dans la *sclérose en plaques* et le *tabes*, on a signalé quelques cas de glycosurie intermittente et très légère.

Dans les *névroses*, l'*hystérie*, l'*épilepsie*, la glycosurie peut survenir à la suite d'attaques répétées.

La glycosurie qui accompagne fréquemment le *goitre exophtalmique*, quelquefois légère et intermittente, est dans certains cas assez intense et persistante ; elle ressemble alors à la glycosurie diabétique. On l'a attribuée à une intoxication par la thyroïdine, mais le fait n'est pas certain, bien que l'ingestion de préparations à base de glande thyroïde ait parfois provoqué le passage du sucre dans l'urine.

GLYCOSURIES DIVERSES, DE MÉCANISME INDÉTERMINÉ.

Glycosuries des maladies infectieuses. — La glycosurie a été observée au cours d'un grand nombre de maladies infectieuses, notamment dans la *scarlatine*, la *diphtérie*, la *fièvre typhoïde*, le *choléra* et le *paludisme* au moment de l'accès fébrile. Lépine a vu que l'injection intra-veineuse d'une culture de *staphylocoques* déterminait, chez le chien, une hyperglycémie passagère qui explique la glycosurie fréquemment observée dans les cas de furonculose.

La glycosurie qui accompagne l'infection charbonneuse reconnaît vraisemblablement une origine analogue. Quant à l'hyperglycémie, elle est vraisemblablement due à une augmentation de la glycogénie (destruction des albuminoïdes plus grande qu'à l'état normal ; accroissement de l'activité des glandes surrénales) ou à une diminution de la glycolyse (troubles fonctionnels du pancréas).

Glycosuries des états asphyxiques. — Les divers états, provoqués ou morbides, qui créent l'*asphyxie*, c'est-à-dire un obstacle à l'oxygénation normale du sang, déterminent l'apparition de glycosuries légères. C'est ce que l'on observe chez des animaux soumis à une asphyxie partielle, mais suffisant cependant à provoquer des troubles respiratoires et circulatoires, chez des malades atteints de bronchite, d'asthme, d'emphysème (*glycosurie pulmonaire*), chez des vieillards de soixante-dix à quatre-vingts ans par suite d'une insuffisance de l'hématose, etc. Cet obstacle à l'hématose explique encore la *glycosurie consécutive à l'empoisonnement par l'oxyde de carbone*, glycosurie qui peut persister de deux à quatre jours.

Ainsi qu'il résulte d'expériences de Lépine et Boulud, ces glycosuries seraient favorisées par la présence dans le sang de toxines ou *leucomaïnes diabétogènes* formées pendant l'asphyxie. Ces auteurs ont vu, en effet, que le sang d'un animal asphyxié avait, *in vitro*, un pouvoir glycolytique notablement inférieur à la normale; ils ont constaté, de plus, que les leucomaïnes extraites de ce sang, suivant la métode de A. Gautier, abaissaient le pouvoir glycolytique d'un sang normal et qu'elles déterminaient chez le cobaye une glycosurie assez marquée. Outre qu'ils permettent d'expliquer la glycosurie de l'asphyxie, ces faits sont d'un grand intérêt en ce qui concerne l'édification des théories pathogéniques du diabète et particulièrement des théories relatives à l'insuffisance de la glycolyse.

Glycosuries toxiques. — Les glycosuries provoquées par le *sublimé*, les *sels d'uranium*, les *chromates* et la *cantharidine* ont été étudiées précédemment avec les glycosuries d'*origine rénale* (voir p. 414).

Les *acides*, notamment les acides minéraux administrés, chez l'animal, par les voies gastrique ou sous-cutanée, peuvent ainsi que l'ont montré Pavy, puis Goltz et Naunyn, provoquer des glycosuries assez intenses et quelquefois (voir p. 461 : expériences de Walter) des accidents analogues à ceux du coma diabétique. Le mécanisme de ces glycosuries est mal connu.

Le *phosphore*, l'*arsenic*, l'*antimoine*, l'*alcool* peuvent entraîner des altérations du foie qui s'accompagnent de glycosuries, comme on en observe dans la cirrhose atrophique de cet organe.

La *strychnine* provoquerait la glycosurie en excitant la fonction glycogénique du foie.

Le *curare*, la *morphine* entraînent des glycosuries dont le mécanisme est insuffisamment connu. Pour Araki, ce seraient des glycosuries asphyxiques, car ces poisons entravent le fonctionnement normal du poumon.

Les *extraits de capsules surrénales* ou l'*adrénaline*, et surtout les extraits de *lobe postérieur* d'*hypophyse* en injections sous-cutanées, déterminent, principalement chez des arthritiques prédiabétiques, une glycosurie alimentaire, assez considérable et transitoire (Claude et Baudouin).

Chez l'animal, la *glycosurie adrénalique* s'accompagne, du moins au début, c'est-à-dire pendant la première heure qui suit l'injection, d'une notable hyperglycémie.

Selon Herter et Wackemann, l'adrénaline mettrait obstacle à la glycolyse et notamment à la combustion du sucre dans le sang ; elle agirait à la façon d'un corps réducteur ; l'adrénaline oxydée ne produirait d'ailleurs aucune glycosurie.

La connaissance de cette glycosurie, rapprochée de ce fait que les affections des capsules surrénales entraînent ordinairement une coloration bronzée des téguments, incite F. Blum à supposer que la maladie connue sous le nom de *diabète bronzé* (cirrhose hypertrophique pigmentaire) est peut-être sous la dépendance de troubles de la fonction surrénalienne.

L'*éther*, le *chloroforme*, le *nitrite d'amyle*, la *nitrobenzine*, etc., et un grand nombre de substances qu'il serait trop long d'énumérer ici, peuvent aussi déterminer le passage du sucre dans l'urine.

§ 2. — LÉVULOSE

$$C^6H^{12}O^6 = CH^2OH - \overset{\overset{\displaystyle H}{|}}{\underset{\underset{\displaystyle OH}{|}}{C}} - \overset{\overset{\displaystyle H}{|}}{\underset{\underset{\displaystyle OH}{|}}{C}} - \overset{\overset{\displaystyle OH}{|}}{\underset{\underset{\displaystyle H}{|}}{C}} - CO - CH^2OH.$$

Le *lévulose* ou *d-fructose* est un hexose isomère du glucose, mais possédant une fonction cétonique et non aldéhydique. Il est cristallisable (Jungfleisch et Lefranc), très soluble dans l'eau, assez soluble dans l'acool absolu ou l'acool méthylique *chauds*, mais peu soluble dans l'alcool absolu *froid*. A l'inverse de presque tous les autres sucres, il est assez soluble dans un mélange d'éther et d'alcool.

Il *réduit la liqueur cupro-potassique* ; son *pouvoir réducteur* est un peu plus faible que celui du glucose, soit 92,08 au lieu de 100 (Soxhlet).

Il *dévie à gauche* le plan de la lumière polarisée. Son pouvoir rotatoire diminue notablement à mesure que la température s'élève et il varie légèrement avec le degré de concentration des solutions ; la formule suivante, de Jungfleisch et Grimbert, dans laquelle t représente la température et p le poids de lévulose contenu dans 100 c. c. de solution, fera connaître ses diverses valeurs :

$$[\alpha]_D = - [101°,38 - 0,56\ t + 0,408\ (p\text{-}10)].$$

Le lévulose est *fermentescible*.

Avec la *phénylhydrazine* il donne la même osazone que le glucose (voir p. 366).

Ses solutions, chauffées avec de la *résorcine* et de l'*acide chlorhydrique* se colorent en *rouge foncé* et se *troublent* par refroidissement. Cette réaction, dite de Seliwanoff, n'a pas lieu avec le glucose, le maltose et le lactose, mais elle se produit avec le saccharose, parce que ce sucre fournit du lévulose en s'intervertissant sous l'influence de l'acide chlorhydrique.

Recherche dans l'urine. — On peut présumer qu'une urine renferme du lévulose lorsque les résultats, exprimés en glucose, du dosage du sucre au moyen de la liqueur de Fehling (dosage qui doit être alors effectué très exactement : voir procédés de Bertrand ou de Lehmann-Grimbert), sont en désaccord avec les indications du polarimètre.

Toutefois, le lévulose n'est pas la seule substance lévogyre qui puisse empêcher la concordance des deux dosages ; la présence de l'acide β-oxybutyrique, ou des conjugués glycuroniques dans une urine sucrée, occasionnerait semblable discordance.

Or, il est facile d'éliminer l'action lévogyre des combinaisons glycuroniques, puisque ces substances sont précipitées par le sous-acétate de plomb. Et, lorsque les deux dosages effectués sur l'urine défèquée n'auront pas donné le même résultat, on devra soupçonner la présence du lévulose ou celle de l'acide β-oxybutyrique, qui peuvent tous deux coexister avec le glucose dans l'urine.

La réaction de Gerhardt (voir p. 447), si elle donne un résultat positif, avertira de la présence probable de l'acide β-oxybutyrique, qui accompagne très souvent l'acide diacétique décelé par cette réaction. Si l'urine contient de l'acide β-oxybutyrique, elle restera lévogyre même après élimination complète de ses sucres par fermentation à la levûre.

Enfin on aura recours à la réaction de Seliwanoff, qui serait positive en présence du lévulose et négative dans le cas où l'urine, exempte de lévulose, contiendrait du glucose et de l'acide β-oxybutyrique.

Le *réactif de Seliwanoff* s'obtient en dissolvant 2 grammes de résorcine dans 100 c. c. d'eau distillée et ajoutant un demi-centimètre cube d'acide sulfurique pur.

On mélange 5 c. c. de ce réactif avec 5 c. c. d'urine non défèquée et 5 c. c. d'acide chlorhydrique pur ; on chauffe le tout au bain-marie bouillant pendant cinq minutes. Dans ces conditions, presque toutes les urines se colorent très légèrement en rouge, tandis que l'urine contenant du lévulose se *colore en rouge foncé pour se troubler ensuite pendant le refroidissement* ; le précipité ainsi formé se dissout dans l'alcool qu'il colore en rouge. La formation de ce trouble ou précipité est seule caractéristique du lévulose.

La présence des azotates fausse les résultats; c'est pourquoi il ne faut pas opérer sur une urine déféquée avec l'azotate mercurique; mais on peut employer sans inconvénient l'urine déféquée à l'acétate de plomb.

R. et O. Adler avaient avancé que les nitrites — formés par réduction des nitrates sous l'influence des bactéries, dans certaines urines — pouvaient être une cause d'erreur. L. Grimbert a montré que la coloration produite par les nitrites en présence du réactif de Seliwanoff s'atténuait par le chauffage et qu'il n'y avait pas lieu de s'inquiéter de la présence de ces sels.

Lorsque l'on aura affaire à de la lévulosurie pure, on constatera que le dosage d'après la déviation gauche observée, traduite en lévulose (1 degré saccharimétrique = $1^{gr},157$ de lévulose par litre à 15° pour une concentration moyenne de 1 à 14 p. 100 et pour un tube de 20 centimètres d'après Grimbert), fournit sensiblement le même résultat que le dosage par réduction.

Extraction. — Le lévulose peut-être extrait de l'urine après transformation en lévulosate de calcium, composé qui, à l'inverse du glucosate, est peu soluble (procédé indiqué par Dubrunfaut Girard, Péligot, pour séparer le lévulose du glucose dans le sucre interverti) :

Alcaliniser faiblement l'urine et l'additionner de Q. S. de chlorure de calcium pour précipiter ses phosphates; filtrer et additionner le filtrat d'une quantité d'hydrate de chaux en poudre représentant 6 ou, *au maximum*, 8 p. 100 de la quantité de lévulose contenue dans l'urine, quantité que l'on aura préalablement déterminée approximativement par réduction ou polarisation; agiter quelques instants, filtrer, puis maintenir le filtrat pendant quelques heures à 0°; recueillir les cristaux de lévulosate sur un filtre, les laver à l'eau et sécher. Décomposés par l'acide oxalique, ces cristaux céderont leur lévulose.

Lévulosurie. — Les observations de lévulosurie sont très rares. Zimmer et Czapeck (en 1876) en ont signalé un cas non équivoque : l'urine de densité élevée (1055) renfermait 22 grammes de lévulose par litre. Dans un autre cas observé par Seegen (1884), la quantité de lévulose dosée par réduction était de $15^{gr},90$ par litre. P. Marie et Robinson (en 1896) en ont relevé deux nouvelles observations. Ces auteurs ont remarqué que la lévu-

losurie coïncidait avec un état neurasthénique spécial caractérisé par la mélancolie avec idées de suicide, l'insomnie rebelle
aux hypnotiques, l'impuissance permanente et des troubles
psychiques. Dans ces deux dernières observations, la lévulosurie ne s'accompagnait ni de polyurie, ni de polyphagie, ni de
polydipsie ; les troubles nerveux diminuèrent et disparurent,
en même temps que la lévulosurie, sous l'influence du régime
alimentaire antidiabétique.

W. Schlesinger (1903) a signalé un cas de *lévulosurie pure* (c'est-
à-dire sans glycosurie) chez une jeune fille de quinze ans : avec un
régime composé de pain et de lait l'élimination journalière de
lévulose était de 1,60 à 3^{gr},10 ; l'ingestion de lévulose ou de
saccharose déterminait une notable augmentation de cette
lévulosurie, que le glucose n'influençait pas. Lépine et Boulud,
O. Neubauer (20 gr. de lévulose par litre d'urine), Moraczewski,
ont observé des cas semblables.

D'après H. Rosin et Laband, la lévulosurie serait assez fréquente dans le *diabète :* de très petites quantités de lévulose
accompagneraient le glucose.

Selon Neubauer, l'organisme du diabétique comburerait mieux
le lévulose que le glucose (?)

La *lévulosurie alimentaire*, que l'on peut observer après ingestion de lévulose ou de saccharose, chez des sujets diabétiques
ou non, serait liée à des troubles fonctionnels du foie (Umber).

La lévulosurie s'observerait assez fréquemment au cours de
la grossesse et pendant le travail ou les suites de couches
(Schröter, Brocard).

§ 3. — LACTOSE

$$C^{12}H^{22}O^{11} + H^2O.$$

Le lactose ou sucre de lait est un hexobiose, résultant de
l'union du glucose avec le galactose. Il est soluble dans l'alcool
ou dans l'éther. Il cristallise de ses solutions aqueuses en
prismes rhomboïdaux droits en retenant une molécule d'eau
qu'il perd au-dessus de 100°. Sa saveur n'est que très faiblement sucrée. Il est dextrogyre. Son pouvoir rotatoire varie légèrement avec la température :

$[\alpha]_D = 55°,30 + (20 - t°) 0,055$, pour le lactose *anhydre* (Grimbert).

Dans les premiers moments de la dissolution, ce pouvoir est
beaucoup plus élevé (multi-rotation analogue à celle du glucose).

Le lactose réduit directement — c'est-à-dire sans interversion préalable — la liqueur de Fehling. Son pouvoir réducteur est moindre que celui du glucose : 1,448 de lactose anhydre agissent comme 1 de glucose anhydre.

Avec la phénylhydrazine, le lactose donne une phényllactosazone différant de la phénylglucosazone en ce qu'elle est soluble à chaud; aussi ne cristallise-t-elle que pendant le refroidissement; elle se présente alors sous forme de rognons ou de sphéroïdes radiés ressemblant à une châtaigne ou à un oursin. Ces cristaux fondent à 213° (G. Bertrand; fusion instantanée sur le bloc de Maquenne).

Le lactose se dédouble sous l'influence des acides étendus ou sous celle d'un ferment soluble, la *lactase*, en d-glucose et d-galactose.

Il n'est pas directement fermentescible.

Recherche dans l'urine. — Parmi les réactions indiquées ci-après, la plus sûre est la première : celle qui consiste à caractériser le lactose par son osazone.

1° *Au moyen de la phénylhydrazine*. — Ce procédé permet de rechercher le lactose en présence du glucose. L'urine déféquée par l'azotate mercurique (réactif de Patein et Dufau, p. 370) puis débarrassée du mercure en excès par la poudre de zinc, est additionnée de phénylhydrazine, d'acide acétique et d'acétate de soude, comme il a été dit (p. 371) pour la recherche du glucose. Le mélange est ensuite maintenu au bain-marie bouillant pendant une heure.

« La lactosazone *ne se formera que pendant le refroidissement*. Celle-ci, recueillie sur un filtre, est lavée à l'eau froide et traitée sur le filtre même par une petite quantité d'un mélange à parties égales d'acétone et d'eau qui ne dissout que la lactosazone. L'acétone, en s'évaporant donnera la lactosazone cristallisée en oursin. On peut purifier cette dernière en transvasant la produit de l'évaporisation dans un petit tube à essai et en le portant au bain-marie, après l'avoir additionné de quelques gouttes d'eau, si cela est nécessaire. La lactosazone se dissout; on filtre une deuxième fois et on laisse cristalliser par refroidissement. » (L. Grimbert). Leur forme cristalline et leur point de fusion (213-215° au bloc de Maquenne) permettent de reconnaître que ces cristaux sont bien formés de phényllactosazone.

2° *Par absence de fermentation*. — Worm-Müller, mettant à profit ce fait que le lactose n'est pas directement fermentescible, abandonne pendant deux jours l'urine additionnée de levure de bière. Si au bout de ce temps l'urine filtrée réduit encore la liqueur de Fehling, le sucre qu'elle renferme est vraisemblablement du lactose.

3° *Réaction de Rubner*. — On dissout 3 grammes d'acétate de plomb dáns 10 c. c. d'urine et on filtre. Dans le filtrat porté à l'ébullition, on verse, goutte à goutte, de l'ammoniaque : en présence du lactose, il se produit une coloration jaune, puis orangée, et finalement rouge brique.

Cette réaction permettrait de déceler 0,02 p. 100 de lactose. Mais elle se produit beaucoup plus difficilement dans l'urine que dans une solution aqueuse de lactose ; de plus, elle n'est pas absolument spécifique car la plupart des sucres réducteurs, y compris le glucose, donnent en précence de l'acétate de plomb et de l'amoniaque une coloration rougeâtre que l'on peut confondre avec celle que produit le lactose.

4° *Réaction de Barfoed*. — Une solution faible d'acétate de cuivre (0,50 à 4 p. 100) additionnée de 1 p. 100 d'acide acétique n'est pas réduite à chaud par le lactose ou d'autres disaccharides ; elle l'est au contraire, par les hexoses (glucose, galactose).

5° *Réaction de Wöhlk*. — Mélanger 5 c. c. d'urine, 3 c. c. d'ammoniaque et V gouttes de lessive de soude; porter au bain-marie bouillant pendant cinq minutes; s'il y a du lactose, le mélange prend une coloration rouge; si le lactose est accompagné de glucose, la coloration est brune.

Lactosurie. — La lactose apparaît dans l'urine de la femme qui allaite, dans tous les cas où le lait se trouve retenu dans la glande mammaire : suppression de la lactation, obstacles à l'allaitement créés par les affections de la nourrice — crevasses ou abcès du sein — ou par celles du nourrisson, etc.

Mac Caun et Turner avaient avancé que le sucre contenu dans l'urine des accouchées et des nourrices était un mélange de glucose et de lactose. En étudiant l'*osazone* que ce sucre donne avec la phénylhydrazine, Leduc a montré qu'il était en très grande partie, sinon en totalité, formé de *lactose*.

De ses recherches, Leduc conclut que toute femme ayant dans les seins du lactose non utilisé présente de la lactosurie. Celle-ci serait la conséquence d'une résorption (par le système veineux ou lymphatique de la mamelle) et du passage du lactose dans le sang en cas de surproduction ou de stase lactée. Leduc a constaté en effet que le sang de deux chiennes en lactation, privées de leurs petits, donnait les deux osazones du glucose et du lactose.

C'est du premier au quatrième jour *post-partum*, au moment de la montée laiteuse et alors que le nourrisson s'alimente très peu, que la lactosurie est le plus marquée : de 0^{gr}.50 à 7 grammes de sucre par litre d'urine.

En étudiant les glycosuries de la grossesse, nous avons fait observer (p. 416) que le lactose pouvait apparaître dans l'urine même avant la délivrance.

Cette lactosurie *ante-partum* existerait, d'après Porcher, chez toutes les femmes enceintes, mais elle serait peu marquée (1 gramme par litre environ, rarement plus de 2 grammes).

Oui et Gérard ne l'ont constatée que dans 12 p. 100 des nombreux (41) cas de grossesse qu'ils ont observés.

Chez certaines femmes arrivées à la fin de la grossesse, il y a à la fois glycosurie et lactosurie, mais le glucose disparaît en laissant place au lactose seul.

Ces faits de lactosurie précédant la délivrance s'expliquent si l'on considère que la fonction mammaire peut exister déjà à une époque où elle n'est pas encore utilisée.

Lactosurie alimentaire. — Worm-Müller estimait à 100 grammes la capacité de l'organisme sain adulte pour le lactose ; or Halasz a vu que l'on pouvait, chez des sujets normaux, administrer jusqu'à 150 grammes de lactose sans provoquer de lactosurie ; d'autre part, Zuelzer a observé qu'après ingestion de 100 grammes, chez des femmes non en état de gestation, le lactose n'apparaissait pas dans l'urine.

Chez des adultes malades de l'estomac (cancer, dilatation) Halasz trouva jusqu'à 20 grammes de lactose par litre d'urine après ingestion de 150 grames de ce sucre à jeun ; les affections du foie ne s'accompagnaient, dans les mêmes conditions, d'aucune lactosurie.

La capacité de l'organisme pour le lactose est abaissée chez les *femmes en couches* : 100 et même 50 grammes de lactose suffiraient chez elles à provoquer de la lactosurie ; d'ailleurs, dans la circonstance, le *glucose* même entraînerait de la lactosurie (Zuelzer, Hess).

Chez le *nourrisson*, la capacité pour le lactose serait de $8^{gr},60$ par kilogramme corporel (ce chiffre indiqué par Grosz, semble bien faible ?) ; en cas d'affections du tube digestif, elle pourrait s'abaisser à 2 ou 3 grammes.

§ 4. — PENTOSES

Les pentoses sont des matières sucrées de formule $C^5H^{10}O^5$; ce sont des alcools aldéhydiques ou cétoniques correspondant aux alcools pentatomiques. Les plus connus sont l'arabinose, le xylose et le rhamnose.

Leurs anhydrides, les *pentosanes*, existent à l'état naturel dans les végétaux. La pectine de certains fruits (cerises, prunes) présenterait, d'après Tollens, d'étroites relations avec l'arabinose.

Dans les rares cas de *pentosurie vraie* (c'est-à-dire indépendante du diabète ou d'un régime alimentaire contenant des pentoses) signalés jusqu'ici, c'est surtout l'*arabinose inactif* (racémique) que l'on a trouvé dans l'urine. Le *l-xylose* (xylose droit, sucre de bois) a été trouvé parmi les produits d'hydrolyse des *acides nucléiques* de divers tissus ou organes, notamment du *pancréas*.

Réactions. — Les pentoses réduisent la liqueur de Fehling et donnent des osazones avec la phénylhydrazine ; ils ne sont pas fermentescibles en présence de la levure de bière.

Les solutions de pentoses chauffées avec de l'acide chlorhydrique concentré et une trace d'*orcine* prennent une coloration bleu-violacé. Cette réaction permet de différencier les pentoses des sucres (ou des saccharides correspondants) en C^6 ; ces derniers donnent en effet, dans les mêmes conditions, une coloration rouge-orangé.

En remplaçant dans cette réaction l'orcine par la phloroglucine, on obtient une coloration rouge cerise et le liquide coloré présente une bande d'absorption entre les raies D et E du spectre (réaction de Tollens).

Lorsqu'on les fait bouillir avec de l'acide chlorhydrique concentré, les pentoses se dédoublent en eau et furfurol (51 p. 100 environ) dont les vapeurs colorent en rouge un papier imprégné d'acétate d'aniline.

Cette réaction n'est pas spécifique des pentoses, puisque divers hydrates de carbone, les sucres, l'acide glycuronique et même les albuminoïdes, peuvent produire du furfurol sous l'action de l'HCl à chaud.

Recherche dans l'urine. — Les urines contenant des pentoses ne fermentent pas au contact de la levure de bière ; elles sont optiquement inactives (rarement on observe une très faible déviation droite : arabinose droit) ; elles réduisent peu la liqueur de Fehling : la réduction est indécise et comparable à celle que produisent l'acide glycuronique ou de très faibles quantités de glucose

Les réactions les plus sûres sont celles de la *phloroglucine* ou de l'*orcine* (*a* et *b* ci-après).

a. On verse dans un tube à essai 5 c. c. d'urine, autant d'acide chlorhydrique pur et 2 à 3 centigrammes de phloroglucine ; on chauffe doucement jusqu'à commencement d'ébullition : dans le cas où l'urine contient des pentoses, on voit apparaître une coloration rouge-violacé (Wheeler et Tollens).

Ce pigment rouge ne semble pas être, comme on l'avait cru

tout d'abord, une combinaison de phloroglucine et de *furfurol* (ce dernier provenant de l'action de HCl sur les pentoses) : ce serait, selon Neuberg, un produit de condensation de la phloroglucine (ou d'autres phénols : orcine, α-naphtol, voir ci-dessous) avec les *acides humiques* qui, d'après Berthelot et André, se forment, dans la circonstance en grandes quantités, aux dépens de tous les hydrates de carbone. C'est pourquoi la coloration rouge s'observe également avec le galactose, le lactose, le raffinose, etc., et l'*acide glycuronique;* elle ne pourra donc, à elle seule, caractériser la présence des pentoses; d'où la nécessité d'une recherche complémentaire : l'*examen spectroscopique* qui, d'après Allen et Tollens, montrera, entre D et E, c'est-à-dire à droite de la raie du sodium, une *bande d'absorption caractéristique des pentoses ou de l'acide glycuronique* (pour la différenciation de ce dernier voir p. 428).

Pour pratiquer cet *examen spectroscopique*, on laisse refroidir le liquide coloré en rouge; le pigment, presque insoluble dans l'eau froide, se précipite. On peut alors l'extraire, soit directement en agitant le liquide avec de l'alcool amylique pur (Salkowski), soit, ce qui est mieux, en le filtrant et lavant rapidement à l'au froide, pour le dissoudre ensuite dans l'alcool à 95ᵉ (Tollens). D'où une solution alcoolique que l'on soumet à l'examen spectroscopique.

N. B. — *Une cause d'erreur* : pentoses provenant du papier filtre; pour l'éviter : emploi de filtres en asbeste.

b. La coloration rouge de la réaction précédente, quand elle est faible, peut être confondue avec celle que donnent les couleurs scatoliques, également solubles dans l'alcool amylique (p. 499); aussi convient-il de remplacer la phloroglucine par l'orcine; la coloration obtenue est bleue, ou verdâtre, et la bande d'absorption située presque sur la raie D du sodium.

De plus, en pratiquant la *réaction à l'orcine* exactement dans les conditions indiquées par Bial et par Kraft, on pourrait se dispenser de l'examen microscopique et, en outre, éviter (?) la participation des conjugués glycuroniques à la production de la coloration verte :

Le *réactif* de Bial-Kraft est obtenu en dissolvant 1 gramme d'orcine pure dans 500 c. c. d'acide chlorhydrique de densité 1,151 (= 29,75 p. 100 d'HCl réel) additionnés de X à XII gouttes de perchlorure de fer officinal. On l'emploie comme suit : porter 5 c. c. du réactif à l'ébullition; éloigner la flamme et ajouter V gouttes d'urine; au cas où celle-ci contient des pentoses, il se produit, en surface, un anneau dont la coloration verte s'étend bientôt à toute la masse du liquide.

N. B. — L'emploi d'un réactif plus concentré en HCl et en perchlorure de fer, un chauffage prolongé avec l'urine, entraineraient les conjugués glycuroniques en réaction.

SÉPARATION DES PENTOSES ET DE L'ACIDE GLYCURONIQUE. — Ces produits présentant, ainsi qu'il a été dit précédement, à peu près les mêmes réactions. K. v. Alfthan a proposé de les séparer d'après une méthode basée sur les réactions suivantes : Quand on agite l'urine avec du chlorure de benzoyle et une quantité de soude suffisant à la décomposition de ce chlorure, les hydrates de carbone urinaires (sucres, gommes animales) et l'acide glycuronique sont précipités à l'état d'éthers benzoïques. Les éthers benzoïques de l'acide glycuronique, saponifiés par la soude en milieu alcoolique, fournissent des sels insolubles dans l'alcool ; les éthers benzoïques des pentoses, saponifiés dans les mêmes conditions, régénèrent des pentoses ou, du moins, des dérivés de ces substances qui sont solubles dans l'alcool.

On opère sur 500 c. c. d'urine que l'on alcalinise par la soude pour précipiter les phosphates. Le filtrat est additionné de 20 c. c. de chlorure de benzoyle et de 200 c. c. d'une solution de soude à 10 p. 100. On agite ensuite jusqu'à ce qu'on ne perçoive plus l'odeur du chlorure de benzoyle. Le précipité, formé des combinaisons benzoylées de l'acide glycuronique et des hydrates de carbone, qui se produit alors, est recueilli et dissous dans l'alcool chaud pour être saponifié par l'éthylate de sodium. Dans le filtrat obtenu après saponification, on recherche les pentoses au moyen de l'orcine ou de la phloroglucine et de l'acide chlorhydrique.

PENTOSURIE. — *a) Pentosurie alimentaire.* — Les pentoses ingérés ne sont pas aussi facilement que le glucose comburés dans l'organisme ; après ingestion de 10 à 25 grammes d'arabinose ou de xylose, on retrouve dans les urines une proportion assez élevée (1/3 et plus) de ces pentoses (Cremer). C'est pourquoi l'ingestion copieuse de *fruits* riches en pentoses (cerises, prunes, jûs de pommes non fermenté, etc.) détermine fréquemment de la pentosurie (avec pentoses optiquement actifs).

b) Pentosurie des diabétiques. — D'après Külz et Vogel, elle serait assez fréquente dans le diabète grave (?) ; sur 80 cas examinés, ces auteurs l'auraient observée 64 fois.

c) Pentosurie vraie. — Elle est très rare : environ 25 cas dans la littérature médicale, avec des éliminations comprises entre $0^{gr},80$ et 10 gr., par litre, de pentoses, ordinairement représentés par l'*arabinose racémique* ; dans un cas, de Luzzato, il y aurait eu élimination d'*arabinose droit*. Peut-être dans quelques cas s'agissait-il de glycuronurie ?

Certaines observations tendraient à montrer que la pentosurie vraie peut être héréditaire ou familiale. On l'a signalée chez des morphinomanes et des cocaïnomanes.

Le travail intellectuel semble l'augmenter, et le travail musculaire la diminuer.

On ne sait presque rien de ses *origines*, que l'on a cherchées dans l'*hydrolyse des nucléines*; or celle-ci fournit surtout du xylose, alors que les urines renferment de l'arabinose. Bial et Blumenthal, en soumettant un pentosurique à divers régimes, ont vu que la pentosurie n'était influencée, ni par les hydrates de carbone, ni par les nucléines alimentaires. Suivant l'hypothèse de ces auteurs, une certaine quantité de pentoses se formerait aux dépens de la nucléine des noyaux cellulaires, aux cours de la destruction et de la reconstitution des cellules; chez l'individu normal, ces pentoses seraient facilement brûlés dans l'organisme, mais il n'en irait pas de même chez le pentosurique dont les tissus se comporteraient vis-à-vis des pentoses comme ceux du diabétique vis-à-vis du glucose; les pentoses non comburées s'accumuleraient dans l'organisme et passeraient ensuite dans l'urine.

APPENDICE AU CHAPITRE DES MATIÈRES SUCRÉES

I. — ACIDE GLYCURONIQUE

$$CHO - (CHOH)^4 - CO^2H$$

Ce composé ne diffère du glucose, $CHO - (CHOH)^4 - CH^2OH$, que par la transformation de la fonction alcool primaire, CH^2OH, en fonction acide.

Il ne se rencontre pas à l'état libre dans l'urine; il s'y trouve sous forme de *conjugués glycuroniques*, sortes d'éthers ou de glucosides qui s'hydrolysent facilement, sous l'influence des acides ou des fermentations bactériennes, en libérant l'acide glycuronique. Les composés auxquels ce dernier peut se trouver conjugué sont nombreux : d'abord, le phénol, le paracrésol, l'indol, l'indoxyle, le scatol..., toutes substances dont l'origine endogène nous explique la *présence des conjugués glycuroniques dans l'urine normale*; ensuite, divers composés, tels que le *chloral*, le *chloroforme*, le *menthol*, le *camphre*, le *naphtol*, le *thymol* le *gaïacol*, la *morphine*, les *acides benzoïque* et *salicylique*, l'*antipyrine*, etc., dont l'ingestion, comme médicaments, doit nécessairement tendre à favoriser la *glycuronurie*. C'est d'ailleurs dans des urines émises après ingestion de chloral, qu'un conjugué glycuronique, l'*acide urochloralique* (acide trichloréthylglycuronique), a été signalé pour la première fois par Musculus et Mering, en 1875.

Origine. — On pourrait supposer que l'acide glycuronique résulte d'une combustion incomplète du glucose dans l'organisme, les médicaments glycuronuriques, tels que le chloral, tendant du reste à réduire les oxydations. Mais quand on considère la formule de constitution du glucose, on s'explique mal que sa fonction aldéhydique CHO (conservée dans l'acide glycuronique) puisse échapper à l'oxydation, alors que sa fonction alcool primaire CH^2OH, d'oxydation pourtant plus difficile, se trouverait transformée en fonction acide CO^2H.

Aussi l'hypothèse suivante est-elle plus acceptable (H. Roger) :

Les composés susceptibles de s'éliminer à l'état de conjugués, s'uniraient d'abord — et vraisemblablement dans le foie en raison de sa fonction glycogénique — avec le glucose en donnant un glucoside dont la formule, pour le cas du phénol par exemple, serait la suivante :

$$C^6H^5.O — CH — (CHOH)^2 — CH — CHOH — CH^2OH$$
$$\underset{\displaystyle O}{\underline{\qquad\qquad\qquad\qquad}}$$

et c'est ce glucoside, *où la fonction aldéhydique CHO du glucose se trouve bloquée*, qui, par oxydation de son chaînon terminal CH^2OH, fournirait directement le conjugué glycuronique, c'est-à-dire suivant notre exemple, l'acide phénylglycuronique (*acide euxanthique*).

Propriétés. — L'acide glycuronique *libre* est un liquide sirupeux (K. U. Lefèvre l'aurait obtenu cristallisé par purification du produit d'hydrolyse de l'acide phénylglycuronique), très soluble dans l'eau et dans l'alcool. Il se transforme facilement, par perte de H^2O, en *lactone* glycuronique $C^6H^8O^6$, substance cristalline, fusible à 175°, de saveur sucrée, très soluble dans l'eau, mais insoluble dans l'alcool.

L'acide libre, et sa lactone, sont *dextrogyres*. Pour la *lactone*, en solutions titrant de 5 à 14 p. 100, $\alpha_D = 19°,4$ à la température de 18°.

Comme le glucose, l'acide glycuronique *réduit la liqueur de Fehling*, mais il ne fermente pas sous l'influence de la levure de bière.

Avec la *phénylhydrazine*, il donne une *osazone* fusible à 130-138°. L'acide libre, ou sa lactone, bouillis avec de l'HCl dilué (à 12 p. 100) se décomposent en *furfurol* et acide carbonique (Tollens) :

$$C^6H^8O^6 = C^6H^4O^2 + CO^2 + 2H^2O.$$
$$\text{Furfurol.}$$

Cette réaction, utilisée pour le dosage de l'acide glycuronique, fournit bien la quantité prévue de CO^2, mais elle ne donnerait que le 1/3 environ (?) de la quantité de furfurol indiquée par l'équation ci-dessus.

Avec la *phloroglucine* (ou *l'orcine*) et l'acide chlorhydrique, l'acide glycuronique donne les mêmes réactions de coloration et le même spectre que les *pentoses* (Tollens ; voir au chapitre pentoses).

Réaction de Goldschmiedt : une solution, même très diluée, d'acide glycuronique (libre ou conjugué) additionnée de 1 à II gouttes d'un soluté alcoolique à 15 p. 100 de *naphtol α* donne, au contact de SO^4H^2, une coloration vert émeraude.

Cette réaction n'est pas spécifique car elle se produit aussi avec les *nitrates*.

Réaction (spécifique) de B. Tollens. — Même à la diluation de 0,10 p. 1000, l'acide glycuronique libre (ou libéré de ses conjugaisons par hydrolyse) donne, avec une solution alcoolique de 1-3 *dioxy-naphtaline (naphto-résorcine)*, une matière colorante *bleue soluble dans l'éther* ; la solution éthérée présente, au spectroscope, une bande d'absorption dans le voisinage de la raie D.

Les différents sucres donnent également, dans ces conditions, des réactions colorées et spectrales (Tollens et Rorive), mais la coloration du liquide et la situation des bandes d'absorption, variables pour chaque sucre, ne sont pas les mêmes que pour l'acide glycuronique.

D'après Neuberg et Mandel, la réaction à la naphto-résorcine, telle que la fournit l'acide glycuronique, se produirait aussi avec tous les acides renfermant les groupements COOH — CO ou COOH — COH ; mais, comme l'acide glycuronique est le seul composé urinaire qui présente l'un de ces groupements, on peut admettre que la réaction appliquée à l'urine est bien spécifique.

Certaines substances entravent cette réaction dans l'urine : le formol, les sucres, les corps cétoniques (acétone, acide diacétique...).

Les conjugués glycuroniques se distinguent surtout de l'acide libre par leur action sur la lumière polarisée : ils sont presque tous *lævogyres* ; et c'est, le plus souvent, à leur présence qu'est due la faible déviation gauche que présentent la plupart des urines normales.

N. B. — Exception : L'acide *benzoylglycuronique*, éliminé après ingestion d'acide benzoïque, est *dextrogyre*.

Après *hydrolyse*, qui libère l'acide glycuronique, tous les conjugués donnent les réactions de coloration indiquées précédemment, et notamment celle à la naphto-résorcine.

Ils diffèrent assez notablement les uns des autres suivant la facilité avec laquelle ils s'hydrolysent et leurs réactions de réduction ou de précipitation :

a) Pour la plupart, l'*hydrolyse* (dédoublement par fixation de 1 molécule d'eau) se produit simplement à l'ébullition en présence des acides minéraux dilués ; pour certains, il faut chauffer en autoclave à 120-135° ; pour d'autres (acide terpéno-glycuronique), l'hydrolyse, en présence d'HCl, se produit déjà à la température ordinaire.

b) Certains (acides urochloralique et benzoylglycuronique), réduisent la liqueur de Fehling sans hydrolyse préalable ; mais, pour la plupart (acides phényl-, campho-glycuronique), la réduction n'a lieu qu'après hydrolyse.

c) Les conjugués ne sont pas précipités par l'*acétate* ou l'*azotate mercuriques ;*

Ils ne le sont pas non plus par l'*acétate neutre de plomb* ; mais certains (acides urochloralique, phénol-, naphtol-, mentholglycuronique), le sont par le *sous-acétate de plomb* ; ce dernier employé seul, c'est-à-dire sans addition d'ammoniaque, ne précipite pas l'acide campho-glycuronique. *Tous les conjugués sont précipités par le sous-acétate de plomb ammoniacal.*

Recherche dans l'urine. — Deux réactions se prêtent bien à cette recherche : 1° *Réaction de B. Tollens modifiée* ; 2° *Formation de la glycurosazone* ; cette dernière, difficile à obtenir en partant de l'acide glycuronique, se fait très bien, ainsi que l'ont montré Grimbert et Bernier, en opérant sur les conjugués glycuroniques.

1° *Réaction de Tollens modifiée* (Bernier). — Quand on l'applique directement à l'urine, ainsi que l'a conseillé C. Tollens, la réaction à la naphto-résorcine de B. Tollens, donne souvent des résultats erronés ; ceci, parce que l'indoxyle urinaire peut colorer l'éther et donner un spectre à la façon de l'acide glycuronique. Pour éviter cette cause d'erreur, Bernier a indiqué une technique suivant laquelle l'indoxyle se trouve éliminé par défécation de l'urine au moyen de l'acétate mercurique :

A 50 c. c. d'urine ajouter 25 c. c. d'une *solution saturée à froid d'acétate mercurique.* Séparer le précipité par filtration. A 5 c. c. du filtrat ajouter un demi-centimètre cube d'une solution alcoolique de naphto-résorcine à 1 p. 100 et 5 c. c. d'acide chlorhydrique officinal. Chauffer une minute à l'ébullition, ou un quart d'heure au bain-marie bouillant. Après refroidissement dans un courant d'eau, ajouter un volume d'éther égal à celui du liquide et agiter vivement. Après repos, l'éther surnageant présente une coloration bleu-violacé et donne au spectroscope une plage obscure dans la région de la raie D, si l'urine examinée contient de l'acide glycuronique.

2° *Formation de la glycurosazone.* — Déféquer 100 c. c. d'urine avec 10 c. c. de réactif de Courtonne (acétate neutre de plomb

300 grammes; eau distillée 1 litre; acide acétique Q. S. pour neutralisation au tournesol); filtrer; hydrolyser le filtrat en l'additionnant de 5 c. c. d'acide chlorhydrique et le maintenant pendant dix minutes à l'ébullition au bain de sable (ou bien à l'autoclave à 120° pendant cinq minutes, après addition de 1. p. 100 d'acide sulfurique). Après refroidissement, neutraliser l'acide chlorhydrique par le carbonate de plomb (4 gr. pour 1 c. c. d'acide chlorhydrique; si l'on a employé l'acide sulfurique, neutraliser à chaud par le carbonate de baryte). Filtrer. Faire l'osazone dans les proportions suivantes :

Liquide hydrolysé . . . . 40 c. c.
Solution d'acétate de soude à 25 p. 100. 2 —
Acide acétique cristallisable . . . . 2 —
Phénylhydrazine incolore . . . . . . 2 —

Porter trois quarts d'heure au bain-marie bouillant, puis laisser refroidir dans le bain-marie. Douze à quatorze heures plus tard, examiner les cristaux au microscope : ils se présentent généralement en rosettes de couleur jaune d'or, mais seul leur point de fusion est caractéristique. Recueillir ces cristaux sur un filtre, les laver à l'eau, les dessécher dans le vide, puis les laver à la benzine. Introduire l'osazone ainsi purifié dans un tube à essai avec un peu d'eau distillée et porter uu quart d'heure au bain-marie bouillant. Filtrer (la partie insoluble restée sur le filtre est constituée par de la glycosazone, que l'on peut caratériser par son insolubilité dans l'alcool méthylique froid et, après purification et dessiccation, par son point de fusion : 230-232°). Le filtrat laissera cristalliser, par refroidissement, la *glycurosazone*, dont le point de fusion variera de 130-132° à 137-138°, suivant son état de pureté.

Autre modification de la réaction de Tollens (H. Roger). — Suivant la technique de Bernier indiquée précédemment, lorsque l'urine contient de l'acide glycuronique l'éther prend une belle coloration bleu violet ; dans les cas négatifs, il est coloré en jaune ou en rose ; enfin, dans certains cas, il présente une teinte rougeâtre dont il est difficile de déterminer la valeur.

Or, dans ces cas où la réaction est négative ou douteuse, il conviendrait, d'après Roger, de faire une réserve, certains corps réducteurs pouvant entraver la formation du composé bleu violacé : c'est ce que l'on observerait, par exemple, avec des urines normales additionnées de traces d'essence de cannelle, de chloroforme, de glucose... (ou lorsque l'on pratique la réaction avec de l'acide chlorhydrique ou de l'alcool impurs).

C'est pour éviter cette influence perturbatrice de corps réducteurs, éventuellement contenus dans l'urine, que le professeur H. Roger a proposé la technique suivante :

Dans le tube d'un centrifugeur, verser 5 c. c. d'urine, $0^{cc},2$ d'ammoniaque et 2 c. c. d'extrait de saturne ; remplir le tube avec de l'eau contenant 1 p. 100 d'ammoniaque ; centrifuger, décanter, puis laver le précipité à l'eau ammoniacale en centrifugeant. Le précipité, ainsi lavé, contient la totalité de l'acide glycuronique ; le délayer dans 5 c. c. d'eau distillée et verser le mélange dans un tube à essai ; ajouter 1/2 c. c. de solution alcoolique de naphto-résorcine à 1 p. 100 et 5 c. c. d'acide chlorhydrique pur (employés auparavant pour laver le tube du centrifugeur). Porter au bain-marie bouillant pendant un quart d'heure, refroidir dans un courant d'eau ; ajouter 10 c. c. d'éther et agiter. Après repos, l'éther se sépare coloré en bleu violacé plus ou moins foncé, si l'urine contient de l'acide glycuronique ; il est coloré en jaune ou en rose, si elle n'en renferme pas.

Signification. — A) *Variations physiologiques.* — La quantité d'acide glycuronique éliminée dans les vingt-quatre heures par l'adulte normal est, en moyenne, de $0^{gr},37$ (C. Tollens).

C'est vraisemblablement dans le foie que se forment les conjugués glycuroniques, cet organe possédant la double fonction d'emmaganiser le glucose et de neutraliser ou de transformer certaines substances toxiques, pour les rendre moins nocives ou pour faciliter leur élimination.

Dans les circonstances normales, ces toxiques, sont surtout des phénols : phénol ordinaire, indol, indoxyle...

Or nous avons vu (p. 247) que ces produits pouvaient être éliminés déjà sous forme de *sulfo-conjugués* ; l'acide glycuronique a donc vraisemblablement pour fonction d'entraîner la portion des toxiques qui n'avait pu s'unir à l'acide sulfurique. D'après C. Tollens, l'homme normal éliminerait ainsi à peu près deux fois plus d'acide glycuronique ($0^{gr},37$) que d'acide sulfurique ($0^{gr},18$ par vingt-quatre heures en SO^3 conjugué). L'indol se conjuguerait de préférence à l'acide sulfurique, et le phénol à l'acide glycuronique.

La glycuronurie *diminue* lorsque la réserve glycogénique du foie s'épuise par le *jeûne* : ainsi, chez des sujets bien portants, après quarante-huit heures d'inanition, on ne trouve plus d'acide glycuronique dans l'urine (Roger).

Le *régime lacté*, ou le régime végétarien, *en abaissant la production des substances capables de s'unir au glucose*, tendent également à diminuer la glycuronurie.

Le *régime exclusivement carné* entraîne une excrétion glycuronique qui ne dépasse pas sensiblement celle du régime mixte (C. Tollens).

Épreuve du camphre. — Chez l'homme normal, les substances capables de fournir des conjugués glycuroniques — notamment le *camphre* aux doses de $0^{gr},50$ à 1 gramme — adjointes à un régime alimentaire assez riche en sucres ou féculents, produisent une glycuronurie *intense* et *durable* (aussi longtemps que l'on répète les ingestions de camphre); H. Roger a basé sur cette observation un procédé d'*exploration du fonctionement de la cellule hépatique*.

B) *Variations pathologiques*. — Dans la *cirrhose* de Laënnec, la glycuronurie, peu diminuée au début, va en s'affaiblissant à mesure que la maladie progresse; elle remonte parfois passagèrement après chaque ponction de l'ascite. Mais il arrive un moment où elle devient nulle, sans que les ponctions, ni l'épreuve du camphre ne puissent la faire réapparaître; alors le pronostic fatal, à brève échéance, peut être posé (H. Roger, P. Gautier).

Dans l'*ictère par rétention*, la glycuronurie est d'abord plus marquée qu'à l'état normal; si l'obstruction des voies biliaires persiste (cancers du foie, du pancréas), si l'issue doit être fatale, la glycuronurie diminue pour disparaître complètement pendant les huit ou dix jours qui précèdent la mort. Cette disparition s'explique quand on considère qu'une obstruction persistante du cholédoque entraîne tôt ou tard la disparition du glycogène hépatique (Roger et Chiray).

Dans l'*ictère catarrhal*, la glycuronurie est normale au début; elle diminue et peut même disparaître ensuite, pour réapparaître lentement à la période post-ictérique (Chiray et Texier).

Chez les *cardio-hépatiques* en période d'asystolie, elle est parfois peu diminuée; lorsqu'elle est nulle après ingestion de camphre, le pronostic est mauvais.

Chez les *diabétiques* avérés, l'épreuve du camphre donne souvent un résultat négatif. Dans les *glycosuries* légères, la glycuronurie est ordinairement normale (P. Gautier).

II. — Inosite

$$C^6H^{12}O^6 = CH.OH \underset{\diagdown CH.OH \; - \; CH.OH}{\overset{\diagup CH.OH \; - \; CH.OH}{\diagdown}} CH.OH$$

L'inosite est un isomère des hexoses; elle possède la saveur sucrée de ces composés, mais elle présente une constitution toute différente ; c'est un alcool polyatomique de la série cyclique, un cyclohexanehexol que l'on peut envisager comme l'hexahydrure d'hexaphénol. Sa formule de constitution laisse prévoir l'existence de 9 stéréosimères, dont 7 inactifs et deux actifs ; ces deux derniers peuvent en s'unissant former une inosite racémique. L'existence de l'α-inosite a été signalée d'abord dans les muscles (Scherer), puis, dans la rate, le poumon, le foie, etc... On l'a rencontrée dans les haricots verts (7,5 p. 100), les pois, les choux, les feuilles de noyer, etc.

Propriétés. — L'α-inosite cristallise en lamelles nacrées formées de prismes rhomboïdaux fusibles à 225° et très solubles dans l'eau. Formés en solution aqueuse, ces cristaux retiennent 2 molécules d'eau qu'ils perdent en partie à la température ordinaire et complètement à 100°. Elle est insoluble dans l'alcool et dans l'éther.

Elle ne réduit pas la liqueur de Fehling, et elle est sans action (inosite α) sur la lumière polarisée. Elle est précipitée de ses solutions par le sous-acétate de plomb, mais elle n'est pas précipitée par l'acétate neutre (voir plus bas : recherche).

Réactions. — Les réactions usitées pour la recherche de l'inosite sont basées sur sa transformation, par l'acide nitrique, en acide rhodizonique dont les sels de calcium, de strontium, de baryum et de mercure, sont diversement colorés.

1° *Réaction de Scherer*. — On traite l'inosite par de l'acide nitrique concentré et on évapore presque à siccité au bain-marie ; on obtient un résidu qui, humecté avec un peu d'ammoniaque et de chlorure de calcium (solution concentrée), fournit, après nouvelle dessication, une belle coloration rose (rhodizonate de calcium).

2° *Réaction de Gallois*. — Une solution d'inosite, concentrée par évaporation et additionnée d'une goutte d'azotate mercurique, donne un précipité jaune qui, étalé sur les parois de la capsule et chauffé doucement, prend, après évaporation du liquide, une coloration rouge brique (rhodizonate de mercure). Cette coloration disparaît pendant le refroidissement et réapparaît à chaud.

Recherche et isolement de l'inosite urinaire. — **Procédé de G. Meillère**. On emploie habituellement pour l'isolement de l'inosite la méthode usitée pour extraire les glucosides des plantes, c'est-à-dire la défécation par un sel neutre de plomb, suivie d'une précipitation par un sel basique du même métal qui entraîne le corps cherché. Or, cette méthode serait en défaut, d'après G. Meillère, lorsqu'il s'agirait de déceler l'inosite dans l'urine ; dans la circonstance, le précipité formé par l'acétate de plomb entraînerait facilement l'inosite, surtout si cette dernière n'était contenue qu'en très petite quantité dans l'urine examinée.

On évitera cet entraînement de l'inosite urinaire par les sels neutres de plomb en suivant la technique suivante de G. Meillère :

« Un dosage préalable ayant indiqué la quantité de solution de nitrate d'argent au dixième nécessaire pour effectuer la précipitation des chlorures, on acidule *très légèrement* par l'acide nitrique la dose d'urine (25 à 50 c. c.) sur laquelle on veut opérer, puis on ajoute à l'essai une quantité de nitrate d'argent un peu inférieure à celle que nécessiterait la précipitation complète des chlorures, et cela pour éviter sûrement tout excès d'argent qui serait ultérieurement préjudiciable. On complète ensuite la défécation au moyen d'un léger excès d'azotate neutre de plomb ; on agite vigoureusement pour coaguler le précipité, puis on centrifuge. Le liquide clair décanté est ensuite soigneusement neutralisé par l'ammoniaque, précipité par le sous-acétate de plomb, additionné de II à V gouttes d'ammoniaque, puis maintenu au bain-marie pour amener une précipitation complète. L'essai, refroidi rapidement sous un courant d'eau, puis centrifugé, est décanté. On lave le précipité à deux reprises avec de l'eau distillée, additionnée d'une trace de carbonate d'ammoniaque pour faciliter l'éclaircissement des liqueurs. Le précipité, ainsi lavé par décantation mécanique, est décomposé par l'hydrogène sulfuré ; la liqueur, séparée du sulfure, est évaporée à un faible volume (2 c. c. environ) et le résidu est repris par 20 c. c. d'alcool à 95°. Une précipitation poisseuse par les premières affusions d'alcool indique la présence du glucose ou d'une quantité assez considérable d'inosite. Dans ce cas, il convient de substituer l'alcool méthylique à l'alcool éthylique. Quoi qu'il en soit, la liqueur alcoolique est introduite dans un tube à centrifuger de 45 c. c. (tube de la centrifugeuse de Rune) et abandonnée à elle-même pendant quelques heures. Le précipité fourni par l'alcool étant recueilli par centrifugation et la liqueur décantée, une deuxième précipitation est provoquée au sein de cette liqueur par l'addition d'un volume égal d'éther pur. Si le précipité formé en liqueur alcoolique est à peine appréciable, les deux précipitations se feront simultanément, l'addition d'éther suivant immédiatement la dissolution ou la division dans l'alcool du résidu laissé par l'évaporation de la liqueur sulfhydrique. Les précipités sont ensuite repris séparément par un faible volume d'eau (3 c. c. au maximum) et centrifugés dans des petits tubes à fond rétréci. On sépare ainsi les produits insolubles dans l'eau et plus particulièrement l'acide urique. La solution aqueuse décantée est ensuite essayée en vue de caractériser la présence de l'inosite. »

Caractérisation de l'inosite. — L'inosite est caractérisée dans la solution aqueuse, obtenue comme il vient d'être dit, par les réactions de Scherer et de Gallois, que G. Meillère conseille d'effectuer successivement sur le même essai en procédant comme suit :

La solution aqueuse dans laquelle on soupçonne la présence de l'inosite étant évaporée à un faible volume (1 à 2 c. c.) on l'additionne d'une petite quantité (I à V gouttes) du réactif suivant :

Oxyde mercurique	10
Acide nitrique	10
Eau distillée . . . . Q. s. p.	200

Un excès de réactif étant préjudiciable, on n'ajoutera tout d'abord qu'une faible dose de nitrate mercurique. quitte à compléter ensuite la réaction en tenant compte de l'indication fournie par un premier essai. On évapore le liquide au bain-marie bouillant ou mieux à 110-115°. La dessiccation détermine alors l'apparition d'une couleur rouge cinabre qui signale la présence de l'inosite ; une teinte jaune indiquerait l'absence de ce corps ou la présence d'un trop grand excès de réactif. Si l'on effectue la réaction à feu nu, il faudra veiller à éviter la décomposition ignée du réactif.

Le réactif mercurique ayant fourni un premier renseignement, on passe à la seconde phase de l'opération :

On verse sur l'essai précédent 2 ou 3 c. c. d'acide acétique cristallisable, ce qui ne doit pas détruire la coloration ni fournir une liqueur colorée par dissolution de la laque mercurique. « En diluant un peu l'acide acétique, on doit au contraire dissoudre et décolorer instantanément la laque rouge qui tapisse la capsule, si toutefois l'essai n'a pas été trop chauffé. Cette dernière opération effectuée, on ajoute une petite quantité (0gr,05 au plus) d'acétate de strontiane, puis on porte l'essai au bain-marie. Le liquide prend peu à peu l'apparence d'une solution d'éosine, puis il se colore par condensation des gouttelettes rougeâtres qui se concentrent sur le pourtour du liquide au cours de l'opération. L'aspect de l'essai est alors tout à fait caractéristique. Finalement, le liquide, étalé et desséché sur le fond de la capsule, laisse un résidu dont la coloration varie du rose carminé au brun violet, suivant les proportions relatives de strontiane et de rhodizonate contenus dans l'essai et suivant le degré d'oxydation réalisé au cours de l'expérience. » (G. Meillère.)

Cas particuliers. — L'albumine et le sucre urinaires entraveraient les réactions qui viennent d'être indiquées. L'albumine est facilement séparée par une ébullition précédant le traitement à l'azotate de plomb. Il est plus difficile d'éliminer les sucres. Leur présence se révèle au cours des recherches par la coloration noire que prend subitement l'essai mercurique vers la fin de la dessiccation, ainsi que par le volume considérable du précipité formé par le sel de plomb basique. Quand le sucre est fermentescible, on peut l'éliminer par un traitement à la levure qui laisse l'inosite inattaquée. Mais il est préférable de précipiter l'inosite par l'acétate de cuivre (réaction de G. Meillère). Pour cela, on neutralise exactement l'essai avant de faire intervenir les réactils de Gallois et de Scherer, puis on précipite par l'acétate de cuivre en chauffant légèrement. On décompose ensuite le composé cuprique par l'hydrogène sulfuré.

Signification. — Comme l'inosite existe dans un certain nombre de végétaux alimentaires (haricots verts, choux, etc.), on a pu supposer que l'inosurie était sous la dépendance du régime alimentaire. Mais on a constaté que l'ingestion de fortes doses d'inosite (30 à 50 grammes) ne déterminait qu'une très faible excrétion urinaire d'inostie.

L'inosurie a été observée dans certains cas de polyurie insipide et aussi de diabète léger, particulièrement au moment des périodes de rémission de la glycosurie.

G. Meillère et L. Camus ont vu que la glycosurie provoquée expérimentalement était accompagnée d'une phase transitoire d'inosurie. Ces faits font ressortir la parenté biologique de l'inosite et des sucres proprement dits ou font « tout au moins entrevoir la possibilité du passage d'un groupement à l'autre par des réactions d'ordre biochimique. » (G. Meillère.)

CHAPITRE IV

ACÉTONE ET PRODUITS CONNEXES : ACIDES DIACÉTIQUE ET β- OXYBUTYRIQUE. — ACÉTONURIE

L'acétone, l'acide diacétique ou acétyl-acétique et l'acide β-oxybutyrique peuvent exister simultanément dans l'urine au cours de certaines affections, notamment dans le diabète au moment de l'apparition des symptômes cliniques du coma diabétique.

Bien que l'acide β-oxybutyrique ne soit pas un composé acétonique, son élimination urinaire est, au même titre que celles de l'acétone et de l'acide acétyl-acétique (corps acétonique), caractéristique de *l'acétonurie*. Il est d'ailleurs rare que l'acide β-oxybutyrique et l'acide diacétique soient éliminés seuls, c'est-à-dire à l'exclusion de l'acétone, dont ils sont vraisemblablement les précurseurs immédiats. Minkowski a pu transformer, en effet, l'acide β-oxybutyrique en acétone au moyen de l'acide chromique ; or, comme l'acide acétyl-acétique est un corps peu stable, on peut supposer qu'il a pris naissance au cours de cette réaction oxydante pour se détruire ensuite en fournissant de l'acétone et de l'acide carbonique ; ces réactions, montrant les relations qui unissent l'acide β-oxybutyrique à l'acétone par l'intermédiaire de l'acide acétyl-acétique, sont indiquées par les formules suivantes :

$$CH^3 — CHOH — CH^2.CO^2H + O = CH^3.CO — CH^2.CO^2H + H^2O$$

Ac. β-oxybutyrique.　　　　　　　　　Ac. acétylacétique.

$$CH^3.CO — CH^2.CO^2H = CH^3 — CO — CH^3 + CO^2$$

Ac. acétylacétique.　　　　　　　　Acétone.

Wolpe, en étudiant l'élimination simultanée de l'acide β-oxybutyrique et de l'acétone, a d'ailleurs observé, conformément à l'hypothèse de Minkowski, que leurs variations étaient inverses, c'est-à-dire que le taux de l'acétone augmentait alors que celui de l'acide β-oxybutyrique diminuait, ou réciproquement.

L'acide β-oxybutyrique et l'acide diacétique ne sont pas les seules substances dont la présence dans l'urine soit connexe de celle de l'acétone, car l'*hyperammoniurie*, ainsi que nous l'avons mentionné déjà en étudiant l'ammoniaque urinaire, accompagne généralement l'acétonurie : c'est là un fait important que nous expliquerons en étudiant les origines et la signification de l'acétonurie, lorsque nous aurons fait connaître les principales propriétés et les méthodes servant à la recherche ou au dosage de l'acétone, de l'acide diacétique et de l'acide β-oxybutyrique.

§ 1. — ACÉTONE

L'acétone $CH^3 — CO — CH^3$ est un liquide incolore, d'odeur éthérée, très volatil, bouillant à 56°,5, soluble dans l'eau, l'alcool et l'éther.

Contrairement à ce que l'on trouve écrit dans les anciens traités d'urologie, l'acétone ne recolore pas la fuchsine décolorée par l'acide sulfureux (réaction de Chautard) et ne donne pas de coloration rouge vin de Bordeaux avec le perchlorure de fer; cette dernière réaction (de Gerhardt) est propre à l'acide diacétique qui accompagne fréquemment l'acétone dans les urines.

Comme tous les composés renfermant un groupe oxydable (CO dans l'*acétone*, $CH^2.OH$ dans l'*alcool* ordinaire, $CHOH$ dans l'acide lactique) uni au radical CH^3, l'acétone est transformée en *iodoforme* par l'*iode en solution alcaline*, c'est-à-dire par les hypoïodites alcalins (Lieben) :

$$CH^3.CO.CH^3 + 6I + 4NaOH = CHI^3 + CH^3.CO^2Na + 3NaI + 3H^2O.$$

Acétone.   Iodoforme.   Acétate de Na.

Avec l'*ortho-nitrobenzaldéhyde* en solution alcaline, à chaud, l'acétone donne de l'*indigo bleu* (réaction de Baeyer appliquée par Penzoldt aux urines).

Avec le *sulfate mercurique acide* (réactif de Denigès), en grand excès, elle est totalement précipitée, à 100°, sous forme de combinaison insoluble, de formule (Denigès) :

$$(2SO^4Hg . 3HgO)^4, 5(C^3H^6O).$$

Avec le *nitroprussiate de soude* en solution alcaline, elle donne une coloration rouge rubis, qui vire au rouge carmin par addition d'acide acétique (Legal) ; l'*acide diacétique* donne la même réaction mais d'une façon beaucoup plus intense (Denigès).

L'acétone se condense avec l'*aldéhyde salicylique*, sous l'influence des alcalis, pour donner la *dioxydibenzalacétone*, dont les sels alcalins sont colorés en rose carmin (Frommer).

Recherche de l'acétone dans l'urine. — L'acétone peut exister sous deux états dans l'urine : *libre* c'est-à-dire *préformée* et, latente ou potentielle, *sous forme d'acide diacétique*. La recherche de la *seule* acétone préformée est sans intérêt ; mais celle de l'acétone à l'état d'acide diacétique, et surtout celle de l'*acétone totale* (acétone préformée + acétone de l'acide diacétique) est très utile au diagnostic de l'*acidose* (voir ce mot p. 460).

Cette acétone totale distille avec l'urine que l'on chauffe après l'avoir acidifiée, l'acide diacétique se dédoublant alors en acétone et acide carbonique. Aussi est-ce, de préférence, sur le distillat que devront être pratiquées les réactions propres à la recherche de l'acétone ; elles y seront d'ailleurs plus nettes que dans l'urine, par suite de l'absence des matériaux fixes de ce liquide. Néanmoins, pour des *essais préliminaires* ou pour une diagnose rapide, certains procédés directement applicables à l'urine, c'est-à-dire sans distillation préalable, sont très recommandables.

ESSAIS PRÉLIMINAIRES : RÉACTIONS DIRECTEMENT APPLICABLES A L'URINE. 1° — *Réactions de Gerhardt et d'Arnold.* — Ces réactions caractérisent la présence, dans l'urine, de *l'acide diacétique* et, par suite, celle de l'acétone préformée, dont cet acide est le générateur ; nous en décrivons la technique au paragraphe de l'acide diacétique (p 447).

2° *Réaction de Legal.* — Cette réaction caractérise à la fois l'acétone et l'acide diacétique, mais surtout ce dernier qui la présente avec une intensité égale à 18 fois celle que donnerait une quantité équimoléculaire d'acétone (Denigès).

Pour la réaliser : à 5 c. c. d'urine ajouter X gouttes d'une solution récente de nitroprussiate de soude à 5 p. 100 ; agiter ; ajouter X gouttes de lessive de soude ; agiter ; ajouter encore 1 c. c. d'acide acétique cristallisable ; après une dernière agitation, on observe la production de diverses teintes transitoires et, finalement, d'une coloration pourpre ou carmin plus ou moins intense et assez persistante.

N. B. — La réaction est encore plus nette sur l'urine préalablement déféquée par 1/10° de sous-acétate de plomb.

Réaction de Legal modifiée (Imbert et Bonnamour). — Le réactif proposé est le suivant :

Acide acétique cristallisable . . . .   10 gr.
Solution de nitro-prussiate de soude 1/10° . .   10 c. c.

Il présente, sur la solution aqueuse de nitroprussiate de soude, l'avantage d'une longue conservation : pendant plusieurs mois, en flacon de verre coloré. On l'emploie comme suit :

A 15 c. c. d'urine ajouter XX gouttes de réactif ; mélanger doucement ; faire glisser avec précaution une vingtaine de gouttes d'ammoniaque officinale à la surface du mélange. En cas d'acétonurie, même légère, il se produit, à la surface de séparation des deux liquides, un disque violet d'autant plus coloré et épais que l'urine est plus riche en corps cétoniques.

3° *Réactions de Frommer* : voir ci-après, dans le distillat.

RECHERCHE DE L'ACÉTONE DANS LE DISTILLAT DE L'URINE. — Les réactions indiquées ci-dessous décèlent à la fois l'acétone préformée et celle qui provient de l'acide diacétique ; autrement dit, elles s'appliquent à la recherche de l'acétone totale, ce qui ne signifie point « à la totalité de l'acétone » ; car, bien que ce liquide soit très volatil, il ne passe qu'en partie dans le distillat. A cet égard, les observations suivantes, de Denigès, sont fort importantes au point de vue de la recherche et surtout du dosage de l'acétone.

L'acétone diluée dans l'eau, aux doses où elle peut se trouver dans l'urine, ne passe pas entièrement dans les premières portions distillées.

Si l'on fractionne les distillats, on constate que le *premier quart*, soit 25 c. c. de distillat pour 100 de liquide soumis à la distillation, *contient régulièrement* de 88 à 89 p. 100 de la totalité de l'acétone ; les fractions plus faibles sont plus irrégulièrement composées, suivant la vitesse de la distillation, bien qu'on puisse dire que le premier dixième renferme environ les 3/4 du taux de l'acétone.

En raison de son pourcentage plus élevé en acétone, il sera avantageux d'opérer sur ce premier dixième pour un *essai qualitatif* ; mais, pour un *dosage* (voir ci-après), il conviendra d'opérer sur le premier quart vu la constance qu'y présente le rapport de l'acétone distillée au total de l'acétone (Denigès).

Distillation. — Dans un ballon de 1/2 à 1 litre, mettre 100 c. c. d'urine, 1/2 c. c. d'acide sulfurique (ou XV à XX gouttes d'acide phosphorique), quelques grains de pierre ponce (pour faciliter l'ébullition), et gros comme un pois de paraffine ou de vaseline (pour empêcher la formation de la mousse) ; distiller, au réfrigérant ordinaire, à la vitesse de 1, 1/2 à 2 c. c. par minute. Recueillir de 10 à 25 c. c. de distillat et en faire plusieurs parts pour les soumettre à quelques-unes des réactions suivantes :

a) *Formation d'iodoforme. (Réactions de Lieben, de Le Nobel et de Gunning)*. — A 5 c. c. du distillat on ajoute 1 c. c. d'une solution iodurée d'iode et, goutte à goutte, de la lessive de soude jusqu'à décoloration ; s'il y a de l'acétone, il se fait un précipité jaune d'iodoforme reconnaissable à son odeur.

Ainsi pratiquée, la réaction n'est pas spécifique de l'acétone, car elle se produit aussi avec l'alcool éthylique ; d'où, pour éviter cette cause d'erreur, les modifications suivantes :

1° *Procédé de Le Nobel*. — A 5 c. c. de distillat on ajoute 1 c. c. d'iodure de potassium à 10 p. 100, X gouttes d'ammoniaque et, goutte à goutte, une solution concentrée d'hypochlorite de soude ; on chauffe légèrement au bain-marie ; l'hypocholorite met en liberté de l'iode qui, en réagissant sur l'ammoniaque, donne un précipité noir d'iodure d'azote ; celui-ci, au contact de l'acétone, donne de l'iodoforme que l'on peut caractériser par son odeur et sa solubilité dans l'éther.

2° *Procédé de Gunning*. — A 5 c. c. de distillat, ajouter V à X gouttes d'ammoniaque, puis une solution *alcoolique* d'iode, versée goutte à goutte jusqu'à ce que le précipité noir d'iodure d'azote ne disparaisse plus.

b) *Réaction de Denigès*. — Dans un tube à essais, mélanger 2 c. c. de distillat avec 2 c. c. de sulfate mercurique (réactif de Denigès : oxyde jaune de mercure, 5 grammes ; acide sulfurique 20 c. c. ; eau, 100) et porter au bain-marie bouillant : s'il y a de l'acétone, il se produit — au bout d'un temps qui n'est jamais inférieur à quarante-cinq secondes, mais qui peut atteindre plusieurs minutes pour les très grandes dilutions — un précipité blanc, formé de la combinaison décrite p. 441. Cette réaction est très sensible (beaucoup plus que les précédentes).

c) *Réaction de Frommer*. — A 10 c. c. du distillat, on ajoute 1 gramme environ de potasse caustique en pastilles et, sans attendre la dissolution, X gouttes d'une solution alcoolique d'aldéhyde salicylique au dixième ; on porte dans un bain-marie à 70°. S'il y a de l'acétone, il se produit une coloration rouge pourpré.

Cette réaction est très sensible (0,001 p. 100). Comme elle ne se produit pas avec la plupart des substances urinaires autres que l'acétone, on peut l'*appliquer directement*, c'est-à-dire sans distillation préalable, aux urines de pigmentation normale.

N. B. — 1° *La réaction de Penzoldt* (formation d'indigo, voir p. 441) indiquée par quelques auteurs pour la recherche de l'acétone dans le distillat, est fort peu sensible (500 à 600 fois moins que la réaction au sulfate mercurique) ; c'est pourquoi nous nous bornons à la mentionner.

2° La *réaction de Legal* est moins intense dans le distillat que dans l'urine, l'acide diacétique, que caractérise surtout cette réaction, se trouvant transformé en acétone au cours de la distillation.

Dosage de l'acétone.

Les procédés de dosage de l'acétone sont basés sur la transformation de ce corps en iodoforme par l'iode en solution alcaline. Ken-Taniguti et Salkowski recueillent l'iodoforme ainsi formé et le pèsent après l'avoir purifié en le dissolvant dans l'éther ; 1 gramme d'iodoforme correspond à $0^{gr},00147$ d'acétone. Mais ce procédé gravimétrique est long ; de plus, il donne des résultats trop faibles par suite de la volatilisation d'une partie de l'iodoforme pendant l'évaporation de la solution éthérée. Aussi, lui préfère-t-on la méthode volumétrique qui consiste en principe à ajouter, au distillat de l'urine, une quantité connue d'iode en milieu alcalin et à doser l'excès d'iode (non passé à l'état d'iodoforme) pour en déduire la quantité d'acétone cherchée. Comme le montre l'équation de Lieben (voir p. 441), il faut 6 atomes, soit 762 grammes d'iode pour transformer complètement en iodoforme une molécule, soit 58 grammes d'acétone ; c'est-à-dire que 1 c. c. de solution décinormale d'iode (soit 0,0127 d'iode) consommée pour la formation de l'iodoforme, représenterait $0^{gr},000967$ d'acétone.

Cette méthode volumétrique a été proposée en 1881 par Vincent et Delachanal pour le dosage de l'acétone dans l'alcool méthylique commercial ; elle a été appliquée ensuite à l'urine avec quelques modifications par différents auteurs, notamment par Messinger, Jolles et Martz. Elle ne fournit de résultats tout à fait exacts que si l'on tient compte des observations suivantes de *Denigès* :

1° La réaction des 6 atomes d'iode sur une molécule d'acétone ne donne la quantité d'iodoforme prévue par la théorie, que si on l'effectue avec un *notable excès d'iode* (au moins 1/5 en plus de la dose théorique).

2° Comme il a été dit précédemment (p. 443), la totalité de l'acétone ne passe pas à la distillation ; mais, *quand on recueille un volume de distillat égal au quart du volume du liquide soumis à la distillation, on obtient très sensiblement 88 à 89 p. 100 de la quantité d'acétone contenue dans ce liquide.*

Procédé Denigès. — Distiller (comme pour la recherche, voir p. 443) 100 c. c. d'urine acidifiés par 1/2 c. c. d'acide sulfurique ou 1 c. c. d'acide phosphorique sirupeux (préférable avec urines sucrées) ; recueillir exactement 25 c. c. de distillat ; les additionner de 10 c. c. de solution décinormale d'iode et de 1 c. c. de lessive de soude ; agiter, puis laisser au repos pendant cinq minutes au moins. Au bout de ce temps, ajouter

5 c. c. de SO^4H^2 au 1/5, de l'empois d'amidon, et, au moyen d'une burette graduée, de la solution décinormale d'hyposulfite de soude jusqu'à disparition de la teinte bleue.

Si *a* représente le nombre de centimètres cubes d'hyposulfite N/10 employés, la quantité d'acétone contenue dans un litre d'urine sera, toutes corrections effectuées[1], la suivante :

$$(10 - a) \times 0^{gr},011$$

Si cette quantité est supérieure à $0^{gr},09$ — ce que l'on pourra prévoir par un essai préliminaire, d'après l'intensité des réactions de Gerhardt ou de Legal — : ou bien on distillera un volume d'urine inférieur à 100 c. c., que l'on amènera à 100 c. c. avec de l'eau avant la distillation ; ou bien on n'opérera la réaction et le titrage de l'iode que sur une fraction des 25 c. c. du distillat. Dans tous les cas, on tiendra compte de ces changements dans le calcul définitif.

Cause d'erreur : le *thymol*, souvent ajouté à l'urine pour assurer sa conservation, passe dans le distillat et fixe de l'iode à l'état de thymol iodé ; d'où la nécessité de l'éliminer en opérant comme suit (Denigès) :

Distiller 100 c. c. d'urine additionnés de 4 c. c. de lessive de soude et recueillir 26 c. c. : les additionner de 4 c. c. de lessive de soude et de Q. S. d'eau pour faire 100 c. c. ; distiller à nouveau en recueillant 25 c. c.. Etendre ce second distillat à 100 c. c. avec de l'eau additionnée de 1/2 c. c. de SO^4H^2 ; distiller pour recueillir 25 c. c. et terminer le dosage comme il est dit plus haut. Employer le coefficient $0^{gr},0135$ (au lieu de 0,011) en raison de la double distillation qui a précédé la dernière.

§ 2. — ACIDE ACÉTYLACÉTIQUE OU DIACÉTIQUE

$$CH^3 - CO - CH^2 - CO^2H$$

L'acide diacétique, dont nous indiquons plus loin les origines, n'existe pas dans les urines normales ; son élimination urinaire est un indice *d'acidose* correspondant à divers états pathologiques (voir p. 459).

Propriétés. — A l'état pur, c'est un liquide sirupeux incolore, fortement acide, soluble dans l'eau, l'alcool et l'éther ; insoluble dans la benzine et le chloroforme. Il est très instable,

---

1. D'après l'équation de la réaction de Lieben (v. p. 441) la quantité d'acétone, par litre, serait théoriquement : $(10 - a) \times 0^{gr},00967$. Mais, comme il ne passe dans le distillat, que 88 p. 100 de l'acétone, ce résultat doit être augmenté dans la proportion de 12 pour 88 :
$$(10 - a) \, 0,00967 + \frac{12 \, (10 - a) \, 0,00967}{88}, \text{ ce qui fait sensiblement } (10 - a) \times 0,011.$$

car il se dédouble, même à une température inférieure à 100°, en acétone et acide carbonique. Son éther éthylique $CH^3 — CO — CH^2 — CO^2 — C^2H^5$ est plus stable, et c'est sous cette forme que l'acide diacétique existerait dans l'organisme, mais non dans l'urine où il se rencontre à l'état libre ou salifié. Ses sels sont, comme lui, peu stables.

Les solutions d'acide diacétique, de son éther, ou de ses sels sont colorées en rouge violacé par le perchlorure de fer (Gerhardt). Le liquide ainsi coloré ne présente aucune bande d'absorption caractéristique ; *il perd sa coloration, lentement* (en 24 heures) *à froid, et plus rapidement à chaud ou par addition d'un acide minéral.*

Avec l'iode naissant (KI + perchlorure de fer) les solutions d'acide diacétique donnent, *à chaud*, des vapeurs d'*iodacétone* qui sont irritantes pour les muqueuses.

Avec le *nitroprussiate de soude* en solution alcaline, l'acide diacétique donne, comme l'acétone, une coloration rouge (réaction de Legal) mais avec une intensité égale à 18 fois celle que produirait une quantité équimoléculaire d'acétone (Denigès). Ceci explique pourquoi la réaction de Legal *pratiquée directement sur l'urine* est ordinairement 12 à 14 fois plus intense que dans son *distillat*.

Recherche de l'acide diacétique dans l'urine. — Par suite de la facilité avec laquelle il se dédouble en acétone et acide carbonique, il disparaît rapidement de l'urine. Aussi convient-il de le rechercher immédiatement après la miction.

a) *Réaction de Gerhardt.* — On ajoute à l'urine une solution étendue de perchlorure de fer tant qu'il se forme un précipité de phosphate de fer ; on filtre et on additionne le filtrat d'une nouvelle quantité de perchlorure de fer qui, en présence d'acide diacétique, donne une coloration rouge vin de Bordeaux. Cette coloration n'est pas due à l'acétone comme on le croyait autrefois ; elle disparaît après deux minutes d'ébullition.

Au lieu d'opérer directement sur l'urine, on peut effectuer la réaction du perchlorure de fer sur la solution éthérée d'acide diacétique :

L'urine, acidulée par l'acide sulfurique, est agitée avec de l'éther ; la solution éthérée est décantée, puis agitée avec une solution au 1/20ᶜ de perchlorure de fer officinal à laquelle elle cède son acide diacétique en la colorant en rouge vineux.

La réaction obtenue avec le perchlorure de fer n'est caractéristique qu'en l'absence de composés d'origine médicamenteuse susceptibles de donner aussi une coloration rougeâtre ou violacée avec le sel ferrique : tels sont les substances qui passent dans l'urine après ingestion de *salicylates*, d'*antipyrine*, de *kairine*, de *thalline*, de *phénol*, etc.

Pour distinguer la réaction colorée produite par ces substances de celle qui est réellement due à l'acide diacétique, on observera que cette dernière disparaît par ébullition du liquide, ou bien encore qu'elle ne se produit plus dans l'urine préalablement bouillie pendant quelques minutes (par suite de la destruction de l'acide diacétique). Les colorations dues aux composés d'origine médicamenteuse persistent au contraire à chaud, et elles se produisent même dans l'urine bouillie.

Quand on opère avec la solution éthérée obtenue après acidification de l'urine, la seule cause d'erreur sérieuse peut tenir à la présence de l'acide salicylique (libéré d'un salicylate par l'acide ajouté à l'urine, et soluble dans l'éther) ; or on peut, au préalable, enlever cet acide en agitant l'urine, après acidification, avec de la *benzine* ou du *chloroforme* qui ne dissolvent pas l'acide diacétique.

Enfin le résultat positif que peut donner la réaction de Gerhardt se trouvera en quelque sorte contrôlé par les différentes réactions qui démontreront la présence de l'acétone dans le distillat de l'urine.

b) *Réaction de Legal.* — On peut l'appliquer, comme suit, à la solution éthérée séparée de l'urine acidulée : à 5 c. c. de solution éthérée ajouter 1. c. c. d'eau, II gouttes de lessive de soude et, après agitation, II gouttes de solution de nitroprussiate de soude au 1/20 ; agiter, et sursaturer par l'acide acétique : il se développe une coloration rosée ou pourpre suivant les doses d'acide diacétique.

c) *Méthode de S. Bondi et Schwartz.* — Elle est basée sur la réaction suivante : l'acide diacétique et l'iode, en présence du carbonate de baryte, donnent un iodoacétylacétate de baryte qui se décompose à chaud en carbonate de baryte et iodoacétone dont l'odeur piquante est facilement perceptible.

Dans l'urine légèrement chauffée et additionnée d'une pincée de carbonate de baryte, on verse goutte à goutte une solution iodurée d'iode à 1 p. 200 jusqu'à coloration rouge-orangé persistante, puis on porte à l'ébullition ; si l'urine contient de l'acide diacétique, on perçoit l'odeur piquante de l'iodoacétone.

d) *Diazoréaction d'Arnold-Riegler.* — Dans une ampoule à robinet, mélanger 20 c. c. d'urine, IV à V gouttes d'HCl concentré et 10 c. c. d'éther. Après repos, laisser écouler complètement la couche inférieure aqueuse ; ajouter à l'éther restant 10 c. c. d'éther de pétrole ; agiter et ajouter encore 1 c. c. d'une solution de paramidoacétophénone (1 gr. dans 100 d'eau

+ 2 c. c. d'HCl) et 1 c. c. de nitrite de soude à 0,50 p. 100 ; agiter et ajouter V gouttes d'ammoniaque. Laisser reposer pour éliminer la couche inférieure (aqueuse et colorée en rouge) ; prélever 4 à 5 c. c. de la solution éthérée, les évaporer dans une capsule de porcelaine ; ajouter au résidu V à VI gouttes d'HCl concentré : il se produit une coloration bleu-violacé, si l'urine examinée contenait de l'acide diacétique. On peut encore agiter une autre portion de la solution éthérée avec 1/2 de son volume d'HCl : après repos, la couche inférieure est colorée en bleu violacé.

N. B. — La coloration observée est due à la formation d'acide diazoacétophénonediacétique.

Dosage de l'acide diacétique. — Il n'existe pas de procédé exact pour le dosage de l'acide diacétique seul, c'est-à-dire à l'exclusion de l'acétone. D'ailleurs le dosage de l'acétone totale (préformée + issue de l'acide diacétique) dans le distillat de l'urine importe davantage au diagnotic.

Voici néanmoins deux procédés de dosage approximatif de l'acide diacétique.

1° *Procédé de Denigès*. — « Pour le *dosage rapide* de l'acide diacétique on peut, en admettant qu'il n'est jamais accompagné que de très faibles quantités d'acétone, se baser sur ce fait qu'une solution de cet acide à 0^{gr},50 par litre, diluée d'un dixième de son volume d'un liquide aqueux, donne une réaction de Legal sensiblement égale à celle d'une solution d'acétone à 6^{gr},25 par litre. Partant de là, on traite 5 c. c. d'urine (préalablement défequée) par 1/2 c. c. de nitroprussiate de soude, 1/2 c. c. de lessive de soude et 1 c. c. d'acide acétique cristallisable.

« On obtient un liquide *A* ayant pour volume 5 + 0,5 + 0,5 + 1 = 7 c. c. On opère de même avec une solution aqueuse d'acétone à 5 grammes par litre, ce qui fournit un second liquide *B*, de même volume (7 c. c.). Si les colorations dans *A* et dans *B* sont identiques, on dit que l'urine examinée renfermait 0^{gr},50 d'acide diacétique par litre. Si *A* est plus foncé que *B*, on égalise les teintes par addition d'eau dans *A*, soit *a* c. c.. La dose d'acide diacétique est alors :

$$0^{gr},50 \times \frac{(7 + a)}{7} = 0^{gr},50 + \frac{a\ \text{gr.}}{14}\ \text{par litre.}$$

Si *B* est plus foncé que *A*, on amène encore à l'égalité de teinte par addition d'une suffisante quantité d'eau en *B*, soit *a* c. c. La dose d'acide diacétique est, dans ce cas :

$$0^{gr},50 \times \frac{7}{7+a} = \frac{3^{gr},50}{7+a}.$$

» (Denigès ; *in Précis de Chimie analytique*).

2° *Procédé de Folin*. — Dans un flacon laveur introduire 20 à 50 c. c. d'urine, $0^{gr},20$ à $0^{gr},60$ d'acide oxalique, 8 à 20 grammes de NaCl et quelques centimètres cubes de pétrole ; relier ce flacon à un semblable contenant 4 à 5 grammes de KOH, 150 c. c. d'eau et une quantité mesurée de solution décinormale d'iode. À l'aide de la trompe, faire passer dans ce système, pendant vingt à vingt-cinq minutes, un courant d'air assez vif. Dans ces conditions, l'acétone préformée de l'urine est entraînée et vient se transformer en iodoforme dans le second flacon. Un titrage de l'iode restant (aciduler) fera connaître cette acétone préformée. Un dosage préalable ayant donné l'acétone totale (préformée + celle de l'acide diacétique), on aura, par différence, l'*acétone* due à l'*acide diacétique*.

§ 3. — ACIDE β-OXYBUTYRIQUE

$$CH^3 — CH.OH — CH^2 — CO^2H$$

L'acide β-oxybutyrique, qui accompagne souvent l'acide diacétique dans certaines urines pathologiques, est un acide-alcool homologue supérieur de l'acide lactique. Habituellement décrit comme liquide sirupeux, incolore, inodore, non volatil à 100° ; Magnus-Levy l'aurait obtenu pur et cristallisé en lamelles incolores fusibles à 48-50°. Il est *lévogyre* : pour une solution de concentration inférieure à 12 p. 100 et aux températures de 17 à 22°, $[\alpha]_D = -24°,12$ (Magnus-Levy). Son sel sodique, cristallisable, très soluble dans l'eau, et assez altérable, est également lévogyre : $[\alpha]_D = -13°,93$ pour un soluté à 20 p. 100 (Deichmüller).

Les solutions d'acide β-oxybutyrique ou de ses sels ne réduisent pas la liqueur de Fehling ; elles ne sont pas colorées en rouge par le perchlorure de fer ; elles ne sont pas précipitées par les acétales de plomb.

En solutions concentrées (au-dessus de 10 p. 100) ou en solutions acidulées par l'acide sulfurique, il se dédouble, à l'ébullition, en eau et acide crotonique (fusible à 71°) :

$$CH^3 — CH.OH — CH^2 — CO^2H = H^2O + CH^3 — CH = CH — CO^2H.$$

L'acide β-oxybutyrique est facilement transformé en acide diacétique par l'*eau oxygénée* aidée d'une trace de sulfate ferreux (Dakin).

N. B. — La même réaction appliquée à l'acide butyrique

$$CH^3 — \overset{\beta}{CH^2} — CH^2 — CO^2H$$ donne directement l'acide diacétique, sans que le produit intermédiaire, l'acide β-oxybutyrique (vraisemblablement formé conformément à la théorie de la β-oxydation ; Knoop) puisse être perçu.

L'acide chromique l'oxyde en le transformant en acétone (Minkowski, Kulz) :

$$CH^3 — CH.OH — CH^2 — CO^2H + O = CH^3 — CO — CH^3 + CO^2 + H^2O$$

Mais la production de l'acétone est vraisemblablement précédée de celle de l'acide diacétique, qui se formerait dans une phase intermédiaire :

$$CH^3 — CH.OH — CH^2 — CO^2H + O = CH^3 — CO — CH^2.CO^2H + H^2O.$$

Ces réactions importantes expliquent comment l'acide β-oxybutyrique peut accompagner l'acide diacétique et l'acétone, dont il est vraisemblablement le précurseur.

Recherche de l'acide β-oxybutyrique. — On a vu précédemment comment cet acide pouvait se transformer en acide diacétique, susceptible de se dédoubler à son tour en acétone et acide carbonique. Aussi, dans l'urine, l'acide oxybutyrique est-il souvent accompagné de l'acide diacétique ; cette remarque présente un certain intérêt relativement à la recherche de l'acide β-oxybutyrique. Il n'existe pas, en effet, de réactions bien caractéristiques de ce dernier acide ; il est assez facile, au contraire, de caractériser la présence de l'acide diacétique dans une urine et par suite de soupçonner celle de l'acide β-oxybutyrique.

1° On recherchera donc l'acide diacétique au moyen du perchlorure de fer comme il a été dit plus haut. Cette épreuve ayant fourni une présomption, on la complétera par les suivantes.

2° Additionner l'urine de 0,20 p. 100 d'acide salicylique ; la faire fermenter avec la levure de bière jusqu'à disparition du sucre ; porter ensuite à l'ébullition en présence d'un lait de chaux jusqu'à cessation de dégagement de vapeurs ammoniacales (destruction de l'urée) ; évaporer pour épuiser ensuite le résidu avec de l'alcool ; distiller ce dernier ; aciduler le résidu par SO^4H^2 et épuiser par l'éther, qui dissout l'acide β-oxybutyrique (Stadelmann).

3° Ou bien : faire fermenter l'urine par la levure et la déféquer ensuite par l'acétate de plomb ammoniacal ; le liquide filtré dévie à gauche la lumière polarisée, s'il contient de l'acide β-oxybutyrique.

4° L'acide β-oxybuturique ne réduit pas la liqueur de Fehling : on pourra donc soupçonner sa présence dans une urine de diabétique lorsque le dosage du glucose effectué au polarimètre aura donné un résultat notablement inférieur à celui que fournissait le même dosage opéré au moyen de la liqueur de Fehling.

5° *Procédé de Black : transformation de l'acide β-oxybutyrique en acide diacétique.* — Evaporer au bain-marie 5 à 20 c. c. d'urine jusqu'à réduction au 1/4 (l'acide diacétique préformé se trouve ainsi éliminé) ; ajouter Q. S. de plâtre calciné pour obtenir un mortier épais ; pulvériser la masse solidifiée et l'épuiser par l'éther. Evaporer la solution éthérée ; reprendre le résidu par l'eau, neutraliser par le carbonate de baryte et filtrer. A cette solution, ajouter II à III gouttes d'eau oxygénée, puis quelques gouttes d'une solution de sulfate ferreux à 5 p. 100 : il se produit une coloration rouge vineux, qui disparaît au bout de quelques instants.

N. B. — Eviter un excès de fer ou d'eau oxygénée ; n'ajouter ces réactifs qu'à la solution *froide* et bien *neutre*.

Dosage de l'acide β-oxybutyrique. — a) *Approximativement, au moyen du polarimètre.* — Le dosage de l'acide β-oxybutyrique peut se déduire de la déviation lévogyre de l'urine. Si celle-ci n'est pas sucrée, la déviation — exprimée en degrés saccharimétriques et observée dans un tube de 20 centimètres après défécation par un dixième d'acétate de plomb liquide, — multipliée par 5^{gr},006 donne la quantité d'acide β-oxybutyrique contenue dans un litre d'urine [1].

1. Le choix du coefficient 5,006, applicable aux urines déféquées par 1/10 d'acétate de plomb et observées dans un tube de 20 centimètres, résulte des considérations suivantes :

Le pouvoir rotatoire, c'est-à-dire la déviation produite par une solution contenant 1000 grammes d'acide β-oxybutyrique sous le volume de 1000 centimètres cubes observée sous une épaisseur de 10 centimètres, étant de — 24°12, la quantité d'acide en solution dans 1 litre d'eau qui produirait une déviation de 1 degré d'arc du polarimètre sous une épaisseur de 20 centimètres serait : $\dfrac{1000}{24°12 \times 2} = 20^{gr},73$ p. 1000. Or, comme un degré d'arc représente 4,6 divisions saccharimétriques, chaque division saccharimétrique, pour un tube de 20 centimètres, correspond à une teneur de $\dfrac{20,73}{4,6} = 4^{gr},506$ d'acide β-oxybutyrique par litre d'urine ou de solution. De sorte que la quantité q d'acide β-oxybutyrique contenue dans un litre d'une urine produisant une déviation égale à n degrés saccharimétriques serait : $q = n \times 4^{gr},506$.

Mais si l'on défèque l'urine avec le dixième de son volume d'acétate de plomb la déviation observée n' correspond à une quantité d'acide β-oxybutyrique égale à $\dfrac{9q}{10}$.

De sorte que $\dfrac{9q}{10} = n' \times 4,506$; d'où $q = n' \times 5,006$.

Mais si, comme il arrive le plus souvent, l'urine contient du glucose, il faut déduire de la déviation totale (— Do + Dg) correspondant à l'ensemble de l'acide lévogyre et du glucose dextrogyre, la déviation Dg qui correspondrait à la quantité G de glucose contenue dans l'urine, quantité qui nous est indiquée par un dosage à la liqueur de Fehling.

Cette quantité G de glucose donnerait une déviation $+ Dg = \dfrac{G}{2,27}$, dans un tube de 20 centimètres après défécation par 1/10 d'acétate de plomb : valeur de Dg qu'il faudra retrancher de la déviation totale — Do + Dg pour obtenir — Do, c'est-à-dire la déviation due seulement à l'acide β-oxybutyrique. La quantité de cet acide contenue dans un litre d'urine sera alors égale à : Do × 5ᵍʳ,006.

b) *Procédé de Bergell.* — Il consiste, en principe a extraire l'acide β-oxybutyrique de l'urine, pour l'amener à l'état de solution aqueuse, que l'on soumet à l'examen polarimétrique.

Pour cela, évaporer, à consistance sirupeuse, 200 c. c. d'urine rendue faiblement alcaline par le carbonate de soude. Après refroidissement, ajouter un faible excès d'acide phosphorique sirupeux (en refroidissant le mélange) puis 30 grammes environ de sulfate de cuivre desséché, (blanc, anhydre) et 25 grammes de sable fin. Épuiser la poudre sèche ainsi obtenue dans l'appareil de Soxhlet au moyen d'éther, desséché lui-même sur du sulfate de cuivre anhydre.

Distiller la solution éthérée ; reprendre le résidu par Q. S. d'eau pour obtenir 25 c. c. de solution ; décolorer cette solution avec un peu de noir animal et la soumettre à l'examen polarimétrique. Chaque degré saccharimétrique correspond, pour la *solution examinée* dans un tube de 20 centimètres, à une teneur en acide β-oxybutyrique de 4ᵍʳ,506 par litre. Or, comme 25 c. e. de cette solution représentent 200 c. c. d'urine, 1 litre correspond à 8 litres d'urine; de sorte que si *n* représente le nombre de degrés *saccharimétriques* observé, *la quantité d'acide β-oxybutyrique contenue dans 1 litre d'urine* est égale à $\dfrac{n \times 4,506}{8} = n \times 0^{gr},563$.

c) *Dosage de l'acide β oxybutyrique après transformation en acide α-crotonique.* — *Procédé de Darmstädter.* — Ce procédé, est basé sur la transformation — par l'acide sulfurique agissant comme déshydratant — de l'acide β-oxybutyrique en acide α-crotonique, et sur la propriété que possède ce dernier d'être entraînable par la vapeur d'eau.

On opère de la façon suivante :

100 c. c. d'urine alcalinisée par le carbonate de soude sont évaporés presque à siccité au bain-marie. Le résidu est dissous dans 150 à 200 c. c. d'acide sulfurique étendu de son volume d'eau. Cette solution

est introduite dans un ballon relié à un réfrigérant et muni d'une ampoule à robinet qui permet d'introduire de l'eau goutte à goutte pour remplacer celle qui passe à la distillation. On recueille ainsi, en deux heures, 300 c. c. environ de distillat que l'on épuise à deux ou trois reprises avec de l'éther. Le résidu de l'évaporation des solutions éthérées est chauffé dans un bain d'huile à 160° (pour chasser les acides plus volatils que l'acide α-crotonique, dont le point d'ébullition est de 181°). Il est ensuite dissous dans 50 c. c. d'eau ; la solution d'acide α-crotonique ainsi obtenue est, après filtration, titrée au moyen d'une solution décinormale de soude en présence de la phtaléine. *Chaque centimètre cube de soude décinormale* employé représente 0^{gr},0086 d'acide crotonique ou 0^{gr},0104 d'*acide β-oxybutyrique*.

d) *Méthode de Shaffer et Kin-Marriott*. — Elle consiste, en principe, à oxyder l'acide β-oxybutyrique par l'acide chromique pour le transformer en acétone, et à doser cette dernière, l'acétone préformée et l'acétone issue de l'acide diacétique ayant été préalablement éliminées. Elle comporte trois distillations *A*, *B*, *C* ci-après.

A) Dans un flacon jaugé de 500 c.c., mettre 50 c. c. d'urine, 200 à 300 c. c. d'eau distillée, 10 à 15 c. c. de soluté officinal d'acétate basique de plomb, 5 c. c. d'ammoniaque officinale et compléter à 500 c. c. avec de l'eau distillée ; agiter, puis laisser reposer quelques minutes et filtrer (les composés glycuroniques se trouvent ainsi, pour la plupart, éliminés).

Mesurer 200 c. c. du filtrat correspondant à 20 c. c. d'urine ; les introduire dans un ballon à fond rond de 1 litre et les diluer aux environs de 600 c. c. avec de l'eau distillée ; ajouter 15 c. c. d'acide sulfurique pur et un peu de talc ou de sable. Distiller de manière à obtenir 200 c. c. environ d'un *premier distillat A*, qui contiendra *l'acétone préformée* et celle de *l'acide diacétique* (à doser par la méthode habituelle à l'iode ; pour plus d'exactitude, opérer ce dosage sur le liquide obtenu en redistillant, pendant environ 20 minutes, le distillat *A* après l'avoir additionné de 2 c. c. de lessive de soude).

B) Munir le bouchon du ballon contenant le résidu de la distillation *A* d'un tube effilé compte-gouttes avec entonnoir à robinet. Distiller de nouveau en introduisant, de temps en temps par ce tube, de l'eau (afin de maintenir le volume du liquide aux environs de 500 c. c.) et du bichromate de potasse en solution à 1 p. 100 : soit 20 c. c. de cette solution (qu'on laisse s'écouler lentement, goutte à goutte) au début, puis 10 c. c. toutes les quinze à vingt minutes de façon à employer, au total, de 0^{gr},50 à 1 gramme de bichromate. Parfois, notamment avec les urines sucrées, cette dose de 1 gramme doit être dépassée : dans ces cas, le liquide du ballon devient radipement vert ; il faut alors réduire les intervalles entre les additions successives de bichromate de manière à maintenir constamment jaune-rouge (acide chromique) la coloration du liquide. La distillation étant ainsi maintenune pendant deux à trois heures avec ébullition modérée, on obtient un *deuxième distillat B.*

C) Introduire ce distillat *B* dans un ballon de 1 litre avec 2 à 3 c. c. de lessive de soude et 25 c. c. d'eau oxygénée officinale (pour la destruction de certains produits — aldéhyde et acide formique notamment — provenant de l'action de SO^4H^2 sur le glucose). Distiller pendant trente minutes environ (en chauffant, au début, avec précaution jusqu'à ce que l'eau oxygénée soit complètement décomposée).

Dans ce *troisième distillat C* doser l'acétone au moyen de l'iode et de l'hyposulfite.

Chaque centimètre cube d'iode N/10 consommé représente $0^{mgr},967$ d'acétone, soit $1^{mgr},73$ d'acide β-oxybutyrique.

Correction. — Les résultats ainsi obtenus doivent être *augmentés de 1 dixième* pour correspondre à la teneur exacte de la prise d'essai, ainsi qu'il résulte d'expériences de contrôle effectuées avec des solutions titrées d'oxybutyrates de calcium et de zinc.

N. B. — D'après Embden et Smitz, l'addition de soude et d'eau oxygénée ne suffirait pas à détruire les produits fixateurs d'iode issus du glucose, et la méthode de Shaffer ne donnerait de résultats exacts qu'avec les urines non sucrées.

Origines de l'acétone, de l'acide diacétique et de l'acide β-oxybutyrique. — Malgré les nombreux travaux dont elle a été l'objet, la question de l'origine de ces trois substances — généralement réunies sous le nom de *corps cétoniques,* bien que l'acide β-oxybutyrique ne renferme pas de groupement CO — n'est qu'imparfaitement élucidée.

Les diverses théories que l'on a proposées pour expliquer la production des corps cétoniques dans l'organisme peuvent être divisées en trois groupes, suivant qu'elles mettent en cause les *hydrates de carbone,* les *graisses,* et les *protéiques.*

L'observation de nombreux cas d'*acidose* (imprégnation de l'organisme par les acides β-oxybutyrique et diacétique, générateurs d'acétone) ayant montré que c'est en l'absence d'*hydrates de carbone* alimentaires que l'acétonurie est maxima, l'influence de ces principes et les anciennes théories s'y rattachant doivent être définitivement écartées.

Loin d'être *cétogènes,* les hydrates de carbone sont plutôt *anticétogènes.* Nous avons mentionné déjà (v. p. 408) que d'après les récentes recherches d'Ambard et de Chabanier, l'acétonurie se déclanchait, chez le sujet sain comme chez le diabétique, lorsque, par suite d'une suppression ou d'un défaut d'utilisation des hydrates de carbone, la *glycémie* s'abaissait à un certain *taux critique*; le diabétique se différencie du sujet sain en ce que son « taux critique » est beaucoup plus élevé : soit 2 grammes, 3 grammes... 5 grammes et plus, au lieu de 0gr,70 à 0gr,80 de glucose pour 1000 de sang (taux de glycémie critique du non diabétique).

Restent les *graisses* et les *protéiques*. Or, les recherches les plus récentes tendraient à établir que la *substance mère des corps cétoniques* est l'*acide butyrique* (ou certains de ses homologues) issu, soit *a*) des *graisses*, soit *b*) des acides aminés résultant de l'hydrolyse des *protéiques*.

Mais avant de remonter aux sources (voir *a* et *b* p. 458) de cet acide butyrique, voyons les données qui autoriseraient à supposer qu'il est effectivement générateur des corps cétoniques urinaires :

1° La β-*oxydation* de l'acide butyrique a pu être effectuée *in vitro*, au moyen de l'eau oxygénée et du sulfate ferreux, avec production des composés suivants (Dakin) :

$$\overset{\beta}{}\qquad\overset{\alpha}{}$$

Acide butyrique	$CH^3 — CH^2 — CH^2 — CO^2H$
— β oxybutyrique	$CH^3 — CHOH — CH^2 — CO^2H$
— diacétique	$CH^3 — CO — CH^2 — CO^2H$
Acétone et acide carbonique	$CH^3 — CO — CH^3 + CO^2$

2° *L'expérimentation* — circulations artificielles à travers les organes et tissus d'un animal récemment sacrifié — a montré : d'une part, que le *foie* seul jouait un rôle dans la formation des corps cétoniques ; d'autre part, que le sang défibriné circulant dans le foie s'enrichissait notablement en acétone lorsqu'on l'avait préalablement additionné de *butyrate de soude* (Embden et Almagia).

En faisant des circulations artificielles avec des acides gras *saturés* de formule générale $C^nH^{2n}O^2$, homologues de l'acide butyrique $C^4H^8O^2$, on a constaté — comme le faisait prévoir la règle de Knoop relative à la β-oxydation — que : *seuls possèdent la fonction cétogène ceux dont les atomes de carbone sont en nombre pair* (acides caproïque en C^6, octylique en C^8, caprylique en C^{10}, palmitique en C^{16}, stéarique en C^{18}); quant aux acides à nombre impair d'atomes de C (propionique en C^3, valérianique en C^5), ils ne donnent jamais de corps cétoniques, certains d'entre eux peuvent même en entraver la formation.

Les acides *non saturés*, comme l'acide oléique $C^{18}H^{34}O^2$, semblent obéir à la même loi ; les acides à *chaîne ramifiée* sont cétogènes quand ils possèdent une chaîne continue de 4 atomes de C (acide isovalérianique).

Parmi les *acides aminés*, constituants de la molécule protéique, trois seulement sont cétogènes : la *leucine*, la *tyrosine* et la *phénylalanine* ; le glycocolle est sans effet ; les acides glutamique et aspartique, ainsi que l'alanine sont anticétogènes (voir ci-après).

Les expériences précédentes tendent à montrer que le *foie normal* a la propriété de transformer les acides gras et les acides aminés en corps cétoniques ; il y a lieu de supposer même que, contrairement à ce que l'on admettait autrefois, ceux-ci sont des produits *normaux, réguliers* de la dégradation des acides gras ou aminés. Or, comme d'une part ces corps cétogènes sont apportés en abondance par l'alimentation normale (d'après Lambling : par jour, 80 à 100 grammes d'acide gras sous forme de graisses, et à peu près la même quantité d'acides aminés sous forme de protéiques), et que, d'autre part, l'organisme sain n'élimine que des traces d'acétone, il faudrait admettre que, dans les circonstances normales, nos tissus, et surtout le foie, ont la propriété de détruire des quantités considérables de corps cétoniques. Cette hypothèse est en partie justifiée par l'expérience : des doses de 25 grammes d'acide β-oxybutyrique, ou de 20 grammes d'acide diacétique (Schwartz), adjointes à un régime alimentaire normal, sont, chez l'homme bien portant, détruites presque complètement.

N.-B. — 1° L'acétone est plus difficilement comburée ; il s'en élimine, par l'air expiré et l'urine, de 60 à 76 p. 100 de la quantité ingérée ; il n'est donc pas certain que l'acide diacétique subisse toujours une dégradation vers l'acétone.

2° On admet généralement que l'acide diacétique provient de l'acide β-oxybutyrique ; or, d'après certaines expériences de Dakin et de Blum, la réaction inverse semble possible : c'est-à-dire que l'acide diacétique, d'abord formé au cours de l'oxydation des acides gras (acide butyrique + 2O = acide diacétique + H²O) pourrait se transformer en acide β-oxybutyrique :

$$CH^3 - CO - CH^2 - CO^2H + H^2O \rightleftharpoons CH^3 - CHOH - CH^2 - CO^2H + O$$

Acide diacétique   Acide β-oxybutyrique.

De fait, l'injection intra-veineuse de diacétate de sodium, chez l'animal, fait apparaître de notables quantités d'acide β-oxybutyrique dans l'urine. D'où l'hypothèse de deux enzymes antagonistes (probablement dans le foie) : une *oxydase* transformant l'acide β-oxybutyrique en acide diacétique, et une *réductase* produisant la réaction inverse, cette dernière paraissant même l'emporter sur la première ?

3° Suivant une hypothèse, très vraisemblable mais encore insuffisamment fondée, de L.-C. Maillard (hypothèse directement opposée à celle de la β-oxydation), l'acide diacétique, loin de devoir sa naissance à une *oxydation, résulterait au contraire d'une réduction ;* et l'acide β-oxybutyrique, loin d'être un précurseur de l'acide diacétique, en

serait au contraire un dérivé de réduction, c'est-à-dire qu'il représenterait un stade plus avancé au cours d'une série de réactions hydro-
génantes. Par exemple, un dipeptide, la glycyl-glycine

$$\text{H.AzH.CH}^2\text{.CO} - \text{AzH.CH}^2\text{.CO}^2\text{H}$$

pouvant résulter de la désintégration des protéiques (après hydratation de la cyclo-glycyl-glycine), donnerait, par simple hydrogénation
(avec formation d'AzH³, c'est-à-dire *désamination*), le composé

$$\text{H... CH}^2\text{.CO} - \text{... CO}^2\text{:CH}^2\text{H,}$$

qui est l'acide diacétique, lequel, par hydrogénation plus avancée,
fournirait l'acide β-oxybutyrique.

Ainsi, le foie aurait pour fonctions de *former*, puis de *détruire*
les corps cétoniques. Or, l'observation et l'expérience ont
montré que cette *destruction* était, dans les cas pathologiques,
d'autant plus ralentie que le foie était plus appauvri en *glycogène* : tel est le cas du *diabétique*, ou du chien rendu glycosurique (injection de phlorizine ou extirpation du pancréas) et
chez lequel une circulation artificielle à travers le foie accuse,
par rapport à la normale, une forte augmentation de l'acétone
(100 milligrammes au lieu de 20 par litre de sang défibriné).

Sources des acides gras cétogènes. — a) *Les graisses:* chez des
chiens rendus glycosuriques par injection de phlorizine, l'élimination urinaire de corps cétoniques est d'autant plus grande
que l'animal est plus gras ; elle s'élève encore quand on
ajoute du beurre ou du butyrate de soude aux aliments.

Le *jeûne*, en obligeant l'organisme à consommer ses réserves
en *graisse*, détermine une notable hypercétonurie.

L'adjonction d'albuminoïdes, et surtout d'hydrates de carbone, à l'alimentation détermine le résultat inverse, en épar-
gnant la consommation des graisses.

Chez l'homme normal, l'ingestion de fortes quantités de
graisses ne détermine généralement pas d'hypercétonurie ou
d'*acidose* (voir ci-après) ; il n'en va pas de même chez le diabétique où, d'après les observations de Percival, les différents
acides gras cétogènes, les graisses et notamment le beurre
dont l'influence se fait sentir déjà à la dose de 80 grammes, déterminent de l'acidose.

b) *Les matières protéiques :* leurs dédoublements hydrolytiques ou leurs oxydations produisent des corps cétogènes :
acide butyrique et homologues, acides-aminés (leucine,
tyrosine, phénlyalanine, substances cétogènes d'après expériences de circulation artificielle, voir ci-dessus).

L'observation des malades montre d'ailleurs qu'un régime
trop riche en protéiques provoque rapidement de l'acidose.

Substances anticétogènes. — La production des corps cétoniques étant en raison inverse de la teneur du foie en glycogène, toute substance qui favorise la production de ce corps doit entraver l'acidose : ainsi, chez l'homme normal soumis à l'inanition, 50 à 70 grammes de saccharose par vingt-quatre heures suffisent à faire tomber, en trois jours, l'acétone urinaire de $0^{gr},70$ à $0^{gr},02$; chez le diabétique, les féculents (pommes de terre), le saccharose, le glucose, et surtout le lévulose, combattent efficacement l'acidose.

Les expériences de circulation artificielle montrent que les acides valérianique, isobutyrique, propionique, pyrotartrique sont anticétogènes; le sont également, ainsi que l'observation l'a montré chez le diabétique, les acides saccharique, gluconique, citrique, la glycérine (régime antidiabétique de Bouchardat), et même l'alcool.

Signification de l'acétonurie. — a) *Acétonurie physiologique.* — On admet généralement que l'urine normale renferme des traces d'acétone. La quantité d'acétone éliminée normalement dans les vingt-quatre heures serait, d'après différents auteurs, comprise entre 5 et 30 milligrammes. L'air expiré en contiendrait aussi, et même plus que l'urine : 30 à 80 milligrammes par jour.

Chez l'homme normal, le *jeûne* complet, ou simplement le *jeûne hydrocarboné*, le seul qui agisse dans la circonstance, détermine rapidement une acétonurie intense : au bout de quatre jours, l'acétone totale (préformée + celle de acide diacétique) peut dépasser 3 grammes, et l'acide β-oxybutyrique atteindre les chiffres de 10 à 15 grammes par vingt-quatre heures.

L'*hyperacétonurie* a été observée au cours d'un grand nombre d'affections, notamment dans le *diabète*, dans les maladies du *tube digestif*, et dans toutes les circonstances où l'organisme se trouve en état de *jeûne hydrocarboné* total ou limité, d'*inanition* et, par suite, d'*autophagie*.

b) *Hyperacétonurie diabétique.* — C'est dans le diabète que l'acétonurie s'observe avec le maximum de fréquence et d'intensité. Dans certains cas, alors même que la glycosurie est très marquée, le taux de l'excrétion urinaire de l'acétone ne dépasse pas celui qui correspond à l'acétonurie physiologique; dans d'autres, il s'élève à 1 gramme et plus par vingt-quatre heures. Et quand l'acétone atteint ces doses, on voit ordinairement apparaître, en même temps, l'acide β-oxybutyrique dans l'urine.

La présence de fortes quantités d'acétone dans l'urine d'un diabétique n'est pas toujours d'un pronostic grave; néanmoins, elle doit faire redouter l'apparition du *coma diabétique*, accident qui, dans 50 p. 100 des cas environ, termine le diabète.

Corps cétoniques, acidose et coma diabétique. — Dès que surviennent les premiers signes de cet accident, les urines deviennent plus rares, hautes en couleur, souvent plus pauvres en sucre et albumineuses (dans 30 à 50 p. 100 des cas, le coma survient chez des diabétiques atteints d'albuminurie) ; de même que l'haleine, elles prennent une odeur aigrelette spéciale, que l'on a comparée à celle de la pomme de reinette, du chloroforme (?). Elles contiennent alors de notables quantités d'*acétone*, d'*acide diacétique* et d'*acide* β-*oxybutyrique* (jusqu'à 50,60 et même 120 grammes par vingt-quatre heures) ; de plus, leur teneur en *sels ammoniacaux* est considérablement augmentée, puisqu'on y trouve jusqu'à 5 grammes (et plus) au lieu de 0^{gr},60 d'ammoniaque par vingt-quatre heures. D'autre part, l'*alcalinité du sang* est diminuée au point qu'on a pu constater une fixation d'acide carbonique dix fois plus faible qu'à l'état physiologique.

Remarques. — I. Le rapport entre l'élimination des corps cétoniques et le développement du coma n'a rien de fixe : on a observé des éliminations de 20, 30 et même 55 grammes de corps cétoniques par vingt-quatre heures, sans accidents comateux ; inversement, dans certains cas de coma, l'élimination ne dépassait pas 10 grammes.

II. Quelle qu'en soit la quantité absolue, on trouve généralement les trois corps dans les proportions suivantes (pour 100 de corps cétoniques éliminés) : acide β-oxybutyrique 41, acétone et acide diacétique 44, dans l'urine ; acétone 15, dans l'air expiré.

Ces constatations ont servi de bases à plusieurs théories pathogéniques du coma diabétique :

I. — On a incriminé successivement l'acétone, l'acide diacétique et l'acide β-oxybutyrique. Leurs toxicités relatives ont été déterminées par Desgrez et Saggio : en injections intra-veineuses, chez le lapin, les doses mortelles, par kilogramme, seraient de 4^{gr},30 pour l'acétone, 2^{gr},20 pour l'acide diacétique, et 1^{gr},60 seulement pour l'acide β-oxybutyrique. De plus, Gouget a constaté, qu'en *injections intra-cérébrales*, il suffisait de II gouttes d'acide β-oxybutyrique au 1/6 pour amener la mort, alors que II gouttes d'acétone et III gouttes d'acide diacétique purs ne produisaient que des troubles passagers.

II. — La toxicité des corps cétoniques ne suffisant pas, suivant certains auteurs, à expliquer les accidents du coma diabétique, on fut amené à supposer que l'acide β-oxybutyrique (susceptible de fournir de l'acide diacétique par oxydation, puis, par dédoublement de ce dernier, de l'acétone et de l'acide carbonique), sans cesse produit, imprégnait progressivement l'organisme jusqu'au jour où, *l'imprégnation* étant suffisante, apparaissaient les signes d'une *intoxication acide*, dite *acidose*. Cette théorie semble justifiée par les expériences de Walter. Cet auteur a vu que l'ingestion d'HCl dilué déterminait, chez des animaux, l'apparition d'accidents ressemblant à ceux du coma diabétique (dyspnée et collapsus); il observa de plus, que la quantité d'acide carbonique contenue dans le sang était notablement diminuée et que le taux de l'ammoniaque urinaire était considérablement augmenté. Ces faits montrent que l'intoxication par les acides a pour premier résultat important de diminuer l'alcalinité du sang, alcalinité qui, à l'état normal, assure la fixation de l'acide carbonique résultant des combustions intraorganiques; accessoirement, il y aurait production de sels ammoniacaux, par suite de la réaction de l'acide ingéré sur le carbonate d'ammoniaque provenant des dédoublements des albuminoïdes et qui, normalement, aurait dû passer à l'état d'urée.

III. — Cependant, Klemperer attribue les accidents du coma diabétique à une *toxine* inconnue, la théorie de l'acidose n'expliquant pas suffisamment, selon lui, la dyspnée et l'accélération du pouls qui précèdent le coma.

Pour Lépine, *l'acidose* existe réellement, mais elle n'est pas seule en cause, puisque la médication alcaline, appliquée au traitement du coma diabétique, ne donne souvent que des résultats médiocres.

Et, si l'on considère, d'après les indications de Fiquet, que certains nitriles simplifiés (nitrile cinnamique, acide cyanhydrique), susceptibles de dériver des nitriles complexes albuminoïdiques, par des « soustractions moléculaires », sont des composés très toxiques, on sera porté à penser avec Lépine qu'ils peuvent intervenir dans la production des accidents du coma diabétique.

c) *Acétonurie dans les gastro-entérites.* — Presque toutes les affections aiguës ou chroniques du tube digestif peuvent s'accompagner d'hyperacétonurie. C'est ce que l'on a observé dans le *cancer de l'estomac*, dans les fièvres éruptives avec *troubles gastriques*, et surtout au cours des diverses variétés de *gastro-entérites infantiles* (Vergely, Marfan, Comby, Czerny et Keller, etc.). L'hyperacétonurie souvent assez intense (1 gramme et plus d'acétone par litre d'urine) que l'on observe, en même temps que l'hyperammoniurie, chez des enfants atteints de symptômes gastro-intestinaux serait, d'après Czerny et Keller, le résultat d'une intoxication acide produite surtout par l'ingestion de trop fortes quantités de graisses. Aussi ces auteurs conseillent-ils de soumettre les enfants à une médication alcaline (bicarbonate de soude) et de substituer, dans leur alimentation, les féculents ou le lait écrémé au lait entier.

Les *vomissements périodiques* (Gruère) ou *cycliques* (Snow) signalés chez de jeunes enfants, presque toujours âgés de moins de dix ans et issus de neuro-arthritiques, s'accompagnent d'une hyperacétonurie très intense : dans certains cas observés par nous, la quantité d'acétone urinaire éliminée par vingt-quatre heures était voisine de 1 gr. et la déviation polarimétrique gauche correspondant à une teneur en acide β-oxybutyrique supérieure à 5 grammes. D'après le professeur Marfan, c'est à tort que l'on a attribué les *vomissements périodiques avec acétonémie* à des poussées aiguës d'appendicite survenant au cours d'une appendicite chronique : ils résulteraient d'une perturbation brusque des échanges nutritifs mettant en liberté une *substance émétisante* et une quantité insolite d'acide gras que le foie ne suffirait pas à transformer complètement (d'où l'acidose traduite surtout par l'hyperacétonurie).

d) *Acétonurie dans l'inanition*. — L'inanition, quelle soit de cause expérimentale (jeûne) ou pathologique (maladies de l'estomac, obstructions de l'œsophage, anorexie hystérique, etc.), est un facteur important d'hyperacétonurie. L'urine de Cetti, au troisième jour de jeûne, contenait de l'acide diacétique et une forte quantité d'acétone, dont le maximum d'excrétion était atteint le cinquième jour ; la réaction de Gerhardt (acide diacétique) persistait jusqu'à la fin du jeûne, pour disparaître brusquement dès le premier jour d'alimentation.

Lambling fait remarquer que l'hyperacétonurie, qui ne peut être provoquée par l'ingestion de fortes quantités de protéiques alimentaires, peut l'être par la fonte de quelques grammes d'albumine corporelle.

e) *Acétonurie fébrile*. — Dans les fièvres de longue durée, telles que la fièvre typhoïde, la tuberculose aiguë, la pneumonie, le rhumatisme articulaire aigu, la rougeole, la scarlatine, etc., on peut observer des excrétions d'acétone atteignant 0^{gr},50 par vingt-quatre heures. Généralement, l'acétonurie est d'autant plus marquée que la température est plus élevée.

La fonte des tissus, l'autophagie, est sans doute, ici comme dans le cas de l'inanition, la cause de l'hyperacétonurie ; mais il se peut aussi que les troubles digestifs qui accompagnent certaines maladies fébriles créent des auto-intoxications digestives s'accompagnant, comme les gastro-entérites infantiles, d'hyperacétonurie.

f) *Acétonurie accompagnant la régression des tumeurs, la grossesse, l'anesthésie chirurgicale*, ètc. — La régression des fibromes et la résorption des débris placentaires s'accompagnent, d'après Bressi, d'hyperacétonurie.

Vicarelli a vu l'acétonurie coïncider, pendant la grossesse, avec la mort du fœtus. Mais il ne s'ensuit pas pour cela que l'acétonurie observée au cours d'une grossesse soit un signe certain de la mort du fœtus; Menu et Mercier ont en effet constaté qu'elle apparaissait dans d'autres circonstances et avec une fréquence d'autant plus grande que la grossesse était plus compliquée; ils ont constaté notamment, qu'elle présentait son maximum de fréquence et d'intensité dans l'éclampsie puerpérale, sans qu'elle soit pour cela sous la dépendance des accès convulsifs. Enfin, au cours de la grossesse normale, chez les multipares surtout, on peut, alors même que l'enfant est vivant, observer une acétonurie légère (dans 15 p. 100 des cas environs, d'après P. Bar).

L'anesthésie chirurgicale par le chloroforme (Becker) ou l'éther (Argenson) peuvent provoquer l'hyperacétonurie. Mais Beauvy fait justement observer que les malades anesthésiés sont soumis à une diète rigoureuse et qu'on ne saurait nier chez eux l'influence de l'inanition.

CHAPITRE V

LA BILE DANS L'URINE. — CHOLURIE

Au cours de certaines affections du foie, les constituants de
la bile, et principalement ses pigments, peuvent passer dans
l'urine. Ce liquide acquiert alors une coloration spéciale :
généralement jaune brun avec reflets verdâtre. L'urine
ainsi colorée par la bile est dite *ictérique*. L'excrétion simultanée de bile et d'urine est désignée sous le nom de *cholurie*.

Généralités sur la composition de la bile. — La bile humaine
est un liquide jaune verdâtre, visqueux et filant, dont la densité varie de 1020 à 1035. Elle renferme environ le dixième de
son poids de matériaux solides dont les principaux sont des
sels biliaires (*glycocholates* et *taurocholates*), des *pigments* (biluri-
bine et biliverdine), des *matières albuminoïdes* de la nature des
nucléo-albumines, et de la cholestérine.

Sels et acides biliaires. — Outre les sels à acides minéraux,
chlorures et phosphates, que l'on trouve dans tous les liquides
de l'organisme, la bile renferme les sels sodiques de deux
acides, l'*acide glycocholique* ou *cholique* et l'acide *taurocholique*
ou *choléique*, dont la présence est caractéristique de la bile,
car on ne les trouve dans aucune autre humeur.

La proportion de ces sels dans la bile humaine est d'environ
20 p. 1000 ; le glycocholate prédomine, puisque son taux
représente environ 4 fois celui du taurocholate.

On peut les extraire en bloc de la bile en précipitant par
l'éther l'extrait alcoolique biliaire décoloré par le noir animal ;
on obtient une masse cristalline blanche désignée sous le
nom de *bile cristallisée de Plattner*. On sépare les deux acides de
ce mélange salin en mettant à profit leur différence de solubilité dans l'eau : l'acide taurocholique est très soluble, alors
que l'acide glycocholique ne se dissout, à la température ordinaire, que dans 300 parties d'eau.

La *constitution chimique* de ces acides nous est indiquée par
le dédoublement qu'ils présentent lorsqu'ils fixent une molé-

cule d'eau sous l'influence des alcalis ou des acides dilués à l'ébullition :

$$C^{26}H^{43}AzO^6 + H^2O = C^2H^5AzO^2 + C^{24}H^{40}O^5$$
Acide glycocholique.   Glycocolle.   Acide cholalique.

$$C^{26}H^{45}AzSO^7 + H^2O = C^2H^7AzSO^3 + C^{24}H^{40}O^5$$
Acide taurocholique.   Taurine.   Acide cholalique.

Ces deux équations montrent nettement la parenté des deux acides biliaires : tous deux résultent de la combinaison d'un même acide, *l'acide cholalique*, avec un acide aminé qui est le glycocolle ou acide aminoacétique ($AzH^2.CH^2 — CO^2H$) dans le cas de l'acide glycocholique, et la tyrosine ou acide amino-éthylsulfonique ($SO^2 — CH^2 — CH^2.AzH^2$) dans le cas de l'acide

$\backslash OH$

taurocholique. Comme le montrent les formules précédentes, ce dernier acide est, par la taurine qui rentre dans sa molécule, le seul des deux acides biliaires qui contienne du soufre.

Réactions de Pettenkofer et d'Udranszky. — L'acide cholalique, en présence du sucre et de l'acide sulfurique à une température ne dépassant pas 70°, donne une coloration rouge pourpre foncé. C'est la réaction de Pettenkofer que nous décrivons plus loin avec quelques détails.

On admet avec Mylius que le sucre en présence de l'acide sulfurique fournit du furfurol [1] et que c'est ce dernier corps qui réagit sur l'acide cholalique pour produire une coloration rouge pourpre. On peut donc caractériser l'acide cholalique en remplaçant le sucre et l'acide sulfurique par une solution de furfurol ; sous cette forme la réaction est dite *d'Udranszky* (voir plus loin la technique de cette réaction).

C'est à l'acide cholalique de leur molécule que les acides biliaires taurocholique et glycocholique doivent la propriété de donner également les réactions de Pettenkofer et d'Udranszky.

Pigments biliaires. — La bile renferme deux pigments fonda-

---

1. J. Ville (*Bull. Soc. Chim.* II, p. 965 ; 1907), fait observer que des traces de furfurol, en présence des acides biliaires et de l'acide sulfurique, donnent bien une coloration rouge, mais cette coloration, qui vire rapidement à l'orange, diffère de la coloration violet pourpre observée avec le sucre de canne dans la réaction de Pettenkofer. D'autre part, les spectres observés dans les deux cas ne sont pas identiques.

En opérant comparativement avec le sucre de canne et le furfurol sur des solutions étendues de bile ou de sels biliaires, J. Ville a pu conclure que la réaction, de Pettenkofer ne doit pas être attribuée au furfurol provenant de l'action de l'acide sulfurique sur le sucre ; elle serait due aux produits de l'hydrolyse de ce sucre de canne. En opérant comparativement avec des solutions de sucre de canne, de sucre interverti, de glucose, de lévulose, l'auteur au en effet, que la coloration et les caractères spectroscopiques accompagnant la réaction de Pettenkofer provenaient de l'action, sur les acides biliaires, du glucose et surtout du lévulose formés dans l'hydrolyse du sucre de canne par l'acide sulfurique.

mentaux : la *bilirubine* et la *biliverdine* ; cette dernière est un produit d'oxydation de la première. Ces deux pigments n'existent pas à l'état de liberté dans la bile ; ils s'y trouvent sous forme de bilirubinates et de biliverdinates alcalins.

La *bilirubine* $C^{32}H^{36}Az^4O^6$, substance identique à l'*hématoïdine* et isomère de l'hématoporphyrine, est une poudre amorphe rouge-orangé ; par évaporation de sa solution chloroformique, on l'obtient cristallisée en fines aiguilles de couleur rouge-brun. Elle est *insoluble dans l'eau*, peu soluble dans l'alcool, l'éther, la benzine, le sulfure de carbone et les huiles ; *très soluble dans le chloroforme* et la diméthylaniline. Elle est soluble dans les alcalis et leurs carbonates, et dans les phosphates alcalins ; ces solutions sont de couleur orangé ; elles se colorent en brun et en vert par agitation à l'air ; l'addition d'un acide en précipite la bilirubine (insoluble dans l'eau) que l'on peut alors extraire en agitant le liquide acide avec du chloroforme, qui dissout la bilirubine libre mais non les bilirubinates. Ces mêmes solutions aqueuses de bilirubinates alcalins sont précipitées par les sels alcalino-terreux (les sels de Ba précipitent plus complètement que ceux de Ca), ou de métaux lourds (Pb, Ag), et par le sulfate d'ammoniaque à saturation (Méhu). Les acides ne dissolvent pas la bilirubine et ne contractent avec elle aucune combinaison.

Au contact de l'air, la bilirubine s'oxyde en se transformant en biliverdine. Cette oxydation s'accomplit plus facilement en présence d'agents d'oxydation modérée tels que l'eau oxygénée.

C'est encore à une oxydation, ou plutôt à une série d'oxydations, qu'est due la gamme des couleurs *verte, bleue, violette*, etc., que l'on observe lorsque l'on traite une solution de bilirubine par l'acide nitrique nitreux, ainsi que nous le verrons plus loin en étudiant la réaction de Gmelin.

Quand on traite une solution aqueuse de bilirubinates alcalins par un agent *hydrogénant*, l'amalgame de sodium, par exemple, on transforme la bilirubine en *hydrobilirubine* (Maly), susbtance autrefois confondue à tort avec l'urobiline de l'urine, ou la stercobiline des matières fécales :

$$C^{32}H^{36}Az^4O^6 + H^2O + H^2 = C^{32}H^{40}Az^4O^7$$

Bilirubine.   Hydrobilirubine.

Traitée par l'amalgame de sodium à l'abri de l'air, elle donne l'*hémibilirubine* (H. Fischer et P. Meyer) composé cristallisable, qui paraît identique à l'*urobilinogène* (voir p. 475).

La *biliverdine* $C^{32}H^{36}Az^4O^8$ est une oxybilirubine ; c'est une poudre vert foncé, insoluble dans l'eau, mais soluble dans les alcalis (biliverdinates).

Contrairement à ce que l'on observe avec la bilirubine, la biliverdine se dissout très facilement dans l'alcool et pas du tout dans le chloroforme, d'où la possibilité de séparer facilement ces deux pigments.

Les solutions aqueuses de biliverdinates alcalins donnent, avec les sels alcalino-terreux, des biliverdinates alcalino-terreux insolubles.

Pigments dérivés. — Outre les deux pigments fondamentaux que nous venons d'étudier, la bile en renferme d'autres, d'importance tout à fait secondaire, qui dérivent tous de la bilirubine par oxydation et hydratation ; ce sont : la *biliprasine*, la *bilifuscine* et la *cholécyanine.*

La *biliprasine* ($C^{32}H^{44}Az^4O^{12}$) a été rencontrée dans les calculs biliaires à côté des pigments fondamentaux ; à l'état libre, elle est de couleur vert brunâtre, insoluble dans l'eau, l'éther et le chloroforme ; l'alcool la dissout en prenant une coloration verte que l'ammoniaque fait virer au brun, ce qui la distingue de la biliverdine. Elle est soluble dans les alcalis. D'après Niethamer, ce serait une biliverdine impure (souillée de graisses).

La *bilifuscine* est une poudre brune, insoluble daus l'eau, soluble dans l'alcool et dans l'éther ou le chloroforme en présence des acides gras.

La *cholécyanine* (appelée aussi *bilicyanine* ou *choléverdine*) se produit par oxydation de la bilirubine où de la biliverdine sous l'action de l'air, de l'acide nitrique, du permanganate de potasse, etc. Elle est insoluble dans l'eau, peu soluble dans l'alcool, le chloroforme, l'éther ; soluble dans les alcalis et les acides. Ses solutions neutres sont vert bleu ; ses solutions alcalines sont vertes et légèrement fluorescentes ; ses solutions dans les acides très dilués sont rouges, elles sont violet bleu dans les acides moins dilués.

La cholécyanine se distingue surtout des autres pigments biliaires en ce qu'elle présente un spectre d'absorption : 3 bandes ; la première entre C et D, les deux autres entre D et E.

Origine des pigments biliaires. — Ils dérivent de l'hémoglobine du sang. Parmi les faits qui le démontrent nous ne citerons que le suivant parce qu'il est d'ordre médical : lorsque le sang s'est accidentellement épanché dans les tissus, en dehors de ses vaisseaux, on trouve, après un certain temps à la place de l'hémoglobine, des cristaux d'une substance que l'on a appelée *hématoïdine* et que ses propriétés permettent d'identifier à la bilirubine.

Matières albuminoïdes de la bile. — La bile contient des substances albuminoïdes qui lui commnniquent une consistance visqueuse et que l'on a longtemps considérées comme des mucines parce qu'elles sont précipitables par l'acide acétique. Mais ce précipité est soluble dans un excès d'acide ; de plus, les albuminoïdes biliaires ne donnent pas de substances réductrices lorsqu'on les traite à l'ébullition par les acides minéraux ; enfin elles contiennent du phosphore. Les prétendues mucines biliaires ne sont donc autre chose que des *nucléo-albumines.* La bile humaine en contient environ 1 p. 1000.

Cholestérine. — Cette substance n'est pas caractéristique de la bile,

car on la trouve dans certains tissus et notamment dans les centres
nerveux. Nous aurons l'occasion de l'étudier plus tard avec les différents
sédiments urinaires.

Caractères des urines ictériques. — Les urines fortement ictériques présentent une coloration jaune brun avec reflets ver-
dâtres, coloration qui imprègne la mousse produite par agitation. Elles tachent en jaune brun le papier filtre. Lorsque
la proportion de bile contenue dans l'urine est faible, la coloration jaunâtre de ce liquide diffère peu de la normale, de
sorte qu'un examen superficiel ne permettrait pas de reconnaître la cholurie. Celles des urines ictériques qui sont en
même temps riches en urobiline présentent une teinte acajou
qui peut également faire méconnaître, au simple aspect, la
présence de la bile.

Enfin, certaines substances médicamenteuses (p. 603) telles
que le séné, la rhubarbe, le semen-contra, les phénols
(salols), etc., peuvent communiquer à l'urine une teinte comparable à celle que produisent les pigments biliaires. La diagnose de la cholurie ne peut donc être faite, dans la majorité
des cas, d'après la seule coloration de l'urine ; il faut l'établir
d'après les réactions caractéristiques que nous allons indiquer.

A. **Recherche des pigments biliaires.** — Les nombreuses
réactions que l'on a proposées pour la recherche des pigments
biliaires sont basées sur la transformation, par oxydation, de
la bilirubine en biliverdine, que l'on reconnaît à sa coloration
verte généralement assez marquée.

Méthode de Gmelin. — Dans un verre à expérience on place
environ 30 c. c. d'urine filtrée et l'on fait arriver au fond, à
l'aide d'un petit entonnoir, 10 à 15 c. c. d'acide azotique légèrement chargé de vapeurs nitreuses. Si l'urine contient
des pigments biliaires, il se produit, vers la surface de
séparation des deux liquides, une série de zones ou d'anneaux
dont les colorations diverses se succèdent de bas en haut dans
l'ordre suivant : vert, bleu, violet, rouge et jaune. La production de la zone verte est seule caractéristique des pigments
biliaires.

On obtient de l'acide nitrique légèrement nitreux, soit en
exposant de l'acide nitrique ordinaire à la lumière solaire,
soit en l'additionnant d'une petite quantité d'acide nitrique
fumant.

Lorsque l'acide nitrique employé pour effectuer la réaction
de Gmelin est trop riche en vapeurs nitreuses, il y a destruc-

tion de l'urée avec dégagement d'azote et d'acide carbonique, ce qui tend à mélanger les liquides et à troubler la réaction.

Inconvénients de la méthode de Gmelin. — La réaction de Gmelin réussit bien avec des urines fortement ictériques, avec des solutions de bile fraîche ou de bilirubine ; mais elle est tout à fait insuffisante lorsqu'il s'agit de déceler de faibles quantités de pigments biliaires ou bien lorsqu'on l'applique à une urine contenant soit de l'albumine, soit de notables proportions d'urobiline ou d'indoxyle, soit des iodures. Dans la généralité des cas, on lui substituera donc avec avantage les procédés suivants, basés sur la transformation de la bilirubine en biliverdine par des oxydants peu énergiques tels que l'iode, l'air et l'eau oxygénée.

Procédés à l'iode. — *a*) Primitivement, Trousseau et Dumontpallier avaient proposé de caractériser les pigments biliaires par la coloration verte que prend l'urine ictérique agitée avec quelques gouttes de teinture d'iode.

b). Maréchal et Rosin versent, à l'aide d'une pipette, à la surface de l'urine filtrée, une mince couche d'une solution alcoolique d'iode à 1 p. 100. Si l'urine contient des pigments biliaires, il se produit un anneau vert à la surface de séparation des deux liquides.

c) Mieux vaut verser dans l'urine, filtrée et placée dans un verre à expérience, quelques centimètres cubes d'une solution chloroformique d'iode. A l'aide d'une baguette de verre, on agite pendant quelques instants ; après repos, on voit la couche supérieure, c'est-à-dire l'urine, colorée en vert dans les cas où elle contient des pigments biliaires. Ainsi pratiquée, la réaction à l'iode est certainement moins sensible que la suivante de Huppert (ou ses modifications) ; elle suffit néanmoins dans la plupart des cas où la réaction de Gmelin donnerait un résultat négatif malgré la présence de petites quantités de pigments biliaires.

Procédé de Huppert modifié par Nakayama. — Primitivement, la méthode indiquée par Huppert consistait à précipiter la bilirubine à l'état de combinaison calcique ou barytique et à traiter ensuite le précipité par l'alcool chaud et acidifié ; le pigment était ainsi libéré et passait en solution dans l'alcool, en s'oxydant, à l'état de biliverdine. Divers oxydants ont été proposés pour augmenter la sensibilité de la réaction ; la technique suivante de Nakayama, comportant l'emploi du perchlorure de fer, est très recommandable :

A 5 c. c. d'urine ajouter 5 c. c. de chlorure de baryum à 10 p. 100 ; centrifuger et décanter ; verser sur le précipité 2 c. c. d'alcool à 95ᶜ contenant, p. 100, XXX à XL gouttes de perchlorure de fer officinal et 1 gramme d'acide chlorhydrique fumant; agiter et chauffer jusqu'au voisinage de l'ébullition. Si l'urine contient des pigments biliaires, il se produit une belle coloration verte ou bleue, qui vire au rouge violacé par addition d'une goutte d'acide azotique fumant. Cette réaction décélerait la bilirubine même à la dilution de 1 p. 700.000.

Procédé de Grimbert. — A 10 c. c. d'urine ajoutez 5 c. c. d'une solution de chlorure de baryum à 10 p. 100 et agitez vivement; séparez par filtration le précipité formé de bilirubinate, de phosphate et de sulfate de baryte ; lavez-le à l'eau distillée; puis, après avoir percé le filtre, entraînez ce précipité dans un tube à essai au moyen de 5 c. c. d'alcool à 90° renfermant 5 p. 100 d'acide chlorhydrique. Portez le tout au bain-marie bouillant pendant une minute au plus.

Si l'urine contient des pigments biliaires, l'alcool surnageant le précipité barytique sera coloré en vert bleuâtre ou en vert foncé, selon la proportion de pigments.

Il peut arriver, pour certaines proportions de bile, que l'acide chlorhydrique contenu dans l'alcool soit insuffisant pour l'oxydation complète du bilirubinate de baryte : il se produit alors une coloration brune caractéristique. Dans ce cas, *mais dans ce cas seulement*, ajoutez dans le tube II gouttes d'eau oxygénée à 10 volumes et portez de nouveau au bain-marie : la teinte verte apparaîtra alors dans toute sa netteté (Grimbert).

Si l'on dispose d'un centrifugeur, on évitera la filtration du précipité et l'opération sera plus rapide.

Ce procédé permet de déceler des traces seulement de pigments biliaires, à la condition d'opérer sur un volume suffisant d'urine : de 100 à 500 c. c. suivant les cas.

B. **Recherche des acides biliaires.** — Les acides biliaires se rencontrent rarement dans les urines ictériques parce qu'ils sont, en tant qu'acides organiques, rapidement détruits dans l'organisme. Cependant, d'après Cassaët et Mongour, dans l'ictère par rétention (voir plus loin) ils seraient éliminés plus facilement que les pigments. Les réactions suivantes permettent de caractériser leur présence dans l'urine.

Réactions de Pettenkofer et d'Udranszky. — La réaction classique de Pettenkoffer consiste à ajouter à l'urine quelques gouttes d'une solution concentrée de sucre ordinaire puis, goutte à goutte, de l'acide sulfurique en agitant constamment le mélange avec une baguette de verre. L'acide sulfurique, en s'unissant à l'eau urinaire, produit une élévation de température; il faut éviter qu'elle ne dépasse 70°. Dans ces conditions, la réaction de l'acide sulfurique sur le sucre produit du furfurol qui, au contact des acides biliaires, donne une coloration rouge pourpre foncé (cette explication est en désaccord avec les expériences de J. Ville : voir la note de la page 465).

La réaction de Pettenkofer aboutissant en somme à la production du furfurol, on peut la modifier de la façon suivante (réaction d'Udranszky) :

A 5 c. c. d'urine on ajoute 5 c. c. d'une solution aqueuse de furfurol à 1 p. 1000 et 5 c. c. d'acide sulfurique concentré, en évitant que la température ne s'élève au-dessus de 70°. Dans le cas ou l'urine contient des acides biliaires, on voit apparaître une belle coloration pourpre.

Certaines substances autres que les acides biliaires ont la propriété de donner une coloration rouge pourpre en présence du furfurol ; il y a, dans l'urine normale même, des pigments et des substances extractives indéterminées qui jouissent de cette propriété. Aussi, pour être caractéristique des acides biliaires, la production de la coloration rouge pourpre doit-elle être contrôlée par l'examen spectroscopique. Pour cet examen, on suivra avec avantage la technique suivante indiquée par Denigès :

Evaporez, presque à siccité au bain-marie, 20 c. c. d'urine. Broyez le résidu de cette évaporation avec 5 c. c. d'alcool chaud. A 1 c. c. de la liqueur alcoolique filtrée, ajoutez I goutte d'une solution de sucre à 1 p. 100 et 1 c. c. d'acide sulfurique que vous ferez couler sur les parois de la capsule en agitant peu à peu, sans refroidir. S'il y a production d'une coloration rouge-violet, donnant au spectroscope (après dilution avec de l'alcool ou mieux de l'acide acétique, s'il est nécessaire) trois bandes d'absorption, dont une dans le bleu-vert, une au commencement du rouge et la troisième entre les deux précédentes, c'est que l'urine examinée contenait des acides biliaires.

Procédé de Hay permettant de caractériser à la fois les acides et les pigments biliaires. — Il est basé sur la propriété que possèdent les sels biliaires de modifier la tension superficielle de l'urine (force de cohésion qui s'oppose à la séparation de deux particules voisines prises sur la surface libre du liquide).

Dans un verre à expériences, mettre 50 à 100 c. c. d'urine filtrée, puis faire tomber à la surface une pincée de fleur de soufre.

Si l'urine n'est pas ictérique le soufre reste à la surface malgré les secousses que l'on peut imprimer au verre. Mais si elle renferme les éléments de la bile et notamment des sels biliaires, une partie de la fleur de soufre tombe en fine poussière au fond du verre ; le reste demeure à la surface de l'urine, où il s'étale en pellicule ou en voile mince, humidifié et légèrement granuleux. Si, après la formation de ce voile, on agite légèrement le liquide, on détermine une nouvelle précipitation de soufre échappé de la pellicule.

Cette réaction, très simple et cependant assez sensible, permet d'apprécier facilement les modifications de la résorption biliaire au cours des ictères en voie de guérison ; elle est en effet d'autant plus marquée que la quantité de bile et, spécialement, de sels biliaires contenus dans l'urine est plus élevée : avec une urine contenant beaucoup de sels biliaires la chute du soufre au fond du verre a lieu immédiatement après la projection ; la pellicule se forme en moins de cinq minutes ; avec une urine qui ne contient que des traces de sels biliaires, la chute spontanée du soufre peut n'avoir lieu qu'au bout de cinq minutes et la formation de la pellicule après dix ou quinze minutes. La constatation de ces deux phénomènes, de même que la chute nouvelle de poussière soufrée qui se fait aux dépens du voile après de légères secousses, quelle que soit la lenteur avec laquelle ils se produisent, permet d'affirmer la présence de la bile dans l'urine. D'après Létienne, cette réaction serait assez sensible pour déceler la bile en solution à 1 p. 10 000 ; elle n'est pas troublée par les constituants anormaux de l'urine (sucre, albumine) ; mais certains médicaments tels que les balsamiques, les phénols, le chloroforme, peuvent modifier la tension superficielle de l'urine dans le même sens que les matériaux biliaires et faire croire à la présence de ces derniers alors qu'ils sont absents.

Chauffard et Gouraud ont démontré que la réaction de Hay ne caractérisait pas seulement les acides biliaires et que les pigments intervenaient, eux aussi, quoique à un degré moindre, pour assurer sa production.

Procédé de G. Meillère. — Il consiste en principe à isoler les acides biliaires après les avoir précipités par le sulfate d'ammoniaque et fixés par le noir animal, pour les caractériser ensuite par leurs réactions physiques (tension superficielle, évaluée au compte-gouttes de Duclaux) et chimiques (réaction de Pettenkofer). La technique est la suivante :

Additionner 200 c. c. d'urine non filtrée de 2 c. c. d'acide acétique cristallisable et de 140 grammes de sulfate d'ammoniaque ; après dissolution de ce sel au bain-marie, abandonner au repos jusqu'au lendemain. Séparer, par centrifugation, le précipité contenant la totalité des pigments anormaux et des acides biliaires. Recueillir ce précipité, le laver avec un peu de solution saturée de sulfate d'ammoniaque, l'essorer, le sécher et l'épuiser par l'alcool à 95° bouillant, qui enlève les acides biliaires et une partie des pigments. Évaporer cette solution alcoolique sur 2 grammes de charbon animal ; épuiser ensuite ce dernier, à *froid*, par l'alcool à 50° ; évaporer cette dernière solution et, sur le résidu, caractériser les acides biliaires par les réactions physiques (*a*) et chimiques (*b*) ci-après.

a) Pour constater et, au besoin, mesurer l'influence sur la tension superficielle, dissoudre le résidu dans un peu d'eau ammoniacale ; évaporer à nouveau à sec, reprendre par 20 c. c. d'eau et effectuer l'épreuve au compte-gouttes de Duclaux, par comparaison avec une solution titrée de glycocholate de soude.

b) Pour pratiquer la réaction de Pettenkofer, mettre dans une capsule de porcelaine, placée sur un bain-marie chauffé à 60° au maximum, une portion du résidu additionnée de 2 c. c. d'acide sulfurique contenant 1/5 de son volume d'eau ; au moyen d'un compte-gouttes, ajouter peu à peu et en évitant un excès, de la solution aqueuse 1/10 de furfurol, tant que la coloration rouge groseillé augmente. Cette liqueur rouge portée devant la fente d'un spectroscope, dans une cuve triangulaire, donne, sous une épaisseur convenable, une large bande dans la région verte du spectre. Cette même liqueur vire au lilas, puis au bleu violacé, quand on la maintient une minute au bain-marie, à 60°, après l'avoir additionnée de 1/4 à 1/3 de son volume d'acétone ; et alors, on constate, au spectroscope, l'atténuation de la bande située dans le vert et l'apparition d'une bande plus nette et plus étroite, dans l'orangé, à cheval sur la raie D, et un peu à gauche de cette dernière.

N. B. — Suivant cette méthode, G. Meillère a pu constater que l'urine normale renfermait de 2 à 5 centigrammes d'acides biliaires par litre.

Les causes de la cholurie. — Lorsqu'un obstacle s'oppose à son écoulement normal dans l'intestin, la bile s'accumule dans le foie : elle passe dans les lymphatiques de cet organe et de là dans le sang qui l'évacue dans les urines. En d'autres termes, l'obstruction des voies biliaires entraîne une *rétention* et une *résorption* de la bile qui se traduit par de la *cholémie* avec *ictère* et *cholurié*. L'obstruction partielle ou totale des voix biliaires et notamment du canal cholédoque, qui amène la bile dans l'intestin, peut être due à un *calcul* enclavé dans ce canal (*lithiase biliaire*), à un bouchon muqueux (*ictère catarrhal*), à des *tumeurs* du foie ou des organes voisins agissant par compression (cancers et notamment cancer de la tête du pancréas, kystes hydatiques, tumeurs du côlon et du rein, ganglions lymphatiques hypertrophiés, anévrismes, etc.). L'obstruction des voies biliaires intra-hépatiques est peut-être, d'après Gilbert et L. Fournier, la cause des ictères que l'on observe au cours de certaines affections du foie telles les *angiocholites catarrhales*, la *cirrhose hypertrophique avec ictère chronique*, certains *cancers*, etc.

La production de la bile en quantité exagérée (*polycholie*) peut également produire de l'ictère avec cholurie. Cette polycholie est quelquefois le résultat d'une congestion hépatique survenant à la suite d'une émotion violente (ictère émotif).

Certaines variétés d'ictères, les *ictères hémolytiques*, reconnaissent une cause tout autre que la rétention biliaire ; ils sont dus à une exagération de la destruction des globules sanguins sous l'influence de substances toxiques (ictères hémolytiques provoqués) telles que l'hydrogène arsenié, la toluylènediamine, la morille rouge, etc. Ces substances toxiques occasionneraient une destruction massive des hématies et la bile, de ce fait surchargée de matériaux pigmentaires, deviendrait plus épaisse, plus filante (bile pleïochromique) et, par suite, plus facilement résorbable.

Le professeur Chauffard a montré que certaines variétés *cliniques* d'ictère s'accompagnaient d'une diminution notable de la résistance globulaire avec présence dans le sang d'*hématies granuleuses* (en assez grand nombre : 10 p. 100) et de *globules nains*, tous caractères qui permettent de penser que ces ictères sont, comme les ictères provoqués, de nature hémolytique. D'ailleurs, la rétention ne pouvait être invoquée dans la circonstance, puisque les fèces n'étaient pas décolorées. Le sang renfermait de la bilirubine, mais l'urine ne contenait pas de pigments biliaires ; du moins la réaction de Gmelin appliquée à l'urine fournissait-elle des résultats négatifs.

CHAPITRE VI

UROBILINE. — UROBILINOGÈNE. — UROBILINURIE.
URINES HÉMAPHÉIQUES

L'urobiline est un pigment dont l'existence, dans l'urine normale et surtout dans l'urine fébrile, a été signalée par Jaffé en 1868. Malgré les nombreux travaux dont il a été l'objet depuis cette époque, sa constitution chimique, ses origines, les relations qu'il présente avec les pigments biliaires d'une part, et les pigments urinaires tels que l'urochrome d'autre part, ne sont pas encore établies d'une façon définitive.

On admettait à l'origine (Mac-Munn) l'existence de trois variétés d'urobiline (*normale*, *fébrile*, *intermédiaire*) que l'on distinguait par leurs caractères spectroscopiques. D'après les recherches de Maly, de Garrod et Hopkins, il y a lieu de penser que ces distinctions étaient mal fondées, et que ces trois variétés répondent à une seule et même urobiline, dont les caractères spectroscopiques peuvent être trouvés différents suivant que l'urine dans laquelle on les recherche est plus ou moins chargée d'autres pigments ou chromogènes mal définis.

L'urine peut renfermer de l'*urobiline* et le *chromogène* de ce pigment, l'*urobilinogène*.

Urobilinogène. — L'urine normale serait exempte d'urobiline, mais elle renfermerait le chromogène de ce pigment, l'*urobilinogène* qui, sous l'influence de la lumière solaire (Saillet) et de l'oxygène de l'air (Jaffé), se transformerait rapidement en urobiline.

Propriétés. — L'urobilinogène est une substance incolore (Saillet), dont les solutions ne présentent au spectroscope aucune bande d'absorption. Il est soluble dans l'eau, l'alcool, l'éther, l'éther acétique, le chloroforme, l'alcool amylique. Il est enlevé à ses solutions chloroformiques par les solutions très diluées de soude, mais non par celles (étendues et neutres) de phosphate disodique. Il est facilement et complètement enlevé par l'éther à ses solutions aqueuses acidulées par l'acide tartrique. Il ne peut être extrait par l'eau de ses solutions dans l'éther acétique.

Il est précipité de l'urine, en même temps que l'urobiline, par le sulfate d'ammoniaque à saturation. L'acétate basique de plomb le précipite de l'urine neutre ou faiblement acide.

Il est *très altérable* : à la lumière solaire directe, il se transforme en quelques minutes — et à la lumière diffuse, en quelques heures — en urobiline (Saillet). Les acides minéraux, l'acide acétique, et surtout l'ammoniaque, favorisent cette transformation ; l'acide tartrique, au contraire, la retarde beaucoup (Charnas).

En solution dans le chloroforme, ou d'autres liquides non miscibles à l'eau, l'urobilinogène se laisse facilement transformer en urobiline par les oxydants : iode, acide nitrique, perchlorure de fer, permanganate de potasse.

Constitution. — *Hémibilirubine.* — L'urobilinogène paraît identique à l'*hémibilirubine* que H. Fischer et P. Meyer ont obtenue en réduisant la bilirubine par l'amalgame de sodium, *à l'abri de l'air.* Ce composé, cristallisable et de formule $C^{33}H^{44}Az^4O^6$, est vraisemblablement l'anhydride d'un acide dérivant du pyrrol ; il présenterait les réactions de fluorescence et spectroscopiques de l'urobiline ; comme l'urobilinogène, il serait très sensible à l'action de la lumière, de l'oxygène et des acides, et il donnerait les réactions d'Ehrlich indiquées ci-après.

Réactions d'Ehrlich. — a) L'urobilinogène donne avec la *para-diméthylaminobenzaldéhyde*, en milieu acide et à chaud, une coloration rouge pourpre. (Cette réaction, que nous retrouverons en étudiant la diazo-réaction d'Ehrlich, se produirait, d'après Fischer et Meyer-Betz, avec tous les dérivés du pyrrol dans lesquels les atomes d'H, liés aux atomes de C de ce noyau, ne sont pas entièrement substitués : par conséquent, avec le pyrrol, l'hémopyrrol, le diméthylpyrrol..., l'hémibilirubine).

b) Avec le *sulfo-diazobenzol*, l'urobilinogène donne une coloration jaune d'œuf (diazo-réaction).

N. B. — L'urobiline ne donne pas ces deux réactions a) et b).

Recherche dans l'urine. — I. *Procédé Grimbert.* — Dans une ampoule à robinet, agiter 30 c. c. d'urine (récemment émise) avec 10 c. c. de chloroforme ; laisser déposer quelques instants ; filtrer sur un tampon de coton le chloroforme qui s'est séparé. Agiter ce filtrat avec une solution étendue de phosphate de soude exactement neutralisée (par quelques gouttes d'acide phosphorique dilué, de façon à ce qu'elle ne rougisse plus la phtaléine, mais bleuisse encore le tournesol ; — cette solution phosphatée s'empare entièrement de l'urobiline préformée) ; isoler la liqueur chloroformique par décantation et filtration, et la soumettre aux réactions suivantes, pour la recherche de l'urobilinogène :

a) Additionner 5 c. c. de la solution chloroformique d'une goutte d'acide azotique au 1/10 ; chauffer à l'ébullition pendant quelques secondes (la coloration rose du chloroforme indique déjà la présence de l'urobilinogène) ; ajouter de la solution alcoolique au 1/1000 d'acétate de zinc (voir recherche de l'urobiline, p. 482) jusqu'à disparition du trouble formé par les premières gouttes ; verser, goutte à goutte, de l'alcool ammoniacal (au 1/3) jusqu'à apparition de la fluorescence verte produite par l'urobiline (résultant de l'oxydation de l'urobilinogène).

b) A 1 c. c. de solution chloroformique, ajouter III ou IV gouttes de *réactif d'Ehrlich* (solution alcoolique à 2 p. 100 de paradiméthylaminobenzaldéhyde, additionnée de son volume d'acide chlorhydrique) ; chauffer quelques secondes à l'ébullition et ajouter 1 c. c. d'alcool à 95° pour obtenir une solution homogène ; celle-ci est colorée en rouge pourpre, si l'urine essayée contenait de l'urobilinogène.

II. *Procédé Charnas.* — Aciduler par l'acide tartrique (qui s'oppose à la tranformation de l'urobilinogène en urobiline) 10 à 20 c. c. d'urine récemment émise ; agiter avec 20 à 30 c. c. d'éther ; séparer ce solvant et l'additionner d'une parcelle de paradiméthylaminobenzaldéhyde, qui se dissout instantanément ; ajouter V gouttes d'acide chlorhydrique fumant et un peu d'eau : il se produit une coloration rouge-violacé, si l'urine examinée contient de l'urobilinogène.

Extraction de l'urobilinogène de l'urine. — I. Winter indique le procédé suivant : l'urine récemment émise et filtrée est saturée à froid de sulfate d'ammoniaque. Les divers pigments, ainsi précipités, sont recueillis sur un filtre, rapidement desséchés, puis lavés (sur le filtre) avec de l'éther qui dissout l'urobiline et son chromogène. La solution éthérée est agitée avec de l'eau distillée qui s'empare de l'urobiline et laisse son chromogène en solution dans l'éther ; celui-ci l'abandonne par évaporation.

II. Charnas conseille d'opérer comme suit :

Aciduler franchement l'urine par l'acide tartrique ; filtrer rapidement ; agiter le filtrat avec 1,1/2 à 2 volumes d'éther ; laver, à plusieurs reprises, la solution éthérée avec un peu d'eau (toutes ces opérations à l'abri de la lumière solaire, autant que possible). Si la liqueur éthérée (réduite par évaporation, au cas où elle serait trop étendue) est colorée par des pigments étrangers (sang), l'additionner de son volume d'éther de pétrole pour précipiter ces pigments que l'on enlèvera par un lavage à l'eau ; l'urobilinogène reste dans le -mélange éthéré, en solution incolore.

Retour de l'urobiline urinaire à l'état d'urobilinogène. — D'après Charnas, sous l'influence de la fermentation ammoniacale de l'urine, la totalité de l'urobiline pourrait retourner à l'état d'urobilinogène. Cette transformation s'effectue facilement en alcalanisant l'urine par Q. S. de carbonate d'ammoniaque et la maintenant ensuite, pendant un ou deux jours, à l'étuve à 37°.

Extraction de l'urobiline des urines. — 1° Jaffé a fait connaître un procédé dont les manipulations sont un peu longues et que Mac-Munn a simplifié en le réduisant aux opérations suivantes : on précipite l'urine par un mélange d'acétate et de sous-acétate de plomb ; le précipité étant lavé et séché, on le décompose par de l'alcool acidulé avec de l'acide sulfurique ; on étend d'eau la solution alcoolique acide, pour l'épuiser ensuite par le chloroforme qui cède l'urobiline par évaporation.

2° Méhu précipite l'urobiline par le sulfate d'ammoniaque à saturation et l'extrait du précipité au moyen de l'alcool.

G.-V. Lefèvre conseille d'opérer de la façon suivante : l'urine étant saturée de sulfate d'ammoniaque à la température ordinaire, il s'en sépare un pigment rouge (présentant la couleur du sesquioxyde de fer) que l'on reçoit sur un filtre, où on le lave avec une solution saturée de sulfate d'ammoniaque. Le filtre étant essoré entre des doubles de papier, on l'épuise par de l'alcool à 95°, qui s'empare du pigment et l'abandonne par évaporation (cet alcool n'avait dissous ni le sulfate d'ammoniaque, ni l'acide urique qui souillaient l'urobiline).

Propriétés de l'urobiline. — L'urobiline est une poudre amorphe, et de couleur variable suivant le mode d'obtention : brune, quand elle a été précipitée par le sulfate d'ammoniaque ; rouge-brun, par évaporation d'une solution alcoolique ; rose, si elle a été précipitée par un alcali de ses solutés acides.

Elle est peu soluble dans l'eau, dans l'éther ordinaire ou l'éther acétique ; elle est très soluble dans l'alcool, le chloroforme et l'alcool amylique.

Les sels neutres, pourvu que leur concentration ne soit pas trop forte, augmentent sa solubilité dans l'eau. En liqueur acide, elle est précipitée par le sulfate d'ammoniaque à saturation ; on peut alors l'extraire par le chloroforme.

Elle est également précipitée par l'acétate et le sous-acétate de plomb, par les acides phosphotungstique ou phosphomolybdique, par les sels de zinc, *mais non par le sulfate mercurique* (réactif de Denigès : voir plus loin). Elle est soluble dans les alcalis, qui peuvent l'enlever à sa solution chloroformique ;

ces solutions d'*urobilinates alcalins* sont jaunes, les acides les rougissent légèrement en précipitant des flocons d'urobiline.

Les solutions aqueuses d'urobiline étendues sont jaunes, légèrement rosées; concentrées, elles sont jaune-brun. Les solutions alcooliques sont jaunes et présentent une fluorescence verte, qui est accrue par les sels de zinc, mais que l'addition d'un acide fait disparaître.

La *solution chloroformique* et la *solution aqueuse ammoniacale* présentent une *fluorescence verte après addition de quelques gouttes d'une solution d'un sel de zinc*; cette réaction est particulièrement caractéristique de l'urobiline.

La solution chloroformique additionnée d'un sel de zinc, donne, outre la fluorescence verte, un *spectre* caractérisé par une *bande d'absorption* unique située dans le vert-bleu entre les raies E et F (mais tout près de F) du spectre solaire.

La solution aqueuse acide donne un spectre avec deux bandes, dont l'une, située tout près de F dans le vert-bleu, est seule facilement visible (fig. 6, pl. IX).

La solution ammoniacale donne un spectre avec trois bandes dont l'une, située dans le vert à peu près à égale distance de E et de F, est facilement visible.

En somme, on voit que suivant que l'on passe de la solution acide à la solution ammoniacale, la bande d'absorption, située entre E et F dans les deux cas, s'éloigne de F pour se rapprocher de E, c'est-à-dire qu'elle se déplace dans le sens du bleu au vert.

En présence des alcalis et des sels de cuivre, l'urobiline donne une coloration violacée analogue à celle que produisent les matières albuminoïdes dans les mêmes conditions, c'est-à-dire une réaction semblable à celle du biuret.

Caractères des urines contenant de l'urobiline. Urines hémaphéiques. — La coloration des urines pauvres en urobiline diffère peu de celles des urines normales; mais si la proportion d'urobiline est élevée, cette coloration peut varier du jaune rougeâtre au rouge acajou.

Certaines urines, dites *hémaphéiques*, présentent une coloration jaune-brun ou acajou avec un sédiment assez fortement coloré en brun; elles tachent le linge en jaune rougeâtre ou rose saumon pâle (Gubler). Au premier abord, on pourrait les confondre avec des urines ictériques; d'ailleurs les malades qui les émettent présentent souvent un ictère très léger, dit *ictère hémaphéique*, généralement limité à la face et aux sclérotiques; mais elles ne donnent pas les réactions des pigments biliaires. Lorsqu'on les éprouve à la réaction de Gmelin, il se produit, à la surface de séparation de l'acide nitrique et de l'urine, une zone ou un anneau de coloration rouge brun ou brun acajou plus ou moins foncé, dit *anneau de Gubler* et caractéristique du *pigment hémaphéique* (ou *hémaphéine*). Ce pigment représente-t-il une espèce chimique dérivant, comme le pensaient F. Simon et Gubler, de l'hémoglobine du sang ? Ou bien, ne correspond-il qu'à un ensemble de pigments déjà connus parmi lesquels figurerait l'urobiline ? Ces questions ne sont pas encore complètement élucidées :

a) Hayem et P. Tissier attribuent l'ictère hémaphéique, la coloration spéciale de l'urine et la réaction de Gubler, à l'existence d'un pigment particulier, dit *pigment rouge brun*, isolé par Winter, mais dont l'individualité et les caractéristiques restent à établir.

b) Méhu a montré que le pigment hémaphéique différait de la bilirubine de la bile et qu'il était précipitable par le sulfate d'ammoniaque à la façon de l'urobiline ; aussi, pour nombre d'auteurs, serait-il identique à cette dernière.

c) D'après Gilbert et Herscher, la coloration hémaphéique et la réaction de Gubler seraient dues surtout à l'urobiline ; « une urine normale demande, pour donner cette réaction, à être concentrée cinq ou six fois, tandis qu'une urine riche en urobiline se colore en brun acajou par l'acide nitrique, pour peu qu'elle soit réduite à la moitié ou au tiers de son volume physiologique ».

d) Engel et Kiener supposent que la coloration hémaphéique n'est pas due à un seul pigment, mais à un ensemble de matières colorantes et de chromogènes qui, au contact de l'acide nitrique, produiraient l'anneau de Gubler.

e) Dufau a d'ailleurs observé que l'urobiline ne pouvait à elle seule assurer la formation de cet anneau : d'autres *pigments surajoutés à l'urobiline*, notamment l'*indoxyle* (toujours abondant dans les urines hémaphéiques et fournissant de l'*indirubine* au contact de l'acide nitrique) et surtout les dérivés du *scatol* (donnant du *rouge scatolique* en présence des acides) agiraient concurremment avec l'urobiline pour donner, au contact de l'acide nitrique, le réaction de Gubler. D'après H. Pecker, le rôle du *rouge scatolique* serait même prédominant dans la formation de l'anneau coloré. « En résumé, écrit Dufau, on doit admettre définitivement que l'hémaphéisme de Gubler n'est caractérisé dans l'urine par aucun pigment particulier et il faut rayer résolument le mot *hémaphéine* de la liste suffisamment longue des pigments rencontrés dans l'urine. » Si l'intervention de l'urobiline dans la réaction hémaphéique n'est pas douteuse, ainsi que le pensaient Gilbert et Herscher, elle n'a d'autre effet que de tempérer la coloration rouge produite par le *rouge scatolique* et l'*indirubine*.

Recherche de l'urobiline. — Les nombreux procédés que l'on a proposés pour la recherche de l'urobiline sont tous basés sur les caractères spectroscopiques ou sur les réactions entraînant la fluorescence des solutions de ce pigment, caractères et réactions que nous avons indiqués précédemment.

a) *Emploi du spectroscope*. — Il convient d'opérer sur l'urine fraîchement émise et possédant sa réaction acide normale ; dans le cas où elle serait alcaline, on l'acidifierait légèrement par l'acide acétique. L'urine acide est, après filtration, examinée au spectroscope sous des épaisseurs que l'on fera varier suivant l'intensité de sa coloration.

Le *spectroscope à main* et le *spectromètre à épaisseur variable* que l'un de nous (P. Yvon) a fait construire et dont nous donnons ci-dessous [1] la description se prêtent spécialement à cet examen,

1. *Spectroscope à main*. — Cet instrument est constitué par un prisme à vision directe, enchâssé dans un petit tube en cuivre qui sert de support. La partie mobile P sert à la mise au point (fig. 28, p. 344). Le tube T, destiné à recevoir l'urine ou le sérum, est maintenu vertical au moyen d'un collier à pression C, C. En avant de l'appareil se trouve une lentille convergente, de forme allongée L, destinée à condenser la lumière qui doit traverser le liquide absorbant. Un prisme à double réflexion totale R, dont l'arête A couvre une partie de la fente de l'appareil, est destiné à donner un spectre normal de comparaison. Il résulte de cette disposition que l'appareil est toujours réglé et qu'il suffit, pour faire une observation, de le diriger vers une source lumineuse quelconque : le spectre de comparaison coïncidera rigoureusement avec le spectre d'absorption.

Spectromètre à épaisseur variable. — Cet instrument (fig. 29, p. 345), un peu plus compliqué que le précédent, permet de faire varier l'épaisseur de la couche absorbante depuis 0 jusqu'à 150 millimètres environ. On peut ainsi obtenir les bandes d'absorption avec une netteté suffisante, quel que soit le degré de dilution du liquide examiné.

Sa disposition extérieure est analogue à celle du miscoscope. Il se compose d'un prisme à vision directe A portant au foyer de l'oculaire un micromètre photographié. Le tube qui renferme ce prisme entre à frottement doux dans un autre tube en *cuivre platiné* B, fermé à sa partie inférieure par un galet en glace.

Cet ensemble est supporté par une potence C qui, au moyen d'un bouton à vis E, peut être rendue solidaire de la colonne D. Cette colonne est mobile dans le tube F au moyen d'un pignon à crémaillère ; elle est graduée ; une fenêtre H pratiquée dans le tube permet de lire les divisions qui indiquent la distance séparant le plan inférieur du galet du fond du godet I, et par suite l'épaisseur de la couche absorbante.

Le godet I, destiné à recevoir le liquide que l'on veut examiner, est en verre ou en cuivre platiné ; il est fermé à sa partie inférieure par un galet en verre ; on le pose sur une platine P qui fait corps avec le pied de l'instrument. Cette platine est percée à son centre d'un trou destiné à laisser passer les rayons lumineux réfléchis par le miroir K. On dispose l'appareil exactement comme un microscope devant une source de lumière naturelle ou artificielle. Le godet I est rempli de liquide qui doit être filtré et présenter une *limpidité parfaite*. On oriente le miroir de façon à ce que le rayon lumineux traverse l'axe de l'appareil. Le spectroscope est descendu jusqu'à contact : la couche de liquide interposée est alors nulle. Au moyen du bouton D, on relève le système mobile et l'on fait ainsi accroître l'épaisseur du liquide jusqu'à ce que les bandes d'absorption apparaissent avec une netteté suffisante. Cette épaisseur est d'autant moindre que le liquide examiné est plus riche en matière active, et l'instrument peut, dans une certaine mesure, servir à en apprécier la quantité, d'où son nom de *spectromètre*.

Une légère modification dans le dispositif a été apportée à cet instrument par M. Gautrelet : elle est loin de le simplifier et en restreint l'usage au dosage approximatif de l'urobiline.

que l'on pourra d'ailleurs pratiquer avec tout autre instrument : spectroscope ordinaire, urospectroscope de Henocque, etc...

Avec une urine peu colorée et sous une épaisseur de 2 centimètres, tout le spectre reste assez nettement visible avec la bande d'absorption de l'urobiline située dans le vert aux confins du bleu. Si la coloration de l'urine est de moyenne intensité, la partie droite du spectre, c'est-à-dire celle qui comprend l'indigo et le violet, est en partie obscurcie, mais on distingue cependant encore la bande d'absorption de l'urobiline. Enfin, quand l'urine est très pigmentée cette bande n'est plus perceptible, car toutes les portions verte, bleue, indigo et violette du spectre sont complètement obscures. Si cet inconvénient est dû à la présence d'une trop grande quantité d'urobiline, on y remédiera en diluant l'urine ou en l'examinant sous une épaisseur moindre ; mais s'il est dû, comme le fait se présente souvent dans les cas d'urines ictériques ou hémaphéiques, à la présence de pigments biliaires (ou autres) surajoutés à l'urobiline, on usera avec avantage de la technique suivante, indiquée par Denigès pour éliminer les pigments autres que l'urobiline :

A 15 c. c. d'urine ajouter 10 c. c. de solution de *sulfate mercurique* (voir formule ci-après) ; agiter et laisser reposer cinq minutes ; filtrer. Examiner le filtrat au spectroscope à main sous une épaisseur de 3 centimètres. L'apparition d'une bande d'absorption dans le vert-bleu indique la présence de l'urobiline. La quantité d'eau qu'il faudrait ajouter à un volume donné du filtrat pour obtenir la disparition de cette bande, pourrait renseigner approximativement sur la teneur de l'urine en urobiline.

Le *sulfate mercurique* dont nous venons d'indiquer l'emploi pour la défécation de l'urine est obtenu comme suit (Denigès) :

Oxyde mercurique (jaune ou rouge).	5 gr.
Acide sulfurique pur.	20 c. c.
Eau distillée.	100 c. c.

Mélanger l'acide et l'eau avec précaution, puis, dans ce mélange dont la température est assez élevée, verser l'oxyde de mercure qui se dissout par agitation.

Avec les urines normales, dans lesquelles l'urobiline n'existe qu'en très faible quantité, la bande d'absorption n'est souvent pas perceptible sous une épaisseur de 2 centimètres ; par contre, on y peut déceler facilement, sous cette épaisseur, la *présence de l'urobilinogène* en transformant ce chromogène en urobiline par oxydation au moyen d'une solution d'iode : il suffit pour cela d'ajouter à l'urine quelques gouttes d'une solution contenant 2 grammes d'iode et 2 grammes d'iodure de potassium pour 100 grammes d'eau. Le chromogène peut encore être isolé suivant la méthode de Winter précédemment indiquée, amené en solution et oxydé par l'iode ou l'acide nitrique pour donner au spectroscope la bande caractéristique de l'urobiline.

Production de la fluorescence verte. — 1° *Procédé Morel et Policard.* — Additionner l'urine de son volume d'alcool à 90° et d'une pincée d'acétate de zinc en cristaux. Agiter et filtrer (en repassant sur le filtre jusqu'à obtention d'un filtrat limpide). Additionner le filtrat de 1/10 de son volume de chloroforme ; agiter et laisser déposer. S'il contient de l'urobiline, le chloroforme sera teinté de rose et présentera une fluorescence verte (surtout visible dans le trajet d'un étroit faisceau lumineux).

2° *Procédé de Gilbert et Herscher.* — A 50 c. c. d'urine on ajoute IV gouttes d'acide chlorhydrique et 5 c. c. de chloroforme. Après agitation on sépare (au moyen d'une ampoule à robinet, le chloroforme pour l'additionner de son volume du réactif suivant :

Acétate de zinc. . . . . $0^{gr},10$
Alcool à 95° . . . . 100 gr.
Acide acétique, q. s. pour obtenir une solution limpide.

Si l'urine contient de l'urobiline, il y a production d'une fluorescence verte.

3° *Procédé de Roman et Delluc modifié par Grimbert.* — C'est une méthode de choix, qui se recommande par sa simplicité, son extrême sensibilité et en outre parce qu'elle offre l'avantage d'éliminer tous les pigments accessoires, notamment les pigments biliaires et l'indoxyle. Elle décèle à la fois *l'urobiline et son chromogène* (pour la recherche de ce dernier, isolément, voir p. 447). Elle nécessite l'emploi de deux réactifs dont nous avons précédemment indiqué les formules : le réactif au sulfate mercurique de Denigès (p. 481) et la solution alcoolique d'acétate de zinc au millième (2° ci-dessus) :

A 30 c. c. d'urine on ajoute 20 c. c. de réactif mercurique. Après cinq minutes de repos, on filtre en recevant le filtrat dans une ampoule à robinet où on l'agite avec 5 c. c. de chloroforme. S'il arrive, et ce fait est exceptionnel, que le chloroforme s'émulsionne, on fait passer le liquide émulsionné sur un tampon de coton hydrophile disposé au fond d'un entonnoir ; en pressant doucement le coton avec un agitateur, les deux liquides passent séparés et se superposent. Le chloroforme soutiré est filtré et recueilli dans un tube à essai ; on l'additionne alors goutte à goutte de la solution alcoolique d'acétate de zinc tant qu'il se produit un trouble (X gouttes environ). Au moment où le liquide s'éclaircit, on voit apparaître la fluorescence verte caractérisque. Si la réaction est peu intense, il convient d'examiner le tube sur un fond noir.

La solution chloroformique fluorescente peut encore être examinée au spectroscope et montrer la bande d'absorption caratéristique de l'urobiline.

Dosage de l'urobiline. — Il n'existe pas actuellement de procédé exact de dosage de l'urobiline ; on peut apprécier grossièrement la richesse d'une urine en urobiline, soit d'après l'intensité des réactions de fluorescence, soit d'après les dilutions que l'on doit faire subir à l'urine pour amener la disparition de la bande d'absorption du spectre sous une épaisseur donnée (voir procédé Denigès p. 481).

Charnas a proposé le procédé suivant pour le dosage approximatif de l'ensemble urobilinogène + urobiline :

L'urine (1/2 à 1 litre) est alcalinisée franchement par le carbonate d'ammoniaque et maintenue deux jours à l'étuve à 37° ; toute l'urobiline est alors transformée en urobilinogène ; ce dernier est ensuite extrait à l'éther suivant le procédé indiqué page 476. Il ne reste plus qu'à transformer cette solution éthérée incolore d'urobilinogène en solution aqueuse d'urobiline et à précipiter cette dernière. A cet effet, mélanger la solution étherée à son volume d'eau distillée ; exposer le mélange pendant un jour à la lumière solaire (vérifier au besoin, par la benzaldéhydo-réaction d'Ehrlich, que tout l'urobilinogène est bien transformé en urobiline) ; agiter pour faire passer l'urobiline en solution dans l'eau ; séparer et filtrer la solution aqueuse ; la saturer de sulfate d'ammoniaque pur ; recueillir le précipité sur un filtre dur ; laisser sécher à l'air ; extraire l'urobiline de ce précipité avec la quantité minima nécessaire d'alcool absolu ; filtrer la solution alcoolique dans une capsule tarée ; évaporer dans le vide et peser.

Origine de l'urobiline et signification clinique de l'urobilinurie. — L'urobiline dérive certainement du pigment des globules sanguins, de l'hémoglobine, car sa proportion augmente dans l'urine dans tous les cas où l'hématolyse, c'est-à-dire la destruction des hématies et de leur pigment, se trouve exagérée. Mais les réactions, peut-être complexes, qui doivent amener l'hémoglobine à l'état d'urobiline, de même que les substances intermédiaires qui correspondent à ces réactions, sont encore mal connues. On sait, d'après les expériences de H. Fischer et P. Meyer (hydrogénation de la bilirubine produisant de l'*hémibilirubine*, vraisemblablement identique à l'*urobilinogène*), que le pigment fondamental de la bile, la bilirubine, peut figurer parmi ces intermédiaires. Mais, d'autre part, les recherches de Sieber et Nencki, de Hoppe-Seyler (hydratation et hydrogénation de l'hématine) montrent que l'urobiline peut se produire aux dépens de l'hémoglobine sans passer par le stade bilirubine. Certaines des théories relatives à l'urobilinurie sont basées sur ces réactions.

a) *Théorie intestinale.* — Dans les circonstances normales, l'urobiline paraît se former dans l'intestin aux dépens de la bilirubine biliaire, sous l'influence de fermentations bactériennes réductrices. L'urobiline (stercobiline) existe d'ailleurs presque constamment dans les matières fécales, (on ne l'y rencontre pas dans les deux ou trois premiers jours de la vie, alors que l'intestin est exempt de bactéries) ; on a observé de plus que les portions supérieures de l'intestin renferment surtout de la bilirubine, alors que l'urobiline prédomine dans les régions inférieures. Ainsi formée, elle passerait en grande partie, par la veine porte, dans le foie qui la fixerait ou la transformerait (une faible portion seulement, absorbée dans les régions inférieures de l'intestin par les veines hémorroïdales, échapperait au foie et viendrait ainsi constituer l'urobilinogène de l'urine normale). Mais, en cas d'*insuffisance hépatique*, elle passerait dans la circulation et serait éliminée par le rein.

b) *Théorie hépatique.* — Suivant Hayem et P. Tissier le foie, à l'état normal, transformerait en pigments biliaires toute l'hémoglobine provenant de l'hématolyse normale. Mais dans le cas d'altérations hépatiques, la production régulière des pigments normaux serait troublée et le foie élaborerait, outre ces pigments normaux, des pigments modifiés, dont l'urobiline ; parfois même, il ne produirait que des pigments modifiés.

Ainsi, dans cette *théorie hépatique* comme dans la précédente (théorie intestinale), l'urobiline apparaît comme le pigment du foie malade et l'urobilinurie comme un signe d'insuffisance hépatique.

c) *Théorie hématique.* — Certains faits pathologiques tendent à montrer que l'urobiline peut, dans quelques circonstances, se former aux dépens de l'hémoglobine sans que le foie participe à cette formation. C'est ainsi que l'on observe de l'urobilinurie dans tous les cas où un épanchement sanguin de quelque importance (hémorragies cérébrales, rupture de grossesse tubaire, hématocèle rétro-utérin, etc.) vient à se résorber ; on constate alors que l'urobilinurie est d'autant plus intense que l'hématome est plus considérable, c'est-à-dire que la quantité d'hémoglobine transformée est plus abondante. Cette *origine hématique* de l'urobiline est encore démontrée par l'urobilinurie que l'on observe au cours de certaines *intoxications aiguës* plus ou moins *hémolysantes ;* alors encore, l'intensité de l'urobilinurie est proportionnelle à la quantité d'hémoglobine détruite : ainsi,

E. Gérard a pu trouver des quantités considérables d'urobiline dans des urines, hémoglobinuriques et méthémoglobinuriques, émises dans un cas d'empoisonnement par l'*hydrogène arsénié*; après l'élimination des pigments sanguins, l'urobilinurie persistait, aussi intense, pendant quelques jours. Semblablement, Tissier, Morfaux ont vu l'urobilinhémie et l'urobilinurie déterminées par l'intoxication oxycarbonée.

Contre cette théorie hématique de l'urobilinurie, on pourrait objecter que le foie intervient, dans tous les cas, pour transformer en bilirubine l'hémoglobine provenant de l'hématolyse, mais qu'il se trouve fonctionnellement insuffisant lorsque cette dernière est trop intense ; dès lors, il transformerait imparfaitement ou irrégulièrement en pigments biliaires normaux l'hémoglobine dont une partie parviendrait dans les urines à l'état d'urobiline.

d) *Théorie rénale.* — Suivant Gilbert et Herscher, l'urobiline pourrait être d'*origine rénale ;* elle prendrait naissance dans le rein, sous l'influence de diastases réductrices, aux dépens des pigments biliaires (bilirubine) apportés par le sang. L'existence de diastases réductrices dans le rein, a d'ailleurs été démontrée par les expériences de Gérard et Abelous.

Gilbert et Herscher appuient leur théorie sur les faits suivants :

L'urobiline trouvée dans l'urine n'existe pas toute formée dans le sang, car l'urobilinurie ne coexiste pas constamment avec l'urobilinhémie. Quand l'urine renferme beaucoup d'urobiline, il est rare que le sérum en contienne. Par contre, dans les cas d'urobilinurie on trouverait toujours des pigments biliaires dans le sang. L'urobilinurie ne serait donc qu'un symptôme de la cholémie : aussi permettrait-elle de la reconnaître alors qu'il n'existe ni cholurie, ni ictère, comme il arrive dans la *cholémie familiale* (Gilbert et Lereboullet).

Comme on le voit, cette question des causes de l'urobilinurie, n'est pas résolue d'une façon définitive et il serait actuellement téméraire d'accepter l'une des théories que nous venons d'exposer à l'exclusion des autres. Il se peut d'ailleurs que ces causes soient multiples et que les diverses théories trouvent chacune leur application suivant les circonstances.

Nous indiquerons sommairement ici les *différentes affections qui s'accompagnent d'urobilinurie :*

1° Chez le sujet sain, l'urine ne contient que peu ou point d'urobiline, mais elle renferme toujours des traces d'urobilinogène.

2° Dans toutes les maladies fébriles aiguës (scarlatine, érysipèle, rhumatisme articulaire aigu, fièvre intermittente) et surtout dans celles qui s'accompagnent d'une exagération de l'hématolyse (fièvre typhoïde, septicémies, scorbut, etc.), dans les affections avec cyanose, stase sanguine (cardiopathies à la période d'asystolie, pneumonie, emphysème et pleurésie graves, etc.), il existe une urobilinurie assez marquée.

3° Dans tous les cas — déjà signalés précédemment — où une extravasion sanguine enfermée dans une cavité close vient à se résorber (hématocèle, grossesse extra-utérine, hémorragies péritonéales, cérébrales, pleurales, infarctus pulmonaire, purpura, etc.), l'urobilinurie est intense, proportionnelle à la quantité d'hémoglobine extravasée, et généralement *durable* (tant que dure la résorption).

4° Dans l'anémie pernicieuse, dans certains cas d'hémoglobinhémie, dans les intoxications avec hématolyse considérable (oxyde de carbone, hydrogène arsénié, acétanilide, etc.), l'urobilinurie donne également la mesure de la quantité d'hémoglobine détruite (L. Lemaire).

5° Les urines de la femme en état de grossesse normale peuvent contenir de l'urobiline et du chromogène, ainsi que l'ont vu Lemaire, Bar et Daunay dans 7 p. 100 des cas qu'ils ont observés. D'ailleurs, l'hématolyse est souvent exagérée pendant la grossesse (Bar). En cas de mort du fœtus, l'urobilinurie est ordinairement très marquée (C. Merletti) ; elle disparaît rapidement après la délivrance ; dans la circonstance, ce signe a peutêtre une valeur diagnostique.

6° *Urobilinurie dans les affections du foie.* — Dans les cas de lésions graves du foie avec altérations aiguës (ictère grave) ou progressives (cirrhoses, tuberculose, cancers) de la cellule hépatique, l'urobilinurie est très intense et permanente ; elle est particulièrement marquée à la période ultime de la maladie de Banti (splénomégalie avec anémie progressive suivie de cirrhose hépatique).

Dans tous les cas d'ictère, et particulièrement dans les ictères infectieux, la cholurie s'accompagne d'urobilinurie.

Dans les contusions du foie, l'urobilinurie est de règle et d'autant plus intense que la contusion est plus importante (Hayem).

CHAPITRE VII

INDOXYLE URINAIRE, DÉRIVÉS DE L'INDOL (INDICAN) ET DU SCATOL

La fermentation bactérienne intestinale des matières albuminoïdes, ou des dérivés du benzol contenus dans les aliments, donne naissance à des phénols, dont les principaux sont le phénol ordinaire, le paracrésol, la pyrocatéchine et l'indoxyle. Ces phénols s'unissent à l'acide sulfurique, provenant de la combustion intraorganique des groupements soufrés issus des protéiques, pour donner des acides sulfo-conjugués, que l'on retrouve à l'état de sels alcalins dans l'urine. Nous avons eu l'occasion de mentionner déjà ces phénylsulfates en étudiant les différentes variétés de soufre urinaire. Dans le présent chapitre nous ne nous occuperons que des sulfo-conjugués de l'indoxyle, envisagés comme chromogènes de pigments analogues ou identiques à l'indigotine, substance que l'on peut faire apparaître dans l'urine à l'aide de réactions appropriées.

L'*indoxyle* (C^8H^7AzO) est un phénol correspondant à l'*indol* (*benzopyrrol*) :

Indol.

L'indol engendré par la putréfaction intestinale de l'albumine est en partie résorbé et transformé, par oxydation, en *indoxyle* (substitution d'un oxhydrile OH à un hydrogène en 1) ; cet indoxyle se conjugue dans l'organisme avec l'acide sulfurique — et quelquefois avec l'acide glycuronique — pour être éliminé, par les urines, à l'état d'*indoxylsulfates* et d'*indoxylglycuronates* alcalins. Ces dérivés conjugués de l'indoxyle sont des chromogènes incolores qui fournissent de l'indigotine (indigo bleu) par saponification et oxydation ; on les désignait autrefois sous le nom impropre d'*indican urinaire*, par analogie avec le chromogène incolore des plantes à indigo, l'*indican végétal*, lequel est un glucoside également générateur d'indigo bleu (indigotine). Or Baumann et Brieger ont montré que le prétendu *indican urinaire* était tout différent de l'indican végétal, en établissant que c'était un dérivé sulfo-conjugué de l'indoxyle et non un glucoside. Il convient donc d'abandonner définitivement le terme d'*indican urinaire* pour lui substituer, comme le propose L.-C. Maillard, celui d'*indoxyle urinaire*, ce vocable désignant l'ensemble des composés indoxyliques urinaires, et son emploi laissant sous-entendu qu'il ne s'agit pas d'indoxyle à l'état libre, mais bien de dérivés conjugués de ce corps.

Propriétés de l'indoxyle urinaire. — C'est surtout à l'état d'indoxylsulfate de potasse, dont voici la formule,

$$C - O - SO^2 - OK$$
$$C^6H^4 < \!\!\!\!{\overset{\textstyle }{\underset{\textstyle AzH}{\diamondsuit}}}\!\!\!\! > CH$$

que l'indoxyle existe dans l'urine. Mais lorsqu'il est produit en quantité telle qu'il ne trouve pas assez d'acide sulfurique pour s'y conjuguer, il s'unit en partie à l'acide glycuronique pour s'éliminer à l'état d'indoxylglycuronates (moins stables que les indoxylsulfates).

Ces dérivés conjugués représentent des éthers phénoliques ; ils sont facilement saponifiés par l'eau en présence des acides. L'indoxyle, libéré par cette saponification et soumis à une oxydation ménagée, fournit une substance qui se dissout dans le chloroforme en le colorant en bleu. Or, d'après les recherches de Maillard, cette matière colorante n'est pas, ainsi qu'on le croyait autrefois, identique à l'indigotine retirée des végétaux indigofères ou préparée synthétiquement par Baeyer. C'est un composé spécial auquel Maillard donne le nom d'*hémi-indigotine*, car les mesures cryoscopiques montrent qu'il est deux fois moins condensé que l'indigotine des plantes ; sa formule de constitution serait la suivante :

$$C^6H^4 <\!\!{\overset{CO}{\underset{AzH}{}}}\!\!> C = C <\!\!{\overset{CO}{\underset{AzH}{}}}\!\!> C^6H^4$$

Hémi-indigotine de Maillard.

Cette formule est précisément celle que Baeyer attribuait à

l'indigotine extraite des végétaux, dont la formule serait, d'après Maillard, double de la précédente :

$$C^6H^4 \diagdown \begin{matrix} CO \\ AzH \end{matrix} \diagup C - C \diagdown \begin{matrix} CO \\ AzH \end{matrix} \diagup C^6H^4$$
$$C^6H^4 \diagdown \begin{matrix} CO \\ AzH \end{matrix} \diagup C - C \diagdown \begin{matrix} CO \\ AzH \end{matrix} \diagup C^6H^4$$

Indigotine végétale ou industrielle.

L'hémi-indigotine en solution chloroformique se polymérise lentement en donnant naissance à deux composés (dimères de l'hémi-indigotine), dont l'un est une matière colorante *bleue*, l'*indigotine*, identique à l'indigotine des plantes ou de l'industrie, et dont l'autre, l'*indirubine*, est une matière colorante *rouge*. Cette indirubine serait un isomère de position de l'indigotine et présenterait la constitution suivante :

$$C^6H^4 \diagdown \begin{matrix} AzH \\ CO \end{matrix} \diagup C - C \diagdown \begin{matrix} AzH \\ CO \end{matrix} \diagup C^6H^4$$
$$C^6H^4 \diagdown \begin{matrix} CO \\ AzH \end{matrix} \diagup C - C \diagdown \begin{matrix} CO \\ AzH \end{matrix} \diagup C^6H^4$$

Indirubine.

Quand le milieu dans lequel s'opère la polymérisation de l'hémi-indigotine est *alcalin*, c'est l'*indigotine* qui se forme ; mais quand ce milieu est *acide*, c'est l'*indirubine* qui prend naissance. Ces considérations relatives à la réaction du milieu présentent une importance capitale parce qu'elles permettent d'expliquer pourquoi le chloroforme, agité avec l'urine dont l'indoxyle a été libéré de ses combinaisons et transformé en hémi-indigotine par des réactions appropriées (voir plus loin), se colore tantôt en bleu, tantôt en rouge :

a) Si l'oxydation de l'indoxyle libéré par un acide s'est faite rapidement, le chloroforme enlève à l'urine de l'hémi-indigotine qui le colore en *bleu*. Abandonnée à elle-même au contact des traces de l'acide que l'on avait ajouté à l'urine, cette solution chloroformique, d'abord bleue, passe peu à peu au violet, puis au rouge (au bout de quelques jours) par suite de la polymérisation de l'hémi-indigotine en indirubine ; mais si on l'alcalinise immédiatement, elle conserve sa coloration bleue parce que l'hémi-indigotine se polymérise en indigotine (bleue) dans un milieu alcalin.

b) Si l'oxydation de l'indoxyle libéré par un acide s'est au contraire effectuée lentement, l'hémi-indigotine, en milieu acide, aura eu le temps de se polymériser et de se transformer en indirubine qui colorera le chloroforme en rouge.

Il importe de remarquer encore que la transformation de l'hémi-indigotine en indirubine en milieu acide est favorisée par la chaleur. Ceci explique pourquoi la solution chloroformique, bleue et acide, passe rapidement au violet, quand on la distille, et laisse un résidu contenant beaucoup d'indirubine que l'on peut extraire au moyen de l'éther.

Notons enfin que l'indigotine résultant de la polymérisation de l'hémi-indigotine en milieu alcalin est moins soluble que cette dernière dans le chloroforme ; aussi n'est-il pas rare de voir l'indigotine se séparer, sous forme de flocons bleus, d'une solution chloroformique d'hémi-indigotine en voie de polymérisation.

N. B. — D'après Justin-Mueller, l'*indigotine* résulterait de la condensation de deux molécules d'indoxyle ; et, l'*indirubine*, de la condensation d'une molécule d'indoxyle avec une molécule d'*isatine*, cette dernière provenant de l'oxydation de l'indoxyle :

$$2\left[C^6H^4{<}^{AzH}_{C.(OH)}{>}CH \right] + 2O = 2H^2O + C^6H^4{<}^{AzH}_{CO}{>}C = C{<}^{AzH}_{CO}{>}C^6H^4$$
Indoxyle.   Indigotine.

$$C^6H^4{<}^{AzH}_{C.(OH)}{>}CH + 2O = CO{<}^{C.(OH)}_{C^6H^4}{>}Az + H^2O$$
Indoxyle.   Isatine.

$$CO{<}^{C.(OH)}_{C^6H^4}{>}Az + C^6H^4{<}^{AzH}_{C.(OH)}{>}CH = C^6H^4{<}^{AzH}_{CO}{>}C = C{<}^{CO}_{C^6H^4}{>}AzH + H^2O$$
Isatine.   Indoxyle.   Indirubine.

Recherche de l'indoxyle dans les urines. — Les nombreux procédés que l'on a proposés pour la recherche de l'indoxyle urinaire (anciennement : indican) consistent tous en principe, à le libérer de ses conjugaisons, par saponification au moyen d'un acide, pour l'oxyder ensuite et le faire passer en solution chloroformique à l'état d'hémi-indigotine bleue.

Or, la partie délicate de ces opérations est celle qui vise l'oxydation de l'indoxyle ; il arrive fréquemment, lorsqu'on emploie un oxydant trop énergique (acide azotique, brome, chlore, chlorates, etc.), que l'indigotine n'apparaît pas parce qu'elle est suroxydée et transformée en *isatine* presque incolore.

Suivant le procédé de Maillard, que nous décrirons tout d'abord comme méthode de choix, cette cause d'erreur est évitée ; de plus, la défécation de l'urine par l'acétate de plomb élimine les diverses substances qui pourraient retarder l'oxydation de l'indoxyle ou masquer la couleur bleue de l'indigotine.

1° *Procédé de L.-C. Maillard*. — L'urine est additionnée d'un dixième de son volume de sous-acétate de plomb liquide ; le mélange est agité et filtré. Dans un tube à essai on verse 10 à 15 c. c. de ce filtrat avec un volume égal d'acide chlorhydrique pur et 2 ou 3 c. c. de chloroforme ; on veille à ce que le volume total du mélange ne remplisse pas complètement le tube, une certaine quantité d'air devant favoriser l'agitation et l'oxydation. On agite vivement et on laisse déposer. Dans le cas où le chloroforme n'est pas coloré, *mais dans ce cas seulement*, on ajoute II gouttes d'eau oxygénée (à 10 volumes) *diluée au dixième* et on agite de nouveau. On laisse déposer le chloroforme, qui se rassemble rapidement sans s'émulsionner ; on enlève, à l'aide d'une pipette, l'urine surnageante pour la remplacer par une solution de soude au millième. On agite encore et on laisse déposer.

Si le chloroforme est coloré en bleu, en violet, ou en rouge, la matière colorante est d'origine indoxylique.

La technique précédente est encore applicable au cas où l'urine contient des *iodures* (d'origine médicamenteuse). Cependant, comme l'iodure retarde un peu l'oxydation de l'indoxyle, il faut recourir à l'emploi ménagé de l'eau oxygénée ; celle-ci met en liberté de l'iode qui passe en solution dans le chloroforme, d'où il se trouve éliminé par l'agitation avec la solution de soude étendue. L'oxydation étant, dans ce cas, relativement lente, il y a tendance à la production de teintes violacées, c'est-à-dire à la formation d'indirubine.

2° *Procédé de Jaffé*. — C'est le plus anciennement connu ; il présente l'inconvénient de mettre en œuvre un oxydant trop énergique, le chlore dégagé de l'hypochlorite de chaux, susceptible de transformer l'indigotine en isatine.

L'urine est additionnée de son volume d'acide chlorhydrique et de quelques gouttes d'une solution récente d'hypochlorite de chaux, puis agitée avec du chloroforme qui se colore en bleu en cas de présence de dérivés indoxyliques.

3° *Procédé d'Obermayer*. — Le réactif employé comme oxydant est le suivant :

Perchlorure de fer officinal. . . . 6 c. c.
Acide chlorhydrique . . . . 1000 c. c.

D'après A. Ellinger et contrairement à l'opinion de Maillard, le réactif d'Obermayer ne suroxyderait pas l'hémi-indigotine ; bien plus, il fournirait une réaction positive (coloration bleue du chloroforme) avec des solutions contenant seulement 2 milligrammes d'indoxylsulfate de potasse par litre, alors que le procédé de Maillard donnerait un résultat négatif.

On ajoute à l'urine, préalablement déféquée par l'acétate de plomb, 1/3 de son volume de ce réactif. On agite pendant quelques instants, puis on ajoute du chloroforme qui, après nouvelle agitation, se colore en bleu violacé dans le cas où l'urine contient des composés indoxyliques.

4° *Méthode de Loubiou.* — On met dans un tube à essai 2 c. c. d'urine avec volume égal de chloroforme et 1 c. c. d'eau oxygénée à 5 volumes ; on ajoute ensuite 2 volumes d'acide chlorhydrique et on chauffe doucement le mélange. On retourne le tube à plusieurs fois sur lui-même, de façon à diviser le chloroforme sans l'émulsionner (cette émulsion ne se produit pas d'ailleurs, quand on opère sur l'urine déféquée par l'acétate de plomb). Après repos, le chloroforme se sépare coloré en bleu dans le cas d'une urine contenant, même à dose très faible, des composés indoxyliques. D'après E. Gérard, ce procédé donnerait des résultats satisfaisants.

5° *Méthode de Denigès.* — Dans un tube à essai on verse 4 c. c. d'urine préalablement déféquée par l'acétate de plomb, 3 c. c. d'acide chlorhydrique pur, 1 c. c. de chloroforme et une seule goutte d'une solution de chlorate de potasse à 5 grammes par litre. Après avoir agité pendant une minute environ, on ajoute encore une goutte de chlorate de potasse ; on agite de nouveau, pendant une demi-minute à peu près, et on laisse déposer. Si le chloroforme est incolore ou à peine bleuté, l'indoxyle est absent de l'urine ou n'y existe qu'à dose ordinaire ; s'il est nettement bleu, il y a excès d'indoxyle. On ajoute alors une nouvelle goutte de chlorate pour agiter ensuite et laisser déposer ; on continue ces additions de chlorate, par gouttes, avec agitations consécutives, jusqu'à ce que la coloration du chloroforme n'augmente plus d'intensité, ce qui est toujours obtenu par l'emploi de V à VI gouttes (au total) de chlorate. L'intensité de la coloration, finalement obtenue, est proportionnelle à la teneur de l'urine en indoxyle.

Les urines contenant des iodures, soumises à ce traitement, cèdent de l'iode au chloroforme qui se colore en rouge violacé ; un cristal d'hyposulfite de soude, ajouté au mélange, fait disparaître la teinte due à l'iode, sans toucher à l'indigotine (Denigès).

Dosage de l'indoxyle. — 1° *Procédé de E. Wang.* — On défèque 300 c. c. d'urine par 50 c. c. d'une solution contenant 20 p. 100 d'acétate neutre de plomb. On additionne 175 c. c. du filtrat (correspondant à 150 c. c. d'urine) d'un égal volume de réactif d'Obermayer (voir plus haut). On épuise ce mélange en l'agitant trois fois pendant une minute avec, chaque fois, 30 c. c. de chloroforme. Le résidu provenant de l'évaporation de ces solutions chloroformiques, lavé à deux ou trois reprises avec de l'eau chaude, est mis à digérer pendant vingt-quatre heures avec 4 à 5 c. c. d'acide sulfurique concentré. On étend d'eau (environ 100 c. c.) la solution sulfurique d'indigotine ainsi obtenue et on la titre avec une solution N/200 de permanganate de potasse (0^{gr},158 de permanganate par litre) ajoutée goutte à goutte jusqu'à disparition de la coloration bleue (puis verte qui vient ensuite) et apparition d'une teinte jaune. Chaque centimètre cube de la solution de permanganate employé représente 0^{mgr},332 d'*indoxyle*.

D'après Ellinger, les résultats obtenus suivant cette méthode seraient trop faibles; il faudrait les augmenter d'un sixième.

2° *Procédé d'Obermayer*. — Il est analogue au précédent, mais plus rapide. A 10 c. c. d'urine on jaoute 40 c. c. d'eau et 50 c. c. de réactif d'Obermayer; on agite et on abandonne au repos pendant un quart d'heure. L'indigotine, qui s'est formée au bout de ce temps, est extraite en agitant la liqueur, par trois fois, successivement avec 25, 15 puis 10 c. c. de chloroforme. Le résidu de l'évaporation de ces solutions chloroformiques est dissous dans 5 c. c. d'acide sulfurique pur et chauffé doucement au bain-marie pendant un quart d'heure ; la solution sulfurique d'indigotine est ensuite étendue d'eau et titrée à l'aide du permanganate de potasse comme il est indiqué dans le procédé de Wang.

3° *Méthode de L.-C. Maillard*. — C'est la plus exacte, attendu que les oxydants peu énergiques qu'elle met en œuvre ne peuvent faire passer l'indigotine à l'état d'isatine, et aussi parce qu'elle comporte la purification des produits amenés en solution chloroformique avant le titrage au permanganate.

Suivant que l'essai qualitatif aura montré que l'urine était pauvre ou riche en produits indoxyliques, on emploiera des quantités plus ou moins grandes d'urine. Dans les cas normaux on opérera sur 700 c. c.; mais 350 c. c. suffiront si l'urine est riche en indoxyle.

Ces 700 c. c. d'urine sont déféqués par 70 c. c. de sous-acétate de plomb liquide ; à 550 c. c. du filtrat, placés dans une ampoule à robinet de 2 litres, on ajoute 50 c. c. de chloroforme, purifié comme il est dit plus bas et 550 c. c. d'acide chlorhydrique pur ; on agite pendant quelques minutes, on laisse déposer et on décante le chloroforme, pour le remplacer plusieurs fois jusqu'à ce qu'il n'enlève plus de matière colorante au mélange. On ajoute alors I, II, III gouttes d'eau oxygénée (à 10 volumes), diluée au dixième, puis on effectue de nouvelles extractions chloroformiques.

Toutes ces liqueurs chloroformiques sont réunies, filtrées,

lavées 5 à 6 fois avec 2 à 3 volumes d'eau distillée, filtrées de nouveau et lavées 4 fois avec de la soude au millième. Après une troisième filtration suivie de trois lavages à l'eau distillée on soutire le chloroforme sur un filtre sec. La solution chloroformique ainsi purifiée, placée dans un petit ballon, est distillée, au bain-marie. Le résidu d'indigotine est desséché par insufflation d'air au fond du ballon chaud, et mis au contact de 10 c. c. d'acide sulfurique pur pendant une heure à 60-68° ; la matière colorante est ainsi transformée en sulfoconjugué soluble dans l'eau. Cette liqueur sulfurique est versée doucement dans un demi-litre d'eau à laquelle on ajoute, en outre, les eaux de lavage du ballon. Dans la solution ainsi obtenue, on verse, goutte à goutte, de la solution N/200 de permanganate de potasse (correspondant exactement à une solution N/200 d'acide oxalique : $0^{gr},315$ de cet acide pur et sec par litre) jusqu'à disparition de la teinte bleue ; on porte alors le liquide à 80° et on continue l'addition de caméléon jusqu'à obtention d'un liquide jaunâtre ; chaque centimètre cube de permanganate employé représente $0^{mgr},332$ d'*indoxyle*. Puisque les 550 c. c. de filtrat, prélevés après défécation, représentent 500 c. c. d'urine, on multipliera par 2 pour rapporter les résultats au litre.

Il importe de n'employer pour ce dosage ni le chloroforme commercial, ni le chloroforme anesthésique qui peuvent contenir des corps gras (le chloroforme anesthésique a en effet subi une distillation sur de l'huile), des essences ou autres substances capables de réduire une certaine quantité de permanganate. En vue du dosage de l'indoxyle, on purifiera donc le chloroforme commercial de la façon suivante : on l'agitera à plusieurs reprises avec 1/20 ou 1/50 de son volume d'acide sulfurique (qu'on remplacera tant qu'il se colorera) ; on le lavera ensuite, trois fois, en l'agitant avec 2 volumes de soude à 1 p. 100, puis, trois fois encore, par agitation avec le double de son volume d'eau ; on le décantera pour le passer sur un filtre sec qui retiendra les gouttelettes d'eau et enfin on le distillera lentement dans un ballon tubulé muni, autant que possible, d'un bouchon de verre.

4° *Méthodes colorimétriques*. — Nous ne pouvons indiquer ici toutes les méthodes colorimétriques proposées par divers auteurs (Obermayer, Strauss, etc.), pour le dosage de l'indoxyle. Elles ne fournissent que des résultats approximatifs. En voici une de E. Lépinois : elle nécessite l'emploi d'une solution étalon d'indigotine que l'on prépare de la façon suivante :

Indigotine pure . . . . $0^{gr},01$
Acide sulfurique pur . . . . 25 à 30 c. c.

Porter et maintenir à l'ébullition pendant cinq minutes ; après refroidissement, verser cette solution dans 500 grammes environ d'eau distillée et compléter le volume de 1 litre. Cette solution d'indigotine au cent millième sera diluée, à divers degrés, dans 10 tubes à essai de même diamètre, numérotés de 1 à 10 (l'emploi du colorimètre dispense de la préparation de ces tubes-étalons) :

Le tube n° 1 contiendra 1 c. c. de la solution d'indigotine au cent millième et 9 c. c. d'eau ; le n° 2, 2 c. c. de solution d'indigotine et 8 c. c. d'eau, etc. ; enfin le n° 10 contiendra 10 c. c. d'indigotine au cent millième non diluée.

L'urine soumise au dosage est déféquée par un dixième de son volume de solution officinale de sous-acétate de plomb. A 11 c. c. du filtrat provenant de cette défécation et représentant 10 c. c. d'urine, on ajoute un égal volume de réactif d'Obermayer ; on mélange et on abandonne au repos pendant quelques minutes. On épuise ensuite le mélange à deux reprises avec 4 ou 5 c. c. de chloroforme. Les liqueurs chloroformique sont soutirées et réunies dans une éprouvette graduée bien sèche, on complète le volume de 10 c. c. avec de l'alcool à 95°. La solution d'indigotine ainsi préparée est introduite dans un tube à essai de même diamètre que les étalons et comparée à ces derniers ; si sa coloration est, par exemple, identique à celle du tube n° 6, c'est que l'urine examinée renferme une quantité de composés indoxyliques correspondant à $0,00001 \times 6$ d'indigotine par 10 c. c., soit 0,006 par litre. Exprimés en *indoxyle*, ces résultats demeureraient sensiblement les mêmes, car 133 d'indoxyle représentent 131 d'indigotine.

Origine et signification de l'indoxyle urinaire. — Jaffé a montré que les injections sous-cutanées d'indol faisaient apparaître de l'indoxyle dans les urines au bout de quelques minutes. On sait d'autre part que cet indol se forme dans la destruction des albuminoïdes, sous l'influence des bactéries de la putréfaction. Le *tryptophane* ou acide indolaminopropionique, qui se produit normalement, en même temps que d'autres acides aminés tels que la leucine et la tyrosine, au cours de la digestion tryptique de la plupart des albuminoïdes, est vraisemblablement le précurseur immédiat de l'indol. Quoi qu'il en soit, on admet que la majeure partie de l'indol formée dans l'intestin est éliminée avec les fèces, et que le reste est résorbé par la muqueuse intestinale, puis transformé en indoxyle qui se conjugue dans l'organisme (probablement dans le foie) avec l'acide sulfurique, pour être éliminé par le rein à l'état d'indoxylsulfates alcalins.

Lorsque l'indoxyle est produit en quantité telle qu'il ne trouve pas assez d'acide sulfurique pour se conjuguer totalement avec lui, il s'unit en partie, ainsi que nous l'avons mentionné déjà, à l'acide glycuronique, substance qui existe, à l'état de traces et sous forme de conjugués, dans l'urine normale.

Dans les cas où l'indoxyle se forme en quantité considérable, l'urine peut présenter une coloration bleue ou verte, ou bien acquiert cette teinte lorsqu'on l'abandonne à elle-même. Suivant L.-C. Maillard « ce phénomène se produit lorsque l'urine, riche en indoxyle, ne le renferme pas seulement sous forme d'acide indoxylsulfurique, mais en contient l'excès sous forme d'acide indoxylglycuronique. Celui-ci est très facilement décomposable, surtout en milieu alcalin et en présence des bactéries, c'est pourquoi l'*indigurie* coïncide généralement avec les infections de l'appareil urinaire et avec la putréfaction de l'urine ».

L'urine normale contient très peu d'indoxyle, soit en moyenne $0^{gr},0066$ par litre et $0^{gr},008$ par vingt-quatre heures (ces chiffres résultent des observations de Jaffé; ils se rapportent à l'indigotine; les chiffres exprimant l'indoxyle C^8H^7AzO seraient sensiblement identiques, car 131 d'indigotine = 133 d'indoxyle).

L'indoxyle ne se rencontre pas dans l'urine des nouveau-nés, pas plus que dans celle des enfants âgés de quelques jours (Senator); en général, l'urine des enfants au sein n'en renferme pas; celle des nourrissons alimentés au lait de vache en contient au contraire presque constamment.

L'absence de l'indoxyle dans l'urine du nouveau-né s'explique par l'absence de bactéries dans l'intestin et, conséquemment, par l'absence de putréfactions productrices d'indol.

La proportion d'indoxyle varie avec la nature des aliments; d'une manière générale, elle est d'autant plus accrue que le régime est plus riche en protéiques; elle diminue, et cesse même au bout de quelques jours, pendant le jeûne (observation de Cetti par van Ackeren).

Variations pathologiques. — On ignore si la totalité de l'indoxyle produit dans l'organisme résulte des fermentations bactériennes intestinales des albuminoïdes, ou si d'autres réactions appartenant en propre à l'organisme, la digestion tryptique à l'exclusion des bactéries par exemple, ne contribuent pas aussi à sa production. Il n'est donc pas certain, contrairement à ce que l'on admet généralement, que l'indoxylurie nous donne en quelque sorte la mesure de l'intensité des fermentations bactériennes intestinales : cela n'est que vraisemblable. On a en effet observé une augmentation considérable de l'indoxylurie au cours de diverses *affections gastro-intestinales*, notamment dans celles où la stagnation des produits de la digestion favorise les fermentations putréfactives : *étranglement intestinal, péritonite aiguë ; cancers de l'estomac, de l'intestin e* ' *du foie*. Moins intense que dans les affections que nous venons de citer, l'indoxylurie est encore assez marquée dans la *dilatation* et l'*ulcère de l'estomac* (surtout après les hémorragies), dans les *entérites*, la *dysenterie*, la *fièvre typhoïde* (Petitpas), la *péritonite subaiguë*, l'*appendicite*, le *choléra*, le *typhus*, et la *colique saturnine*.

Les altérations de la paroi intestinale (inflammatoires, ou résultant d'interventions chirurgicales étendues) paraissent favoriser le passage des dérivés de l'indol dans le sang et dans l'urine (G. Baar).

D'après Dind, l'indoxylurie considérable que l'on observe chez des sujets atteints de *dermatoses*, notamment de *pemphigus foliacé* et de *psoriasis*, serait le résultat d'une véritable auto-intoxication d'origine intestinale.

Gilbert et Weil voient dans l'*hyperindoxylurie* un signe d'*insuffisance hépatique*; suivant ces auteurs, le foie normal, par sa fonction antitoxique, posséderait la propriété d'arrêter et de transformer l'indoxyle pourvu que sa production ne soit pas exagérée. Mais en cas d'altérations anatomiques ou fonctionnelles, la cellule hépatique, devenue insuffisante, n'arrêterait plus l'indoxyle, même produit en quantité normale. La glycosurie, l'hypoazoturie et l'urobilinurie viendraient d'ailleurs s'ajouter à l'hyperindoxylurie pour confirmer le diagnostic d'insuffisance hépatique. Toutefois, il ne faudrait attribuer cette signification à l'indoxyurie qu'en l'absence de diarrhée ou de constipation.

Les foyers de putréfaction siégeant, en dehors de l'intestin, dans n'importe quelle cavité de l'économie, peuvent vraisemblablement produire de l'indol et de l'indoxyle. Aussi l'hyperindoxylurie serait-elle un signe de quelque valeur en ce qui touche le diagnostic des suppurations ; on l'a observée, en effet, dans la *bronchectasie*, la *bronchite fétide*, les *pleurésies purulentes*, la *tuberculose pulmonaire avec cavernes*, etc.

L'hyperindoxylurie a été signalée enfin au cours d'affections les plus diverses, telles que la maladie d'Addison, l'anémie pernicieuse progressive (Senator), les complications de la scarlatine, la méningite, l'empoisonnement aigu par l'acide sulfurique, certaines affections du système nerveux, la *neurasthénie* (Petitpas), etc. ; constante dans la variole, elle serait très fréquente et persistante dans la diphtérie (R. Labbé).

Nous ferons remarquer que les procédés de recherche de l'indoxyle employés avant la publication des travaux de Maillard (1904) exposaient à des erreurs dont nous avons précédemment signalé les causes ; aussi, les diverses observations mentionnant une absence ou une diminution de l'indoxylurie normale (maladies du pancréas, tuberculose miliaire, tumeurs de l'ovaire, hémorragie pulmonaire, etc.) ne devront-elles être prises en considération qu'après confirmation et sous le contrôle de méthodes de recherche exactes comme celle de Maillard, par exemple.

Voici d'ailleurs les conclusions d'un travail de Porcher et Hervieux, relatives à la signification de l'indoxylurie :

1° La présence constante de dérivés indoxyliques dans l'urine restreint singulièrement la valeur séméiologique que l'on attribuait à l'indoxylurie. Il semble que seule l'exagération de ce dernier symptôme, conduisant le plus généralement à l'indigurie, devrait avoir *à priori* quelque signification. Mais ce point est encore discutable : l'indigurie, si facile à provoquer expérimentalement sans déterminer de troubles appréciables dans l'état général, a été observée chez des individus en parfait état de santé.

2° Les faits expérimentaux permettent de supposer que l'indoxyle urinaire ne reconnaît qu'une seule origine : l'indol libéré dans l'intestin par l'action de certaines bactéries (coli et paracoli) sur les matières azotées.

En résumé, l'indoxyle urinaire serait en quelque sorte la forme extérieure, visible et mesurable, de l'indol produit au cours des putréfactions intestinales.

Scatol et couleurs scatoliques. — Le scatol est l'homologue supérieur de l'indol ; c'est le méthyl-indol :

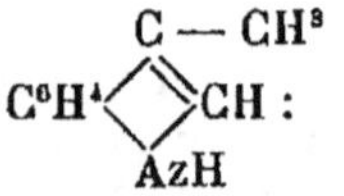

$$C^6H^4 \underset{AzH}{\overset{C - CH^3}{\diamondsuit}} CH :$$

Il se forme dans l'intestin, dans les mêmes circonstances que l'indol. Quant au composé phénolique qui lui correspondrait, le *scatoxyle*, il semble, d'après Maillard, qu'au point de vue chimique, il ne puisse exister. La présence de l'acide scatoxylsulfurique dans l'urine, mentionnée dans la plupart des traités d'urologie, n'a d'ailleurs jamais été démontrée.

Quand on traite, dans le but d'y rechercher l'indoxyle, certaines urines par l'acide chlorhydrique, on observe une coloration rougeâtre que l'on ne peut faire passer dans le chloroforme et que l'on ne saurait par conséquent attribuer à l'indirubine. Cette couleur aqueuse a été qualifiée de « scatoxylique. » Si, comme nous le disions plus haut, le scatoxyle n'existe pas, ce qualificatif est impropre. Cependant, les expériences de Porcher et Hervieux ayant démontré que les pigments rouges libérés par l'acide chlorhydrique provenaient réellement du scatol formé dans l'intestin à côté de l'indol, il y a lieu d'accepter la dénomination de couleurs *scatoliques* (et non scatoxyliques) qui leur a été attribuée par ces auteurs.

Recherches des couleurs scatoliques. — L'urine est déféquée avec le dixième de son volume d'une solution d'acétate neutre de plomb (solution de Courtonne, p. 370). Le filtrat provenant de cette défécation est agité avec du sulfate de soude en cristaux, qui précipite l'excès de plomb à l'état de sulfate. Le précipité est éliminé par filtration et le filtrat est additionné de son volume d'acide chlorhydrique pur. S'il se produit immédiatement une coloration rosée, c'est que l'urine contenait du chromogène scatolique, car, dans les mêmes conditions, l'indirubine ne se produirait que lentement. Le *rouge scatolique*, qui s'est ainsi formé au contact de l'acide chorhydrique, peut être extrait au moyen de l'alcool amylique. La solution amylique donnera au spectropcope une bande d'absorption située entre les raies D et E du spectre solaire.

Si le liquide déféqué prend au contact de l'acide chlorhydrique une teinte violacée, c'est que l'urine contenait à la fois du chromogène scatolique et de l'indoxyle.

En agitant le liquide violacé avec du chloroforme, on enlèvera les couleurs indoxyliques seules ; en le traitant ensuite par l'alcool amylique, on extraira le rouge scatolique ; ce dernier serait mélangé de couleurs indoxyliques (solubles dans l'alcool amylique comme dans le chloroforme) dans le cas où l'épuisement chloroformique aurait été insuffisant.

Signification. — Le chromogène du rouge scatolique se rencontre dans l'urine normale à côté des dérivés de l'indoxyle qui sont les chromogènes de l'indigo urinaire (hémi-indigotine et indirubine) ; sa signification paraît être identique à celle de l'indoxyle.

Uroroséine. Pigment de Giacosa. Urohématine. — Les pigments autrefois désignés sous les noms d'*uroroséine* (Nencki) et de *pigment de Giacosa*, sont aujourd'hui considérés comme identiques au rouge scatolique. Certaines urines, notamment les urines pâles de la néphrite chronique, prennent sous l'action de l'acide nitrique une coloration rose fleur de pêcher que l'on a attribuée à l'*urohématine*. Ce pigment, décrit en 1851 par Harley qui lui attribuait une grande importance à cause de sa prétendue ressemblance avec l'hématine du sang, est aujourd'hui identifié au rouge scatolique.

CHAPITRE VIII

DIAZO-RÉACTION D'EHRLICH

Certaines urines pathologiques prennent au contact des *dérivés diazoïques* une coloration rouge-carmin plus ou moins intense. Cette réaction, communément appelée « diazoréaction d'Ehrlich », du nom de l'auteur qui, le premier (en 1882), l'a observée, est due à des substances indéterminées qui, en se combinant au *diazoïque* incolore ajouté à l'urine, fournissent des *azoïques* colorés. Avant de la décrire, nous rappellerons brièvement ce qu'on entend par composés *diazoïques* et *azoïques*.

Les composés *azoïques* résultent de l'union de deux radicaux bivalents d'amines aromatiques à fonction simple ou mixte ; tels sont :

L'azobenzène $C^6H^5 - Az = Az - C^6H^5$, le benzène-azophénol $C^6H^5 - Az = Az - C^6H^4OH$, etc.

Les composés *diazoïques* résultent de l'union d'un resté bivalent d'amine aromotique, à fonction simple ou mixte, avec le radical Az (OH) dérivé de l'acide nitreux, ou avec des radicaux azotés analogues, $AzCl$ ou Az (AzH^2) par exemple ; tels sont :

L'hydrate de diazobenzène $C^6H^5 - Az = Az(OH)$, le chlorure de diazobenzène $C^6H^5 - Az = Az - Cl$, etc.

Ce qu'il importe de savoir dans la circonstance, c'est que les azoïques — qui sont des substances colorées — peuvent s'obtenir en faisant réagir les diazoïques — qui sont incolores — sur les phénols, ou les phénols sulfonés, et sur les amines : c'est là le principe de la réaction d'Ehrlich.

Le diazoïque que cette réaction met en œuvre est le chlorure de diazobenzène parasulfoné, $SO^3H - C^6H^4 - Az = Az.Cl$, qui se produit quand on fait agir l'acide sulfanilique $SO^3H - C^6H^4 - AzH^2$ sur le nitrite de soude en milieu chlorhydrique, c'est-à-dire sur l'acide nitreux.

Technique de la réaction d'Ehrlich. — Les deux solutions suivantes sont nécessaires :

Solution A
{ Acide chlorhydrique pur. . .   50 c. c.
{ Eau distillée q. s. pour . . .   1000 c. c.
{ Acide sulfanilique . . . . . .   à saturation.

Solution B
{ Nitrite de soude pur. . . . .   0^{gr},50
{ Eau distillée. . . . .   100 c. c.

Pour effectuer la diazo-réaction, A. Guillemin conseille d'opérer de la façon suivante :

Dans un tube à essai on verse successivement 2 c.c. 1/2 d'urine, 2 c.c. 1/2 de solution sulfanilique A et II gouttes de la solution de nitrite de soude B; on agite pour mélanger et on alcalinise avec VIII à X gouttes d'ammoniaque. On bouche le tube avec le pouce et on agite vivement pour produire une *mousse* dont on observera la coloration. Si cette mousse est colorée en rouge plus ou moins intense, la réaction est positive.

Avec l'urine normale, on obtient un liquide coloré en jaune rougeâtre et une *mousse incolore*. Avec certaines urines pathologiques, la *réaction étant positive, le liquide et la mousse elle-même sont colorés en rouge carmin* ou rouge Bordeaux ; de plus, après vingt-quatre heures de repos, on constate qu'il s'est formé un *précipité* dont la partie supérieure offre une coloration *verte*, vert noirâtre ou violacée.

Il convient d'observer que les pigments biliaires et certains médicaments, tels que les dérivés de la naphtaline et de l'anthracène, peuvent donner la diazo-réaction ; d'autres, au contraire, tels que le tanin et la créosote, empêchent sa production (G. Wesenberg, cité par E. Gérard).

Les substances urinaires qui déterminent la diazo-réaction. — Elles sont, encore actuellement, très mal connues. Aucun des constituants de l'urine normale ou pathologique ne semble capable de produire cette réaction. Le fait qu'elle n'apparaît plus dans les urines que l'on a additionnées d'un oxydant (permanganate ou chlorure de chaux), laisserait supposer qu'elle est peut-être due à l'*urobilinogène* ; or, on ne peut l'obtenir, non plus, avec les urines qui ont subi la fermentation ammoniacale, fermentation qui tendrait cependant (voir p. 477) à retransformer l'urobiline en urobilinogène ?

Signification. — C'est dans les *maladies fébriles* et notamment dans la fièvre typhoïde que la diazo-réaction s'observe le plus souvent. En ce qui concerne sa production au cours de cette dernière affection, voici quelques-unes des conclusions de Ph. Rivier :

La diazo-réaction peut être considérée comme constante du 6e au 10e jour de la fièvre typhoïde ; elle peut apparaître dès le 2e jour, mais généralement elle ne se montre qu'entre le 3e et le 6e jour. Le temps pendant lequel on l'observe est en moyenne de deux semaines ; il varie d'ailleurs avec la durée et la gravité de l'infection typhique. La réaction atteint rapidement son maximum d'intensité pour s'y maintenir pendant quelques jours, s'atténuer ensuite progressivement et disparaître, un peu avant, ou pendant la défervescence ; dans le premier cas cette disparition permettrait d'annoncer la chute de température. Elle reparaît avec les recrudescences ou les rechutes et peut les annoncer dans les cas — assez rares — où elle se montre avant la réascension thermique.

Enfin, comme la réaction d'Ehrlich n'existe pas chez les malades atteints d'embarras gastrique fébrile, sa recherche constituerait un élément de diagnostic lorsque l'on hésite entre cette dernière affection et la fièvre typhoïde.

Sacquepée, dont les conclusions sont à peu près identiques à celles de Ph. Rivier, a observé que la courbe représentant les variations d'intensité de la diazo-réaction au cours de la fièvre typhoïde était à peu près parallèle (sauf en ce qui concerne la durée) à la courbe thermique.

La persistance de la diazo-réaction, malgré l'abaissement de la température, doit faire penser à une rechute, à une complication ou à une maladie contemporaine, entre autres, à la péritonite et à la tuberculose.

On a cité des cas de fièvre typhoïde avérée dans lesquels la diazo-réaction était absente (Widal), mais ce fait est exceptionnel. Aussi peut-on admettre avec Ehrlich, F. Widal et F. Bezançon que, d'une manière générale, l'absence de diazo-réaction entre le 5e et le 10e jour d'une maladie fébrile doit faire écarter presque à coup sûr le diagnostic de fièvre typhoïde.

En dehors de la fièvre typhoïde, la diazo-réaction a été observée, et aussi d'une *façon presque constante*, dans la *tuberculose aiguë*, le *typhus exanthématique*, la *rougeole*, la *scarlatine*, la *variole*, la *fièvre puerpérale*, l'*ostéomyélite*. E. Sergent estime que la diazo-réaction peut servir au diagnostic différentiel de la variole et de la varicelle, car on ne l'observe pas dans cette dernière affection.

Elle pourrait de même permettre de différencier les éruptions médicamenteuses des érythèmes scarlatiniformes (Lœper et Oppenheim).

Dans la *tuberculose pulmonaire*, l'*érysipèle*, la *pneumonie*, la diazo-réaction est tantôt présente, tantôt absente ; son apparition au cours de ces maladies serait d'un mauvais pronostic. Chez les *tuberculeux* en particulier, elle paraît être l'indice de nouvelles poussées de tuberculose autour de foyers anciens (Ph. Rivier), et presque tous les auteurs s'accordent à considérer comme incurables les phtisiques chez qui on l'observe.

Enfin, il est des maladies infectieuses et fébriles, telles que la *diphtérie*, au cours desquelles la diazo-réaction est extrêmement rare : dans cette affection, Lobligeois l'a observée 3 fois sur 137 cas. Par contre, on l'a signalée, exceptionnellement il est vrai, dans certaines *affections apyrétiques* comme la *leucémie* ou le *cancer à la période de cachexie*.

Nouvelle réaction d'Ehrlich (à la *para-diméthylamino-benzaldéhyde*). — Cette réaction est due à *l'urobilinogène* (voir p. 475).

CHAPITRE IX

ACIDES AMINÉS. — AMINO-ACIDURIE. — LEUCINE, TYROSINE ET CYSTINE

Les *acides aminés*, ou *amino-acides*, peuvent être considérés comme des dérivés aminés des acides monobasiques, résultant de la substitution d'un atome d'hydrogène par le radical amine :

Ainsi, à l'acide acétique $CH^3 — CO^2H$ correspondrait l'acide amino-acétique $CH^2.AzH^2 — CO^2H$, qui est le glycocolle.

Ces composés possèdent une réaction neutre, les deux fonctions acide et base réunies dans la même molécule se neutralisant réciproquement.

On les rencontre dans l'organisme, où ils se forment au cours de l'hydrolyse des protéiques alimentaires ou tissulaires sous l'influence des ferments digestifs et des bactéries. Ils n'apparaissent qu'en très faible quantité dans l'urine ; à l'état normal, en effet, presque toute la fraction des acides aminés qui n'a pas été utilisée pour la reconstitution des albuminoïdes somatiques est détruite dans le foie : cet organe transforme en ammoniac et urée le chaînon aminé, tandis que la chaîne carboxylée passe à l'état d'acide gras qui est comburé dans l'organisme.

Parmi les nombreux acides aminés dont la constitution est aujourd'hui connue on n'a pu rencontrer dans l'urine que les suivants :

a) Dans l'urine *normale*, le *glycocolle* ;

b) Dans l'urine *pathologique* (affections du foie, typhus, diabète, gastro-entérite infantile), l'*alanine*, la *leucine*, la *tyrosine*, l'*histidine*, l'*arginine* et la *cystine*.

DOSAGE DE L'AZOTE AMINÉ URINAIRE. — *Principe ; a*) Les acides aminés sont neutres aux réactifs colorés, la fonction acide se trouvant, dans leur molécule, neutralisée par la fonction alcali. Mais quand on les additionne de formol, cette dernière disparaît sous forme de combinaison méthylénique, d'après l'équation suivante (Hugo Schiff) :

$$R — CH.AzH^2 — CO^2H + H.CHO = R — CH.Az = CH — CO^2H + H^2O$$

de sorte que la fonction acide devient libre et décelable aux réactifs colorés, ce qui permet un titrage (Sörensen).

b) L'ammoniaque urinaire réagit en même temps que les acides aminés sur le formol en donnant de l'hexaméthylénetétramine (voir procédé Ronchèse pour le dosage de l'AzH^3) ; il s'ensuit que le titrage, après addition de formol à l'urine, donne, non pas la teneur en acides aminés seuls, mais un chiffre global comprenant ceux-ci et l'ammoniaque. D'où la nécessité de doser l'ammoniaque ou de l'éliminer avant d'effectuer le titrage au formol.

On trouvera au chapitre *Ammoniaque urinaire* deux procédés, l'un de Ronchèse (p. 172), l'autre de A. Leclère (p. 174), donnant l'ammoniaque totale (titrage au formol), l'ammoniaque seule et — par différence — l'ammoniaque des acides aminés.

Pour éliminer l'ammoniaque avant de pratiquer le titrage au formol, on a proposé l'acide phosphotungstique (Benedict et Murlin, Lematte). Or certains acides aminés, notamment l'arginine et l'histidine (Krüger et Schmidt), la cystine, la lysine et l'ornithine (Levene et Beatty) étant précipités par ce réactif, les procédés basés sur son emploi doivent, dans certains cas, fournir des résultats trop faibles.

Procédé de Bournigault et Bith. — *Principe :* l'ammoniaque est éliminée à l'état de phosphate ammoniaco-magnésien et les acides aminés sont ensuite dosés par titrage au formol.

Technique : A 40 c. c. d'urine ajouter 10 c. c. d'une solution de *phosphate monocalcique* à 10 p. 100 et II à IV gouttes de solution alcoolique de phénolphtaléine ; agiter vivement, puis ajouter 2 à 3 grammes d'*hydrate de magnésie* en poudre ; agiter de façon à bien mélanger ; si au bout de 4 à 5 minutes le mélange ne se montre pas alcalin (coloration rouge) ajouter encore 1 à 2 grammes d'hydrate de magnésie, agiter et compléter avec de l'eau distillée le volume du mélange à 60 c. c. Au bout d'une heure environ, pratiquer le titrage au formol. A cet effet, filtrer puis prélever 15 c. c. du filtrat alcalin (représentant 10 c. c. d'urine) pour les neutraliser avec la quantité d'acide sulfurique dilué strictement nécessaire à la production de la *teinte rosée minima* (temps délicat ; attendre une ou deux minutes pour voir s'il n'y a pas de virage spontané) ; ajouter 5 c. c. de formol neutralisé et, à l'aide d'une burette graduée, verser, dans la liqueur devenue acide, de la soude N/10 jusqu'à apparition de la teinte rosée minima.

Si n est le nombre de centimètres cubes de soude décinormale ainsi employés, la quantité d'*azote aminé* contenue dans 1 litre d'urine sera :

$$\text{Azote aminé par litre} = n \times 0,14.$$

Valeur des méthodes employées pour le dosage des acides aminés. — Aucune des méthodes au formol ne fournit de résultats absolument exacts ; la réaction de Schiff n'est pas quantitative avec tous les acides aminés : ainsi, d'après Sörensen, la lysine ne donnerait que 85 p. 100, l'histidine 78 p. 100 (la tyrosine et la proline beaucoup moins encore) de la valeur théorique.

Van Slyke a proposé de doser les acides aminés d'après la quantité d'azote qu'ils dégagent sous l'action de l'acide azoteux ; mais là encore, la réaction n'est pas toujours complète : l'arginine ne dégage que le 1/4, et l'histidine le 1/3 de son azote.

Insuffisantes pour la détermination exacte du taux de l'azote aminé urinaire, ces méthodes peuvent néamoins fournir d'utiles indications quand on les applique à des recherches *comparatives* sur une série de sujets.

Valeurs moyennes de l'amino-acidurie normale. — D'après Bith, l'adulte normal éliminerait, par vingt-quatre heures, de $0^{gr},05$ à $0^{gr},35$ d'azote sous forme d'amino-acides, et l'azote aminé représenterait de 0,5 à 3 p. 100 de l'azote total (Pfaundler, Krüger et Schmidt indiquent des rapports notablement plus élevés, soit de 4 à 6 p. 100 ; H. Labbé, a trouvé de 1 à 3,5 p. 100).

L'amino-acidurie semble d'autant plus marquée que le régime alimentaire est plus riche en protéiques ; ainsi le rapport de l'Az aminé à l'azote total varierait en moyennes (Bith) : de 0 à 0,80 p. 100 dans le *régime végétarien* ; de 0,50 à 1,50 p. 100 dans le *régime lacté* ; de 1 à 3, et même 5 p. 100 (Masuda) dans le *régime fortement carné* (200 à 300 grammes de viande). Les accroissements de l'azote aminé, suivant la richesse protéique du régime, vont de pair avec ceux de l'excrétion ammoniacale.

Ces variations sous l'influence du régime semblent montrer que, chez le sujet normal, les-amino-acides urinaires sont surtout d'origine *exogène* (alimentaire) ; les amino-acides d'origine *endogène*, c'est-à-dire provenant de l'histolyse, sont vraisemblablement détruits sur place (par une diastase spéciale : *désaminase*, Bith?) en très grande partie, au moment de leur formation.

Physiologiquement, l'amino-acidurie paraît accrue lorsque l'organisme édifie de nouveaux tissus et, par suite, élabore aux dépens des protéiques alimentaires une plus grande quantité d'amino-acides (destinés à la formation de protéiques tissulaires). Ainsi s'expliqueraient les amino-aciduries, parfois considérables, que l'on a observées chez le *nourrisson en voie de croissance* (Pfaundler et Schultz), chez la *femme enceinte* (Van Leersum), et chez des *convalescents*.

Variations pathologiques. — *L'hyperamino-acidurie* s'observe surtout dans les trois circonstances suivantes (M. Labbé et H. Bith) :

1° Au cours des *affections du foie*, chaque fois que la cellule hépatique est gravement lésée anatomiquement et fonctionnellement (cirrhoses alcooliques, tuberculeuse ou cardiaque ; éclampsie, intoxications par le phosphore, le chloroforme, etc.) ; l'excrétion d'azote aminé peut atteindre $0^{gr},60$ et plus, et le rapport de l'azote aminé à l'azote total s'élever à 8 p. 100.

2° Au cours du *diabète* avec dénutrition compliquée d'*acidose* ; elle semble résulter alors d'un trouble profond de la destruction des protéiques, « trouble commençant par la mauvaise combustion de la chaîne carboxylée de l'acide aminé (acidose) et se poursuivant par une insuffisance amino-acidolytique (amino-acidurie). C'est dans ces cas que l'on rencontre les plus fortes éliminations d'amino-acides ; le chiffre d'azote aminé peut monter jusqu'à 3 grammes et le rapport de l'azote aminé à l'azote total jusqu'à 20 p. 100 ».

3° Dans les affections au cours desquelles se produisent des *amaigrissements* traduisant des *destructions tissulaires rapides et abondantes* : jeûne, cachexies, cancers du tube digestif, leucémie, fièvre typhoïde, pneumonie, etc.

Épreuve de l'amino-acidurie provoquée. — Lorsque l'on fait ingérer, en plus des aliments, des acides aminés (glycocolle, acide aspartique, alanine, peptones) à un sujet sain, on observe ordinairement que l'amino-acidurie reste normale, les amino-acides étant presque entièrement détruits et comburés par l'organisme sain. Au contraire, chez des sujets présentant des altérations du foie, on constate une hyper-amino-acidurie qui est généralement d'autant plus intense que les lésions hépatiques sont plus avancées. Ainsi Glaessner a vu que le glycocolle ingéré apparaissait en grande partie dans l'urine au cours des affections hépatiques suivantes : cirrhoses, dégénérescence graisseuse, syphilis, intoxication phosphorée.

Pour éprouver l'insuffisance amino-acidolytique du foie, on pourrait employer le glycocolle à la dose de 5 grammes ; mais comme ce produit est d'un prix assez élevé, il est préférable de recourir aux peptones (agrégats de polypeptides) d'après le procédé suivant de Bith :

Mettre le sujet pendant trois jours au régime lacto-végétarien ; doser l'azote total et l'azote aminé dans les urines. Puis, au repas de midi, donner, dans un verre d'eau ou dans du bouillon, 20 grammes de peptone commerciale (pepsique ou pancréatique), à prendre en un quart d'heure. Recueillir les urines de vingt-quatre heures et refaire les dosages de l'azote total et de l'azote aminé. Répéter ces dosages le lendemain, l'hyperamino-acidurie ne se produisant pas toujours dans les premières vingt-quatre heures.

§ 1. — LEUCINE ET TYROSINE

D'après G. Pouchet et Ulrich, la *leucine* ou acide α-amino-iso-caproïque $(CH^3)^2 = CH — CH^2 — CH(AzH^2) — CO^2H$ et la *tyrosine* ou acide paraoxyphnényl-α-amino-propionique $C^6H^4(OH) — CH^2 — CH(AzH^2) — CO^2H$, existeraient à l'état de traces dans l'urine normale ; mais c'est surtout dans les urines émises au cours de certaines affections du foie qu'on les trouve en quantité appréciable et généralement réunies.

a) **Leucine**. — La *leucine* est un produit constant de la décomposition putréfactive des matières albuminoïdes ou de leur hydrolyse par les alcalis ou les acides forts. Elle existe normalement à côté la *tyrosine*, dans le *foie*, le *pancréas* et la *rate*.

Propriétés. — La *leucine* pure, obtenue par hydrolyse des albuminoïdes, est en feuillets nacrés, gras au toucher, hydrofuges ; elle est peu soluble dans l'eau froide (dans 45 parties à 20°), plus soluble dans l'eau chaude, très peu soluble dans l'alcool même à chaud (dans 800 parties d'alcool chaud), insoluble dans l'éther. Séparée de l'urine (ou dans les sédiments), impure, elle se présente sous forme de petites masses sphériques jaunâtre hérissées de pointes fines (fig. 38).

Chauffée avec précaution vers 170°, elle se sublime (sans se décomposer) en flocons lanugineux, comme le fait l'oxyde de zinc.

Chauffée brusquement, elle se décompose en acide carbonique et amylamine, dont l'odeur est caractéristique. En tube fermé, elle fond à 295°.

En solution aqueuse, elle est faiblement lévogyre ; en solution dans l'acide chlorhydrique dilué, elle est au contraire dextrogyre. Par action des alcalis à chaud, elle devient optiquement inactive et ne se différencie plus alors de la leucine synthétique.

L'acide nitreux en dégage son Az et la transforme en acide α-oxy- isocaproïque (ou acide leucinique ; Strecker).

Elle est précipitée de ses solutions aqueuses par l'acétate de plomb ammoniacal.

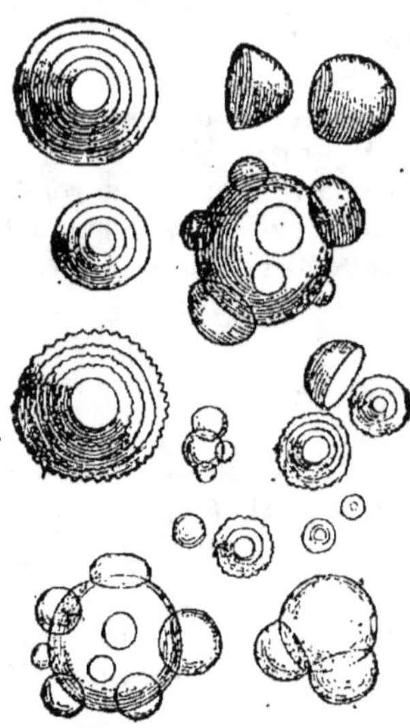

Fig. 38. — Leucine.

Réaction de Scherer. — Humectée d'acide nitrique et chauffée sur une lame de platine, la leucine laisse un résidu incolore presque invisible; ce résidu, additionné de lessive de soude (I ou II gouttes), se colore à chaud en jaune et se rassemble en une goutte huileuse qui roule sur la lame sans y adhérer.

b) **Tyrosine**. — La tyrosine cristallise en aiguilles blanches, soyeuses, souvent groupées en aigrettes (fig. 39). Par évaporation de sa solution ammoniacale, elle cristallise en petites aiguilles groupées en amas sphériques.

Elle est peu soluble dans l'eau froide (dans 2.400 parties à 20°), assez soluble dans l'eau chaude (dans 150 parties d'eau bouillante), très peu soluble dans l'alcool, insoluble dans l'éther, assez soluble dans les acides ou les alcalis dilués. Elle est précipitée de sa solution chlorhydrique par l'acétate de soude, car elle est très peu soluble dans l'acide acétique.

Elle est faiblement lévogyre.

Elle fond, en se décomposant, vers 315°.

Ses solutions aqueuses ne sont précipités ni par l'acétate neutre, ni par les acétates basiques de plomb.

Avec l'*acide nitreux*, à froid, elle dégage tout son Az et donne de l'acide oxyphényllactique. L'hypobromite de soude ne dégage pas son Az.

Réaction d'Hoffmann (ou de Millon). — Bouillie avec du réactif de Millon étendu de 3 fois son volume d'eau, elle donne une teinte, puis un précipité rouges.

Réaction de Piria. — En dissolvant à chaud la tyrosine dans quelques gouttes d'acide sulfurique concentré, diluant ensuite avec de l'eau, neutralisant par le carbonate de baryte et filtrant, on obtient une solution incolore, que le perchlorure de fer colore en violet.

Réaction de Bertrand-Bourquelot. — Une solution de *tyrosinase* (macération de *Russula delica* : 1 de champignon sec dans 50 parties d'eau ; addition de toluol pour conservation) colore les solutions de tyrosine, d'abord en rouge brun, puis en noir (avec précipité floconneux).

Réactions de Denigès. — a) En mettant dans un tube à essais 2 c. c. de SO^4H^2 pur et III à IV gouttelettes d'une solution alcoolique au 1/3 (en volume) de paraldéhyde, puis ajoutant quelques parcelles de tyrosine ou I à II gouttes de sa solution, on obtient une teinte groseille plus ou moins foncée suivant les doses.

On peut ainsi déceler 1/100 de milligramme de tyrosine dans la prise d'essai.

En remplaçant la paraldéhyde par le formol, on a une coloration verte.

b) En mettant dans un tube à essais 2 ou 3 centigrammes de tyrosine, 4 c. c. d'acide acétique pur, IV gouttes de formol, portant à l'ébullition, ajoutant *aussitôt* 3 c. c. de SO^4H^2 pur et agitant, on obtient une coloration rouge. Si l'on chauffe

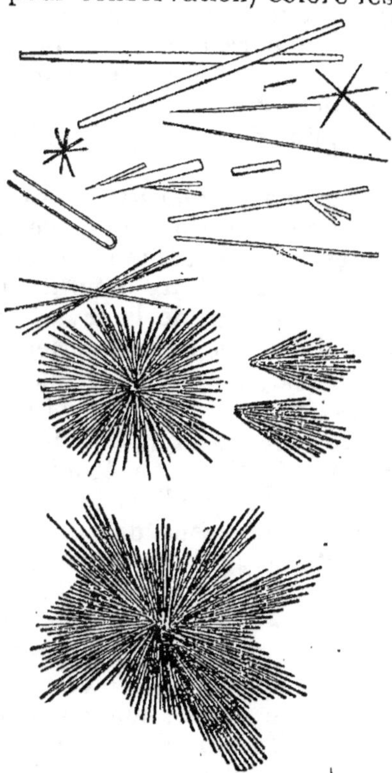

Fig. 39. — Tyrosine.

de nouveau, en retirant du feu dès que la teinte fonce très franchement, la coloration passe au vert, qui s'accentue pendant le refroidissement.

Recherche de la tyrosine et de la leucine dans l'urine. — I. Précipiter l'urine par le sous-acétate de plomb. Éliminer l'excès de plomb par l'hydrogène sulfuré. Evaporer le filtrat à consistance sirupeuse. Abandonner à cristallisation. Laver le magma cristallin à l'alcool faible pour lui enlever la majeure partie de son urée. Faire bouillir le résidu avec de l'alcool ammoniacal ; concentrer la solution ainsi obtenue et l'abandonner à cristallisation. Traiter, à chaud, les cristaux par un mélange à P. E. d'alcool et d'acide acétique : la leucine passe en solution, et la tyrosine reste indissoute (Habermann et Ehrenfeld).

II. La tyrosine possédant la propriété de se sublimer quand on la chauffe, Ulrich conseille de la rechercher dans l'urine en opérant de la façon suivante :

On évapore l'urine au bain-marie jusqu'à carbonisation; le résidu disposé dans un récipient plat est recouvert d'un entonnoir de verre ; la tyrosine se sublime et se dépose sous forme de cristaux caractéristiques sur les parois de l'entonnoir.

Origine et signification. — La leucine et la tyrosine se trouvent dans les produits de dédoublement des matières albuminoïdes, que ces dédoublements soient opérés ou par des réactions de laboratoire (ébullition avec les acides ou les alcalis), ou par l'action de la trypsine pancréatique, ou bien encore sous l'influence des bactéries de la putréfaction.

Elles se forment aussi dans l'intimité des organes glandulaires (pancréas, foie, rate) du fait de l'activité cellulaire de ces glandes. Pour A. Gautier, elles se produiraient dans tous les cas où la vie anaérobie des cellules se trouve exagérée et par suite quand les oxydations organiques sont entravées.

La leucine issue des dédoublements des protéiques opérés dans l'intestin, paraît être un terme intermédiaire à l'urée et aux albuminoïdes; de notables quantités de cette substance apparaissent en effet dans l'urine au cours d'affections caractérisées par des lésions anatomiques et fonctionnelles de la cellule hépatique, l'ictère grave notamment (Frerichs) ; de plus, cette apparition coïncide avec une diminution assez marquée du taux de l'urée.

Schultzen et Nencki ont d'ailleurs montré que l'ingestion de leucine produisait, chez le sujet sain, une augmentation à peu près correspondante de l'excrétion uréique. Cependant, il convient de remarquer que l'urée n'a pu être obtenue encore par des procédés de laboratoire en partant de la leucine.

Quant à la tyrosine, il n'est pas certain qu'elle passe à l'état d'urée. Nous montrerons, en étudiant l'alcaptone (p. 517), les transformations qu'elle subit vraisemblablement dans l'organisme, transformations qui tendent à la production de sulfoconjugés éliminés par le rein.

La présence de la leucine et de la tyrosine a été signalée dans l'urine de malades atteints d'affections les plus variées : leucémie, typhus, variole (Frerichs et Stœdler, Villiers...), rage, rhumatisme aigu, affections cardiaque, hémorragies et commotions cérébrales, etc... Ces constatations tendraient à montrer que la leucine et la tyrosine n'ont pas, en ce qui concerne les maladies du foie, la valeur diagnostique qu'on leur a attribuée.

Cependant, c'est au cours des affections hépatiques et notamment de l'ictère grave, de la cirrhose atrophique, de l'intoxication par le phosphore, qu'on a le plus souvent observé leur présence dans l'urine.

D'après Ossikowsky, l'excrétion de la leucine et de la tyrosine dans l'atrophie jaune aiguë (ictère grave) ne serait pas due à l'atrophie même du foie, car ces substances apparaissent dans l'urine à la période préliminaire d'hypertrophie ; leur taux serait maximum au sixième jour, puis la leucine d'abord, disparaîtrait vers le neuvième jour et, enfin, la tyrosine vers le quinzième jour.

§ 2. — CYSTINE

$$S — CH^2 — CH.AzH^2 — CO^2H$$
$$S — CH^2 — CH.AzH^2 — CO^2H$$

La cystine est un composé sulfuré, acide bibasique et biaminé. Artificiellement, on peut l'obtenir en hydrolysant la *kératine* des cheveux et des ongles. Elle cristallise en lamelles hexagonales incolores et quelquefois en masses formées d'octaèdres transparents à base carrée. Elle est presque insoluble dans l'eau (1 p. 9000), insoluble dans l'alcool et l'éther ; elle est soluble dans les acides minéraux, dans l'acide oxalique, dans l'*urine acide* (0,05 p. 100 environ ; Borissow). Elle est insoluble dans les acides acétique ou tartrique. Elle se dissout dans les alcalis ou leurs carbonates, mais non dans le carbonate d'ammoniaque. Elle est précipitée de ses solutions alcalines par l'acide acétique, et de ses solutions acides par le carbonate d'ammoniaque. Sa solution ammoniacale l'abandonne inaltérée par évaporation.

Elle est fortement lévogyre ; son pouvoir rotatoire varie suivant qu'on l'observe en solution ammoniacale ou chlorhydrique :

$(\alpha)j = -142^\circ$ pour la solution ammoniacale à 1 p. 100 (Külz).
$(\alpha)_D = -205^\circ9$ pour la solution à 2,1 p. 100 dans HCl fort (Mauthner).
$(\alpha)_D = -214^\circ$ — — à 2,13 — — faible (Baumann).

Elle fond à 260°, et brûle avec une flamme verdâtre en dégageant une odeur alliacée.

Bouillie avec les alcalis, elle donne un sulfure alcalin décelable par le nitroprussiate de soude (coloration violette) ; mais quelles que soient la proportion d'alcali et la durée de l'ébullition, on ne parvient pas à faire passer tout le soufre à l'état de sulfure. Avec l'oxyde de plomb, 80 p. 100 environ du soufre seulement sont transformés en sulfure. Avec le chlorate de potasse et l'HCl, 30 à 40 p. 100 du soufre passent à l'état de sulfate. Par fusion avec l'azotate de potasse, la totalité du soufre est transformée en sulfate.

Le réactif de Denigès au sulfate mercurique précipite la cystine. Le sous-acétate de plomb ne la précipite totalement que s'il est ammoniacal.

Caractères de l'urine riche en cystine. — La couleur des urines à cystine est souvent plus pâle que celle des urines normales ; elle est quelquefois jaune verdâtre. Leur odeur est souvent anormale au moment de l'émission ; au bout d'un certain temps, quand le liquide entre en putréfaction, on perçoit manifestement l'odeur de l'hydrogène sulfuré. Par suite du catarrhe vésical que peuvent provoquer les calculs de cystine, l'urine est souvent trouble, plus ou moins purulente et alcaline. Le taux de l'excrétion de l'urée et de l'acide urique n'est pas sensiblement modifié, mais celui du soufre neutre (incomplètement oxydé) est considérablement augmenté (jusqu'à 45 p. 100 du soufre total dans une observation de Mester) ; par contre, le soufre complètement oxydé (sulfates et sulfo-conjugués) serait diminué dans la même mesure.

Recherche et dosage dans l'urine. — La cystine étant insoluble dans l'eau, c'est à l'état de sédiment cristallin surtout qu'on la rencontre dans l'urine.

On reconnaîtra ces cristaux d'après leur forme au microscope (voir p. 532) et on les soumettra aux diverses réactions indiquées précédemment : solubilité dans les alcalis, production de sulfure dans la solution alcaline à l'ébullition, coloration violette produite par le nitro-prussiate de soude, flamme verdâtre et odeur fétide produites par la combustion.

Pour distinguer et séparer dans un *sédiment* la cystine de l'acide urique ou des phosphates, faire digérer ce sédiment dans l'ammoniaque à 2 p. 100 ; filtrer ; aciduler le filtrat par l'acide acétique pour précipiter la cystine, dont les cristaux seront reconnus au microscope.

Ali Riza indique la technique suivante : dissoudre une portion du sédiment dans 1 à 2 c. c. d'acide sulfurique normal, en chauffant légèrement ; étendre de très peu d'eau et filtrer s'il y

a lieu. Ajouter au filtrat un excès de réactif au sulfate mercurique de Denigès. Si le sédiment contenait de la cystine,
il se fait, au bout de quelques secondes, un précipité blanc
amorphe.

Cette réaction est très sensible et caractéristique; les sédiments autres que la cystine ne la donnent pas. On en peut contrôler les résultats de la façon suivante (Desmoulières) : recueillir sur un filtre le précipité formé par le sulfate mercurique, le
laver et le mettre en suspension dans l'eau pour en précipiter
le mercure par l'hydrogène sulfuré; fitrer; chauffer pour
chasser l'hydrogène sulfuré ; neutraliser par l'ammoniaque
et précipiter la cystine par l'acide acétique et l'acétone;
examiner au microscope.

Dosage (Gaskell). — I. Filtrer 200 c. c. d'urine et mettre de côté le
sédiment cystinique. Alcaliniser faiblement le filtrat avec de l'ammoniaque; ajouter un peu de chlorure de calcium pour précipiter les
oxalates et les phosphates ; filtrer; additionner le filtrat de son volume
d'acétone et aciduler faiblement par l'acide acétique. Abandonner
trois jours à cristallisation. Recueillir le précipité de cystine sur un
filtre et le réunir au sédiment primitivement séparé; laver le tout à
l'eau distillée ; dissoudre dans l'ammoniaque à 2 1/2 p. 100 ; ajouter à
la solution son volume d'acétone, puis, comme précédemment, aciduler
par l'acide acétique. Au bout de douze à vingt-quatre heures, recueillir le précipité de cystine sur un filtre taré ; sécher à 80° et peser.

II. On pourra déterminer approximativement la quantité de cystine
contenue dans un sédiment en y dosant le soufre d'après la méthode
indiquée (p. 240) pour le dosage du soufre total ; la cystine contenant
26,45 p. 100 de soufre, pour 1 de soufre on comptera 3,78 de cystine.

Origine et signification. — En étudiant les origines des différentes variétés du soufre urinaire, nous avons vu que le
soufre acide provenait de l'oxydation du soufre contenu dans
les albuminoïdes. Nous avons dit que la cystine représentait
vraisemblablement la forme intermédiaire sous laquelle doit
passer le soufre issu de l'albumine avant d'être complètement
oxydé et d'apparaître dans l'urine à l'état de sulfates. Conformément à cette hypothèse, H. Moreigne, Spiegel, admettent que
la cystine peut apparaître dans l'urine dans tous les cas où il
y a diminution des échanges intra-organiques ou, ce qui est
équivalent, dans tous les cas où il y a exagération de la vie
anaérobie des cellules, c'est-à-dire diminution des oxydations.

Stadthagen, Lœwy et Neuberg admettent de même que la
cystine est presque complètement comburée dans l'organisme
normal mais qu'elle ne l'est qu'incomplètement dans celui du
cystinurique.

Goldmann a d'ailleurs montré que l'ingestion de cystine chez le chien déterminait une augmentation de l'acide sulfurique urinaire équivalant aux 2/3 de la cystine ingérée.

Ainsi que nous le faisions observer précédemment, la diminution des phénomènes d'oxydation tendrait également à augmenter la production de la leucine et de la tyrosine dans l'organisme ; aussi Moreigne a-t-il pu constater la présence de ces deux substances dans l'urine d'un cystinurique[1].

On a observé que la cystinurie s'accompagnait constamment de *diaminurie*, les diamines éliminées en même temps que la cystine étant la *putrescine* et la *cadavérine* (tétra et pentaméthylénediamines). Comme ces bases prennent naissance au cours des putréfactions bactériennes (Brieger), on a pu soutenir que la cystinurie était la conséquence d'une *infection spécifique de l'intestin*. Cette hypothèse permettrait également d'expliquer pourquoi la leucine et la tyrosine ont été rencontrées dans l'urine à côté de la tyrosine.

Variations de la cystinurie. — L'urine normale contiendrait, d'après Baumann, une quantité très minime de cystine, soit $0^{gr},01$ par litre. Les urines pathologiques peuvent en contenir des quantités assez élevées : $0^{gr},20$, $0^{gr},50$ et même (observation de Toel) $1^{gr},50$ par vingt-quatre heures.

L'ingestion de certains légumes (*asperges*, dans un cas observé par nous ; Ch. Michel), de poissons, d'huîtres tendraient à augmenter la cystinurie. Les acides la diminueraient.

Enfin, la cystinurie s'observerait rarement chez le vieillard, du moins au delà de cinquante ans ; elle serait plus fréquente chez l'homme que chez la femme, familiale et peut-être héréditaire.

1. Pour rechercher la tyrosine mélangée à la cystine dans un sédiment urinaire, Moreigne conseille d'humecter avec de l'acide chlorhydrique concentré la parcelle de sédiment que l'on a disposée sur la lame porte-objet. Dans ces conditions, la leucine se dissout, et la tyrosine, peu soluble dans les acides concentrés, apparaît sous sa forme cristalline caractéristique.

CHAPITRE X

ALCAPTONE (ACIDE HOMOGENTISIQUE)

Le nom d'*alcaptone* avait été donné par Bœdeker en 1859 à une substance, jusqu'alors inconnue, qu'il put retirer d'une urine de diabétique : cette substance présentait quelques-unes des propriétés de la *pyrocatéchine* et de l'*hydroquinone*. Elle était, comme ces corps, avide d'oxygène et se colorait en noir au contact des alcalis. Elle fut retrouvée en 1875 par Fürbringer dans l'urine d'un phtisique, puis par Ebstein, Müller, et Fleischer, qui la crurent identique à la *pyrocatéchine*.

En 1886, Kirk avança que l'urine pouvait renfermer plusieurs substances possédant les propriétés générales de l'alcaptone de Bœdeker, notamment l'acide *uroleucique* (voir ci-après) et l'acide *uroxanthique*.

En 1891, Volkow et Baumann ont pu extraire d'une urine alcaptonique un corps réducteur qu'ils reconnurent être l'homologue supérieur de l'acide gentisique (acide paraoxysalicylique), et qu'ils appelèrent pour cette raison *acide homogentisique* :

$$C^6H^3 \underset{\diagdown OH(^4)}{\overset{\diagup OH(^1)}{-CH^2 - CO^2H}} \quad \left\} \begin{array}{l} \text{Acide homogentisique ou} \\ \text{dioxy-phénylacétique.} \end{array} \right.$$

Depuis cette époque, de nouvelles observations d'alcaptonurie ont été signalées par Geyger, Garnier et Voirin, Embden, Denigès, etc.

Enfin, en 1897, Huppert extrayait d'urines alcaptoniques un composé identique à l'acide uroleucique de Kirk ; ce composé, présentant les propriétés de l'alcaptone, fut confondu avec l'acide trioxyphénylpropionique $C^6H^2(OH)^3CH^2.CH^2.CO^2H$, homologue supérieur de l'acide gallique.

On crut donc qu'il existait au moins deux substances que l'on pouvait ranger sous la dénomination d'alcaptones ; or, des recherches récentes, à l'aide de méthodes d'analyse plus perfectionnées, tendent à montrer que les observations anciennes sont erronées en ce qui concerne l'existence de plusieurs variétés d'alcaptone, et que cette substance n'est constituée que par le seul acide homogentisique.

Propriétés de l'alcaptone. — L'acide *homogentisique* cristallise en prismes légèrement rosés, solubles dans l'eau, l'alcool et l'éther, mais insolubles dans le chloroforme. Il fond à 146°,5.

Ses solutions aqueuses additionnées d'un alcali ou d'un carbonate alcalin brunissent rapidement à l'air ; elles réduisent la liqueur de Fehling et le nitrate d'argent ammoniacal ; elles donnent avec le perchlorure de fer une coloration bleue ou verdâtre. Elles sont sans action sur la lumière polarisée.

Caractères des urines alcaptoniques. — L'urine alcaptonique est peu colorée au moment de l'émission ; au contact de l'air, et notamment si elle subit peu à peu la fermentation ammoniacale, sa couleur se fonce et devient brune. Ce changement de coloration se produit beaucoup plus rapidement si on alcalinise le liquide. L'urine alcaptonique tache le linge en rouge foncé ou rouge brun.

Recherche et dosage dans l'urine. — Les urines réduisant la liqueur de Fehling doivent être essayées au point de vue de la présence possible de l'alcaptone.

Pour cela, on additionne 10 c. c. d'urine de III à IV gouttes de lessive de soude et d'une pincée de bioxyde de plomb ; on agite vivement et on filtre jusqu'à obtention d'un filtrat clair. Ce dernier est jaune plus ou moins foncé avec les urines normales ; il est rouge plus ou moins intense dans les cas d'alcaptonurie (Denigès).

Les urines renfermant de l'acide gallique, à la suite d'ingestion de tanin, donnent une coloration analogue, mais elles ne réduisent pas la liqueur de Fehling.

Enfin, ou reconnaîtra que la réduction de la liqueur de Fehling n'est pas due à un sucre en constatant l'absence de déviation polarimétrique. On pourra observer en outre que l'alcaptone réduit l'azotate d'argent ammoniacal, ce que ne fait pas le glucose.

Dosage. — *Procédé Baumann-Denigès*. — Mettre dans un matras jaugé de 50 c. c., 10 c. c. d'urine filtrée, 10 c. c. d'ammoniaque et 20 c. c. d'azotate d'argent décinormal, puis laisser reposer pendant cinq minutes. La réduction s'étant produite, ajouter V gouttes d'une solution à 10 p. 100 de chlorure de calcium et 1/2 c. c. d'une solution de carbonate de soude ou d'ammoniaque, pour englober l'argent réduit dans un précipité de carbonate de chaux. Compléter à 50 c. c. avec de l'eau distillée et filtrer.

Prélever 25 c. c. du filtrat (correspondant à 5 c. c. d'urine) et les verser dans un vase à saturation avec 5 c. c. d'ammoniaque, 50 c. c. d'eau et 10 c. c. d'une solution de cyanure de potassium équivalente à celle d'azotate d'argent décinormal (son mode de préparation est indiqué — solution B — à propos du dosage de l'acide urique p. 142) ; ajouter 1 c. c. d'une solution d'iodure de potassium au 1/10, puis verser goutte à goutte de l'azotate d'argent décinormal jusqu'à opalescence persistante.

Comme une molécule d'azotate d'argent est réduite par 42 grammes d'alcaptone, 1 c. c. de la solution N/10 de nitrate d'argent représente 0,0042 de cette substance. Si n est le nombre de centimètres cubes de solution argentique employés en opérant comme il vient d'être dit, la quantité d'alcaptone contenue dans un litre d'urine sera :

$$n \times 0^{gr},0042 \times 200 = n \times 0^{gr},84.$$

Origine et signification de l'alcaptone. — L'acide homogentisique paraît être un produit *intermédiaire normal* de la destruction intra-organique des constituants aromatiques de la molécule albuminoïde : *tyrosine, phénylalanine,* dipeptides de ces substances, etc. Chez le sujet normal, l'organisme aurait la capacité de détruire totalement cet acide homogentisique issu des protéiques ; chez l'alcaptonurique, au contraire, cette capacité serait — vraisemblablement par insuffisance fonctionnelle du foie — plus ou moins réduite ou annihilée, et l'acide homogentisique apparaîtrait dans l'urine. Selon Dakin, il y aurait, chez l'alcaptonurique, non seulement diminution de la destruction, mais encore accroissement de la production de l'acide homogentisique.

Ces hypothèses sont justifiés par les faits suivants :

a) Les quantités d'acide homogentisique éliminées par l'alcaptonurique sont généralement d'autant plus grandes que le régime alimentaire est plus riche en protéiques.

b) Après ingestion de 10 grammes de *tyrosine* chez un alcaptonurique, on retrouve dans l'urine la quantité calculée correspondante d'acide homogentisique (Volkow et Baumann) ; semblablement, on retrouve, sous forme d'alcaptone, les 9/10 de la *phénylalanine* ingérée (Falta et Langstein) ; les *dipeptides* de tyrosine et de phénylalanine se comportent de même.

c) L'alcaptonurique élimine la majeure partie ($7^{gr},50$ pour 10 grammes ingérés, dans un cas de Embden) et, parfois, la tota-

lité de l'acide homogentisique qu'on lui fait ingérer. Chez le sujet
sain, la tolérance, ou mieux, la capacité de l'organisme pour
l'acide homogentisique ne serait pas illimitée : au delà d'une certaine dose, ce composé passerait dans l'urine. Dans le diabète
grave et certaines affections du foie, cette capacité se montrerait
plus ou moins diminuée (Grutterinck et H. v. d. Bergh).

L'ancienne théorie de Volkow et Baumann, d'après laquelle
l'alcaptonurie serait la conséquence de fermentations bactériennes intestinales entraînant une production exagérée de
tyrosine, n'est plus admise aujourd'hui.

Alcaptonurie. Variations. — On l'observe assez rarement,
mais aussi bien chez l'enfant que chez l'adulte. Elle est souvent
familiale ; elle dure généralement toute la vie, sans que la santé
paraisse altérée ; les observations d'alcaptonuries passagères
sont plutôt rares.

La quantité d'acide homogentisique éliminée dans les vingt-
quatre heures est, en moyenne, de 2 à 10 grammes ; elle atteignit 18 grammes dans un cas de Gross et Allard.

Quand, de mixte qu'il était, le régime alimentaire devient
fortement carné, l'alcaptonurie peut s'accroître notablement,
soit du simple au double.

CHAPITRE XI

Au cours de certaines affections, les urines peuvent contenir des *matières grasses émulsionnées* et présenter de ce fait un aspect lactescent. Ces *urines chyleuses* ne s'éclaircissent pas complètement par le repos ; il s'en sépare une couche crémeuse qui monte à la surface, tandis que les leucocytes et les hématies se déposent au fond du vase. Il est rare, en effet, que les urines chyleuses — attendu qu'elles proviennent le plus souvent de malades atteints de filariose (voir ci-après) — soient exemptes de *pus* et de *sang* ; aussi leur couleur peut-elle varier du rouge au blanc laiteux, suivant qu'elles sont plus ou moins mélangées de sang.

Il y a lieu d'ailleurs de distinguer, comme le fait Patein, d'après leur origine et leurs caractères, deux catégories de chyluries :

1° La chylurie, ou mieux, l'*hématochylurie intertropicale*, de beaucoup la plus fréquemment observée, liée à la *filariose* ; caractérisée par l'émission d'urines ressemblant à du lait, de temps en temps *sanguinolentes* et prenant alors une teinte chocolat, riches en fibrinogène et se *coagulant* généralement une demi-heure après l'émission. Ces urines sont ordinairement abondantes, soit de 3 à 5 litres ; celles du jour et de la nuit ont des compositions différentes, et il semble qu'il y ait davantage de chyle la nuit, et de sang le jour (H. Pecker).

L'examen microscopique du sédiment montre des hématies plus ou moins nombreuses, des leucocytes souvent chargés de graisse, des globules gras très fins et de nombreux filaments fibrineux en forme de cylindres. On peut y rencontrer des embryons de filaire ; mais ce fait est rare, et les embryons seront trouvés dans le sang plus aisément que dans l'urine.

2° La *chylurie indigène*, beaucoup plus rare que la précédente et *indépendante de la filariose ;* caractérisée par l'émission d'urines laiteuses, plus ou moins chargées de graisses, de couleur blanche ou jaunâtre, *exemptes de matière colorante du sang*, ordinairement très pauvres, mais quelquefois riches en fibrine, et contenant une assez forte quantité d'autres matières albuminoïdes (voir ci-après).

En général, ces urines, abandonnées au repos, ne se coagulent pas spontanément ; elles cèdent un dépôt dans lequel le microscope montre, à côté d'abondantes granulations graisseuses, de nombreux leucocytes et, quelquefois, de rares hématies.

Dans quelques-uns des rares cas de *chylurie non parasitaire* signalés jusqu'ici, les urines n'étaient laiteuses que la nuit ou, plus exactement, le passage du chyle dans l'urine se trouvait conditionné par le *décubitus dorsal*, le chyle ne passant jamais pendant les périodes de veille ou d'activité du malade (cas de Cubitt, Golding Bird, Vieillard, Patein).

Matières albuminoïdes des urines chyleuses. — Outre la fibrine, déjà signalée, les urines chyleuses, de l'une ou l'autre catégories précitées, contiennent généralement une assez forte quantité de matières albuminoïdes : de 2 à 8 grammes et plus par litre.

Celles-ci sont constituées par de la sérine et de la globuline auxquelles viennent s'adjoindre, en quantité plus ou moins grande, des *albuminoïdes précipitables par l'acide acétique* : mucine, nucléoalbumines et, surtout, *acétoglobuline*, substance qui paraît identique à l' « *urocaséine* » que Léger a trouvée en abondance dans un cas de chylurie chronique.

Cette acétoglobuline se distingue de la caséine du lait en ce que ses solutions dans les carbonates alcalins sont précipitées par l'acide carbonique ou par la chaleur (Patein).

C'est à l'acétoglobuline et à des traces de savon sodique « que ces véritables émulsions que sont les urines chyleuses doivent leur stabilité, facilitée encore par l'extrême division des corps gras ». (Patein).

Dosage, variations et composition des graisses urinaires. — On peut doser les graisses soit au moyen de la liqueur et de l'appareil d'Adam qui servent au dosage du beurre dans le lait, soit en les extrayant par l'éther à l'aide de l'appareil à épuisement de Soxhlet. Dans ce dernier cas, on mélangera 10 c. c. d'urine avec du sable lavé et calciné ; c'est ce mélange qui, après dessiccation complète, sera épuisé par l'éther ; le poids du résidu de l'évaporation de la solution éthérée représentera la quantité de graisses contenue dans l'urine.

La teneur en graisses des urines chyleuses est très variable : de moins de 1 gramme à plus de 16 grammes par litre. Cette teneur est d'ailleurs influencée par le régime alimentaire : augmentée par une ingestion de graisses ou d'huile plus considérable que d'ordinaire, diminuée par la diète hydrique.

Dans certains cas, les variations des graisses sont inverses de celles des albuminoïdes, c'est-à-dire que ceux-ci diminuent quand les graisses augmentent, et inversement; cela, généralement de façon telle que la somme graisses + albumines reste à peu près constante (Chabrié).

Quant à la *composition* de ces graisses urinaires, elle est également très variable, les variations portant sur les constituants suivants : *graisses neutres, acides gras libres, savons* (ces derniers sont ordinairement à l'état de traces).

Dans un cas de chylurie filarienne, H. Pecker a trouvé, pour 100 de matière grasse : 1 partie environ de savons, 4,50 parties d'acides gras libres, et le reste en graisses neutres.

En général, la composition des graisses urinaires rappelle celle des graisses alimentaires (beurre) et diffère notablement de celle du tissu adipeux humain.

Les causes de l'hématochylurie. — Recherche des embryons de la filaire. — L'hématochylurie s'observe surtout chez les sujets atteints de *filariose*, maladie très commune dans les régions inter-tropicales (Brésil, Antilles, Guyanne, l'Australie et la plus grande partie de l'Afrique), mais très rare en Europe. Cette affection est due à la présence, dans les vaisseaux lymphatiques et sanguins, de diverses variétés de filaires (parasites de l'ordre des nématodes) notamment de la *filaria Bancrofti* et de son embryon, la *filaria nocturna*. Les filaires adultes (*f. Bancrofti*) sont de longs vers filiformes de 8 à 10 centimètres de longueur; elles habitent les vaisseaux lymphatiques périphériques qu'elles obstruent en partie; il en résulte que la lymphe s'accumule en amont de la partie oblitérée en produisant une dilatation variqueuse de ces vaisseaux. Certaines de ces varices lymphatiques, situées au niveau du rein ou de la vessie, peuvent vraisemblablement se rompre à la suite d'un traumatisme, d'un effort, ou même d'un excès de pression dans le système lymphatique et déterminer ainsi le mélange du chyle et du sang avec l'urine. Outre les éléments constitutifs de ces humeurs, on pourra alors retrouver dans l'urine, ainsi que nous le disions précédemment, non pas des filaires adultes, mais de leurs embryons, des filaires nocturnes. La filaire adulte ne parvient pas, en effet, dans le sang; à cause de ses dimensions, elle demeure en amont des ganglions lymphatiques; mais il n'en est pas de même pour ses embryons qui, beaucoup plus petits, franchissent facilement les ganglions pour gagner les vaisseaux sanguins. Toutefois, on ne les retrouve pas dans le sang à toute heure de la journée; ils ne s'y rencontrent que pendant le sommeil, car pendant l'état de veille ils se retirent dans les gros vaisseaux du thorax et de l'abdomen. Le fait qu'on ne les avait tout d'abord trouvés dans le sang que pendant la nuit, explique la dénomination de filaire *nocturne* qui leur a été appliquée; mais en réalité c'est seulement pendant le sommeil, qu'il ait lieu de nuit ou de jour, qu'elles se répandent dans le sang périphérique. Bien qu'il soit rare de les trouver dans l'urine et qu'il soit plus aisé de les rechercher dans le sang, nous indiquerons ici certains caractères qui permettront de reconnaître leur présence dans l'urine chyleuse.

C'est dans le sédiment, à côté des leucocytes et des hématies, qu'on trouvera les embryons de filaire. Ils se présentent sous la forme de petits vers dont la longueur varie de 125 à 300μ, soit de 1/4 à 1/3 de millimètre, et dont la largeur est à peu près égale au diamètre d'un globule rouge, soit de 7 à 8 μ. Ils sont incolores, transparents et doués de mouvements très énergiques. « A un fort grossissement on constate que l'embryon est contenu dans une gaine beaucoup plus longue que lui et dans laquelle par conséquent il peut se déplacer. Lorsque les mouvements ont presque complètement cessé, on peut, par une mise au point attentive, constater que la tête est enveloppée d'une sorte de prépuce très délicat, présentant six dentelures, tandis qu'au sommet on peut observer une petite pointe fine qui est alternativement projetée et rétractée. » (J. Guiart.) L'un de nous (P. Yvon) a eu l'occasion d'examiner l'urine d'un malade qui prétendait n'avoir jamais séjourné dans les pays chauds. Cette urine ne contenait pas de sang; la réaction était à peine acide et devint rapidement ammoniacale. L'examen microscopique du dépôt recueilli sur un filtre montrait 5 à 6 embryons de filaire dans chaque préparation. Nous en donnons une photographie reproduite par la figure 3, *a. b, c,* (pl. V).

Chyluries dont l'origine parasitaire n'est pas démontrée. — La *chylurie non parasitaire* apparaît, d'ordinaire, brusquement ; elle peut, pendant longtemps, se manifester par intermittences, comme la précédente, et sans grand danger pour le malade. Ses causes, sans doute diverses, sont mal connues.

D'après Chabrié, on pourrait l'observer à la suite d'intoxications biliaires consécutives à une occlusion du canal cholédoque ou de l'intestin.

On l'a signalée au cours des affections osseuses et des intoxications par le phosphore ou par l'oxyde de carbone.

Lipurie. — Ce terme désigne spécialement l'émission d'urines contenant des *graisses non émulsionnées* et se rassemblant, en surface, sous forme huileuse.

Vraisemblablement consécutive à une augmentation du taux des graisses dans le sang, elle pourrait apparaître soit à la suite d'une alimentation trop riche en graisses, soit au cours de certaines affections du pancréas ou du rein (dégénérescence graisseuse).

QUATRIÈME PARTIE

SÉDIMENTS URINAIRES

L'urine normale, celle de l'homme surtout, est limpide au moment de l'émission ; mais après quelques heures de repos, elle laisse déposer un léger nuage floconneux, appelé *nubecula*, formé de cellules épithéliales englobées dans du mucus. Ce dépôt est presque nul dans l'urine normale de l'*homme*, où il se montre formé de rares leucocytes et de cellules épithéliales de l'urètre ou de la vessie également peu nombreuses. Il est plus abondant chez la *femme* dont les urines, souvent légèrement troubles au moment de l'émission, sont plus riches en mucus et contiennent, en plus des éléments cellulaires trouvés dans l'urine de l'homme, de nombreuses cellules épithéliales du vagin.

Outre ces éléments cellulaires, l'urine peut abandonner, en se refroidissant, des sédiments cristallins organiques ou minéraux tels que l'acide urique et l'urate de soude.

Dans certains états pathologiques, l'urine est trouble au moment de l'émission et laisse déposer un sédiment plus ou moins abondant formé, suivant les cas, d'éléments organisés (globules du pus et du sang, cylindres et cellules du rein) ou inorganisés (acide urique, oxalate de chaux, phosphates, etc.).

Il importe de connaître exactement la nature des éléments contenus dans un sédiment urinaire, non seulement à cause des indications qu'on en peut tirer au point de vue du diagnostic, mais encore parce que cette détermination permet souvent d'expliquer certains résultats de l'analyse chimique. C'est ainsi, par exemple, que la présence de quelques globules sanguins expliquera l'existence de traces d'albumine, qu'un sédiment de phosphates coexistera avec une diminution de l'acidité urinaire, etc.

Avant d'étudier, en particulier, chacun des sédiments *organisés* ou *inorganisés* que l'on peut rencontrer dans l'urine normale ou pathologique, nous indiquerons donc la technique applicable à leur recherche.

Technique de l'examen des sédiments urinaires. — Avant de pratiquer l'examen microscopique des éléments en suspension dans l'urine, on pourrait abandonner ce liquide au repos jusqu'à formation du sédiment ; mais dans ces conditions, on serait souvent obligé d'attendre pendant plusieurs heures et on risquerait ainsi de favoriser la fermentation de l'urine et, par suite, l'altération des éléments contenus dans le sédiment.

C'est pour éviter ces altérations qu'il convient de provoquer la formation presque immédiate du sédiment en centrifugeant l'urine fraîchement émise. A cet effet, on emploiera les divers centrifugeurs en usage dans les laboratoires et qu'il est inutile de décrire ici.

Lorsque le sédiment est formé dans le tube du centrifugeur, on le décante, et, à l'aide d'une pipette ou d'un agitateur, on en prélève une goutte que l'on dépose sur une lame porte-objet pour la recouvrir ensuite d'une lamelle et l'examiner au microscope.

La centrifugation présente l'inconvénient de briser certains éléments organisés et notamment les cylindres urinaires ; elle est d'ailleurs inutile lorsque l'urine est trouble et laisse déposer un sédiment assez abondant. Dans ces cas où la centrifugation serait contre-indiquée ou inutile, on devra donc attendre la formation spontanée du sédiment. Si l'urine contient peu d'éléments en suspension, on opérera comme suit :

1° L'urine, recouverte d'une très mince couche de toluène ou additionnée de X à XX gouttes p. 100 de chloroforme (afin d'entraver les fermentations), sera abandonnée au repos pendant dix-huit à vingt heures.

2° Pour éviter les fermentations et pour empêcher la déformation des éléments cellulaires on peut, comme l'indique Ch. Gaillard, additionner 100 c. c. d'urine de 2 c. c. de liquide de Müller dont voici la formule :

$$
\begin{array}{lll}
\text{Liquide} & \text{Sulfate de soude.} \ldots\ldots & \text{10 gr.} \\
\text{de} & \text{Bichromate de potasse.} \ . & \text{25 —} \\
\text{Müller.} & \text{Eau distillée.} \ldots\ldots & \text{1000 —}
\end{array}
$$

Lorsqu'après un temps suffisant le sédiment s'est formé, on en dépose une partie sur une lame porte-objet et on l'examine au microscope ; les éléments figurés apparaissent ainsi non déformés.

3° On peut éviter à la fois la centrifugation et les pertes de temps que nécessite la sédimentation spontanée, en filtrant 100 à 120 c. c. d'urine fraîchement émise : les éléments qu'elle tient en suspension restent sur le filtre ; pour les recueillir

on étale — lorsque la filtration est terminée — le filtre au-dessus
de l'entonnoir et on racle légèrement sa surface avec la
lamelle couvre-objet que l'on place ensuite sur la lame porte-
objet pour l'examen microscopique.

Fixation et conservation du sédiment. — La technique suivante,
indiquée par Polacci et recommandée par E. Gérard, permet de
conserver aux éléments cellulaires du sédiment leur forme
pour un temps indéfini :

On dilue le dépôt, obtenu par centrifugation ou par sédimentation spontanée, dans une grande quantité du liquide suivant
(indiqué par Hayem pour la fixation des globules sanguins) :

Eau distillée	200 gr.
Chlorure de sodium	1 —
Sulfate de soude pur	5 —
Bichlorure de mercure	0^{gr},50

Il faut agiter le sédiment avec une baguette de verre pendant qu'on l'additionne de ce liquide ; ceci, afin que toutes ses
parties en soient bien imprégnées. On laisse reposer pendant
vingt-quatre heures, puis on enlève le liquide par décantation
et on lave le sédiment à plusieurs reprises avec de l'eau distillée. Dans le sédiment ainsi fixé, les cellules épithéliales, les
globules sanguins et les cylindres se montrent inaltérés et
tels qu'ils se trouvaient dans l'urine au moment de l'émission.

Si l'on veut conserver des préparations incolores de ce
sédiment, on en prélève une parcelle que l'on monte dans la
glycérine ; on entoure les bords du couvre-objet de paraffine
ou de mastic à la térébenthine.

Quand on désire conserver des préparations colorées, on
étale sur la lame une portion du sédiment qu'on laisse sécher
à l'air : on colore ensuite pendant une heure avec une solution
aqueuse à 2 p. 100 de bleu de méthylène ; après lavage à
l'eau distillée et dessiccatoin, on monte dans le baume du
Canada. Les noyaux des leucocytes et des cellules épithéliales apparaissent fortement colorés en bleu. Les cylindres
hyalins se montrent colorés en bleu clair et les granulations
des cylindres granuleux se détachent nettement sur un fond
bleu pâle.

Elimination des urates et des phosphates. — Les urines concentrées abandonnent souvent après refroidissement un abondant
sédiment d'urates ; de même les urines faiblement acides ou
alcalines peuvent, après repos, laisser déposer une grande
quantité de phosphates ammoniaco-magnésien ou calcique. Par
leur abondance, ces sels peuvent masquer les éléments orga-

nisés, cellules ou cylindres, coexistant avec eux dans le sédiment.

On éliminera facilement l'urate de soude en diluant l'urine avant de la sédimenter, ou bien en lavant le sédiment avec une solution de chlorure de sodium à 10 p. 1000 portée à une température voisine de 30°. — On éliminera les phosphates en acidifiant légèrement l'urine ou en lavant le sédiment avec une solution acide faible ; mais on risque ainsi d'altérer les cylindres ; ces éléments disparaissent d'ailleurs rapidement dans l'urine qui subit la fermentation ammoniacale et c'est dans l'urine non altérée qu'il convient de les rechercher.

Diverses variétés de sédiments. — Les sédiments urinaires peuvent être formés d'*éléments organisés* (cellules, globules sanguins, cylindres) ou de matériaux *inorganisés* : ces derniers sont formés soit de substances *organiques* (acide urique, cystine), soit de substances minérales (phosphates).

Dans les chapitres suivants nous examinerons séparément ces différentes variétés de sédiments.

Gravelle. — **Concrétions.** — **Calculs.** — Les sédiments non organisés de nature minérale ou organique peuvent exister tout formés dans l'urine au moment de son émission, ou se trouver en dissolution dans ce liquide pour s'en séparer après refroidissement (urates), ou bien encore y prendre naissance à la suite de fermentations (phosphate ammoniaco-magnésien).

L'élimination de petits cristaux d'acide urique ou d'oxalate de chaux constitue ce que l'on appelle la *gravelle* urique ou oxalique.

Lorsque les sédiments existent tout formés dans l'urine avant son émission, ils peuvent se déposer en différents points de l'appareil urinaire (rein, uretères, vessie), s'y fixer et s'y accumuler en amas que l'on désigne sous le nom de *calculs* ou de *concrétions*, suivant qu'ils sont plus ou moins volumineux.

Nous étudierons en premier lieu les sédiments et les calculs formés de substances organiques.

CHAPITRE PREMIER

SÉDIMENTS ET CALCULS ORGANIQUES

Sédiments et calculs formés de substances organiques.	Existant normalement dans l'urine.	Acide urique et ses sels. Acide hippurique.
	D'origine anormale.	Cystine. Tyrosine. Indigotine. Cholestérine.

De tous ces éléments, celui qu'on rencontre le plus fréquemment, à l'état de *sédiment*, de *gravelle*, de *concrétion* ou de *calcul*, est certainement l'acide urique.

Sédiments d'acide urique et d'urates. — Nous avons déjà mentionné ces sédiments en étudiant l'acide urique page 139.

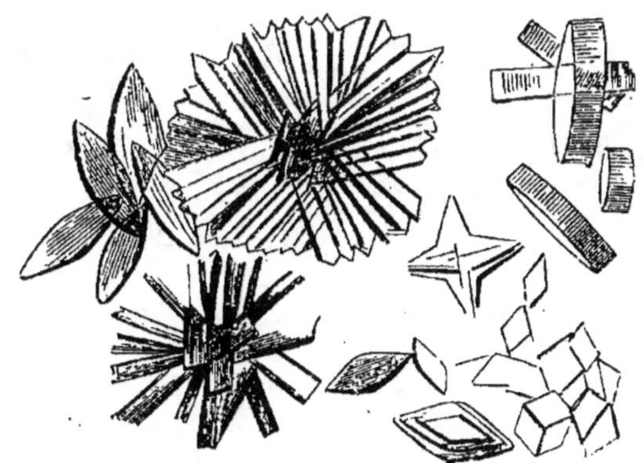

Fig. 40. — Acide urique.

Les sédiments d'acide urique sont désignés sous le nom de *sable* ou *gravelle urique*. Ils sont toujours colorés en *jaune, jaune orangé* ou *rouge vif*, et cristallisés ; ils présentent de nombreuses variétés de forme, dont nous avons indiqué les principales, page 138 et suivantes (voir fig. 40 et 41).

L'acide urique est souvent accompagné d'*urates*. Celui qu'on rencontre le plus fréquemment est l'*urate acide de soude* ; il se présente sous forme de petites granulations fines, jaunâtres,

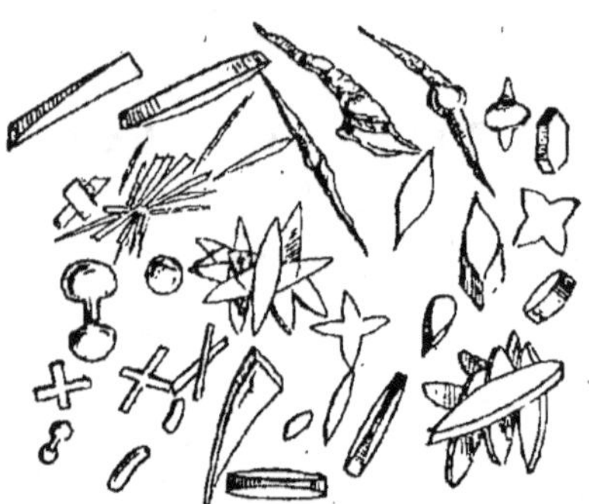

Fig. 41. — Acide urique.

isolées ou réunies en amas (fig. 42) ; il se dissout quand on chauffe légèrement l'urine ou quand on l'additionne d'eau.

L'*urate d'ammoniaque* se trouve dans les urines putréfiées qui ont éprouvé la fermentation ammoniacale. Nous avons déjà indiqué (p. 139) sa forme caractéristique qui est celle de glomérules hérissés de pointes et de couleur brunâtre (fig. 43) ;

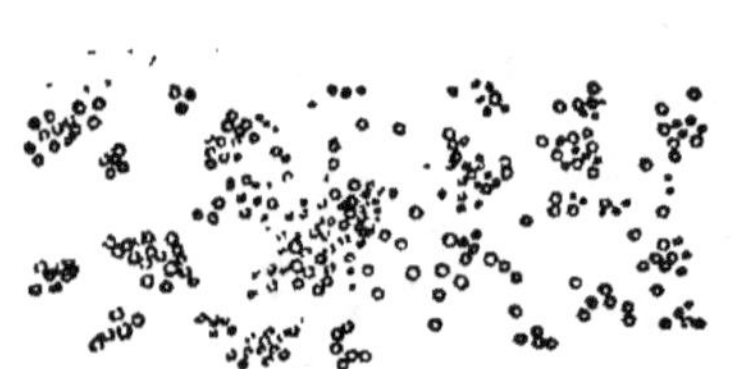

Fig. 42. — Urate de soude.

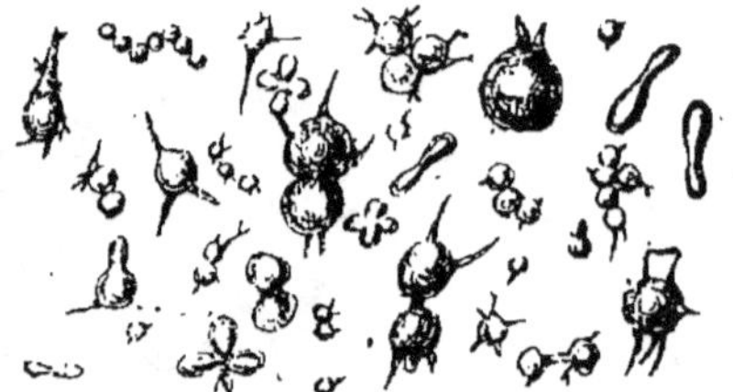

Fig. 43. — Urate d'ammoniaque.

comme on ne le rencontre que dans les urines ammoniacales, il est presque toujours accompagné de *phosphate ammoniaco-magnésien, de phosphates terreux amorphes, et souvent de pus.*

Caractères et examen des calculs d'acide urique et d'urates. — Les *calculs* d'acide urique se rencontrent assez fréquemment : ils sont formés par cet acide presque pur, ou mélangé d'*urates alcalins ou terreux (soude, ammoniaque chaux, magnésie)*. L'*urate d'ammoniaque* y existe souvent en forte proportion ; parfois, il peut former à lui seul la masse entière du calcul.

La couleur des calculs d'acide urique varie du jaune au

jaune rougeâtre ; leur volume peut atteindre celui d'une noix, et leur texture est souvent rayonnée.

Les calculs formés d'urates, principalement ceux d'urate d'ammoniaque, sont gris ocreux.

Essai. — Sur un fragment du calcul on effectue la réaction de la murexide décrite page 141. On peut aussi en dissoudre une petite quantité dans une solution alcaline, puis précipiter par l'acide chlorhydrique et examiner la forme cristalline.

Ces calculs ne sont presque jamais formés exclusivement d'acide urique ; ils renferment toujours un peu d'urates alcalins ou terreux ; aussi, laissent-ils à l'incinération un résidu dans lequel on peut constater la présence de la *potasse,* de la *soude,* de la *chaux* et de la *magnésie* ; l'*ammoniaque* disparaît pendant la calcination : on la recherchera comme il est dit plus loin.

Par l'*incinération*, les bases passent à l'état de carbonates. Les carbonates alcalins sont solubles : si donc on traite les cendres par de l'eau distillée, on dissout les *carbonates de potasse ou de soude ;* la solution est *alcaline* ; on y caractérise la potasse par le *bichlorure de platine* ou l'*acide tartrique,* et la soude par la coloration jaune que donne à la flamme de l'alcool un fil de platine trempé dans la solution. Les *carbonates de chaux et de magnésie* ne se dissolvent point dans l'eau distillée et restent comme résidu : ils se dissolvent avec effervescence dans l'acide acétique ; on caractérise et on précipite la chaux par l'*oxalate d'ammoniaque* ; la magnésie reste dans la solution, et on peut l'en précipiter à l'état de phosphate ammoniaco-magnésien (voir p. 256).

Les *calculs d'urate d'ammoniaque* ne sont pas rares. Cet urate donne toutes les réactions de l'acide urique et, comme lui, ne laisse point de résidu à la calcination. Pour différencier ces calculs de ceux qui sont formés d'acide urique pur il est donc nécessaire de constater le dégagement d'ammoniaque. Il suffit pour cela de chauffer un fragment pulvérisé de la matière dans un petit tube de verre avec deux ou trois gouttes de lessive de soude ; on constate facilement les caractères de l'ammoniaque ; retour au bleu du papier rouge de tournesol, et production de fumées blanches par l'approche d'une baguette trempée dans l'acide chlorhydrique (voir p. 542 d'autres procédés pour la recherche de l'ammoniaque dans un calcul).

Acide hippurique. — On rencontre, mais très rarement dans l'urine, des cristaux d'*acide hippurique* (fig. 44). Nous en avons indiqué les caractères (p. 188). On les distinguera des cristaux d'acide urique ou de phosphate ammoniaco-magnésien par leur solubilité dans l'alcool. Ils se différencient encore de l'acide urique parce qu'ils ne donnent pas la réaction de la murexide, et du phosphate ammoniaco-magnésien par leur insolubilité dans l'acide chlorhydrique.

On ne les observe guère que dans les urines émises après une

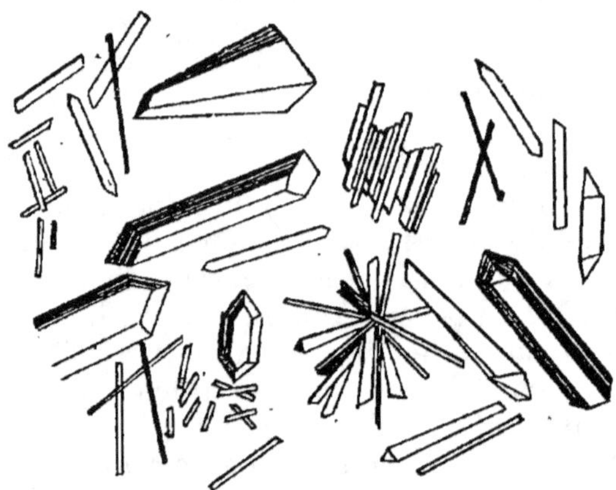

Fig. 44. — Acide hippurique.

ingestion copieuse de fruits (prunes) ou après absorption de certains médicaments, les acides benzoïque et salicylique notamment.

Cystine. — Nous l'avons étudiée page 511. Comme elle est insoluble dans l'eau, c'est presque toujours à l'état de sédiment (mélangé à l'urate de soude) et surtout de calculs qu'on la rencontre dans l'urine. Encore ces calculs sont-ils très rares. Ils sont jaunâtres, un peu translucides, de consistance cireuse et se laissent facilement rayer par l'ongle.

Rappelons que la cystine cristallise en lamelles hexagonales incolores, transparentes (fig. 45) solubles dans l'ammoniaque et dans l'acide chlorhydrique. On trouvera l'indication de ses diverses réactions page 512.

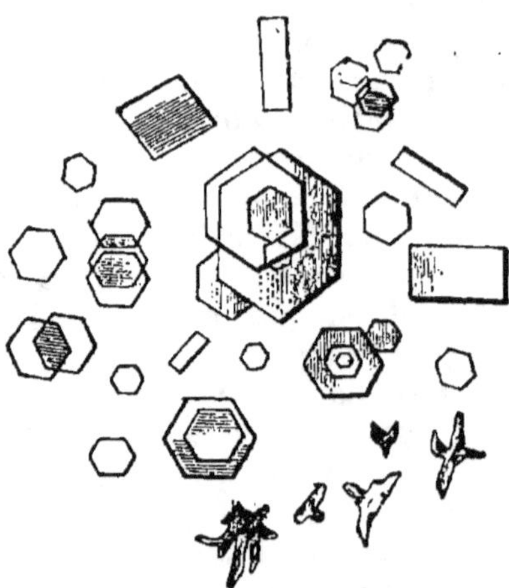

Fig. 45. — Cystine.

Tyrosine et leucine. — Ces substances (que nous avons étudiées page 507) font quelquefois partie des sédiments urinaires. On les rencontre dans les cas d'atrophie aiguë du foie (Frerichs).

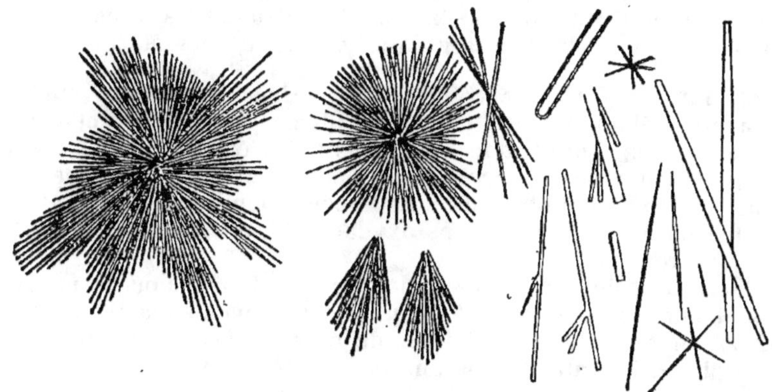

Fig. 46. — Tyrosine.

Le sédiment qui se dépose alors est jaune verdâtre, parsemé de petites sphères jaunâtres constituées par des aiguilles de *tyrosine* (fig. 46).

Les réactions de ces substances sont indiquées page 508.

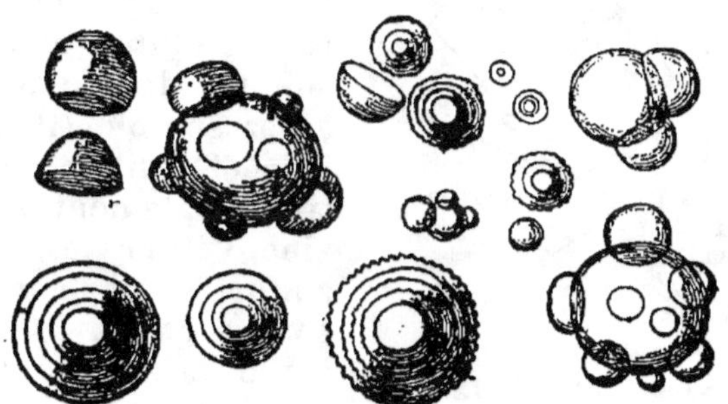

Fig. 47. — Leucine.

Xanthine. — Nous l'avons déjà mentionnée comme élément normal de l'urine (p. 136). Quand elle existe en quantité notable, elle forme des sédiments et quelquefois des calculs de couleur brun clair, assez résistants. Elle se présente alors parfois sous forme de cristaux ressemblant à une pierre à aiguiser (deux ogives allongées réunies par la base). Ces cristaux se distinguent de ceux d'acide urique par leur plus grande solubilité.

Indigotine. — On rencontre quelquefois, même dans des urines qui ne renferment aucun autre élément anormal, des cristaux groupés en étoile ou plutôt des fragments de cristaux, des plaques semi-transparentes d'indigotine, de couleur bleu foncé et solubles dans le chloroforme. Ces sédiments se produisent dans les urines riches en indoxyle lorsqu'elles subissent la fermentation ammoniacale (v. p. 496).

Mélanine. — On a rencontré dans l'urine de malades atteints de tumeurs mélaniques des grains de pigments amorphes et noirâtres. Dans ces cas, l'urine qui, au moment de l'émission, était claire, se colorait peu à peu et arrivait à présenter une teinte de plus en plus foncée, jusqu'à paraître noire. Cette coloration brune ou noirâtre s'accentue en présence des corps oxydants (acides chromique, azotique, eau de brome).

Basch a observé ces granulations pigmentaires dans la mélanémie seulement. Zeller a indiqué l'eau bromée comme réactif de la mélanine ; on obtient par l'addition de ce réactif à l'urine un précipité amorphe et jaunâtre noircissant au contact de l'air.

Cholestérine. — La cholestérine fait partie des éléments de la bile ; elle cristallise en lamelles incolores et transparentes (fig. 48), mais à l'air elle perd son eau de cristallisation et devient alors blanche et nacrée ; on la trouve presque toujours avec cet aspect. Elle est insoluble dans l'eau, peu soluble dans l'alcool froid et assez soluble (10 p. 100) dans l'alcool bouillant ; elle se dissout très facilement dans la benzine, l'éther, le chloroforme, le sulfure de carbone ; elle se dissout à chaud dans l'acide acétique cristallisable. Elle fond vers 148°, se prend en masse cristalline par refroidissement,

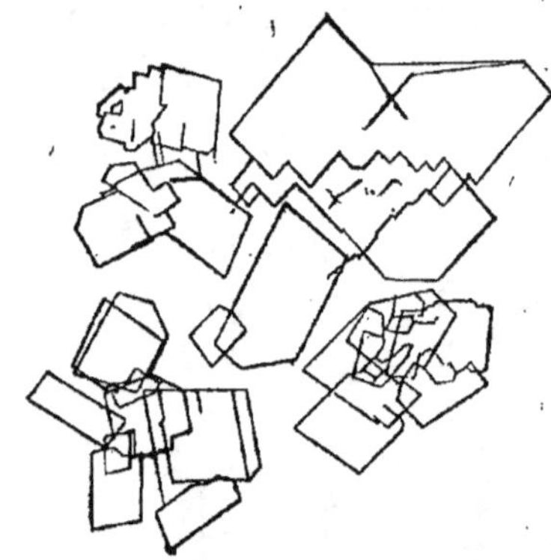

Fig. 48. — Cholestérine.

et se sublime, en partie sans altération, vers 360°, puis se décompose ; on peut la sublimer en totalité dans le vide ; sa densité est 1,047 ; elle est lévogyre ($\alpha_D = -31°,12$, en solution éthérée).

On la caractérise au moyen des réactions suivantes :

1° Si l'on arrose avec de l'acide azotique un fragment de cholestérine pour évaporer ensuite à siccité dans une capsule de porcelaine, on obtient un résidu jaune qui passe au rouge orangé lorsqu'on le touche avec de l'ammoniaque ; mais les alcalis fixes ne font pas passer cette couleur au violet, comme cela arriverait pour l'acide urique.

2° On prépare un mélange de 3 volumes d'*acide sulfurique* ou *chlorhydrique* avec un volume de *perchlorure de fer*, et on mouille la *cholestérine* avec une ou deux gouttes de ce mélange ; en évaporant à siccité, on obtient une belle coloration violette.

3° On dissout un fragment de cholestérine dans 3 ou 4 c. c. de chloroforme et on ajoute 2 c. c. d'acide sulfurique concentré ; par agitation, la couche supérieure chloroformique se colore peu à peu en jaune rougeâtre. Si l'acide sulfurique est additionné d'iode, la coloration développée est d'abord *violette*, puis vire au *bleu*, au *vert* et au *rouge*.

La présence de la cholestérine dans les sédiments urinaires est assez rare : on l'a signalée dans des cas de dégénérescence graisseuse du rein et surtout de chylurie.

Bilirubine ou hématoïdine. — Les cristaux de bilirubine, composé identique à l'hématoïdine, sont constitués par des aiguilles réunies en houppes ou par des lamelles de couleur rouge brun qui sont solubles dans le chloroforme ou les alcalis étendus. L'acide nitrique les colore en vert (réaction de Gmelin). On les rencontre dans l'urine au cours de certaines affections du rein et du foie.

CHAPITRE II

Les bases que l'on rencontre dans les sédiments et calculs sont les mêmes que celles dont nous avons parlé en traitant des éléments normaux de l'urine : la *potasse*, la *soude*, la *chaux*, la *magnésie* et l'*ammoniaque*; mais, dans les sédiments, ces bases sont à l'état de sels insolubles ou peu solubles : ainsi, la *potasse*, la *soude*, la *chaux*, la *magnésie*, l'*ammoniaque* s'y rencontrent unies à l'*acide urique*, dont les sels sont très peu solubles (p. 139); l'*ammoniaque*, à l'*acide phosphorique* sous forme de *phosphate ammoniaco-magnésien*; la *chaux* peut être combinée aux *acides oxalique*, *carbonique* et *phosphorique* ; la *magnésie*, à l'acide phosphorique (*phosphate ammoniaco-magnésien*, *phosphate de magnésie*) ou à l'acide carbonique.

Nous connaissons déjà les caractères et les modes de recherche de ces bases qui ont été étudiées page 254 et suivantes. Nous ne nous occuperons ici que de leurs sels insolubles.

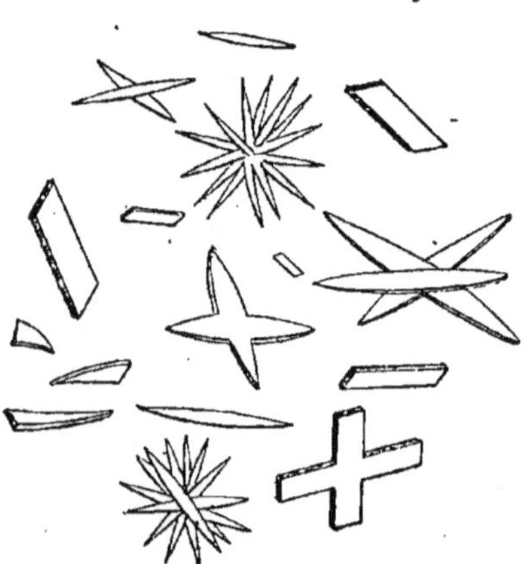

Fig. 49. — Phosphate bi-calcique.

Sédiments et calculs phosphatiques. — Nous avons vu, en étudiant les phosphates (p. 223) que les sédiments phosphatiques à base terreuse ne pouvaient se former que dans une urine dont la réaction est alcaline ou neutre.

Il n'y a d'exception que pour le *phosphate bibasique de chaux*, qui peut exister en solution dans des urines offrant une légère réaction acide. Mais il suffit de chauffer légèrement ces urines pour dégager l'acide carbonique qui retient en dissolution ce phosphate, et obtenir immédiatement un précipité.

Lorsqu'il se dépose spontanément, ce phosphate se présente sous forme d'aiguilles ou de cristaux aciculaires groupés en étoiles. Sa forme cristalline (fig. 49) le différencie suffisamment du *phosphate tribasique de chaux*, qui est toujours amorphe. De plus, le phosphate bibasique *est fusible au chalumeau*. On le rencontre assez souvent, après ingestion médicamenteuse de phosphates de chaux ou au cours du régime lacté.

Phosphates de chaux et de magnésie tribasiques. — Le mélange de ces deux sels se précipite sous forme de sédiment amorphe, toutes les fois que l'urine devient alcaline. Lorsque l'urine est neutre, ils peuvent rester en dissolution à la faveur de l'acide carbonique, mais ils se précipitent par l'action de la chaleur, et le trouble qu'ils produisent ainsi disparaît par addition d'acide acétique ; il n'y a donc pas possibilité de les confondre avec de l'albumine.

Le phosphate basique de magnésie se rencontre très rarement dans l'urine sous forme de tables rhombiques très réfringentes ; elles deviennent opaques et leurs angles s'émoussent lorsqu'on les traite par une goutte de solution de carbonate d'ammoniaque au 1/4.

Phosphate triple ou ammoniaco-magnésien. — C'est la variété de phosphate qu'on rencontre le plus souvent dans l'urine, dont la réaction est alors alcaline, neutre, et quelquefois mais très rarement, faiblement acide.

Les urines normales, qui en sont exemptes au moment de leur émission, finissent par en renfermer si on les conserve un certain temps sans les additionner de substances antiseptiques. Si ce phosphate triple ne pouvait se former que dans ces conditions, c'est-à-dire après l'émission, il n'aurait absolument aucune signification pathologique ; or, il n'en est pas toujours ainsi et l'urine peut, avant son émission, devenir ammoniacale dans la vessie, le phosphate ammoniaco-magnésien y prendre naissance et constituer des plaques

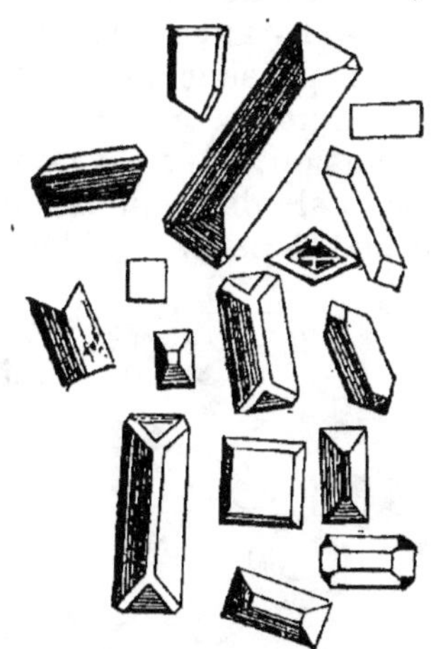

Fig. 50. — Phosphate ammoniaco-magnésien.

et calculs, qui s'accroissent avec rapidité ; une fois produits, ils sont une cause continuelle d'irritation, enflamment les parois de la vessie et entretiennent constamment la formation de l'urine ammoniacale. Lorsque l'impulsion est donnée, l'accroissement ne s'arrête pas. Le *phosphate ammoniaco-magnésien*, bien que formé d'éléments normaux, constitue donc un produit anormal.

Ce phosphate triple, $PO^4, Mg, AzH^4 + 6 H^2O$ cristallise en gros prismes droits à base rhomboïdale (fig. 50) ; posés à plat, ils ressemblent à un catafalque, d'où le nom *de sel en tombeaux* qu'on leur a donné. Il affecte surtout cette forme lorsqu'il se dépose spontanément et lentement dans une urine devenue ammoniacale. Mais lorsqu'on le précipite artificiellement, par exemple, dans un dosage d'acide phosphorique, il cristallise en aiguilles qui se réunissent pour former des étoiles ou des arborisations plus ou moins compliquées.

Ce sel est insoluble dans l'eau et surtout dans l'eau ammoniacale. Il est soluble dans les acides minéraux et acétique. Les alcalis, et surtout l'ammoniaque, le précipitent de ces solutions.

Le phosphate ammoniaco-magnésien forme souvent des agrégats plus ou moins volumineux qui adhèrent aux parois de la vessie et qu'on désigne sous le nom de plaques phosphatiques. Il constitue également des calculs qui parfois peuvent atteindre le volume d'un œuf.

Ces calculs sont souvent formés autour d'un noyau d'une autre substance (urates). Ce noyau a seul existé tout d'abord ; par sa présence, il a irrité la vessie et l'urine est devenue ammoniacale : il s'est alors formé du phosphate ammoniaco-magnésien, qui s'est déposé sur lui et l'a englobé.

Les calculs de phosphate ammoniaco-magnésien sont légers, poreux et assez friables ; ils *fondent facilement*, et par refroidissement ils se prennent en une plaque blanchâtre ; aussi les désigne-t-on parfois sous le nom de *calculs fusibles*.

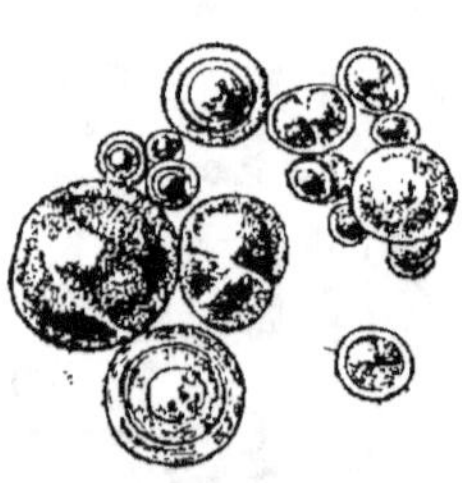

Fig. 51. — Carbonate de chaux cristallisé.

Carbonates de chaux et de magnésie. — On rencontre assez rarement chez l'homme des sédiments ou des calculs qui renferment des carbonates de chaux et de magnésie ; le plus souvent ces sels sont associés aux phosphates des mêmes bases. On les reconnaît en les traitant par un acide ; il y a dissolution avec effervescence par suite du dégagement d'acide carbonique. Il faut bien se garder de calciner le calcul avant de le soumettre à cet essai, car on serait induit en erreur si le calcul renfermait en même temps des *urates* ou des oxalates, puisque ces sels se transforment en carbonates par calcination. Parfois le carbonate de chaux se présente sous forme de petites sphères présentant des couches concentriques (fig. 51, d'après une photographie) : on le rencontre ainsi dans l'urine des herbivores.

Oxalate de chaux. — Ce sédiment est peut-être celui que l'on rencontre le plus fréquemment dans l'urine. Il se présente sous forme d'octaèdres brillants très réguliers, transparents et réfractant fortement la lumière ; leurs angles sont très accusés. Ces cristaux ressemblent ordinairement à une enveloppe de lettre ; quelquefois ils affectent la forme d'un losange (fig. 52). Dans certaines urines et notamment dans celles qui en contiennent beaucoup, l'oxalate de chaux se présente encore sous forme de hache, d'haltères, de sabliers ou de masses ovalaires déprimées dans leur portion centrale. Ces cristaux de forme anormale pourraient être confondus avec ceux d'acide urique dont on les distinguera par leur insolubilité dans la soude caustique.

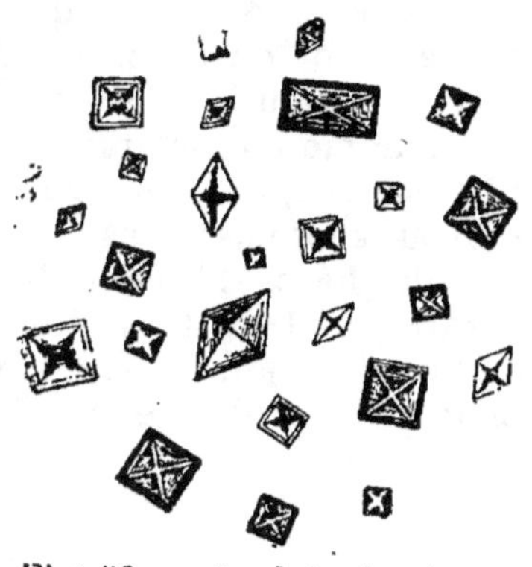

Fig. 52. — Oxalate de chaux.

Les cristaux d'oxalate de chaux sont solubles dans les acides minéraux, mais ils sont insolubles dans l'acide acétique ; ce dernier caractère permettra de les distinguer et de les séparer du phosphate ammoniaco-magnésien ou des autres phosphates auxquels ils peuvent être mélangés.

La *recherche de l'oxalate de chaux* en dissolution dans l'urine, son *origine* et la *signification clinique* de l'oxalurie ont été étudiés dans un chapitre spécial (p. 193). Nous n'avons donc plus à nous en occuper ici.

Calculs d'oxalates de chaux ou mûraux. — Les calculs d'oxalate de chaux sont très durs. A cause de cette dureté, ils ne s'arrondissent point dans la vessie ; ils sont couverts d'aspérités ou mamelonnés à leur surface, ce qui leur donne quelque ressemblance avec une mûre : d'où leur nom de calculs mûraux. Ils sont toujours assez fortement colorés en brun, car leurs nombreuses aspérités finissent par blesser la vessie en déterminant de petites hémorragies ; dès lors ils fixent la matière colorante du sang ; tant qu'ils restent petits et lisses, ils sont blanchâtres, car cette cause de coloration n'existe pas encore.

Lorsqu'on calcine des calculs mûraux, ils ne fondent point ; ils laissent un résidu de carbonate de chaux plus ou moins mélangé de chaux caustique faisant effervescence avec les acides.

Pour analyser un calcul d'*oxalate de chaux*, on le pulvérise et on le traite par l'acide chlorhydrique. Cet acide dissout l'oxalate et les phosphates qui peuvent s'y trouver mélangés ; les urates sont décomposés et l'acide urique se dépose : on en sépare la solution par décantation et filtration, puis on la traite par l'ammoniaque, qui précipite l'oxalate de chaux et les phosphates ; ce précipité mixte est traité par l'acide acétique, qui dissout seulement les phosphates que l'on dose à part ; l'oxalate de chaux est recueilli sur un filtre, lavé et pesé après calcination et transformation en sulfate de chaux : 1 gramme de sulfate de chaux ainsi trouvé correspond à $0^{gr},9411$ d'oxalate de chaux (voir dosage de l'acide oxalique p. 194 et de la chaux p. 255).

CHAPITRE III

Caractères généraux. — Suivant leur nature, les calculs urinaires se présentent avec une couleur, un aspect, une consistance et une texture variables.

Leur couleur fournit déjà d'utiles indications quant à leur composition chimique probable. Ainsi, les calculs d'*acide urique* ou d'*urates* sont généralement de couleur *jaunâtre* ou *ocreuse*; les calculs d'*oxalate de chaux* sont de couleur *brune, gris noirâtre* ou *verdâtre*; les calculs formés de phosphates sont *blancs* ou *grisâtres* à l'intérieur; les calculs de *cystine* sont de couleur *blanc jaunâtre* ou *verdâtre*, légèrement *translucides* et d'aspect cireux.

Les calculs d'*oxalate de chaux* se présentent généralement sous l'aspect de masses mamelonnées comme une mûre (calculs mûriformes) et sont de consistance très dure.

La texture des calculs est rarement homogène; sur une coupe, on observe souvent des couches concentriques déposées autour d'un noyau de nature chimique variable, quelquefois formé par un caillot de fibrine.

Nature minérale ou organique des calculs. — Il n'arrive pour ainsi dire jamais qu'un calcul soit constitué par une substance unique. A part la matière fondamentale qui donne son nom au calcul, il y a toujours de l'*eau*, des *matières grasses*, des *matières albuminoïdes*, des *matières extractives*, des *sels solubles* de l'urine, qui, à un certain moment, se trouvent englobés, puis protégés contre une dissolution ultérieure.

Les concrétions ou les calculs peuvent être divisés en deux groupes :

1° Ceux qui sont constitués par des substances organiques et qui ne laissent pas de résidu à l'incinération ;

2° Ceux qui sont formés de substances minérales.

Jamais, d'après ce que nous avons dit, un calcul ne rentre exclusivement dans l'un de ces deux groupes ; ceux de nature organique laissent toujours un résidu plus ou moins important lorsqu'on les incinère ; de même, ceux qui sont constitués par des substances minérales noircissent toujours et perdent de leur poids à l'incinération.

1° Calculs ne laissant pas ou laissant un résidu insignifiant à l'incinération. — Ces calculs peuvent renfermer : de l'*acide urique*, de l'*urate d'ammoniaque*, de la *xanthine*, de la *cystine*, de la *fibrine*, des *matières grasses*, et des *détritus organiques*.

De tous ces corps, ceux qu'on rencontre le plus fréquemment sont l'*acide urique* et l'*urate d'ammoniaque*.

a) *Acide urique et urates*. — On caractérisera l'acide urique et les urates par la réaction de la murexide. Pour cela on mettra dans une capsule de porcelaine un petit fragment de calcul avec III ou IV gouttes d'acide nitrique. Après évaporation à une douce chaleur on obtiendra un résidu rougeâtre, passant au violet foncé quand on l'additionne d'une goutte d'ammoniaque, ou au bleu violacé quand on le traite par la soude.

Cette réaction étant commune à l'acide urique et à l'*urate d'ammoniaque* (ainsi qu'aux autres urates) il faut rechercher ce dernier en décelant la *présence de l'ammoniaque*. A cet effet, on peut projeter quelques parcelles du calcul dans 1 c. c. environ de réactif de Nessler qui prendra une teinte jaune rougeâtre au contact de l'ammoniaque, ou bien encore on peut dissoudre, en chauffant très légèrement, une parcelle du calcul dans II ou III gouttes de lessive de soude et étendre ensuite avec de l'eau distillée au volume de 10 c. c. ; cette solution additionnée de 1 c. c. d'une solution d'iodure de potassium au 1/10 et, goutte à goutte, d'une solution d'hypochlorite de soude donnera un précipité noir d'iodure d'azote, si elle contient de l'ammoniaque (Trillat). Enfin on peut déceler l'ammoniaque en la déplaçant à chaud par la potasse ou la soude.

b) *Xanthine*. — *Cystine*. — Si l'on n'obtient pas la réaction de la murexide, le calcul peut renfermer de la *cystine* ou de la *xanthine*.

On en prend alors un nouveau fragment, on l'arrose avec de l'acide azotique, et on dessèche : si le résidu est jaunâtre et s'il se colore en *jaune orangé* quand on le touche avec une goutte de solution concentrée de potasse ou de soude, le calcul est constitué par de la *xanthine*.

Si l'on n'obtient pas ces réactions colorées, le calcul est vraisemblablement formé de *cystine*. Pour s'en assurer, on pulvérise le calcul et on le traite par l'ammoniaque, qui dissout la cystine et l'abandonne par évaporation ; on la caractérise par sa solubilité dans l'acide chlorhydrique ou dans l'ammoniaque, par sa forme cristalline et par l'odeur que dégage sa combustion (voir p. 511).

c) *Fibrine.* — *Pigments.* — *Cholestérine.* — Si, pendant la calcination, le calcul dégage une odeur de corne brulée, cela indique qu'il renferme des matières albuminoïdes : celles-ci, lorsqu'elles forment la masse principale du calcul, sont ordinairement représentées par de la *fibrine;* cette dernière est dissoute par la potasse caustique, puis précipitée par l'acide acétique. Un grand excès de cet acide redissout le précipité.

Assez souvent, on rencontre des matières colorantes du sang; on les caractérise par l'examen spectroscopique.

Les calculs peuvent aussi renfermer des pigments biliaires ou de la cholestérine; ces substances seront extraites au moyen de l'acide acétique cristallisable bouillant. La solution acétique, déjà verdâtre si elle contient des pigments biliaires, devient franchement verte après addition d'une goutte de nitrite de soude à 1 p. 100. Lorsqu'elle contient de la cholestérine, cette solution abandonne par évaporation de longues aiguilles qui, après recristallisation dans l'alcool, fournissent des lamelles dentelées caractéristiques de la cholestérine.

2° Le calcul laisse un résidu à l'incinération. — a) *La matière primitive donnait la réaction de la murexide avec l'acide azotique.* — Le calcul est alors constitué par un urate de *potasse,* de *soude,* de *chaux* ou de *magnésie.* Si le résidu de la calcination est *soluble dans l'eau,* alcalin au tournesol, et fait effervescence avec les acides, il est formé de *carbonate de potasse* ou de *soude* ; si en le chauffant au chalumeau il colore la flamme en jaune, il contient de la soude; s'il ne colore pas la flamme en jaune et si, après saturation par un acide, il donne un précipité jaune avec le chlorure de platine, il renferme de la potasse..

Si le résidu est *insoluble* dans l'eau, très peu alcalin et infusible au chalumeau, il est constitué par du carbonate de chaux ou de magnésie (le résidu est en partie devenu caustique si l'on a fortement calciné). On le dissout dans un peu d'acide acétique et on ajoute de l'*oxalate d'ammoniaque* ; la formation d'un précipité blanc indique la présence de la chaux ; si l'on n'obtient pas de précipité, c'est qu'il y a seulement de la magnésie, qu'on isole à l'état de phosphate ammoniaco-magnésien.

S'il y a tout à la fois de la chaux et de la magnésie, on peut les séparer et les doser comme il est indiqué page 255.

Quand ces quatre bases, soude, potasse, chaux et magnésie sont combinées à l'acide urique, le calcul primitif ne fait effervescence avec les acides qu'après calcination, puisque les urates passent à l'état de carbonates.

b) *La matière primitive ne donne pas la réaction de la murexide.* — Le calcul peut alors être formé de *phosphates de chaux ou de magnésie*, de *phosphate ammoniaco-magnésien*, d'*oxalate de chaux*, de *carbonates de chaux* ou *de magnésie*.

S'il fait effervescence au contact d'un acide, c'est qu'il renferme du *carbonate de chaux ou de magnésie*.

Si le calcul primitif ne fait effervescence avec les acides qu'après calcination, c'est qu'il renferme de l'oxalate de chaux. Un calcul d'oxalate de chaux est très souvent mélangé d'acide urique ou d'urates. Dans ce cas aussi, la matière calcinée fait effervescence avec un acide ; mais de plus, elle donne la réaction de la murexide. Si le calcul est exempt d'urates, il est entièrement soluble dans l'acide chlorhydrique. En traitant cette solution par l'ammoniaque on précipite l'oxalate de chaux et les phosphates que le calcul pouvait contenir ; en recueillant ce précipité et le traitant par l'acide acétique on dissout les phosphates ; l'oxalate de chaux reste indissous.

Enfin si le calcul ne fait effervescence avec les acides, ni avant, ni après la calcination, il ne peut renfermer que des phosphates de chaux, de magnésie, ou du phosphate ammoniaco-magnésien. On le traite par une solution étendue de soude caustique : s'il dégage de l'ammoniaque, si en outre il est *fusible* et donne par refroidissement une sorte d'émail blanchâtre, il est constitué par du phosphate ammoniaco-magnésien. Dans tous les cas, il faut, comme contrôle, constater la présence de l'*acide phosphorique* et de la *magnésie*.

Si le calcul, *tout en ne dégageant pas d'ammoniaque par l'action des alcalis caustiques*, est fusible au chalumeau et contient de la chaux, il est formé de *phosphate bibasique de chaux* (p. 537). Si enfin le calcul est infusible au chalumeau, soluble dans les acides, et s'il renferme de la chaux ou de la magnésie et de l'acide phosphorique, il est constitué par du phosphate tribasique de chaux ou de magnésie. Très souvent, il contient en outre des carbonates de ces mêmes bases, ce que l'on reconnaît à l'effervescence que produisent les acides. Pour séparer les phosphates des carbonates, on dissout le calcul dans l'*acide chlorhydrique*, puis on neutralise par l'*ammoniaque* : les *phosphates seuls* sont précipités ; le chlorure de calcium provenant du carbonate de chaux reste dans la liqueur ; on en précipite la chaux par l'oxalate d'ammoniaque en milieu acétique ; s'il reste de la magnésie dans la solution, on la sépare ensuite sous forme de phosphate ammoniaco-magnésien.

La méthode que nous venons d'indiquer pour caractériser

les éléments d'un calcul se trouve résumée dans le tableau
suivant :

MARCHE A SUIVRE POUR DÉTERMINER LA NATURE D'UN CALCUL

On calcine un fragment du calcul sur une lame de platine.

Il ne laisse pas ou sensiblement pas de résidu. } **A.**

Il noircit à peine et ne brûle pas, ou laisse un résidu assez abondant. } **B.**

A. — *Le calcul est entièrement composé de substances organiques.*

Le calcul primitif étant arrosé avec de l'*acide azotique*, on évapore
puis on ajoute de l'ammoniaque :

Il se développe une coloration pourpre qui passe au violet par l'action de la potasse. }	La matière primitive traitée par la potasse : }	ne dégage rien. }	*Acide urique.* (p. 542).
		dégage de l'ammoniaque. }	*Urate d'ammoniaque* (p. 542).

Il ne se produit rien ; mais la potasse donne une coloration *rouge orangé*. } *Xanthine* (p. 542).

Il ne se produit aucune coloration, ni par la potasse ni par l'ammoniaque ; le calcul primitif est soluble dans l'ammoniaque, qui, à l'évaporation, abandonne des cristaux. } *Cystine* (p. 542).

Pendant la calcination, il s'est dégagé une *odeur de corne brûlée* ; le calcul se dissout dans la potasse et la solution est précipitable par l'acide acétique. } *Fibrine* (p. 543).

Le calcul, trituré avec de l'eau, la colore en brun rouge, et le liquide examiné au spectroscope, donne le spectre d'absorption de l'hémoglobine. } *Sang* (p. 543).

Une portion du calcul, bouillie pendant une demi-minute avec de l'acide acétique cristallisable, donne une solution jaune verdâtre devenant franchement verte après addition d'une goutte de nitrite de soude à 1 p. 100. } *Pigments biliaires* (p. 543).

La solution acétique obtenue comme précédemment donne, par évaporation, de longues aiguilles qui, dissoutes dans l'alcool, fournissent, après nouvelle évaporation, des lamelles dentelées (en escalier). } *Cholestérine* (p. 543).

Si le calcul laisse à l'incinération une partie minérale, on l'examine à
son tour suivant **B.**

B. — *Le calcul primitif, traité par l'acide azotique et l'ammoniaque donnait la réaction de la murexide* ; il contient un urate.

Le résidu de l'incinération traité par l'eau :

Se dissout, lui communique une réaction alcaline :	Neutralisé par un acide, il donne un précipité jaune par le chlorure de platine.	*Potasse* (p. 543).
	Colore en jaune la flamme du chalumeau.	*Soude* (p. 543).
Ne se dissout pas ; est peu ou pas alcalin ; dissous dans l'acide acétique :	Il donne un précipité blanc par l'oxalate d'ammoniaque.	*Chaux* (p. 543).
	Il ne donne pas de précipité par l'oxalate d'ammoniaque ; mais traité par le chlorhydrate d'ammoniaque, le phosphate de soude et l'ammoniaque, il donne un précipité de phosphate ammoniaco-magnésien.	*Magnésie* (p. 543).

C. — *Le calcul primitif ne donne pas la réaction de la murexide.*

Le calcul primitif est traité par un acide :

Il fait effervescence : { *Carbonate de chaux* ou *Carbonate de magnésie.*

Il ne fait pas effervescence ; on le calcine et on traite les cendres par un acide :	Il n'y a pas effervescence ; on chauffe un fragment du calcul au chalumeau :	Il y a effervescence. — *Oxalate de chaux.*		
		Il fond. Le calcul primitif, traité par KOH :	Dégage de l'ammoniaque.	*Phosphate ammoniaco-magnésien.*
			Ne dégage pas d'ammoniaque.	*Phosphate bibasique de chaux.*
		Ne fond pas : c'est du phosph. tribasique de :	*Chaux.* — Voir les réactions.	
			Magnésie. — Voir les réactions.	

Dosage des principales substances contenues dans les calculs. — Les urates ou l'acide urique, l'oxalate et les phosphates de chaux ou de magnésie sont les substances que l'on rencontre le plus fréquemment dans les calculs. Dans le cas (d'ailleurs rare) où plusieurs d'entre elles coexisteraient dans un même calcul, on pourrait les séparer et les doser en opérant de la façon suivante :

Le calcul est traité par l'acide acétique qui dissout les phosphates et laisse indissous l'acide urique et l'oxalate de chaux. Ce résidu mixte d'acide urique et d'oxalate calcaire est traité par l'acide chlorhydrique étendu qui dissout seulement l'oxalate de chaux ; ce dernier peut être précipité de sa solution par l'ammoniaque et dosé après transformation en carbonate, ou mieux en sulfate. L'acide urique est ensuite dissous dans une lessive alcaline faible, puis précipité par l'acide chlorhydrique pour être pesé après lavages et dessiccation (il est préférable de le doser suivant le procédé de Denigès indiqué plus bas). Dans la solution acétique contenant les phosphates, on dosera la chaux, la magnésie et l'acide phosphorique suivant les procédés habituels.

Dosage de l'acide urique dans un calcul. — *Procédé Denigès.* — On pèse $0^{gr},21$ du calcul pulvérisé qu'on met dans un tube à essai d'assez fort diamètre (18 à 20 millimètres) avec 1 c. c. d'acide chlorhydrique pur. On porte juste à ébullition ; on ajoute 4 c. c. d'eau distillée, on fait encore bouillir et, retirant du feu, on ajoute, en agitant, 3 c. c. de lessive de soude. On porte encore à l'ébullition en secouant le tube et, aussitôt après, on verse dans le mélange 10 à 15 c. c. d'eau froide. Quand le contenu du tube est tout à fait froid, on l'introduit, ainsi que les eaux de lavage, dans un matras jaugé de 100 c. c. ; on complète à 100 c. c. et on verse ce liquide total dans un verre à expérience dans lequel on aura mesuré au préalable 24 c. c. d'azotate d'argent ammoniaco-magnésien N/20 tel qu'il est indiqué (A, page 142) pour le dosage des corps xanthouriques ; l'opération sera terminée comme dans ce dernier dosage.

Si n, exprimé en dixièmes de centimètres cubes, représente le volume d'azotate d'argent N/10 ainsi employé pour obtenir le louche indicateur final, le calcul essayé renferme n p. 100 d'acide urique.

CHAPITRE IV

§. 1. — DÉBRIS ÉPITHÉLIAUX. PUS. SANG. CYLINDRES. SPERME.

Une urine parfaitement normale, claire et transparente au moment de l'émission, se charge toujours, en se refroidissant, d'un nuage floconneux plus ou moins dense, qui reste en suspension ou se rassemble au fond du vase. Ce nuage (*nubecula*) est formé de rares leucocytes et de cellules épithéliales de la vessie ou de l'urètre, éléments qui sont peut-être englobés dans une très petite quantité de mucus.

Mucus. — L'urine peut contenir du *mucus* provenant de la vessie. Ce mucus est analogue à celui que sécrètent toutes les membranes muqueuses et contient des pseudo-albumines analogues ou identiques aux nucléo-albumines (voir p. 330).

On sait qu'il existe à l'état normal quelques glandes à mucus au niveau du *trigone vésical*; il existe des glandes semblables dans la muqueuse de l'urètre et dans le vagin chez la femme : ces glandes manquent totalement dans le reste du système urinaire.

La présence du mucus lorsqu'il ne se trouve qu'en petite quantité dans l'urine, n'a pas grande signification. Mais lorsqu'il est abondant, on doit songer à un catarrhe vésical.

Leucocytes. — Pus. — L'urine normale contient toujours quelques leucocytes (leucocyturie physiologique) ; mais dans les cas de catarrhe vésical, de cystite, de pyélite ou de pyélonéphrite, ces éléments apparaissent en grand nombre dans l'urine et la *pyurie* se trouve constituée.

Nous avons étudié le *pus* et la pyurie dans un paragraphe spécial à la suite des albumines urinaires; nous n'avons donc plus à nous en occuper ici.

Hématies et sang. — (Voir p. 353.)

Cellules épithéliales. — Dans le dépôt nuageux qui se forme dans l'urine normale, on rencontre des cellules épithéliales provenant le plus souvent de la vessie.

La desquamation peut avoir lieu depuis les bassinets jusqu'à l'urètre, et les cellules qui en proviennent ont parfois une forme spéciale et qui permet de reconnaître leur origine.

Le revêtement épithélial des voies urinaires comprend trois couches : la couche superficielle est formée par de grandes cellules arrondies ou polygonales et pourvues d'un ou plusieurs noyaux (fig. 53 c) ; la couche moyenne contient des

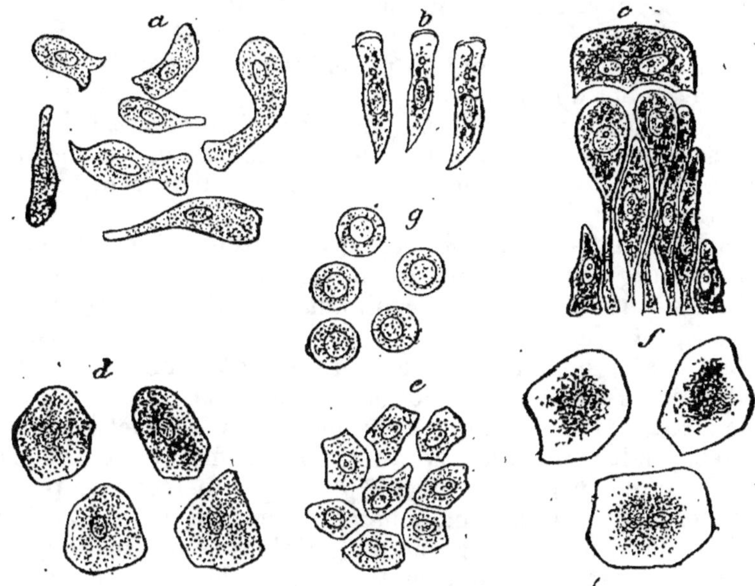

Fig. 53. — Cellules épithéliales diverses.

cellules en forme de fuseau dont l'extrémité effilée s'insinue entre les cellules de la couche inférieure (fig. 53 c) ; la dernière assise est constituée par des cellules ovoïdes allongées (fig. 53 c), plus petites que celles de la surface. Les cellules superficielles sont éliminées et renaissent sur place.

Les cellules épithéliales que l'on rencontre le plus fréquemment sont celles de la *vessie* (fig. 53 d). Elles se présentent sous forme de plaques transparentes, rectangulaires à angles arrondis, ou elliptiques à bords plus ou moins retournés, mais ayant toujours à leur centre un noyau dont le contour est plus accentué que celui des cellules du vagin (pl. I, fig. 4 et pl. II, fig. 5,7; aussi fig. 53 d). Elles sont isolées ou réunies en plaques plus ou moins larges ; elles se touchent alors par leurs bords, quelquefois sont légèrement imbriquées (pl. II, fig. 5). Ces cellules se rencontrent dans l'urine de la femme aussi bien que dans celle de l'homme.

Dans l'urine de la femme, on trouve de nombreuses *cellules épithéliales provenant du vagin*; elles sont abondantes, lorsqu'il existe un état inflammatoire de cette cavité. Elles présentent la même forme que les cellules épithéliales de la vessie, mais sont *plus grandes*, à bords *plus minces*, et leur noyau central est *plus petit* (fig. 53 *f* et pl. I, fig. 1, 2, 3, pl. II, fig. 4).

Les cellules de l'extrémité inférieure de l'urètre et du prépuce ressemblent beaucoup aux précédentes.

Les cellules épithéliales du *col de la vessie* sont caudées (fig. 53 *a*); elles réprésentent probablement la couche moyenne du revêtement épithélial.

Les cellules épithéliales qui proviennent des *urètères* et des *bassinets* sont plus petites que les précédentes, en forme de *massue* ou de *fuseau*, avec noyau dans la partie renflée (pl. II, fig. 7).

L'épithélium de l'*urètre* est pavimenteux et stratifié. Ses cellules (fig 53 *b*) sont cylindriques, souvent allongées, amincies vers le bas et se terminant de l'autre côté par un bord net assez brillant. Elles sont granuleuses, et au-dessus du noyau ovale, on trouve une et rarement deux gouttellcttes brillantes qui résistent à l'action de l'acide acétique.

Souvent, les cellules qui proviennent du *bassinet* sont assez petites, rondes ou ovales avec noyaux volumineux, et généralement réunies en plaques (fig. 53 *g*). Ce groupement est presque caractéristique; quand on constate en même temps l'*acidité* de l'urine, on a un renseignement précieux pour le diagnostic différentiel de la pyélite et de la cystite. Pour certains auteurs cependant, l'examen microscopique serait à lui seul insuffisant pour permettre de distinguer un catarrhe vésical d'un catarrhe des bassinets.

L'*épithélium rénal* est formé de cellules rondes ou polyédriques (fig. 53 *e* et pl. II, fig. 1), généralement isolées avec protoplasme granuleux ou clair : granuleux, lorsqu'elles proviennent des *tubuli contorti*; clair, lorsqu'elles se détachent de la *branche descendante de Henle*. Leur noyau est brillant, assez gros et bien apparent. Elles subissent de profondes modifications avec la nature des processus pathologiques et par leur séjour dans l'urine. C'est ainsi que, dans la dégénérescence graisseuse des reins, on observe, dans ces cellules, de petites *granulations graisseuses* très réfringentes; le volume de ces cellules est alors lui-même augmenté (pl. II, fig. 2 et 3). Elles sont surtout faciles à reconnaître lorsqu'elles se trouvent sur des cylindres, réunies avec d'autres éléments, pour constituer des *cylindres épithéliaux*.

La présence, dans le sédiment de l'urine, de quelques cellules épithéliales n'a aucune importance ; mais, si elles sont très abondantes, cela indique une desquamation considérable, et par suite une inflammation de tel ou tel point du système urinaire. Si la forme de la cellule est caractéristique, on peut, dans certains cas, préciser le siège de cette inflammation. Une desquamation épithéliale intense est souvent accompagnée de production de *pus*, et alors, l'examen microscopique montre d'abondants leucocytes à côté de nombreuses cellules. Ce que nous venons de dire est vrai pour la vessie ; mais, pour ce qui est du rein, on doit se rappeler que, dans les néphrites, même intenses, la desquamation des éléments figurés est peu abondante et que ce sont les produits de sécrétion qui dominent, c'est-à-dire les cylindres sous toutes leurs formes.

D'ailleurs, il n'est pas toujours facile de déterminer la provenance de toutes ces cellules, et, à vrai dire, il n'existe pas de différences absolument tranchées entre les épithéliums du bassinet, de l'uretère et de la vessie : ce sont des formes différentes de l'épithélium de transition de Henle, et leur origine est le plus souvent impossible à préciser. Il n'est guère possible non plus de différencier exactement l'*épithélium urétral* de ceux de la *prostate* et des *glandes* de Cooper ou de Littre.

Dans les cas de *cancer de la vessie*, il ne faut pas, comme on l'a fait, attacher une grande importance à la présence de cellules particulièrement grandes, irrégulières, souvent munies d'un prolongement, et pourvues de un ou plusieurs noyaux.

L'examen de l'urine ne fournit une preuve de l'*existence d'un cancer* que dans le cas où l'on trouve de véritables fragments de la tumeur ; alors, le sédiment est abondant et mélangé de sang, et il est nécessaire de soumettre les fragments à un examen histologique approfondi.

Dans tous ces examens, il ne faut pas oublier que le séjour dans l'urine suffit, à lui seul, pour altérer plus ou moins ces divers éléments, aussi convient-il d'être prudent en ce qui touche les conclusions.

Cylindres urinaires. — A l'état normal, il se fait, à la surface des tubes du rein, des sécrétions, généralement muqueuses, mais si faibles qu'elles passent inaperçues. Dans certains cas pathologiques, ces sécrétions deviennent beaucoup plus abondantes, elles se condensent, se moulent dans les tubes dont elles prennent la forme (pl. III, fig. 5), et sont ensuite entraînées par les urines. On les retrouve dans le sédiment, mélangées à d'autres sécrétions pathologiques, et on les désigne sous le nom de *cylindres* ou *tubes urinaires*.

Aux cylindres ainsi constitués viennent s'ajouter divers éléments organisés : cellules rénales claires ou granulo-graisseuses, leucocytes et hématies ; de là, les qualificatifs de hyalins, granuleux, granulo-graisseux, épithéliaux, hémorragiques, que l'on applique aux cylindres suivant les cas. Noús examinerons successivement ces différentes variétés de cylindres.

1° Cylindres muqueux ou hyalins et cylindres granuleux (pl. III, fig. 4 et fig. 54 *b*). — On rencontre assez souvent des cylindres muqueux dans les urines, où parfois ils sont très nombreux. Ils sont transparents ; leurs bords sont effacés. A l'inverse des cylindres cireux, ils sont solubles dans l'acide acétique. Ils se colorent à peine par le carmin et sont parfois légèrement teintés en noir par l'acide osmique, ce qui dénote la présence, dans leur substance, de fines granulations graisseuses. Mais toutes les granulations que l'on observe sur les cylindres ne sont pas formées de graisses : il en est qui sont vraisemblablement de nature albuminoïde.

Lorsque ces granulations sont assez nombreuses et assez grosses pour qu'il soit possible de les distinguer nettement sans coloration préalable, les cylindres sont dits *granuleux*.

Si les granulations sont surtout formées de globules graisseux, le cylindre est dit *granulo-graisseux* ou *graisseux* (voir plus loin).

Les cylindres muqueux peuvent présenter, adhérents à leurs parois, des éléments divers, *déchets cellulaires*, globules de *pus*, etc. (pl. III, fig. 4 et pl. IV, fig. 4).

2° Cylindres cireux ou colloïdes (pl. IV, fig. 1, 2, 3). — Ces cylindres se distinguent facilement des précédents : examinés directement dans l'urine, sans addition d'aucun réactif, ils offrent une réfringence spéciale et une coloration jaunâtre. Au lieu d'être, comme les *cylindres muqueux*, à bords indistincts et facilement malléables, ils ont des bords très nets et comme taillés à l'emporte-pièce. Souvent ils présentent des cassures sur leurs contours (pl. IV, fig. 2), ou bien sont enroulés sur eux-mêmes en forme de *vrille* (pl. IV, fig. 1 et 3). La substance qui les compose est *dense* et *compacte* ; elle résiste à l'action de l'acide acétique ; elle se colore très vivement par tous les réactifs, et en brun presque noir par l'*acide osmique*. Ces cylindres, que l'on observe surtout dans les néphrites chroniques avec atrophie rénale, ne contiennent presque jamais d'éléments figurés incorporés à leur substance. A cause de leur réfringence, on peut les qualifier de *cireux* ou *colloïdes*, à condition de n'attacher à ce qualificatif aucune idée touchant leur composition chimique, ces désignations indiquant seulement que leurs caractères objectifs les rapprochent des substances *colloïdes, cireuses.*

3° Cylindres graisseux (pl. IV, fig. 5 et fig. 51 *h*). — On les trouve dans les néphrites chroniques, dans l'ictère grave et dans quelques cas d'empoisonnements (phosphore, arsenic). Ils sont en rapport avec une desquamation des cellules des *tubuli contorti* plus ou moins atteintes de dégénérescence graisseuse. Les granulations graisseuses qu'ils contiennent sont généralement très fines. Comme les cylindres muqueux, ils peuvent renfermer des *cellules rénales* ou des *débris de ces cellules* et des *leucocytes.*

4° Cylindres fibrineux. — Ils sont formés d'une trame de fibrine emprisonnant parfois des hématies et des leucocytes.

5° Cylindres mixtes : Cylindres épithéliaux. — Les combinaisons les plus fréquentes sont les suivantes (pl. IV, fig. 4, 6) :

Cylindres muqueux avec déchets cellulaires et leucocytes, dits *cylindres épthéliaux.* — Certains auteurs ne considèrent comme épithéliaux que les cylindres formés d'une mosaïque de cellules rénales à gros noyau et protoplasme adondant ;

Cylindres graisseux avec déchets cellulaires et leucocytes, ou cylindres épitéhliaux granulo-graisseux. — Dans la figure 54, on voit : *c*, un cylindre granulo-graisseux ; *d*, un cylindre albumino-graisseux tel qu'on le trouve dans l'empoisonnement par le phosphore ; *e*, un cylindre légèrement granuleux ; *g* un cylindre fibrineux.

6° Cylindres hémorragiques. — Dans les cas de néphrites accompagnées d'hématurie, on rencontre dans l'urine des cylindres dits hémorragiques. Ces cylindres (fig. 54 *f*) sont formés par de la fibrine coagulée et recouverte de globules rouges. Les cylindres hyalins, quand ils présentent à leur surface des globules rouges confluents, peuvent aussi constituer des cylindres hémorragiques.

Signification clinique des cylindres urinaires. — Les *cylindres hyalins* se rencontrent quelquefois dans les urines normales ; aussi n'auraient-ils, pour certains auteurs, aucune valeur diagnostique. Cependant, on les trouve en grand nombre, accompagnés de *cellules rénales*, de leucocytes, d'*hématies*, et même de *cylindrès hémorragiques*, dans les *néphrites aiguës*.

Les *cylindres épithéliaux* et *hémorragiques* se rencontrent en grand nombre dans les urines émises au cours des *néphrites aiguës* diffuses; d'après van Czylharz, cité par Achard, les

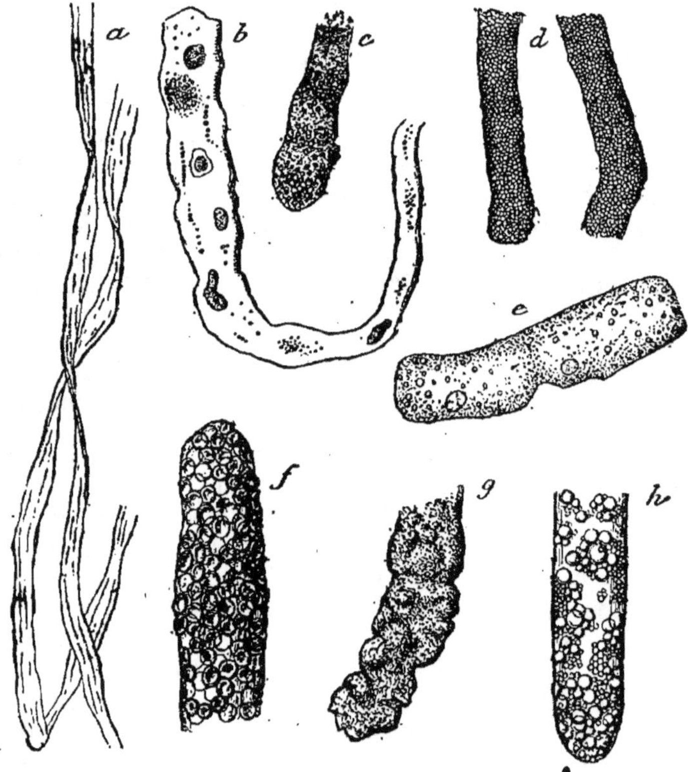

Fig. 54. — Cylindres urinaires.

cylindres épithéliaux se formeraient surtout dans les canaux collecteurs.

Les *cylindres granuleux* s'observent dans toutes les variétés de néphrites. Bard et Péhu leur accordent une grande valeur pour le diagnostic des néphrites dites épithéliales dont la lésion essentielle consisterait, d'après ces auteurs, en une fermentation du protoplasma épithélial sous l'influence des virus :

a) Dans les néphrites infectieuses aiguës, les cylindres granuleux seraient d'un diamètre faible, nombreux, cohérents et à granulations compactes; *b*) dans l'état subaigu, ils seraient plus rares et plus larges ; *c*) l'affection passant à l'état chronique, ils diminueraient encore de nombre et de cohésion pour disparaître totalement en cas de guérison ; *d*) dans le cas où le processus passerait à l'état cicatriciel, les tubes urinifères, imparfaitement régénérés, laisseraient passer une quantité variable mais généralement minime d'albumine et ne fourniraient plus aucun cylindre.

Dans la néphrite chronique avec atrophie rénale, l'urine peut être exempte de cylindres dans les périodes où il n'y a pas d'albuminurie.

Les *cylindres cireux* sont ordinairement l'indice d'altérations profondes correspondant à la sclérose ou à l'atrophie rénales.

Cylindroïdes. — Ce sont des filaments rubanés plus longs que les cylindres dont nous venons de parler ; leurs contours (fig. 54 *a*) et leur diamètre sont irréguliers. Ils possèdent des stries longitudinales plus ou moins accusées : ces stries sont caractéristiques. Leur signification est inconnue. On les rencontre assez souvent dans des urines normales.

Sperme. — La présence du sperme dans l'urine est assez fréquente. Comme le *sang* et le *pus*, le sperme est composé d'éléments solides en suspension dans un liquide. La partie liquide renferme une matière albuminoïde, la *spermatine*, qui est précipitée par l'acide acétique, mais est soluble dans un excès de cet acide, ce qui la différencie de la mucine ; c'est vraisemblablement une nucléo-albumine. — La partie solide renferme des *spermatozoïdes*, des *leucocytes* et des *sympexions*.

On retrouve ces divers éléments dans les sédiments de l'urine.

Spermatozoïdes. — Le spermatozoïde (fig. 55 *a*) mesure de 50 à 60 µ de longueur ; sa forme générale rappelle celle du têtard de grenouille ; la tête est triangulaire, allongée, à angles émoussés. La queue est très effilée ; sa longueur est dix à douze fois celle de la tête, parfois davantage. On rencontre assez souvent des spermatozoïdes incomplètement développés ou dont la queue est brisée. Ils perdent vite la propriété de se mouvoir, surtout si l'urine est acide.

Les *leucocytes* sont les mêmes que dans le sang.

Les *sympexions* sont des corps assez singuliers, transparents, très minces, friables ; leur forme est arrondie, régulière ou non ; ils se réunissent assez souvent en petites masses qui englobent les spermatozoïdes.

Pour rechercher les *spermatozoïdes* dans l'urine, il suffit de la laisser déposer dans un verre conique. Au bout de douze heures, tous les spermatozoïdes sont réunis dans le dépôt dont on prélève une parcelle pour l'examen microscopique.

On peut rechercher et conserver les spermatozoïdes en suivant les indications de Cornil : étaler sur des lamelles une couche mince du dépôt urinaire, sécher à une douce chaleur ; colorer ensuite soit au picro-carmin, soit à l'éosine ; laver

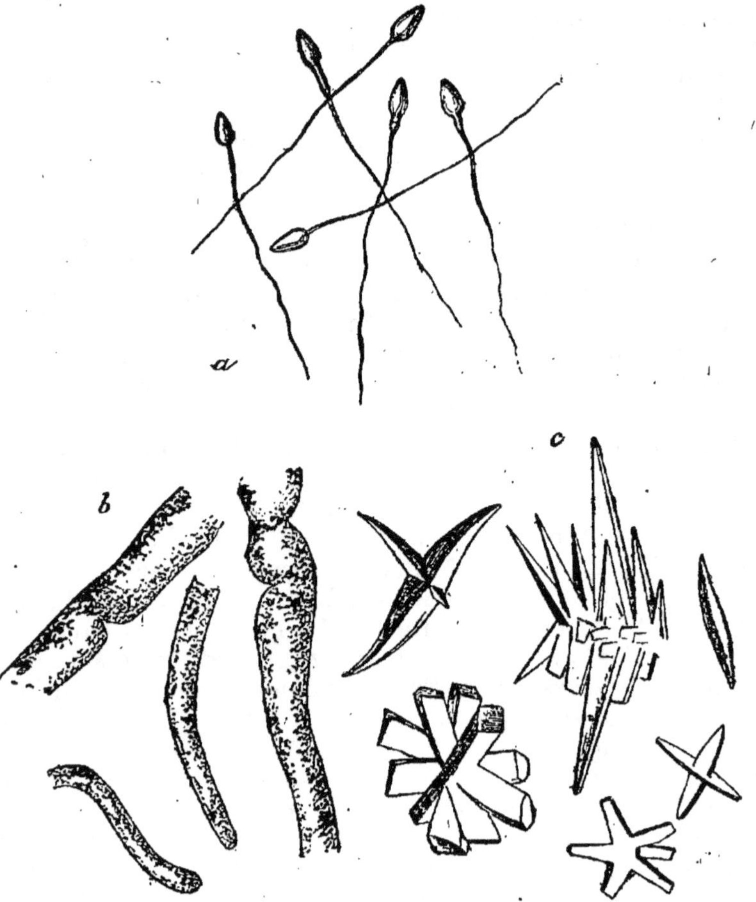

Fig. 55. — Spermatozoïdes. Cristaux et cylindres du sperme.

à l'eau distillée, laisser sécher et monter ensuite dans le baume du Canada.

La présence des spermatozoïdes dans l'urine est très fréquente ; on les rencontre indifféremment dans l'urine d'homme ou de femme après le coït. A part ces conditions, la présence des spermatozoïdes dans l'urine de l'homme est un signe de pollution ou de spermatorrhée. Chez les malades atteints de fièvre typhoïde, l'urine peut renfermer du sperme ; il en est de même lorsque la miction ou la défécation sont difficiles, et après des attaques épileptiques ou apoplectiques.

En cas de pertes séminales copieuses, on trouve dans l'urine des éléments particuliers (corpuscules de Lallemand-Trousseau) ressemblant aux grains de sagou cuits et pouvant atteindre les dimensions d'une graine de lin ; ils se déposent rapidement. D'après Fürbringer, ces éléments seraient constitués par une substance analogue à la globuline, et proviendraient des vésicules séminales.

§ 2. — Parasites animaux

Les principaux parasites animaux que l'on peut rencontrer dans l'urine, outre les *embryons de Filaire* que nous avons étudiés (p. 521) avec la chylurie, sont, d'après J. Guiart, l'*Amœba urogenitalis*, le *Plagiomonas irregularis*, le *Trichomonas vaginalis*, les *éléments du kyste hydatique*, les œufs du *Schistosomun hœmatobium* ou *Bilharzie* et de l'*Eustrongylus visceralis* ou *strongle géant*.

Pour la description détaillée de ces divers parasites, nous renvoyons le lecteur à l'excellent « Précis de diagnostic chimique, microscopique et parasitologique » de MM. les professeurs J. Guiart et L. Grimbert.

a) L'*Amœba urogenitalis* et d'autres amibes ont été trouvés dans l'urine dans certains cas de cystite chronique et d'hématurie. Posner, cité par J. Guiart, a observé un cas d'hématurie intermittente, avec albuminurie et cylindrurie, dans lequel les amibes n'apparaissent dans l'urine qu'au moment des accès hématuriques.

« Dans les autres cas, les amibes provenaient de la vessie, où elles existaient tantôt à l'état libre et tantôt dans de petits kystes muqueux qui en étaient remplis. » (J. Guiart.)

b) Le *Trichomonas vaginalis*, qui se trouve en abondance dans les secrétions vaginales lorsqu'elles sont acides, a la forme d'un ovoïde dont le grand diamètre varie de 15 à 25 μ et dont l'une des extrémités est munie de trois flagelles qu'on n'observe pas toujours parce qu'elles sont éminemment sessiles (J. Guiart). D'après Miura, il pourrait se transmettre de la femme à l'homme au moment du coït et continuer à vivre dans l'urètre ou dans la vessie.

c) Le *Schistosomum hœmatobium* ou *Bilharzie* est un trématode qui a été découvert en 1851 dans le sang de l'homme par Bilharz. On l'observe en Afrique et notamment au Congo.

Le mâle est un ver cylindrique long de *un* centimètre environ (pl. V, fig. 1 *a*, *b*, *c*, *d*) ; la femelle est filiforme (pl. V, fig. 1, *e*, *f*) et se loge dans un canal gynécophore situé sur la face ventrale du mâle.

Les œufs sont munis d'une épine qui fait saillie près du pôle postérieur (pl. V, fig. 2, *a*, *b*). Cette épine est tantôt droite, tantôt recourbée. Leur longueur varie de 120 à 130 μ et leur largeur de 52 à 65 μ ; l'éperon à lui seul mesure environ 20 μ. A l'intérieur de l'œuf, on distingue un embryon avec son tube digestif rudimentaire. Ces œufs, pondus dans les veines du petit bassin, parviennent, en déchirant les tissus au moyen de leur éperon, jusque dans la vessie et provoquent des hématuries. On pourra les rechercher dans les caillots sanguins émis avec l'urine, ou mieux encore dans les concrétions calcaires qui se déposent de l'urine et qui en contiennent beaucoup plus.

En s'accumulant dans certaines anfractuosités de la vessie et en se chargeant de substances calcaires, ces œufs peuvent devenir le centre de formation d'un calcul.

« C'est pour cette raison, écrit J. Guiart, que les calculs vésicaux sont si communs chez les individus atteints de bilharziose. En usant un de ces calculs sur une meule, par deux faces opposées, on pourra obtenir une lame extrèmement mince qui, examinée au microscope, montrera en son centre le ou les œufs autour desquels s'est formé le calcul. »

d) A la suite de l'ouverture d'un *kyste hydatique* dans les voies urinaires, on pourra trouver dans l'urine des fragments de la membrane kystique, des têtes d'échinocoques ou simplement leurs crochets.

e) Le *strongle géant*, le plus grand des trématodes, dont le mâle mesure environ 20 centimètres et la femelle jusqu'à 1 mètre, n'a été que très rarement rencontré chez l'homme. Il vit dans le rein dont il détruit la substance en produisant des troubles très graves.

Les œufs, que l'on trouve dans l'urine lorsque le rein contient une femelle de strongle, mesurent, suivant leurs axes, environ 60 et 40 μ ; ils sont pourvus d'une coque épaisse de couleur brune et criblée de trous qui sont les ouvertures de canaux aboutissant à la membrane vitelline.

CHAPITRE V

En principe, nous devons admettre que l'urine normale recueillie dans la vessie, avec toutes les précautions aseptiques nécessaires, ne renferme aucun microorganisme. Nous entendons par urine normale celle qui provient d'un individu qui n'a jamais eu de maladie infectieuse, ni aucune affection des voies génito-urinaires ayant nécessité un cathétérisme quelconque. Pasteur a prouvé qu'une telle urine, ainsi recueillie et conservée dans des ballons stérilisés et bouchés avec de l'ouate également stérilisée, ne subissait pas la fermentation ammoniacale et restait exempte de microorganismes. Ce fait a été confirmé depuis par Roberts, Messner, Cazeneuve et Livon, Leube, Enriquez, etc.

Mais il convient d'observer que l'urine peut se charger de bactéries en traversànt l'urètre antérieur, qui en renferme presque toujours, même dans les circonstances ñormales (Manaberg et Roswing, Wassermann, etc.). Ceci explique pourquoi certains auteurs ont avancé, contrairement à ce que nous disions précédemment, que l'urine normale contenait des bactéries : l'urine puisée aseptiquement dans la vessie en est exempte, mais celle qui a traversé l'urètre antérieur peut en contenir. A l'état normal, les bactéries de l'urètre sont représentées par des saprophytes ou des microbes pathogènes non virulents, qui sont d'ailleurs constamment détruits par les phagocytes ou par les sécrétions muqueuses et expulsés avec l'urine. Toutefois lorsque, sous l'influence d'une affection locale ou générale, l'organisme se trouve débilité ou en état de moindre résistance, les réactions phagocytaires étant diminuées, certaines de ces bactéries peuvent se multiplier, envahir le canal de l'urètre tout entier et parvenir dans la vessie. Elles trouvent dans cet organe les conditions de température et d'alimentation nécessaires à leur développement et à leur multiplication ; elles déterminent alors la fermentation de l'urine, dans laquelle on les retrouve en abondance.

Apportés de l'extérieur par un sondage non aseptique, par

le coït ou par toute autre cause, les germes pathogènes peuvent, dans certaines circonstances, passer, par *voie ascendante*, de la vessie dans les uretères et les reins (cystites, pyélites, pyélonéphrites).

Mais dans certains cas, les bactéries pathogènes provenant de l'intérieur même de l'organisme peuvent, suivant une voie opposée (*descendante*), apparaître dans la vessie et dans l'urine après avoir traversé le rein. Il en est vraisemblablement ainsi au cours des néphrites passagères qui accompagnent certaines maladies infectieuses. Si l'on songe que, dans les cas de lipurie, la graisse filtre à travers les parois des capillaires glomérulaires, on est fondé à penser que les bactéries, bien plus petites que les globules graisseux, peuvent facilement passer dans l'urine.

Mais les bactéries pathogènes qui se trouvent dans les vaisseaux du rein et qui passent dans l'urine même ne déterminent pas toujours des lésions rénales. C'est ainsi que Strauss et Chamberland ont constaté l'abondance de bactéridies charbonneuses dans le sang du rein, en l'absence de toute lésion ; ils ont vu, en outre, que ces bactéridies passaient dans l'urine et étaient éliminées par cette voie, si l'intoxication durait un certain temps et si elle s'accompagnait d'hématurie.

Cornil et Berlioz ont pu semblablement observer le passage dans l'urine des bactéries de l'infusion de jequirity : les injections étaient pratiquées dans l'une des veines apparentes de l'oreille du lapin et l'urine était recueillie directement dans la vessie ; les bactéries étaient retrouvées environ une heure et demie après l'injection.

Conheim, en injectant des spores dans le sang des animaux, a vu qu'elles s'éliminaient par l'urine.

Marix et Capitan ont observé que les spores de levure injectées dans le sang provoquaient de l'albuminurie, traversaient le rein et passaient dans l'urine.

Cornil a trouvé des streptocoques dans l'urine de deux malades atteints d'érysipèle. Semblable constatation a été faite par Gaucher, Denucé, Ivanowsky et Enriquez.

Dans l'urine de la fièvre typhoïde, il est assez rare de découvrir le bacille d'Eberth. A. Berlioz l'a trouvé 2 fois sur 14 ; mais, dans ces deux cas, la maladie avait présenté une gravité incontestable et l'urine renfermait une assez forte quantité d'albumine avec des cylindres et tous les éléments carastéristiques d'une lésion rénale. Hueppe ne l'a trouvé que dans un seul cas sur 18 ; Seitz l'a rencontré 2 fois sur 7 ; Neumann dit l'avoir isolé 11 fois sur 48 ; Enriquez, 7 fois sur 12.

Le passage des bactéries dans l'urine au cours des maladies

infectieuses nous apparaît donc comme possible. Mais, d'après Berlioz, ce fait serait plutôt exceptionnel et s'observerait surtout dans les cas où l'infection s'accompagne de lésions rénales intenses.

Manière de recueillir l'urine destinée à un examen bactériologique. — L'urine destinée à l'examen bactériologique doit être récoltée dans des conditions telles qu'elle ne puisse être souillée par les bactéries venant soit des vases ou des instruments employés pour la recueillir, soit des parties externes des organes génito-urinaires. Pour éviter toute contamination, on emploiera l'un des deux procédés suivants :

1° Après avoir lavé l'entrée du méat avec une solution antiseptique faible et, au besoin, irrigué l'urètre avec une solution d'acide borique (Faltin), on pratiquera le cathétérisme avec une sonde bien aseptisée, en laissant écouler la première portion de l'urine pour ne recueillir que la seconde dans un vase stérilisé.

2° On peut encore, comme l'ont indiqué Duclaux et Enriquez, faire uriner le malade après antisepsie du méat, et ne recueillir dans un récipient stérile que les dernières portions du jet d'urine, les premières pouvant être contaminées par les bactéries de l'urètre antérieur.

Dans certains cas, lorsqu'on a en vue la recherche du bacille de Koch par exemple, les précautions qui viennent d'être indiquées ne sont pas absolument nécessaires. Mais si l'on n'a pas recueilli l'urine aseptiquement, il faut l'examiner le plus rapidement possible après la miction ; on risquerait en effet, de ne plus rencontrer le bacille de Koch dans une urine ayant subi un commencement de fermentation ammoniacale (Albarran).

L'examen microscopique est quelquefois rendu difficile par des sédiments d'urate de soude ; on les fera rentrer en dissolution en additionnant l'urine de son volume d'une solution d'acide borique ou de borax avant de la laisser déposer ou de la centrifuger (F. Bezançon).

Centrifugation. — Avant de préparer les lames destinées à l'examen microscopique, il convient de laisser déposer ou mieux de centrifuger l'urine.

De préférence, on ne soumettra à la centrifugation que la portion inférieure, dans laquelle se seront rassemblés, après repos, les divers sédiments et les bactéries. Après avoir centrifugé une première fois, il est bon de décanter l'urine pour la remplacer par de l'eau distillée, puis de centrifuger une seconde fois ; on débarrasse ainsi le sédiment des sels solubles (urates) qu'il peut renfermer, et les préparations obtenues par la suite ne contiennent guère que les éléments cellulaires et les bactéries de l'urine.

Préparations ; fixation sur lames. — Le dépôt ou culot de centrifugation étant, par décantation, débarrassé du liquide surnageant, on l'aspire, à l'aide d'une pipette effilée, pour l'étaler en couches très minces sur des lames de verre. Après avoir séché ces préparations à l'air libre, ou sur une platine chauffante à basse température, on les *fixe* par la chaleur à 100°, ou mieux, par un mélange à P. E. d'alcool absolu et d'éther, mélange dont on les recouvre et qu'on laisse s'évaporer ensuite. Il ne reste plus alors qu'à colorer les préparations au moyen des solutions ci-après. Les procédés de *coloration* pouvant varier avec les différentes espèces microbiennes, nous ne les décrirons qu'en étudiant ces dernières.

Solutions employées pour la coloration des bactéries. — Les principales solutions que l'on doit posséder pour la coloration des bactéries urinaires sont les suivantes ;

I. *Solutions mères de fuchsine, de bleu de méthylène* et de *violet de gentiane* obtenues en dissolvant une partie de ces substances dans 10 parties d'alcool à 95°.

II. *Solutions aqueuses de bleu de méthylène*, de *fuchsine* obtenues comme suit :

```
Solution mère . . . . . . . . . . . .   10 c. c.
Eau distillée. . . . . . . . . . . . .   90 —
```

III. *Solution phéniquée de fuchsine* ou *liquide de Ziehl* :

```
Solution mère de fuchsine . . . . .   10 c. c.
Eau phéniquée à 1 p. 100. . . . . .   90 —
```

IV. *La Solution de violet de gentiane phéniquée* s'obtient comme la précédente.

V. *Solution phéniquée de thionine :* On l'obtient en dissolvant 1 gramme de thionine dans 10 c. c. d'alcool à 50° et ajoutant ensuite 90 c. c. d'eau phéniquée à 1 p. 100.

VI. *Solution iodo-iodurée* (de Gram ou de Lugol) :

Liquide de Lugol fort.
Iode	1 gr.
Iodure de potassium.	2 —
Eau distillée	200 —

§ 1. — LE BACILLE DE KOCH

Caractères des urines dans les infections dues au bacille de Koch. — Dans les infections urinaires dues au bacille de Koch, les urines sont généralement *purulentes* et *acides*, si ce bacille existe à l'état de pureté (Hallé); de plus, elles contiennent souvent des grumeaux caséeux riches en bacilles (Hallé, Rosenstein).

Dans les *pyuries dues au bacille de Koch*, outre la réaction acide sus-indiquée, le pus urinaire présente certains caractères qui peuvent faire soupçonner, dès avant sa recherche, la présence du bacille de Koch : les leucocytes, du type polynucléaire le plus souvent, sont ordinairement *cytolysés*, c'est-à-dire en partie désagrégés (avec noyaux de coloration difficile) et de contour mal délimité ; de plus, le pus paraît *amicrobien*, c'est-à-dire à peu près exempt de bactéries autres que le bacille de la tuberculose.

Au contraire, dans les autres pyuries, notamment dans celles que l'on observe le plus fréquemment et qui sont dues au *Bacterium coli*, les leucocytes sont indemnes et les bactéries abondantes.

D'après L. Fournier et Beaufumé, le bacille de Koch peut dans certains cas (tuberculose aiguë notammment) apparaître dans l'urine alors même que l'infection tuberculeuse n'a pas encore atteint l'appareil génito-urinaire, c'est-à-dire, alors même que l'urine n'est pas purulente.

Le bacille de Koch peut être confondu avec d'autres bacilles acido-résistants et notamment avec le bacille du smegma ; nous ne décrivons plus loin que celles des méthodes de coloration qui permettent de distinguer les vrais bacilles tuberculeux de ces *bacilles paratuberculeux*, mais nous croyons devoir indiquer déjà qu'aucune de ces méthodes n'offre les garanties que présente le procédé de recherche qui consiste à inoculer le cobaye. Ce procédé s'impose d'ailleurs dans tous les cas de pyurie acide, où, malgré certains signes cliniques de tuberculose, la recherche microscopique directe du bacille de Koch fournit des résultats négatifs.

1° Recherche directe du bacille de Koch dans l'urine. — Elle est basée sur les observations suivantes :

1° Le bacille de Koch se colore plus difficilement, par les couleurs d'aniline, que la plupart des autres bactéries ; d'où l'indication de faire agir son colorant à chaud, ou d'en maintenir assez longtemps le contact, si l'on opère à froid.

2° Par contre, il retient énergiquement la matière colorante qu'il a fixée, car il ne la céde, du moins dans de certaines conditions, ni aux *acides dilués*, ni à *l'alcool absolu*, ni même aux *alcalis dilués*, substances qui décoloreraient immédiatement le plus grand nombre des autres microbes. C'est ce que l'on traduit en disant qu'il est *acido-, alcoolo-, et alcalino-résistant*.

3° Le fait qu'il résiste à *l'alcool absolu* (et aux alcalis dilués) permet de le différencier de certains autres bacilles (dits *para-tuberculeux*) — notamment, du *bacille du smegma*, souvent présent dans l'urine — également *acido-résistants*, mais *non alcoolo-résistants*.

Technique. — La préparation obtenue avec une parcelle du dépôt centrifugé étant fixée, la colorer par le *liquide de Ziehl* :

Pour cela, la recouvrir de ce liquide et la maintenir — pendant cinq minutes après les premières émissions de vapeurs, et en évitant de faire bouillir — sur une plaque chauffante ou au-dessus d'une flamme en veilleuse, en renouvelant, s'il y a lieu, le liquide évaporé ; ou mieux, la recouvrir de liquide de Ziehl préalablement porté à l'ébullition et, sans chauffer de nouveau, laisser en contact pendant un quart d'heure au moins.

La coloration par le Ziehl étant achevée, enlever l'excès de ce colorant par lavage à l'eau et traiter la préparation d'après l'un des procédés suivants, dont le 3°, d'après L. Bourdy, assurerait «le maximum de certitude que peut donner un examen direct.»

1° *Décoloration par l'alcool chlorhydrique (Procédé de Houssel).*— Laisser la préparation en contact, pendant dix minutes, avec le liquide suivant :

Acide chlorhydrique pur. . . . . . .   3 c. c.
Alcool absolu . . . .   100 —

Après lavage à l'eau, recolorer le fond avec la solution aqueuse de bleu de méthylène, pendant quelques secondes.

2° *Décoloration par les acides nitrique ou sulfurique et par l'alcool (Procédé de Ziehl-Neelsen).* — Laisser la préparation deux minutes en contact avec l'acide nitrique au 1/3 ; elle devient incolore ; la laver à l'eau ; elle reprend une teinte rose plus ou moins marquée ; la plonger, pendant cinq minutes, dans l'alcool absolu, puis la laver à l'eau. Recolorer le fond, par contact de quelques secondes, avec la solution aqueuse de bleu de méthylène.

N. B. — On peut remplacer l'acide nitrique au 1/3 par l'acide sulfurique au 1/4 ; substitution avantageuse quand l'acide nitrique est supposé contenir des produits nitreux capables de décolorer le bacille de Koch.

3° *Décoloration par les solutions alcaline-alcoolique et acide (Procédé de L. Bourdy).* — Immerger, pendant trois à cinq minutes, la préparation dans le bain décolorant suivant :

Ammoniaque officinale . . . . 10 c. c.
Alcool à 96°. . . . . 90 —

la retirer lorsque la décoloration est presque complète ; elle doit présenter à ce moment une légère teinte rosée ; la laver à grande eau.

Recolorer, par immersion de quelques secondes dans le bleu acide de Gabbet :

Bleu de méthylène. . . . . 2 gr.
Acide sulfurique au 1/4 . . . . . . 100 c. c.

Laver à l'eau et laisser sécher.

Examen microcospique des préparations. — Les préparations traitées comme il vient d'être dit sont examinées avec l'objectif à immersion. Tous les éléments cellulaires et microbiens, y compris le bacille du smegma, apparaissent colorés en bleu. Seuls, les bacilles tuberculeux se montrent colorés en rouge, parce qu'ils ont résisté aux actions décolorantes de l'acide, de l'alcool, et — suivant le troisième procédé — de l'alcali.

Ces bacilles de Koch se présentent soit isolés, soit groupés en amas dont le centre est confus ; dans certains cas, ces amas sont volumineux, flexueux ou contournés en S, tels qu'ils se montreraient dans une culture (Hallé). On les voit assez rarement inclus dans des cellules. Ce sont de petits bâtonnets grêles, d'une longueur de 2 à 6 ou 8 μ, quelquefois droits, souvent arqués, tantôt colorés dans toute leur étendue, tantôt présentant des vacuoles incolores qui leur donnent un aspect granuleux.

Dans les urines qui en renferment, on ne les trouve, le plus souvent, qu'en très petit nombre ; il faut insister sur leur recherche en examinant, s'il est besoin, plusieurs préparations.

Le dessin 2 de la planche VII a été fait à la chambre claire et d'après une préparation où les bacilles étaient très visibles et assez nombreux. Les filaments *f* sont constitués par du mucus coagulé ; ils ont conservé une légère teinte rose ; à la lettre *l* correspondent des globules de pus, dont la teinte est un peu plus accentuée ; ils ont été déformés par l'action des différents réactifs employés ; en *e*, on voit deux fragments de cellules épithéliales ; en *b*, on voit deux bacilles qui étaient fortement colorés en rouge et bien reconnaissables.

La figure 1 de la même planche montre des cellules dont certaines contiennent un grand nombre de longs bacilles disposés en faisceaux (figure empruntée au *Traité des bactéries* de Cornil et Babès).

Recherche du bacille de Koch après dissolution (homogénisation) du culot de centrifugation. — Il arrive fréquemment que les bacilles de Koch, peu nombreux, se trouvent disséminés dans un abondant sédiment formé de pus ou autres éléments cellulaires, ce qui rend leur recherche très difficile. La technique suivante d'Ellermann et Erlandsen serait alors très recommandable (Vivier) :

Centrifuger un quart d'heure ; diluer le culot dans 5 ou 6 c. c. de carbonate de soude à 1 p. 400 ; laisser vingt-quatre heures à l'étuve à 37°.

Centrifuger à nouveau ; décanter ; diluer le culot dans 5 à 6 c. c. de solution de soude caustique à 1 p. 400 ; porter au bain-marie pendant cinq minutes et centrifuger. Aucun culot *apparent* ne restant alors au fond du tube, vider ce dernier avec une pipette ; recueillir, en râclant, la dernière goutte restée sur le fond et la déposer sur une lame sans l'étaler. Sécher ; fixer à l'alcool-éther ; colorer par le Ziehl ; décolorer ensuite suivant la méthode de Spengler (à l'alcool picrique ; voir les traités de bactériologie) ou par l'un des procédés, à l'alcool et aux acides, indiqués plus haut.

Suivant cette méthode, en cas de tuberculose rénale, on ne trouvera plus sur la lame que les bacilles de Koch, qui pourraient être ainsi décelés d'une façon presque constante et très précocement.

2° Recherche du bacille de Koch par inoculation. — A cause de sa grande réceptivité pour la tuberculose, l'animal de choix est le cobaye. On peut adopter pour l'inoculation soit la voie *intra-péritonéale,* soit la voie *sous-cutanée.*

L'inoculation *intra-péritonéale* offre l'avantage de conduire rapidement au résultat cherché ; mais elle présente l'inconvénient de ne pouvoir être employée quand l'urine contient certains germes virulents autres que le bacille de Koch, sous peine de déterminer une péritonite septique entraînant la mort de l'animal en moins de quarante-huit heures. On a proposé, pour obvier à cet inconvénient, de chauffer l'urine à 54° deux jours de suite pendant une demi-heure ; dans ces conditions, le bacille de Koch seul ne serait pas détruit. Ce procédé étant peu pratique, on n'aura recours à l'injection péritonéale que lorsque l'examen microscopique direct aura démontré l'absence de microbes pyogènes. Dans les autres cas on pratiquera l'injection sous-cutanée.

1° *L'inoculation intra-péritonéale* sera faite en enfonçant l'aiguille de la seringue de Pravaz sur la ligne blanche, perpendiculairement à la peau, préalablement aseptisée et maintenue tendue par un aide. On n'a pas à craindre de blesser l'intestin

et toute suture est inutile ; on se contente de cautériser l'orifice avec une lame métallique chaude.

Au bout d'une quinzaine de jours, il se produit une granulie

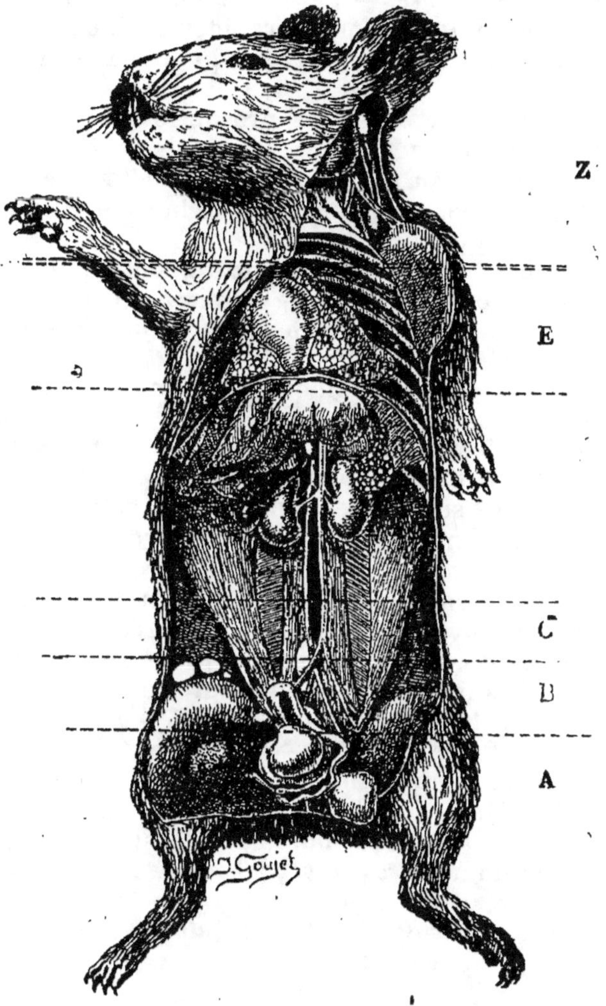

Fig. 56. — Marche des lésions chez le cobaye tuberculeux
(d'après J. Courmont).

généralisée du péritoine, avec envahissement bilatéral des
ganglions et tuberculisation des organes abdominaux ; de
fausses menbranes péritonéalés enserrent les anses intestinales et la mort survient au bout de trois à six semaines. Mais
il n'est pas nécessaire d'attendre aussi longtemps, car si l'on

ne trouve pas d'altérations péritonéales chez l'animal sacrifié au bout de quinze jours, on peut éliminer le diagnostic de tuberculose.

2° *Inoculation sous-cutanée.* — Cette méthode est la plus employée ; si elle conduit un peu moins rapidement que l'autre au résultat cherché, elle dispense souvent, par contre, du sacrifice de l'animal.

L'injection se pratique, avec les précautions antiseptiques voulues, sous la peau de la face interne de la racine de la cuisse ; on injecte environ 1/2 c. c. d'urine sédimentée. Voici, d'après Arloing, quelle est la marche de la tuberculose chez le cobaye ainsi inoculé :

Il se produit localement un peu d'empâtement ; du douzième au quinzième jour, les ganglions inguinaux et cruraux du *côté inoculé* durcissent et roulent sous le doigt (empâtement). Vers le vingtième jour, le ganglion lombaire du *côté inoculé* se tuméfie à son tour. Vers le vingt-cinquième jour, des tubercules apparaissent dans la rate, puis dans le foie. Dès le début du deuxième mois, l'infection atteint les poumons et les ganglions bronchiques ; elle cesse d'être unilatérale, et, à la fin du deuxième mois, elle se trouve généralisée ; c'est alors que l'animal succombe. Pendant que ces lésions évoluent, un abcès se développe et s'ouvre au lieu d'inoculation pour ne plus se fermer et constituer un ulcère à granulations tuberculeuses.

La figure 56 empruntée à J. Courmont (*Précis de bactériologie*) schématise ces étapes de l'infection tuberculeuse :

« Si l'animal a été inoculé à la cuisse droite, la tuberculose suivra la marche A (15 premiers jours), B (15° au 20°), C (20° au 25°), D (25° au 30°), E (30° au 60°). — On voit qu'il est facile, en présence d'un cobaye autopsié, de savoir où et quand s'est faite l'inoculation. Mais, détail plus important, on peut faire le diagnostic en douze à quinze jours, par la simple palpation des ganglions inguinaux. *Tout cobaye inoculé sous la peau de la cuisse, qui présentera, douze à quinze jours plus tard, une induration marquée et unilatérale des ganglions inguinaux correspondants, est tuberculeux.* » (J. Courmont.)

Bacilles acido-résistants autres que le bacille de Koch. — Le bacille de la tuberculose coloré par la fuchsine phéniquée garde sa coloration lorsqu'on le traite par les acides dilués (acides sulfurique ou nitrique au 1/3), mais il n'est pas seul à présenter ce caractère. D'autres bactéries, et notamment le *bacille de la lèpre* (bacille de Hansen), le *bacille du smegma* de Alvarez et Tavel, le *bacille du cerumen* de Gottstein, certains bacilles rencontrés dans la *bouche* et le *mucus nasal* (Moeller,

Rabinowitsch), le *bacille de la fléole* (herbe de Timothée), les *bacilles du beurre et du lait* (Petri-Rabinowitsch), etc., sont également *acidophiles* ou plus exactement « acido-résistants ». A part le *bacille de Koch* et celui de *Hansen*, toutes ces bactéries acido-résistantes sont en général peu pathogènes ; il importe donc de ne pas les confondre avec le bacille de Koch ; dans le cas particulier de l'urine, c'est principalement le bacille du smegma, dont la présence s'observe assez fréquemment, qui pourrait prêter à confusion, bien qu'il ne présente pas exactement la forme, les dimensions, l'aspect granuleux et le groupement du bacille de Koch ; nous avons indiqué précédemment des procédés de coloration qui permettent de le distinguer de ce dernier.

F. Bezançon et A. Philibert ont montré qu'il existait entre le bacille de Koch et les bacilles acido-résistants de l'urine certaines différences de coloration qui permettraient de ne pas les confondre. Ces acido-résistants urinaires se rapporteraient à quatre types morphologiques différents : *bacille en Y, bacille rayonné, bacille pseudo-diphtérique* et *bacille fin et grêle.* Ces deux derniers seuls peuvent être, à cause de leur forme, confondus avec le bacille de Koch. Comme lui ils résistent à l'action décolorante *rapide* de l'acide nitrique au 1/3 et à celle des acides organiques, *mais ils ne résistent pas à l'action prolongée pendant cinq minutes de l'acide nitrique au 1/3, ni à l'alcool absolu pendant cinq minutes ;* dans ces conditions, le bacille de Koch garde au contraire sa coloration. Il faudrait donc appliquer la double action prolongée et énergique de l'acide nitrique au 1/3 et de l'alcool absolu à tout bacille suspect trouvé dans l'urine : c'est ce que réalisent les méthodes indiquées plus haut.

<h2 style="text-align:center">§ 2. — GONOCOQUE</h2>

Le *gonocoque* découvert en 1879 par Neisser est le microbe de la blennorragie. On croyait autrefois qu'il était l'agent de toutes les urétrites ; or, il est établi aujourd'hui que nombre d'*urétrites chroniques* sont dues à d'autres bactéries pyogènes ; on cite même des faits — assez rares il est vrai — d'*urétrite aiguë* non gonococcique.

Le gonocoque apparaît dans l'écoulement urétral dès le début de la blennorragie ; il est alors peu abondant et se trouve surtout dans les cellules épithéliales qui sont, à cette période, éliminées en grand nombre. A la période aiguë, les cellules épithéliales disparaissent, les leucocytes deviennent très nombreux et, non pas tous mais beaucoup d'entre eux (1 sur 6 environ), renferment des gonocoques. A la période subaiguë, les cellules éphithéliale redeviennent nombreuses, mais contiennent rarement des gonocoques; ceux-ci ne se trouveraient alors, d'après Legrain, que dans les leucocytes polynucléaires.

En cas de rechute et malgré la réapparition des leucocytes, c'est encore à l'intérieur des cellules épithéliales que se trouve le gonocoque.

Lorsque la blennorragie passe à l'état chronique, les leucocytes deviennent de plus en plus rares et les gonocoques sont contenus dans quelques-unes des cellules épithéliales alors relativement nombreuses.

Dans ces cas de blennorragie chronique, il se produit, et notamment à la suite d'excès *in Baccho aut Venere*, une exsudation urétrale légèrement purulente et trouble que la pression sur le gland, — particulièrement le matin au lever, — fait sourdre au méat; c'est la « goutte militaire ». Tant qu'elle existe, on observe dans l'urine la présence de filaments jaunâtres, plus ou moins opaques, dont la longueur peut atteindre 6 centimètres et qui se trouvent généralement éliminés au début de la miction. Il sont formés de cellules épithéliales et de leucocytes polynucléaires, plus ou moins nombreux, agglomérés par le mucus de la sécrétion urétrale; les gonocoques y sont rares et quelquefois absents; il faut ordinairement faire un grand nombre de préparations avant de les y rencontrer à côté d'autres bactéries.

Il convient, en effet, d'observer que le gonocoque n'existe pas dans l'urètre à l'état de pureté à toutes les époques de la maladie : pendant les premiers jours de la période aiguë, on le rencontre seul dans le pus urétral; mais, plus tard, des infections secondaires se produisent, et différentes bactéries pyogènes peuvent entretenir la suppuration concurremment avec lui ou alors même qu'il a complètement disparu.

Recherche du gonocoque dans le pus urétral et dans l'urine. — 1° Dans les cas d'urétrite aiguë, ou dans ceux d'urétrite chronique avec exsudation urétrale suffisamment abondante, c'est dans le pus récolté au méat plutôt que dans l'urine qu'il conviendra de rechercher le gonocoque.

a) On étale ce pus sur une lame de verre, on laisse sécher, on fixe à la flamme ou mieux à l'alcool absolu qu'on laisse agir pendant cinq minutes; on peut aussi fixer avec un mélange à parties égales d'alcool absolu et d'éther : il suffit de verser un peu de ce mélange sur la préparation et de le laisser évaporer à l'air libre.

Sur la préparation ainsi fixée, on verse quelques gouttes de

la solution de *thionine phéniquée*; après un contact d'une demi-
minute, on lave à l'eau distillée, on sèche et on examine avec
l'objectif à immersion.

Les gonocoques apparaissent alors, comme le montre la
figure schématique ci-contre (fig. 57), sous l'aspect de cocci
oblongs, réniformes, longs de 0,4 à 0,6 μ; il sont le plus souvent
accouplés deux à deux, se regardant par leur face concave;
chaque couple présente ainsi l'aspect d'un grain de café. Ces
diplocoques réniformes sont rarement isolés; le plus souvent
ils sont groupés en amas, de 8, 10 et plus, *à l'intérieur* d'une cellule
épithéliale ou d'un globule de pus (pl. VIII, fig. 2); il est rare,
en effet, que les véritables gonocoques
soient situés à l'extérieur des cellules
ou des leucocytes, et ce caractère présente une réelle valeur diagnostique.

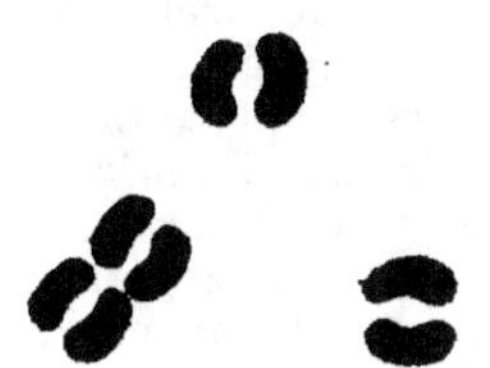

b) Le gonocoque ne prend pas le Gram;
cette propriété très importante permet
de le distinguer des autres microcoques
de la suppuration qui peuvent l'accompagner et le simuler. Après avoir reconnu, au moyen de la thionine phéniquée ou de toute autre matière colorante,
l'existence, dans le pus ou dans l'urine,

Fig. 57. — Gonocoques.
Figure schématique
(D'après J. Courmont).

de diplocoques réniformes, on devra donc s'assurer qu'ils ne se
décolorent pas, ou plus exactement, qu'ils ne changent pas de
coloration sous l'influence de la solution iodo-iodurée de Gram.
La technique que nous allons indiquer, à cet effet, est celle de
Gram modifiée par Nicole; elle constitue un procédé de recherche
que l'on pourra appliquer directement — c'est-à-dire à l'exclusion des autres méthodes de coloration, — à la recherche du
gonocoque :

La préparation étant fixée à l'alcool-éther comme il est dit
plus haut, on la recouvre de violet de gentiane phéniqué qu'on
laisse agir quatre à six secondes; puis, *sans la laver*, on la
recouvre, une ou deux fois pendant quelques secondes, de solution iodo-iodurée (liquide de Lugol fort); ensuite, toujours en
évitant le contact de l'eau, on arrose d'alcool-acétone (alcool
absolu additionné d'un tiers d'acétone) jusqu'à ce que le fond
soit décoloré; enfin, on lave à l'eau et on recolore le fond de
la préparation en la recouvrant, pendant quelques secondes,
de la solution aqueuse de fuchsine (p. 562) diluée au demi ou au
tiers. Après dernier lavage à l'eau, on sèche et on examine
avec l'objectif à immersion. Dans ces conditions, les éléments
cellulaires et les gonocoques — *qui ne prennent pas le Gram* —
apparaissent colorés en rouge; les autres bactéries pyogènes,

le staphylocoque par exemple — *qui prennent le Gram* — se montrent colorées en violet.

Technique de L. Lutz. — La préparation étant, comme il est dit plus haut, colorée par le violet de gentiane puis traitée par la solution iodo-iodurée du Lugol et décolorée à l'acool-acétone, la plonger pendant une minute environ dans l'acide acétique à 1/10 ; l'égoutter sommairement et verser à sa surface quelques gouttes de *rouge neutre* (formule ci-dessous) ; laisser agir pendant deux à trois minutes, laver rapidement à l'eau distillée et monter ensuite à la manière ordinaire.

L'acide acétique joue ici un triple rôle : il agit comme agent de mordançage à l'égard du rouge neutre ; il empêche la précipitation de ce colorant ; il fait virer au bleu le violet de gentiane fixé sur les bactéries qui ont pris le Gram, augmentant ainsi le contraste avec la teinte rouge du fond et des microbes primitivement décolorés.

Quant aux gonocoques, ils ont pour le rouge neutre acétique une affinité beaucoup plus grande que la plupart des autres coccus ne prenant pas le Gram contenus dans le pus blennorragique ; de sorte que sur une préparation renfermant à la fois de ces coccus et des gonocoques, ceux-ci sont colorés en rouge foncé, tandis que les autres microcoques ne sont que plus faiblement teintés.

Solution de rouge neutre acétique :

Rouge neutre Poulenc.	1 gr.
Alcool à 90c.	10 c. c.
Eau distillée	85 —
Acide acétique cristallisable	5 —

Triturer le rouge avec l'alcool, ajouter l'eau distillée puis, après dissolution, l'acide acétique (qui fait virer la teinte rouge violacé au rouge cerise) ; filtrer au bout de quelques heures.

2° Dans les cas d'urétrite chronique, où l'exsudation urétrale est quelquefois si peu abondante que la pression exercée d'arrière en avant sur le trajet de l'urètre antérieur ne fait apparaître aucune goutte de liquide au méat, il faut recueillir le premier jet de l'urine émise au lever et rechercher le gonocoque dans les filamments qu'elle contient presque toujours. On étale ces filaments sur une lame, puis on les fixe et on les colore comme il est dit plus haut.

Il est souvent nécessaire, ainsi que nous le faisions observer précédemment, d'examiner de nombreuses préparations avant de rencontrer le gonocoque. Lorsque ce dernier apparaît avec la forme, le groupement intracellulaire et les réactions de coloration qui lui sont propres, le diagnostic d'urétrite gonoccocique s'impose. Mais il arrive fréquemment que l'on trouve, à côté d'autres bactéries, certains microorganismes ressemblant vaguement à des gonocoques déformés, extra-cellulaires et non groupés en amas ; dans ces cas, alors même que les microbes rappelant le gonocoque n'auraient pas pris le Gram, il est prudent de ne pas être affirmatif. Il existe en effet, dans l'urètre sain ou malade, plusieurs variétés de diplocoques, dont certaines, *très rares il est vrai*, ne prennent pas le Gram (Bumm, Steinschneider, cités par F. Bezançon). C'est à ces espèces très rares qu'il conviendrait de réserver la dénomination de *pseudo-gonocoques* que l'on applique ordinairement à tous les diplocoques urétraux qui prennent le Gram.

3° Cultures. — Dans les cas où l'examen direct fournit des résultats douteux, on peut essayer des cultures. Le gonocoque se prête assez difficilement à ce mode d'investigation, car il ne se cultive bien que sur des milieux spéciaux à base de sérum sanguin. Les milieux de Wertheim que l'on emploie à cet effet sont formés d'un mélange à P. E. de gélose ordinaire à 2 p. 100 et de sérum sanguin humain ou de sérosité pathologique (liquides d'ascite, de pleurésie ou d'hydrocèle). Il est plus facile d'obtenir les milieux de culture à base de sang de lapin préconisés par F. Bezançon et Griffon et par M. Sée ; ces milieux, que l'on prépare en mélangeant le sang de lapin en nature à la gélose, seraient même supérieurs aux autres. De Christmas recommande simplement l'emploi de sérum de lapin coagulé. D'après Wassermann, l'addition de 20 p. 100 de nutrose (combinaison de caséine et de phosphate de soude) a ces millieux à base de sérum permettrait de les stériliser sans les coaguler.

Le gonocoque résistant mal au froid, l'ensemencement doit être fait immédiatement après le prélèvement du pus ou de l'exsudat urétral qu'il faut étaler sur une assez large surface afin que les colonies se trouvent séparées ; il convient, de plus, d'ensemencer plusieurs tubes (5 ou 6 au moins) avec une assez grande quantité de matière. Immédiatement après l'ensemencement, on place ces tubes à l'étuve à 37° en les encapuchonnant pour éviter toute dessiccation.

Du deuxième au troisième jour, on voit apparaître de petites colonies punctiformes, hémisphériques, à demi-transparentes, un peu grisâtres, ressemblant à de fines gouttes de pus, et légèrement filantes où visqueuses. Sur sérum pur coagulé, elles simulent, lorsqu'elles sont fines et serrées, un vernis mince, brillant et à bord nets (F. Bezançon).

La croissance des colonies ne dure que peu de jours ; lorsque deux d'entre elles arrivent à contact, elles ont peu de tendance à se mélanger et restent longtemps séparées par un sillon.

Au bout d'une semaine environ, les cultures sont réduites à une pellicule blanchâtre qui ne s'accroît plus.

On peut aussi cultiver le gonocoque sur *milieux liquides*, formés d'un mélange à parties égales de bouillon et de liquide d'ascite humain ou de sérum de lapin. Le milieu se trouble et se recouvre d'un voile visqueux et mince, tandis que des flocons se déposent à sa partie inférieure.

Le gonocoque prélevé dans les cultures ne se présente pas sous l'aspect caractéristique que nous avons précédemment indiqué : on le voit sous forme de grains plus ou moins arrondis, elliptiques ou cubiques, et généralement groupés en amas. Parfois même, on l'observe en voie de division : chaque moitié du diplocoque se partageant en deux, il y a formation d'une tétrade qui est l'origine de deux nouveaux diplocoques (F. Bezançon).

D'après Fonseca et Pinto, le gonocoque prélevé dans une culture ne serait pas toujours décoloré par le Gram.

4° Réaction de Neisser. — Nous avons insisté déjà sur ce fait que le gonocoque était souvent difficile à déceler, même par de nombreux examens, dans l'urètrite chronique. Or, Neisser a vu que sous l'influence d'une irritation produite par une injection locale de sublimé ou de nitrate d'argent faible, ou bien encore à la suite d'une abondante ingestion de bière ou de liquides alcooliques, les gonocoques, jusqu'alors latents, des urétrites blennorragiques venaient à repulluler, en même temps que les autres microbes pyogènes disparaissaient. On pourra donc, dans les cas difficiles, mettre à profit cette observation en déterminant le retour à l'état aigu de l'urétrite par une instillation de quelques gouttes de nitrate d'argent au 1/100 ou par une injection de sublimé à 1 p. 20000. L'examen bactériologique du pus effectué après cette expérience lèvera les doutes en ce qui touche l'origine gonococcique de l'urétrite.

Le gonocoque chez la femme. — Il est démontré aujourd'hui que le gonocoque est l'agent infectieux de la *vulvolvaginite des petites filles*. L'examen direct de la sécrétion vulvaire devra, dans ces cas, être fait suivant la méthode de Gram, car (d'après Hermann, cité par Bezançon) il existe, dans certaines inflammations non blennorragiques, des diplocoques ressemblant au gonocoque, mais prenant le Gram.

Chez la femme adulte, le gonocoque n'est que rarement rencontré dans les sécrétions vaginale et vulvaire en cas de blennorragie ; au début de cette affection, on le trouvera dans le pus urétral ; mais comme l'urétrite ne reste pas longtemps apparente chez la femme, c'est dans la sécrétion du col de l'utérus qu'il faudra le rechercher, la métrite du col étant l'une des « manifestations les plus constantes et les plus persistantes de la blennorragie » (F. Bezançon). Dans les cas de blennorragies chroniques latentes, c'est surtout au moment des époques menstruelles, qui redonnent souvent aux germes pathogènes une virulence nouvelle, qu'il faudra rechercher le gonocoque.

Microorganismes des urétrites non blennorragiques. — L'*urétrite aiguë* est le plus souvent d'origine gonoccocique, mais on n'oubliera pas qu'elle peut être due, dans certains cas, « à un coït avec une femme atteinte d'écoulement non gonoccique, ou à un coït *ab ore* avec une femme atteinte d'aphtes, de grippe ou de tuberculose. Les microbes qui se rencontrent le plus souvent dans ces cas sont : le bacille tuberculeux, le coccobacille dit de l'influenza, le colibacille et les bactéries pyogènes ». (Guiart et Grimbert.)

Dans les cas d'*urétrite chronique*, il est fréquent de constater l'absence du gonocoque et la présence d'autres bactéries pyogènes. C'est ainsi que sur 41 cas d'urétrite chronique, Girode, cité par Guiard et Grimbert, à rencontré 20 fois le staphylocoque, 16 fois le gonocoque, 7 fois un autre diplocoque, 5 fois le colibacille, une fois le bacille de Koch, et une fois du pus stérile ; dans 14 cas il y avait association microbienne.

§ 3. — LE COLIBACILLE
(Bacille d'Escherich. — *Bacterium coli commune.*)

Le colibacille est l'une des bactéries que l'on rencontre le plus fréquemment dans l'urine. Il existe en abondance dans l'intestin où il vit à l'état de saprophyte ou de pathogène latent ; il peut infecter la vessie à la suite d'un sondage non aseptique ou lorsque l'organisme, affaibli par diverses maladies, n'offre plus de résistance à son passage dans le sang et, de là, dans les divers organes et notamment le rein. Les infections colibacillaires de l'appareil urinaire (cystites, pyélo-néphrites, etc.) s'observent d'ailleurs fréquemment.

Il est l'agent habituel de la *bactériurie*, et c'est peut-être le microbe que l'on rencontre le plus souvent dans les urines purulentes. La *bactérie septique de la vessie* des vieux urinaires, trouvée par Clado, la *bactérie pyogène de l'infection urinaire* (Albarran et Hallé) ont été définitivement identifiées avec le colibacille (Achard et Renault). Comme le bacille de Koch, le colibacille crée une bactériurie *acide*.

Caractères et recherche dans l'urine. — Le colibacille se présente dans l'urine acide sous forme de bâtonnets gros et courts dont les extrémités sont arrondies et dont la longueur varie de 3 à 6 μ. Mais c'est un microbe très polymorphe ; aussi peut-il se présenter encore sous la forme de bacilles courts (cocco-bacilles) ou sous celle de véritables filaments.

Il ne prend pas le Gram. Il se colore facilement par les diverses couleurs d'aniline qui parfois se fixent à ses extrémités en laissant son centre incolore, ce qui lui donne un aspect en navette.

C'est un aérobie facultatif, qui se développe sur tous les milieux usuels à 37° et à 20°. Il ne liquéfie pas la gélatine. Ensemencé sur le *lait*, il le *coagule* en vingt-quatre heures en transformant le lactose en acide lactique. Cette production d'acide est mise en évidence encore par le virage au rouge du *bouillon lactosé tournesolé* (2 p. 100 de lactose) et par le dégagement gazeux qui se produit dans le bouillon lactosé et *carbonaté*, après ensemencement de ces milieux par le colibacille.

Ensemencé sur une solution contenant 2 p. 100 de peptone *pancréatique* neutralisée par la soude, il détermine la formation d'*indol* (le vibrion cholérique et certains *proteus* donnent la même réaction). On recherchera la *présence de l'indol* en versant dans la culture X gouttes d'une solution de nitrite de soude à $0^{gr},02$ p. 100 et XX à XXX gouttes d'acide sulfurique pur ; s'il y a de l'indol, il se produira une coloration rouge groseille plus ou moins accentuée. Lorsque la coloration n'est pas nette, on verse dans le tube quelques centimètres cubes d'alcool amylique et on agite : l'alcool amylique se sépare en entraînant le dérivé nitrosé et coloré de l'indol (L. Grimbert).

Lorsqu'il s'agit de rechercher si une infection urinaire est bien due au colibacille, le recours aux cultures, et consécutivement aux réactions que nous venons d'indiquer, peut donner lieu à des erreurs d'interprétation ; le colibacille pullule en effet avec une extrême facilité, dans ces cultures, en s'opposant au développement d'autres germes pathogènes qui pourraient être les véritables agents de l'infection et se trouver en abondance dans l'urine, alors qu'il n'y serait représenté que par de rares individus.

§ 4. — LE SPIROCHÈTE ICTÉRIGÈNE

L'invasion de l'organisme par le spirochète de Inada et Ido (*Spirochæta icterohemorragiæ*) détermine l'apparition d'un ictère hémorragique (avec fièvre et albuminurie), qui est le principal symptôme d'une affection récemment décrite sous le nom de *spirochétose ictéro-hémorragique.*

L'agent infectieux, charrié par le sang, s'élimine par l'urine. D'où l'indication, pour les besoins du diagnostic, de le rechercher dans ces deux liquides.

L'*inoculation du sang* à un cobaye peut sans doute très utilement servir au diagnostic étiologique de l'ictère hémorragique, mais la reproduction expérimentale de ce dernier chez l'animal, outre qu'elle demande un temps assez long (déjà dix jours d'incubation) ne réussit que si le sang est encore virulent, c'est-à-dire seulement *pendant les premiers jours de la maladie,* alors que la fièvre en est encore à son premier accès et que l'ictère n'est pas encore complètement développé.

L'*examen bactériologique de l'urine* constitue un procédé de diagnostic beaucoup plus simple et plus pratique, d'ailleurs assez sûr, s'il est effectué au *moment favorable* et si d'autres spirochètes, qui peuvent éventuellement se rencontrer dans l'urine, ne sont pas confondus avec celui que l'on recherche.

Moment favorable pour l'examen bactériologique de l'urine : d'après M. Garnier et J. Reilly, l'apparition du spirochète dans l'urine commence (en même temps qu'une reprise fébrile) en général vers le seizième jour de la maladie (soit le douzième après le début de l'ictère) ; c'est donc à cette époque, et jusque vers le vingt-cinquième jour, qu'il convient de pratiquer l'examen bactériologique de l'urine. Encore n'obtient-on pas toujours un résultat positif à cette période : chez certains malades, on trouve le spirochète pendant plusieurs jours de suite; chez d'autres, on ne le trouve qu'une ou deux fois. Aussi, *un seul* examen *négatif* doit-il être considéré comme n'ayant pas de valeur.

Précautions pour éviter la confusion avec les spirochètes non pathogènes. — Des prélèvements intra-urétraux, effectués chez des sujets sains, ne montrent habituellement pas de spirochètes. Par contre, on en trouve presque toujours dans le smegma préputial, et d'une espèce qui pourrait être confondue avec le spirochète ictérigène, bien que les spires de ce dernier soient moins régulières et plus épaisses.

C'est pour éviter cette confusion, qu'il est indispensable de *bien laver le méat et le prépuce avant de recueillir l'urine destinée à l'examen.*

Technique de la recherche du spirochète ictérigène dans l'urine. — 1° M. Garnier et J. Reilly indiquent la méthode suivante :

Le méat et le prépuce étant lavés, faire uriner le malade dans un verre stérilisé. Centrifuger 10 à 12 c. c. de l'urine ainsi recueillie. Déposer, sur une lame bien propre, une gouttelette du centrifugat et, par-dessus, une autre gouttelette de solution à 2 p. 100 de rouge Congo, préparée au moment du besoin ; mélanger en étalant rapidement sur la lame, au moyen d'une lamelle, comme pour une préparation de sang ; sécher rapidement (étuve à 37°), puis verser sur la lame quelques gouttes d'alcool contenant 1 p. 100 d'acide chlorhydrique, ce qui fait virer instantanément la préparation au bleu. A l'examen microscopique, les différents éléments solides du centrifugat apparaissent alors en blanc sur un fond bleu uni ; les cylindres et trousseaux filamenteux urinaires sont légèrement teintés en bleu, mais restent toujours assez transparents pour laisser voir les spirochètes qui leur sont accolés.

2° La méthode précédente présente l'inconvénient de répandre les éléments d'une gouttelette de centrifugat sur une trop grande surface et de rendre ainsi très longue la recherche du spirochète. On évite cet inconvénient, en colorant directement le parasite dans la gouttelette séchée et fixée. Pour cela, le procédé de Fontana-Tribondeau au nitrate d'argent ammoniacal, habituellement employé pour la recherche du tréponème de la syphilis, est très recommandable ; Favre et N. Fiessinger l'appliquent à l'urine de la façon suivante :

A l'aide d'une pipette très effilée, déposer sur une lame plusieurs gouttelettes de centrifugat, sans trop les étaler ; après dessiccation, recouvrir la lame d'une solution de *formol acétique* (2 c. c. de formol et 1 gramme d'acide acétique dans 100 grammes d'eau) ; laisser en contact cinq minutes ; laver à l'acool à 95° et sécher. Mordancer ensuite, à chaud et jusqu'à émissions de vapeurs, pendant une demi-heure avec une *solution aqueuse de tanin* (à l'alcool) à 4 p. 100 ; laver abondamment à l'eau distillée. Recouvrir la préparation de *nitrate d'argent ammoniacal* (nitrate d'argent au 1/20 additionné d'ammoniaque jusqu'à redissolution *presque*, mais non complète, du précipité, la liqueur devant rester *légèrement opaléscente*) ; chauffer doucement au-dessus d'une flamme, en évitant la dessiccation et jusqu'à ce que la préparation prenne une teinte légèrement violacée avec reflets mordorés, soit une demi-minute environ ; laver enfin à l'eau distillée et sécher au papier filtre.

A l'examen microscopique, les spirochètes se montrent sous l'aspect d'éléments noirâtres plus ou moins épais et contournés et à spires plus ou moins lâches. Ils sont abondants et semblent s'agglutiner au niveau des débris organiques contenus dans le centrifugat.

§ 5. — MICROBES PATHOGÈNES DIVERS

Les germes de diverses maladies infectieuses peuvent, dans certaines circonstances, se répandre dans le sang, traverser le rein et apparaître dans l'urine. C'est ainsi que Netter et Enriquez ont pu rencontrer le *pneumocoque* dans l'urine prélevée avant la crise hyperthermique de la pneumonie ; que Cornil et Denucé ont trouvé le *streptocoque* dars l'urine des érysipélateux ; que la présence du bacille d'Eberth dans les urines des typhiques a été quelquefois observée, etc.

Les *infections purulentes d'ordre chirurgical* reconnaissent parfois d'autres agents que le bacille de Koch, le colibacille et le gonocoque : on a observé, en effet, des infections dues au *proteus vulgaris*, aux *staphylocoques pyogènes* et au *streptocoque*. Le *proteus vulgaris* a été rencontré dans des urines purulentes ammoniacales.

Enfin, on peut encore trouver dans l'urine des microbes anaérobies tels que le *diplococcus reniformis* observé par Albarran et Cottet dans les cystites chroniques, le *staphylococcus parvulus*, le *micrococcus fœtidus*, le *streptobacillus fusiformis* rencontrés par Roger et Hartmann dans plusieurs cas de cystite, etc. La description de toutes ces espèces ne saurait trouver place ici ; le lecteur la trouvera dans les traités spéciaux de bactériologie ou de pathologie des voies urinaires.

§ 6. — MICROBES SAPROPHYTES

L'urine recueillie sans précautions aseptiques est contaminée par les microbes qui se trouvent soit au niveau du méat, soit dans l'air, soit dans les vases qui la renferment.

Microbes de la fermentation ammoniacale. — Parmi ces microbes il en est qui pullulent rapidement dans l'urine en transformant son urée en ammoniaque. Le principal agent de cette fermentation est le *micrococcus ureæ*, microorganisme qui, d'après Pasteur et Van Tieghem, est une algue (Torulacée) analogue au *Torula cerevisiæ*. Ses cellules se développent par bourgeonnement dans l'urine. Elles sont surtout abondantes dans le dépôt blanchâtre, contenant du phosphate ammoniacomagnésien, qui se rassemble au fond du vase.

Van Tieghem a étudié cette torulacée dans l'urine de l'homme et dans celle des herbivores. Dans cette dernière, il a vu qu'elle transformait l'acide hippurique en glycolamine et en acide benzoïque. D'après Pasteur et Van Tieghem, les germes du *micrococcus ureæ* (pl. VI, fig. 2) seraient répandus dans l'air et trouveraient dans l'urine un milieu favorable à leur développement. Musculus a attribué la transformation de l'urée en carbonate d'ammoniaque à un ferment soluble, l'*uréase*, qu'il a isolé, au moyen de l'alcool, des urines ammoniacales. Ce ferment aurait, vis-à-vis de l'urée, les mêmes propriétés que la diatase vis-à-vis de l'amidon. Pasteur et Joubert ont démontré qu'il était produit par la torulacée de Van Tieghem.

Le micrococcus ureæ n'est pas le seul organisme qui intervienne dans la fermentation ammoniacale de l'urine. En effet, Miquel a signalé, comme pouvant amener la transformation de l'urée, un bacille, le *bacillus uræ*, et une mucédinée de la famille des *aspergillus*. Il a découvert ce bacille dans l'eau boueuse puisée au collecteur de Clichy. En l'ensemençant dans une urine renfermant 26^{gr},80 d'urée par litre, il a vu que la totalité de l'urée avait disparu au bout de six jours.

Levures. — Le champignon de l'urine sucrée est analogue à celui de la levure de bière. On peut le rencontrer dans une urine qui ne contient pas de sucre; mais c'est principalement dans l'urine sucrée qu'il apparaît et se développe avec rapidité. Il décompose le sucre en *alcool* et en *acide carbonique*; ce qui explique la mousse abondante qui se produit si facilement dans l'urine sucrée, ainsi que le dégagement gazeux qui peut amener la projection du bouchon.

Ce ferment est le plus volumineux de ceux que nous signalons ici. Ses cellules sont rondes ou légèrement elliptiques; leur diamètre varie de 0^{mm},005 à 0^{mm},007 (pl. VI, fig. 3). Elles se multiplient par bourgeonnement et sont souvent disposées en chapelets; elles ne renferment point de noyau.

Parmi les champignons qui peuvent se développer dans l'urine, le plus commun est un *pénicillium*. Il se présente sous forme de longs filaments enchevêtrés constituant un mycélium (pl. VI, fig. 4) contenant des spores.

Sarcine (pl. VI, fig. 1). — On rencontre quelquefois des *sarcines* dans l'urine. La *Sarcina urinæ* est constituée par des petits grains qui se réunissent entre eux, de façon à former des cubes réguliers (en forme de ballot) et dont toutes les arêtes sont arrondies; la grosseur de ces cubes varie : on en rencontre qui sont composés de plus de 500 petites sphères.

La sarcine agit comme ferment et peut intervenir dans la décomposition de l'urée.

CINQUIÈME PARTIE

RECHERCHE DES MÉDICAMENTS ÉLIMINÉS PAR L'URINE

Presque toutes les substances qui sont administrées comme médicaments s'éliminent par l'urine soit en nature, soit après avoir subi une série de transformations plus ou moins profondes.

Sont éliminés en nature, les sels minéraux qui par leur constitution se prêtent peu aux décompositions chimiques, et les substances qui existent déjà dans l'économie, telles que les chlorures, les phosphates et l'urée.

Éprouvent au contraire des transformations, les composés susceptibles de se *salifier* ou de s'*oxyder*, par exemple les acides, les oxydes, les sels acides, les sulfures, etc. Bon nombre de composés organiques qui subissent des transformations de combustion — tous les sels à acides organiques, citrates, tartrates, etc., — sont éliminés à l'état de carbonates.

Nous diviserons les substances d'origine médicamenteuse que l'on peut avoir à rechercher dans l'urine en deux groupes, suivant qu'elles sont de nature organique ou minérale ; et, dans chaque groupe, nous suivrons l'ordre alphabétique.

MATIÈRES MINÉRALES

Métalloïdes.

Arsenic. — Une partie de l'arsenic ingéré sous forme d'acide *arsénieux*, d'*arsénites*, d'*arséniates*, de *cacodylates*, de *méthylarsinates*, d'*arsénobenzol* apparaît dans l'urine.

Recherche au moyen du réactif de Bougault. — Ce *réactif*, qui permet de déceler des traces d'arsenic, s'obtient comme suit :

A une dissolution de 20 grammes d'hypophosphite de sodium dans 20 c. c. d'eau, ajouter 200 c. c. d'acide chlorhydrique pur ; après refroidissement complet, filtrer sur un tampon de coton, pour séparer le chlorure de sodium qui a pu cristalliser.

'Ce réactif s'applique à l'urine de la façon suivante : au résidu de l'évaporation de 50 c. c. d'urine on ajoute un mélange d'azotate et de carbonate de soude ; on chauffe pour faire déflagrer et on reprend la masse refroidie par une petite quantité d'eau acidulée par l'acide chlorhydrique. La solution ainsi obtenue est introduite dans un grand vase à précipiter et additionnée peu à peu de réactif de Bougault jusqu'à ce que les vapeurs nitreuses provenant de la réduction du nitrate cessent de se produire ; on ajoute alors un excès de réactif, puis on porte au bain-marie bouillant pendant une demi-heure. On reconnaît la présence de l'arsenic à la teinte brune plus ou moins foncée que prend le liquide, ou au précipité noirâtre d'arsenic réduit qui peut se produire.

Bougault indique encore le mode de recherche suivant, qui permet de s'assurer qu'un malade a pris des cacodylates :

On verse dans un tube à essai volumes égaux d'urine et de réactif ; on bouche le tube et on l'abandonne pendant douze heures à la température ordinaire. Au bout de ce temps, on percevra en débouchant le tube, l'odeur alliacée désagréable de l'acide cacodylique.

Procédé P. Duret pour recherche et dosage. Application à l'Arsénobenzol. — La recherche de l'arsenic éliminé après ingestion d'arsénobenzol (ou ses dérivés) nécessite une destruction préalable des matières organiques urinaires. Pour cette destruction, P. Duret propose une méthode simple et rapide que voici :

Réduire par évaporation 1 litre (ou plus) d'urine à 50-100 c. c. ; ajouter au liquide ainsi concentré environ le 1/10 de son poids d'acide sulfurique ; introduire le mélange dans un grand ballon (de capacité égale à au moins 5 fois celle du liquide) avec 10 à 20 grammes de persulfate d'ammoniaque ; chauffer en surveillant le début de l'ébullition, car il se produit une mousse abondante qui, au bout de quelque temps, s'affaisse et fait place à un dégagement gazeux régulier ; quand celui-ci diminue, retirer du feu, ajouter à nouveau 10 à 20 grammes de persulfate d'ammoniaque, et reporter sur le feu ; pareille addition est répétée tant que le liquide a tendance à brunir ; finalement, le dégagement gazeux ayant cessé et le liquide étant incolore, retirer du feu dès l'apparition de fumées blanches d'acide sulfurique ; après refroidissement, ajouter de l'eau, avec précautions, pour dissoudre la masse cristalline.

Pour la *recherche* qualitative de l'arsenic, la solution ainsi obtenue est traitée par l'hydrogène naissant (zinc, et acide sulfurique) dans un flacon dont le goulot est coiffé d'un papier filtre préalablement imprégné d'une solution alcoolique de sublimé au 1/10 et séché : l'hydrogène arsénié alors dégagé, produit au contact de ce papier une coloration jaune ou brune, qui suffit à caractériser la présence de l'arsenic.

Pour le *dosage* de l'arsenic, traiter la liqueur provenant de la destruction des matières organiques dans un appareil de Marsh, dont l'hydrogène arsénié dégagé viendra barboter dans un tube de Liebig contenant une solution d'azotate d'argent azotique titrée vis-à-vis d'une quantité déterminée d'arsenic. La quantité d'azotate d'argent réduit, dosée par la méthode cyanoargentimetrique, donnera la proportion d'arsenic contenue dans la prise d'essai. (Pour la théorie et la pratique de ce procédé de dosage de l'arsenic, voir G. Denigès : *Précis de chimie analytique*, 4° édition, p. 786.)

Bromures. — Les bromures s'éliminent très lentement ; après ingestion de 2 à 6 grammes de BrK par jour, on n'en retouve que quelques centigrammes dans l'urine des vingt-quatre heures suivantes. L'ingestion simultanée de ClNa favorise l'élimination du bromure ; pour sa recherche opérer comme suit :

Si l'urine renferme une forte proportion de bromure, l'additionner de quelques centimètres cubes de benzine ou de sulfure de carbone, puis ajouter soit de l'eau chlorée, soit de l'acide chlohydrique et de l'hypochlorite de soude, et agiter. Le brome mis en liberté se dissout dans le sulfure de carbone et le colore en jaune orangé.

Mais ce procédé ne réussit que si la quantité de bromure est assez considérable ; le plus souvent, il est nécessaire d'évaporer l'urine à siccité, d'ajouter au résidu un peu de potasse ou de soude caustique et de chauffer jusqu'au rouge sombre pour détruire la matière organique ; on dissout dans l'eau le résidu alcalin ; la solution est acidulée avec un léger excès d'acide chlorhydrique et versée dans un tube à essais avec du sulfure de carbone et de l'hypochlorite de soude ; on agite ; le sulfure de carbone s'empare du brome mis en liberté et se colore en jaune orangé.

Chlorate de potasse. — 1° Colorer l'urine avec quelques gouttes de *sulfate d'indigo* ; ajouter un peu d'acide sulfurique et de solution d'un *sulfite alcalin* ; si l'urine contient un chlorate, il se produit du *chlore* qui décolore l'indigo.

2° À 10 c. c. d'urine préalablement déféquée par 1/10 de son volume de sous-acétate de plomb, ajouter 1 c. c. de solution concentrée de carbonate de soude (pour enlever l'excès de plomb) ; filtrer et, à 1 c. c. du filtrat, ajouter 1 goutte d'aniline et 1 c. c. d'acide sulfurique. Après agitation, il se produit une coloration bleue, si l'urine renfermait des chlorates (Denigès).

Iode et iodures. — L'iode passe très rapidement dans l'urine ; s'il est administré en nature, on le retrouve à l'état d'iodure alcalin.

Pour constater la présence d'un iodure dans l'urine, on ajoute à ce liquide un peu d'empois d'amidon, puis quelques gouttes d'acide azotique nitreux. L'iode, ainsi mis en liberté, donne avec l'amidon la corloation bleue caractéristique. Il faut éviter d'ajouter un excès d'acide azotique, car on détruirait la coloration bleue. A l'acide azotique nitreux, on peut substituer l'*eau chlorée*, les *hypochlorites alcalins*, ou le *perchlorure de fer*.

Au lieu d'empois d'amidon, pour déceler l'iode mis en liberté par l'un des moyens que nous venons d'indiquer, on peut agiter le liquide avec du chloroforme, de la benzine, du sulfure de carbone ; ces dissolvants se colorent en violet.

S'il n'existait que des traces d'iodure, il faudrait le transformer en *iodate* au moyen du permanganate de potasse (comme il est dit ci-après pour le dosage), puis additionner de KI et d'acide acétique la solution d'iodate pour voir s'il y a mise en liberté d'iode.

Dosage. — Le procédé basé sur les deux réactions suivantes est très sensible et, par suite, avantageux pour le dosage de petites quantités d'iodure (cas de l'urine) parce qu'il *multiplie par six* la petite quantité que l'on veut doser :

1° Les iodures alcalins, en milieu légèrement alcalin et à l'ébullition, sont transformés en *iodates* par le permanganate de potasse (Péan de Saint-Gilles) :

$$IK + 2\,KMnO^4 + H^2O = IO^3K + 2\,MnO^2 + 2\,KOH$$

2° En milieu *acide*, un mélange d'*iodate* et d'*iodure* dégage une quantité d'iode égale à 6 fois celle qui est contenue dans l'iodate :

$$IO^3K + 5\,IK + 6\,ClH = 6I + 6\,KCl + 3\,H^2O.$$

Voici une *technique* (analogue à celles qu'ont indiquées Denigès puis Bernier et Péron) applicable à l'urine : A 20 c. c. d'urine ajouter 1 c. c. lessive de soude ; évaporer ; carboniser le résidu sec et épuiser le charbon avec 50 à 60 c. c. d'eau chaude. La solution ainsi obtenue étant portée et maintenue à l'ébullition, l'additionner peu à peu de cristaux de permanganate jusqu'à persistance de coloration violette ; détruire l'excès de permanganate par addition de quelques centimètres cubes d'alcool à la liqueur chaude ; filtrer pour séparer le précipité d'oxyde de manganèse et laver ce dernier à l'eau chaude. Dans le filtrat réuni aux eaux du lavage, incolore et refroidi, verser

5 c. c. environ d'acides chlorhydrique ou acétique et 5 c. c. d'une solution de IK au 1/10. Titrer à l'hyposulfite N/10 l'iode mis en liberté. Si n est le nombre de centimètres cubes d'hyposulfite employés, la quantité d'iode contenue dans la prise d'essai sera :

$$\frac{n \times 0,0127}{6} = n \times 0,002116,$$

soit : $n \times 0,002116 \times 50 = n \times 0,1058$ d'*iode* par litre d'urine, ou, si l'on veut exprimer le résultat en iodure de potassium :

$$n \times 0^{gr},1383 \text{ d'}iodure \text{ par litre d'urine.}$$

Sels de lithine. — Évaporer à siccité environ 50 c. c. d'urine et carboniser le résidu. Épuiser le charbon avec de l'acide chlorhydrique étendu, filtrer et évaporer à siccité ; reprendre par un mélange d'éther et d'alcool qui dissout seulement le chlorure de lithium. Le résidu de l'évaporation de cette liqueur colore en rouge la flamme d'un bec de Bunsen ; de plus, cette flamme donne alors au spectroscope une raie caractéristique dans le rouge à gauche de C.

Métaux

Mercure. — 1° *Procédé Denigès-Labat.* — A 80 c. c. d'urine ajouter 80 c. c. d'acide azotique (D = 1,40) et 1 c. c. de permanganate de potasse à 1 p. 100 ; évaporer doucement, avec beaucoup de précautions, sous un entonnoir renversé, jusqu'à réduction du volume à 6 ou 10 c. c. Laisser refroidir pour neutraliser ensuite exactement avec de l'ammoniaque ou du carbonate d'ammoniaque ; compléter le volume de 20 c. c. avec de l'eau distillée et filtrer. Dans 1 ou 2 c. c. de ce filtrat, verser IV à V gouttes de réactif de Labat (voir ci-dessous).

Après avoir mélangé, on observera un louche plus ou moins intense, si l'urine renferme du mercure. Ce louche est déjà net avec 0^{gr},0004 de mercure par litre.

Réactif de Labat. — Mettre 2 grammes de grenaille de zinc très pur avec 5 c. c. de solution commerciale de bisulfite de soude dans un tube à essais. Plonger dans l'eau froide et agiter de temps en temps. Au bout de cinq minutes, le liquide surnageant le zinc (hydrosulfite) peut être employé directement comme réactif, sans décantation préalable. La durée de conservation de ce réactif n'excédant pas quinze minutes, on doit le préparer au moment du besoin.

2° *Procédé Merget.* — Dans 100 c. c. d'urine additionnés de 10 grammes d'acide sulfurique, on plonge de 1 centimètre environ, l'extrémité d'un fil de cuivre pur, aplati au marteau et bien décapé (par la chaleur au rouge, puis par l'acide nitrique). On laisse en contact pendant quarante-huit heures ; on enlève ensuite le fil ; on le lave à l'eau, à l'alcool, à l'éther, et on le laisse sécher. On le place enfin à l'intérieur d'une feuille de papier de soie pliée en deux et on enveloppe le tout d'un morceau de *papier réactif* (également plié en deux), puis on comprime au moyen d'une petite presse ou d'un poids suffisant.

Le papier réactif se prépare en imprégnant du papier blanc écolier de la solution suivante :

> Azotate d'argent. . . . . 5 gr.
> Eau distillée. . . . . 10 —
> Ammoniaque q. s. pour précipiter l'oxyde d'argent et le redissoudre.

Le papier trempé dans ce liquide est desséché à basse température et à l'abri de la lumière.

Les vapeurs de mercure qui traversent le papier de soie réduisent l'azotate d'argent du papier réactif en formant une tache brune dessinant le fil de cuivre. Si au bout d'une heure il n'y a pas trace de réduction, on peut admettre que l'urine est exempte de mercure.

3° *Procédé de P. Duret pour recherche et dosage du mercure.* — 1° Pour la *recherche qualitative*, additionner d'ammoniaque, jusqu'à réaction nettement alcaline, la solution provenant de la destruction des matières organiques par le persulfate d'ammoniaque (procédé indiqué pour l'arsenic p. 582) ; agiter, filtrer et laver le précipité mercurique recueilli sur le filtre à l'eau distillée ; traiter ce précipité par 50 c. c. d'eau distillée additionnée d'une goutte d'acide chlorhydrique pur, à l'ébullition, et plusieurs fois ; évaporer à sec la solution mercurique ainsi obtenue ; additionner le résidu de cette évaporation de 10 c. c. d'éther, agiter et filtrer. La solution éthérée additionnée d'une ou deux gouttes de solution alcoolique de diphénylcarbazide à 1 p. 100 (réactif de Cazeneuve) prendra une coloration bleue (qu'une goutte d'ammoniaque renforcera) dans le cas de la présence du mercure ; la teinte sera plus ou moins intense suivant la quantité du mercure.

2° Pour la *recherche quantitative*, la solution chlorhydrique, obtenue comme précédemment, sera concentrée au bain-marie jusqu'à environ 20 c. c., puis versée dans un vase à saturation, où le dosage sera effectué comme suit, par la méthode cyanoargentimétrique : ajouter 10 c. c. de solution de cyanure de potassium équivalant à la solution de nitrate d'argent ci-dessous indiquée, 1 c. c. d'ammoniaque et 1 c. c. d'iodure de potas-

sium à 10 p. 100 ; agiter, puis verser goutte à goutte la solution
titrée d'azotate d'argent jusqu'à opalescence persistante.

La *solution d'azotate d'argent* est obtenue en ajoutant 15 c. c.
d'azotate d'argent N/10 à 985 c. c. d'eau distillée ; elle est *titrée* vis-à-
vis d'une solution contenant $0^{gr},00001$ de mercure métal par centimètre
cube, que l'on obtient en diluant à 1 litre 10 c. c. d'une solution de
sublimé à $1^{gr},355$ pour 1000 c. c.

Pour ce titrage, verser dans un vase à saturation 10 c. c. de la solution à 0,00001 de mercure par centimètre cube., 10 c. c. de solution de
cyanure de potassium obtenue en étendant 15 c. c. de la solution
cyanurée N/10 dans 985 c. c. d'eau distillée (ce qui donne une solution
cyanurée équivalant à la solution de nitrate d'argent ci-dessus), 1 c. c.
d'ammoniaque et 1 c. c. d'iodure de potassium à 10 p. 100 ; agiter,
puis verser goutte à goutte la solution d'azotate d'argent jusqu'à trouble
persistant ; on obtient ainsi la quantité d'eau distillée à ajouter à
chaque 10 c. c. de solution argentique pour qu'elle soit équivalente à la
solution de sublimé précédente ; on étendra de même la solution cyanurée qui a servi à l'essai, de la même quantité d'eau distillée, pour
qu'elle reste équivalente à la solution de nitrate d'argent.

Plomb. — Le plomb s'emmagasine facilement dans l'économie d'où il est éliminé en petite quantité par l'urine ; on peut
avoir à le rechercher chez des saturnins. Il est alors nécessaire
de détruire les matières organiques. Le procédé de destruction par l'acide chlorhydrique et le chlorate de potasse, ne
peut être appliqué ici, car le chlorure de plomb est peu soluble
et ne reste en dissolution que dans des liqueurs très chaudes.
Il faudrait donc filtrer le liquide bouillant. Il est préférable
d'évaporer l'urine en consistance sirupeuse, de laisser refroidir
et d'ajouter alors au résidu un quart de son poids d'acide sulfurique pur. Puis on continue l'évaporation et l'on chauffe
jusqu'à ce que le charbon soit devenu sec et pulvérulent. On
reconnaît que la calcination sulfurique est terminée lorsque
l'eau dans laquelle on projette une parcelle de charbon ne se
colore plus sensiblement. On laisse alors refroidir, on pulvérise
finement le charbon, on le fait bouillir à plusieurs reprises
avec de l'eau aiguisée d'acide azotique et on filtre.

Dans le liquide filtré, on caractérise le plomb par l'hydrogène
sulfuré qui donne un précipité noir. L'acide sulfurique ou un
sulfate soluble donnent un précipité blanc de sulfate de plomb ;
l'iodure de potassium, un précipité jaune ; le chromate de
potasse, un précipité jaune ; les alcalis caustiques, un précipité blanc *soluble* dans un *excès*, ce qui différencie le plomb du
bismuth.

Zinc. — Les sels de zinc sont peu employés, sauf l'oxyde et le valérianate ; l'élimination de ce métal se fait par l'urine et assez lentement ; on en trouve encore douze à quinze jours après l'administration du valérianate.

On détruit la matière organique de l'urine au moyen de l'acide chlorhydrique et du chlorate de potasse ; on filtre, et dans le liquide filtré on fait passer un courant d'hydrogène sulfuré qui précipite les métaux étrangers. Le zinc reste en solution ; on filtre et on ajoute alors assez d'*acétate de soude* pour former, avec l'acide chlorhydrique libre, du chlorure de sodium et libérer l'*acide acétique* : en présence de cet acide, le *sulfure de zinc* peut se précipiter ; au besoin, on ajoute quelques gouttes de sulfhydrate d'ammoniaque. Le sulfure de zinc est ensuite séparé par filtration puis dissous dans l'acide sulfurique étendu.

Les sels de zinc sont caractérisés par les réactions suivantes : ils ne sont pas précipités par l'hydrogène sulfuré (excepté pour les sels à acide organique : acétate de zinc par exemple) ; le sulfhydrate d'ammoniaque donne un précipité blanc ; le ferrocyanure de potassium un précipité blanc ; le ferricyanure un précipité jaune ; la potasse caustique un précipité blanc, soluble dans un excès de réactif.

SUBSTANCES ORGANIQUES

Acide benzoïque et benzoates. — Ils sont transformés dans l'économie et éliminés à l'état d'*hippurates* (voir *Acide hippurique*, p. 191).

Acide picrique. $C^6H^2(AzO^2)^3OH$. — Ce corps n'est pas employé comme médicament interne ; ce n'est donc qu'accidentellement que l'on aura à rechercher sa présence ou celle de ses dérivés dans l'urine : soit chez des ouvriers travaillant à sa fabrication, soit, le plus souvent et comme cela fut maintes fois observé au cours de la récente guerre, chez des sujets ayant ingéré de l'acide picrique dans le but de *simuler un ictère.*

Le *faux ictère* provoqué par l'ingestion d'acide picrique présente les caractères suivants (Frédoux) : trente heures environ après l'ingestion, les urines deviennent plus ou moins brunes suivant la dose ingérée ; un peu plus tard, soit à trois jours du début, les conjonctives et la peau apparaissent colorées en jaune ; si le sujet n'a pas ingéré de doses trop élevées, il promène cette jaunisse sans en être autrement incommodé, l'état général restant bon : mais, pour de fortes doses, les urines deviennent acajou, noirâtres, albumineuses ; la température monte à 39°, et des accidents d'hémolyse peuvent survenir, qui se manifestent par un purpura généralisé.

D'après Brulé, Javillier et Baeckeroot, l'ictère picrique serait un ictère vrai, c'est-à-dire qu'il s'accompagnerait ou qu'il procéderait de lésions de la cellule hépatique.

Cependant, en général, on n'observe ni changement de volume du foie, ni prurit, ni décoloration des fèces (leur couleur est, au contraire, foncée, presque noire).

Les urines peuvent renfermer des pigments biliaires, ce qui est plutôt exceptionnel ; elles contiennent souvent de l'urobiline ; mais ce qui les caractérise essentiellement, c'est la présence de *l'acide picrique* et d'un dérivé de cet acide, *l'acide picramique* que l'on peut retrouver pendant un temps très long, soit trente et même quarante jours après l'ingestion.

C'est surtout à ces composés que les urines des pseudo-ictériques doivent cette coloration, ordinairement jaune foncé ou brun acajou, qui ne diffère pas beaucoup de celle des urines ictériques vraies. Il est à remarquer cependant que celle-ci donnent, par agitation, une mousse de teinte verdâtre, teinte que l'on n'observe pas avec les urines picriques exemptes de pigments biliaires (P. Grélot). Il convient de retenir aussi que, *dans certains cas, la couleur des urines des pseudo-ictériques ne diffère pas sensiblement de celle des urines normales.* On ne peut donc tirer de la seule considération de la teinte de l'urine aucune indication précise quant à la présence des composés picriques (Grimbert).

RÉACTIONS DE L'ACIDE PICRIQUE. — Il est soluble dans 100 parties d'eau froide, 6 parties d'éther absolu (soluté incolore), 1 partie 1/2 d'éther aqueux (soluté jaune), très soluble dans le chloroforme. Les solutions chloroformiques sont presque incolores ; additionnées d'ammoniaque, elles donnent un précipité jaune serin de picrate.

En milieu alcalin, les réducteurs tels que le sulfure d'ammonium, le glucose à chaud, le chlorure d'étain, l'hydrosulfite de soude, le sulfate ferreux en solution tartrique, transforment l'acide picrique en *acide picramique* $C^6H^2(AzH^2)(AzO^2)^2.OH$ de coloration rouge intense.

En milieu acide, le zinc ou l'étain poussent la réduction jusqu'au terme triamidophénol $C^6H^2(AzH^2)^3.OH$.

Les solutions d'acide picrique additionnées de *sulfate de cuivre ammoniacal* donnent un précipité de picrate de cuivre cristallisé en fines aiguilles ;

Avec le *cyanure de potassium*, à chaud, une coloration rouge sang par formation d'isopurpurate de potasse.

La *laine ou la soie* plongées dans une solution picrique prennent une teinte jaune serin qui résiste aux lavages.

RÉACTIONS DE L'ACIDE PICRAMIQUE. — Ce dinitroaminophénol est cristallisé en aiguilles rouge-foncé, presque insoluble dans l'eau, mais très soluble dans l'éther ou le chloroforme.

L'addition d'un alcali le solubilise dans l'eau ; la solution ainsi obtenue, de teinte rouge sombre — que les acides font virer au jaune brun pâle — est douée d'un pouvoir colorant bien supérieur à celui de l'acide picrique.

Ses solutions chloroformiques sont à peine colorées ; agitées avec de l'eau légèrement ammoniacale, elles la colorent en rouge.

Diazoréaction de Derrien. — Une solution d'acide picramique additionnée, en milieu acide, d'une trace de nitrite de soude, puis d'ammoniaque saturée de β-naphtol, donne un dérivé azoïque que l'éther enlève en se colorant en violet pourpre. Réaction très sensible : jusque dans une solution au vingt-millionnième.

Les *oxydants* (acide nitrique, permanganate de K) transforment l'acide picramique en acide picrique.

Réactions communes à l'acide picrique et à l'acide picramique. — Une solution d'acide picrique, ou de picramate d'ammoniaque donne, au contact d'un *soluté tartrique de sulfate ferreux*, un anneau rouge, à la surface de séparation du liquide et du réactif.

Une solution de *bleu de méthylène*, donne, dans les solutés picriques ou picramiques, un précipité cristallin bleu violacé.

RECHERCHE DANS L'URINE. — L'acide picrique est éliminé partie en nature, partie à l'état d'acide picramique. Contrairement à ce que l'on croyait primitivement, H. Pecker a trouvé que le proportion d'acide picrique éliminée dans les urines, au cours de l'intoxication par ce composé, était toujours supérieure à celle de l'acide picramique. On pourrait donc se proposer la recherche séparée de ces deux substances ; or celle de l'acide picramique est seule importante au point de vue du diagnostic. Sa présence indique, en effet, que l'acide picrique, d'où il dérive par réduction dans l'organisme, a été réellement ingéré et *éliminé* ; au contraire, son absence dans une urine ne renfermant que de l'acide picrique, laisse supposer que ce dernier n'a pas traversé l'économie et qu'il a dû être *ajouté* à l'urine.

Parmi les réactions indiquées précédemment, il en est deux qui sont des plus sensibles, applicables à l'urine et suffisantes dans presque tous les cas :

1° La réaction au *sulfate ferreux tartrique, de Le Mithouard,* que l'on effectue au moyen du réactif suivant :

RÉACTIF DE LE MITHOUARD

Sulfate ferreux.	2 gr.
Acide tartrique	10 —
Eau distillée.	Q. s. pour 100 c. c.

La *sensibilité* de cette réaction est telle que, pratiquée sur une urine déféquée (voir ci-dessous, technique de Grimbert), elle peut donner un résultat nettement positif avec 2 milligrammes par litre de composés picriques (acides picrique ou picramique). D'après H. Pecker, pour des teneurs supérieures à 2 milligrammes, elle pourrait être effectuée directement sur l'urine.

2° La *diazoréaction de Derrien*, décelant l'*acide picramique* seul et qui, au regard de ce composé, est encore 50 fois plus sensible que la précédente ; elle est, en général, applicable à l'urine sans défécation préalable (H. Pecker).

Technique pour urines non déféquées (H. Pecker). — a) L'urine additionnée de 1/3 de son volume d'ammoniaque pure étant placée dans un tube à essais, on fait arriver à sa partie inférieure, à l'aide d'une pipette, quelques centimètres cubes de réactif de Le Mithouard. Il se fait, à la surface de séparation des deux liquides, un anneau dont la coloration, variant du rouge sang au rose pâle, est d'autant plus intense que l'urine est plus riche en composés picriques.

b) A 10 ou 15 c. c. d'urine placés dans un tube à essais, on ajoute II gouttes d'une solution de nitrite de potasse à 1 p. 100, V gouttes de SO^4H^2 au 1/2 et un fragment de papier de tournesol ; on agite puis on verse, jusqu'à ce que le papier vire au bleu, une solution, *préparée au moment du besoin*, de naphtol β dans l'ammoniaque pure, soit environ 1 c. c. ; la diazoréaction peut alors se manifester par le virage au rose violacé du mélange ; on la rend plus apparente en ajoutant 3 à 4 c. c. d'éther et agitant vigoureusement ; après repos, l'éther se rassemble à la surface, coloré en rose violacé plus ou moins intense selon la proportion d'acide picramique.

Technique pour urines déféquées (Grimbert). — Principe : l'acétate de plomb élimine la plupart des pigments urinaires (uroérythrine, urobiline, pigments biliaires...) ; les composés picriques restent dans le filtrat, d'où on les extrait par le chloroforme ou l'éther ; c'est sur cet extrait que l'on pratique les réactions précédentes, où elles se manifestent avec beaucoup plus de netteté que dans l'urine non déféquée.

a) A 100 c. c. d'urine on ajoute 10 c. c. d'acétate neutre de plomb au 1/3 (réactif de Courtonne) et on filtre. Dans le liquide filtré, on verse 20 c. c. d'acide sulfurique au 1/4 en volume. On filtre de nouveau et on agite fortement le filtrat dans une ampoule à robinet avec 5 c. c. de chloroforme. On soutire ce dernier en le filtrant sur un tampon de coton, et on en prélève 1 c. c. que l'on introduit dans un petit tube à essais, où on l'agite avec II gouttes d'ammoniaque. Le chloroforme, à peine teinté, se colore en jaune rougeâtre (présence problable d'acide picramique). On verse encore quelques gouttes d'ammoniaque et autant d'eau distillée, de manière à avoir, après agitation et repos, une couche surnageante de 1 centimètre de hauteur. A l'aide d'un tube effilé, on fait arriver au fond du tube à essais 1 c. c. de réactif de Le Mithouard qui, remontant au-dessus du chloroforme, vient former au contact de la couche ammoniacale un anneau rouge caractéristique de l'acide picramique ou de l'acide picrique.

b) On épuise de nouveau et à deux reprises le filtrat resté dans l'ampoule avec 10 c. c. de chloroforme. Les liqueurs chloroformiques sont réunies, agitées avec un peu de sulfate de soude anhydre, filtrées puis évaporées au bain-marie dans une capsule de porcelaine. Le résidu est traité à froid par 3 c. c. d'eau distillée.

C'est sur cette solution aqueuse que l'on effectue la diazo-réaction de Derrien :

A cet effet, on l'introduit dans un tube à essais et on l'additionne de I goutte d'acide sulfurique au 1/4 et de II gouttes d'une solution d'azotite de soude à 1 : 10. 000 ; on porte le tout dans un bain-marie bouillant, pendant une minute exactement, et on refroidit ensuite dans un courant d'eau ; on verse alors dans le tube III gouttes d'ammoniaque saturée de β-naphtol, puis on agite le contenu du tube avec un peu d'éther ; celui-ci se sépare coloré en violet pourpré ou en rouge violacé, si le liquide renferme de l'acide picramique, même à l'état de traces.

Réactions complémentaires ou de contrôle. — a) *Recherche de l'acide picrique libre.* — On épuise par le chloroforme, comme il est dit ci-dessus, 100 à 200 c. c. d'urine déféquée ; le résidu de l'évaporation du chloroforme étant repris par l'eau, la solution aqueuse est réduite par évaporation au volume de 1/2 c. c. dans lequel on ajoute III gouttes du réactif suivant (Guillaumin) :

Sulfate de cuivre	10 gr.
Eau distillée	100 —
Ammoniaque	40 —

Une heure, et, au besoin, douze ou vingt-quatre heures après, on recherche au microscope la présence des cristaux de picrate de cuivre, (caractéristiques, rappelant ceux de la glucosazone). — La limite de sensibilité de cette réaction est à 1 : 20.000.

b) *Teinture de la laine.* — A 50 c. c. d'urine on ajoute 30 c. c. de réactif au sulfate mercurique de Denigès (voir p. 484) ; on maintient au bain-marie bouillant pendant un quart d'heure ; on filtre après refroidissement ; on extrait au chloroforme (en employer, en 4 fois, un volume égal à celui du liquide à traiter) et on reprend par 5 c. c. d'eau le résidu de l'évaporation des solutions chloroformiques. Dans la solution aqueuse ainsi obtenue, on introduit une floche de laine et on porte au bain-marie bouillant pendant dix minutes ; on laisse encore en contact pendant une heure ; après quoi on retire la laine, qui se montre colorée en jaune par l'acide picrique (éliminé en nature ou *provenant de l'oxydation de l'acide picramique* par le sulfate mercurique. — Méthode indiquée par Brulé, Javillier et Baeckeroot).

Sensibilité : Une solution aqueuse d'acide picrique à 1 : 50 000 colore encore nettement la laine.

Acide salicylique et ses dérivés. — A 50 c. c. d'urine ajouter 1 c. c. environ d'acide chlorhydrique et 25 c. c. d'éther ; agiter, puis décanter la solution éthérée pour la verser sur une solution aqueuse très étendue de perchlorure de fer. A mesure que l'éther en s'évaporant abandonne de l'acide salicylique, il se développe une belle coloration violette à la surface de séparation des deux liquides.

Acide tannique ou tanin. — Le tanin est éliminé sous forme d'*acide gallique*, que l'on décèle en versant dans l'urine quelques gouttes de perchlorure de fer. Il se développe une coloration (ou plutôt un précipité très léger) *bleu noirâtre*. On pourrait, jusqu'à un certain point, confondre cette coloration avec celle que donne l'acide salicylique dans les mêmes conditions. Mais l'urine qui contient de l'acide gallique brunit à l'air quand on l'alcalinise. L'alcaptone (p. 515) qui donne une réaction analogue ne sera pas confondue avec l'acide gallique, car elle réduit fortement la liqueur de Fehling.

Alcaloïdes. — La plupart des alcaloïdes s'éliminent par l'urine sans éprouver de transformation.

Voici quelques-uns des nombreux réactifs proposés pour leur recherche :

1° Le *réactif de Tanret* :

Iodure de potassium.	3^{gr},32
Bichlorure de mercure	1^{gr},35
Acide acétique cristallisable. . . .	20 c. c.
Eau distillée q. s. pour	60 c. c.

Les urines qui renferment des alcaloïdes donnent, avec ce réactif, un louche ou un trouble qui disparaît à chaud ou par simple addition d'alcool.

2° Les *réactifs de Valser*, de *Mayer* sont également à base d'iodure double de potassium et de mercure et donnent, comme le précédent, un précipité blanc jaunâtre dans les urines alcaloïdiques. Voici la formule du réactif de Mayer :

Bichlorure de mercure.	13^{gr},546
Iodure de potassium	49^{gr},80
Eau distillée q. s. pour.	1 litre.

3° Le *réactif iodo-ioduré de Bouchardat :*

Iode . . . .   10 gr.
Iodure de potassium . . . .   20 —
Eau . . . .   500 —

Cette solution, donne avec les alcaloïdes un précipité brun-kermès ou marron.

4° *Le réactif iodo-bismuthique* de *Dragendorff*. — Il en existe plusieurs formules ; la suivante a été indiquée par P. Yvon :

Sous-nitrate de bismuth . . . . $1^{gr},50$
Iodure de potassium . . . .   7 gr.
Acide chlorhydrique . . . .   20 gouttes.
Eau . . . .   20 gr.

(Délayer le sous-nitrate dans l'eau, porter à l'ébullition et ajouter successivement l'iodure et l'acide).

Pour empêcher le dédoublement du sel de bismuth par l'eau, il faut opérer en liqueur acide : A 25 c. c. d'urine, on ajoute XX gouttes d'acide chlorhydrique et un peu de réactif ; si l'urine est alcaloïdique, on obtient un précipité rouge orangé.

Après avoir constaté la présence des alcaloïdes, on peut se proposer de les extraire ; à cet effet, on emploiera la méthode générale qui consiste, en principe, à alcaliniser l'urine afin de mettre l'alcaloïde en liberté pour l'extraire ensuite au moyen d'un dissolvant approprié non miscible à l'eau ; suivant les cas, ce dissolvant sera le chloroforme, l'éther, l'alcool amylique, l'éther de pétrole, l'éther acétique, etc.

Nous ne nous occuperons ici que des alcaloïdes les plus usités : morphine, quinine, strychnine.

1° MORPHINE. — D'après les recherches de E. Gérard, Ricquier et Deléarde, la morphine pourrait, sous l'influence de certains ferments solubles, s'oxyder dans l'organisme et se transformer partiellement en oxymorphine ; de plus, par sa fonction phénolique, elle serait susceptible de s'éliminer, en partie et comme les autres phénols, à l'état de sulfo-conjugué. Après ingestion de morphine l'urine pourrait donc contenir, outre l'alcaloïde en nature, de l'oxymorphine et de la morphine sulfo-conjuguée. Comme les autres phénols conjugués, cette dernière combinaison est saponifiable par l'acide chlorhydrique et l'eau ; c'est pourquoi il convient de traiter l'urine par l'HCl avant d'y rechercher la morphine. On opérera de la façon suivante :

On fait digérer pendant deux heures au bain-marie 300 c. c. d'urine avec 30 c. c. d'acide chlorhydrique. On alcalinise ensuite avec de l'ammoniaque et l'on épuise le mélange avec l'alcool amylique *saturé d'ammoniaque* qui dissout l'oxymorphine (Lamal). L'alcool amylique est séparé puis agité avec de l'eau acidulée par l'acide chlorhydrique. Cette solution chlorhydrique est de nouveau alcalinisée par l'ammoniaque et épuisée par de l'alcool amylique ammoniacal. La solution alcoolique laisse un résidu que l'on soumet aux réactions suivantes :

a). Une trace du résidu étant étalée sur les parois d'une capsule de porcelaine, on promène à sa surface une baguette de verre trempée dans le réactif de Marquis (acide sulfurique pur 30 c. c. + formol XX gouttes). Il se produit une coloration rouge violacé foncée s'il y a de la morphine, verte s'il y a de l'oxymorphine, des traînées violettes et vertes si ces deux substances coexistent dans le résidu.

b) Sur une autre portion du résidu, on peut essayer les différentes réactions de la morphine :

Coloration violette avec le réactif de Frœhde (solution 1 p. 100 de molybdate de soude dans l'acide sulfurique pur) ; coloration rouge avec l'acide nitrique ; coloration bleue avec le perchlorure de fer dilué ; réduction de l'acide iodique ; réduction du ferricyanure.

2° QUININE. — Cet alcaloïde s'élimine en nature (Personne). S'il a été ingéré à l'état de sulfate basique, on en retrouve dans l'urine de 25 à 30 p. 100 (Yvon), et, à l'état de sel neutre, de 70 à 80 p. 100 (Byasson). La cinchonine, quinidine et cinchonidine s'éliminent également sans avoir subi de transformations (Byasson).

Pour retirer la quinine de l'urine, on peut recourir aux procédés suivants :

1° On reçoit, dans un grand bocal contenant quelques c. c. d'une solution de tanin, l'urine du malade tant qu'il absorbe de la quinine et pendant cinq jours après l'administration de la dernière prise, car l'élimination exige ce temps pour être complète. Outre qu'il empêche la fermentation de l'urine, le tanin précipite la quinine. On recueille le précipité et on le dessèche au bain-marie après l'avoir mélangé avec un excès de chaux éteinte ; puis on place le mélange dans une allonge en verre pour l'épuiser à chaud par le chloroforme. La solution chloroformique évaporée abandonne la quinine sous forme de vernis ; on dissout ce vernis dans l'acide sulfurique étendu, et on caractérise la quinine par les réactions indiquées plus loin.

2° Après avoir alcalinisé l'urine par l'ammoniaque, on l'épuise par l'éther. La solution éthérée est agitée avec l'eau acidulée par l'acide sulfurique qui s'empare de la quinine.

Les solutions sulfuriques de quinine obtenues suivant ces

deux modes opératoires présentent une *fluorescence* bleuâtre. Cette réaction est très sensible puisque l'on peut, en se plaçant au soleil et au-dessus d'un fond noir, percevoir la fluorescence dans des solutions contenant 1 pour 100.000 de quinine. Les hydracides, et en particulier l'acide chlorhydrique, masquent cette réaction.

Lorsque l'on ajoute à une solution de quinine quelques gouttes d'une solution oxydante (eau de chlore, eau de brome, solution d'hypochlorite de soude), puis de l'ammoniaque, on obtient une coloration verte.

Si, avant de faire agir l'ammoniaque et après addition de la solution oxydante, on ajoute quelques gouttes d'une solution de ferrocyanure de potassium, on obtient une coloration rouge.

3° STRYCHNINE. — On la recherche comme la quinine après avoir alcalinisé l'urine par l'ammoniaque, mais en substituant, comme dissolvant, le chloroforme à l'éther. La solution chloroformique est agitée avec de l'eau acidulée par l'acide sulfurique et la solution aqueuse ainsi obtenue est de nouveau traitée par l'ammoniaque et épuisée par le chloroforme.

Le résidu de l'évaporation de la solution chloroformique est additionné d'un fragment de bichromate de potasse que l'on écrase avec une baguette de verre trempée dans l'acide sulfurique. Si ce résidu contient de la strychnine, on voit apparaître de belles stries violettes.

Antipyrine. — L'antipyrine est précipitée par les réactifs généraux des alcaloïdes ; elle donne avec le perchlorure de fer une coloration rouge (combinaison d'antipyrine connue sous le nom de ferro- ou de ferripyrine).

La coloration rouge que l'on observera dans l'urine avec le perchlorure de fer pourra être attribuée aussi aux salicylates ou à l'acide diacétique. On recherchera l'acide salicylique comme il est dit page 593 ou bien on l'éliminera en déféquant l'urine par l'azotate (solution au dixième) et non par l'acétate de plomb (les acétates donnant avec le perchlorure de fer une coloration rouge analogue à celle de la ferropyrine).

Dans les cas où la coloration rouge produite par le perchlorure de fer serait due à l'acide diacétique (voir p. 447), on constaterait qu'elle ne se produit plus dans l'urine préalablement bouillie pendant quelques minutes (destruction de l'acide diacétique).

Mercier a observé que les urines émises après ingestion d'antipyrine déviaient légèrement à gauche le plan de polarisation, bien que l'antipyrine soit optiquement inactive ; il a vu, de plus, qu'elles produisaient, non une véritable réduction, mais une décoloration avec virage au gris verdâtre de la liqueur de Fehling, ce qui rend difficile, sinon impossible, le dosage du glucose au moyen de cette liqueur. Il y aurait lieu de rechercher, comme le fait observer L. Grimbert, si ces caractères · ne seraient pas dus à un conjugué glycuronique de l'antipyrine analogue à ceux que fournissent le chloral et les phénols.

Alcool. — Pris à doses même alimentaires, il peut passer dans l'urine. On l'y recherchera comme suit :

On distille 200 c. c. d'urine préalablement neutralisée. On recueille les 10 premiers c. c. de distillat que l'on additionne de II gouttes de solution de bichromate de potasse à 1 p. 100 et de IV gouttes d'acide sulfurique concentré. On porte à l'ébullition et, s'il y a de l'alcool, on voit la liqueur jaune passer au vert (réduction de l'acide chromique) en même temps que l'on perçoit l'odeur de l'aldéhyde ; ce dernier peut d'ailleurs être caractérisé en portant dans l'axe du tube l'extrémité d'une baguette de verre imprégnée de réactif de Tollens *chaud*. Ce réactif est obtenu en ajoutant à 1 c. c. d'une solution de nitrate d'argent au 1/10, X gouttes d'ammoniaque et V gouttes de lessive de soude. Les vapeurs d'aldéhyde le réduisent en noir lorsqu'il est au voisinage de 100°.

Dosage. — *Procédé de Nicloux.* — La réaction précédente a été appliquée par Nicloux au dosage de l'alcool dans les différents liquides de l'organisme.

On soumet l'urine à la distillation (dans l'appareil d'Aubin, fig. 23) que l'on arrête quand on a obtenu un volume de distillat égal au 1/5 du volume d'urine employé. Dans un tube à essais on introduit 5 c. c. de ce distillat (qui ne doit pas contenir plus de 1 p. 500 d'alcool) et $0^{cc},1$ ou $0^{cc},2$ d'une solution de bichromate de potasse à 19 grammes par litre, puis 4 à 6 c. c. d'acide sulfurique *pur à* 66° *Baumé* ; la solution s'échauffe fortement et lorsque la quantité d'acide est suffisante, on voit le virage au vert s'effectuer ; on revient à la burette et l'on verse alors peu à peu le bichromate dans le tube, en ayant soin d'agiter et de chauffer très légèrement à l'ébullition entre chaque addition de bichromate, et cela, jusqu'au moment où la teinte passe du vert-bleu au vert-jaune persistant. On note alors le volume de bichromate employé.

Si les solutions contiennent plus de 2 c. c. d'alcool p. 1000, ce que l'on reconnaît facilement, car il faut plus de 2 c. c. de bichromate pour avoir la teinte vert jaunâtre persistante, on étend de manière à ramener la teneur en alcool au-dessous de 2 c. c. p. 1000, proportion pour laquelle la différence de teinte est la plus facile à apprécier.

Le volume de bichromate qui a donné la teinte vert jaunâtre représente déjà presque exactement la teneur en alcool. Par conséquent, à la rigueur, 5 c. c. suffiraient pour le dosage.

Toutefois, pour avoir une certitude absolue et pour obtenir la confirmation du chiffre précédent, il y a lieu de terminer ainsi :

On reprend 4 c. c. de liquide alcoolique ; on y ajoute, en une seule fois, la quantité de bichromate correspondant au premier essai, moins 1/10 de centimètre cube ; on ajoute de l'acide sulfurique et l'on fait bouillir pendant un instant.

Le contenu du tube devra être vert-bleu.

On répète la même opération sur 5 autres c. c. du liquide auxquels on ajoute la quantité de bichromate correspondant au premier essai avec 1/10 de centimètre cube en plus.

Le contenu du tube devra être vert-jaune.

S'il en est ainsi, le dosage est terminé, le chiffre noté au premier essai est exact.

Si le contenu du tube est encore vert-bleu, on ajoute 1/10 de centimètre cube de bichromate, et le virage au vert-jaune s'effectue ; on note alors le chiffre, qui devient supérieur de 1/40 de centimètre cube.

Le calcul est alors extrêmement simple.

Soit n le nombre de centimètres cubes ou fractions de centimètres cubes (compris forcément entre 0 et 2) indiqué par la burette pour obtenir la teinte vert jaunâtre, on aura :

$$\text{Alcool absolu en c. c. par c. c. de distillat} = n/1000 \ (n \text{ exprimé en c. c.}).$$

Pour les teneurs en alcool plus faibles que 1 c. c. p. 1000 de distillat, il vaut mieux dédoubler la liqueur de bichromate à 19 grammes par litre pour en faire une solution à $9^{gr},5$ par litre.

Chloral. — Le chloral est éliminé à l'état d'acide urochloralique ou trichloréthlglycuronique $C^8H^{11}Cl^4O^7$. Ce composé, déjà étudié page 431 avec les conjugués glycuroniques, réduit la liqueur de Fehling, mais non l'oxyde de bismuth ; il est *lévogyre* et précipitable par le sous-acétate de plomb (ou mieux par l'acétate de plomb ammoniacal ; mais non par l'acétate neutre). Les acides dilués l'hydrolysent à l'ébullition en donnant de

l'acide glycuronique, qui est *dextrogyre*, et de l'alcool trichlor-
éthylique :

$$C^8H^{11}Cl^3O^7 + H^2O = C^6H^{10}O^7 + C^2H^3Cl^3O.$$

Ces réactions permettront de caractériser l'acide urochloralique et de le distinguer du glucose.

On constatera que l'urine réduit la liqueur de Fehling,
qu'elle dévie à gauche le plan de polarisation et que cette
réduction et cette déviation n'ont plus lieu après défécation
par le sous-acétate de plomb. De plus, on observera que
l'urine, bouillie avec 1/2 p. 100 d'acide sulfurique pendant
quelques minutes, puis neutralisée, de lévogyre qu'elle était
est devenue destrogyre, au cas où elle contiendrait de l'acide
urochloralique.

Chloroforme. — On ne le retrouve qu'à l'état de traces dans
l'urine (7 à 8 centigrammes par litre, d'après Nicloux). Après
anesthésie chloroformique, il peut (exceptionnellement) arriver
que l'urine réduise faiblement la liqueur de Fehling ; ce fait est
vraisemblablement dû à l'élimination de composés glycuroniques analogues à l'acide urochloralique.

Dosage. — Nicloux a fait connaître un procédé de dosage du
chloroforme dans le sang, l'urine et les tissus, basé sur la réaction classique de J.-B. Dumas (transformation du chloroforme
en formiate et chlorure de potassium par la potasse alcoolique) :

$$CHCl^3 + 4\,KOH = 3\,KCl + HCO^2K + H^2O.$$

Le chloroforme doit d'abord être amené à l'état de solution
dans l'alcool. Pour cela l'urine, soit 20 c. c., est additionnée de
5 fois son volume d'alcool contenant 0gr,05 p. 100 d'acide tartrique, puis distillée dans l'appareil d'Aubin. Le chloroforme
bouillant à 60°8 et l'alcool à 78°, l'ébullition fournit un mélange
de vapeurs de chloroforme, d'alcool et d'eau, tout d'abord
très riche en chloroforme qui distille le premier, puis en alcool ;
il suffit de distiller le 1/3 du volume total contenu dans le
ballon (120 cc.) pour obtenir tout le chloroforme à l'état de
solution alcoolique, soit 40 c. c. de distillat, que l'on complète
ensuite au volume de 60 c. c. avec de l'alcool.

On introduit cette solution alcoolique de chloroforme dans un
ballon bouché de liège et muni d'un réfringant à reflux de
grande surface (réfrigérant d'Alihn) ; on ajoute 10 c. c. de
potasse alcoolique à 10 p. 100 exempt de chlorures ; on porte

ensuite à l'ébullition pendant une heure. Au bout de ce temps, la réaction s'est effectuée ; on refroidit le ballon et on en fait passer le contenu (plus les eaux de lavage) dans un verre à expériences ; on ajoute II gouttes de phtaléine du phénol en solution alcoolique à 3 p. 100, on acidifie franchement (décoloration) par de l'acide nitrique pur étendu au 1/3 et on ajoute une pincée de carbonate de chaux pur, pour saturer l'excès d'acide. Au liquide ainsi neutralisé, on ajoute 1/2 c. c. d'une solution de chromate neutre de potasse à 5 p. 100, et on titre avec une solution de nitrate d'argent à 8^{gr},535 par litre, dont 1 c. c. représente 2 milligrammes de chloroforme.

L'observation du virage est naturellement le point capital de l'opération, car d'elle dépend l'exactitude du dosage. On peut opérer de deux façons : 1° verser du nitrate d'argent jusqu'à l'obtention d'une teinte que l'on choisira toujours la même, et, lors du dosage, retrancher du chiffre lu le nombre de de dixièmes de centimètre cube nécessaires pour obtenir cette même teinte lorsqu'on opère avec de l'eau distillée ; 2° apprécier le terme même de la réaction de la façon suivante : on verse le nitrate d'argent ; chaque goutte produit un sillage rouge qui disparaît rapidement au début, puis plus difficilement au fur et à mesure de l'addition progressive de nitrate d'argent ; à un moment donné, il y a virage, mais si faible que l'expérimentateur est tenté de faire tomber de la burette une ou deux gouttes de plus ; c'est un tort ; et, pour apprécier le véritable virage, à son moment exact, on opère ainsi : on a, à côté de soi, dans un flacon qui servira à cet usage, le mélange provenant d'un dosage antérieur, dans lequel, une fois la teinte rouge brun obtenue, on a versé un léger excès de chlorure de sodium qui a ramené le tout au jaune franc. La comparaison des deux teintes, celle du flacon (excès de chlorure) et celle du verre à expérience au moment du virage est alors très aisée, et la moindre trace de chromate d'argent rouge brun, qui salit plus qu'il ne colore le mélange de chlorure d'argent et de carbonate de chaux, se voit avec la plus grande netteté. Dans ces conditions, un demi-dixième de centimètre cube de la solution de nitrate d'argent à 8^{gr},535 par litre (dont 1 c. c. représente 2 milligr. de chloroforme) effectue le virage, et cela d'une façon très nette ; la quantité de chloroforme est donc déterminée avec une erreur absolue qui ne dépasse pas un dixième de milligramme.

Cryogénine. — Les urines éliminées après ingestion de ce médicament, additionnées successivement d'ammoniaque et d'un oxydant (ou oxydées à l'air), prennent une coloration

jaune d'or, que les acides font disparaître (Gallois et Mouchel).
Pour augmenter la netteté et la sensibilité de cette réaction,
Grimbert conseille d'opérer comme suit :

Alcaliniser franchement l'urine par l'ammoniaque, et la déféquer ensuite par le sous-acétate de plomb ; aciduler le filtrat
avec de l'acide sulfurique dilué et filtrer à nouveau pour séparer le sulfate de plomb, s'il y a lieu. Agiter le liquide ainsi
décoloré avec son volume d'éther ; décanter ce dernier et l'agiter avec 1 à 2 c. c. d'ammoniaque, qui se sépare colorée en
jaune d'or plus ou moins foncé suivant la quantité de cryogénine absorbée.

Justin Mueller recommande le procédé suivant : Mettre dans
un tube à essais 10 c. c. d'urine, autant d'eau distillée et X à
XX gouttes d'acétate mercurique au 1/5 ; si l'urine contient de
la cryogénine, il se forme un précipité rouge saumon caractéristique (réaction très sensible, de Denigès).

Les phénols. — Les urines émises après ingestion de phénol
ou de composés phénoliques sont souvent colorées en brun.

Nous avons vu, en étudiant l'acide glycuronique, que les phénols n'étaient pas éliminés totalement à l'état de phénylsulfates
lorsqu'ils se trouvaient en excès dans l'organisme et qu'ils
étaient, partiellement, transformés en glycuronates. Aussi
observe-t-on quelquefois, après ingestion de phénols, que
l'urine réduit la liqueur de Fehling, bien qu'elle soit exempte
de sucre.

1° *Phénol ordinaire.* — Pour rechercher le *phénol ordinaire*, on
distille l'urine après l'avoir additionnée de 1 p. 100 d'acide
sulfurique. Dans une portion du distillat on verse, goutte à
goutte, de l'eau bromée qui donne un précipité floconeux
blanc jaunâtre de tribromophénol. Dans une seconde portion
on verse du perchlorure de fer dilué qui, en présence du
phénol, donne une coloration bleue violacée. Enfin, une
troisième portion chauffée avec du réactif de Millon donne,
si elle contient du phénol, une coloration rouge intense.

2° *Benzonaphtol.* — L'élimination de ce médicament se fait à
l'état d'*acide hippurique* ; on suit pour sa recherche le procédé
indiqué page 190.

3° *Salol.* — L'urine émise après ingestion de salol réduit la
liqueur cupropotassique (Lacroix) et dévie à gauche le plan de
la lumière polarisée (conjugués glycuroniques). Pour isoler les
dérivés du salol qu'elle renferme, aciduler avec 1 p. 100 d'acide
sulfurique et agiter avec de l'éther exempt d'alcool ; après
repos, décanter la solution éthérée surnageante et l'évaporer ;

le résidu, arrosé avec quelques gouttes d'un soluté étendu de perchlorure de fer, se colore en violet (acide salicylique).

Sulfonal. — Il s'élimine en grande partie sous forme *d'acide éthylsulfurique* $C^2H^5.SO^3H$, mais aussi (environ 5 p. 100 de la quantité ingérée) *en nature*. C'est cette dernière portion que l'on peut retrouver dans l'urine de la façon suivante :

Réduire à 100 c.c., par évaporation, les urines de vingt-quatre heures; épuiser par l'éther; évaporer la solution éthérée; dissoudre le résidu dans 15 à 20 c. c. de soude à 10 p. 100; évaporer, reprendre le résidu par 20 à 40 c. c. d'eau chaude, et extraire de nouveau à l'éther. L'évaporation de ce solvant fournira le sulfonal presque pur, que l'on caractérisera par son point de fusion (125— 126°) ou par les réactions suivantes : chauffé avec du pyrogallol ou de l'acide gallique, il donne du mercaptan, dont l'odeur est repoussante; fondu avec du cyanure de potassium, il donne également du mercaptan et, en outre, du *sulfocyanate de potassium* décelable par un sel ferrique (coloration rouge sang).

Trional. — Comme le précédent, mais point de fusion $= 76°$.

Terpine. — D'après Loison, pour rechercher la *terpine*, on évapore au bain-marie 500 c. c. d'urine en consistance d'extrait que l'on reprend ensuite par l'alcool bouillant. La solution alcoolique est, après filtration, évaporée jusqu'à réduction à 5 c.c. On met ce liquide dans un tube à essais fermé par un bouchon que traverse un petit tube à dégagement terminé en pointe effilée et contenant quelques cristaux de protochlorure d'antimoine. On chauffe jusqu'à l'ébullition ; les vapeurs pénètrent dans le tube effilé qui renferme le chlorure d'antimoine, et cette substance se colore en *rouge vif*, si le liquide renferme de la terpine.

Urotropine (*hexaméthylène-tétramine*). — Elle apparaît dans l'urine peu de temps, soit 1/4 d'heure à une demi-heure, après l'ingestion. L'urine donne alors, avec l'eau de brome, un précipité blanc-jaunâtre de di- et tétrabromohexaméthylène-amine.

L'urine étant acidulée par l'acide sulfurique, puis distillée, l'urotropine se trouve dédoublée en ammoniaque et formol ; ce dernier peut être caractérisé dans le distillat par ses nombreuses réaction (voir les traités de Chimie).

Véronal. — Bien qu'il apparaisse dans l'urine moins de

une heure après son ingestion, il s'élimine lentement (3 à 5 jours) et, pour les 9/10 environ, en nature. Toutefois, pour les doses élevées (plus de $0^{gr},50$), il y en aurait de 40 à 50 p. 100 de détruit dans l'organisme (E. Fischer et v. Mering).

Pour sa recherche, précipiter 200 c. c. d'urine par Q. S. d'acétate de plomb; enlever l'excès de plomb par l'hydrogène sulfuré; réduire le filtrat par évaporation; décolorer au noir animal, saturer de NaCl la liqueur incolore et l'épuiser à l'éther; par évaporation, celui-ci abandonnera le véronal presque pur : point de fusion = 191°

Rhubarbe et Séné. Santonine. — Le nerprun, le cascara, la bourdaine, le podophylle, l'aloès et surtout, la rhubarbe et les sénés, doivent leurs propriétés purgatives à des matières colorantes jaunâtres qui sont des dérivés de l'anthraquinone, notamment à l'*acide chrysophanique* (dioxyméthylanthraquinone) et à l'*émodine* (trioxyméthylanthraquinone). Après ingestion de rhubarbe ou de séné, ces principes, plus ou moins modifiés, passent dans l'urine qu'ils colorent en jaune foncé ou légèrement brun et lui donnent, de ce fait, l'apparence d'une urine légèrement ictérique. Nous avons vu précédemment déjà (p. 468) comment on pouvait distinguer ces pigments médicamenteux de ceux de la bile.

Les urines ainsi teintées après ingestion de plantes purgatives, se *colorent en rouge* lorsqu'on *les alcalinise* par la potasse, la soude ou l'ammoniaque. Cette coloration est durable, car elle persiste encore après vingt-quatre heures.

Les urines émises après ingestion de *semen-contra* ou de *santonine* (composé dont le noyau paraît être la naphtaline) sont également colorées en jaune brun qui vire au rouge sous l'influence des alcalis; mais la coloration rouge est alors peu stable et beaucoup moins persistante que celle que l'on observe dans le cas de la rhubarbe ou du séné.

On pourra encore différencier les pigments dus au semen-contra et à la santonine de ceux qui proviennent des autres plantes purgatives, en opérant comme suit :

L'urine est agitée avec le quart de son volume de chloroforme que l'on soutire ensuite et que l'on évapore. On touche le résidu avec une baguette de verre trempée dans l'ammoniaque : on obtient alors une coloration rouge carmin dans le cas de la rhubarbe et du séné, et rien dans le cas de la santonine. Après avoir constaté cette absence de coloration, on s'assure qu'il s'agit bien de santonine en touchant un autre point du résidu avec une solution *alcoolique* de potasse; cet alcali produira au contact de la santonine une coloration

rouge écarlate. Mais cette dernière réaction n'est caractéristique de la santonine que si la première — action de l'ammoniaque — n'a pas produit de coloration.

Ajoutons encore que l'eau de baryte précipite le pigment dû
à la rhubarbe et au séné, mais non celui qui provientdu semen-
contra ou de la santonine.

TABLE DES MATIÈRES

C

ÉVREUX, IMPRIMERIE CH. HÉRISSEY

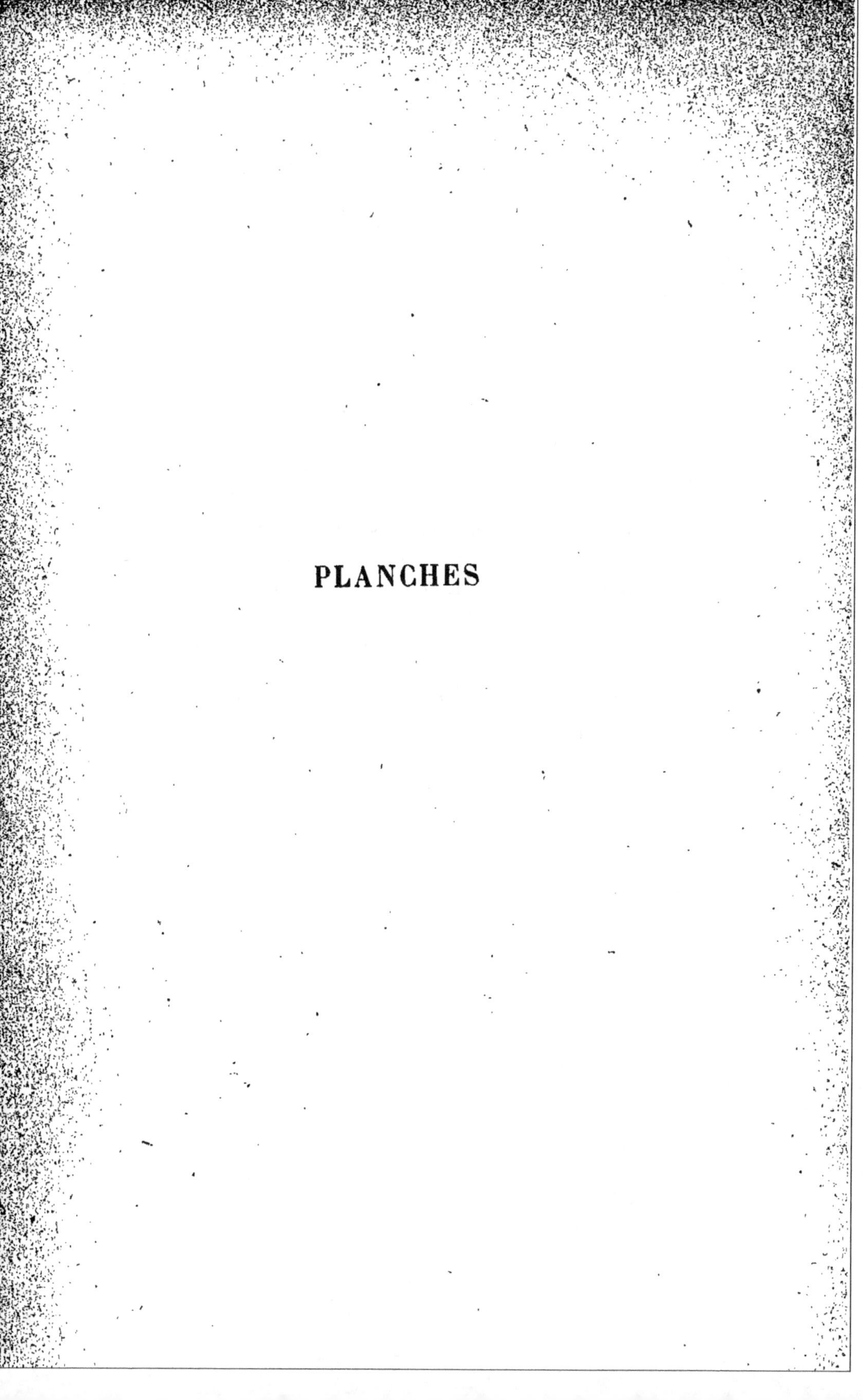

PLANCHES

PLANCHE I

Fɪɢ. 1. — Deux *cellules épithéliales du vagin* imbriquées.

    2. — *Cellule du vagin* plissée sur les bords.

    3. — *Cellule du vagin* altérée, avec déformation du noyau.

  4, 5. — *Cellules normales de la vessie* du lapin (couche superficielle).

    6. — *Cellules normales de la vessie* du lapin (couche moyenne).

    7. — *Plaque de cellules de la vessie*, vues par leur partie profonde et telles qu'elles se présentent dans l'urine de vingt-quatre heures.

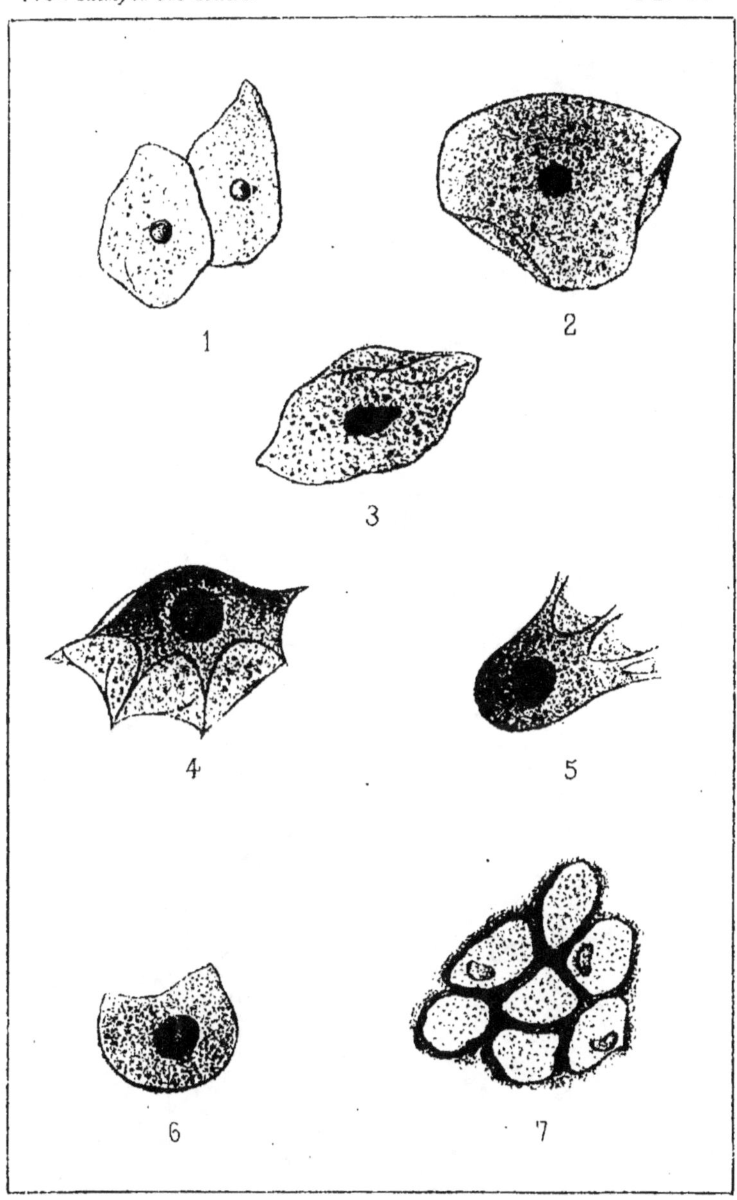

A. Brault ad nat del.　　O. DOIN. Edit Paris　　Imp Monrocq Paris

PLANCHE II

Fig. 1. — *Cellules provenant des tubes droits du rein* (elles sont
à peu près régulièrement hexagonales à l'état normal.

2. — *Bloc graisseux régulier, sans noyau* (débris des cellules
des tubes contournés).

3. — *Bloc graisseux irrégulier, sans noyau* (même provenance).

4. — Plaque de *cellules épithéliales du vagin*, imbriquées.

5. — *Cellules normales* de la couche *moyenne de la vessie*.

6. — *Bloc graisseux nucléé* (même provenance).

7. — *Cellules normales* de la *couche épithéliale* profonde de
la *vessie* et de l'*uretère*.

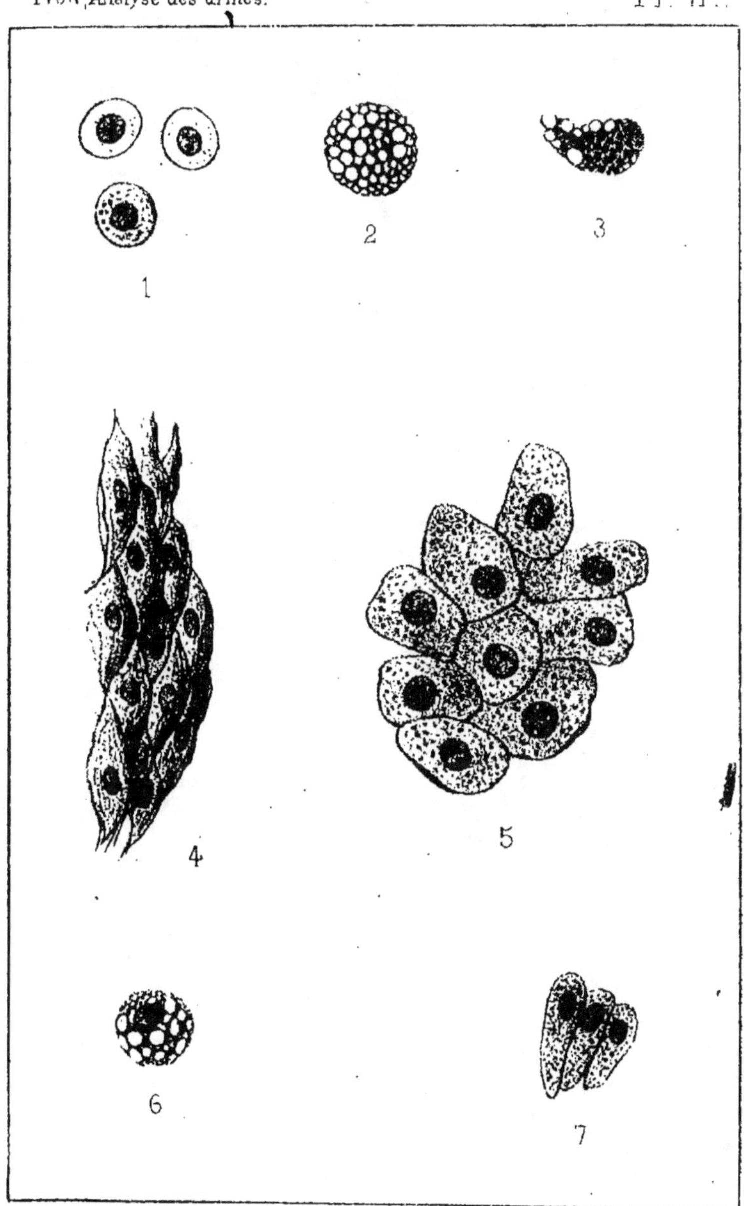

A. Brault, ad nat. del.   O. DOIN, Édit. Paris   Imp. Monrocq, Paris

PLANCHE III

F&IG. 1. — *Globules rouges* (*hématies*) présentant différents degrés
d'altération. Les uns sont réduits à un simple con-
tour, d'autres sont légèrement granuleux, d'autres
présentent un stroma réticulé très fin.

2. — Altération plus rare des *globules rouges* : examinés à un
grossissement plus fort.

3. — *Leucocytes* à divers degrés d'altération : état granuleux,
granulo-graisseux. Quelques-uns présentent deux à
trois noyaux ou un noyau en forme de croissant.

4. — *Cylindre muqueux*, chargé de globules blancs et altérés.

5. — Revêtement d'un *tube droit* à peu près normal.

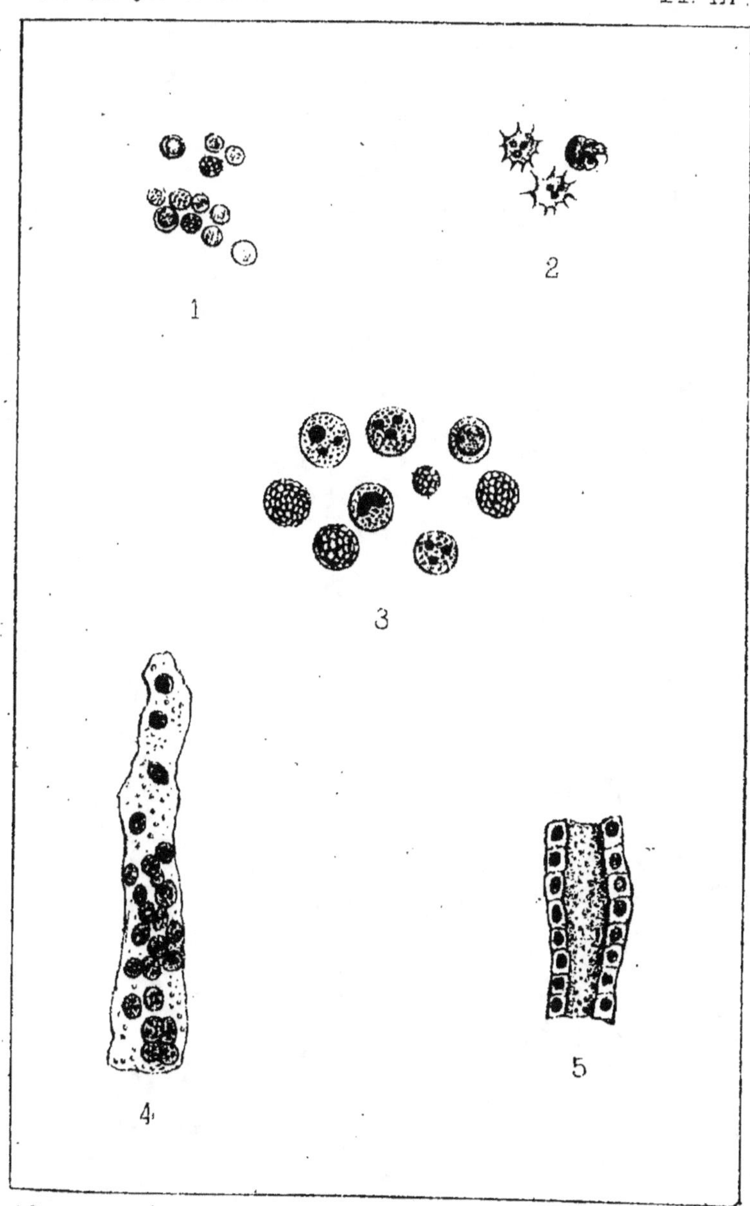

1

2

3

4

5

A. Brault, ad nat. del.   O. DOIN. Edit Paris.   Imp Monrocq Paris

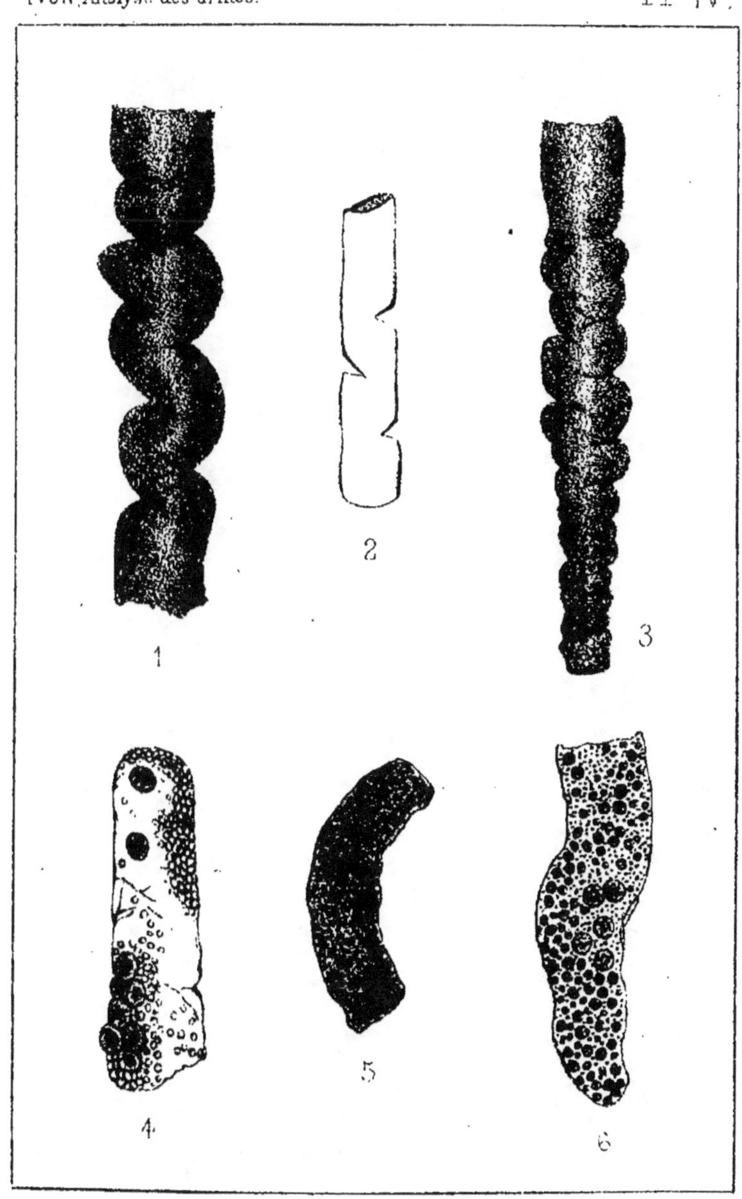

A. Brault, ad nat del.   O. DOIN Edit. Paris   Imp. Monrocq Paris

PLANCHE V

Fɪɢ. 1. — La *Bilharzia hæmatobia* (la patte d'ancre du sang). L'extrémité inférieure de la femelle est retirée du canal gynécophore du mâle. D'après Küchenmeister — *b, c, d*. mâle ; *o*, ventouse buccale ; *e, f*, femelle en partie libre et en partie incluse dans le canal du mâle.

2. — Deux œufs de *Bilharzia hæmatobia* : — *a*, avec une segmentation grossière du vitellus. — *b*, avec granulations vitellines ; l'épine fait défaut.

Ces figures sont empruntées à l'ouvrage de Cobbolt : *Sur les parasites dans l'urine.*

3. — *a, b, c*, embryons de filaire : *a*, tête ; *b*, queue ; *c*, corps (Grossissement de 260 diamètres) ; *d*, œuf renfermant un embryon ; *e*, œuf présentant une segmentation du vitellus en forme de mûre (morula ; archi-morula d'Hœckel). (Grossissement de 260 diamètres). Ces deux embryons ont été dessinés d'après la photographie d'une préparation faite avec le dépôt de l'urine dont il est question dans le texte (p. 522).

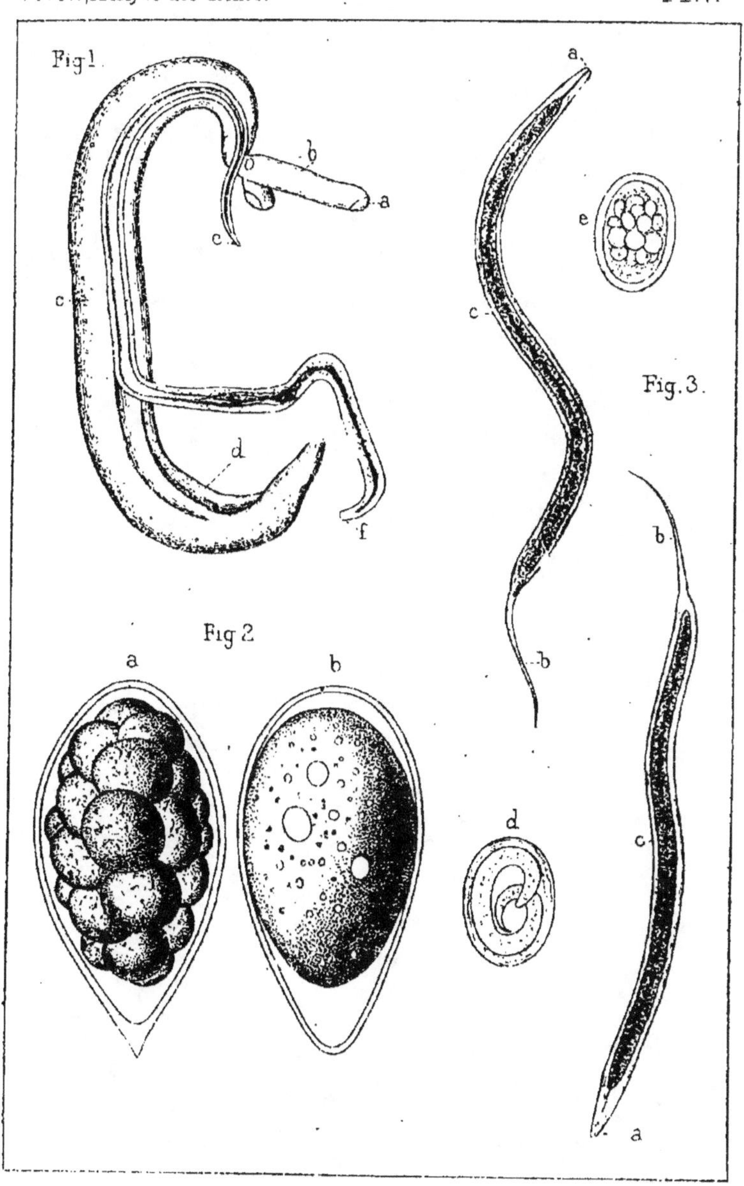

Berlioz, del.   O. DOIN Edit Paris   Imp. Monroeq, Paris

PLANCHE VI

Fɪɢ. 1. — *Sarcina urinæ*; *a*, groupe de 16 ; *b*, groupe de 4.

2. — *Micrococcus ureæ*.

3. — Ferment de l'urine sucrée ; *a*, cellules placées bout à bout.

4. — *Penicillium*; *s*. spore dans un tube de mycélium.

5. — Amas de petits microcoques dans une urine albumineuse.

6. — Cellules de levure ressemblant à des globules rouges décolorés.

7. — Vibrions.

8. — Bacilles : *a*, bacille isolé ; *b*, 2 bacilles placés bout à bout ; *c*, chaînette constituée par une série de ces mêmes bacilles.

9. — Cellules de levure : *a*, cellule ovalaire avec une jeune cellule à l'une de ses extrémités ; *b*, plusieurs de ces cellules placées bout à bout ; *c*, deux bactéries contenant chacune deux spores dans leur intérieur.

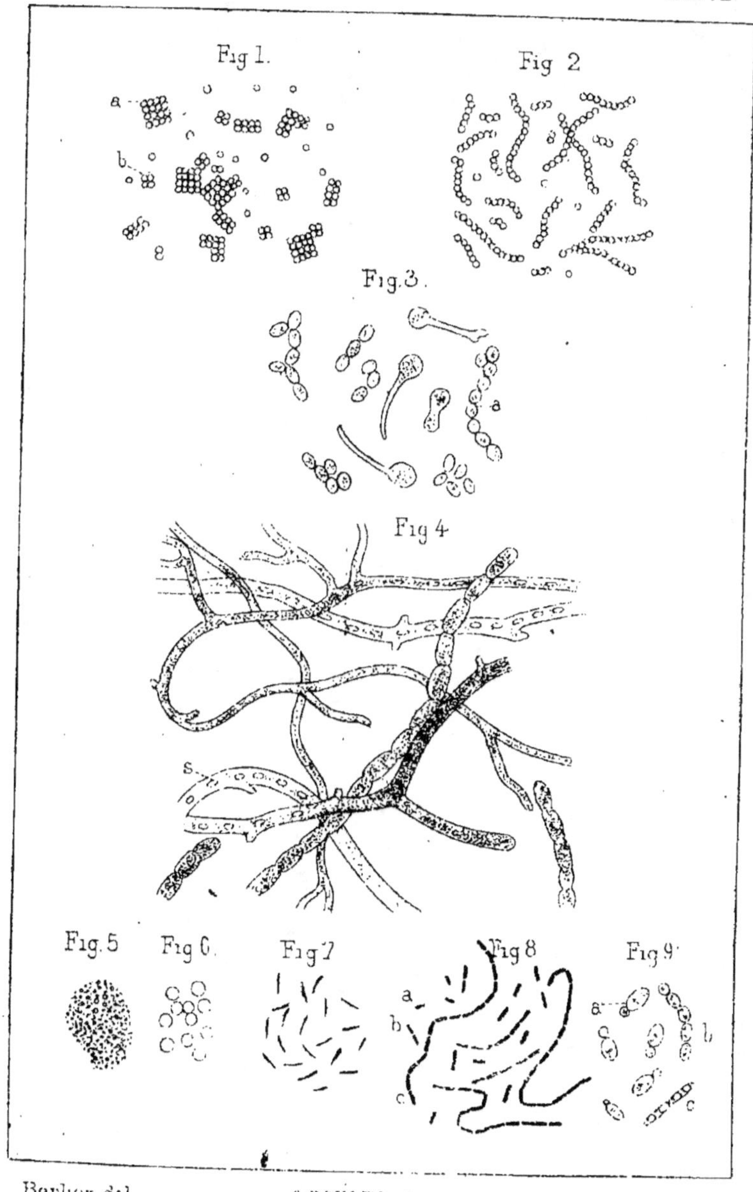

Berlioz. del.   O. DOIN Edit. Paris   Imp. Monrocq, Paris

PLANCHE VII

Fig. 1. — *a, b*. cellules rondes contenant des bacilles de la tuberculose plus ou moins nombreux ; *c*, cellule ronde
contenant un bacille. (Grossissement de 1.000 diamètres.)

Ce dessin a été fait d'après une figure empruntée
à l'atlas de Cornil et Babès *sur les bactéries*.

2. — Bacilles de la tuberculose dans l'urine : *b*, bacilles ;
l, leucocytes déformés par l'action des divers réactifs ; *e*, fragments de cellules épithéliales de la vessie ;
f, filaments de mucus. (Grossissement de 1.000 diamètres.)

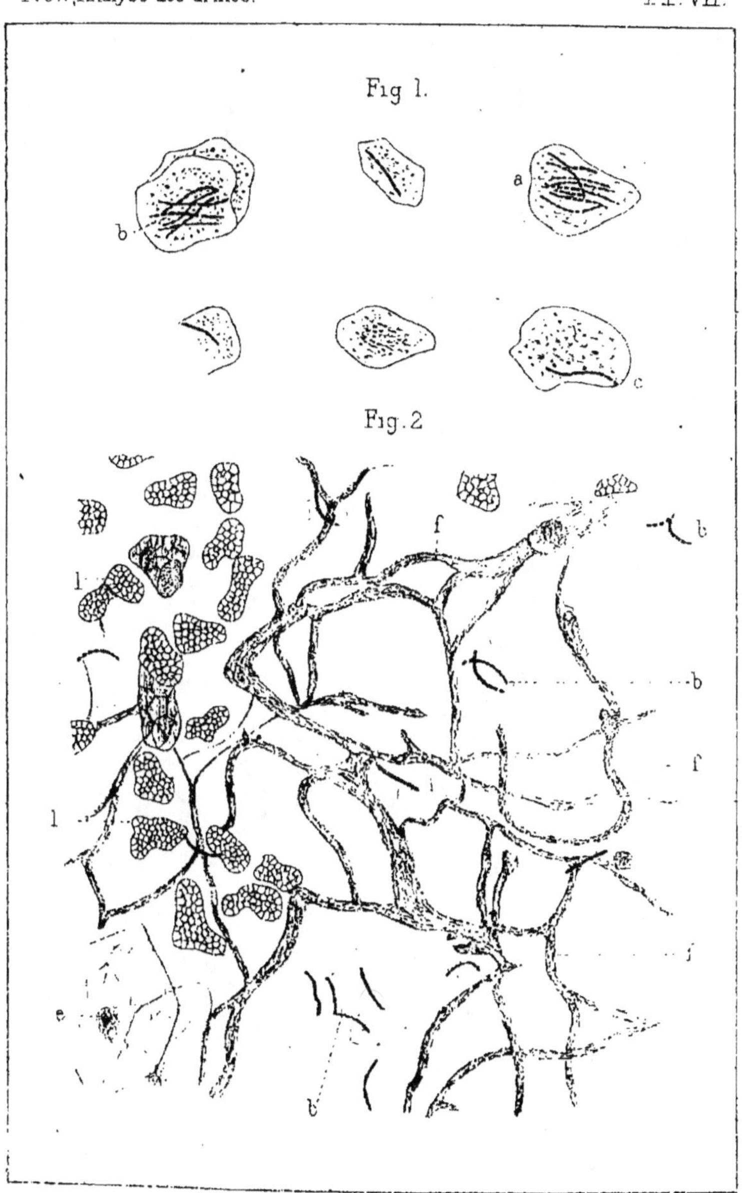
Fig 1.
a
b
c
Fig. 2
f
b
l
b
l
f
e
j
t

PLANCHE VIII

Fɪɢ. 1. — Gonocoques dessinés à un grossissement de 2.000 diamètres environ.

2. — Gonocoques dans les cellules de pus : *e, l,* cellule de
pus ; *p,* protoplasma de cellule contracté par l'alcool ;
g, gonocoques. (Grossissement, : objectif 12 à immersion hom. de Verick, oculaire 3.)

3. — Gonocoques sur les cellules épithéliales d'après une photographie : *a,* cellule épithéliale contenant à chaque
extrémité un amas de gonocoques ; *b,* amas de gonocoques sur une cellule épithéliale ; *c,* cellule avec
quelques gonocoques seulement ; *d,* gonocoques
en dehors des cellules. (Grossissement : objectif 12 à
immersion hom. de Verick, oculaire 3.)

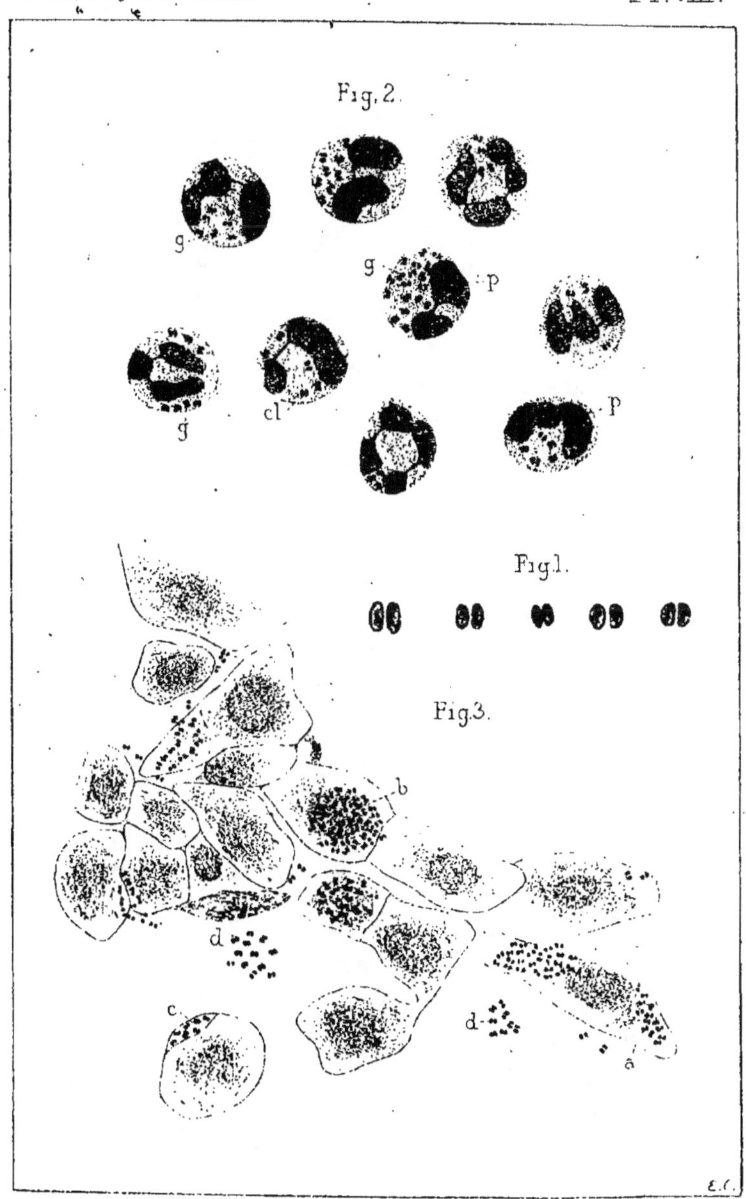

Fig. 2.
g
g
p
g
cl
p
Fig.1.
Fig.3.
b
d
c
d
a

PLANCHE IX

Le spectre normal est figuré le premier.

Le spectroscope est disposé de manière à ce que la division 100 du micromètre coïncide avec la raie D du sodium. Les divisions du micromètre sont figurées au-dessous du dernier spectre ; les longueurs d'onde sont inscrites au-dessus du spectre normal.

Fig. 1. — Spectre de l'*oxyhémoglobine* ou *hémoglobine oxygénée*.

    2. — Spectre de l'*hémoglobine réduite*.

    3. — Spectre de la *méthémoglobine* en solution *acide*.

    4. — Spectre de la *méthémoglobine* en solution *alcaline*.

    5. — Spectre mixte d'un mélange d'*oxyhémoglobine* et de *méthémoglobine*.

    6. — Spectre de l'*urobiline* dans l'urine acide.

    7. — Spectre des *pigments biliaires* dans l'urine.

    8. — Spectre de l'*urobiline* traitée par le chlorure de zinc ammoniacal.

B C D E b F G h H
Normal
I
II
III
IV
V
VI
VII
VIII
Millim 80 90 100 110 120 130 140 150 160 170 180 190 200 210 220 230
C.DOIN Éd.
Imp. Monrocq

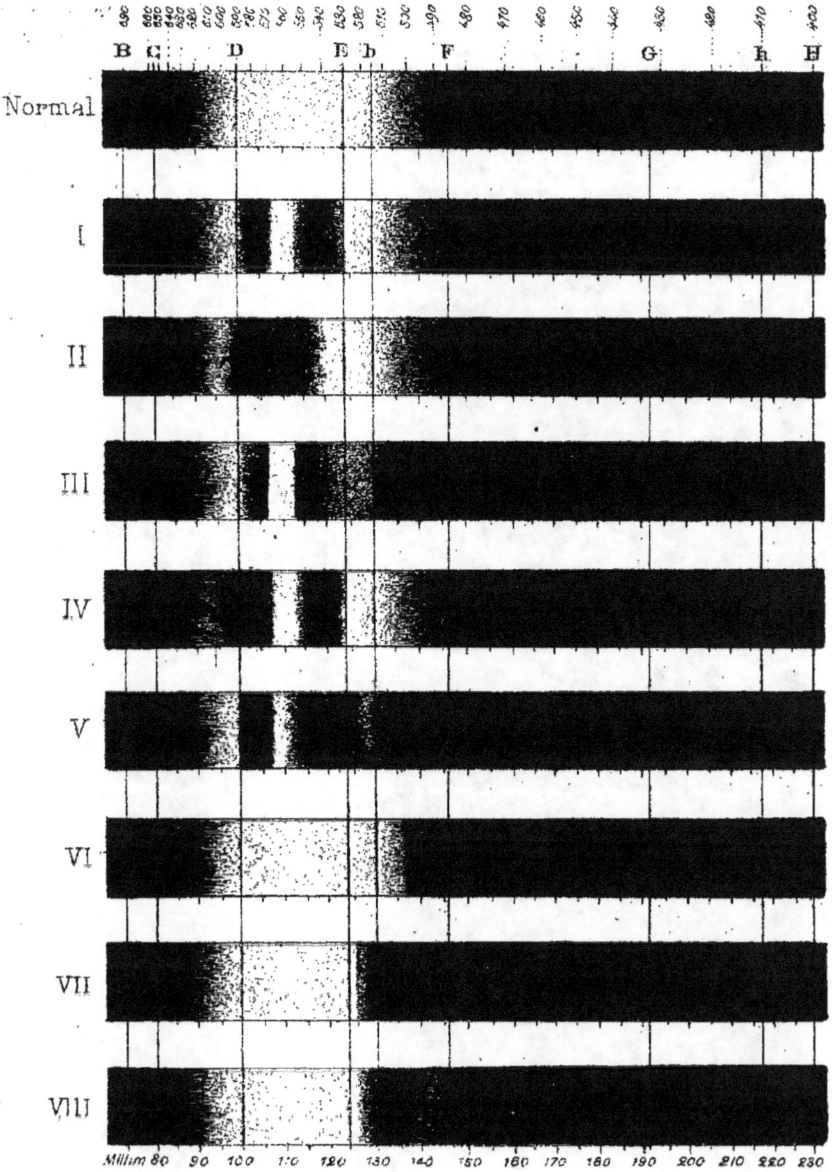

Pl. IX

www.ingramcontent.com/pod-product-compliance
Lightning Source LLC
LaVergne TN
LVHW020231060726
842525LV00001B/38